唐山玉清观道学文化丛书

董沛文 ◎ 主编

证道秘书

道教济一子傅金铨内丹修炼典籍

【上册】

傅金铨 ◇ 原著
周全彬 盛克琦 ◇ 编校

宗教文化出版社

图书在版编目(CIP)数据

证道秘书:道教济一子傅金铨内丹修炼典籍/董沛文主编;周全彬 盛克琦
编校. — 北京:宗教文化出版社,2014.8(2021.5 重印)
ISBN 978 - 7 - 80254 - 896 - 1

Ⅰ.①证… Ⅱ.①董…②周…③盛… Ⅲ.①道家 - 养生(中医) - 研究 Ⅳ.
①R212

中国版本图书馆 CIP 数据核字(2014)第 194503 号

证 道 秘 书

——道教济一子傅金铨内丹修炼典籍

傅金铨 原著

董沛文 主编 周全彬 盛克琦 编校

出版发行: 宗教文化出版社

地　　址: 北京市西城区后海北沿 44 号 （100009）

电　　话: 64095215(发行部) 64095210(编辑部)

责任编辑: 赛 勤

版式设计: 陶 静

印　　刷: 南宫市印刷有限责任公司

版本记录: 170×230 毫米 16 开本 88.5 印张 1300 千字
2014 年 8 月第 1 版 2021 年 5 月第 2 次印刷

书　　号: ISBN 978 - 7 - 80254 - 896 - 1

定　　价: 380.00 元(上、下册)

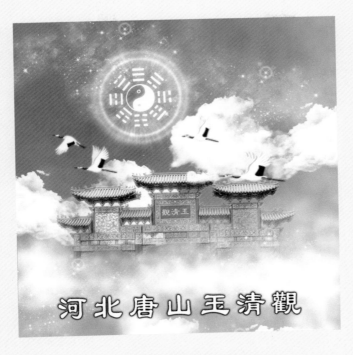

河北唐山玉清觀

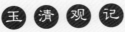

　　玉清古观,处冀东之域,倚燕山之脉,傍滦水之涘,望渤海之滨,立石城(唐山市开平区,古称石城)垣内,聚亿万年之钟秀,享千百年之香火。山水环抱,京津毗邻,鸾翔凤集,人杰地灵。黄帝问道而登空同,轩辕学仙而礼广成,鼎湖跨龙以飞升,仙宗道脉,由之滥觞。昔古孤竹国君,嗣子伯夷叔齐,立次子为储君。国君殁,齐让伯夷,夷不受而遁,齐不立亦逃。闻西伯善养老,相偕欲适周。当值盛夏,路过石城之地,腹饥口渴,踌躇间,突现一淙清泉,汩汩而流,急掬泉水,捧之尽饮,入口温如玉,至腹冽沁腑,饥渴顿消。昆仲绕泉徘徊,流连忘返,决意结庐而居,烧茅修炼以求仙。其玉浆清泉,即后世之玉清古井也。数年后,往西岐,复隐首阳山中,不食周粟,杳失所踪。燕君昭王,遣使求不死药,入海登蓬莱方丈,卜地石城合药以炼丹,其丹炉遗迹尚存井隅也。秦皇寻神山,觅仙药,游碣石,尝饮玉清之水,顿改容颜,身轻而转体健。张陵演教,天师布道,桓灵帝间,有观筑于古井之侧。唐王东征,屯兵大城,山赐唐姓,筑立石城,二百余丈。有随军道士,长于望气,见紫霞缥缈如飞鸾,仙气凝聚似丹鼎,遂离军隐居,潜修仙道,升举而去。刘操仕燕主居相位,正阳垒卵以度化,易号海蟾子而学仙,为演清净无为之宗,以道全形之旨。复遇吕祖纯阳于原野,饮玉清之神水,授以金液还丹之秘,遁迹修真,得成仙道。丘祖长春真人,会元世祖于雪山,赐号神仙,颁虎符玺书,掌天下道教。越二载,驻鹤燕京,大阐玄风,道侣云集,化道十方,建宫立观,设坛作醮。丘祖座下,有一弟子,结庐于石城,立宫于井侧,见水清冷,故题观名曰澄清,祀三清之真容,布道德之宝章,香火鼎盛,终日不绝。几经兵火,焚毁殆尽。明永乐间,召仙真三丰张真人于金阙,犹龙不见,惟隐迹名山,藏身大川,隐显戏于人间耳。一日携弟子游蓟北,途经石城,睹残垣败瓦,黯然神伤,咐弟子云:"此地古炼丹之处也,尝有观名澄清,惜毁于兵祸,留汝此地,募修宫观,异日将兴。井名玉清,乃古仙遗迹,以之为观名可也。斯井水清如玉,可传淮南王之术于乡里,授做豆腐,济养百姓,以解温饱,亦可彰我仙家飞丹砂而点灵汞之玄妙也。以火炼金而丹成,今岁丙申,正其值,玉清当兴,因缘所定。越五百余年,火燥土焦,木以犯土,当有浩劫,观随亦毁。金木交并,九返还丹,观必重兴,香火复盛也。"真人语毕,飘然而去。弟子遵真人之命,修道观,兴香火,并用古井之水,盐卤以点豆汁,其术不日而风行四乡。以玉清神水所点之豆腐,质地柔嫩,晶莹如玉,味道鲜美,烹调得味,有远胜燕窝之美誉。光绪初,开平建矿,近代工业之始兴,人口增多,商贾云集,成京东之重镇。玉清观,历数百年之风雨,几经增建,规模宏大,坐北朝南,处石城西门外,火神关帝二庙侍立左右。岁临丙辰,乙未之月,地动山摇,突发地震,房屋摧倒,楼宇化为平地,玉清观亦随之毁塌。多难而兴邦,艰苦而奋志。唐山儿女,意坚志强,抗震自救,恢复建设,经廿余年之拼搏,重塑辉煌于冀东,再兴繁荣于滨海。玉清古观,亦得之以复建也。董道长崇文,号文道子,讳沛文,皈依全真,嗣教龙门。董道长乃著名实业家,河北省政协委员。清秀浑朴,端庄大方,谈吐间声和语慢,儒雅温和,亲切近人,无烟火气息,真道家风范。幼读诗书,博阅经籍,早年隶职企业,后弃职经商。历经多年之艰辛,饱尝恒沙之磨砺,奋志不懈,果业斐然。荏苒光阴,感人生如梦。芸芸众生,名利绊身,几失真我;追名逐利,沦丧道德,世风愈下;人心不古,禀赋天和,损耗殆尽。甲申冬月,睹道观之残桓,望断壁之朽木,不忍坐视,乃盟愿发心,斥以巨资,再塑三清真容,复兴玉清古观,上接轩辕遗教,绵老圣之心传;下振道门宗风,扬钟吕之秘旨。洵属不愿独善己身,达而兼善天下者也。国运隆,有祥瑞,吉士出,观必兴。玉清之塌毁复建,斯应仙真之谶语乎?复建之玉清观,由政府拨地廿余亩,座落于开平老城遗址北门外,坐北朝南。正南牌楼,雄伟壮丽,气势非凡。牌楼之上,手书玉清观三大字,字劲苍道,金光闪灿。由南往北,大殿三重,依次为灵官殿、文昌殿、玉皇殿。再之往后,乃高达三层之三清殿。各殿建筑,风格迥异,却又有异曲同工之妙。主殿气势宏伟,雕梁画栋,斗拱飞檐。配殿小巧玲珑,精工细做,结构严谨。每重殿内,绘有壁画,均为道教典故,及山水人物,供游人香客之观赏,劝善以净化人心,使之人人奉善,不为恶习之所染。纵观整个道观,红墙黄瓦,苍松翠柏,具浓厚道教古韵之风貌,与开平古艺街遥相呼应,珠联璧合,古文化之气息犹若天成。观内奇花异草,绿树成荫,鸟语花香,道教独具之仙乐,道众诵经之天韵,不时幽然入耳,仿佛置身于仙境之中。玉清古观,重焕仙容,琳琅殿阁,日臻完善,谋公益之慈善,造大众之福祉,弘文化之传统,扬道教之祖风,殊为唐山福地洞天之胜境,河北仙府宫观之翘楚。诚邀国内之羽士道子,喜迎海外之仙客高真,会四洲之宾朋游人,接五湖之善信男女,驾临驻鹤,共庆国昌,同祈太平,是幸甚哉。

道历四千七百六年岁在己丑

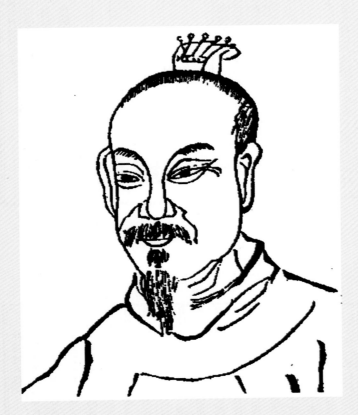

傅金铨像

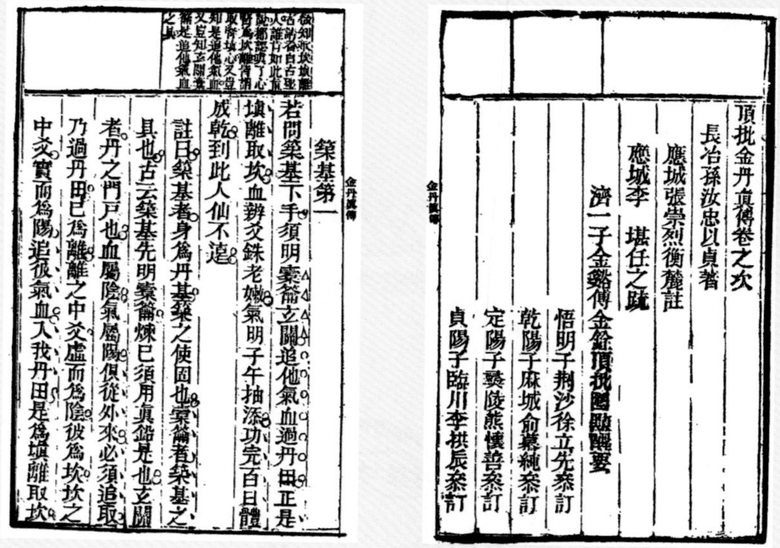

《道书十七种》之《金丹真传》

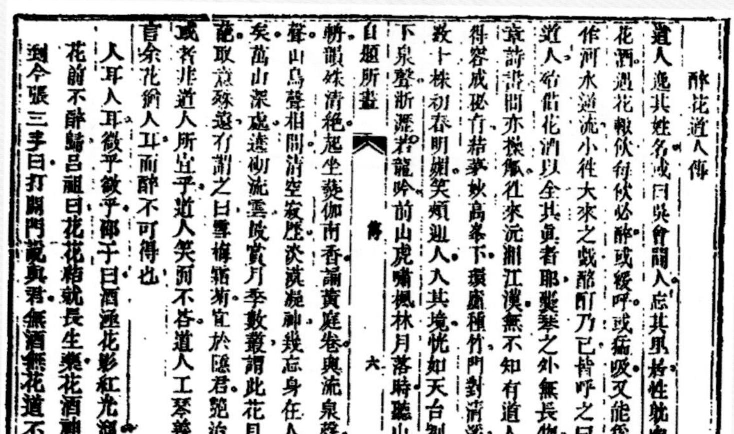

《道书十七种》之《自题所画》中醉花道人传

善成堂刻本《证道秘书书十七种》

欲求天仙者当立一千三百善欲求地仙者当立三百善有志斯道首先忠孝积德修心大药可希矣

善成堂刻本《证道秘书书十七种》之
《樵阳经》

五

读法点睛　五篇註

邱祖全书　赤水吟　自题所书

三丰丹诀　内金丹　心学

性天正鹄　外金丹　玄微心印

渡人梯径　杯溪录　道海津梁

一贯真机　樵阳经　丹经示读

善成堂刻本《证道秘书书十七种》目录

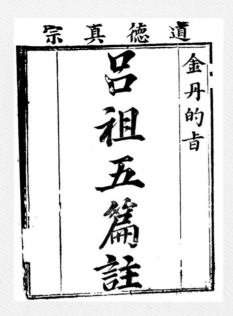

善成堂刻本《证道秘书书十七种》之
《吕祖五篇注》

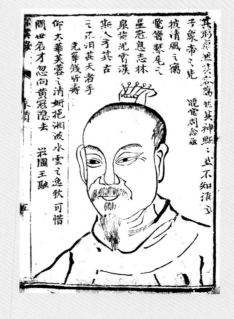

善成堂刻本《证道秘书书十七种》之
《杯溪录》中傅金铨画像

唐山玉清观道学文化丛书

学术顾问：

李光富　中国道教协会会长

张高澄　中国道教协会副会长

孟至岭　中国道教协会副会长

黄信阳　中国道教协会咨议委员会副主席

牟钟鉴　中央民族大学教授

胡孚琛　中国社会科学院教授

主　　编：

董沛文（董崇文、文道子）

执行主编：

盛克琦

编　　委：（排名不分先后）

董沛文　赵明远　杨　琦　张　硕　马中良

谢路军　杨金山　郑德华　郑淑红　郑淑梅

陈全林　董文佐　孙　哲　果兆辉　滕树军

周全彬　盛克琦　马　波　吴　晟　冯新宇

郑　丹　龚　威

目 录

上 册

【第一编 自著】

【第二编　辑著】

唐山玉清观道学文化丛书

序　一

任法融

　　董君沛文,余之旧知,修太上之大道,传龙门之法脉,以道士身,扶玄元教。悟大道之理,兴实业以济世;契圣祖之心,用慈俭而化人。投数千万巨资,复兴玉清名观;历五六载苦功,重塑仙真金身。昔日捐资于学府,助学者编辑圣典;今则统众于京都,携道友点校仙经。经书流通,可辅正道之传承;道术修炼,能健国民之身心。

　　道依教传,法随文化,经能载道,书可救世。道法经书,玄门之珍宝;历祖仙真,太上之法裔。余注《道德》,讲《参同》,解《阴符》,冀弘道于斯世;栖楼观,住白云,理道协,愿兴教于十方。文字之功不可没,经书之教不可废,道院之根不可除,祖师之业不可亡。今董君发愿,出版圣祖仙真之经书,建立养生修真之道院,乃振兴玄宗之作为,实双修功德之正道。山人闻之,随喜赞叹!

　　是书系总名曰:《唐山玉清观道学文化丛书》。言道学则道教在其中矣，论文化则经法在其中矣。三百年来，道门未能大兴；一甲子际，经书不见普印。虽曰气运，亦关人谋。人能弘道，众志成城。方今之世，政通人和，宗教复兴，信仰自由，正我道门光大之时也。董君应缘而出，邀学界之名流，统道门之同修，整理仙经，出版道书，化道教于日常，传正法于当世，使道流有道书可读，冀信众有道法可习。功益斯民，德泽后昆。

仙学丹道，摄生要术，最宜普世而利民者也。今以吕洞宾、张三丰仙书为发端，继则编陈图南、李道纯、陆潜虚、李涵虚、傅金铨、闵小艮诸仙全集。是则道门罕印之书，名山深藏之典，如能精编精校，广传广化，则太上之道脉能扶，仙真之正法可续。道济天下，德化苍生，斯功巨矣。

唐山玉清观，古仙葛洪访道之处，真人三丰隐修之地。仙迹随道书以神化，大道借名观而传承。经千年风雨以护道，因国初地震而败落。董君沛文，睹道观之残垣，望断壁之朽木，不忍坐视，乃发心重建玉清道观，再塑三清真容。今则观成而道化，复思经教而民敦。劝善化人，移风易俗，敦伦尽诚，此道教之所当为也；养生强身，修真还丹，羽化飞升，此道士之所当修也。劝善当藉经教，修真须知法诀。道观容道流而弘化，道书载道法而育仙。则知胜地非常，经书宝贵，仙诀难得，因缘殊胜。

书将成，董君索序于余，乐而述之，与共勉焉。

岁在戊子年古历八月十五日于京华白云观

（作者系全国政协常委、中国道教协会会长）

唐山玉清观道学文化丛书

序　二

康志锋

　　道教既是一种宗教也是一种文化,中华民族传统文化以道学文化为根基。博大精深的道教文化不仅是中华民族传统文化的重要组成部分,也是中国传统文化的宝贵遗产。道教文化内涵十分丰富,"人法地、地法天、天法道、道法自然"言简意赅,是道教对宇宙万物对立统一规律的高度总结概括。道教中的诸如道法自然、尊道贵德、清静无为、返璞归真等理念,为许多思想家、政治家、文学家、教育家乃至普通百姓所尊崇。古往今来无数人都从道教文化、从《道德经》汲取过智慧和营养。

　　中华民族创造了灿烂瑰丽的中华文化,作为土生土长的道教在长期发展的过程中积累了众多的经论典籍,对于哲学、文学、艺术、医学、化学、天文、地理等方面都产生过重要影响。《道德经》可谓道教文化的奠基和代表之作,《道德经》在中华文化史上产生的重大而深远的影响是不可估量的。

　　道教的宗旨是修仙成道、济世利人。道学文化的精华在于其性命学说,也即道教养生。作为中国传统文化根柢的道教,挖掘利用其积极因素,为人民服务,为社会服务是道教义不容辞的责任。

董沛文道长自皈依道教以来,信仰虔诚,道风纯正,学识丰富,一直热衷弘扬中华优秀传统文化,长期致力于道家典籍的保护整理工作,且学以致用,尤其对道教养生情有独钟,无论是经商还是修观都乐此不疲,精神实在可嘉!近年有缘与董道长相识,深感其对道教事业的热忱,近知他再次斥资策划编纂《唐山玉清观道学文化丛书》,颇为感慨,略叙管见,是为序!

（作者系河北省民族宗教事务厅副厅长）

唐山玉清观道学文化丛书

序 三

董沛文

　　中华民族历史源远流长,文化丰富璀璨,中国是世界文明古国之一。华夏文明据传说肇始于轩辕黄帝,教导民众播五谷、创文字、制衣冠、作历律、定算数、立音律、造舟车、创医学,开创了中华民族的古代文明之河。黄帝战蚩尤,平叛乱,立为天子,居五帝之首。访天师岐伯,问疗病之方,作《内经》,用以解除人民的疾病痛苦。登空同山,拜广成子问道学仙,佐五谷而养民人,用以强健黎民的体魄,延长民众的寿命,道统仙学由此而滥觞,道教也由此而初具雏形。

　　民族的根基在于传统,一个民族之所以成为独立的民族,关键在于他的传统,它是民族的旗帜,是区别于其他民族的显著标识。没有自己独特传统的民族,不能保持自己民族传统的民族,已经不是一个独立的民族,更不会有独立的民族精神和民族个性。华夏民族的传统,就是五千年的历史,就是民族一脉相承的国学文化。弘扬国学,弘扬传统文化,就是发扬爱国主义精神,是民族精神的皈依，民族精神得以独立，才能将中华民族腾飞于世界民族之上！

从文化角度看，中华民族的传统来源两个方面：一是道家，创立于史官，以《老子》为代表，崇阴尚柔，提倡静、柔、谦、弱、下、和之六德。道学文化，实际是继承了母系氏族文化传统，拥有几十万年的实践和发展经验，是成熟的"传统文化"，是华夏民族的"老传统"，是我们民族文化的原始基因。二是儒家，创立于孔子，曾问礼于老子，以《诗》、《书》、《礼》、《易》为代表，贵阳贱阴，推行仁、义、礼、智、信之五常。儒学文化，是继承了夏商周三代的父系氏族文化传统，拥有四五千年的实践经验，是渐进成熟的"传统文化"，是华夏民族的"新传统"，是我们民族文化原始基因的外延和发展。战国时期的"百家争鸣"，不过都是在祖述道家，我们应向以《老子》为代表的道家文化中发掘智慧！

鲁迅先生在《致许寿裳》的信函中说："中国根柢全在道教……以此读史，有多种问题可以迎刃而解。"研究中国科学技术史的著名学者、英国皇家科学院院士李约瑟博士也曾强调："中国如果没有道家思想，就会像是一棵某些深根已经烂掉了的大树。"

东汉时期张道陵以道家之学为基础，吸纳原始巫觋之术创立"五斗米道"和以《太平经》为经典的"太平道"，都是早期的道教。从此，道学与道教合流，道学与道教并行不悖，不明道学不足以识道教，不知道教不足以悉道学。

道学和道教不是普通民众眼中的消极、陈腐、浮妄的封建迷信学说，更不是教人离群寡居、消极厌世、不近人情、行径怪异的乖巧邪说，而是非常积极的文化，解决人们日常生活中方方面面的所想、所需和所求，所涉及的范围非常广泛，上到朝政辅国，下到衣食住行，是非常注重实践的实用文化。道家之学，有帝王御政之术，有辅国经世之略，有强兵战胜之策，有经商治业之谋，有冶炼烧制之方，有祛病延年之药，有服食驻颜之饵，有导引强身之技，有御敌抗辱之功，有夫妇床第之戏，有预知未来之占，有趋吉避凶之法，有长生不老之丹，有修心养性之道，有飞升轻举之秘，有祭祀先人之礼，有超度亡魂之仪，有祈祷太平之醮，有怡情冶性之乐，可见道学、道教覆盖面之广，凡是人们之所想，必有与之相应的技术和方法。因此道学、道教，是以人为本之学，是人性化之教，是人生不可缺少、不可不学的文化和信仰。道教经典《度人经》中说："仙道贵生，无量度人"，充分体现了道学和道教贵生度人的特点。仙学养生大师、前中国道教协会会长陈撄宁（1880-1969）就曾指出"仙家唯生的宗旨"，并且说："神仙之术，首贵长生。惟讲现实，极与科学相接近。有科学思想、科学知识之人，学仙最易入门。"（陈撄宁《读〈化声自叙〉的感想》）

古代道家道教圣贤真人，无不利用自己的道学智慧建功立业，标名青史，垂德后世，为道家学子立行的典范。黄帝为天子，"且战且学仙"，登空同问道广成，鼎湖跨龙升举。太公吕望辅佐武王，立周天子八百年基业。老子为柱下史，走流沙而化道西域。范蠡献妙计帮助越王勾践复国，三年灭吴，后封金挂印，乘舟泛五湖而去，遵循了道家"功成名遂身退，天之道"的教诲。后定居于陶，自称陶朱公，经商积资巨万，后散给黎民，曾"十九年之中三致千金"，真是"天生我材必有用，千金散尽还复来"。陶弘景归隐山林，心存魏阙，梁武帝"每有吉凶征讨大事，无不前以咨询，月中常有数信，时人谓为山中宰相"。（《南史·陶弘景传》）吕祖曾中进士，刘海蟾为燕相，重阳应武举，三丰做县宰。

诸葛亮、徐茂公、刘伯温等，更是人们耳熟能详道家人物。

道教中的仙人、真人的境界更是让人魂牵梦绕，遐想向往。《庄子·大宗师》中说："何谓真人？古之真人，不逆寡，不雄成，不谟士。若然者，登高不慄，入水不濡，入火不热，是知之能登假于道也若此"。"古之真人，不知悦生，不知恶死，其出不欣，其入不拒；翛然而往，翛然而来而已矣。不忘其所始，不求其所终；受而喜之，忘而复之，是之谓不以心捐道，不以人助天。是之谓真人"。"其好之也一，其弗好之也一。其一也一，其不一也一。其一与天为徒，其不一与人为徒。天与人不相胜也，是之谓真人"。这就要求真人能看破世俗的成败得失，能看破生死以及人生旅途上的生命价值，在行为状态上与道合真。能够树立天人合一的宇宙观和生态观，不掠夺大自然，不戕天役物，要与自然界万物和睦共处。真人在生活态度和精神面貌上更要保持一股中和之气。《汉书·艺文志》叙神仙云："神仙者，所以保性命之真而游求于其外者也。聊以荡意平心，同死生之域而无怵惕于胸中。"

《黄帝内经·素问·上古天真论》中说："黄帝曰：余闻上古有真人者，提挈天地，把握阴阳，呼吸精气，独立守神，肌肉若一，故能寿敝天地，无有终时，此其道生。中古之时，有至人者，淳德全道，和于阴阳，调于四时，去世离俗，积精全神，游行天地之间，视听八达之外，此盖益其寿命而强者也，亦归于真人。其次有圣人者，处天地之和，从八风之理，适嗜欲于世俗之间，无恚瞋之心，行不欲离于世，举不欲观于俗，外不劳形于事，内无思想之患，以恬愉为务，以自得为功，形体不敝，精神不散，亦可以百数。其次有贤人者，法则天地，象似日月，辩列星辰，逆从阴阳，分别四时，将从上古合同于道，亦可使益寿而有极时。"揭示了仙人、真人是"此其道生"，是可以通过修炼达到的，不仅仅是神话小说中编造的美丽故事。南宋陈泥丸在《翠虚篇·丹基归一论》中说"一阴一阳之谓道,道即金丹也,金丹即是也。古仙上灵,诏人炼七返九还金液大丹者,是乃入道之捷径耳。"白玉蟾《紫清指玄集·鹤林问道篇》中也说:"夫金丹者,金则性之义,丹者心之义,其体谓之大道,其用谓之大丹,丹即道也,道即丹也。"因此道教内丹学就是通向仙人、真人境界的阶梯,人们只要修炼成大丹,便成了驻世逍遥快乐的仙真。

道教内丹学是参天地、同日月、契造化的金丹大道,又是返自然、还本我、修性命的天人合一之学,源远流长,肇始于伏羲、神农、黄帝上古时期,与道学同源,乃中华民族传统文化的瑰宝。老子、庄子集其成,阴长生、魏伯阳、葛洪、魏华存奠其基,钟离权、吕洞宾、陈抟、刘海蟾将内丹学理论体系发展成熟,大开法门传道,从此内丹流派纷呈。北宋以来,直至明清,丹道流派大多都上溯钟(钟离权)、吕(吕洞宾),宣称是钟吕门下,由之又分为南、北、中、东、西五大流派。南宗创始于浙江天台张紫阳(984-1082),名伯端,有《悟真篇》、《金丹四百字》、《青华秘文》等;北宗创立于陕西咸阳王重阳(1112-1170),传全真七子,尤以长春真人丘处机创立的龙门派,广开教门,至今传承不衰;中派肇始于元朝李道纯,其本是南宗白玉蟾门人王金蟾的门人,入元后加入全真道,因之调和南北两派之学于一炉,被丹家尊为中派。东派创立于扬州陆潜虚(1520-1606),名西星,著《方壶外史》、《三藏真诠》等。西派创立于清道咸年间李涵虚(1806-1856),著有《道窍谈》、《三车秘旨》等。

世间芸芸众生求财、求禄、求寿、求平安者,如过江之鲫。然其中最难求者就是"寿",千古一帝秦始皇,权倾天下,富有四海,却求"寿"无门,望"寿"而叹。而道教之内丹仙学文化中服食、服药、辟谷、导引、胎息诸术,恰是养生长寿、长视久生之妙术。内丹学,陈撄宁会长早年称之为"仙学","盖神仙者,乃精神与物质混合团结锻炼而成者。"(陈撄宁《答复浦东李道善君问修仙》)以法、侣、财、地为修仙炼丹的四大条件。法,就是丹道法诀,是内丹修炼的具体操作功程,其理法存于丹经道书,其关键秘密处则在于口诀,必须由师父口传才能掌握丹诀次第和火候细微。侣,就是修真的道侣丹友,结伴共修大道,同参玄机,互相扶助,过大关防危虑险之时更是不能缺少;阴阳丹诀中的金鼎、火鼎、水鼎,也属于侣的范畴。财,就是修道用的资财,一是访师之用,有"法财互施"之说;二是备制炉鼎器皿之资;三是在日常生活中的支出。地,就是适宜从事修炼的洞天福地。从事修炼,首要必须积功累德,以增福培慧,所谓"道高降龙虎,德重鬼神钦",更有"有道无德,道中之贼"之说。做"一个高尚的人,一个纯粹的人,一个有道德的人",才是一个完整的"全人",才有资格修炼丹道,仙经谓:"欲修仙道,先尽人道;人道不修,仙道远矣。"所以内丹学不是普通的信仰,是真知践履之学,不仅仅是养生全形、延年长寿之学,更是"一套凝练常意识(识神),净化潜意识(真意),开发元意识(元神)的心理程序"。丹道具有净化人之心灵,塑造人之道德,化解心中之恶,走向至美之善。内丹学可以树立正确的人生观、价值观、道德观,培塑人们的道德情操,必然会在构建和谐社会中发挥积极的作用。

访师求诀自不可少,但是真师难遇,真诀难得。陈撄宁会长早年耗费五六年的时间寻师访道,结果"都是空跑",自思"这样的寻访,白费光阴,还不如自己看书研究,因此遂下决心阅览《道藏》。"(陈撄宁《自传》)历经数年苦读,参悟《道藏》中所秘载的丹诀道法,终成为一代仙学巨子、养生大师,新中国成立后参与筹备道教协会,曾被选举为会长,教内有"当代太上老君"之美誉。丹道法诀常隐藏于丹经道书之中,博阅丹经,广参道典,不失为没有条件访师者的首选。近年虽然有《道藏》、《藏外道书》、《道藏辑要》、《道藏精华》、《道书集成》等大型丛书影印刊行,然而仅一部《道藏》就五千四百余卷,浩如烟海,普通读者焉有时间逐卷研读?另外,这些丛书都是影印出版,竖版繁体,不利于阅读,同时价格昂贵,普通读者购买颇为吃力。

余自幼就非常爱好传统文化,对于古籍经典苦读孜孜不倦,常通宵达旦,乐此不疲。及长进入工作岗位,每以微薄薪金购书渴读。因缘所致,弃职经商,尝将所学到的道家玄妙思想用于为人处世之中,事半功倍。庚辰年皈依道教,承嗣全真龙门派二十六代薪传。从之深研道家文化,遍游洞天福地,寻仙访道,拜师学艺,研习养生术,体悟道教之奥妙精深。甲申冬月,斥资复建唐山玉清观,再塑三清真容。古时玉清观,在开平古建筑中,是规模较大的一座庙宇。坐落在开平西城门外,火神庙与关帝庙之间。坐北朝南,始建于汉代,初毁于宋,复建于明,后毁于唐山大地震。再建的玉清观,坐落在开平老城遗址北门外,坐北朝南,由政府拨地二十余亩,总体建筑面积约九万六千平方米。完成建筑后的玉清观与开平古艺文化街遥相呼应,形成浓厚的古文化氛围。丙戌年,唐山道众发起筹建唐山市道教协会,被推选为道协负责人。

宫观虽立不可无文化,道士虽众不可无道统。文以载道,书以救世。且玉清古观,乃古仙合药炼丹之地,三丰隐居修炼之所,与丹道仙学早已结下千古之殊缘。故邀请专家学者为顾问,携手道门同修为编纂,将浩如烟海的道书古籍加以整理校订,首以吕祖、三丰之仙书为发轫,继理陈抟、李道纯、陆潜虚、李涵虚、傅金铨、闵一得诸仙书道籍,编纂为《唐山玉清观道学文化丛书》。丹经道书,几经传抄翻刻,鱼鲁亥豕之处颇多,影响阅读,也不利于道教文化的传播。本次点校整理,务求善本,必致精良,努力使《唐山玉清观道学文化丛书》成为名山深藏之宝典、道流渴读之仙籍,予愿足矣。

在编纂本丛书的过程中,先后得到中国道教协会任法融、张继禹、黄信阳三位会长的鼓舞,得到中央民族大学牟钟鉴教授、中国社会科学院胡孚琛教授的赞许,也得到河北民族宗教事务厅陈会新厅长、康志锋副厅长、王兴社处长等领导的支持,在此一并表示衷心的感谢!

岁在戊子识于唐山玉清观
(作者系中国道教协会副秘书长、
河北省政协委员、唐山市道教协会会长)

前　言

傅金铨的仙道世界

一

　　刘咸炘先生《道教征略》中说，道家独有的学术，在于丹诀和符箓，"内修重诀，而亦资符；冥通重符，而亦本于诀"。符箓与诀法本不可分，元代以来，天下道教归于正一、全真两派，也只是侧重点不同而已。符箓本于上古巫祝之术，是道教济度世人的重要方法，至今依然严格地保持师徒授受、口口相传的惯例，教外之人即使读到相关秘籍，对书中的诸多神秘说法也一样弄不明白。内修法诀则根植于华夏先民重人贵生的现实主义人生态度，汲取古代博物学、医学、养生学的诸多研究成果为我所用，力求实现对有限生命的超越。在一般人看来，道教所谓不死成仙虽然太过虚无缥缈，但养生长寿的实效却是真实可见、已为众多高道所证明。所以道教的内修炼养一直对普通人有着极大的吸引力。

　　道教内修炼养也称"仙道"，即成为神仙的方法。在道教看来，神仙不同于一般鬼神，不是生活在冥冥之中的精灵，而是现实活人个体生命的无限延伸和直接升华。神仙的最大特点，一是形如常人而能长生不死；二是逍遥自在，神通广大。神仙传说源自上古先民对长生不死的向往，成仙的方法则借鉴了当时医药学、养生学的有限成果，并以古人特有的思维方式加以精思推演。

晋代葛洪第一个对神仙思想做了系统总结。他说，仙人主要靠药物和术数养身延命，使内疾不生，外患不入，从而达到肉体不朽，长生不死。凡人只要掌握了这些仙道法术，就能成仙①。成仙的方法有房中、行气、导引、服食四大类②，其中尤以服食金丹为仙道之极，"升仙之要，在神丹也"③。葛洪所谓的神丹，又名"还丹"、"金液"、"大药"，是以丹砂等矿石药物（上药）烧炼而成的。

隋唐之际重玄学兴起，重新建构了仙道的理论基础。重玄学派认为《道德经》中"玄之又玄，众妙之门"一句，为体道之要诀。"玄"就是不执著有，不执著无，也就是非有非无。"又玄"就是不执著"玄"本身，即不执著于非有非无，这就是重玄之理。道不可言说，只有悟入重玄之域，才能够通观众妙，变通无碍，达到与道体玄同相通的境界。仙道修炼终于摆脱了重方术而疏于经义的尴尬，从此有了一个完整的理论体系。而炼养方术中"修心"的重要性也日益凸显。

与此同时，"内丹"这一炼养方术开始流行。唐宋之际的内丹术，真可以用"百花齐放"来形容。修炼内丹的人物不限于道士，而是遍及社会各个阶层。内丹似乎也只是一个新的名词，其内涵甚至包括此前的行气、导引、房中种种炼养方法④。而葛洪所谓的"神丹大药"，则从此被称为外丹。

---

① 《抱朴子内篇·论仙》。

② 《抱朴子内篇·微旨》。蒙文通先生举《庄子》、《淮南子》为例，认为吐纳导引，未必分途，都可以归于行气。见《晚周仙道分三派考》，载《古学甄微》，巴蜀书社1987年版，第337页。

③ 《抱朴子内篇·金丹》。

④ 参丁培仁《北宋内丹道述略》，载《上海道教》1991年第3期；张广保《唐宋内丹道教》，上海文化出版社2001年版。

内丹和外丹有一部共同的经典，就是被称为万古丹经王的《周易参同契》。这部汉代著作由韵文写成，文义古雅难通，长时间没有受到重视，唐宋以来炼丹家发掘出它的价值，认为内外丹修炼的精微奥义尽在其中，并依据各自的传承和修炼心得为之作注、阐释。

北宋熙宁年间张伯端所著的《悟真篇》，被认为是《周易参同契》最好的注释。这部书也以诗词写成，文采斐然，而内容也同样具有相当的模糊性。《悟真篇》说："契论经歌讲至真，不将火候著于文。要知口诀通玄处，须共神仙仔细论。""饶君聪慧过颜闵，不遇真师莫强猜。只缘丹经无口诀，教君何处结灵胎。"丹经只是讲"道"的，丹道的基础理论包括《道德经》、《阴符经》的"道"论，而关于"术（方法）"的内容，始终语焉不详。

二

十多年前刚接触道教的时候，曾经请教一位前辈道家学者：为什么全真道主张清静、苦行？先生一笑，答曰：全真创立于金元，正是天下大乱之际，难道还能像富庶人家一样过安逸日子吗？清静、苦行，正是形势所迫，不得不如此也。

《周易参同契》和《悟真篇》所奠定的写作风格为后来的道教理论家所继承。不论是后人对这两部书的注解还是新出的丹经，都是满纸阴阳、龙虎、铅汞之类的术语。据著书者自述，沉默不说，有绝道之罪，明白宣示，又泄露天机，所以反复权衡，只好处于说与不说之间，说而含混，隐而欲露，故意给读者制造麻烦。这样也可以昭示"道不可轻得"之意。

其实还有另一层原因，就是唐宋以来面对佛教、儒家的强烈竞争,道教不断修正自己的修道理论,各种道教修炼方术都在发生变化,而变化的总方向就是心灵的修养。张伯端《禅宗歌颂诗曲杂言》说:"先以神仙命脉诱其修炼,次以诸佛妙用广其神通,终以真如觉性遗其幻妄,而归于究竟空寂之本源。"《悟真篇后叙》说:"欲体夫至道,莫若明夫本心。故心者,道之体也;道者,心之用也。人能察心观性,则圆明之体自现,无为之用自成。不假施功,顿超彼岸。"与心性体悟比起来,道教的"术"倒真是显得无足轻重了。

儒学在宋代发展为理学。理学强调天理和人欲的对立,极端推崇道德、礼教。感官欲望是需要克制的,理学之外的理论都是异端和"曲学邪说",更不要说各种技术了。宋代的中国,政治上的集权空前加强,理学种种主张都有利于国家稳定的,很快被奉为官方哲学,中国社会进入禁欲时代。社会的活力从此大为下降,国家变得深闭固距,不思对外进取,而对于"稳定"的要求则变得空前强烈。

宋元丹经的语焉不详、以心性修炼为依归,正是这样社会环境下的自然反应。内丹兴起之初,题名钟离权传授的《灵宝毕法》叙述的丹法,强调心肾气液的升降运炼,显然植根于中国传统医学的脏腑理论,是一种复杂的仙道方术。而南宋白玉蟾《修仙辨惑论》中则说,仙有三等,丹有三成。第一等天仙,行上品丹法,以身为铅,以心为汞,以定为水,以慧为火,其法简易,故以心传之。第二等水仙,行中品丹法,以气为铅,以神为汞,以午为火,以子为水,其法要妙,故以口传之。第三等地仙,行下品丹法,以精为铅,以血为汞,以肾为水,以心为火,其法繁难,故以文字传之。这里的下品丹法就是《灵宝毕法》所说的内丹,而前面两种，不过是修心而已。

金元时期的全真道，倡清静、苦行，修行也是直指心性。全真就是保全真性。人心固有的本来真性，也称真心、元神，不生不灭，超越生死，是成仙证真的唯一根本。而四大假合而成的肉体则有生有灭，不可能永存不死。内丹修炼就是从心地上做功夫，对境忘缘，诚心静虑，一念回光，识得自心真性，保持不乱，便可证得无形无相的法身，使精神超越生死之外。早期道教种种仙道方术，在全真道看来，是有心有为的，不彻底的。全真之道，只是不思不虑、清静无为而已。

三

内丹作为仙道的秘术，一直强调是需要口授师传的。由于这个原因，我们仅仅从传世文献来分析道教的炼养理论就显得先天不足，甚至我们不能排除作者著述一套、行持又是另一套的可能性。中国文化一向是主张和而不同，道教可以吸收佛教和儒家理学的理论，表现出一定的调和，但是依然会保有自己特色的东西。仙贵有形，道教一直保有并实践着千年以来流传的长生之术，结果如何我们姑且不论，但就道教丹经文献来看，明代中后期其内容风格再次发生了显著变化，主要表现在对各种修炼细节的披露。

明朝到万历皇帝当政时，享有的和平与繁荣已经有两个世纪。政府减弱了对经济的干预，商品经济在城市和乡镇持续扩张发展，同时也蔓延到了乡村地区。随之而来的是教育的发展，一般民众的识字率也随之提高。而教育发展又促进了印刷文化的勃兴。商人的加入使得印刷业飞速发展，不管是技术类的、识纬类的,还是儒家经典、文学作品、通俗读物,各种各样的书都在印刷销售,无论是从数量上讲,还是从种类上讲,在历史上都是未曾有过的。中国在全世界率先进入了"信息时代"。

这一时期中国资本主义开始萌芽,封建制度面临转机,社会似乎也变得光怪陆离。政治腐败和道德沦丧是全社会的普遍现象,同时文化和艺术却表现出惊人的创造力和丰富性。商业贸易促进了城市化,一种具有鲜明特色的城市文化在晚明形成。富人、士绅和精英们过着精致、奢侈的生活,整个社会沉溺于风流浮华之中。生活的艺术受到推崇,怎样品茶品酒,用什么样的家具都属于时尚的内容。手工业者聚集于城市,分工协作,制造出精美的工艺品。社会流行着一种追求奇异的风气,"凡能制造具有刺激性的奇特作品之艺术家,常能挟一技而走红金陵——这一晚明最繁华的城市"①。

印刷术的繁荣,使得出书的品种大大增加。从前只是口传心授的东西,也有可能会落笔成文并且出版流传。隆庆、万历年间的内丹家陆西星于《参同契测疏》之后又著《参同契口义》,"口义"自然有口诀的意思。崇祯时伍冲虚的《仙佛合宗语录》则以"炼精口诀"、"采大药口诀"、"五龙捧圣口诀"笔录于书。虽然丹经依然强调师传口授的重要性,但内丹终于一步步变得明朗化、通俗化了。

口诀当然会强调内丹中"术"的成分,陆西星《龙眉子金丹印证诗测疏》说:"人元鼎器必须端正匀停方为美好。"其修道笔记《三藏真诠》甚至记载:"人元要择活鼎,活鼎者,谓彼意思伶俐,

---

① 石守谦《由奇趣到复古》,转引自白谦慎《傅山的世界——十七世纪中国书法的嬗变》,三联书店 2006 年版,第 23 页。

不畏我忌我而解调。"这些直白的说法,在此前的禁欲时代,是不大可能笔录成文的。

四

明王朝最终因国内扰攘及八旗兵的入关而覆灭,充满蓬勃生气的多元化时代也随之告终。理学再次被政府大力提倡,礼教在中央集权国家的推动下走向极盛,成为左右社会生活的强大力量。中国封建社会走入老朽昏庸的暮年。

所幸明代印刷业被全面继承了下来,经过国家图书查禁和文字狱的短暂挫折,很快又恢复了生机。最重要的是,前代的文献也留存了下来,虽然散落在天壤之间一时难觅,但随着时间的推移,总是有可能被发现,并且重新刊刻的,对于好道之士来说,这当然是一个福音。

清代道教人物中,傅金铨是颇具代表性的一位。傅金铨,字鼎云,号济一子,又号醉花道人,江西金溪县人。文献记述他在道光二十五年(1845)已享寿80开外,则他出生时间当略早于乾隆二十九年(1764)。

傅金铨性喜游历,20岁左右即究心丹道,前后访道20余年,足迹遍及湖南、湖北、广东、福建、江苏等地,最后在江西星霁堂得遇清虚先生,拜师学道,并设乩坛请吕祖及众仙降授丹诀,此时他已经是"年届知非"了。

清末丹家方内散人说,傅金铨得诀之后,高谈雄辩,旁若无人,为族人所不容,只好弃家远遁。但是傅金铨扶乩学道的记录《度人梯径》中却显示,离家远遁以及后来入川,很可能是为了生计上的原因,并且是他是按照乩笔的指示去做的。按乩示行动在当时是很自然的事情，这一习惯在今天港台地区的道教人士那里还常常可以见到。

依照乩笔的指示，傅金铨先是隐居萍乡朝阳山（釜岭），在这里编著完成了《一贯真机易简录》（其序题在嘉庆十八年，1813）。嘉庆二十二年（1817），又依乩笔指示入蜀，寄居巴县，"大开坛坫，从游者众"。二十五年（1820），傅金铨来到合川定居，"侨寓城西月照巷，与筠阳公所近，故江西人岁时集会地也。以同乡之谊，恒过从焉"①。傅金铨此时生活虽已不再像江西之时那样困窘，却也只是稍稍好些而已②。

四川对傅金铨的吸引力体现在两个方面。一方面，康熙以来 100 多年的"湖广填四川"大移民，使四川成了移民汇聚的省份。政府在土地、户籍、经济方面执行了一整套优惠政策，四川经济呈现一派复苏景象。傅金铨得金鼎火符之诀，诗书琴画皆造诣过人，来四川生活解决生计问题应该不难。"筠阳公所"应该是当时江西会馆一类的场所，同乡之谊所在，人与人之间也方便互相照应。

另一方面，傅金铨入蜀，与西蜀在丹道史上的重要地位不无关系。傅金铨所承传的阴阳双修丹法，实源自古道教房中术。东汉顺帝时张陵创"五斗米道"于蜀中鹤鸣山，是为道教鼻祖，男女合气（**房中**）为其法术之一。五代宋初以降，内丹道教兴起，《参同契》的盛行、《悟真篇》的传布、张伯端遇师天回镇、陈致虚

———————————

① 郑贤书、张森楷民国十年（1921）纂修《民国新修合川县志》卷五十八。但傅金铨《九皇新经后序》自称称来川十八年，其序作于道光十三年岁次癸巳（1833）正月，由此反推，则傅金铨入蜀时间当在嘉庆二十一年（1816）。

② 《赤水吟·复纪司马书》称"门下倘不以贫贱而忽之……"据周全彬兄考证，此文当作于道光元年（1821）纪大奎离开合川时之时。

得诀于"青城至人",皆表明巴蜀地区实为双修派内丹之源头。就傅金铨本人的情况来看,其时虽已"得诀",但双修所必需的"法财侣地"也仅备其一,故其入蜀的另一个重要理由,很可能是为寻访外护道侣。

傅金铨后来对合川的生活环境应该是比较满意的,所以在这里居住了近三十年,中间曾回过江西一次。他平时喜好游历,合川的名山胜境,足迹无所不至;也收徒传道,刊刻丹经道书,宣传自己的丹道理论;也时时留意寻访外护,却始终没有结果。道光二十五年,贵州威宁土司安于杰邀请他前去"入圜了道",这时他已经八十多岁了。"金铨临去,特作《丹台起步》,记言之甚详,后不知所终。"①

五

傅金铨是清代道教内丹家的一个典型个案。这种典型性主要表现在他广博的知识上。文人雅士的诗书琴画等专业他有一定的造诣。而就仙道学术而言,他对阴阳派、清修派、女丹、外丹、心性之学都有精深的理解,他还把武术家的《易筋经》刊刻传世并为之做序,充分体现了葛洪神仙道教提出的"藉众术之共成长生"②的原则。葛洪概括的房中、行气、导引、服食四类仙术,傅金铨都有所深入,这在明清的道教学者中可以说是不多见的。

傅金铨的广博,得益于晚明"信息时代"多元化社会背景下新出现的众多仙道书籍,我们甚至可以把他的著作看做当时仙道理论和方法在清代的总结。尤其是阴阳双修一派,明末出现

---

① 郑贤书、张森楷民国十年(1921)纂修《民国新修合川县志》卷五十八。

② 《抱朴子内篇·微旨》。

了很多标榜采战的泥水丹法著作,向来为正统道教人士所不齿。而傅金铨一边推崇明清的阴阳双修大家陆西星、仇兆鳌、陶素耜,一边又校订刊刻《三丰丹诀》、《金丹节要》、《采真机要》、《玄微心印》等"泥水丹法"作品,从中可以看出他对"采战"、"泥水丹法"的暧昧态度,一定程度上揭示了阴阳双修与明代盛行的采战术之间的微妙联系。

笔者曾撰文探讨过道教中房中术的流变。唐宋以前,房中术作为一种仙术,广泛存在于道教各派之中。各派之间往往就此相互攻击,最明显的当数六朝时期上清派隐书之道与天师道黄赤合气之道的对立。北宋以降,内丹一统道教炼养方术,笔者推测,这两种对立的房中观的在内丹的统一体系下进一步发展,则演变为阴阳双修和采战之术。①

采战之术害人害己,古代道书、医书都多有揭露。正统双修丹家都力求与之划清界限,多有破斥之论。破斥要点主要集中在两个方面:其一,内丹双修有严格的心性要求;其二,采战所得,皆后天滓质之物,不堪为用。②

傅金铨丹道体系中,外丹和女丹也占有重要地位。星霁堂众仙乩授的内容就有外丹法诀。得诀之后,傅金铨又整理自己多年搜集的外丹著作,著有《炉火心笺》厘定外丹节次,《外金

---

① 参拙著《傅金铨内丹思想研究》第五章《傅金铨双修内丹与房中术》,巴蜀书社 2005 年版。

② 但这样的批评明显是有点底气不足。心性是主观的,达到何种标准才是符合双修的要求?丹经有种种说法,但都显得玄乎其玄,难以捉摸。心性可以说纯粹是一个中国特色的观念,外国学者在探讨中国仙道时,常常不能理解,而仅仅从文献描述的客观事实去得出自己偏颇的结论。高罗佩《秘戏图考》(广东人民出版社 2005 年版)第 15—16 页对双修内丹的描述和费侠莉《繁盛之阴——中国医药史中的性(960—1665)》(江苏人民出版社 2006 年版)第 178—179 页对清修内丹的描述都是这方面例子。

丹》汇集诸家秘笈。研究外丹的目的，当然是希望财力充足之时能实践烧炼，可以点化甚至服食。但由于财力缺乏的原因，傅金铨似乎一生也未能深造实践。

《女金丹》附录于《一贯真机易简录》之后，傅金铨因丹经万卷，略女修而不言，故汇成此书。这些女丹著作很可能是傅金铨早年访道零星收集所得，而于得诀之后将之整理汇集。结合当时的社会风气，不排除傅金铨曾有过收女弟子的打算，但并没有任何文字能证明这一点。

《心学》一书，大约是傅金铨集中最普通的作品，内容不外三教合一，修心炼性，好似老僧常谈，平平无奇。傅金铨在八十余岁时编撰此书，颇值得后代修道之士寻味。其时他定居合川已近30年，生计无忧，但也说不上富裕。外护一事，迟迟没有着落，"不遇知音，难行大用，垂空文以见世，藉作嘤鸣"[1]。其实，就算寻得外护又怎么样呢？《悟真篇》云："大药修之有易难，也知由我亦由天。若非修行积阴德，动有群魔作障缘。"这里面不确定的因素实在太多。脚踏实地磨砺心性，才是傅金铨一生修道真正着力之处。他在垂暮之年编著《心学》，很可能就是想要表达这样一种观点。

傅金铨自称醉花道人，但并不是严格意义上的出家住观道士，最多只是拜师受过道箓丹诀而已。他一生主要还是以在家居士的身份学道、修道、弘道，这在《度人梯径》中曾透露一二，更由其著作《道海津梁》中的家训之谈可以确证。清代正一道士忙于斋醮法事，全真道士丹道之学往往囿于师承，学术精纯却也显得相对单一。傅金铨的仙道思想则复杂得多。有趣的是，魏晋

---

① 《九皇心经后序》。

神仙道教的代表人物葛洪也是在家学道,同样为外儒内道的典型。

在家居士的身份,并不妨碍傅金铨在丹道领域获得巨大声誉,当时有很多人从远处来到合川向他拜师学道。《道海津梁》首句云:"诸君子之从吾游者,将何以教之?"也正可得见从学者之规模气象。傅的声誉来自其渊博的学识,丰富的阅历,也得益于著作出版带来的宣传效应①。傅金铨的人生轨迹,从云游访道、遇师得诀,到觅地定居、著述授徒,与后世在家的好道之士何其相似。明清以来道教衰落,在家居士在弘扬道教方面力量凸现,傅金铨正是较早期的代表人物之一。

六

十多年前因做傅金铨研究的论文,我在互联网上结识了盛克琦和周全彬两位好友,与他们的交流使我在丹道理解和论文写作上都多有获益。后来因为工作的原因,渐渐远离了道教学术,但因多年习气所在,我一直关注道教内丹研究和典籍整理的相关成果,也与两位好友保持着联系。

这些年来,两位好友协助唐山市道教协会董沛文会长整理出版了《唐山玉清观道学文化丛书》,至今已形成相当规模,《参同集注》、《悟真抉要》、《天乐集》都是其中颇有分量的作品。现在傅金铨的《证道秘书》又告杀青,周全彬兄从网络传来书稿,一读之下,颇感惭愧。书中新增《炉火心笺》、《顶批〈九皇新经

① 《顶批上阳子原注参同契》道光二十一年(1841)麻城俞慕纯序:"今春坐次,客有谈济一先生者,当代真师,著书凡十余万言,显明龙虎深机,诠释铅汞秘谛。子何不一往见之?余即买舟西上,匝月抵渝,备赞参求。……"

注〉》两种秘笈，都是我当年做论文时未曾听闻的。全书点校精良，每种丹经整理者皆撰有题解，考辨源流，探赜索隐，多有创获。针对傅金铨道书多为摘编汇辑的特点，整理者一一指出其中段落字句的原始出处。此中所费的时间和心血，所表现出的对读者负责任的态度，在今天这个浮躁的时代显得尤其可贵。

　　读完书稿，我明显感觉自己当年的论文有修订的必要，尤其是第一章关于傅金铨的生平、行历和著作，需要补充的内容太多了。但是我现在的工作和道教学术研究基本没有关系，一时也没有太多闲暇时间，所以修订的事暂时不会去做了。感谢盛克琦、周全彬两位好友给我机会，我能在这里写下自己对傅金铨、对仙道方术的一些看法和理解，这也算是一种弥补吧。

谢正强

2014 年 4 月 7 日

（作者系四川大学哲学博士，著有《傅金铨内丹思想研究》一书）

点校凡例

一、本书主要以巴蜀书社出版《藏外道书》第十一册影印《济一子道书》十七种为底本。校本有：1.清善成堂刻印的水济一子证道秘书十七种，简称"善成堂本"；2.江苏广陵古籍刻印社影印民国十年（1921）中原书局本《证道秘书》，简称"中原本"；3.台湾新文丰出版印刷公司影印民国十二（1923）年上海江左书林本《济一子证道秘书十七种》，简称"江左本"。除校本外，还旁参了台湾自由出版社《道藏精华》丛书中收录的济一子道书，在取用时，随文注明。

二、傅金铨著作丛书有多种刊本，目次排序不尽相同。本次整理，重新编排归类，第一编为傅金铨自著，第二编为傅金铨汇辑著作，第三编为傅金铨顶批著作，第四编为傅金铨选刊丹经。篇目顺序则依据底本顺序而定，没有按篇目性质及著作时间为序编排。

三、底本无《丹经示读》一种，校本无《济一子顶批道书四种》。底本所谓顶批道书四种，实际只有顶批《上阳子原注参同契》、顶批《三注悟真篇》、顶批《金丹真传》三种，其所谓顶批《试金石》，并无顶批文字。此次整理，因顶批《上阳子原注参同契》、顶批《三注悟真篇》两种均已分别收录于拙编《悟真抉要》、《参同集注》中，故本书不再收入，只将顶批《金丹真传》收入，并增加了济一子顶批《九皇新经注》一种。

四、本书整理时，为便于读者理解，每一种道书丹经前都加写了"题解"，文字详略不一，皆依校知见而言，有不苟同时论处，尚祈谅之。

五、底本中"炁、气、著、着、傍、旁、功、工"等字混用，均未统一更改，一仍其旧。其它今已废用的异体字等，则迳改不出校。凡是底本明显错字,均直接改正,不出校;不能准确断定为误字与否,则出校。

六、原本文字脱落及模糊不清难以辨认文字,用"□"符号作代替。有些地方文字虽然模糊,但是尚能勉强辨认,校者强为识别,但不能保证所识别文字完全正确,读者若有疑义,可与原本对勘。

七、原书征引文献多有误题,校者依据能见到的文献,划分段落,并作校记。又用"○"符号为分隔号以醒目。

八、整理过程中,根据手中的资料,有所选择性的附录部分资料在书中,以方便同道研究之用。

第一编

自

著

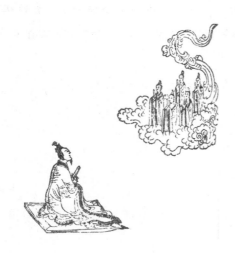

道书杯溪录

傅金铨 撰

上官豫 顶批

题　解

　　《道书杯溪录》，三卷，傅金铨撰，上官豫顶批。昔谭景升隐终南山而著《化书》，以道、术、德、仁、食、俭六化言天地人事之化机，垂世久远，为后来者所钦仰。济一子傅金铨"促居于杯山之东，饮杯溪之水，日与杯人游"，见山水之清秀，睹动植之变化，悟尘世之真机，遂著《杯溪录》以展其胸中丘壑、灵台心性。篇凡二百二十二篇，分人事、物理、性命，以论天地之机、入道之门、悟道之要、修道之诀，诚可作丹道之准绳，与《化书》并传而永存。

　　按：杯溪，即杯山，原处江西省广丰县（今江西省丰城市）。清顾祖禹《读史方舆纪要》八十四卷记载："杯山在县南百三十里，高二百丈，周回百里，形如覆杯，丰水所出。"

　　上官豫，江西金溪人，与金铨同乡，道光十一年（1831）举人。

道书杯溪录

傅金铨 撰

上官豫 顶批

序

《杯溪录》者，济一道人傅子金铨证道之书也。道人淹贯经史，工词翰，解声律，善画能琴，俊绝一时。以孝行闻于①乡里，居善亲，与善邻。知夫宇宙事，皆分内事，盖有由②也。

道人面赤身瘦，寡髭髯，精光闪烁③，澄湛如秋水。与余幕友包君雅善，因得借交，而以琴学为余师焉④。乙亥之秋，出其卷以授余，俾序而传之。

噫，若余者，风尘俗吏，见若井蛙，亦恶测大海之鲵桓哉？是录凡为文二百二十二首，可谓笔洒天机，胸罗造化，灿于金碧琳琅，洞乎神奸鬼魅，真仙才也。其大纲分人事、物理、性命。人事则改过修身立命，贫病忧苦、富贵沉沦、灭⑤亡迅速，所以醒世也；物理谓蠢动含灵，无非化机，舟车器具，皆存至理，所以证道也。微妙真机，散于事物之中。若橐籥鼎炉、子午抽添、卯酉沐浴、进火退符、筑基温养，无微不备。明湖炉烟，好月一气，乃文武火候采取之大象。余非能知之，具法眼者，必当有省。

---

① 闻于，中原本、江左本作"名称"。

② 有由，中原本、江左本作"无二"。

③ 烁，中原本、江左本作"灼"。

④ 焉，中原本、江左本作"当"。

⑤ 灭，中原本、江左本作"死"。

所谓性者,天命之性也。在天为命,在人为性。命絪缊也,性通彻①也。性之具于心者谓之理,见于事为事理,见于物为物理,循于理而行乎无方者谓之神,乃天地人物生生之大原。成之者固不易知,继之者可不亟讲乎?

道人自言受训于纯阳吕祖,应八百之谶,首先忠孝。若尧舜禹文周孔,道统相承,为君止仁,为臣止敬,为父止慈,为子止孝,各止至善,即各证厥修矣。若夫弃践履之实行,蹈处士之虚声,道人所不许者,即吾之所不称也。其平居训俗,多功德之谈。每谓居一日之官,造一日之福。余也谬膺民社,上期不负于吾君,下期醒困于吾民,案无留牍,心存敬慎,今而后,余行②其志,道人庶几行其言乎!是为序。

赐进士出身文林郎知广丰县事张掖阿应麟撰

自　序

鄙人促居于杯山之东,饮杯溪之水,日与杯人游。杯之水浅而清,杯之山低而秀,杯之俗朴而醇,杯之居幽而雅。翠筱分依,清流环绕。主人自况不凡,探渊索邃,验仰观俯察之常,核飞潜动植之变。鸢之飞、鱼之跃、昆虫之化、螳蚰之鸣,谁为飞之、跃之、化之、鸣之乎?所谓道在天地,天地不知;道寄民生,民生罔觉。大不离君臣父子,细不遗糠秕瓦砾,随事而证,即物而存。先于天地而不为始,后于天地而不为终,无名罔象,譬之不可譬也,指之不可指也。强欲言之,恶得而言之?今欲启沌沌之扃户,破倏忽之支离,舍事物将何所托哉?

夫生民之道,莫大于衣食,莫重于伦常,莫惨于利欲。此素丝之染,歧路之悲,所由不容已也。然切不自等于无病之呻吟,不欢之舞蹈。若世说语林,诸见闻小史,言无关于性命,事不本于真常,虚车也,饰轮辕

---

①　通彻,善成堂本,中原本、江左本作"虚寂",作"虚寂"更洽。
②　行,底本作"有",据校本改。

何哉？闭户造车，聊观合辙，虽无裨于世教之言，或有当于先民之询。爰命隶首，书为一帙，藏之名山，以志岁月，用告于后之问津者。

济一道人傅金铨撰

题词①

吐笔墨不吐之辞，舌长二尺；泄天地未泄之秘，目尽重霄。（淮海万方殷题）

挥斥八极，无碍神通。其大智慧，作狮子吼。（方外巢云鹤题）

心驱五岳，力拔九渊。凝神于穆之表，研精于太素之先。惝兮惚兮，淡焉漠焉。餐六气而饮沆瀣兮，道可受而不可传。斯人也，吾将与之游于鸿濛溟涬之天。（筱山上官豫题）

其形卓然，其容霭然，其神熙熙然。不知谁之子，象帝之先。（晓堂周念兹）

披清风之鹤氅，簪琴尾之星冠。息志林泉，施光霄汉，斯人乎其古之汨其天者乎！（晓峰钱皆寿）

仰太华芙蓉之清妍，挹湘波水运之逸致。可惜间世名才，忽向黄冠隐去。（崧圃王融）

紫霄《化书》，另具一付精神，另有一番见识。每能独出心裁，别开生面，前越古人，后无来者。《杯溪》此录，庶几近之。（乙酉七月晦日云仙甘采和识）

飘乎若浮云之荡太虚，力焉如犀象之搏虎豹。焕若星辉霄汉，丽如蝶舞丛花，清空震电，寰海波声。（赐进士出身前任芷江县知县大梁邱正方题）

天雨奇花，地涌金莲。具老婆心，作漏子禅。诸天闻而惊疑，人世叱为荒诞。九霄振铎，万里飞声。（古吴顾大经题）

---

① "题词"二字系校者划一体例所加。

【卷上】

人　事

未有

未有人，未有物，未有事，无始之前也；将有人，将有物，将有事，有始之际也；既有人，既有物，既有事，兆终之运也。万化密移，一真中宰。始于无始者，将穷于无穷矣，可得而既耶？

顶批：贞下起元，循环无已。○一灵不昧，万古常新。

天地

天地，一阴阳也；日月，一阴阳也；男女，一阴阳也；呼吸，一阴阳也；寒暑昼夜、清浊动静，一阴阳也。合之，同一阴阳也；散之，各一阴阳也。阴阳和而雨泽降，阴阳交而万物生，孰能不囿于阴阳、不入其陶铸？吾当与之为寥廓之游。

生身

生身受气之初，是天地之根，万物之祖，仙佛之源，鬼神之始，日月之灿耀，河岳之峙流。裸者、毛者、羽者、鳞者、介者，混一于溟涬之天。五行错运，二气回旋，万理具于无形，万事成于有作，循环终始，遂与天地同乎不息矣。

赤子

赤子本无知，而称"良知"者，必曰"赤子"。圣人本无为，而惟有为者，必首圣人。所以有大知者，必有真知；有大不能者，必有至能。不识不知,何思何虑？纯清绝点,得太极之先,谓之"大人"。

有万

有万不同之谓事,事有不易之谓理,刻画之谓数。盈天地间,无非理数也。人之理数,天地之理数,万物之理数,物之理数,如金在范,如轮副轴。自古及今,奇谋谲智,未闻有斡旋造化者。奈何而欲以妄胜天,以贪争命,不亦谬哉！

媾精

父母媾精,最初一点,此胎元也,即太极也,即伏羲之一画开基也。畴能于此定穷通,征寿夭,必得数之原,必得理之始也。

理根

理根于性,数根于命;理起于虚,数起于太极。虚无,性也;太极,命也。其中存者谓之神,神,静默也;运者谓之气,气,氤氲也。合神与气,行乎万物之上,莫测其所至矣。

西施

西施以捧鞮而妍,太真以酒醉而艳。王嫱之光彩动人,丽华之发光可鉴。祥钟大宝,厥产奇尤。海底有七尺之珊瑚,天边现一轮之白璧。三千年开花之蟠桃,本王母之私物;亿劫不坏之真宰,即太极之初心。

百年

百年难得同调,千载幸有知音。热血洒心,明眼照世,吾道因缘,两间大事,谁得而知之乎？

风雨

风雨四壁,一灯荧然。鱼釜既空,雁裘久质。长夜迢迢,不郁而愁,人之情也。若夫达士游心化境，斗室无殊于大厦，神楼梦想于钧天，思欲揽浮邱之袖，拍洪崖之肩。使巫咸奏鼓，子晋吹笙，湘灵鼓瑟。许飞琼度风游云之曲，其气徐徐，神其怡怡，精其嶷嶷，可以登太昊之墟。

顶批：仙乎，仙乎！

明湖

明湖荡漾，一峰临水，如靓妆窥镜，沓翠拖烟，天然妩媚，清风响处，如度箫韶。少焉①天日为昏，沙腾浪涌，极怪伟之观。静夜风息，江声隐起于芦荻之间。起登小楼，见月色微茫，尚觉汹汹，如崩四壁。

顶批：正法眼藏，其大智慧于此时会此不远。○筱山读数过。

九夷

九夷八蛮，歌哭之声不同而哀乐同；跂行喙息，大小之形虽异而痛痒不异。故寒燠有不同焉，风土各有别焉，性情有不一焉。然而顺欢逆怒，恶死乐生，求饱虑饥，畏寒就暖，爱子恋母，凡有所主，受形于天地间者，统一性之原，流为情欲，虽万古八荒，莫之或异也。

顶批：此圣人所以一视同人也。

方寸

方寸之心，为量最大；五车至多，记忆不穷；民情万变，一理能通。敛之归一息，措之成事功。一动而四肢应、五官运。斯乃神明之宰，造化之根，虚无之蒂，善恶之原。不动则太虚无垠，清空罔象，阴阳不能囿，五行不能贼。有动必变，鬼瞰而入，驱之于血海之中，生种种心，作种种业，造种种因缘，受种种生人，立版走丸，其在是矣。

顶批：一粒能藏六千五岳。○起于方寸，皆当作如是观。

---

① 焉，原作"马"，据中原本、江左本改。

是非

是非者,太虚之浮云;物我者,真元之偶露。孰为物？孰为我？孰为是非？孰非是非？惟太玄者一之。

厚貌

厚貌深情,其险不测。其就义若渴,其弃义若热,皆卓绝之行也。夫大道平平,使人不惊;大道堂堂,使人徜徉。不见人短,不露己长,所以为天下之至常。

某人

某人多亿中,然为人谋则哲,为自谋则疏。非谋之不逮也,其智愈高,其屈愈甚。天地爱自然,鬼神恶机心。所以才能出众,无救于贫;文章虽工,无补于贱。

顶批:海翁忘机,鸥鸟多飞;海翁易虑,鸥飞不下。如是如是。

霖雨

霖雨为灾,旬有一日;蔀屋穷檐,炊烟久绝。有母尸饔,儿啼于床;妇叹于室,傍徨歧路。刺骨攒心,思欲自尽势不可,思欲为盗耻不可。共处太平之福,其独罹此阨穷,又安知覆盆之下,无沉冤也哉!

荒居

荒居僻境,爨乏樵苏,偶得一枝,而喜其获也。至大林之山,枯梗载途,烂叶迷径,患无力以举之,弃之不顾。世有一曲之士,小窦微光,曷亦登大林之山乎?

顶批:河伯所以望洋向若而叹。

趋时

趋时之士,以轩冕为显荣,烟霞非其所尚也;遁世之流,以冠裳为桎梏，钟鼎非其所爱也。重于内者轻于外，热于心者急于身。有伊周之事业，不可无巢许之高风。其迹虽殊，其所以为道一也。

万类

万类无食不生。食也者，生人之大命也。岁荒则金银不贵，岁穰则珠玉加尊。则是珠玉本不贵，而使之贵者，粟也；民情本不诈，而使之诈者，食也。三军以乏粮而叛，军威不足以振之；围城以易子而食，天属不足以缀之；人心险于山川，世路每多荆棘。其原皆由于食。以至微之物，握世道人心之柄，司民社者，奈何忽之。

溪壑

溪壑本不易满，人皆曰我苟是，是亦足矣。及其得百思千，得千思万，始而事费，继而身谋，终而为子孙虑，更亿万年未有穷极，古今人不甚相远也。官以墨败，盗以赃诛。呜呼，不有其身，何有于货？贪夫狥财，财不可得，徒丧其躯，悲哉！

顶批：知足常乐，终身不辱。剖腹藏珠，何以异足？

都鄙①

观其都鄙，知其国之政令；观其子弟，知其家之兴衰。听一言而知识之高低，观一事而知心之邪正。居静而幽，此中有君子；行僻而险，苛刻为小人。吉凶悔吝生乎动，动可不慎乎？仁义礼智根于心，心不可养乎？

顶批：一滴水能知大海味也。

冠世

冠世之才，必不偶于流俗，不易识也；盖威之兽，必独处于空山，莫

---

① 都鄙：指京城及边邑。《左传·襄公三十年》："子产使都鄙有章。"杜预注："国都及边鄙。"

与群也。大人心行云天之上,迹混污泥之中,胸吞日月,目运流星,餐霞服气,抱朴养恬。空万有,彻古今,八荒非大,九万非高,入乎无内,出乎无外,穷神会极,至矣哉!

顶批:□气者①,知有圣人至。○奇句。

雨泽

天地之施雨泽,不以一人之震惊而少息雷风之威;王者之平政刑,不以一民之不便而顿止国计之谋。是以君子不求人知,不畏人嗤,自励其志,克勤所为,所以能通万有于一息,而不同于世俗之痴迷。

顶批:非常之原,黎民惧焉。

虚幻

虚幻不足驰也,而万里经营;死生本其大恶也,而风涛屡涉。畏之不敢畏也,苦之不敢苦也;欲止而不得也,欲避而不能也。衣食之迫,妻子之累,学道易,出尘难,斯言信哉!

顶批:可为长太息者此也。

货利

声色货利,人之陷阱也;富贵功名,人之罗网也。人毙于欲,物毙于食,天以此陷溺人乎?人以此陷溺乎?物游于渊,走于原,飞于天。鼋鼍之大,虎豹之威,鸿鹄之高飞,莫逃于网罟,莫脱于陷阱,莫避于矰缴。其危于机者,其涎于食也。斯君子所惧而避者,其鄙夫之所利而趋者乎?

顶批:苞子鼋龙,龙亦可豢,可豢则可制,然则而其不可豢者乎②?

---

① "□气者",底本模糊不清,今从善成堂本,中原本、江左本作"墨气看知",殊不可解。

② "乎",底本模湖不清,善成堂本疑作"神",今从中原本、江左本。

菜羹

菜羹滋味,较之五侯合鲭,岂其彼美而此恶也? 粗粝充肠,较之万钱下箸,岂其彼饱而我饥也? 其欲愈奢,其馋愈甚;其心平怨,其愿易副。无为贪狼封豕,当效苟完苟。

顶批:溪壑可盈,是不可厌。

思啖

思啖则咽,惊悸则汗,望梅则津,食芥堕泪。天一生水,验之当身,固与天地同符矣。如谷应声,如鉴辨形,喜则讽俞,怒则叱咤,哀则涕泣,乐则讴歌,当其中穷,固已寂矣。亦知四气之推迁,而鸟雷虫风,应其机而不容己乎!

顶批:人身一小天地,息心静气以求之,鸟不印泥画沙矣。

扁心

民有扁心,欲障之也。蓄粟而愿岁荒,鬻棺而利人死,于此而语以天地之量,包与之怀,岂所及哉? 必且以为痴,不自觉不痴;必以为愚,不自觉其愚。水平则融,心平则公,性圆则通。是故明于义者,不可惑以利;达于理者,不可饰以非;审于事者,不可屈以势;通于道者,不可穷以状。

蕴玉

石蕴玉而山辉,川藏珠而渊媚,蕴藉既深,精华莫掩。是故道德之士,风骨必殊;读书之士,雅韵必殊;英雄之士,豪气必殊;粗鄙之士,俗态必殊。其人邪,其神必邪;其人正,其神必正。欺之在心,诏之在目;方寸之机,鬼神之地。此君子所以慎其独也。

顶批:诚中形外之理,眼前指点便是。

声貌

自然而不可饰者,声也;一定而不可矫者,貌也。故能支离其辞,不能支离其声;能谄媚其色,不能谄媚其貌。千巧不如一拙,百诈不如一诚。君子敬以事人,诚以事神,信可以孚豚鱼,芷可以昭忠信,岂有他哉?无妄而已。

顶批:诚者,物之终始;不诚,无物。

聋瞽

聋以目察,瞽以耳度。彼以色拟声,此以声悬象。瘖以手式,口不能言。复以不能言者象其言。夫以像象之,不若以不像象之。以像象之人也,以不像象之天也。

顶批:善言天者,必有验于人。

才人

才人智士,不必另具心胸,而已迥殊霄壤;美女娇娃,不必另生眉眼,而已望若天人;坎离水火,不必别求奇异,而已即在当前。至易而至难也,至常而至奇也。易可得之一息,难且昧于千生。

时花

时花美女,名酒异书,韵士之供也;曲榭雕栏,轻裘肥马,富贵之饰也;孤臣孽子,劳人思妇,悍独之尤也。有富贵斯有贫贱,有福乐斯有罪苦,惟有清静者不入其伍。

顶批:得其环中,超乎象外。

爪发

葬爪发可福身,炙人影可疗病。其母啮指,其子心动;铜山崩而洛钟鸣,一气感通。若是其神也,乃知穷霄无上,悬寸尺耳;北海云遥,界呼吸耳。天人不二,圣圣一心,未可语诸自域之士也。

顶批:不可思议。

木氏

木氏获无文之古章,合面印之,不差毫发。锐上丰下,具方圆之象,势若跌蹄,中凹可握。谓为古佛如来,微妙心印,达地通天,印天天清,印地地宁,印人心和平。或以为荒诞不经,请证于余,余何足以知之。谓其为是,则博洽者所不闻;谓为非是,又呈奇者所仅见。愿合而观之,以符其信。

操修

操修者,如农夫之恨田鼠,渔人之恶泽蛇。划恶草以滋苗,去物欲以省蔽。不逆诈亿信,是为先觉;无意必固我,乃真圣人。

历算

历以算穷天,至恒星之天而止,其上恢漠,莫可算矣。故知无材则绳墨废,无事则智巧收。有机事者必有机心,有奇淫者必有奇祸。

善泅

善泅者识水性,能入渊探珠,能平面过涉,载泳载浮,浮沉自得,岂生而能之乎?盖成于习也。《易》曰:"水荐至,习坎。"达此理者,可以看经,可以治民,可以富国,可以强兵。

顶批:三三横,两两纵,谁能辨之赐金钟。

两大

两大不并立,两强不相屈,两怒无不成之祸,两和无不释之冤。和也者,致中之大用也。阴阳相生,水火相疑,大小相成,高下相平,轻重相衡,刚柔相能。风虎云龙,声气之接,岂无所谓哉?玉帛之交,必有行人;婚姻之结,首先媒妁。

顶批:既和且平,依我磬声。

名媛

拥名媛,狎丽姬,托性清,绵芳粉,神仿佛而不流,思芊绵,其无既,此西方莲花世界。人不妒之,我何恶之？人皆恋之,我亦羡之,顾安得而为之乎？

顶批:看得破,跳不过。

晏安

晏安之情胜,则远大之计疏。先主软困于吴中,晋文溺迷于齐女。此皆振古之豪,超世之杰,尤不免于行迹之拘、濡尾之诮。彼凉德匪才,欲妄遽不咥之亨,亦何言之易也。

顶批:"怀安"二字,埋没多少英豪。

处豫

处豫而存淡泊之思,世或有焉;居室而无男女之欲,谁其信之？因薪有火,因爱有色,因识有想,因贪有着。遂使太虚清静之心,为五浊沉沦之恶。

顶批:此等处,当以慧剑斩之。

贪廉

贪者常不足,廉者常有余。绳床破被,自适焉尔矣,何羡乎锦茵绣褥也;荆钗裙布,伉俪焉尔,何爱乎毛嫱丽姬也。

顶批:究竟何如？

厚积

厚积多藏,丛怨之府;清心寡欲,致福之基。假令蠹鱼无脉望之期,蜗涎乏自濡之策,孰能不思虑焚和①? 惊忧伐性,慕穷霄而薄世荣,子乃或心怀利禄而梦想清虚,志切纷华而萦神冲素,存两得之心,或两失之患。云中泰豆②,六辔环飞,岂复有循崖憩影之日哉?

顶批:此皆背而驰者,何得兼营?

湖月

湖月林风,江声帆影,人之所最适也。可以发雅量,散幽襟,载咏载言,而牧竖签工,虽不达其意,亦且适其天,哑哑嘲哳,如窍引清风,出于飘忽。问之牧竖,牧竖不知;问之签工,签工罔觉。可以悟鸢鱼之飞跃。

顶批:此之谓穷神。

声嗟

声嗟气叹,天籁之自鸣者也;手舞足蹈,天机之自动者也。视之不见名曰希,听之不闻名曰夷,不然而然非所知。动机之至,倏不由人,谁实为之? 其虚无之宰乎?

顶批:宋陈抟赐号"希夷先生",此物此志也。

逃亡

月照逃亡之屋,雨洒破叶之蕉,凄清淅沥,有不自禁者,今昔之感殊也。屋本无心,蕉何有意? 而月色雨声为之变,亦知吾心有至常而不变者,曷不归而求之?

顶批:忧喜触境而形,岂惟月色、雨声哉!

生死

人之生死,世之盛衰,事之成败,其来不可御也,其去不可止也。不

---

① 焚和,《庄子·外物》:"利害相摩,生火甚多,众人焚和。"郭象注:"众人而遗利则和,若利害存怀,则其和焚也。"成玄英疏:"驰心利害,内热如火,故烧焰中和之性。"

② 泰豆,见《列子》。

能御之,顺之而已;不能止之,听之而已。吾恶乎知此生之非生,吾恶乎知此死之非死。大化往来,虫臂鼠肝,聚散之客形耳。以是知无心则世界宽,无我者形体大。能化己,斯能化人;能忘我,斯能有我。

顶批:大造固有安排,有生何止虚掷。

啮雪

以啮雪餐毡①之节,而不能忘情于胡妇;以拔山举鼎之雄,而不能恝置于虞姬。尤物移人,贤豪不免,况其下者乎!

顶批:饮食男女,人之大欲,特发乎情,必止乎理耳。

二气

学道者,亦知有二气乎?纵恶性,逞雄心,此暴戾之气,客气也;植纲常,扶名教,此义理之气,正气也。七情之发,惟气难调;六根之用,惟心难摄。百福集于和平,万罪生于贪纵。达此理者,强阳可以化,穷阴可以袭,神霄可以游,不死可以得。

顶批:孔门不见之"刚者",孟氏难言此"浩然"。

矜奇

一事之长,矜奇炫术;一节之善,刻画标榜。譬之未春而芽,不花而实,元气不存,福泽必浅,可以卜其终身之滞塞。

顶批:皆由器小耳。

人能

人无以为能莫若我也,得失穷通,毫不由己,谓非有主之者乎?是以君子行其天,乐其志,不忧贫贱,不急富贵,不有得,亦无失。

---

① 啮雪餐毡:《汉书·苏武传》:"天雨雪,武卧啮雪与旃毛并咽之。"此指苏武在胡地艰苦之生活,下句拔鼎,指项羽。

汝见

汝见不亡之国、不败之家乎？汝见不散之财、不死之人乎？汝族有千年之墓乎、汝墓有千年之木乎？躯不七尺，世不百年，不转瞬而尽矣。昔之日月何其长，今之日月何其短？昔日红颜，今日老媪；昔日豪雄，今日老翁。有生必有死，有始必有终，顺化之道也。

顶批：人生不满百，常怀千岁忧。

言梦

有言梦于余曰："不翼而飞，无足而驰；金玉锦绣，不谋而有；居处宫室，不求而获；衣食自然，寒暑不忒。其世上古，吾恶乎来此五浊之区，恹悒无已也。"余应之曰："汝固梦也，不梦亦梦也，当①讵知汝今日之梦不同于昔日之梦？今日之醒不同于昔日之未醒乎？庸讵知尔今日以此为醒，异日不且以此为梦乎？不有昔日之梦，胡以觉今日之醒？然则今日之醒，又何殊于昔日之梦？是醒是梦，惟大觉者知之。"

顶批：都是邯郸道上行。

六合

六合八荒，无地无人，其多如恒河沙数。人人之心各异、事各异、梦各异，贫贱富贵、死生寿夭各异，而天悉知之，悉见之。盖天无心，以万物之心为心。如衡之无心于物，因其轻重而轻重之，各如其量以相与。以此知孽由己造，福由自积。

顶批：栽培倾覆，因材而笃。

一念

一念未动之际，鬼神不吾知。吾且不自知，一动而鬼神得以窥其微

———

① 当，中原本、江左本作"庸"。

矣。都仙告樵阳子曰："中天九宫之中，中黄太乙，名曰天心，又称祖土，乃世间生化之所由，万里之所都也。散在人身，谓之丹扃，所以曰人心皆具一太极。盖于上界实相关系故也"《皇极经世》曰："人之神即天地之神，人之自欺，即所以欺天，可不慎哉！"①

顶批：灵台一点谓之天君。

今古

今古虽殊，其至常者不殊；人物虽异，其受生之理不异。天地与我同根，万物与我同体，有情无情，惟一无二。是以大人体常知化，体化知终，所以载鬼神之情状，知人事之变通。

逆旅

天地逆旅也，身世蜉蝣也，富贵朝露也。以万千百年之世，寄忧愁病苦之身，譬之石火，譬之惊丸，而昧者欲横据之，妄矣。

顶批：一瞬即成千古。

人寿

人寿皆可百年，所不百年者，七情贼其天，六尘烁其气。正心诚意之学，久为今人所厌闻；制精葆神之道，又为丹经所惶惑。入海数②沙，按图索骥，穷年迷误，不得其理，有志之士，良可悲哉！

顶批：初禅尚不免三灾一火风是。

夫理

夫理之在天下，争之则不足，逊之则有余。故自尊者，人不尊之；自贵者，人不贵之。廉则多得，贪则多失。傲为恶之宗，谦为德之柄。傲

---

① 按宋邵雍《皇极经世·观物外篇衍义》："人之神则天地之神，人之自欺，所以欺天地，可不戒哉？"

② 数，原作"教"，据义改。

必获罪,谦必致福。是以大人心常无欲,行常若不足。荒兮未央,所以为万化之谷。

顶批:夜郎自大,所谓理尊。

寿夭

寿夭其至贰也,美恶其至殊也,久暂其至别也,古今其至变也。惟尽性者,无古无今、无久暂、无美恶、无寿夭,惟有一息。其极也,并其息而忘之;惟存一神,并其神而化之。

顶批:上下与天地同流。

代死

有以三百金而代人抵死者,头断而金亦尽,此其为妻子计,亦苦矣。愚民穷饿,计无所之,遂成此无穷之怆,悲哉!

粤人有以千金抵一大辟①,两造当廷,一力承招,穷口腹奢淫之欲,狱成而甘之。呜呼,斯人不爱其生,以觊一朝之福。然则隔世之牛羊犬豕,非所畏也已。

顶批:生不五鼎养,死即五鼎烹耳。

死异

人之于世,生同而死各异。忠孝死、寿命死,正死也;刀兵死、疾病死、水火死、投环死、饥死、狱死、虎狼蛇蝎妖魑鬼祟死,非正命也。其未死也,自度或不如此;其既死也,人又叹其如此。悲不自悲,惟见素者不入其机。

顶批:不受其正。

生异

或曰:生异而死则同。锦衣玉食非悬鹑食藿所可仰也,绣窗朱户非

---

① 大辟,即死罪。《书·吕刑》:"大辟疑赦,其罚千锾。"孔传:"死刑也。"

瓮牖绳枢所可企也,金钗十二非缟衣綦巾所可并也。顺逆区分,苦乐悬绝,有生亦不齐耳。及其死也,同归于化,不以贫贱而殊,不以富贵而免,此而金玉成山,妍艳万计,岂能自有哉?故曰:"死王乐为生鼠。"

顶批:达者所以视死如归。

知生

人皆知生而不知有不生,人皆知死而不知有不死。生生而不有其生,死死而不爱其死。不生者常生,能死者不死。吾恶乎知之,知之于所不知;吾恶乎能之,能之于所不能。

无用

人皆知有用之用,而不知无用之用。无用者,用之本。是故,至仁无恩,至德不德,至乐无乐,大痛无声,大音希声,大味必淡,太羹必和,大义不报,大功不赏。丧礼之用布素,人穷则必反本。彼煦煦为仁,孑孑为义,若揭日月,若求亡子,何哉?

削木

削木为杖,不亏其体不成;斲幹为轮,不斩其材不备。虽有其姿,不由学至,吾知其不适于用也已。

一事

一事之来,或言是,或言非,或言不是不非,或言亦是亦非,是非果有定乎?一生之计,有时得,有时失,有时不得不失,有时亦得亦失,得失果有数乎?曰:"有之。"是非准于理,得失断于数。惟有道者,理不足以惑之,数不得而拘之;捐万有而归一无,会一无而通万有。但能除假,何用求真?不祈福果,安有祸因?

顶批:是知谓知化。

欺诈

欺诈者,杀佛之戈矛;忠孝者,成仙之阶级。不尽三纲五常,必入四生六道。求道之士,恶可以不忠不孝耶?

顶批:实地做出,非仙即佛。

不肖

不肖之心,放肆之心也;不肖之行,败度之行也。屋漏有知,襟影当慎。欺心于有识之场,而指摘随之;欺心于暗室之地,而神鬼殛之。

颜子

颜子有不善,未尝不知,知之未尝复行。未尝不知,省察动也;未尝复行,不惮改也。

仲氏

仲氏喜闻过,大禹拜善言。自非益友深交,孰肯犯颜相告?得知而改之,幸矣,其自全也多矣。子曰:"邱也幸,苟有过,人必知之。"

顶批:讳疾忌医者,可深猛省。

好奇

人惟好奇,欲出人头第,所以转高转卑,转奇转不奇。尽本分者,是真奇男子。君本我所当忠,父母我所当孝,兄弟我所当友爱。仁孝恻隐,义尽纲常。不欺是我本心,不诈是我天良。《书》曰:"彰厥有常,吉哉!"

顶批:君子依乎中庸。

阴谋

阴谋为天所恶,由逆自知,故后必昌。彼其临敌制胜,不得已而用之尚且如是。世之城府自卫,蚕蝎存心,利归于己,害中于人,自为得计,而不知冥冥中已阴夺之。削其福禄,减其纪算,波及其子孙。若而人者,殆佛所谓可怜悯者乎!书之以当晨钟一击。

顶批:阴谋正与阴隲相反,故得祸必最速。

相肖

天地有相肖之一刻乎?古今有可据之一瞬乎?大化推迁,无息暂停。我生如秉炬宵行,两头皆暗。古人往矣,我之不见;来者滋多,我不能待。世变日新,山川非旧。交一臂而失之者,皆在冥冥中去矣。然则世之于我,何异水载沤流,同归不返。彼谓今日之有,可系而存,不亦惑乎?

顶批:此身于饮罢无归著,独立苍茫自咏诗。

道基

道基于清静,治贵于无为。上多一法,下多一弊。经纬周密,愈不密矣;措施曲当,愈不当矣。夫圣王成其治其治功之日,即蒸黎失其淳朴之初。启天下之智,开后世之伪。始而相通,终而相角,遂使今古异势,不能复遂初之天,其于敦化之源,亦少竭矣。孰能为于无为,治而不治,玄机默运,化驶若神哉?

顶批:殷人作誓而民始畔,周人作会而民始疑。

道见

道不可见,可见者物;心不可见,可见者事。

【卷中】

物　理

瀚海

瀚海万里，二水三千。西北有不夜之天，东南有穿胸之国。僬侥何以不齐民？长狄何以不等类？防风氏何以专车？夜郎王何以漂竹？记乘所传，方舆所览，岂尽诬哉？此事之奇也。食火之鸡，啖铁之兽，切玉之刀，火浣之布，燃犀可以烛怪，燃石可以代薪，此物之奇也。獭胆分杯，戎盐累卵，翡翠屑金，人气粉犀，葵向日，蟹败漆，此理之奇也。凡此异闻，未可备举，虽有明智，莫知其所以。

顶批：可补天间之缺。怪怪奇奇，诚不可解。以不解解之，何如？

一臂

一臂三身，交股跂踵，见于经矣；吞刀吐火，断布续舌，载于史矣。今语人曰：霄汉可升，肉躯不坏，不亦欺世诬民乎？尺沼纤鳞，安其游泳，岂复知天下有四海哉！粪蛆鼃黾，自足肥腴，谓天地无息壤矣。东海之鳖，闻而笑之，有以夫！

顶批：井蛙不可以语海者，拘于墟也；夏虫不以语冰者，笃于时也。

九州

九州之外更有九州，开辟之前岂无开辟？十二万年，非有尽之数乎？安知今日之开辟为第一开辟之天地，为第几开辟之天地？安知今日之时事，同于昔日开辟之时事、异于昔日开辟之时事？包天者大于天，包地者大于地。一身之外，皆太虚也，岂得曰存而不论，遂颟顸已耶？

顶批：此言炎炎。

苍蛇

苍蛇夭矫，不翼而天飞；赤蛇奋迅，无足而电掣。可谓神于有而妙于无矣。风腾于穴，籁鸣于虚，凿牖通光，引渠注水。有之以为利，无之以为用。瓯盎瓮缶，使埏埴者不空而实之，亦何所利而全于用哉！

顶批：人心惟虚，故灵。太空所以能包孕万有也。

潜鳞

九渊之潜鳞，非香饵所能惑也；旷世之达德，非丰禄所能招也。彼其居无所求，行无所留，迹等虚空，心侔大化，宇泰定之天光，抱冲穆之真一，左当广漠之风，右揽沧冥之日，呼吸而通帝座，被发而朝太乙。虽有鸿儒硕彦，博雅英贤，亦安能穷其涯涘而测其高深哉？辽乎，远矣！

顶批：弯弓挂扶桑，长剑倚天阙。

羿射

羿之射，轮扁之斲，其迹在手，其微妙证诸心，其至精不可以口传也。圣人之道，其可言者，粗迹耳。至精之理，殆不可以言显。是故索圣人于楮墨，而圣人亡；悟圣人于言外，而圣人存。夫书者，圣人之轨迹也。其车已往，轨迹犹存，谓轨为车则不可，谓轨非车亦不可。循轨而行，不失绳墨者，贤人也。若夫忘绳墨，超规矩，以不可知而知，以无所得而得，随事印心，即物证道。经曰："不应取法，不应取非法。"

顶批：技也而进于道矣。

牛鼻

牛穿鼻而耕，马服络而驰，顺其性而束之也；猿掉臂而作戏，犬伏木而效舂，反其性而习之也。然尚曰有知之物也。若夫蚁能布阵，蛙可教书,雀衔数,鼠跳圈,教之无施,刑无所加,谕之不可,顺之不能。或曰蠢动含灵,皆具至性,其形虽微,性根不二,孰谓微物而可轻戕其性命哉？

顶批：燕知戊己,鹤知夜半,蚁穴知雨,爰居逆风,皆得性之一偏耳。

猪鸡

猪鸡能辨主人之声呼,闻而即归,他人则否。是蠢然者,殊未可蠢然目之也。破卵伤胎,射飞逐走,物有不靖之天,徒以殊形异体,膈膜视之。动贪残之机,怀饕餮之念,刀砧鼎镬,恣意割烹,岂真冥顽不灵乎？屈于大小之势,迫于强弱之形而已矣。

顶批：霭然仁者之言。

银鼠

取银鼠者,裸而卧于冰雪之中,群鼠怜而温之,将救其死,因而暗杀之,其不义而残且忍也,曾畜之不若,噫。

顶批：是谓豺狼及噬。

带鱼

带鱼有似带者,获其一,则衔尾不穷,盖哀其执而救之,不知其以身殉也。利欲奔驰,如蚁附膻,葬鱼江,饱月貙虎,劫杀瘴毒,前者不觉,后者不知,亦犹是矣。

顶批：有明知而故犯者,又当别论。

谓豕

有人谓豕曰："吾加尔肩于樽俎之上,饰以锦组,列几筵而陈之,管弦在御,钟鼓铿锵,容且贵矣,尔愿之乎？"豕泫然曰："生为蠢虫,死而显荣,若是其荣,不如为虫。"噫,孰谓豶豕之牙,不及志士之贞哉？

顶批：鸡自断其尾,惄为也。

象齿

象有齿以焚身，蚌以珠而见剖，杀鹿以茸，取獐以麝。彼之所爱，我之所利；彼之所不与，我之所必取。虎豹之文来畋，猿狙之巧致执。是以大人无能不受役，无名不召辱。无机心，鸥鹭可狎；无戒心，麋鹿可群。是谓邃古之民。

顶批：膏大自煎也，文木自贼也。

腾猿

腾猿于木末，振掉林端，极迅奔之势，自谓其捷至能矣。而不知射者方抉拾于丛墟，洞胸折肋，变起于肘腋，患生于不觉。此良贾所以若虚，盛德所以若愚也。

顶批：由基死于射，管辂死于卜，艺精者危哉！

负劲

负劲气者，有非威之威，投虎骨于地而犬豕皆惊；抱纯白者，能不然而然，发雷电于掌而风云昼晦。故以之喝山岳而山岳移，以之振河海而河海荡。以之叱，虎豹无威；以之禁，蛇虺莫毒。水火不足以害之，刀兵不足以贼之，饥之不能，饱之不得，所谓"其天守全，其神无隙"，亦安往而不神乎！

顶批：吾闻其语，未见其人。

龟蓍

龟，朽骨也，能告吉凶；蓍，枯草也，能决休咎。彼其不灵于生而灵于死，其化往矣而至精存。以人之诚感之，然后鬼神可通，龟蓍来告。龟蓍，种也；精诚，火也。火种相续，斯其然乎？

顶批：薪尽而火传。

羊骨

烧羊骨以合蓍龟，昔有验矣。是故苗民以鸡骨占年，狪獠①以画木记事，此以知太易之机、天地之理。不以中国而同，不以蛮荒而异，不得谓我是而彼非、我同而彼异也。均之一理，近不遗人，远不遗②物；贵不遗金玉，贱不遗瓦石。至大不违，至小不离，在人之诚以通之。

顶批：齐州九点烟耳。九州之外，各有圣神，亦各君其君，各乎其民也。

斑鱼

斑鱼化鹿，潜者可以走也；腐草化萤，植者可以动也；水蛭化蜻蜓，游者可以飞也。望夫之石、旱魃之尸、飞头之猺、化虎之獠，理所必无，事之至有。天地之大，未可臆度。曷有穷终，以测其蕴乎？

顶批：如此之类，所谓"化生"。

蛇化

蛇化为鳖，以蜿蜒条达之形，为蹒跚踯躅之状，其何以缩此躯而团此体？飞者吾知其飞，走者吾知其走。易走易飞，易飞易走，不假绳尺之为，无烦斲削之巧。公输失其智，离娄失其明，仪秦失其辩，冥心瞪目，舌结而不可语，夫亦曰自然而已矣。

顶批：时至气化，物犹如此。

蜮射

蜮射影而杀人，影何关于我而桴应若是？蛇循声而入室，声何切于我而呼应若是？非以影者，我形之所附也；声者，我气之所发乎！然则

---

① 狪獠，原作"削缭"，据善成堂本、中原本、江左本改。

② 遗，原作"馈"，据善成堂本、中原本、江左本改、中原本、江左本改。

即我之形声,求我之神气,无或不在,当下即周矣。

蚊咂

蚊之咂肤,以掌击之,曾不盈寸,势云亟矣而莫之获。盖掌未及而风先至,惊风而驰,捷侔鬼神,大造生物,莫不假之以能。故鸟之飞也如云,兽之奔也若云。

竹蠹

竹木之蠹,由内而外,内本实也,何所容其蠹?将不有其身,而先有其齿,虽有其齿,何所容其啮?其化机也。或不如是之化也,拟议所不及也。

兽饥

兽以饥而触窜,鱼以饵而吞钩,人以贪而变节,徒变也。造化之权,终不可得而夺也。

鸟奇

鸟之奇者,有信天翁焉,兀而立于濑濊之滨,俟鱼之过者噪之,不急遽以求,无容心于获。苍苔白石,自适其天;饥渴顿踣,不改其度。噫,是鸟也,其强至矣。淡而无欲,廉而知足,可以即清静之福。

造化

造化不可以常理测也,五行不可以一律度也。蟹鳌无肠,蛤蜃无脏,马无胆,獭无肝,猴无脾,蚓无心,水母无目,龟鳖无耳。蝉饮而不食,蚕食而不饮。斯岂五行有缺,造化不全乎?物有自然,譬如蛇行委蛇,蛙行蹲踏,蟋蟀以跃,蝤虫以缩。其行自若,其不行而行亦自若。多足不碍,少足不害,物行其天,人测其理,理有不逮,天无不至矣。

顶批:吾尝废寝忘食以思之,而卒不得其故。

交感

交而不感者鸡，感而不交者兔，亦交亦感者人，似交似感者道。感者，神相注，意相属也；交者，精相结，气相孚也。神以气凝，精全气成，三者一贯，妙不可言，从古相戒矣。

灵胎

交以不交之交而灵胎结，故鹤交以声，鸤鹃以目，鸳鸯以颈，鱼盖目，鳖传精，此谓不交而交，交而不交，其精神结，符而不可解。龟蛇则又异矣。盘其身而含其首，气运往来，神潜精一，同类相殊，未可一事。

顶批：不如是，不足以见造物之奇。

连理

连理之木、并头之花、比目之鱼，体相隔而神相通，折之则理气全，合之则交相为用。

海市

海市能为楼阁人物，积气之化也神矣。蜃之冥顽，非灵于人，盖人无不知而实无一知，无不能而实无一能。物专而一，所以龙化虎变，能致风雨，能蹈虚空。

顶批：圣人之所以为圣，神之所以为神，亦惟精惟一耳。

㺉蟗

㺉吹浪而风，蟗夜鸣即雨，岂礎润月晕，偏能验箕毕之好哉？欲雨而石燕飞，将风而商羊舞。见斑识蔚，望气知铦。破瓦顽石，能告吉凶；风觉鸟占，能知休咎。机动于此，籁鸣于彼；气根于彼，神兆于此。如印印圈，如符符节矣。

顶批：是之谓化机。

鹤禁

鹤能巫步禁蛇,鹳能作法解缚。啄木书符,可以拔钉;蟾蜍布篆,可以遁身。燕避戊己,蝠伏庚申。蟪蛁应弦衔镝,白鹭引毛照水。暮鸠知雨,朝鸢知风。物有良能,初无待于彼教也。天所授乎？物自然乎？莫不曰"自然"。

顶批:圣人格物至此,亦且放下。

鱼吐

鱼有吐黑蔽身,人即于其黑而获之;鸟有衔石填海,或且悲其志而怜之。若是乎智巧之不并于真诚也。吾闻大智光中,琉璃世界,即无智是大智。然则自多智者,其即所以自愚乎？人之君子,天之小人,人之废物,天之奇能也。

顶批:凿混沌者,七日而死。

田鼠

田鼠化为鴽,彼忽而失捷足之形,此忽而得飞鸣之体。飞之较走,似乎适矣。雀入大水为蛤,丽于天者忽而趋于渊,彼岂乐泥淖之污而为此拳跼之状乎？气机之惑,不然而然也。

山鸡

山鸡舞镜,自爱其文;夫雀①开屏,欲竞其彩。素艳娇姿,繁花丽质,斗美争妍,同乎一室。有白头兮如新,结倾盖之俦匹。

狸雀

狸之守鼠,雀之畏鹯。豾能伏虎,狓可制猿,鼠可服象,蛇畏蜈蚣,

---

① 夫雀,中原本、江左本作"孔雀"。

蜈蚣畏蜓轴。物理相克，五行互为制胜，斯不在形之大小也。丹士采铅炼汞，取西方之金精，制东方之木液，祸福同宫，生杀互用，结黍米之珠，化紫金之药，盖缘于伏也。

顶批：神明于生克之理，何物不可了了？

蜾蠃

蜾蠃咒子，蜣蜋转丸，精气之道，栽接之法也。君子观于栽接之理，而知寿世养生之诀矣。接之道，必选苗条美质，嫩蕊多姿。向阳者气壮而易茂，背阴者气弱而难成。桃可接李，蒿可接菊，椿可接牡丹，各从其类。惟候时之暄融，守之慎密；袭阳和之气，假人巧之能。吹以和风，渍以甘雨。达此理者，可以创鼎，可以炼元，可以化气，可以成仙。

顶批：移花接木，皆有至理。

磁石

磁石吸铁，隔碍潜通。磁石本顽而无知，潜通则灵而有觉。性情之道，斯不远矣。地天曰泰，天地曰否，《易》曰："二气感应以相与，止而悦。男下女，是以亨利贞。"

顶批：小中见大。

硇砂

硇砂有烂铁之力，用之启瞽目而立应；矾石有杀虎之能，以之治心疾而无舛。有恶之资，然后有为善之力。能杀人，斯能生人；能祸人，斯能福人。龙鳞不逆，骊珠现无上之光；虎穴难探，酥酪泄长河水。

顶批：大圣大贤、大奸大恶，同具全副精力。

镜水

镜水澄潭而蛟龙居之，金山宝窟而狮子处之。昔者圊邱产不死之药而多毒蛇，人不触蛇，蛇不伤人，乃知妖由人兴。一剑横空，万神肃穆,玄潭见象,金精夜飞,虎穴龙眠矣。

珠玉

珠不以磨砻而圆,玉不以切磋而润,美质天成,不受饰也;乌不以日染而黑,鹄不以日浴而白,素彩自然,安用文也？皇古浑穆,纯天而不人;叔季华膴,粉饰而多伪。斯其滑元渗精,溃神散气,乃欲以致柔嘉,期寿考,不亦难哉！

风水

风之摇枝,柔脆者先折;水之激岸,浮薄者先崩。堤坏则水不留,烛糜则火不居,气虚则神不散。补之筑之,专在乎人矣。岁月消磨,百忧咸集,生杀失寒暑之宜,动静庋阴阳之节。天真既丧,天一难成,恶得不与华木而共尽哉？

磁纸

非玉非石者磁,如帛如绵者纸。磁何以坚？火为之也。纸何以薄？水成之也。火煆铅信而成玻璃,水会严寒而凝冰柱。此数者,非世之奇事乎？习见而不察耳。乃知代乾坤而运用,莫妙于坎离;补造化之神功,莫奇于水火。

顶批:《易》上经所以乾坤首而终坎离。

灯月

悬百宝以为灯,非火不煌;凿砚池而印月,非水不澈。夫水火之为物,亦至常矣。从而玩之,繁花丽锦,不足比其光华;美玉精金,莫能方其活泼。世之爽心悦目,有妙于此者乎？清泉白石,沁心醒脾;野火家灯,莹神焕彩。又岂特助烟霞之雅量,发天锦之奇观哉？

转蓬

鉴转蓬而为车,观游鱼而作舵。以制器者尚其象,类于飞者有物,类于潜者有物,类于动植者,莫不有物。以物象物,象之者人也;以形求形,求之者理也。亦知此有形有象之物,本于无形无象之天乎!

顶批:此远取诸物之事。

摇箑

摇箑得风,风起于箑乎?不知两间之气,本充实也。无在非气,气不有体,借箑之摇而现之耳。是以至人知坤器本空,乾鼎无物,将无作有,混沌倏忽,所以能贯三才而通造化之窟。

顶批:妙哉,不可名言。

辗水

辗水之车,具苍龙攫拏之形;张风之帆,有游鱼洒翅之势。圣人制器以前民用,圆以象天,方以法地,或取诸睽,或取诸豫,苟无所取,器不虚设矣。

顶批:名理自在眼前,思则得之。

竖侯

竖侯是攒镝之注,嘉名为谤讟之标;大利是大害之先,受福是受祸之始。所以姤无不复,浊无不清,晦无不明,毁无不成,亏无不盈。辐辏轮转,盛衰消长,顺逆死生。天地之机,即道之机也;天地之理,即道之理也。

顶批:是一是二。

求雌

物皆以雄求雌,惟鸽则否;物皆雄大雌小,惟鸷不然。鼺乳以飞,兔生以口。凡禽皆卵,仙鹤独胎。鸻鸲鹳鹊以眂抱,鼋鼍鳖龟以影抱。彼其精有所凭,命有所凝,理变而为气,气通而有形,形形而有生,成化变而行鬼神,若是乎其玄也。然而人见为玄,道不必玄之。夫物与我,岂有殊哉？一造化之迹而已矣。

顶批：玄之又玄，众妙之门。

捉影

影不可捉，光不可握，蚁不能闻其声，风不能见其形，则是手足有时而荒于捉握，耳目有时而穷于见闻。影不可谓之无，光不可谓之有。亦犹之乎名实也，名实云者，亦犹之乎色空也。达此理者，神可以不游，气可以不守，可以暂，可以久，可以无无，可以有有。

顶批：今者吾丧我。

八音

八音异器而钟律同，五色殊颜而艳丽一；故三王之治不同而仁同，五霸之事不同而功同；时和清任不同而圣同，老庄关列不同而道同。西天东土，分之而两者，合之无不一也。

顶批：圣人重礼教，老庄名自然，将母同是之谓大同。

五鬼

有所谓五鬼搬运之法者，有所谓铁算盘者，皆术也。以至虚之灵，运至有之物，虽石函木匣，彼能知之，能取之。钤封扃鐍，毫不有动、必不可出之理，而卒出之。以此知既敛凭棺之说，庸有未竟乎？

徙痈

术有徙痈之法，寄痛之能。以有知之血气，寄无情之木石，遂使患者若失而苦。噫，亦异矣。以我之神气，感天地之灵，役五星之精，召五方之气。夫我之神，欲神也；我之气，血气也。然则用元神元炁者，将无所不逮矣。

顶批：此皆有至理，不得徒目之为幻。

砥石①

砥石可以砺刀剑,而不可以自砺;良医可以治痼疾,而不可以自治。是故离娄虽明,不能自顾其眦;师旷虽聪,不能自听其耳。目司视,其所以视者非目也;耳司听,其所以听者非耳也。融神会一默而属之,有主之者,有运之者。

顶批:所谓"藏三耳"。

鲁班

鲁班有自行之磨,发其机则旋转不穷。此理也,非术也。水碾筒车,圣人之能事;虫鱼鸟迹,天地之真文。

顶批:木鸢上飞三日不下,术云乎哉?

明镜

明镜无我,故魑魅不能藏形;止水无心,故妍媸无从起怨。是以大人与化往来,惟不为先,故不落后;惟不自有,故能长有。

顶批:有我皆有私也。

舟矢

舟不能无水而浮,矢不能绝弦而射。车不自行,行之者马;磨不自转,转之者人。必有物,斯有则,三五之机,寸二之规,鬼神莫能窥,圣智莫能知。配三才而征六合,虽不形于有作,岂尽执于无为哉?月以日明,积以气盈,夫惟得一,乃可以长生。

顶批:东坡咏琴言:"若言弦上有琴声,放在匣中何不鸣?若言声在案头上,曷不于君案上听?"

---

① 砥石,原作"纸石",据中原本、江左本改,下同。

锋弦

锋之利者先缺，弦之强者先折。刚逊于柔，辩屈于讷，大墓于小，重根于轻。聚精可以化气，积气可以成神。夫能以积货财之心积德，以求功名之心求道，鲜有不获矣。

顶批：圈子内谁能跳出？

畏金

木皆畏金，而凤尾之蕉食铁；植必因土，而浮萍之草悬根。盐得火焙而性凉，菱生水泽而性热。水中有火，火中有水，斯其验矣。达此理者，可以行颠倒之功，可以复返还之理。智不智，愚不愚，可以声金鼓，可以建旌旗，可以摄归一息而无喘，可坐致万里而不驰。

顶批：此即动静互根、阴阳互在之理。

败谷

败谷生蛾，破裙化蝶，朽腐而动活矣；桐叶知闰，萱草忘忧，草木而多知矣。朽腐非可活也，草木非有觉也，化机之在天地，亦自然耳。非所生而生，非所觉而觉，其机至神，其变莫测，孰能知天地之始终，穷道根之至妙？视鹿毛之非玄，将胡眼而化碧矣。

顶批：上君碧眼方瞳，乃能穷神造化。

蟆肪

蟆肪可以软玉，蟹髓可以续筋，鼋肉无人自垂，鼋指可以燃铁。此块然者，其有所知乎？其无所知乎？盖人知所知，不能知其所不知；见已然，不能见其所未然。其然可知，其所以然不及知也。

龙泉

龙泉太阿，陆剚犀象，水断蛟龙，骈而击之，顽铁无殊矣。乘黄飞兔,蹄可追风,势能逐电,马而羁之,驽骀无别矣。是故圣人不殊于众人,众人皆可为圣人;圣人之不同众人以形,众人之不同圣人以心。

顶批:枳棘栖鸾,盐车困骥,用违其才,可胜浩叹。

管塞

管之塞者,叩而出之,愈叩而愈入;井之汲者,绠而取之,不降则不升。君子观于此,而有悟于固济之理、抽添之诀矣。出入为卯酉之门,升降是采取之法。潮分子午,月现盈亏。经曰:"不出户,知天下;不窥牖,见天道。"

蠕动

蠕动之物,见人必奔,畏之甚,逃死也。奈何其逐之乎!缚虫于竿,萦鸟于笼,终年桎梏,使不得一遂其天,为怨苦之声,其召不祥孰甚。

顶批:囚鸾萦凤,必入阿鼻地狱。

击石

金击石而火迸,火出于金乎? 抑出于石乎? 必谓其出于石也,何以石不自火而必藉于一击? 谓其出于金也,何以金不自焚而必借石以显。执之在此,击之在彼,出之则非此非彼,亦不知非此非彼之间,有至神者存。

顶批:丝与桐合而磬出,手与器习而磬诚。

放光

有放光之木,夜视之,其光莹然,樵人伐薪,析而干之以为爨,置于诸檐,余得而见之,木渐干而光渐敛。以是知深山有无名之木,海若有难状之鱼。物理之在天下,亦恶可得而穷之耶?

顶批:若木之下,有九日烛龙,衔火以照夜,其谁见之?

蛙藏

蛙藏于渚蘅,其色碧翠;蛇游于苍莽,其花斑驳。巢于林者,其毛类叶;走于泽者,其毛类草。此皆天地自然之生成,造化无心之作用,本天亲上,本地亲下,亦各从其类也。

顶批:所以近朱者赤近墨者黑。

猎者

猎者逐鹿,骇而奔入于谷,四峰陡削,意其必获也。穷之,则挺而腾于石壁之上,迅疾若飞。天地有不测之机,人情有不度之事。是以大人以神为车,以气为马,执朽索而御之,若履虎尾,若涉春冰,履冒之道,亦若是也已矣。

顶批:困兽犹斗,人急计生。

屠者

屠者缚牛将杀,置刀于地,其子衔而匿之灰中,彼且具人心哉!其肝肠寸裂矣。君子曰:"牛有斯子,可以免死。"悲夫!

顶批:猿鸣三声泪沾裳。

匠者

匠者置磁平地,莫辨高低。有平焉,槽而注水于中,视水之平,得地之平,以绳准之。夫水至静而亦至动,能浊而亦能清,无有静动而不动,无有浊而不清。清浊相因,动静相仍,如循连环,三旬一始。达此理者,可以探杳冥之真精,可以入恍惚之至境,包络虚无,浑融神气,贞乎一而未有已也。

大冶

大冶范金,所祀金火之神,女身而裸其形,倾泻违心,极秽亵之言而罟之,而金火以旺。夫冶人迹师承之旧,所谓"执之皆事",岂能得其所自哉!金火交流,坤炉产药,苟达此者,六百篇不待细推,而已契乎玄默之上矣。

顶批:兑为少女,离为中女。裸其形者欲炽,罟之则性烈,所以旺也。

磁窑

磁窑有若妇人仰卧而坦其腹,腹下为门,若阴窍焉。胡然为此?得母坤作成物,资生之始,怀胎之源乎!知恩生于害,则知颠倒妙用,生杀真机。水火交,心神融,魂魄宁,金木并,参三才而两之,盗机也。欲火然乎哉!

疡医

疡医在红白之丹,有升降水火之诀焉。升者赤,血也;降者白,精也。赤为火,白为精。其降也,有结胎之法,有火候之精,否则汞走烟飞,不可得而成矣。夫陶冶丹炉本之太上,是谓有象之象,契乎无上之上,失之当前,昧其至理,红白云哉!

溪声

溪声呜咽,瀑声凄淅,滩声振荡,涛声澎湃,波声沦涟。水非有异也,而声各殊;声非有异也,而听各别。人心之辨于声乎?声音之移于人乎?吾不得而知之。必有不辨者,乃知其辨之所以也。分别之心愈明,浑沦之气不备。

顶批:人非有异而声亦不同,此何故哉?

钟虚

钟以虚而发声,器以虚而受物,心以虚而契道,天以虚覆,地以虚载,日月以虚照。是故虚非欲道,道自归之;道非欲虚,虚之归之。蔽于此①者反是。

顶批:所以虚室生白,虚船触舟,皆虚之妙用。

叶片

凡叶皆片,而松柏独毛;凡叶皆小,而栟蕉独大。凡木皆歧,而樱桐无歧;凡木皆皮,而紫薇无皮;凡花皆叶,而梅花无叶。万卉不齐,性情各别,其直而条达,枝而偃仰,生火则一也。

顶批:同而异,异而同,参差,整齐也。

云肤

云肤寸而触于石,瞬息而漫于太虚,霎而消归于无何有。其有也,何自而有? 其无也,何自而无? 惟其至无,是以至有;惟其不有,是以不无。然则无者有之始也,有者无之终也。昔日之有,适以成今日之无;今日之无,不且为异日之有哉! 有有无无,化机迭运,吾于云乎亦云。

顶批:云无心以出岫。

镘板

镘板为书,其视简编捷矣,而人不以为逸;陶磁作器,其视杯饮便矣,而人不以为适。无他,习为固然,忘其所自,亦由富者不知是福,而贫者知之。

顶批:今之亨,现成者多矣。不思前人煞费苦心。

制筒

制筒,三尺中刳其节,于其顶横通一窍,闭而入水,可以汲澄淤。其闭也,水莫之入;其复闭也,水莫之出。何以故? 一气之通塞也。是知

---

① 此,原作"慈",据义改。

两间之气,无乎不在。神行气注,绵邈罔极,上无色而下无渊,亦何疑于透金贯石乎?

顶批:鼻塞而流洟,通则不流,此又何故?

濯锦

鱼可濯锦,灰可浣布,至洁必先于至污;盐可冶金,石可攻玉,至贵必成于至贱。孰谓微物可轻、贱物可弃?是以君子浑妍媸,一美恶,不知彼之为美,不知此之所以,薰蒸浸渍,而成无漏之体。

顶批:虽有丝麻,不弃菅蒯;虽有姬姜,无弃蕉萃。

剚物

刃能剚物,物有时而缺刃;砚能克墨,墨有时而蚀砚。物理循环,有如此者。君子小人,各乘其运;造化消长,迭运其机。其见于物也,其不于理者也。

顶批:一部廿二史,更当作如是观。

箫管

箫管不自声也,金石不自鸣也。水激于石,火然于薪。枹之迎于鼓乎?鼓之应于枹也。然则我之神气,有无互相用,虚实相生,亦何以异哉!

橐籥

橐籥不吸则不呼,不退则不进,苟非其匡廓有以固之,则气泄而无统。然则大气之磅礴,不有赖于覆载之匡廓耶!

顶批:是老子"天地犹橐籥也"注疏。

整纲

整纲则万目齐方,挈领则周身皆正;正心则百行皆修,恭己则万神听命。危微一精,谨于毫芒;正直端方,严于襟影。斯则定静常持,慧根普露。能如此者,可以一息,可以万古,可无间于昏明,可无畏于寒暑。

顶批:用韵处,俱属天造地设。

只箭

一只箭则折之,十只箭则屈之,百则无如何矣。力能胜物,力有尽而物无穷。以有尽之力,胜无穷之物,殆矣。丛轻折轴,积羽沉舟,力果足恃乎?是以君子为小不为大,为弱不为强,为晦不为显,为柔不为刚。知周万事,必有不知;勇敌万夫,必有不敌。

顶批:以刚克刚则伤,以柔克刚①则刚败而柔全。

琴尊

琴之所以尊于众音者,以其通神明之德,达天地之知,抒写性情,摅和怀抱。指变宫商,心通玄默。其体配阴阳,其用合气机,其神通呼吸。响洞天之清音,掣干将之锷气,是谓玄牝之门,是谓太极之蒂,斗柄所指,大地皆春矣。

顶批:先生移我情矣。

笔匠

笔匠未尝知书,而能辨中锋之选;矢人未尝习射,而能解入彀之材。忘于艺者进于道。手挥目送,相忘于琴;笔歌墨舞,相忘于画。执之者物而不化,浑之者妙解参玄。

炉烟

炉烟乍袅,卿月升金;清风入座,雅琴徐抚。其始也,氤氲淡荡,春水溶溶;其继也,长江秋注,泻碧崩洪。或如峻壁危峦,穿倚河汉;或如

---

① 刚,原作"柔",据义改。

遥天鹤唳,清旷无尘。急则如万马腾骧,铁骑疾走;缓则如翔鸾骞凤,拂袖分花。天风四触,万虑俱捐,曲终起视,见面青峰,翠眉如黛。

顶批:天花飞坠。

板桥

板桥,其中之由者不朽,而旁先朽。"流水不坏,户枢不蠹",信矣。鉴不因照而捐明,其捐明者,垢也;心不因用而伤性,其伤性者,欲也。然则鉴本自明,心本自清,何修何澄,彻其源而已矣。

顶批:天行健,君子以自疆不息。

断水

以刀断水,水不可断;以胶续弦,弦不可续。以心求心,是二其心;以心存性,是灭其性。万川印月,月不在川;万法一心,心不有法。真机隐隐,非口不传;河水洋洋,非舟不渡。

顶批:心花怒开,笔可虚铁。

长林

长林丰草,非积岁不为美也;焦壤枯苗,非勺水所能济也。是故蚁垤无经寻之木,蹄涔无纵壑之鱼。又岂知通都大邑,富家巨室,有激浊扬清之事哉!

顶批:有慨乎其言之。

千仞

千仞之木,起于毫末;九层之台,起于垒土。故基浅堭高,其颓可必;轮轻载重,其覆无疑;炼心未死,取辱必殆。

五味

无味非盐不和,五色非白不著,五音非律不调,五刑非君不御,五行非水土不生成,五伦非夫妇不发育。有夫妇,然后有父子君臣;有父子君臣,然后有纪纲政令。《诗》首"关雎",《书》终"秦誓",其圣人之微意欤!

导水

导水者,必顺其流;转圆者,必因其势。千钧之弩,其机至微;六辔之车,其旋甚细。如斗之枢,如瓜之蒂。达此理者,可以通卯酉之消息,可以悟攒簇之玄机。

顶批:末大必折,尾大必掉,又当别论。

冬莲

冬莲春菊,天不能违时而生;汶貉淮橘,地不能逆判而产。是故圣人知时之不可违,因而顺之,水泽桃红,梅梢月白,律历不及通,思虑不能得。九鼎烹云,非侯伯邦君之馔;神炉铸剑,实①驾鹤骖鸾之客。

顶批:因物付物,与时偕行,是无重法也。

【卷下】

性　命

夫道

夫道未始有言也,言未始有物也,物未始有常也。常德不德,常言不言。未始有常也者,未始有物也;未始有物也者,未始有言也。夫是浑然而寓诸。

顶批:有言者皆落筌蹄。

---

① 实,原作"宝",据中原本、江左本改。

芸芸

芸芸之生,一气所化;一物之性,即物物之性。物无纪极,即道无纪极矣。古之得道者,得其一也,其得之也一,其不得之也一;其得而得之也一,其不得而得之也亦一。神与天一,天与道一,不乖于一而一于一,则无往而不一矣。

顶批:天得一以清,地得一以宁,圣人得一以为天下贞。

一物

一物不值之际,谓之太虚;一尘不染之地,谓之真性。吾欲与造物游,而倘恍遇之;吾欲与真宰并,而悠然合之。

顶批:粹于理窟,有游行自在之乐。

言性

昔之言性者,譬之色里胶青,水中盐味,亦善喻矣。不见其有,不得谓之无;真实不无,不得指为有。孰主宰是?孰纲维是?运大化于空空,而不见其功;居罔象之玄玄,绝不名其相。

顶批:谈空说有,水乳交融。

道性

道不可以言知,言之愈希夷;性不可以辨取,辨之愈晦惑。果不可以言知乎,将何以烛微?果不可以辨取乎,将何以契理?惟此至道,性命真宗,天得之而天,地得之而地,人得之而人。贯彻三才,弥纶万有,无终无始,无起无止。其来无首,其去无尾,不有不无,亦张亦驰,终于无终,始于无始。终终而未尝终,始始而未尝始。以知知之,终莫能知;以见见之,卒莫能见。大明垂光,至幽显象,滉瀁于无朕之中,斯则万物之所以成终而成始者欤!

顶批:终万物、始万物者,莫盛乎艮。

心空

心空则慧,慧则通,通则知化,化则不息不灭,不可以象求矣。是以大人藏心于心而不知,藏神于神而不出。不神于神,其神至矣;无息之息,其息深矣;无象之象,其象大矣;无言之言,其言薄矣;无我之我,真我见矣。普天之下,我无不在。

顶批:乘云气,御飞龙,而游乎八荒,其神凝也。

河图

河图无文,其理甚著。中空,天之象也,人之心也,车之轴也,万化之真宰也。居中以运四隅,实以五行,而生成之数全;含三贯一,金丹之妙蕴乎。其阳一、三、七、九左旋,其阴二、四、六、八右转,濂溪因之而作太极。太极者,太而极也。真空无象,濂溪特写其有耳。

阴阳

日月者,阴阳之气也;水火者,阴阳之象也;男女者,阴阳之形也。无极而太极,无极○也,太极◉也。两仪☯,阴阳分也。无名天地之始○也,有名万物之母◉也。

太极

太极在天地,而实具于吾心。万物俱备,万物咸彰,无少亏欠。未发之前,圣凡不异;将发之际,圣凡始分。发而逐于物欲,是随流扬波,汩没吾天矣。

浑沦

浑沦而后有气,气成而后有象,象滋而后有数。万千百十,数之纪而有极;河沙亿兆,数之散而无垠。凡天地之数,极于九,动于一,两其一则偶矣。不有偶,则何以参错综而成变化乎?

顶批:研理至精。

空寂

太虚空寂,形而为天地;天地涵虚,运而为日月。阴阳可见,而所以阴阳不可见;动静易知,而所以动静不可知。天之日月,地之水火,卦之坎离,人之男女,气之呼吸。一乌兔之运旋,而为阴阳之消长。本无昼夜,阴阳之阖辟而成;本无晦朔,阴阳之消息而见。本无春秋,阴阳之生杀而昭;本无寒暑,阴阳之惨舒而变。何以四时?日月之南北耳;何以寒暑?日月之远近耳。何以晦朔?日月之交会耳;何以昼夜,日月之往来耳。阴阳虽妙,不外乎日月;造化虽大,不外乎五行。

顶批:推倒一世智勇,开拓万古心胸。

问余

有问于余曰:"天地初生,先生天乎?先生地乎?"曰:"重浊下降,然后轻清上升。子何不验之未成之卵乎?盖阳生于阴之极,阴生于阳之极,不极则不返。此阴阳循环,终则有始。是以大人明复姤,分子午,别昼夜,定寒暑,驱火龙,擒水虎,溯河源,通三五,驾虹桥,朝鼻祖,饮琼浆,啜凤脯,奏云璈,观万舞。此日群仙跨海来,共集瑶池宴王母。"

顶批:浩浩落落,想其心胸何等快活!

卵难

或又以卵为难曰:"卵生于鸡乎?鸡生于卵乎?谓卵之生于鸡也,卵起于何自?谓鸡之生卵也,鸡本于何来?太初茫茫,必有所始,愿一证不易之理。"曰:"天地以阴阳五行而生万物。人也者,万物之一物也,皆自无而有。始以气化,继以种生。覆屋之下不生草,一经倾圮,得雨露之滋,自然而芽。经秋落实,来春之发,则不萌于自然而萌于种矣。由是观之,气化生鸡,因鸡有卵,因卵有鸡,鸡卵之生,无有穷极。"

顶批:人云广长说法,我谓丰干饶舌。得覆屋之喻,可令顽石点头。

太虚

太虚者,理之始也;太易者,数之始也;太玄者,气之始也;太素者,质之始也;太初者,形之始也。鸿濛未判,玄炁凝空有水,赤炁炫空而有火,苍炁浮空而有木,白炁横空而有金,黄炁际空而有土。以五炁化五行,以五行分五位,以五味定五色,而后五声、五臭、五味、五彩各逮于五官之好,贪嗔爱欲,戕性伐元,遂迷于造化,而进退消长,为生杀之权舆矣。

顶批:是故圣人以皇极经世。

一元

一元之运会十二万年,一岁之运会十二月,一日之运会十二时。即日可以证月,即月可以证岁,即岁可以证元会。丹法效天地之运行,依日月为进退。恒星布,斗杓旋,四时不忒,八节无亏,所以能夺造化而盗太始之分机。

顶批:苟求其本,千岁之日,至可坐而待也。

今之

今之日月,古之日月;今之水火,古之水火也。今之性情,非古之性情乎?今之山川则有变矣,今之人物则屡更矣。惟此性水情火,不随世而更,不因人而变,往来不穷,通乎昼夜,优优洋洋,含元运化,知夫不内不外,自然非古非今矣。

官骸

官骸有不朽乎?神理将尽无乎?有所作而致之,无所作而成之。道妙无垠,宁窥罍罅。言有言无,言非有非无,畴知有无合一之妙乎?毁则全,缺则圆,敝则鲜。

顶批:理则印没画沙,笔则铖钩铁画。

原始

金者,造化之原始也。天一生水,金实胎之。水生木,木生火,火生土,土生金,金又生水,终则有始,而金实开五行之先。金者,又五行之要终也。金克木,木克土,土克水,水克火,火克金,金又克木,而金实全五行之气。

顶批:乾金主始,兑金主终。

水火

水火者,行其神也;金木者,行其气也。庶类之生,必始于气。气,金也。有气斯有血,有运动知觉,以血气心知之性,藏虚灵不昧之天。血气心知,气质之性也;虚灵不昧,天命之性也。

日月

日月者,天地之呼吸也。有气而有质,丽于六合之虚,旋于八荒之表。惟其游于至虚,运乎不息,所以亘万古而常新。

顶批:得未曾有。

坎离

坎离者,乾坤之妙用;水火者,二气之消息。夫水煎之则干,火扑之则灭,其不自有亦明矣。以故,圣人衣被天下而不为功,泽及后世而不为德。不有功,斯有功也;不有德,斯有德也。所以为万世之则。

顶批:汝惟不矜,天下莫与汝争能;汝惟不伐,天下莫与汝争功。

天根

发于天根,机也;运乎不息,气也;应其机者,人也;宰其气者,神也;一分观之,用也。奇耦之数,动静之机,推荡之理,非天下之至精,其孰能与于此?

生凡

顺则生凡，逆则成圣。此古训也。大哉生人之理，畴不曰父母媾精而成乎？真一之炁不到，怀胎之孕不成。贤哲圣智，一本贞元，昆虫草木，初无二理。造化分机，微妙莫测。能知此中之逆理，吾安得斯人而与之谈道？

顶批：数往者顺，知来者逆，是故《易》，逆数也。

好道

世不乏好道之伦，而专趋异境；世不乏有力之士，而妄造孽因。至道难闻，旁门易惑，自非夙世之缘，曷遂三生之愿？诗书之士，或不能通；愚鲁之民，有时顿豁。非以其诚伪之不同乎？

通塞

道之通塞，卦之复姤，运之否泰，气之消长，造物者主之；岁之二至，月之弦望，日之晨昏，时之子午，用易者体之。《易》曰："知机其神。"天根发泄，震地风雷，心握鸿濛，手抟日月。斯真能探造化之窟，得用《易》之机矣。

休复

休复则吉，迷复则凶，复其见天地之心乎？七日来复，天行也；反复其道，不穷也。时止则止，时行则行。动静不失其时，其道光明。时之义大矣哉！

顶批：乾坤定《易》之纪纲，复姤是《易》之枢纽。圣人全体皆《易》，雅其时而已矣。

月华

月华现于中秋亥子之间，金汁外溢，精光四迸，如挂缨络。潮有一定之信，月莹西极之光，天地不能逃其数，圣人不能易其机，是之谓大同。

一气

一气既调，百脉皆畅；两弦未合，神化无基。或离而合，或合而离。以我之偶，用彼之奇；以彼之实，运我之虚。其御徐徐，其合于于。阴阳对峙，有如不有；道机逆用，为而无为。

知之

知而知之其知浅，不知而知其知深。孰能知不知之知、穷无穷之始？有真人然后有真知，有真知然后有真法，知真机之至妙，则契道直呼吸耳。

顶批：是谓真人。

坎得

坎得乾之中阳，故水内明而外暗；离得坤之中阴，故火内暗而外明。阳为舒为明，阴为惨为晦，肃肃降于天，赫赫发乎地。二分者，阴阳之平；二至者，阴阳之极。花月西江，美人南园，海棠春雨，梧院秋风。达此理者，可以语妙矣。

顶批：正襟而谈，忽参艳丽之语，是大智慧，是大圆通。

游心

游心于漠，合气于玄。一元未兆，万象皆空。通天之窦，蔽于偏私；四达之聪，窒于物欲。多才多累，多智多碍，多利多害，多成多败。有不困苦其身心，惊忧其智虑，而富贵寿善，毕世无疵，几人哉？

人心

人之心如平衡之针，其泰然未动，是衡之体；能权物之轻重，是衡之用。难静而易动,动必有偏,十百毫厘之不同,此君子所以虚心而不动也。

顶批:从来说鉴空衡平,未说到如衡之针,可补前人所未逮。

万理

万理无形,因物始著。言恶乎而有是非,事恶乎而有真伪。大庭广众,屈于辩者,理也。无形之理,能缚有形之人,强梁之狠,不及争矣。

五行

五行错运,万化归虚。生之不得生,死之不得死。天地无心于万物,万物荷成于天地。生者,有也;死者,无也。生顺而来,死返而归,彼未尝有生者,安得有死?

关雎

子曰:"关雎其至矣夫,群生之所悬命也。"子夏喟然叹曰:"大哉关雎,天地之基也。"夫关雎何以若是其至哉?天下之所行者顺理,圣人之所行者逆源。恍恍惚惚,杳杳冥冥,太虚之系,神明之根,天地以成,群物以生,国以治平,身以康宁。出云导风,极于无伦,其至矣夫。

顶批:如此说《诗》,令人动心骇目,不独解颐。

好月

好月当眉,素琴独玩。探骊珠于重渊,泡洪流于绝涧。露以日晞,电以夜灿。泡逐水消,雨随云散。不有而有,不无而无,不色而色,不空而空。其驾景杳冥之乡乎?其飞神太清之境乎?如履弱水,如蹈虚空,未尝有我,未尝有人,本无古,亦无今。

顶批:一片空明。

伊川

程伊川曰:"若非窃造化之机,安能长生?"乃知真儒出于寻常万万。朱子曰:"天地间只是一气往来,自今年冬至到明年冬至,只是一个呼吸。""梧桐月向怀中照,杨柳风来面上吹。"孰谓吾儒不契于《参同》乎?

雨过

雨过山川增丽,潮回岛屿皆青,天地玄机,已觌面相诏矣。故曰:"风清月白,露龙虎之真诠;水绿山青,发铅汞之秘旨。"神鬼神帝,生天生地,其能外此清浊动静,别有所谓玄机者乎?通天下,一气而已矣。

顶批:触着磕着,无非这个。

混茫

混茫无端是象帝之先,双睛激射而真一生,一神贯注而元气化。广不可量,深不可测,人分万类,一气成伦,神明无方,化机不止。

志者

志者,心之所之。如指南之针,径直而行,亦无形之向往也。真英雄,真豪杰,乃有真志。古来忠臣孝子,其志不屈者,其神不磨,其精诚贯于上天下地,而无尽藏也。

抱薪

抱薪救火,是丹道至难之事;心息相依,是火候至秘之诀。孰能不为所燎?孰能相依为命?自非天挺之豪,难越火山万丈。炼己未深,过涉灭顶。《易》曰:"入于坎,窞,凶。"象曰:"习坎入坎,失道凶也。"

拈花

拈花微笑,经之妙解也;五千四十八,数之妙用也。入乎无间,故曰微焉;通乎昼夜,故曰妙焉。合两仪于方寸之符,探玄元于沉渊之鼎。餐神粪之精,撷紫芝之英。《易》曰:"二人同心,其利断金。同心之言,其臭如兰。"如兰者,非气乎? 如臭者,非鼻乎?

顶批:天龙一指挥,如是如是。

佳兵

佳兵者,不祥之器,而圣人用之,一戎旅定。其始也,阴阳相搏,合如雷电,骤如风雨,镜如之矢,猛如虎兕。《易》曰:"龙战于野,其血玄黄。"夫玄黄者,天地之始也,天玄而地黄。

相激

相激为仇,冰炭是也;后天之水火,有形者也;相依为用,神气是也;先天之水火,无形者也。神气相依,水火既济,烹炼之道也。

顶批:圣人所以先天弗违,后天奉时也。

有情

有情有信,无为无形,两者交通,成和而物生焉。此庄周之妙论,虽《阴符》三百,《道德》五千,不越此语;《金碧》《龙虎》,异代同符;南海北溟,终古不易。蜩鸴宁足以知哉? 昔人谓《南华》、《关尹》永无至言,岂其然乎?

精全

精之全者,使人望而生爱;神之足者,使人见而生畏。是故一人而能威千万人者,非铁钺之谓也;一人而能悦千万人者,非和容之得也。赤子无机,猛虎不攫,精卓之至,元气之守,非乎?

顶批:此精神之溢于外者。

世法

世法之象丹道,吾得其两事焉。绘观音者,左为龙女献珠,右为善财合掌。必有善财,乃得珠来。大士,真性也,居中媒合之象也。婴儿,丹也。金水之铅，来自西方；木火之汞，产于东土。东西间隔，仗黄婆以勾之；汞性飞扬，得金可制。红孩儿之金圈手足，合掌鞠恭，至诚专密之象也。瓶柳，甘露醍醐也。鹦鹉衔珠，数有一定，时可准也。韦陀，护法也。靡不似矣。其次莫如道士，夫道士何足以方之丹之道？得护法乃可行阴阳，配阴阳必首于清静。世教三种，其一掌教天师，势而有力，护法之象也；其一岩栖观处，无室家之累，清静之门也；其一度亡设醮，有妻室儿女之欢，阴阳之象也。一教分三，殊途共贯，其肖于丹孰甚！

顶批：此事故当秘之，那得发泄如此！

抱朴

抱朴子谓："此法真人吕桐相传，不书之于笔墨。"妙哉吕桐，其接引之真佛乎？孰能越其矱范，易其轨辙？而使信不由忠，亦徒勤耳。桐之为人不可考，今古著述，未有明文，但闻其栖真两界山中，往来流云洞口，性好布施，凌云之渡，作桥有功。今升为混元一炁九洲都天合符大使，接引未来之仙。有不由其门者，必是野狐外道，不得入蕊珠之宫，睹黄庭之景。能合式而得其欢心，必将引汝谒扶桑君，参玄帝座，登杳冥之台，入鸿濛之馆，命弄玉吹箫，风胡按剑，双成起舞，鼓九阊之璈，弹八风之瑟，琳琅瑶响，韵彻钧天。少焉，雷掣金光，霹雳起于玄津，风云生于肘腋，乃驾飚轮，泛弱水，渡尾闾，溯河源，陟昆仑之巅，与元皇会，赐交梨火枣，怀之而归，息于壶天真境。

顶批：如读《汉武内传》。

安期

安期、偓佺，世不再见，遂谓无仙，可乎？方壶、员峤，空传记乘，遂谓存疑，可乎？韩昌黎最不信仙佛，当时即有白日飞升之谢自然，公乃为之赋其事。近代之周颠，水火刀兵莫有死之之法，明太祖亲为作传，镌碣于庐上之天池寺。他如张金泊、张铁冠、张逍遥，未可备举。其昭代著迹,欲度尽众人,莫如吕祖,诗曰:"君不见唐朝吕洞宾,至今犹在寻人度。"

顶批:自是君身有仙骨,世人那得知其故。

木食

草衣木食,所以星弁霞裙也;岩栖棘隐,所以玉宇琼楼也。苍藤古洞,冻鹤为群;冷雨凄风,寒猿作伴。生死视若飞尘,富贵等同蝉翼。有时或托迹于纷华,无刻不存心于冰雪。饮食起居,动止不殊;野鹤闲云,襟期迥别。

顶批:此等处,都是济一自为写点。

五福

吾欲以五福炼作珠环,谱神机于毫素;吾欲以三生镕归太始,留副墨于人间。俾知金鼎火符非欺世之谈,白雪黄芽有自然之理。苟非夙契深知,超尘自拔,孰乖舍目前之近爱,修难成之远功?弃现在之可据,图将来之莫必哉?此所以累世求一人而不可得也。

顶批:不是释迦后世,得是吕祖前身。

奇则牛鬼蛇神,刿心怵目;正则晨钟暮鼓,震聩开聋。微妙则超超元箸,爽快则习习清风。九天尽供咳唾,半生雅有心胸。直待功行圆满,试看白日飞空。

筱山弟豫拜读

赤水吟

傅金铨 著

题 解

　　《赤水吟》，一卷，傅金铨撰。道光三年(1823)，金铨久居赤水，"接引来贤，首先忠孝，而大力精进之侪，卒不可得。"于是"将铅汞深机、水火妙用，著为诗歌，字字真诠，言言秘诀"。并将往昔散稿及鸿雁往返辑入。"醉花道人传"，乃其夫子自道之文，可知其志之所在；"复周鸾书问道"、"复纪司马书"，见诱掖同道、寻觅护法之苦心；"与李先生书"、"复同道沈公书"，则见其隐居朝阳山之逸趣。其它诸篇，或诗或文，不外根基丹诀，隐约心法，反复泳涵，自得其真。

赤水吟

傅金铨 著

自 序

　　天地有根，万物有祖，阴阳有原，造化有始。熟究根宗，追穷原始，道在是矣。夫道穷于无穷，始于无始，亦恶得而测其根宗、究其原始乎？然其字则首下之，首下之，顺生之象也。顺生凡，逆成圣，久矣不闻其说于斯世矣。上古真经，最为浑全，真机之现于楮墨者，万分之一分耳；中古丹诀稍露端倪，珠光之灿于汗青者，千分之十分耳；近世仙书，玄风大启，诸祖慈悲，已百分之二十分矣。读儒书当从其古，访仙书当究其今，以其愈近而愈显故也。世之读丹经者，无异听异国人言，不知所说何事，无怪其珠沉璧暗，两目无光。试看万卷丹经，谈理而外，尽言作用，其不手真工不著于文，畏天谴也。

　　青龙无欲，白虎有情，至妙之机，上苍所宝，岂易闻知！鱼目混珠，旁门惑世，无知妄徒，引人入草，所在皆是。孰是真师？何从印证？兴言及此，我直欲哭。哭夫有志不逮，受毒卒世。如仆昔日求师，转求转伪，不得一披云见日也。然天地虽大，版土虽宽，必有继道统之人；阴阳虽妙，造化虽微，不终秘有志之士。果肯笃志勤求，自获天人感应，端在立德修心，多行阴骘。神仙之道，一言以蔽之：曰"炁"而已矣；神仙之法，以无为之心行有为之事而已矣。两间之发育，无非一气之冲融；人物之著形，无非一气之凝结。丹法效天地之升降，法日月之运旋。天地者，乾坤之二体；人身者，阴阳之二用；日月者，天地之二气；二气者，人身之日月。日月运行于天地之内，所以悠久不息，万古常新。看潮汐之进退，知金水之浮沉；测寒暑之往来，识抽添之妙用。元和内运，无不成真。

仆自得诀归来，乃知即世间法是出世间法，药生遍地，道在眼前，最易知，最简能。张紫阳谓"虽愚昧小人行之，立跻圣地"，可不致慎于贤否之间乎？世人昧不知修，非习静空山，即女鼎采补，否则闭息炼气，吐浊吸清，八段锦、六字气，种种造作，皆自谓骊珠在握。仆则安敢笑之，此辈直可怜耳。虽慧黠文人，亦谓清净是道，养心是修，即欲告以至真之理，其入主出奴之见，横据胸中。甚矣，非道之难明，明道之难得其人也。

仆久居赤水（四川合州），接引来贤，首先忠孝，而大力精进之侪，卒不可得。昔北七真累世为师友，因念今世之得闻道者，正不知其几世修来？今世之得行道者，可想见其历劫勤苦。过去生中种有因缘，现在世界积有福德，自然苦志勤求，自然信心坚切。茫茫宇宙，若个男儿，堪与仔肩斯道？用是垂空文以见世，将铅汞深机、水火妙用，著为诗歌，字字真诠，言言秘诀，并非风云月露之章，抒写性灵，以博名高。后之学者，印之仙经，若合符节。则知余言非妄，不敢自欺，取罪于天地，见叱于鬼神也。云路天梯，别无旁径，必有真人降世，来明赤水玄珠，其将切切于斯文。

　　　　道光三年岁次癸未济一子珊城傅金铨序于赤水之流云丹室

寻缘二首以象阴阳

其一

怀抱真机已有年，为寻灵药到西川。

震地风雷能把握，泼天神火自虚玄。

大有法则堪就事，苟无同类不周全。

欲知下手真消息，云满深潭月在天。

其二

掣电机关妙最深，几年云水觅知音。

未明子午徒劳力，不识阴阳枉费心。

日耀龙纹三尺剑，风传瑶响七弦琴。

时人若悟生身理，一字珍珠一字金。

七言律诗十四首以应藏经之数

启顽

老子瞿昙道不殊，也曾陆地作凡夫。

今朝天上神仙伯，昔日人间经济儒。

鼎灿黄芽飞玉兔，壶倾白雪走金乌。

几多习静修真子，个样玄机得证无。

原理

性寂情空是返还，推情合性炼金丹。

闲眠月洞尘心静，醉咏梅花春意阑。

袖里乾坤看作镜，壶中日月弄如丸。

世人肯学长生道，衰病何忧风雨残。

劈谬

古圣仙经说总同，不教清静坐顽空。

有药方能生造化，无钱怎得运神工。

河车直上昆仑顶，瑞彩旋归紫极宫。

试向希夷探妙理，黍珠端只在鸿濛。

旁门

万劫驴橛执着偏，慈悲难挽顺风船。

频年习静空山坐，几载餐霞对月眠。

或运按摩求不死，或凭吐纳望延年。

总由前世无修积，浅薄根行信不坚。

规正

此道真师不易逢，得来匠手便施工。

怜渠窈窕青春子，笑我龙钟白发翁。

两伴同升三岛外，八风吹遍九埃中。

《黄庭》有训房中急，切勿狂猜采战同。

铸剑

神锋铸就要无亏，走圣飞灵荡太虚。

北斗平临天正午，南辰瞻对酒醒初。

青锋揳处三尸灭，冷艳推时六贼除。

开辟以来千万劫，几曾轻泄尽传书。

入室

采铅容易觅缘难，万苦千辛到宝山。

急水滩头须稳立，烟花队里要防闲。

得来妙药能医老，炼就神丹可驻颜。

直驾五云天上去，不留塚墓在人间。

测信

求阳端的在穷阴,细看元经浮与沉。

取得南方丹凤髓,配将北地黑龟心。

始初现象如朱橘,待至圆成似紫金。

谁解玄机真造化,一壶浊酒一张琴。

调鼎

素娥昨夜共衔杯,手捧玄球上玉台。

类晕红潮春有信,风传花雨净无埃。

几多瑞气从天降,一道祥光扑面来。

此际急忙须下手,海中牵得巨鳌回。

橐籥

嘘风橐籥鼓便便,洞里真人响夜弦。

对面清风吹习习,当头明月冷涓涓。

就他坤鼎求神药,炼入乾炉化紫烟。

为语后来坚志士,早求同类觅先天。

行符

金丹符火最幽微,要识壬生癸尽时。

未可行持人自逸,不容窥处鬼难知。

寻枝摘叶终成妄,测象推爻总是痴。

嗟尔顽心无醒悟,一言指破在寻师。

采药

采得真阳一点回,功勤积累要栽培。

身心寂静超三界,海岳摇空净九垓。

负甲持符天上去,轰雷激电地中来。

释迦老子皆师授,嘱咐狂儿莫妄猜。

火候

谁解回风混合言,斯为火候不轻传。

心花发处融融乐,命宝周时圆陀陀。

有脚汞铅君记取,无情离坎我当然。

阴阳匹配成栽接,留诀人间度有缘。

玄珠

若个能推赤帝权,龙飞天汉虎潜眠。

苍龟有气腾朱雾,白马无缰踏紫烟。

乾鼎嘘风勤煅炼,坤炉作治自烹煎。

得来海底玄珠贵,稳驾飞舆入洞天。

七言绝句三十首以应三十日月一周天之数

其一

大药无根遍地生,爱河隔截浪千层。

谁能洗却心头热,为语玄机最上乘。

其二

识得三三好看经,铅花有象月痕明。

未容取作沧桑意,海水枯时定可行。

其三

红光隐隐烛三台,河鼓星临铁锁开。

一飒天风飞紫雾,五龙捧得圣人来。

其四

旧陪鹤驾朝金阙,赐酒琼楼宴列仙。

为道碧桃花正放,也来参拜玉清天。

其五

不羡人间万户侯，朝朝饮醉曲江头。

由来四海飘篷客，短笛吹残碧树秋。

其六

琢杯还用峄阳桐，满注金浆一万钟。

自唱自吟还自醉，饮余超足过前峰。

其七

相逢金母未言归，宴罢琼台访紫微。

昨夜狻窗新有月，双童夹得彩云飞。

其八

夜骑黑虎空中立，密雨散丝如雾集。

鼍作鲸吞吼涧钟，剑光闪处蛟龙泣。

其九

阿母神霄下玉台，乘鸾飞去又重来。

紫云缭绕笙歌迥，甘露乘空遍九垓。

其十

丹经讲理训迷徒，真诀何曾著在书。

下士闻之皆大笑，问谁解得北溟鱼。

其十一

玄水之精号黑铅，采铅端在癸生前。

癸生急采真真语，知得何忧不作仙。

其十二

映日生光是太阴，月华流露现真金。

真金便是长生药，龙虎风云合啸吟。

其十三

追他气液归黄道,炼我心神合太虚。

峭壁悬崖双孔窍,出无入有尽由渠。

其十四

消息阴阳有二门,得门便可运乾坤。

谁有系得阳春脚,只此便是天地根。

其十五

乌飞夜月绕金台,柳绽黄英嫩甲开。

堪破两间消息意,年年春到渡头来。

其十六

玉皇有命燕群仙,宝阁危楼曲栏连。

看产琼花千百朵,一枝留得献诸天。

其十七

火养丹田气养身,簪花笑杀少年人。

自从弥勒西归去,此道应消几百春。

其十八

波翻九曲黄河水,直上层霄驾火龙。

瞬息蓬莱三万里,笑看云海荡心胸。

其十九

采药须从无里觅,炼铅还向定中烧。

若云刻漏难凭准,试看钱塘有信潮。

其二十

仙人遗我上天梯,九鼎烹云必用之。

昨夜偶逢青鸟使,为言开宴在瑶池。

其二十一

天中日月飞乌兔，洞里龟蛇逐虎龙。

报道八门烽火急，一时关锁入崇墉。

其二十二

神炉铸就昆吾剑，出匣嗥吼风雨变。

护尔修行学道贤，潜形未许常人见。

其二十三

先天妙理不难明，悟得须从静里行。

剥尽依然临复卦，隔江明月又生庚。

其二十四

铅来投汞结仙胎，汞去求铅窍始开。

对面玲珑窗八扇，从今有路到蓬莱。

其二十五

小术旁门有万千，几人达得命中玄。

花酒风流能悟人，随云陆地不神仙？

其二十六

红颜女子白头郎，识得真时是药王。

飞上九天餐沆瀣，好从云杪看沧桑。

其二十七

堪嗟人世光阴促，逐浪随波易没沉。

若也及时修大药，眼前遍地尽黄金。

其二十八

寄身天地一蜉蝣，冤债相寻几到头。

劫劫尘尘人换世，妄心谁肯暂时休？

其二十九

九转工夫甚不难,惟要双行不可单。

神功百日虽能就,妙用还须十月完。

其三十

符火烹煎在一年,阴阳匹配总玄玄。

解从杀里求生气,指日飞升上九天。

驻云飞十二首以应十二月日一周天之数

其一

万卷精研,日夜芸窗诵简编。讲学心无倦,要入青钱选。仙,不信有斯言,访名贤,铁砚磨穿,潦倒都生厌,来到琼台快着鞭。

其二

自古神仙,积累先从种福田。有作人难见,明月梅梢现。仙,一味水乡铅,得人怜,美好娟娟,就里成姻眷,姹女亲尝白虎涎。

其三

学道心专,感得神人亲口传。依时将法演,立刻风雷变。仙,我命不由天,妙玄玄,推荡无偏,打合身心炼,更不流源苦海边。

其四

独坐修真,鹿豕同亲作比邻。说是身无影,哄掇愚顽信。仙,纵得是阴神,弃人伦,妄想出尘,木橛终无证,作镜磨砖费苦辛。

其五

服气餐霞,鸟引熊经事决差。日出朝暾射,吸月开窗舍。仙,都想炼黄芽,没奢遮,满眼空花,到处夸无价,妄说仙传是卓家。

其六

采战延年,房术欺人颠倒颠。作孽诚不浅,地狱终难免。仙,偏说是真传,玉茎坚,倒吸春泉,养得灵柯变,堪叹愚人自倒悬。

其七

此事神奇,薄福之人未免疑。正诀难遭遇,邪说旁门易。仙,好事不容知,最多歧,解种灵芝,采取先天炁,一月三旬有定期。

其八

在昔贤流,既得真传忧更忧。志气高宇宙,手握乾坤窍。仙,谁想要钱求,最难谋,暗里悲愁,何日天缘凑,财法相酬到十州。

其九

要认玄关,易简工夫最不难。昼夜殷勤煅,袖里明珠灿。仙,婴姹结同欢,要团圆,自产琅玕,五彩天花烂,急取灵苗救老残。

其十

全赖黄婆,匹配阴阳两得和。生杀明福祸,匠手牢看柁。仙,一棹透洪波,笑呵呵,抵岸弥陀,闭目垂空坐,从此仙凡两隔河。

其十一

护养灵田,九转功成火候全。龙虎鹊桥战,龟蛇相纽恋。仙,飞剑采真铅,产西川,花蕊新鲜,不摘过时艳,下得重楼颗颗圆。

其十二

造化深机,要觅真铅同洛妃。悟彻阴阳理,行得双修谛。仙,此事世间稀,看芳菲,时刻无违,八门牢锁闭,一霎雷轰火焰飞。

西江月四首以象四正

其一

此道玄关易识,玉炉金鼎难谋。

分明同坐又同游,大地无处不有。

知得便须行得,谁人敢进竿头?

不从炼己万缘休,必至倾危不救。

其二

认得阴阳骨髓,方才下手求铅。
法天象地运无偏,顷刻龙争虎战。
只是些儿孔窍,谁能直指真诠?
学人要识此玄玄,月照冰潭莹洁。

其三

活子须当细究,两弦要辨分明。
勾将雨意与云情,离坎方才交并。
一点最初真种,得来无价非轻。
大都全藉火工烹,苦遇一阳复转。

其四

白虎头中鲜血,青龙额下明珠。
细看乾象转天枢,要识玄元三五。
牛女河边会合,看经切莫模糊。
传来妙诀世间无,一得直超千古。

南乡子一首以象得一

大道总玄玄,几劫修来始得传。
凿破鸿濛探黍米,烹煎。月满三旬有缺圆。
运用合周天,要得神通在一年。
火候毫厘当细审,精专。为度群迷发愿虔。

杂　咏

次韵和曹炼师外金丹炉火七言长律一首

（师云南昆明诸生）

海陵红日耀天涯,掩映栖云处士家。

古训垂慈昭至范，诸书比象更如麻。

但愁咫尺迷风雨，不虑苍茫乏汞砂。

紫粉从来天上诀，丹经岂长世间芽。

全凭匠手追灵液，稳执朱柯散彩霞。

万顷冰壶堆白雪，一时雷电走金车。

神符表正天心合，图箓荣膺帝宠嘉。

许葛高风谁继踵，愿陪芳躅共乘槎。

与乾阳子①论性功德行四绝句

其一

功德由来在一心，一心端正鬼神钦。

总缘欲念乖真理，遂使天良掩闭深。

其二

祸淫福善君知否，此理从来载在书。

谁说亏心无报应，恢恢天网不曾疏。

其三

善为枝叶性为根，不善之人未可言。

若肯反身思己过，循流终必达其源。

其四

万善无亏真性全，性光发处是先天。

果能积行修阴骘，自有飞腾出世缘。

跋《天仙正理读法点睛》四绝句

其一

虚空不住此灵灵，大觉如来亦有情。

愿度群迷登彼岸，只因人不悟无生。

---

① 原目录作"元阳子"。据《顶批参同契悟真篇》序，乾阳子即麻城俞慕纯。

其二

白玉黄金贮此堂，花宫仙梵响微茫。

问余鹤发何缘碧，玄帝亲传却老方。

其三

忽见神霄紫雾浮，巨鳌喷浪海西头。

谁家老子新凭钓，独把丝纶笑不休。

其四

月照寒蟾夜吐光，穷阴之下有真阳。

若能手探玄元窍，准尔飞神谒上苍。

论不必梯山航海遍大地无不是药

莫学安期诳始皇，入海寻求不死方。

空遗童女三千辈，犹向东溟望故乡。

论《阴符经》爰有奇器二首示及门

其一

根器生来自不同，丹砂百炼见鸿濛。

阴阳法界成呼吸，全赖池边一古桐。

其二

清静无为海岛仙，天君不碍似秋莲。

池边特立丝桐老，要作凌云一渡船。

读《采真机要》书后

其一

十二金钗善品箫，无钱难买此娇娆。

堪怜学道修真侣，空向深山坐寂寥。

其二

不道三峰采战乖，真真假假费疑猜。

谁知假内藏真穴,大似行龙卸脉来。

其三

风火真人妙诀深,梅梢新月照弹琴。

忽然一阵清风至,龙跃天门虎啸林。

其四

采得归来花正新,迷徒何处觅清真。

莫言彭祖房中术,误杀阎浮多少人。

论先天虚无妙有一首示门人

豆蔻初开香最浓,鸿濛未判有谁同?

蛾眉忽现青霄月,一指非禅万化中。

复周鸾书问道

顷接手书,藉悉先生学养深醇,得正真之诀,彻一贯之机。以仆管窥之见,真不啻井蛙之望海若。奔走以来,阅人多矣,从未有究厥性源者。间有一二孤修之士,偏于无为,不信有作。今先生以性理为宗,狞龙虽顽,不足降矣。性学不纯,强欲入室,必至手忙脚乱,终不免于虎口,凛若履冰,诚为至论。昔吕祖于星霁堂示训曰:"真金本是无情物,采取须凭真性全。"先生深得此理,颔下之珠,不难得矣。

乳哺既毕,深选福地,坐空回大,体证虚无,归还太极。凡此妙论,敢曰先得我心之同然?实启愚瞀之知见。下风翘首,瞻拜无由,谨以所闻于师,略举就正,惟高明之教。

潮来有信,月挂梅梢,活子时之真机无论矣。妙用多端,备极精微。其间选鼎有定则,调鼎有法度,用鼎有强弱,换鼎有度数,起火有细工,止火有妙景。制造丹房,须要合法;黄婆侣伴,务要同心。小周天之行住起止,大周天之行住起止,其理虽同,其用各异,寸步有景,所谓黄庭内景、黄庭外景是也。初关百日,可行可止之功;中关十月,彻昼彻夜之用;上关则圣人之能事矣。所谓地者,不近邱坟污秽、牛池粪窖、产妇战场、盗贼凶煞之地,务要择善邻、都会之所,眼界既宽,不谋奇异。所谓炼己者,特司空之见惯,此其操持在人,急水滩头,稍纵即逝,大要仔细,立定脚跟。仆师清虚先生常为余言:斯事甚易,殊不难也,但修至德以邀天眷为难耳。自言其气之来,充塞天地,磅礴两间,如早春天气,初夏清和,甜美酥畅,不可形容,呼吸一周,虽脚尖发杪,都觉氤氲荡彻,妙乃至此,诚服人参万斛,有如是乎?

先生学贯天人,深明奥妙,当知岁月不肯待人,利欲何曾止息?富贵无常,死生不测,所以有"下手速修犹太迟"之训。事分三段,尚未有大力,先求接命,功全百日,便证人仙之果,具六通之一,明察秋毫,走及奔马,不死之道,返老还童。到此可以放下一段,然后修炉火,用法财,备九鼎以还丹,行中关之事。其费特重,不止内助,非要外护。

君问"法器"乎?未敢直言,即符即节也,鹊桥也,即囊籥、葫芦、无孔笛、没弦琴也。然鹊桥有上有下,在上者,四窍八门,如蓬壶之状;在下者,圆平周正,似馒首之形。自太古至今,一贯相承,皆系入室临时,师乃授之。此太极之把柄,阴阳之门户,为两弦之界限,四正之玄关。先生倘能捐一时之利欲,行千载之奇巧,则仆当以琴剑相赠。事非偶然,因缘有数。嗟彼川逝,还当猛省。谨陈大概,用证同心。惟高明不弃而终教之,则幸矣!

炉火之事,其玄机妙理,一如内丹,造物之所忌,特以戒贪。通内事者,未有不达外事,先生谅也知之,兹不赘。敢布腹心,无任神注。

复纪司马书

门下以濯魄冰壶之姿,昭霁月光风之度,接待以来,坐我春风,其德容之盛,犹依依怀抱间也。只今马首东驰,无缘再晤,景仰虽殷,瞻望莫及矣。

迩值伻来，捧到手书，殷殷存问，并颁嘉贶及《双桂堂易注图解》，谨对使拜登。即夜正襟端几，梵香盥诵，觉两间化育之机、天人合一之理，奕奕行间，可谓极深研几，上追百王之心法，下继程朱之绝学，大非末学拘儒所能窥其底蕴，求溪之后，此为仅见。诚哉，穷理尽性之书！倘有待于至命乎？叹身名之我累，嗟尘世之不仙，请以高山流水之音，为钟期一弹再鼓。门下以为是，不佞不敢以为非；或以为非，不佞不敢以为是。

握管舒笺，欲止者再，深惭自炫也。然而名贤在望，德重神钦，天挺人豪，清渊岳峙。此日聪明正直，他年共仰神君。噫，神君焉已哉，不待他生后世，眼前证道神通，古之人不余欺也。昔都仙真君，四十筮仕，五十归田，解七年大旱之灾，活一方既死之命。功高德重，归求谌母，道就双修，而亦黄白为之助。法则侣地，缺一难成。鼎炉符火，皆有色相。

不佞于斯道究心且三十余年，丹经子书，搜罗追尽，探颐索隐，而茫昧滋甚。乃复究研释典，求观大藏，如蹑飞叶，如泛重溟，茫无畔岸，仅解色相皆空，声臭俱泯而已。此亦何关底事？在昔读书谈道，性爱山林，迩来奔走二十年矣。江之东西，湖之南北，广闽淮海，足迹所经，声气所接，高人杰士，黄冠缁流，盖亦不少。终年苦志勤修，几曾虚心实腹？不悟追寻造化根源，弄尽旁门小术，不自觉梦，反以魅人，道人深笑之而深怜之，怜其不修至德而希至道。夙习不除，寸功未积，乃欲营心水火，刻意玄白①，不亦妄乎？谨陈其概：

《易》曰："天地贞观，日月贞明，天下之动贞乎一。"有能见此静极而动之真机，便能得此生物不测之真一。一者，道也。"得其一，万事毕。"《契》曰："一者以掩蔽，世人莫知之。"《悟真》曰："三五一都三个字，古今明者实然稀。"《契》亦曰："三五与一，天地至精。可以口诀，难以书传。"间尝学于先生长者之前，谓余粗通《易》理，能讲性天，亦知爻

---

① 玄白，中原本、江左本作"黄白"。

者效此，象者象此。"一阴一阳之谓道"，必有事焉，岂掠空谈理了耶？吉事有详，象事知器，圣人将以顺性命之理。夫以性命之理，拟性命之事，犹筌蹄之于鱼兔也，谓筌蹄为鱼兔可乎？即事求理，尚有不达，乃欲因理而悟其事，暗中射垛，鲜不失矣。虽然果能洞晓阴阳，则丹经尽可废，不到深达造化，则卦象未可非。曰乾坤，曰坎离，孰不曰乾交坤、坤交乾？阳中含阴，阴中含阳，变化错综，无穷妙义。亦知此阴中含阳、阳中含阴是何物事。昔贤谓抱朴子历览万书，智齐十哲，莫能自悟，诚以天机深远，不容拟议。必也心握鸿濛，手抟日月，再开一重草昧，乃见乾元面目。天下之言《易》者，只知在一索再索中讲理，不知在为玉为金中办事。复其见天地之心，必谓以此度之，天地之心可见矣，何啻梦梦？虽讲至极精极微，不过观象观变，于天心之复毫无着落。圣人必是亲眼见来。善夫，邵子之言曰："恍惚阴阳初变化，氤氲天地乍回旋。中间些子好光景，安得工夫入语言？忽然半夜一声雷，万户千门次第开。若识无中含有象，许君亲见伏羲来。"又曰："冬至子之半，天心无改移。一阳初动处，万物未生时。"惟此冬至，天地之根，五行之祖，仙佛之源，万物之始。天根于此立，月窟于此兆，历算于此起元，律吕于此定管。至人知此，化朽腐而神奇；凡人昧于此，降神奇而腐朽。尝闻真阳起于九地之下，未闻降于九天之上。贤者倘亦悟之，本庸近之常经，为圣神所不测。"大哉乾元，万物资始；至哉坤元，万物资生，乃顺承天。""如审遭逢，睹其端绪。"至易而至常，至平而至奇。东三南二，北一西四，非图书之空文，乃真机之实事。以有证无，以虚运实，虚实相生，有无相济。在于中平四时之气攒于呼吸之中，畴能应其机？五行之理全于进退之内，畴能得其绪？定潮汐于子午，控澄碧于阴阳，龙虎战争，迅如雷电。发千斤之弩，用一寸之机。不有作为，将何以定铢分、合两弦，而成不世出之奇功乎？

近世陆潜虚、陶素耜、仇沧柱三君子之文章德业，冠绝一时，其所著书，可谓黄河之水天上来矣。贯彻阴阳，洞明金石，内外胥融，安得不爱之重之？向往而不能置也。自非卓见超群，识变通于常事之外，运清鉴于玄漠之表者，孰能弃交修赊，舍其所重而重其所轻哉？难矣。惟是春雪秋花，韶华易迈，夕阳晓月，光景无多。轻尺璧而重寸阴，莫余少待，是可悲也已。

不佞曾著《一贯真机易简录》、《杯溪录》、《女金丹》、《丹①经示读》、《试金石》、《天仙正理读法点睛》，行将问世。事非偶然，福缘有在。门下倘不以贫贱而忽之，犹幸生同郡国，敝庐故不远也，归当再晤，不尽低徊。

读紫霄真人谭景升《化书》书后

孔子行年六十而六十化，曾子再仕而心再化。花者，化也。化而为天地，化而为太虚，化甘灵融风，化煨烬糟粕，则夫渊清岳峙，品物流形，无非化也。至哉斯文！以真仙真佛之才，为疑鬼疑神之笔，至灵至幻，愈化愈奇。不引经，不据史，不借衬典实，不咬嚼陈言，所谓即一物中知天尽神，致命通玄。合之为太清，散之为万灵。驾辩乘风，徜徉肆恣，如走云雷，如飞闪电，如舞鹤盘空，如惊涛拍岸。如游五都之市，无货不臻；如行四达之衢，无远弗届。如登重台望碧霄，如睇扶桑观浴日，如碧潭夜月，如青山暮云。来无始，去无止。铨每读之而神为之凝，心为之灵，目为之莹，万虑为之清。非以其立性命之枢辖，为玄机之左证哉！《易》曰："知变化之道者，其知神之所为乎？"

谭子《化书》，其化可谓神矣。愚尝谓著子书者，另是一枝笔。老庄关列，各不相袭而神境独超。儒者或言两汉，或学启贞，相袭而不相侔。何也？一则心同秋水，一则志切稻粱。读如此书，执如此笔，我叹斯文得未曾有。阿应麟识。

星月黯寂，电霆交驰，正如夜过零汀洋，不知是风是水，觉呼呼响响

---

① 原脱"丹"字，据义补。

处，空海沸腾。纪大奎拜识。

读《天方性理》书后

天地恢扩，如此其大；五星布政，如此其远。亦不过当人一寸心耳。人心本体之真性，万里无象，无不毕具。地位于九天之中，如大荒中之一沙。九天位于人性之中，其为大为小，亦犹地之位之于九天之中也。名物象数，皆自其发现者而言耳。知此便知佛理，佛之为言，觉也，本性中之一点灵光也。扩落难名，充周无际，大无外而小无内，视九天如一沙，观万象若指掌。大哉本性，无得而称矣。

性者，元善之理，生人之道，发育之大原也。《中庸》"天命谓性，率性谓道"。张子曰："性者，万物之一原。"以是观之，佛理不谬于圣人，盖自门户立而争端起。自谓能文，便是儒者，不解"朝闻道夕死"之言。忠信笃敬，徙义崇德，实践工夫，虽有文学一科，原非急事，自家本性迷失，不知孟子曰："有放心而不求知，哀哉。"哀此人兽关头，失几希之良而不自觉耳。世人恶佛老之迹，而不原佛老之心，并不能佛老之行，迷于习俗，泊于利欲，亦可怪矣。得此发明，昏衢慧烛，光照九幽，善善！临川纪大奎识

醉花道人传

道人逸其姓名，或曰吴会间人，忘其里居。性躭幽寂，喜花酒，遇花必饮，每饮必醉。或缓呼，或猛吸，又能为鼻饮，作河水逆流、小往大来之戏，酩酊乃已，皆呼之曰"醉花道人"。殆借花酒以全其真者耶！囊琴之外无长物。为文章，操觚立就，诗有奇气。往来沅湘江汉，无不知有道人者。晚得容成秘旨，结茅妙高峰下，环庐种竹，门对清溪，植桃数十株，初春明媚，笑类迎人，入其境，恍如天台刘阮。岩下泉声淅沥若龙吟，前山虎啸枫林。月落时听山鸟钩辀，韵殊清绝。起坐爇伽南香，诵

《黄庭》卷，与流泉声、虎啸声、山鸟声相间。清空寂历，淡漠凝神，几忘身在人世间矣。万山深处，绕砌流云。最赏是月季数丛，谓此花月一含葩，取意殊远。有谓之曰："雪梅霜菊，宜于隐居，艳冶妖姿，或者非道人所宜乎？"道人笑而不答。道人工琴善画，自言余花犹人耳，而醉不可得也。

人耳人耳，微乎微乎。邵子"酒涵花影红花溜，怎奈花前不醉归"；吕祖"花花结就长生药，花酒神仙古到今"；张三丰"无酒无花道不成"。这花是九天司命，这酒是甘露醍醐。茫茫欲界，扰扰群生，更亿万年不闻斯语，庸得而醉耶！青天霹雳，群聋狂骇，吾师乎，成连海上之音，未易闻之耳食之伦，请息无响。门人周鸾书读①。

夫子自道神文秘机，真宰上诉，天应泣矣。弟子姚一智读。

与李先生书

由五陂穿障而入，两山夹涧，缘溪行，依石壁，为转旋，深箐修篁，翠微夺目。出峡豁然开旷，沃壤平畴，村墟错落。至南坑登山，高坡峻坂，直贯层云，约十余里。依山斜行，即塈为路。塈之外或田或坎，塈之内为小渠，周灌山田，四通八达，其能不达者，架竹引之，清流括括，溶漾纡徐，沁心醒脾，真乃过师丈人矣。茅屋炊烟，云间鸡犬，历历如画。

复行深碧中，陡涧悬崖，火入心摇目眩，度一高峰，势复趋下，至溪而止。有破庙一间，冒天小憩，从而复上，之玄屈曲，又历一峰。回顾前山，双峰挺峙，下视陡绝矣。自此向山之南，环腰而走，至朝阳山半，结庐在焉。土墙瓦屋，八屏七间，前覆长廊十丈，两旁侧屋各一间，前横屏墙，中开一口，拟将来建亭，周以栏槛，并作大门。（中脱三十字），但此匾系员峤旧物，废置十余年，昨命挂此额，乃自省携来，字宽二尺，愚心嫌其拥肿不神，思欲再书，付匠经理。师言："为堂"二字系罗洪先旧

---

① 按：《自题所画》题为"门人刘经读"。

刻,中间"本"字是邬先生匹合,道不在此,子无生不足之心也。愚意道南堂必不在此,另当有地,赐余号曰"釜岭居士",初不知真有此釜岭也。"澋"之云者,左水右火,八卦炉,中虚一窍,丹之象也。字义虽无足计,不可不知,并书以达。

复同道沈公书

适承明问,藉悉近佳。自恨鄙人无学,遂使山云减色,谨贡芜启,少助暇思。昔人谓入山惟恐不深,清空寂历,太古长年,已离洪荒之世不远矣。第恐人心惟危,静极思动,出山惟恐不速耳。肥甘慕藜藿之清高,布衣想罗纨之适体,事势人情,有如此者。

仆于客岁入山,篮舆乘雾,小迳穿云,危坡绝磴,疑行华岳之巅,泄瀑惊湍,似入天台之境。岚气湿衣,青青欲滴;野竹干霄,娟娟若舞。数声山雀,万壑松涛,两度层峦,三湾绝壁。始至其地,居止半山之巅,崖悬千仞之势。前凭釜岭,后倚朝阳,中建为本之堂。左有藏书之所,茅屋数楹,疏桐几干。釜岭居环嶂之中,隐几作明堂之案,万峰飞舞,天马重重,十他同臻,金光奕奕。地邻南楚之清,势接潇湘之碧,尽堪下榻,最好修玄。汲水烹茶,临流濯足,鹤唳长松,烟笼野屋。养性诵《大洞》之经,怡情唱《步虚》之曲,呼童扫地,手自焚香。听鸟赓诗,心通化育,信仙家之窟宅,绝人世之浮华。杖锡高僧,来谈空寂;扶筇野老,时话桑麻。呜呼吁唏,余何修而得此也?自念前我而生者几何人?后我而生者几何人?与我同时而生者又几何人?其间贫富殊途,寿夭不一,白衣苍狗,转瞬变更,走骨行尸,不堪再问。深悲昔死,切幸今生,万劫不传,一朝遽获,余何为而不乐哉?弹一调御风之操,歌几句紫清之咏,其辞曰:"白云渺渺迷清都,人间还似此间无。洞中猿鹤更相认,白石烂兮青松枯。"

【附录】

1.《易筋经》序

傅金铨

　　顺施则凡,逆施则道,亘古及今,万仙万佛不能外此而别有造化。顺逆者,阴阳也。阴阳交而万物生,阴阳隔而天地否。《易》曰:"一阴一阳之谓道。"此理之在天下,荐绅先生或有能言之者。

　　慨自释迦把断要津,金钵盂遂沉海底。释部谈空,真机罕露。彼人只知权、顿、渐三法,不知精、气、神三宝。人皆知三教一原,又孰知三教一法乎?祖祖相传,同是这个。惟此圣神功用,运之于内则成道,运之于外则成力;运之以求嗣则中的,运之于御女则无敌。祖师慈悲,但愿举世尽成仙佛,读者其知所轻重矣。吾闻有道之士,神威慑人,揭地掀天,排山倒海,叱逐风雷,斡旋造化,意之所至,无不披靡。力云乎哉,小矣。是书无刻本,传写甚讹,兹得黄舆山人秘本,用较鲁鱼,因付之梓,以公同志。

　　道光三年岁次癸未花朝日,济一道人傅金铨题于合阳丹室。

　　　　　　　　——(据清光绪甲午善成堂新刊《易筋经》)

2.复傅鼎云

(己卯四月)①

纪大奎

　　月前接奉手函,并蒙开示古人丹家诸说,反覆详尽,极荷关爱之

---

　　①　即嘉庆二十四年(1819)。

深。薄书鹿鹿，以致裁答羁迟，既感且愧。比者，复辱枉顾，饫聆尘论，知大兄锐志此事，又能和光混俗，得紫阳大隐廛市之意，曷胜钦仰！弟根器凡下，既不足窥此中堂奥，而吏事羁身，方且终日求其职分之所当尽而未能，又安得希冀于长生之术？此其有负吾兄惓惓之雅意者，深矣！抑弟更有愧者，儒者之言天命，非必有龙虎汞铅之比例、鼎灶炉火之推求。其所谓穷理尽性以至于命者，不外于顺性命之理，而其所以顺性命之理者，亦不外于立天之道，立地之道，立人之道，道立则命立矣。此则仕隐之所咸宜，触处之所皆通，非不可循循而进而卒。苦于其大无外者，之不可得而仰；其小无内者，之不可得而钻。此喟然一叹，大贤之所不能罢。即凡学道者，之所末由至。弟且终身望之于遥遥之境而已矣，岂非可愧之无终极者乎？

过承垂注，辄用附陈，惟希裁正。

——（据纪大奎《双桂堂稿续编》卷九）

《天仙正理》读法点睛

傅金铨 撰

题 解

  《天仙正理读法点睛》,一卷,傅金铨撰。有明一代丹家,最著之一当属伍冲虚,其著有《天仙正理》、《仙佛合宗语录》二书,大阐全真邱祖龙门一派丹法,影响后世弥深。其丹法要诀,惟在周天度数。其既著而后复注,不惜眉毛拖地,务必反复言之,未得诀者读之,反为繁文所累,竟未得其真。金铨以《正理》"辞迂回屈曲,似明实晦",于是为之"点睛",自谓"将千万年不传之秘机、冲虚子隐藏之妙用,泄尽无余。金钥既启,多宝藏开,但愿度尽贤流,同归正觉"。是则是矣,但读是篇,金铨专在《天仙正理》财、法、侣、地上立论,而于丹法幽微,未置一辞,更勿论冲虚龙门心要。或病金铨此篇望文生义、南辕北辙,粗暴牵合冲虚入栽接之门,但后来者博阅道典,心会其意,则有不致诘其言者也。

《天仙正理》读法点睛

傅金铨 撰

序

　　近世仙书，必有过《天仙正理》者。然泛读之，似觉其辞之蔓延；谛思之，乃见其言之精确。仙翁慈悲度世，恐人不明此书之奥，复著《仙佛合宗论语》，十余万言；又恐人不得其解，复著《仙佛合宗语录》，已将秘机发尽无余蕴矣。然而用凡心之揆度，测仙路之幽玄，未经指破，终是朦胧。如入迷楼深处，万户千门；似行八阵图中，天昏地暗。嚼腊吞枣，不辨酸甜；隔纸观灯，难同烛照。

　　今将各篇回环不醒之秘机，或寄于言外，或写于言中，一一点出，名曰《读法点睛》，以俟夫有叶公之好者。

　　时嘉庆二十五年岁次庚辰花朝日济一子金溪傅金铨自序于合阳丹室

《自序》揭总

【点睛曰】:开首即说"仙道简易,只神炁二者而已"。简则不烦,易则不难,直指出"神炁"二字,何等简易?再申言余于是知所以长生者以炁,所以神通者以神,此炁即是生天生地生万物之祖炁,此神即是天谷元神。世人偏不在神炁上究心,执定此空寂体上,孤修静坐,日夜勤功,望希成就,磨砖作镜,有是理乎?虽坐至海枯石烂,终不与道相干。然此清静修心,虽非至道,尚不失正。若闺丹御女、三峰采战,直是地狱种子,万劫沉沦,殃及九祖,尚何仙道之足云?试思清虚胜境,岂容此秽恶之夫?其诛必矣!人之所以有生者,惟此气血耳。而气实为血之主宰,气行则血行。然则养生者,不当养此气血乎?须知仙家之气,乃元始礼炁,非口鼻呼吸之气,然又不可离此呼吸之气而外求。盖呼吸之气,后天之浊气;元始祖炁,乃先天之真炁也。生于玄虚,托于有始,其微妙难知,不遇真师,万万不要强猜。请看从古甚聪奇慧,亿万学人,有能不假师资而自悟者乎?吕祖曰:"此妙诀,要师传,不得真师枉徒然。"《沁园春》曰:"木金间隔,不因师指,此事难知。"神仙都说难知,世人何苦自误?后学纵有会心,未必能过前贤,何不去其贡高我慢之心,以求脚踏实地之真知见。我且为来贤取一近譬:有人拾得符本,依法而行,都不应验。一日遇符水法师,即刻响应。书符念咒,同是一样,彼灵而此不灵,何也?盖立法者太上,继此者为弟子。行持之际,专在默师,我之师与师之不师,知几千百传至于今,一气贯通,此一默之神,直达天顶。然则其灵者,太上之灵。书符诵咒,特余事耳。此小术尚且如此,况此生死大事、入圣超凡之本,果可以纸上摸索、自悟而得,是前古之圣哲,不如今世之愚人矣。古云:"盗道无师,有翅不飞。"且其义旨渊深,逐节事条,亦复不少,虽真师口授,尚虑或讹,奈何而欲凭臆度以得之,多见其不知量矣。我愿来贤,苦心励行,第一在求真师,登山涉水,无惮勤劳；第二在博览群书，精研至理。未遇真师，读书广见；既得真师，将书印证。然后知古圣著书，大类闭门传话，如此金玉，如此奇玩，能闻之不能使人见之。宗庙之美，百官之富，得其门者，寡矣。大抵丹经如僧繇画龙，东露一爪，西露一甲，不能使人睹其全相。此际专在真师，一点睛而夭矫飞腾矣。其诀至简，其事至易，从古不敢全篇直露者，畏天律之至严也，岂得不致慎于贤否之间乎？万古相传，一气贯通，前为我祖，后乃儿孙。来贤果能修心积德，知功不在小，过不在大。去其偏私，动一念即自觉；慎乃善行，发一言不妄施。此养性之功，成德之始也。诵《感应篇》，行《功过格》，三年、五年、十年，一心不懈，德备性全，自有神仙作尔师，虽欲不成，不可得矣。若泛同流俗，不知畏死，不解求生，群聚而谈，闻说长生不死，又能飞升霄汉，变化不测，似亦垂漩。及夫烟消茶罢，人散楼空，都不解其何语。此等人原无实心求道，不过一时高兴。可叹者，身衣道服，头戴黄冠，出家修行，所为何事？只知兴旺庙宇，领法派，带徒弟，名为道人，实不知"道"为何事？亦可愧也已。万劫千生得个人，须知先世种来因，凡我同志，亟宜猛省。

《自序》点

"仙道双修性命。"

【点睛曰】：直揭出"双修"二字，是不单行也。然性在天边，命沉海底。不遇真师，不能得双修之诀；非有大力，不能行双修之事。这"双修性命"，岂易言乎？性命未合，各安其常；性命既合，神炁乃交。此神此炁，根于父母未生之前，藏于后天物欲之内，神不得炁无依，炁不得神无主。二者留恋相亲，合一不离，自然神丹就，圣胎结。古云："神炁合而后性命见，性命合而后未始性之性、未始命之命见。"夫未始性之性、未始命之命，乃吾之真性命；吾之真性命，即天地之真性命，即虚空之真性命。

"炁曰二者,先天炁及后天炁,分二体而二其用也。"

【点睛曰】:此教人分体用看。体有二,用亦有二。体为主,用为宾。《金丹节要》曰:"两体对坐,二景现前。"此二体二用之明征,必不得有先天之炁而不知后天之二体也。

"我欲全言之,又不敢下口,便下口而人未必信征,未必能用。"

【点睛曰】:"不敢下口",天机不容妄泄;"便下口而人未必信征,未必能用",昔人云:"我妄言之,子勿妄听之。"又曰:"虽说汝亦信不及。"试思师训端严,有不信者乎?必是福薄之人,自相疑忌,未能用。用,行也,非有大因缘,不易作合耳。

"始言炼己者,以其有诸相对,是性之用于世法世念中而逆回者言之也;终言炼神还虚者,是性之无相对者,独还于虚无寂灭而言之也。"

【点睛曰】:炼己者,命边事也;炼神者,性边事也。两间之物,有一非对待者乎?天地阴阳、男女日月,无不交相为用。合则一气相连,分则两情各属。有诸相对,用侣伴之事也;无诸相对,不用侣伴而独行之事也。然侣伴亦有二:有内侣伴、有外侣伴。其运意之深,如"世法、世念、逆回"等字。世法者,君臣、父子、夫妇、兄弟、朋友,日用平常之事也;世念者,人情之欲念,见色思淫,见财思得;逆回者,顺而往,逆而来,即"回风混合"之谓。明明指出依世法修出世间。其辞微,其旨切,苟非寻师指破水中铅,亦濛濛而已。又当知有诸相对,二气感通之事;无诸相对,一神寂照之为。

"合是书,即可信成;若不合是书,即必不可信,必不可成。"

【点睛曰】:是明明一试金石矣。万卷丹经,只是讲理,不能言法,以之作印证可也,以之作南车不可也。使可以简端求,则往圣何为万里寻师?白紫青前后《云游》之歌,非旧案耶?

《浅说》总揭

【点睛曰】:是书篇篇皆见先言顺而后言逆。鸿濛初判,因清浊而有动静,因动静而生人物。男女以情欲媾精,二炁合一于胞中,日薰日长,渐次成形,五脏全而心肾立,性命之原具矣。日足而产,哇然一声,先天脐中之运旋,转而为后天口鼻之呼吸。三年而骨节备,十六而神识全。此时得诀修炼,便是童真,不必行筑基之功。然此旷劫难有之事。过此以往,其离生炁日远,感物欲日深,无论有漏未漏,必要行炼精化气之功。以年之老少、功之勤惰,定日之多寡。历观前圣,誓死圜墙,勇猛精进,或四五十日、六七十日,皆未及百日而基成,阳关闭,小便缩,所谓返老还童,已还至十六岁矣。由此逆炼,复返至扑地声离胎,再返至元年之初。由呼吸而炼至于绝无呼吸,忽然打破虚空,便是了手之日。此顺逆之理中,有五龙捧圣、三田返复。一符如是,百千万符皆如是;一时如是,三千六百时皆如是。简易施工,皆赖于夹鼻牵牛过鹊桥也。鹊桥者,驾鹊成桥,悬空飞度,为牛郎织女相会之所。有七日来复之机,便行此夹鼻牵牛之事。一样神工,两般作用,颠倒取之,顺逆运之。苟未能信奉真师,慎择贤友,亦乌乎行之哉!

《浅说》点

"夫所谓道者,人所以得生之理。"

【点睛曰】:此"生理"二字,便玄之又玄矣,安能测其所以乎?人皆谓男女媾精而成,彼毕世不生者,岂尽未媾精耶?此中有一定不易之理。但其机至神,非猜想所及。一点所蓄,天命赋焉。贤愚圣智,一本贞元。昆虫草木,初无二理。各正性命,保合太和。微矣哉!

"性命双全,方成得个人;亦必性命双修,方成得仙佛。"

【点睛曰】:天所赋者谓之命,人所禀者谓之性。人有阴阳,道无男女。男人有性命,女人亦有性命。其始本是一原,其继分为二理。合而论其体,人有男女,性命不殊;分而言其用,人分男女,性命各别。此成仙成佛之妙用,在一体一用、一分一合之间耳。

"静极之际,正有动机。即此动机,便可修仙。"

【点睛曰】:已明明指出修仙之路径矣。邵子谓"一动一静之间,天地人之至妙至妙者"也。然而动静无端,阴阳无始,亦乌能测其动也哉!

又曰:"炁动即有神动,时至神知,莫教当面错过。"

【点睛曰】:修仙者,亦积累此动炁而已。此炁之动,即是冬至;将动未动,便是亥末子初;勃然而兴,便是活子时至。我即迎之以汞,宰之以神,使炁有所主,神有所依。外乾坤而内坎离,对面的乾兑,倒转的夫妻,吕祖谓之"两重天地、四个阴阳",急急寻师,无劳猜想。

"未化精之童子,修有四易:易于财,可数之费;易于工,可计之日;易于侣、易于时,省百日之功、扶颠危之易。"

【点睛曰】:然则中年老年,其为财侣工日可知矣。

"养胎者一人,护法者二人,或三人。"

【点睛曰】:养胎者,养我之胎也。我之胎不自养,必藉护法之人以养之。一人、二人、三人,合五、六人,未为多也。

"求财助道者,或以自己家赀变卖而得。"

【点睛曰】:如冲虚子自言以所卖家产千余金,并九转之力,备以入山住静,供护众居食之资。既云入山住静,安用供护众居?千金重币,何所用之?曰"千金并九转之力",是不止千余金矣。读者偏于此等处,囫囵过去,总缘信杀"学道须教彻骨贫",竟不追原所以用财俱之故。且后文又言并传以邱真人助国之方,事载《元史》。云护道要用则用之,否则置之,勿为世间作孽,取大罪戾。邱真人助元世祖建国,兵资必非细小矣。当知外金丹实为奋大用、发大机者之助。学者欲知此事,其理与内丹不二,未能备说,姑为陈其书目,以备有志者之搜求:

太上《金谷歌》、太上《明镜匣》、浮黎鼻祖《金火秘诀》、《金碧古文龙虎经》、丹阳谌母《铜符铁券》、许旌阳《石函记》、东华帝君《金柜藏书》、淮南王《火莲经》、灵阳子《洞天秘典》、梦觉道人《黄白镜》、范文正公《渔庄录》、张一阳《黄白鉴形》、溧阳子《师正百法》（即《秋日中天》）、白紫青《地元真诀》、陈自得《竹泉集》、彭真人《观华经》、上阳《火龙诀》、彭纯一《承志录》、中和子《玄机丹髓》、泰然子《铅汞章》、陈希夷《华山碑》、卓壶云《神丹论》、《金火直指》、《黄白破愚》、《天台咫尺》、《三元秘范》、《神丹秘典》、《混元宝录》、《坎离秘传》、《鸿炉秘宝》、《青霞子词》、《丹元》、《三种金莲》、《金丹三论》、《梦醒录》、钟离祖《金丹歌》、吕祖《敲爻歌》（另是一篇，非"汉终唐国"句。）、吕祖《百字碑》、张三丰《外丹九首》、瞿仙《造化钳锤》

"或以外护出财助道而得。"

【点睛曰】：张紫阳得马都运而后事就，薛道光得张环卫而后丹成，冲虚子得明藩封吉王之力。

"真正仙道清静，亦有一端道理，却不与淫污者同快活。"

【点睛曰】：淫污是地狱种子，此天堂之事，有天渊之别。有在淫污，其同在不淫污可知矣。

【点睛曰】：是书之言丹事，可谓详矣。先使人明此妙理，复使人知此妙事。所谓事者，外护之事功。如选福地，造丹房，近市廛，备饮食，戒荤腥，厚床褥。注云："房舍华丽、衣服鲜美、饮食丰盛、财物盈余、库藏充满、家具器用奇巧，皆招盗贼之由。"清静修持，不令人知，他书有如是之详且尽乎？

《二炁直论》点

"先天炁者，谓先于天而有；后天炁者，谓后于天而生。"

【点睛曰】：未有天地，先有此炁，此炁实生天地；既有天地，乃有此气，天地实生此气。两间无非此炁之运旋，万类无非此炁之发育。此炁之在人身，不异于在天地。惟能效法天地者，便能知所先后矣。

"吸机之阖我则转而至乾，呼机之辟我则转而至坤。"

【点睛曰】：何以不言坎离？外之对待也。进则降，退则升。所谓进退者，一下一上、一往一来也。"天上日头地下转，海底婵娟天上飞。"见此便见呼吸之妙用，知此便知进退之神机。

《药物直论》点

"金丹内药自外来，若不曰外，则人不知采之于外而还于内。"又曰："若不曰内，则人一概混求于外。"

【点睛曰】：读者亦无以测其内外矣。须知丹经如蚌启珠光，而忽开忽掩。开以启人之悟，掩恐泄天之机。吾且冒天谴而一言之：此药虽养于内，而实生于外。故其上文曰总出身外，遂曰外药。夫所谓采于外者，非采诸山，非采诸水，非采诸异类，实实采之身中。此药起死回生，无有不治之疾，长生特其小证耳。大则白日飞升，玉殿真官、洞天主者，皆由此得，所谓无价之宝也。此宝虽大，近而易求，无论贫富，人人有，家家有，不必梯山航海，遍地无不是者。虽绝域穷荒，亦自不少。除是无人，则无此药。噫，"莫学安期诳始皇，入海寻求不死方。空遗童女三千辈，犹向东溟望故乡。"

"止火采大药。"

【点睛曰】：本是运火采药，如何言止火采药？当知止火者，止前之火；采大药者，采后之大药，所谓还丹也。前之火不止，则后之火不可起。前之止火而用采，"民安国富方求战"也；后之用采而得大药，"战罢方能见圣人"也。吕祖谓之"移炉换鼎"。

"此炁在人，未有此身，即此炁以生其身。炁不足者，则不能生子。少者炁足能生，老者炁不足，故不生子。观此，明知形不能变化生生，而炁能生。"

【点睛曰】：可知生子者，不以精而以炁也。万古不泄之秘，就是此炁。此炁悬于先天无始，产于后天躯壳。此炁之前，无有此炁；此炁之后,亦无此炁。此炁之前,茫乎无朕;此炁之后,已成滓质。此炁未来,专候此炁;此炁已过,复有此炁。成仙作佛,即是此炁;简易施功,不外此炁。

"修士惟聚炼此炁,以求长生。"

【点睛曰】:然则生身之炁,即是修仙佛之炁。吕祖曰:"穷取生身受炁初。"又曰:"未生身处下功夫。"

《鼎器直论》点

"神外驰为淫想,炁外驰为淫事,皆所以速死。真人以神驭炁,同归于炁穴根本处。"

【点睛曰】:夫神既外驰,为想多矣;炁既外驰,为事夥矣。独不他想而为淫想,独无别事而行淫事。虽为速死之事,实乃切近之灾。真人以神为车,以炁为马,执朽索而御之,终而复始,始而复终,至于无终无始则几矣。

"还神摄炁,妙在虚无。"

【点睛曰】:以神御炁,回环而招摄之;妙在虚无者,即色是空,无人相、无我相,色相俱泯,清空一炁。

《火候经》点

"人人惑于妖妄邪淫,不知仙道正门。"

【点睛曰】:本非妖妄,愚人目为妖妄;本不邪淫,愚人猜为邪淫。邪说妖淫,易于惑世,又岂知仙道正经与世间所说大不相同。

"交合神炁,久炼而成大药,必用有为也。"

【点睛曰】:外之神炁不交,则无以采药;内之神炁不交,则无以合丹。多合多炼,久炼久成,自然金光耀眼,三花聚顶,五炁朝元。然此专用有作,不用无为。世人只知无为是道,岂知其始于有作哉?

"师归师家，我居我室。"

【点睛曰】：师有家，我有室，是在家中，不在山内。既有家室，便非孤修独养。

"五十日而丹成止火。"

【点睛曰】：何曾用完百日？止火者，放下一段工夫。

"师曰：'真好决烈仙佛种子。'"

【点睛曰】：须知此事，妖魔特重，非奋勇决烈直前，必不免于虎口。风波险绝，莫看容易。萧紫虚曰："外道邪魔忽逞威，七星宝剑向前挥。果于鬼窟交锋处，夺得明珠一颗归。"

"可惜当面错过。"

【点睛曰】：当面错过，非系不知，便是忽略。不于他处而于当面，失之至近，尤为可惜。

"予藉父清廉盛德所庇，有田园房店之可卖，受尽万苦千辛，逐日奔求师家，昼夜护师行道，历十九年而得全旨。"

【点睛曰】：清廉盛德，则所卖者非孽财；逐日者，日日如此，不敢厌烦，不敢怠惰，竭尽至诚，助财助力；昼夜不息，护师行工，以为侣伴，辛苦备至，十九年之久，乃得全诀，艰哉！

《炼己直论》点

"如淫事、淫色、淫声、淫念等，正与炼精者相反、相害。一旦顿然要除，未必即能净尽。或可暂忘而不能久，或少忘而不能全，焉能炼得精、炼得炁？必在先炼己者，为此也。"

【点睛曰】：然则炼己者，炼此淫念也。淫色可爱，淫事可贪，淫念易起，古云："私毫念起丧天真。"固不独淫为然，而淫尤为至毒之事。戒慎恐惧，便是炼己之法。然心目中痕迹尚在，必也化尽，与之相忘，到得浑然大中至正，性理功统，自然不畏虎狼之凶残矣。

"有淫念未炼净,乃复失为淫精者,古人有走丹之喻。"

【点睛曰】:丹非能走也,淫念一动,则已成之炁,复返为精。果能如沾泥之絮、古井之水,而亦何虑乎此!

《筑基直论》点

"能合一则基成,不能合一则基不可成。"

【点睛曰】:合一者,性情相合,心息相依,《契》所谓"举东以合西,魂魄自相拘"。《大洞经》曰:"千和万合,自然成真。"固不独基成不坏而已也。谓之筑者,如筑墙然,使基地坚实,以后重楼高阁,皆自此起。

《炼药直论》点

"我当初自恨福力之薄,不蒙师一早度,今乃知待教久者入道精。"

【点睛曰】:然则真师之不轻授,一以观其志坚,一以深其学力。兹事重大,不易荷担,从古皆节节相授,并不一口吐尽。

"无药而行胎息,强留在腹,或积冷气而成病。"

【点睛曰】:然则当用热气可知矣。此为无药者而言。古云:"有药方能造化生。"若果有药,自然而留,亦无冷气。

"今后圣不至当面错过。"

【点睛曰】:凡三次点醒,读者审之。

"调息者,调其内用之玄机。"

【点睛曰】:非播弄后天口鼻之息,吐浊吸清,后上前下,久而成疾。或张口吞吸日精月华,皆去道万里。

《伏气直论》点

"始终向上之工,只为伏此一口气耳。"

【点睛曰】：始终者，谓起手至了手；同一向上工夫，所谓"向上天机不妄传"。此"向上"二字，深有意义，非长进之谓也。古歌云："服气不长生，长生须伏气。"又曰："息住气停胎始结。"当知非闭气可至。到得归根复命，自然外之呼吸俱绝，了无死生矣。

《胎息直论》点

"真证阳神大定，绝无动静起灭，即是胎圆。乃返到如母胎初结一炁未有我，而未分精炁与神之时。"

【点睛曰】：炼丹者，亦炼此大定而已。初证则小定，胎圆则大定，大定则慧光生。此由绵密之功积累而成。《黄庭经》曰："仙人道士非有神，积精累气以成真。"始终积诚，终成胜定。逐渐返到初结胎，再返到未有我。斯时也无精，也无炁，也无神，无火、无药，独有一觉灵在，便是胎息还神，灭尽定而涅槃矣。此中关之实证。"十月胎仙出，雷电送金虬。"曰胎仙、曰婴儿者，絪缊鼓荡，真炁结攒，胎圆而产，与妇人怀孕不殊，非真有婴儿也。即真炁所炼之元神，到此不谓之元神而谓之真性，释氏谓之见性成佛，此乃真见性矣，岂顽空枯坐所能至耶？

《直论起由》点

"虎皮座张真人于万历己卯年度李虚庵，至壬午复至李家，助李银为行道之资。"

【点睛曰】：此是师助弟子。既已助矣，后复有曹与三友各具赍六金，又助师三十金。此六与三十，得毋虚记耶？于前之每人日费三分见之，噫，何其廉也！

"李真人于万历丁亥受曹还阳请至其家，曹与三友各具赍六金助道，不足，又助师三十金而修成证果矣。"

【点睛曰】：请师至家行工，曹与三友共是四人，各具助道之资。是四弟子共为护法，并作侣伴。此冲虚子已前之事。至曹还阳行工，冲虚子逐日奔求师家，昼夜护师行道，师弟子之成就已叙得了如指掌。〇曹还阳度亲兄曹复阳，与伍冲虚、伍真阳又是三人；及冲虚子传堂弟太初、堂侄太乙、吉王太和，又是三人。三代十人，护法助道，有独行者乎？〇《仙佛合宗论语》，冲虚子自言：我于万历壬寅年，初下百日之工于家，正月起工，总暮春之季而基成。自甲午年闻道至壬寅，九年乃筑基，又十年始得全旨及助道之方，而出三界之上。

"昔一光棍，专以房术欺骗人，乃借言曰：'铅汞不在身中取。'已明明说破。愚按棍贼此言，谓铅汞不在身中取，是女人身上取的。铅汞者，喻阴阳，岂有阴阳二者俱在女人身上取之言？而可欺人取信乎？犹且言之，咦！"

【点睛曰】：光棍之言甚非，细审之又似乎不非。断无有铅汞二者俱出女人身上之理，已明明说破。"犹且言之，咦！"明眼人自有的见，慎毋信形似之言，为房术欺骗者所惑矣。

《后跋》点

"张紫阳作《悟真篇》以访友，果得石杏林之徒。其胜于奔走四大洲访师者，不万分便益哉？"

【点睛曰】：然则冲虚子虽无待于此，其著书立说，亦未始无嘤鸣之意也。同声相应，同气相求，莫我知也。如有好者，将万里自至矣。师惟结护法之缘，弟子免四大洲访师之苦，二者相需，真万万分便益有余矣。

"道之精真者曰理，道之实行者曰事。理可以书求，事未可尽以书行。未遇师者，即以此书为寻道之正门；已得师传者，即以此书印证。若不求师度，专索之于书，只可言悟书，不可言悟道。"

【点睛曰】：古云："口口相传不记文。"又曰："不将口诀著于文。"

上古至今,道统相承,一气贯通,责重于人,不寄之于纸笔。书犹之乎画龙也,诀犹之乎点睛也。一经点破,则四面玲珑,头头是道,所谓"一诀便知天外事,扫尽旁门不见踪"。若素未读书明理,亦犹画龙未成,无睛可点。此而告之,是张咸池之乐于洞庭之野,鸟见之而高飞,鱼见之而深藏,不以为怪,且以为愚矣。

"我自癸巳至壬子,二十年参师护师,卖田舍,破家计,苦心苦行而得悟。后之参师者,未必能得年之久,未必有可卖可破之家而可得,故一泣。"

【点睛曰】:参师护师,破家以从;苦心苦行,励志而悟。然则卖田舍者,非自用也。后为火所魔之千余金,乃备为道隐之费。观此凡两弃产业,一则曰田园房店,再则曰卖田舍、破家计,深痛夫后之无可卖、无可破而不得者,慈悲至此,我亦欲哭。

"分符领节"点

《序》末与《火候经》末,特题曰:"分符领节,受道弟子。"

【点睛曰】:此"分符领节"四字,实修丹之大关键,不可忽略。符者,虎符也,即兵符之印信也。《黄庭经》曰:"丹锦云袍带虎符。"又曰:"身披凤衣衔虎符。"《西游记》每至一国,必倒换关文用印者此也。渡流沙河,九骷髅中安一葫芦,及独木桥者此也。《金丹真传》有"葫芦歌",《参同契》有"鼎器歌",《悟真篇》曰:"先法乾坤为鼎器。"此器至重,下手必须,一名上天梯。入室之际,师乃授之。《仙佛合宗论语》曰:"自古仙真授受真道,必清静斋醮,如科条,具信赞,奏告上帝三台、北斗南辰、三官四圣、五帝司命,请命降允,而后可传。凡传一人,遍天地间神圣无不告之者。倘有恶类妄自行财,及诡诈私相授受,师弟子同受栲掠,可不重哉,可不戒哉!故《四极明科略》云:'度命回年之诀,遇真可传,依盟上金八两,五色之罗各九十尺,金环五双,以誓九天不泄之秘。无信而度，经谓之越天道；无盟而传，经谓之泄天宝。'《太上科令》云：'不审其人，无斋而传者，师当死，受者失两目。斋不苦切，师当病，受者失口焉。'《太上三一五氘经》云：'天仙之真有龙胎金液长生久视之丹，皆不得背科条而妄泄也。若信人赍信金诚，数试无退，将法付之。若犹豫猜疑，秘而勿与。凡有愿学真正盟威之士，太上命所司帝君等授以符箓；愿学全真仙道金液还丹者，太上亲遣仙道玉帝紫微授以符节。所以有符箓者，复可升授符箓。有符节者，始得秘受火药。此所以难遇难明也。及道成飞升，验符箓则归原职，验符节则列仙班矣。'"

跋

余因盲师误人性命，使有志之士，望洋兴叹，莫定适从。乃著《试金石》，辨师之真伪。既成，门下姚子一智请曰："《天仙正理》一书，可谓至详且尽。然其辞迂回屈曲，似明实晦，敢请揭其旨而发其微？"于是复编斯帙，将千万年不传之秘机、冲虚子隐藏之妙用，泄尽无余。金钥既启，多宝藏开，但愿度尽贤流，同归正觉。因更跋之而系以辞曰：

"虚空不住此灵灵，大觉如来亦有情。

愿度群迷登彼岸，只因人不悟无生。

白玉黄金贮此堂，花宫仙梵响微茫。

问余鹤发何缘碧，玄帝亲传却老方。

忽见神霄紫雾浮，巨鳌奋浪海西头。

谁家老子新凭钓，独把丝纶笑不休。

月照寒蟾夜吐光，穷阴之下有真阳。

若能手探玄元窍，准尔飞神谒上苍。"

济一道人

丹经示读[①]

傅金铨 撰

题 解

　　《丹经示读》，一卷，傅金铨撰。丹经难读，古今共叹；瘦辞隐喻，莫明其端。金铨既擅于人元丹道，为之缕析丹经道书关捩，虽不无老生常谈之感，但也偶有妙义蕴在其间，具明眼者自知之。

---

　　① 本篇底本无，据善成堂本补。

丹经示读

傅金铨 撰

　　济一子曰：昔人谓读圣贤之书尚难，何况读神仙之书，是神仙之书异于圣贤之书明矣。圣贤训世，三纲五常；神仙超世，铅汞龙虎。训世之言，显而易知；超世之言，秘而难悟。真师未逢，肉眼无光，又何怪其嚼蜡吞枣而终身门外也哉！

　　吾今不避天谴，特为正心修身、立德立功之贤人，指破迷津，劈开生面，肉眼同慧眼之光，凡心等佛心之觉，普度有缘，同登觉岸。是道也，实生天地。地之玄机，至严至秘之科律，《契》所以"犹豫太息，俯仰思虑，露见枝条，隐藏本根"。后世丹经，秘母言子，四面射来，锋攒一的。于中有微言，有显言，有反言，有正言，有疑似之言，有比喻之言，有敲击之言，有对射之言，有理解，有口诀。真诀虽不在纸，而亦何尝不在。神龙隐显，出没不测，东露一爪，西露一甲，非得真师，安能睹其全相？一言指破，在依世法而修出世法。"顺则生人，逆则生丹。"只此二句，便泄尽天机。而人不悟者，珠在道旁，不之觉也。今且设一器以明之：昨日盛茶，今日盛酒，则知盛酒之物即是盛茶之物，原非二器，虽分顺逆，不待别求。古先圣真垂训立言之妙，隐如跃如，类多如此。其秘机在"生人"二字。夫生人岂淫欲之精所能为乎？此玄之又玄之妙，神圣于此立根，仙佛于此托始。"至哉坤元，万物资生"、"如审遭逢，睹其端绪"，此微言也。"坎离颠倒凭葫芦，长男夺取少女宝"、"浓血皮包无价宝"、"人见贪情欲，我看似亲娘"、"敬之如母，畏之如虎"，此虚言也；

"铅遇癸生须急采"，此反言也；"不采癸而采壬"，此正言也；"说着丑，行着妙"、"人人憎、个个笑"、"口对口，窍对窍"，此疑似之言，浑言也；"一条伎俩无多子，会去西川买黑铅"、"昨宵被我捉将来，把鼻孔穿放杖上"，此比喻之言，奇言也；冲虚子云："昨日有个光棍，说铅是女人身上产的，难道汞也是女人身上产的不成"？此敲击之言，巧言也；"天上日头地下转，海底婵娟天上飞"、"东接扶桑之谷，西通太华之巅"，此对射之言，妙言也。所谓明理者，"火是药之父母，药是火之子孙"、"五行颠倒，天地七宝，五行顺分，法界火坑"；所谓口诀者，"明月堂，玉蕊芳"、"五千日近坚心算，三十时辰暗里盘"。姑掇数条，以备隅反。

性命双修，日月合璧，奈何人不肯双，必欲单修孤坐；三峰采战，九族沉沦，奈何而妄用女鼎。"须知大隐居朝市"，朝非贵乎？市非富乎？"常言金丹出富豪"、"欲为跨鹤之游，必假腰缠之助"、"下士闻而大笑，上圣所以不言"。又曰："必依富势一家，以为内助外护；富而无势，毁谤易生。"丹基难固，明言"通都大邑"，奈何深山独守静孤！"衣中珠子，近在眼前"、"此般至宝家家有"，妻子如衣服，谁家所无？在迩求远，在易求难，道不远人，人自远道。珠玉金银，世所常有；不死之药，世所罕闻。岂知此罕闻者，无地无之。所常有者，不能常得。虽然不死之药易得，不死之诀难求。善乎抱朴子之言曰："世有积金盈柜，聚钱如山，不知有此不死之法，纵令闻之，万无一信，千金送葬，何益死者？"故曰："论其贵贱，虽爵为帝王，不足以此法比焉；论其轻重，虽富有四海，不足以此术易焉。"后之学仙子，其励志修心，多行阴骘，则追风蹑景，凌厉玄霄，不难矣。

或问济一子曰："如先生言性命双修，是矣。《天仙正理·鼎器直论》何以叱妖人淫贼，妄指女人为鼎，补身接命，何也？"

答曰："子真聋听宫商，而不悟丹经奥义，此即所以言也。从古不显言者，恐起人淫邪之见，世人岂能知'玄契遇合，真道不邪'之理？冲虚子不云乎：'有诸相对，无诸相对。'又曰：'有一端道理，却不与淫者同快活。'又曰：'师归我家，我归我室。'师弟各有家室，助师行工，是在家中，不在山内。今且略举数条，为子醒之：《敲爻》曰：'守定烟花断淫欲。'凝阳祖曰：'仔细临炉莫贪爱。'刘长生真人曰：'色心绝尽，可全于命。'子试思，全命单要绝尽色心，何也？佛云：'淫心不除，尘不可出。'《脉望》曰：'首要与之相忘，色欲之念始绝；次要降伏彼心，恩爱之情可免。'张三丰曰：'怎敢胡为？俺向花丛中，敲竹鼓琴心似水。'又曰：'不羡他美丽娇花，只待他甘露生泉。'《唱道真言》亦说：'美色淫声，究同我性。'于叙事中，忽曰：'柳下惠坐怀不乱，目中不见有女也。'《道德经》曰：'不见可欲，使心不乱。'盖淫心一起，真气分崩，为道之大孽。请看世纷利欲，当戒者甚多，都不说起，单说淫心。必是当前难忍之事，易贪易着，子可谓读书不之甚解者矣。《黄庭经》曰：'长生要妙房中急。'上阳子曰：'虽于房中得之，而非御女之术。'此'要妙'二字，非奥妙之谓，言求长生须要用妙。房中急者，入室最为紧急。此'妙'字作分相看，后来丹经'妙'字源此。老子曰：'众妙之门。'众妙者，不一其妙也。"

问曰："防危虑险，不知有何危？有何险？"

答曰："防危者，防乎此也；虑险者，虑乎此也。张三丰曰：'怕只怕急水滩头难住船。'余昔蒙祖师训曰：'汝既明真诀，漫把娇娥说。且论龙捉月，白虎性凶顽。要汝心贞烈，问汝会佳期，心性烈不烈？'"

问情性。

答曰："情者动也，性者静也；情彼也，性此也。一阴一阳，一动一静；一子一午，一水一火；一日一月，一寒一暑；一春一秋，一生一杀；一昼一夜，一呼一吸；一往一来，一进一退；一有一无，一虚一实；一上一下，一左一右；一长一短，一刚一柔，一白一黑。无非对待之数。朱雀青龙、玄武白虎，合符行中，藉中央土。"

问："推情合性，转而相与？"

答曰："谓之推，便有作用；曰合，便有对待；曰转，便有回机；曰与，便属有物。味之。"

问:"何以必阴阳,阴阳何以必离坎?"

答曰:"'一阴一阳之谓道',孔子已言之矣。'偏阴偏阳之谓疾'、'阴阳和而雨泽降'、'阴阳交而万物生'、'肃肃降于天,赫赫发乎地'、'冬至子之半,天心无改移'。一阳起于九地之下,不闻降于九天之上,子可悟矣。夫'天施雨露,地发生机'、'男主施精,女含孕育'、'西南得朋,乃与类行'、'天上太阴太阳,人间少阴少阳'、'男内阴外阳,女内阳外阴',此姹女金公,颠倒寄体,造化之妙。姹女者,宅中之女;金公乃铅字,又为老郎。用宅中之女而采铅,采铅之人有后生者乎?皆老郎也。似此双关妙义,两面对平,乃为之咏曰:'小髻倾花发未秾,鸿濛未判有谁同?蛾眉忽现清霄月,一指非禅万化中。'"

问:"采战者,以女人为鼎器,是地狱种子。吕祖《鼎器歌》又曰:'鼎器本是男女身。'即先生亦曰:'阴阳必离坎。'何矛盾若此?得无畏其名而阴用其实耶?"

答曰:"此是论采战者,非所论于不采战者。经曰:'向上工夫不妄传。'世人贪淫好色,岂知真道不邪之理。今且举数条为子印之:抱朴子曰:'敬之如母。'张三丰:'我看似亲娘。'《道德经》曰:'万物之母。'又曰:'而贵求食于母。'吕祖曰:'穷取生身受气初。'禀母气以成形,教人即顺以求逆。经曰:'若知得生身根由,便晓得造化在手。'丹道以子气感母气,以母气伏子气,而奈何其趋下也。"

问:"既非趋下,何以有交媾之言?"

答曰:"交者,内交真气,非体交也。以神合气,以气归神,气神合一,水火交,心神融,魂魄宁,金木并,此之交媾也。《易》曰:'男女媾精,万物化生。'男女如何生万物?孔子大圣,岂有谬妄,人自不达耳。请看《金丹真传》,明白晓谕:'男不宽衣,女不解带。交以神不交以体,交以气不交以形。'故陶贞白曰:'玄契遇合,真道不邪。示有对偶之名,初无弊秽之迹。'"

问："'口对口，窍对窍，莫厌秽，莫计较'，此又何解？"

答曰："三丰《七篇》云：'两体对坐，二景现前。'当知是对坐。吾人当心静神宁，天君大定，虽贵介当前，皆有体气。此性命根、生死窍之大事，而敢少存计较之心乎？下文即曰：'大关键，在颠倒。'可知是逆而非顺也，奈何疑之。"

问："'人所禀躯，体本一无。元精云布，因气托初。'"

答曰："此顺生之道，即以晓人逆生之机也。妙在'因气托初'四字。两间之物，无非因气而有，其前自无而有，其继自有而无，无是有之根，有是无之始，正论此'元精云布，因气托初'之义。人之生也，禀父精母血而成此幻躯，即真空妙有也。父精一点如珠露，母气缊缊攒结，先生两肾，为水火之根。左肾藏父精，右肾育母气，两肾中间，抽出二干，如藕之花叶。一干上生两瞳神水，一干中结金胎神室。一点既注，天命付焉，溟滓混沌而成形，皆自无而有也。凡自无而有曰造，自有而无曰化。未有造而不化，亦未有化而不造。盈虚消长，如循连环。金丹之道，有若生人，方其受灵父圣母妙氤之初，金胎凝结，阳火阴符，日炼日坚，历十月而胎仙出矣。其理与生身不二。道不可言，故借顺以显其机。夫人在气中，人知之；气在人中，千古无人知得。"

问："《天仙正理》所谓道者，人之所以得生之理。未知此理谓何？生则知之，得生之所以，渊难致则，愿聆至教，一启愚蒙。"

济一子曰："深哉问也！子欲知此理，即道理、天理、性理。总之三理，皆托于命而有。《书》曰：'惟皇降衷。'自哇然一声，四端万善之全理赋俾于人，所谓'圣不多加，愚不减少'。造化非元善不生人。仁也者，人也，合之乃成道也，分之则性命属两边矣。此理之在天下，荐绅先生或有人能言之者。夫玄漠之表，曰太虚、太无、太素、太玄，太始而生理，理者，物之未形而先有者也。因理有气，因气有血肉以成形。中含元始，为造化之枢，先天之氤是也。发育大源，大如天地、日月、星辰、山川、河岳，小而民物、象数、飞潜、动植，阴阳之根，五行之祖。历算于此起元,律吕于此定管,万事之本,万理之宗,无此便无天地、民物,无数理,无鬼神,无仙佛。妙哉此理,至哉此理!"

问:"'玄牝之门,是谓天地根。'玄阳牝阴,固知之矣。'门'字之义,愿乞慈悲。"

答曰:"门者,窍也。知妙不知窍,犹不知也。《道德经》观妙用无、观窍用有,又曰'众妙之门',窍即门也。《参同契》开首即说:'乾坤者,易之门户。'曰门便有合辟之义、出入之机。《易》曰:'一合一辟谓之变,往来不穷谓之通。'经曰'刑德临门',谓临此玄门牝户也。又曰'进退须明卯酉门',又曰'卯酉乃其出入门'。'门'字固重,尤重在出入。故《悟真》曰:'玄牝之门世罕知,休将口鼻妄施为。'妄施为,谓不知出入也。何谓'天地根'?'混沌包虚空,虚空豁三界,及其寻根源,一粒如黍大。'此即黍珠一点,已无余蕴。然天地有根,万物有祖,阴阳有源,造化有始,恶得以一黍米尽之?吾知子未即解也。邵子曰:'天根月窟闲来往,三十六宫都是春。'亟宜究此根窟,阴阳方有门户。所谓'太极把柄,造化枢机',子欲知之,待分符领节时,归而求之可验也。"

问:"'气是添年药,心为使气神。若知行气诀,便可得仙人。'《天仙正理》亦曰:'所以长生者以气。'《入药镜》曰:'先天气,后天气。得之者,常似醉。'是言必得此气,乃可添年长生而得仙,何以又云'人人血气本流通,营卫周行百刻周,岂在闭门学行气,正如头上又安头'?又曰:'服气不长生。'是言炼气之非。此皆前圣之言,何牴牾若此?后学将何所适从乎?"

答曰:"二者皆是。"曰:"弟子兹惑矣。夫理无两是,事无两非,安有二者皆是?"答曰:"丹经皆东西并一而言,子不知妙用,吐浊吸清,这便是服气,头上安头。子如知用妙,得行气之诀,玩月测潮,珠连璧合,手握造化,自运神功,一呼吸尽之。易简天机,无德而闻,必且有咎。子其广积阴功,多行方便,求知妙合而凝之理,则知用气之道远矣。"

问:"'周天息数微微数',又曰:'三百七五从头数'。是要数息矣。

而海蟾仙翁又曰:'数息按图俱未是。'萧紫虚亦曰:'不在呼嘘并数息。'是不用数息矣。孰是孰非,幸为晰之。"

答曰:"无不是。"曰:"弟子求晰疑而莫测所谓?"答曰:"子未知玄诀,安晓课程?谓必要数息者,行功之程限,所以均劳逸,使无厌倦不甘也;谓不须数息者,采取一机,升降一气,此黄道运行日月之功,于中有药,所谓'如人饮水,冷暖自知'。当自审也。"

问:"周天三百六十五度,今日三百七五,何也?"

答曰:"多十五数,为分余象闰之数,重在'从头数'三字。"

问:"《天仙正理》谓修仙只是采此动机,亦知动根于静,不有静则无动,但不知动于何处? 动于何时? 伏惟吾师哀其愚而教之。"

答曰:"大哉问也! 此一点动机,乃大地众生蠢动含灵、一切化机之命根,一点最初露出之端倪⊙,显象于茫无朕之中,结胎于两仪。既判之后,邵子谓'一动一静之间,天地人之至妙至妙者'也。若欲知动于何处、何时? 于天地则动于冬至,于人身则动于子时。究之动静无端,阴阳无始,造化之根,得真师者,庶彻其微矣。"

问:"'始于有作人难见,及至无为众始知。'有作是可见者,无为是不可见者,今乃说有作不可见,无为可见,何也?"

答曰:"此秘密施工,岂容人见? 即《入药镜》亦嘱人'密密行',吕祖曰:'饮海龟儿人不识,烧丹符子鬼难看。'所以要稳固丹房。至于无为,则清静孤修,皆可共见,无惊世骇俗之事矣。"

问:"生门死户,皆谓本是生门,因好色而成死户,是否此义?"

答曰:"恶乎谓此。凡人之生,先生土星,谓之鼻祖。因呼吸有生,断呼吸即死,世人以下阴拟之,误矣。"

问:"'休施巧伪为功力,认取他家不死方。'玩此是认取他家之非?"

答曰:"二句合,是断语其非;二句分,是决言其是。所谓疑似之言,此类是也。"

问生杀之机。

答曰："斯道如鬼窟中取宝，浊水中探取清泉。萧了真曰：'外道邪魔忽逞威，七星宝剑向前挥。果于鬼窟交锋处，夺得明珠一颗归。'生机即在杀机中求。故《悟真篇》曰：'若能明此生杀机，反掌之间灾变福。'恩生于害，固无二理。"

问："《阴符经》'其盗机也，天下莫能见，莫能知'。曰机，便有巧妙；曰盗，便是暗取他人之物。从何下手？何处行机？愿得启不知之知，发难言之秘？"

答曰："骊龙颔下之珠，因其睡乃可窃，若值其醒，则能杀人。《悟真篇》曰：'三才相盗及其时，道德神仙隐此机。'又曰：'每当天地交合时，盗取阴阳造化机。'此机神仙所隐，造化所悭。吕祖曰：'有人平却心头棘，便把天机泄与君。'子心棘未平，闻亦不达。"

问："元神、识神何以辨？"

答曰："元神者，真性也；识神者，欲神也。元神根于未生之前，识神立于有生之后。此即人身先后天也。元神藏于泥丸，识神居于心窍。请看优伶衍剧，测想旧事，必仰首挠鬓，盖元神追溯，后天知识不与矣。识神者，后天乾慧，一切才智技巧，皆由识以生。人心有七窍，上应北斗。心本无灵，灵之者窍。人死气绝神飞，斯灵即去，透入别壳。然则真我固有在也，区区官骸，暂有旋无，虚灵之寄寓耳。"

问："元神既是真性，真性便真我，何识神亦是真我？元神是主人翁，识神便是贼，强奴用事，闭锢真心，三教圣人，皆教人铲尽识神，完全真性，亦知肉团之心非道。然非肉团之心，则真性何托？觉灵何附？"

答曰："元神无思无虑，识神有知有觉。无识神则无有运动，无知觉矣。此识神亦是生初带来，原夫未生之前，浑然太虚。将生之际，欲神感附，渐生知觉，及长而贪财好色，此所谓'食色之性'，张横渠谓之'气质之性'。夫不有天命之性乎？天命之性，万虑皆空，邈绝边际，真净妙明，无方无体，儒称'明命'，佛曰'圆觉'，道曰'金丹'，即此是也。

就有形论,谓之元神;就太虚论,谓之真性。形成而元神自有,心具而识神自入。《入药镜》曰:'是性命,非神气。'曰神气,则小之乎言性命矣。"

问:"人死气绝神散,何又有鬼?"

答曰:"此鬼即是欲神。""然则元神真性何在?"答曰:"元神真性,归还太虚。昔人比之一大海水,结泡成形,泡散仍复是水。"又曰:"物物一太极,其归化则统体一太极,然则何以有鬼也?"答曰:"尸神即血肉之神,欲神也。凡冤死者,其神郁而不散,所以能为声响。自古无千年之鬼,《阴骘文注证》有祖示梦于子孙,曰:'今汝得中,冥司先要考较我等功德。'其子问此矮小者为谁?曰:'汝祖也。'俗言新鬼大旧鬼小,信矣。岁久精灵消灭,若真性则万劫长存。谓人死时无鬼,生人时有鬼,扑地离胎,欲神感附,入居心窍,其元神乃不有而有,欲神是不无而无。一居九霄,为先天无极之主;一居绛宫,为后天思虑之神。"

问:龙虎名义。

答曰:"论其义则凶猛类之。此心之狞恶,欲念难降;彼肾之欲火,凶猛难伏。梦如乱丝,势若燎原,此炼己之功所为至难也。我之心,外朱雀而内青龙,汞也;彼之肾,外黑龟而内白虎,铅也。此龙虎之所以名也。加中央意土为五行,故《悟真》曰:'五行四象坎并离。'西为金水同宫,东乃木火共室。《契》曰:'金水合处,木火为侣。四者混沌,列为龙虎。'"

问:铅汞之名。

答曰:"亦强名耳,借喻耳。阴阳本无名,故借炉火之名名之。铅即黑铅,汞是水银。天一生水,铅为先天玄水之精,太阴真髓。四象铅为玄武,中含白虎。汞为青龙,外包朱雀。五行只是四象,故曰:'离坎若还无戊己,虽合四象不①成丹。'"

---

① 原脱"不"字,据《悟真篇》补。

问:"何以曰道又曰丹?"

答:"汉以前谓之道,汉以下谓之丹,丹即道也。古'衔'字是首行,今为首之,生人之象也。'丹'字取象于日月。《契》曰:'日月为易。'盖直竖为易,横则为明,叠则为丹,故'丹'字日头月脚,中间一横,是得一,一点象黍米之珠。《契》曰:'推类结字',谓此也,不可不知。"

道海津梁

题　解

　　《道海津梁》,一卷,傅金铨辑著。原篇末辑有金铨所注崔公《入药镜》、吕祖《沁园春》、康节邵子诗、阴真君《成道诗》四篇,今因体例,置于《丹诀注解》中,故未录于本篇。其中《阴真君成道诗》注序于清道光二年(1822),则知《道海津梁》著成在道光二年或道光二年之后。全篇先言修德积功,次言独修非道,末言阴阳象征。复又分列"性"、"命"、"性命双修"三门,辑三教圣人之训言诗诀,以证三教同源,厥终在性命双修。

道海津梁

诸君子之从吾游者,将何以教之?登高自卑,行远自迩,莫问冲霄,先凭根地,欲学神仙,先为君子,人道不修,仙道远矣。人道是仙道之阶,仙道是人道之极,不有人道,安求仙道?正心修身,徙义崇德,此庸行也;孝弟忠信,忍让慈惠,此庸德也。庸德之行,庸言之谨,真学志士,必自此始。洗涤旧肠,删除习气,纤过不贰,然后讲求性天。世纷利欲,一切无于,人爱不爱,人贪不贪,勉奋精神,刻刻自励。行《感应篇》,严《功过格》,实行实践。若不如此,内省多愆,外行虚伪,本实先拨,司过之神勘其心源,鉴观毫发,成堕落矣,又安望扶摇九万耶?

余垂家训,新书二联:"忠信立身之极昭兹令范,孝弟为人之本敬尔天常。作德日休谨遵吾训,为善最乐用教尔曹。"今诸君日谈斯道而不由德,是徒谈也。太上著经曰"道德",明非德不成道。粤稽道祖,住世千年,犹龙之叹,仅得东鲁一人。此后关尹望气而迎受学者,不闻有二。何其难也?历百劫而一传人,非虚语矣。两间大事,诚无过于此者。脱离死籍,超登仙界,璇阙瑶宫,骖螭驾鹤,职掌风雷,含元运化,作人天师,为洞天主,现在九祖,历劫生身,咸超圣境,永无生灭,顾不重欤?然而真师难遇,真诀难得,非有济世深功,含宏至德,莫任担荷。自古圣仙,无不艰难辛苦,千磨百折,以至于成。入水踏火,始终不悔。有此志量,方可格天。神工虽易,天眷为难。世之贤流不度德,不量力,欲冒昧以求,轻易而得,何其妄也。余也谬膺天眷,多历岁年,备尝艰苦,只此一法,太上至今,万仙万佛,共出一途,别无傍径。谨书师训,为后来学仙者告。

《易》曰:"穷理尽性以至于命。"理不穷则无以尽性,性不尽何由以至命?盈科之理,未可一蹴,不到知命未可言。至孔子"罕言"、佛云"秘密",浅识之士,理不穷,性未尽,奈何轻言命哉!"性由自悟,命必师传"，自古至今，少有能窥其涯涘者。必欲求之，当自立德修心始。昊天付与有德，至人守以待贤，继道统，握天符，承先启后，安敢授之非人，自罹天罚？特敷其梗概，使暗中射垛者得睹正鹄之规，于此研穷至理，克全性天，命本立矣。

　　伏羲一画开天，至圣神人，恍然有悟天地之理、至道之精，画此一画。一画阳也，阴即随之，两仪成而三才立。三阳既全，三阴即至，乾坤定矣。乾生三女，坤生三男，各得其中爻。文王重卦，兼三才而两之，不交不成变化，因而成六十四卦、三百八十四爻，民物象数之理备矣。丹法六十四卦，除乾坤天地、坎离日月，余六十卦三百六十爻，应周天数。朔旦直屯，屯之一阳动于下，有朝之象焉；至暮直蒙，蒙之一阳止于上，有暮之象焉。次日旦直需，暮直讼，挨排卦序，颠倒反覆，日各二卦，三十日而六十卦终矣。卦之全体已备，一月之候始完，终则复始，如循连环。其颠倒何也？内外反对耳。若屯☳☵蒙☵☶需☵☰讼☰☵，其对体何也？若小过☶☳中孚☱☴。一反一覆，一进一退，皆与天地同符。此符鼎周天，朝暮换易，假卦设词耳。当知卦者挂也，挂此象以昭示于人也，若泥于象则惑矣。

　　三教鼎立，如一屋三门，中无少异。儒立人，极孝弟之道，报本反始，正心诚意，道德之源。此范围形体之道，入世之法也。仙佛在声臭之表，形气之先，出世之法也。出世必基于入世，欲求出世之功，先讲入出之道，儒其大宗矣。今之道人，傍教门以求衣食，其陋者只知领法派，带徒弟，兴旺庙宇。稍异者，读《清静经》，行清静法，栖岩住壑，友寒猿，伴冻鹤，木石草衣，守死一生，何其愚也！道流无知，俗人无目，但闻某人入山几载，某人打坐几年，便谓有道。彼岂知同类得朋，人须人度之事乎？离去家中，背却伦常，阴寡阳孤，便成乖舛，与道背矣。须知至道在人类中而有，在气血中而求。上阳子曰："三教圣人非同类不力功。"此其奇也。

　　天地之大德曰生。道者，生之德也；生之德，阳气也。有一分阴不仙，有一分阳不死。阴阳妙用在于生杀，生杀为消长之机，复姤为起止之处。复见天地之心，姤有履霜之惧。否泰者，顺逆也。地天曰泰，天地曰否，止而悦，男下女。故不曰阳阴，而曰阴阳；不曰始终，而曰终始。始终是尽，终始无穷。造化深机，在于顺逆而已。顺生人物，逆成仙佛，共此一机，唯逆不易知耳。虚无生妙有，事至平常。"昔别君未婚，儿女忽成行。"从前是无，忽然而有。无是有之根，有是无之始。天下万事万物，何一非自无而有、自有而无？自无而有曰造，自有而无曰化。生生不已，化化无穷。自一世界至千万世界，无有不同。开辟以来，天地定位，日月中旋，煦妪万物，至于今不二。

道者，其无极乎？无极而太极。无极在浑然之表，太极兆将动之萌。亥子中间，所谓"今年初尽处，明日未来时"。究其机，无出乎动静。静极而动，动极而静。一动一静，互为其根。分阴分阳，玄牝乃立，玄牝立而万化滋彰矣。山泽通气，呼吸回环，斗旋日运，无息停留。太极在天地，空谈其理；太极在人身，实行其用。其用云何？活子是也。天地根，万物母，真元始，真太极也。太极即道，道即药，药即丹，丹即一。《契》曰："一者以掩闭，世人莫知之。"《悟真》曰："三五一都三个字，古今明者实然希。"曰"世人莫知"，曰"古今莫晓"，其难遇难窥，如此其重且大也。迷徒学道，妄却心思，迷却耳目，以盲引盲，迷迷相指，直至老死，不知悔悟，执其说如铜泻铁铸。可怜此辈，罪深孽重，无异戴盆，滔滔皆是，古今一辙，可为浩叹。吾为此悲，特著《试金石》一书，为志师之左证。执此以辨真伪，如杲日当空，魍魉自遁。"二十四问"能迎刃而解，则《参同》、《悟真》彻矣。若一语模棱，便非真实。又以其言印之丹经，稍有不合，便非透底之学。盖此事有一知，有半知，有全然不知。半知者已为难得。又要问何以必通都大邑？何以必俗服了事？丹房如何置器皿？如何样鼎？如何强弱选？如何合法换？如何度数？如何是火？如何是药？如何是丹？一有支吾，非其人矣。彼无师授，妄意猜度，多记丹经，腾其口说，冠簪是饰，犬羊之鞯耳，亟宜远之。

"不因师指，此事难知。"斯事最重师友，第一在寻真师，第二在觅良友。真师难遇，古今同叹。邪师妄人，遍地皆是。初学志士，此为第一件要紧大事也。此处一错，走入歧途，则终身难见天日矣。道人千万，尽是旁门，无有一是。经曰："真诀必要真仙授，世人说者有谁真？"又曰："道法三千六百门，人人各执一苗根。谁知真正玄微诀，不在三千六百门。"盖神机秘密，上天所宝，五浊凡流，一身罪垢，何由得遇？遇亦不闻，闻亦不信，信亦不切。何为不信？缘浅福薄，千般挠阻，不令其知。太上开清静之门，接引后进，使之修静养心，解除夙孽，不婚不宦，脱其世网。数世之后，垢净孽除，志念不差，始令获遇真师，得闻至诀。再能精进不怠，德备性全，天爱人敬，可望行矣。行必法财其备，侣地周全，护卫严密，然后以清静心行无为法，克日可成，甚易易也。但恐炼心不死，自投地狱，虽有神圣，无如之何。经曰："君子得之固穷，小人得之轻命。"谓此也，可不慎哉！

世人动言修道，曰修则是长远之事，再世之因，当称曰炼，便是现在世之事。凡我后学，立德立功之贤，但愿人人成仙，个个作祖。精心切究，我身未有之前，性在何处？命在何处？一太虚耳。造父母媾精，托造化以成形，命斯立矣，性亦寄焉。性者，太虚无垠，一灵炯炯，无中之真有也；命者，先天至精，一气氤氲，有中之真无也。神气相交，有无互入。性命分，各言其体；性命合，始行其用。性无命不立，命无性不全。始以性而修命，终以命而全性。性命双修，阴阳合一。五行全，四象备，奠三才，符二气。龙虎交，铅汞配，老嫩分，子午契。火候无差，功成顷刻，易莫易于此矣。云水天涯，茫茫大地，谁是至人？难辨真伪，托耳于凡庸，罔不背谬。余足迹半天下，闻见多矣，强不知以为知，虚装道貌。或曰"我是邱祖第几派嫡嗣"，或曰"我得某真人秘传口诀"。夸耀求售，摇唇鼓舌，使耳食之夫，惊喜若狂，深中其毒，牢不可破。吁，可叹也！难莫难于此矣。

天爱学道人，《唱道真言》谓：初立念时，便有神圣窥其心。若志愿真切，神圣喜之不胜。仙之求人，甚于人之求仙，信矣！奈世人随波逐浪，不肯苦志，虽曰学道，无异凡流。利欲薰心，种成恶孽，轮回六道，去而复来，来而复去。为男为女，为孤贫，为物类，遇刀兵水火之灾，受饥寒疾痛之苦，遭冤狱虎蛇之凶，皆在仙佛悲悯之中，自作自受，天何容心，必欲如是哉？佛言"有生皆是苦"，至哉言乎！今欲超登彼岸，脱离苦海，有何玄术延生续命，令枯骨重荣乎？城郭千年如故，不见化鹤归来，坏土嶙峋，空悲往昔，有志之士，良可悲矣！

欲界民人，心如乱丝，贪念、忿念、色欲念、货财念、高己卑人念、妒人利己念，时刻无宁，造就恶孽，生世坎坷，轻重受报。神圣悲怜，悯其迷昧，救之不能，劝之不得。乃立一敛心之法，使之邀福求嗣。朝山拜庙，结香会，为坛墠，顶礼慈云，诚敬肫虔，尘念顿息，污染不存，种彼福田矣。昔无一是，今暂不非，虽有恶人，斋戒沐浴，亦可以事上帝，其谓是乎？

仙经佛典，慈心救世，更为咒语，使诵者不解其辞，无意义可味，无文理可思，用以拔其孽识，截其知见。欲障除而心天现，真理出而万念空。驱除杂念，洗心之妙法也。

佛云"真实稀有"，谓真有此秘密难知稀有之事也。又曰："若说是事，诸天及人，皆当惊疑。"上阳子曰："人之惊疑，器识鄙浅。云何诸天亦复惊疑？则必有可惊、可疑之事者。"世人偏不于"惊疑"二字究心，自信其耳目，谓入山是道，清静是修，顽心浅识，亦恶知有圣神之奇事哉？

草木蕴一年之精，发而为华，因华乃实。然则地之海潮，女之月信，无以异矣。木无不华之果，女无不血之胎，是血即人之华也。

果核亦具天地阴阳之象，左大右小，中含一仁，三才之理具矣。芽蘖萌生，根骑两半，一树万千花实，入土而万千其株。桃则成桃，李则成李，各从其类，各有其气也。物理即天地之理，达人观化，可悟玄机。孔子罕言仁，仁之道大。人也者，天地之仁也。合而言之，道也。二人为仁,即阴阳也。鼎立才万物皆备,不亦大乎?

轮倒退,车前趋,进退之理,消长之机,有成必毁,有盈必亏。任他奇巧万变,有能不法天象地、外规矩方圆而制器成能者乎?夫道亦法天象地而已矣。

至道在人身,至理存天壤,理充于两间,道隐于血气。世人再不于形形色色中求玄妙,单要去虚无寂静理觅真玄,岂不闻人在气中,气在人中乎?钟离祖曰:"道气在人身中,不在天地。"然不遇真师,何从而得此息?

哉生明,金也。金之色白,始生魄水也。水之色黑,非金水分形之显验乎?阳魂阴魄,互为室宅。"上弦金半斤,下弦水半斤。两弦合其精,乾坤体乃成。"

大道无言,有说皆糟粕耳。盖虚无莫测,有何形象之可述哉?惟彼羲皇画此一画,并无言说,盖已剖露天心,太极之端倪见矣。然此特显诸仁耳,其用尚藏。今之丹经,显用者也。开明性命,指出心天。无为道之体,有作道之用。明体达用,真青云之士也,世不多得矣。

善言天者,必验于人;善言理者,必征诸事。天道、人道,原是一贯。伦纪肇修,立功立德,斯为凝受之本,不同于泛泛矣。曷观之《金锁钥》乎?金锁钥者,金丹之锁钥也,乃于金丹发挥只结尾一句,于人道则喂喂二千言。又秦元君奉元皇帝君命,著《坤宁经》,教女人修仙,凡二十四章,其言金丹只一章,言性天者二章,余皆言闺帏懿范,痛改前非。读者不达根本修持,谓其不言道而言事。余曰:"千里之行,始于足下,此真所以训道也。天圣至慈,不肯以泛泛待人,深愿从此进步,庶几其成。真正必由之路,世人视为闲言,夫元皇授命,岂有闲言哉?觉世之言切,饰伪之心诬,宜乎其不入也。"

非常之事,必待非常之人。仙者,非常之事也。"欲求天仙者,当立一千三百善",圣有明训。旧心不改,寸功未积,是自诬也。世间富贵,非薄福者可承。矧此超迹苍霄之事,万神听命,不有丰功伟行,其何以服鬼神乎？

《易》以天地似，故不违。魏公因之以明丹道，作《参同契》，为万古丹经之祖。《悟真》曰："《阴符》宝字逾三百，《道德》灵文满五千。今古上升无限数，尽从此处达真诠。"一贯相传，再无不有达《参同》、《悟真》者。今之道流，冥行妄说，扪心自问，能无愧乎？不肯寻师，所谓"惜一时之屈，甘罔极之庸"。只顾口舌欺人，不念欺心自误。虚度岁月，甘分老死，上阳子深叱此辈为教中罪人，敢言修行一事哉？其辞若憾，其实深怜之也。

推类结字，形至粗浅，因文揣事，义极精微。古"衢"字是首行，今为首之首，下之顺生之象也。仙经圣语，言顺而不言逆，教人即顺以求逆，究生身之根，成长生之果。生仙是造化，生人亦是造化。圣凡虽殊，造化则一。《易》与天地准，故能弥纶天地之道。天地至精，形而为两曜。两曜横则为朋，竖则为易，叠则为丹。丹之为字，日头月脚，中一点为黍珠，一画乃得一也。汉以前谓之道，汉以下谓之丹。丹之义，至深切矣。合乾坤，运日月，采乌兔之真精，成水火之妙用。一阖一辟，往来不穷，通乎昼夜，法天象地。药如是成，丹如是结矣。

世法象金丹者凡四：一大士象，左为龙女献珠，右为善财合掌。女本阴也而居左，阴中含阳也；男本阳也而居右，阳中含阴也。此珠在龙女身边，非善财不可得。红孩儿，火也；金圈手足，禁之也。鞠恭致敬以求珠。大士居中，真性为主也。二刘海戏蟾，蟾者，海底金蟆，能吐月；钱者，内方外圆，有乾坤之象，非则海底之金，必不可得。海蟾仙翁姓刘，名操，五代时为燕相，燕王刘守光之叔也，年六十余受度于纯阳吕祖。今绘形如小儿，返老还童也。三方朔偷桃，西王母之桃，此桃三千年一开花。朔，始也；一，元也；桃为王母之丹，不死之药也；被东方之朔盗去，北坎之金，复还南离而成乾矣。四道祖立教，一教分三，一为道人，岩栖观虔，清静之基也；二为道士，有妻室儿女之欢，阴阳之象也；三为张天师，势而有力，护法之象也。三者离则俗士三人，三者合则金丹大道。

抱朴子曰："览金丹之道，使人不欲复视方书。诚以九丹金液，道之至重，神霄所秘，世无有能知者。"又曰："学道者，如忧家之贫，如愁位之卑，安有不得哉？"今余亦曰："不患不知，患不苦求；不患不行，患不积德。阴骘之士，天眷必深，舍此则求之无门，学人勉之。"

天机至妙，作用最玄，有牝牡相从之施，有洪濛混沌之象，有耀眼之金光，有滔天之银浪。大哉神工，稀世之奇也。师传入室，寸步有诀，寸步有景，所谓《黄庭内景》、《黄庭外景》是也。庸流浅识，得一后上前下，按摩之工、服食之法、八段锦、六字气，使自谓骊珠在握，秘不一示，受人供养，要人礼拜，罪过罪过。然饮食之事小，误人之罪大。既无承受，将何付与？天不可欺，亟宜改过。

道生天地，其大无垠；道生人物，其数无极。古之神圣，著经说法，以人身一小天地，天地一大宗师。澄其心如秋水，空其心如太虚。效法天地，非效法也，直似之耳。有乾坤之对待，有日月之光明。月有圆缺，海有潮汐。有冬夏二至，有春秋二分。有四时，有八节，有二十四气，有七十二候。岁周一天，无或舛错。攒归片刻之内，纳之一息之中，成天下之亹亹，谓非学之至大者乎？

经曰："只要专心效法天。"《阴符》曰："观天之道，执天之行，尽矣。"天之道从何观？天之行从何执？不言而品物亨，四时成。观之无门，执之无所，虽有圣智，莫测其处。此师恩之所以重于罔极也。

道无穷极，无终始，无来去，无迹可窥，无理可测。在形色之中而不有，居冲凄之表而不无。造化之主，万象之君，生天地而天地不知其功，育万物而万物不知其德。为之而不居，功成而绝迹，无得而称，强名曰道。所谓无始之始，是曰元始。元始之道，是曰元炁，即先天也，谓其先于天地而有也。《易》曰："先天而天弗违。"天且弗违，其大至矣！学道者，其求得此先天元始之炁，谓之得一，一得而万事毕矣。其得一何也？曰极也。阴极则阳，阳极则阴；清极则浊，浊尽则清。天一之生，至清至洁;天命之性,纯净无疵。性命分,则属两家;性命合,则成一气。神从中主,气运两头,运在其中矣。

贤人知养性之功,至人明造命之道。人之赋形禀性命而生,失性命而死。性命之于人,重矣。学性命之学,非学之至乎? 一身之尊,心为主。心有真体,非肉团也。真心无心,无生灭,无去来。有生灭去来者,皆孽识耳。圣人教人拔尽识根,以超生死;教人性命双修,以成仙佛。谨将诸经之言性命,分而列之,使人易彻,德全功备,驯至其极,造化神工,无出此矣。

性

濂溪周子曰:"天地间至尊者道,至贵者德,至难得者人,人而至难得者道德,有于其躬而已矣。"○"人生而静,天之性也;感于物而动,性之欲也(心天本净,因感于物欲,动而生情,非复本体矣)。"

河南程子曰:"天地之常,以其心普万物而无心;圣人之常,以其情顺万物而无情。"○"难胜莫而已私,学者能克之,岂非大勇乎(理与欲战欲不胜,端在平日克治之功)?"○"道即性也,性即理也。在心谓之性,在事谓之理。"○"无主则实,鬼阚其室;有主则虚,神守其都(神不外驰,虚灵在心,便为有主。鬼者,妄念也)。"○"心只在腔子里(心在神有,心存神存)。"

横渠张子曰:"正心之始,当以己心为严师。如此一二十年间,守得牢固,自然心正矣。心清时常少,乱时常多。即视听聪明,四体不待物束,而自然恭谨,乱时反是。盖炼心未熟,客虑多而常心少也。仁亦在熟之而已。自寂然不动者,心之体也。"○"性者,万物之一原,非有我之得私也(万物犹水结成沤,沤化同归一水)。"

晦庵朱子曰:"行乎动静者,乃性之真也。"○"情之未发者,性也,是乃所谓中也(未发之前,七情何在?)。"○"心之为物,至虚至灵,神妙不测，一不自觉而惊鹜飞扬，以徇物欲于躯壳之外矣（所以要不离腔子里）。”○“尊德性，至致广大，极高明。人心本自广大，但为物欲隔塞，故其广大有亏；本自高明，但为物欲系累，故于高明有蔽。若能常警觉，则高明广大自若，非有所增损之也（所谓‘圣不加多，愚不减少’。）。”○“仁是心之正理，天则就其自然者言之，命则就其流行而赋于物者言之，性则就其全体而万物之所以为生者言之，理则就其事事物物各有则言之。合而言之，天即理也，命即性也，性即命也（性命一原，浑然大中。）。”○“吾之体，即天地之气；吾之性，即天地之理。”○“人物之生，同得天地之理以为性，同得天地之气以成形，独人得形气之正而能全其性为少异耳（民吾同胞物吾与也，虽正偏不同，均之其得天地之气耳。）。”

康节邵子曰：“一念回机，便同本得。”○“圣人虚其心而实其照，终日知而未尝知。”

吕氏大临曰：“赤子之心，良心也。天之所以降衷，民之所以受天地之中也。寂然不动，虚明统一，以天地相似，与神明为一（不失赤子之心谓之大人）。”

《反身录》曰：“明德之在人，本与天地合德，日月合明。顾自有生以来，为形气所使，物欲所蔽，习染所污，遂昧却原来本体。率意冥行，随俗驰逐，贪嗜欲，求富贵，慕声名，求别学，如醉如梦，如狂如痴，即自以为聪明睿智、才识超世，而律之以固有之良，悉属昏昧。故须明之，以复其初。亲师取友，显证默悟，一意本原，将平日种种嗜好贪着、种种凡心习气，一切屏息，令胸次纤翳不存，自然极静复明，彻骨彻髓，表里昭莹，日用寻常，悉在觉中。（道祖设立教门，不婚不宦，为众生解除身累，乃得一意修心。在家虽可，到底人事牵缠，室家系累，儿女情长，割截为难矣。）”○“要识得真心，如何方是真心？”曰：“惺惺不昧，天然无念是也（本常不起一念之心是道）。”

《道德经》曰：“圣人无常心，百姓之心为心。”

《关尹子》曰:"性者,心未萌也(知识未萌,吾心何有?)。"〇"圣人方且不识不知。"〇"善去识者,变识为智(即烦恼是菩提,即无明是大智。)。"〇"惟一我心,则意者尘往来耳,事者倏起灭耳,吾心有大常者存(万劫不坏就是这大常不变之真性)。"〇"情生于心,心生于性。情波也,心流也,性水也。来干我者,如石火顷,以性受之,则心不生,物浮浮然(心无性著,万有皆空。)。"〇"心感物,不生心生情;物交心,不生物生识。物尚非真,何况于识;识尚非真,何况于情。如彼妄人,于至无者执以为有,于至变中执以为常。一情认之,积为万情;一物认之,积为万物。物来无穷,我心有际,故我之良心受制于情,造化役之,无休息矣(造化之大,能役有形,不能役无形。我心净定,尘情自不相干,造化亦无从而役之矣。)。"〇"尚自不见我,将何为我(外其身而身先,忘其身而身存。)?"〇"大言不能言,大智不能思。"〇"人无以无知无为者为无我,虽有知有为,不害其为无我。譬如火也,燥动不停,未尝有我(此虑学者执无知为木石,故以火喻。若达妙用,虽终日言行施为不害其为无我,庄子所谓深知无心者矣。)。"〇"我之与物,同在大化中,性一而已。知乎性一者,无人无我、无死无生。"〇"心自揆心无物(众人将心逐物,日趋于死;道人撮念收心,渐至于神。)"

《心性论》曰:"心者,象帝之先灵妙,本有中之真无也;身者,历劫以来清静,自无中之妙有也。"〇"心本无知,由识故知;性本无生,由识故生(无知是心之本体,有知是心之尊识。)。"〇"本妙明心,虚灵不昧,原是廓然无际,神妙莫测的;原是浑然大中,不偏倚的;原是粹然至善,纯一不杂的。本来圆明,洞彻无碍。以为有,不睹不闻,奚所有也;以为无,至灵至神,未尝无也。本无方所,亦无始终。未有天地万物之先,这个原是如此;既有天地万物之后,这个只是如此。至无至有,至有至无,乃乾坤之灵体,元化之玄枢,人人性命之本原,天下万物万事之大本。大易所谓八卦四象,皆由此出。大舜之谓中,孔子之谓一。帝王之授受,圣贤之相传。明此便是'克明峻德',知此便是知《易》,见此便是见道（无痕迹可窥，无影响可测，先于天地而有，后于天地而存，至灵无方无体。）。"○"人之灵明一窍，六合而内，六合而外，本无不周，本无不照，其不能然者，为形所碍耳（知夫为形所碍，便当外形骸以求之。）。"○经曰："常灭动心，不灭照心（一切不动之心皆照心也，一切不止之心皆妄心也。照心即道心也，妄心即人心。）。"

太上曰："吾从无量劫来，观心得道，乃至虚无。观心非易，止念尤难。是以念头起处，系人生死之根。"

邱祖曰："念念不离方寸是真空。"

"时时保此七情未发之中，时时全此八识未染之体。"

吴玄纲曰："念起是病，不续是药，不怕念起，只怕觉迟。"

"但事来不受，一切处无心，是无念也。无念之念，谓之正念。正念现前，识念自然污染不得。"

王冲熙曰："念起即觉，觉之即无。"

"见如不见，闻如不闻，惟全其神，使安于心（虽有见闻，不着见闻。神潜于心，终成胜定。）。"○"当知妄念起于识根，斗境成妄，非实有体。在众生时，智劣识强，但名为识；当佛地时，智强识劣，但名为智。只转其名，不转其体。"○"最初心源，廓然妙湛，由知见立知，妄尘生起，故有妄念。若知见无见，则智性真静，复还妙湛，洞彻精了，而意念消。意念既消，自六识而下莫不皆消。所谓'一根既返源，六根成解脱'。既无六根，则无六尘；既无六尘，则无六识；既无六识，则无轮回种子。则我一点真心独立无依，空空荡荡，光光净净，而万劫常存（返不生成矣）。"○"但能培养本源，久则悠然心新。万古圣仙，皆从心证，为人天师。凡夫不能证者，由不识自心故。故曰：'海枯终见底，人死不知心。'六道群蒙，皆此门出，历千劫而不返，一何痛哉！"○"最亲莫如心。众生从旷劫以来，迷不直知，妄认四大为身，缘虑为心。譬如百千大海不认，但认一小浮沤。以此迷中复迷，妄中起妄，随境流转，寓目生情，取舍有万端，无刻少暇，致使起惑造孽，循还六道，密网自围，不能得出。

故灵润曰:'妄情牵引何时了,辜负灵台一点光。'"○"时以忍辱迫荡自心,时以觉照洁白自心①。"

吕祖曰:"持戒不失人身,积功种生天果。"○"功过格最能超凡入圣。能积久奉行,即未皈我者,亦得感格彼苍,发大怜悯,默加福报,况皈我者乎!"○"丹道非神助不成,上神非功德不感。"○"阴功人所自积,积一寸则享一寸之福,积一尺则享一尺之福,善积三千条,福享万钟禄。"○"世间学道,一切因缘,莫非天授,半点不由人力造作,自当心心事天,泯泯忘我,弃智绝矜,则灵真本体,日与天光相接,而德性符于玄极矣(性天光朗,自与上界神圣之光相接,圣贤即于光中提挈。)。"○"七日七夜念头不动,汞即死矣,然而甚难②。"○"入道须由静而虚,虚而明,明而著,著而神,神而真灵变化,皆在性天方寸之中。"○"性即心体,心即性用,故性曰性天,心曰心地。"○"太虚冥漠,总不着一实相,又不着一空相。着实者不灵明,着空者守枯寂(着空着有皆成幻影,悬虚之体,究竟无着。)。"○"凡人之心,未见真体,万斛尘封,触物流连,如胶似漆。更兼旧习固执于中,无端忽来,无端忽去,一日之间,不啻万生万灭。即有勇者力行克治,而不知此克治之心即为妄念,徒增憧扰,要无实获。惟见真心之体者,心体作主,一切妄念自然进消,如洪炉点雪,略无踪迹。若以妄治妄,犹以贼诘贼,徒使狱讼充繁,何为克治哉(经曰:'了知性本空,知则众妙门。')?"○"一念停机,五行皆废。"○"五行不能盗,阴阳不能贼。"○"一真澄湛,万祸消除。"

马丹阳曰:"无心者,非同猫狗蠢然无心也。务在存心于清净之域,而无邪心也。故俗人无清净之心,道人无尘垢之心,非所谓俱无心而与木石同也(当知有觉灵在)。"

"未成心则真性混融,太虚同量;成心则离乎性,有善有恶矣。"

---

① "洁白自心",原作"洁曰",据《性命圭旨》改。
② "难"字原脱,据《云巢语录》补。

郑常清曰:"要使此心与太虚同体,则妙于神而不空于形矣。"

白玉蟾曰:"修心要作长生客,炼性当知活死人。"

张三丰曰:"真心浩浩无穷极,无限神仙从此出。"

太玄真人曰:"父母生前一点灵,不灵只为结成形。成形罩却光明体,放下依然彻底清。"

"学道先须识自心,自心深处最难寻。若还寻到无寻处,方悟凡心即佛心。"

茅真君曰:"灵台湛湛似冰壶,只许元神里面居。若向此中留一物,岂能证道合清虚?"

主敬道人曰:"未发之前心是性,已发之后性是心。心性源头参不透,空从往迹费搜寻。"

无心真人曰:"妄念才兴神即迁,神迁六贼乱心田。心田既乱身无主,六道轮回在目前。"

太一真人曰:"一点圆明等太虚,只因妄念结成躯。若能放下回光照,依旧清虚一物无。"

张远霄曰:"不生不灭本来真,无价夜光人不识。凡夫虚度几千生,杂在①矿中不得出。"

"达摩西来,直指人心,见性成佛。"○"非心非佛,即心即佛。"○"本心妙心,常住真心。"

五祖曰:"不离自性,即是福田。"

六祖曰:"念念空诸,爱欲情识,亦是现在福田。深种则深收,浅种则浅收,总总终不相赚也。"

《性命圭旨》②曰:"若十日工夫无间,乃悬崖撒手时也。自然言语道断,心思路绝,能所两忘,色空俱泯,无滞无碍,不染不著,身似翔鸿不

---

① "在"字原脱,据《性命圭旨》补。
② 原作"《维摩经》",据《性命圭旨》改。

可笼,心如莲花不着水。"

《璎珞经》曰:"我从本来不得一法,究竟定意,始知所谓无念,若得无念者,观一切法,悉皆无形,因此成无上正真之道。"

《金刚经》曰:"应无所住而生①其心(有着沾滞,无住虚灵,活泼其心,觉灵自在。)"○"不依一法而心常住②(法尚应舍)。"

齐菩萨曰:"不依有住而住,不依无住而住,如是而住。"

《净名经》曰:"住无方所,故名无住,无住者是为真心。"

《大灌顶经》曰:"无他想念,惟守一法,然后见心。"

大慧禅师曰:"但存心一处,无有不得者。"○"佛境界即当人自心现量,不动不变之体也。佛之一字,向自心体上,亦无着处,借此一字以觉之耳。"

"若拨去因果,莽莽荡荡,以为无心于事,即悍然不顾,若如醉如痴,混混沌沌,以为无事于心,即是冥然罔觉,皆是闭塞迷心,非复本空无心也。"

"不是有知,有知是识;不是无知,无知是妄。"

初祖③云:"外息诸缘,内心无喘。心如墙壁,可以入道。"

"莫谓无心便无事,无心犹隔一层关。"

永明禅师曰:"有念即生死,无念即泥洹。"

慧日禅师曰:"一念照了,一念之菩提也。"○"平常心是道,若起一念,则心早不平常矣。"

空照禅师曰:"这个分明个个同,能包天地运虚空。我今直指真心地,空寂灵知是本宗。"

智觉禅师曰:"菩萨从来不离身,自家昧了不相亲。若能静坐回光照,便见生前旧主人。"

---

① "生"字据《金刚经》补。
② "住"字据《洞玄灵宝定观经》补。
③ "初祖"原作"六祖",据佛典改。

天然禅师曰："心本绝尘何用洗，身中无病岂求医。欲知是佛非心处，明镜高悬未照时。"

妙虚禅师曰："惺惺一个主人翁，寂然不动在灵宫。但得此中无挂碍，天然本体自虚空。"

呆堂禅师曰："应无所住生其心，廓彻圆明处处真。直下顶门开正眼，大千沙界现全身。"

张拙子曰："光明寂照遍河沙，凡圣原来共一家。一念不生全体现，六根才动被①云遮。"

命

施肩吾曰："气是添年药，心为使气神。若知行气主，便可得仙人。"

石杏林曰："气是形中命，心为性内神。能知神气穴，即是得仙人。"○"药采先天炁，火寻太易精。能知药与火，定里见丹成。娑竭水中火，昆仑山上波。谁能知运用，大意要黄婆。"

陈泥丸曰："不是灯光日月星，药灵自然异常明。"○"西南路上月华明，大药还从此处生。"○"初时玉液飞仙洞，渐见流金满故庐。"○"半斤真汞半斤铅，隐在灵源太极先。"○"昆仑山上火星飞，金木相逢坎电时。"○"宫中眼底火星飞，雷电掀翻白雪时。"

《悟真篇》曰："虎跃龙腾风浪粗，中央正位产玄珠。"○"神工运火非终旦，现出深潭日一轮。"○"潭底日红阴怪灭，山头月白药苗新。"○"若问真铅是何物，蟾光终日照西川。"○"月才天际半轮明，早有龙吟虎啸声。"○"一阳才动作丹时，铅鼎温温透恍帷。"○"四象会时玄体就，五行全处紫光明。"○"日月三旬一遇逢，以时易日法神工。"○"人人本有长生药，自是愚徒枉摆抛。"○"劝君穷取生身处，返本还原是药

---

① "被"字据《性命圭旨》补。

王。"○"恍惚之中寻有象,杳冥之内觅真精。"○"此道至灵至圣,忧君福薄难消。调和铅汞不终朝,早睹玄珠成兆。"○"未炼还丹莫入山,山中内外尽非铅。此般至宝家家有,自是①愚人识不全。"○"日居离位反为女,坎配蟾宫却是男。不会个中颠倒意,休将管见事高谈。"○"先法乾坤为鼎器,次搏乌兔药来烹。既驱二物归黄道,争得金丹不解生?"

正阳祖曰:"要识金丹端的处,未生身处下工夫。"○"一点最初真种子,入得丹田万古春。"○"闭兑垂帘密密窥,满空白雪乱参差。殷勤收拾无令失,伫看孤轮月上时。"○"此个事,世间稀,不是等闲人得知。尘世若无仙骨分,容易如何得遇之。"

吕祖曰:"实实认为男女是,真真说做坎离非。"○"欲觅汞根寻帝子,访求铅本问仙姑。"○"有人问我修行法,遥指天边日月轮。"○"道德乾坤祖,阴阳是本宗。天魂生白虎,地魄产青龙。运宝泥丸上,搬精入上宫。人能明此理,万载貌如童。"

张三丰曰:"说与你真口诀,指与你天边月。"

罗洪先曰:"天边月,月影孤,东西南北少丈夫,丈夫须有冲天志。何仙姑曾拜吕祖,有龙女献上宝珠,宝珠出自嫦娥户。"

张三丰曰:"电光灼处寻真种,风信来时觅本宗。霞光万道笼金鼎,紫云千丈罩天门。"○"万般景象皆非类,一个红光是至真。此个红光生春意,其中有若明窗尘。中悬一点先天炁,远似葡萄近似金。到此全凭要谨慎②,丝毫念起丧天真。"○"要识金丹端的处,未生身处下工夫。"○"捉住原头那点真,万古千秋身不朽。"○"人与天地一理,混然一气。及两情相感,阴阳相合,盗天地一点灵光,潜于宝相圈中,情欲摇曳,各吐精华。子宫内有一羡,户形如蚌蛤,情动则户开,情止则户闭。两情俱动,母纳父一点真精,结成胞胎,乃无极而太极也。呼为乾阳,吸

---

① "是"字据《悟真篇》补。
② 按:此句原作"到此全凭心勤谨慎",据《三丰丹诀》改。

为坤阴;呼止成男,吸止成女。此男女真定形也。"○"玄中玄,有不死的还丹;妙中妙,有接命的根基。"○"要知返本延年药,须觅还丹续命铅。"○"先天炁,太素烟,醍醐一灌驻容颜。得了任他寒暑变,服之跳出死生关。"

《无根树》曰:"自古神仙栽接法,人老原来有药医。"○"这仙方,返魂浆,起死回生是药王。"○"花酒神仙古到今。"○"时人不达花中理,一诀天机直万金。"○"打开门,说与君,无酒无花道不成。"○"对月忘情玩月华,金精旺盛①耀眼花。"

白玉蟾曰:"一阳才动大丹成,片况工夫造化灵。"

李道纯曰:"火符容易药非遥,天癸生如大海潮。两种汞铅知采取,一齐物欲尽捐消。"

徐神翁曰:"灿灿金华日月精,溶溶一掬乾坤髓。夜深天宇迥无尘,惟有神光照神水。"

性命双修

吕祖曰:"只修性,不修命,此是修行第一病。只修祖性不修丹,万劫阴灵难入圣。"○"达命宗,迷本性,恰似鉴容无宝镜。寿同天地一愚夫,权握家财无把柄。"○"性命双修是的真,玄玄杳杳又冥冥。"○"死生尽道由天地,性命原来属汞铅。"

---

① "盛"字据《无根树》补。

自题所画

傅金铨 撰

题　解

　　《自题所画》，一卷，傅金铨撰。金铨既通仙道，又工于诗书，长于琴画。张霭瑞称金铨"于书画得荆关三昧，结构幽深，运笔古雅"；其弟子周正儒则谓金铨"故其诗力健声高，如戛石金；画宗北苑，飞毫走墨，逸韵天成"。而于金铨自身，虽受训吕祖于星霁堂，但笔耕营身，自云"年来专为稻粱谋，握管看云写素秋"。可知金铨之生活接济多赖于其能画作诗，故而能挟技远游，纵横于四海，访道天涯，栖隐山林。金铨有诗稿《游仙小草》，今既不得，而《自题所画》多存其诗作，梅石兰竹，山川秀色，既寓画于诗，复又寄情于辞，可略窥金铨诗画之一斑。虽无关于修炼，但能怡情于物外，仙家才子之誉，信在斯人矣。

自题所画

济一道人金溪傅金铨
定远萧康理平甫较刊

序

　　我夫子慧性灵根,种来前世,非河岳降灵,即谪星飞堕。松姿鹤质,道骨仙风,使人钦其丰范,仰其神采,博览既深,世味亦透。正儒以冲龄拜先生于绮阁,谬加许可,目管辂为神童,期孔融于伟器。旋以家君之命,受业从游,因得列之门墙。迄来宦海奔驰,不亲颜范,又十年矣。虽鱼雁未沉,而志趋非昔。说空空,咏玄玄,此其故非正儒所知。然阐发机要,委委万言,自非镕贯真机,通乎至于妙,亦何能不少窒碍也哉?每云吾辈抗志云霄,拖光星汉,故自常分。不能为鸣珂帝阙,便当注籍仙京。豹隐深霞,蠢翔云上,宁堪碌碌顽死?呜呼,此志也,气即赴之。故其诗力健声高,如戛石金;画宗北苑,飞毫走墨,逸韵天成。良由饱历江山,沉酣典籍,布一邮亭,写一顽石,皆臻上理,耐人味思。有作必加咏赞,以诗题画,以画作诗,深自秘惜,不轻染翰。所注释丹经子书十余种,更其号曰"醉花道人"。乃不知其妙于写生,为艺林之拱璧也。正儒每展斯帙,如登太华峰巅,使人神飞,更不复有松窗之梦。

　　嘉庆二十五年岁次庚辰,受业周正儒拜序于岳州宴舍

题　词

湘阴张霭瑞昱峰拜稿

（有小序）

　　济一先生天姿超逸，博学，工文章，于书画得荆关三昧，结构幽深，运笔古雅。兴至辄濡毫自娱，览之使人神思飞越，信文人笔墨，非俗工所能仿佛，所谓"读万卷书，行万里路"，不诬矣。用是作歌，籍索真迹，不拒所请否也？

苍茫山水郁灵气，吮墨含毫情所寄。

诗中有画画有诗，景生兴会笔后意。

阿谁深造得其理？六法备者称绝艺。

自来名手各出新，师承渊源总一类。

手挥犹易目送难，诣力从兹判轩轾。

先生世系出豫章，少小笃志捡缥缃。

耕经暇及丹青事，古书画史罗绳床。

倪迂范缓相契合，荆浩关同思颉颃。

曩者游目极吴蜀，迩来寄迹居衡湘。

景物摩荡参结构，形式远近穷毫芒。

我思古人真趣逸锋颖，几经心会复神领。

胸中邱壑妙郁盘，笔底龙蛇信驰骋。

竖画三寸千仞高，横墨数尺百里迥。

神飞势动泯痕迹，云行水流脱畦町。

先生用志所历凝于神，笔随意到粲天真。

峰峦堆岛露峭拔，林木水石形嶙峋。

起伏云霞极变幻，点缀人物多缤纷。

雄浑自是扫蹊径，古润直欲超烟尘。

走也素有山水癖，佳处徘徊辄赏击。

见君杰作幽兴极，顿觉醉心在咫尺。

毋使痴情长相忆，君须我泼墨挥奇迹。

置之虚堂之素壁，此中终日坐卧慰寂寥。

第恐妙画通神变莫测，天阴云雾蒸崖隙，午夜或闻沧浪涛声之奔激。

题　辞

朱虎臣春圃拜稿

春斋孤吟漠无向，今古茫茫少酬唱。

坐雨排闷日无聊，诗意画意不得畅。

皤然一老得得来，使用豪情突奔放。

庞眉大眼人中仙，纵谈岁年都欲忘。

行箧出示墨数行，云烟满纸争供养。

心飞越兮不自持，面目离奇精神王。

兀见山精水怪昆虫兽花木妖，一一舞蹈尊前难为状。

呜呼说经折角无其人，说史修褉事已旷。

说诗解颐复谁何？黄公酒垆空惆怅。

先生天才乃不羁，怀抱直与古人抗。

道骨风情兼有之，知希我贵无得丧。

八十读书有神解，万里游历心弥壮。

天机所到托素毫，空诸所有绝依傍。

人间游戏忘言诠，自成一子非独创。

有声画耶无声诗，我非解人亦不妄。

写　竹

（七首）

其一

十万横磨势若飞，披襟张胆落毫时。

自非怒挟秋风壮，怎得排空鸾凤姿。

其二

竹院烹茶话对频，开窗卷得洞庭云。

欲知坎止流行妙，看我挥毫画此君。

其三

生气溶溶十指中，翠华摇漾似临风。

箫声梦断秦楼月，独跨青鸾上碧空。

其四

写得新梢一两枝，洒窗寒韵入帘迟。

最怜秀色朝来爽，不见龙孙解箨时。

其五

惊他怒笔走鸾凤，壮士冲冠发尽张。

扫却一帘秋水碧，好随明月看潇湘。

其六

偶拈吟笔扫青烟，翠羽春风写照妍。

舞罢苍虬阶下卧，一痕明月净寥天。

其七

胸次横陈有数竿，未曾落墨想清寒。

吟风弄月君知否，清节从来耐久看。

写 兰

（四首）

其一

不假天公造化开，墨池飞卷怒涛来。
师资欲诘凭谁授？住对将军舞剑台。

其二

驱将造化入毫芒，幽谷清香气宇昂。
结佩久无骚客赋，墨池飞卷一帘香。

其三

走笔湘绨墨淡浓，排空剑叶自成丛。
托身不肯同萧艾，独舞青岚翠霭中。

其四

沼荷新对北窗凉，无事消闲谱蕙芳。
濯颖不教风露湿，墨痕犹带九秋香。

写 梅

（三首）

其一

铁骨冰魄不易描，漫将湘管绘琼瑶。
不劳青帝年年放，点缀枝头更不凋。

其二

耐寒颜色雪霜清，濯魄冰壶画里行。
剩有一枝横石榻，水晶帘外卧飞琼。

其三

青帝宫中召画工，玉妃当面写真容。

阿谁秉得传神笔？锡尔江南万户封。

写红梅

素娥昨夜饵金丹，绛腮朱唇画更难。

我是御风仙子笔，不教容易到人间。

写红菊

几叶秋风卧短丛，管城留得数枝红。

天教彩色呈新艳，未许霜毫入化工。

写黄菊

白帝真妃厌淡妆，脱将缟素换鹅黄。

不嫌金缕衣裳冷，醉舞西风玩夕阳。

写白菊

披将百摺仙人氅，带得一身青女霜。

素艳不嫌篱落静，溶溶相对伴秋光。

写梅应秋蓉夏五公之嘱

冰雪丰姿淡写神，罗浮道士羽衣新。

输他玉管江城笛，数点枝头报早春。

写梅为赵云峰作

罗浮清梦,淡月潇湘。

老梅一枝,半横石床。

阿镜潭明府嘱画十雨册页画成各标二绝

茅屋赏雨
(二首)

其一

自爱闲中酒一樽,石林茅舍见天昏。

野塘忽听潇潇雨,吹送荷花香到门。

其二

消得凉风到座隅,偶拈吟管绘双梧。

知君爱看鸳湖雨,为照吴山写作图。

横塘遇雨
(二首)

其一

小饮江楼夜醉归,银涛飞处响金徽。

一行了却耽书债,还化双凫带雨飞。

其二

嵯峨山径一重悬,际晓昏濛欲雨天。

爱杀丰溪诸父老,口碑犹道使君贤。

秋山骤雨

（二首）

其一

河伯使者急飞驰，风车雨队漫淋漓。
凭栏好看烟霄势，北郭秋山雨到时。

其二

一飒西风骤雨回，鼋鸣江岸隐轻雷。
海门银屋声尤急，卷地惊涛拍岸来。

春帆细雨

（二首）

其一

叫杀啼烟一树莺，春风江浦片帆轻。
霏霏湿遍关河柳，不尽涛声两岸行。

其二

恍忽浮空白浪催，缤纷花雨湿层台。
为看天际孤帆影，划取长江一段来。

夜窗疏雨

（二首）

其一

天风无际响漫漫，指下烟云起笔端。
昨夜蓬窗新雨歇，寂寥清梦一江寒。

其二

透窗风雨隔林清,绕涧寒泉匝地鸣。
桐叶蕉声浑不辨,滴残花漏已三更。

暑天凉雨
(二首)

其一

雨骤风惊欲倒天,深宵酷热几回眠。
比来把玩消残暑,似有新凉到枕边。

其二

千峰罩墨雨泠泠,净洗秋光到眼青。
拨棹偶从湖畔过,鳗鱼风起一江腥。

寒江听雨
(二首)

其一

几宿乡心傍水湄,银缸疏雨梦还迟。
无端一掬关山泪,风雨环窗独听时。

其二

空江夜静雨冥冥,潮落寒沙露还汀。
细洒菰蒲看不见,好从深夜隔窗听。

登楼看雨

（二首）

其一

湖山浮翠一层层，淡染霜毫写未能。
画尽更将诗意补，培楼高处又崇陵。

其二

驱风激电走云雷，江涌飞涛树倒摧。
望尽海天都是墨，犹驰一棹过将来。

巴山夜雨

（二首）

其一

碧梧凉雨夜深过，剪烛西窗托啸歌。
闻道苍溪山雨急，昨宵新涨洞庭波。

其二

一喝痴龙震地惊，挥毫风雨立时生。
萦神直欲超三乘，池畔鱼凫夜夜鸣。

鄱湖烟雨

（二首）

其一

短芦新绿遍寒芜，水绕沧亭一径铺。
独上层楼舒醉眼，霏霏烟雾隔重湖。

其二

运腕如风走黑烟，无成空自笑华颠。

茫茫尘海多新劫，又到人间五十年。

为绮台王公写石竹兰三册戏书卷首

文笔变成画笔，一阨也；画笔而复无灵，阨而又阨也。因自号曰"屈阨生"。屈阨生昔尝泛洞庭，历三湘，望九嶷，览峨嵋巫峡之奇观，骋匡庐武彝之逸足。桂海所稽，虞衡所志，泉石如南岳之清幽，岩壑如嵩高之秀逸。太华削立，万朵芙蓉，冲霄逼汉，流观方册，所尽知也。若夫太湖之石，岣岈于水；粤西之石，玲珑于山。其精神命脉，每于川练山回呈其明媚，或如高士美人，或如猛兽奇鬼，烟云变幻，吐水吞风，固足荡心胸、洗顽魄。发而为诗有奇气，发而为画有奇情。蕴籍凭于载籍，游泳适乎性灵。石之贞、竹之清、兰之馨，翥凤翔鸾，都来笔底，敢曰"天姿不后于人"？或者芸窗多历年岁，昔人谓挠不到极痒处，谓之疲顽不灵。会须早断此臂，屈阨生可以免乎？一笑。

《石册》小引

昔者仙人赠我以玲珑之苍玉，啖我以琼琚之石髓，于是听江声而画碛沙，染霜毫而黑云起。胸吞云梦，力持虎兕，渺焉若绛虹之升清霄，汛兮若苍龟之游沼沚。彩翰黏空，飞鸾遐举，图成九首之鸧，似点头而欲语。其光陆离，其文成理，时有烟云，飒然风雨，浴天葩而洗芙蓉，行当会川岳之灵而斗奇诡。

太湖石

（二首）

其一

拈毫写奇状，岌嶪如有神。

细看迸裂处，犹带洞庭云。

其二

嵌空石玲珑，太湖王者气。

云烟绕粹容，幻出苍山翠。

棱石

碢角森如戟，挥毫若鬼工。

想见天都峰，万朵青芙蓉。

雪石

皓乎若素彩之被青鸾，粲然若银山之行黑眚。汝质既顽，汝光复冷，托造化于湘管兔毫，写离奇于冰天水影。

英德石

怪赚米颠拜，险类巨灵擘。

能言势或凭，移文谢吴客。

尖石

摩弄九霄日月，踏翻太华峰巅。

学得补天手段，墨池喷起青烟。

乱石

剸为岌然竟不降，云根截断势昂藏。

图成莫教轻移掇，留待仙人叱作羊。

卵石

偶向天河游，乞得支机石。

挟之来沧溟，抽毫摄其魄。

嵯岈石

岹岈有势，突兀无前。不见云封虎豹，依然怪石苍烟。

颖石

道人无俗情，木石堪为伍。

秃笔扫清风，不落闲毫楮。

拳石

分恒沙之半粒，得太华之一拳。

小往人间百载，终当海岳浮烟。

平石

潜通小有天，隐纳须弥势。似道人之啸傲烟霞，俨痴龙之酣眠水
底。

凹石

墨含烟雾，笔走蛟龙。状尔骨为巇岘之势，写尔形于尺幅之中。

侧石

铲得天台半璧，飞来雁荡峰尖。

随我笔摇五岳，电光掣落金蟾。

青莲石

奇峰突落，乍拟青莲。

胸中邱壑，纸上云烟。

驱虬走怪，理错纹连。

毫惊鬼斧，势挟飞仙。

太华半臂，峨嵋一拳。

陈储泼墨,杨子草玄。

虚堂寂对,清风飒然。

墨石

叠嶂带浮岚,其黑如渍墨。

不见峡山高,烟迷云梦客。

块石

身被沆瀣精,来此九天谪。

一峰堕吾前,拈之登几席。

青石

楚南讵少人,闻气化为石。

含毫生气多,恍惚苍龙璧。

雪石

太华峰头雪,峨眉岭上烟。

爱他多宝塔,跃入洞庭船。

圆石

婆娑掣兔毫,直贯昆仑脉。

图成光怪姿,半是湘江魄。

太湖石

来从东洞庭,云笺写奇特。

置之几案间,亦足豪江国。

太湖石

昔泛洞庭烟,忽得爱石癖。

然烛照芙蓉,一勺临深碧。

花蕊石

似花蕊夫人之靓容,染九霄云霞之逸气。自列仙班都忘富贵,盼落星之渚而愁予,过沧溟而适逢乎蓬莱花鸟之使。

粹石

> 攙星昼落,金精夜飞。
>
> 力排苍昊,神游化机。
>
> 晴窗染翰,特写离奇。

右石册二十四首

《竹册》小引

蓬山有浮筠之幹,嶰谷发吟凤之枝。君子秉心,从观正直。主人新到,解报平安。笋称稚子,箨抱龙孙。淇园万竿,笼烟有态。渭川千亩,滴翠无尘。吹来仙籁悠悠,十里好风清戛玉,听去商飚习习,一庭明月冷筛金。昔人因窗绘影,对月呈能,爰有墨竹,运腕写生。本书法之精妍,作修篁之洒落。名媛寄意,若马湘兰、管仲姬擅绝一时;墨客挥犀,若郑所南、文与可久称独步。骋笔若雨骤风惊,图成乃离尘绝俗。一枝一叶,洒洒神清,伴雨伴风,娟娟骨秀。江阁闲吟,探烟梢于暮雨朝晴;清风入座,谱团圞①于茶消酒醒。

题 竹
(九首)

其一

妙腕从来不妄施,萧萧白发慢临池。

唐碑晋帖都摹遍,戏写修篁三两枝。

其二

嶰谷阳生早报春,箨龙迸出一枝新。

---

① "团圞"二字底本模糊不清,中原本、江左本作"门阁",此处据《合川县志》所引改。

鹅溪素绢亲裁就，走笔临池倍有神。

其三

我爱琅玕万个清，小窗无事写从横。

数枝已就团圞影，俨有湘娥玉佩声。

其四

凤尾摇天列翠屏，金风宁得断其青。

图成万顷湘波绿，一派仙音绕洞庭。

其五

闲玩烟梢倚绿棍，醉斜乌帽酒杯倾。

偶伸残楮挥吟管，写出潇湘一片清。

其六

池馆萧疏翠袖凉，数竿修竹傍斜阳。

问谁笔底开生面？为道秦淮马四娘。

其七

一帘湘水翻新绿，万个筼筜响翠鸾。

闲上小亭挥醉腕，特图清韵与君看。

其八

湖州墨妙总难窥，洒雾飞烟走笔时。

雨露风晴都写毕，一枝枝向案头披。

其九

谁道王猷爱最深？三年种竹未成林。

何如四壁摇湘水，满眼清风助醉吟。

右竹册九首①

----

① 按原作"十首"，今止九首。

《兰册》小引

如挽劲弓，如本渴骥，文人豪放之笔，雄健多姿；如临幽谷，如睹靓妆，闺阁淡雅之标，袅娜多致。一剑横空，矫若凤翥鸾翔；数蕾插阵，翩如蜂飞蝶舞。在昔名贤，无不留心；矧夫贞淑，恒多寄意。墨池滋九畹之香，管城植清芬之气。时一拈毫，寄情于潇湘云梦之间；偶然罢绣，赏心于画阁朱栏之外。静扫尘氛，顿开生面，谁云医俗无方？请饮墨汁三斗。

题 兰

（十二首）

其一

炉香闲对处，笔底散秋风。
欲补离骚传，雅吟应未穷。

其二

岂能怀九泽，托意在三湘。
一瓢何所贮？空山王者香。

其三

几叶苍山翠，幽香助醉吟。
为爱供诗卷，移入画屏深。

其四

解佩人何去？沧江夜月明。
楚魂招不尽，空吹紫玉笙。

其五

叶叶随笔长，芳香未惹尘。

信知参造化,风月写清神。

其六

云根渺何许? 清风开素襟。
曾为水仙佩,千秋楚客心。

其七

百尺寒潭水,风生十指狂。
不辨清芬气,花香与墨香。

其八

纫去堪为佩,香来更可餐。
托身清静海,辟谷养仙颜。

其九

倒落千崖影,新开两箭花。
从横留醉墨,四壁有烟霞。

其十

绿抽新叶短,胎含乳箭长。
秀可供诗句,香为空谷王。

其十一

墨色有浓淡,珊瑚花叶新。
石砚寒云起,几回思入神。

其十二

妙香应莫并,剑叶傍崖高。
是否烟霞气,清芬袭素毫。

右兰册十二首

三册总跋

道人学古,以喜气写兰,怒气写竹,灭裂之气写石。云卷风飞,墨无

停滞，要皆出于颠狂。狂于手不觉，并狂于舌，可哂也。宵夙有怀，嘤嘤
欲响，倘索我于清泉白石之间乎？

梅云溪画风竹索题

谁能写此苍筤竹？绝笔飞飚起寒绿。

我来耳畔似闻声，势翻湘水颠尺幅。

今古画手亦多人，肥毫臃肿徒龌龊。

似此疏茎瘦节坚，叶叶神完生气足。

君不见，吾侪雅尚追嵇公，丰神潇洒此君同。

默参造化心相通，凭栏豁目来清风。

竹册页十二首集唐句

（十二首）

其一

布叶间檀栾，孤标画本难。

知君重毫素，旧简拂尘看。

其二

何处闻秋声？风窗疏竹响。

寻幽或藉兰，聊恣山泉赏。

其三

著书在南窗，谁穷造化力？

苍苍横翠微，一片秋天碧。

其四

乱烟笼碧翠，迢递绕风竿。

乍出真堪赏，无花只有寒。

其五

当砌植檀栾,含毫欲状难。

余辉诚可托,霜露不辞寒。

其六

高枝分晓日,嫩笋长渔竿。

如逢渭川猎,云霄何足难。

其七

滴滴清光满,疏篁玉碎竿。

扫得天衢净,题诗染彩翰。

其八

待诏临书恍,抽毫跃史官。

尘埃终不及,长遣四时寒。

其九

月影林梢下,荧煌素彩寒。

愿为竿在手,不羡树栖鸾。

其十

落笔惊风雨,诗家比象难。

故人能领略,特荅翠琅玕。

其十一

会是厌蒙密,精华在笔端。

昔曾如意舞,青翠卷帘看。

其十二

得心自虚妙,引素乍如丸。

宫响传花杵,斜阳淡染丹。

兰册页

（十二首）

其一

含毫写陆离，似有风摇动。
问伊赏鉴人，何如燕姞梦。

其二

寻芳宜九畹，结佩自三闾。
看到精神处，当思运腕时。

其三

等蕙羞同调，采芝结比邻。
挥毫无限意，秋水若为神。

其四

香已称王者，姿仍胜美人。
还从图画里，领取化工神。

其五

（芝友）

空谷香难闿，商山品亦奇。
不烦皱五色，可以共疗饥。

其六

（芝友）

尺幅写幽芳，能教人醉倒。
光风转蕙丛，护此琼田草。

其七

（石友）

竟意袭芬芳，含毫殊痛快。

添将石一拳，直下元章拜。

其八

（石友）

方石亦灵空，渊明颓欲卧。

幽香扑鼻来，酒醒独吟和。

其九

（竹友）

爱尔清芬气，琅玕结素心。

溪花与禅意，相对亦何深？

其十

（竹友）

几笔带幽香，一竿横劲节。

此君不可无，相与寄高洁。

其十一

（菊友）

入室不闻臭，东篱伴晚香。

西风图画里，补缀午桥庄。

其十二

（菊友）

幽芳宁独茂，爱与菊为邻。

莫问秋深浅，曾无半点尘。

写竹

嫩叶生新竹，微毫何淡然。
一朝初解箨，铺出碧云天。

友竹

含毫带水飞，浓淡适相宜。
信手都成趣，添将竹一枝。

写梅寄龚庭璧

月上栏杆影散池，老梅横水两三枝。
萧疏醉墨从横甚，乱写繁英寄所思。

写黄菊
（三首）

其一

冷烟疏雨度重阳，酒碗诗瓢只自将。
为爱一篱彭泽醉，素缣描得九秋黄。

其二
（友竹）

无声白露点黄花，冷气秋高伴月华。
结佩偶图湘竹影，一枝横向小窗斜。

其三

（友竹）

蒲帘疏雨送微凉，黄菊新开晚节香。

墨妙更饶君子竹，信手挥来颉众芳。

写兰

（二首）

其一

九畹奇香，袅娜多致。

数笔写生，丰神绝世。

其二

与石为邻，与竹为友。

君子之交，淡而可久。

写芭蕉

一天清影露华新，淡染霜毫写碧云。

小阁醉眠闲倚玩，若为风展动湘裙。

写白菜

蓬荜春风早，菜根滋味长。

特将清淑意，濡翰写余芳。

牡　丹

游遍清溪归座闲，清徽抚罢事吟坛。

莫奇方罫操神算，剩有余机画牡丹。

墨牡丹

闲情随意挥湘管，写出江南富贵花。

素艳不烦皱五色，一般倾国殿春华。

陆小鲁以扇促画牡丹索题

我本贫穷客，能为富贵花。

凌云时洒翰，散作晓天霞。

墨芙蓉

秋景芙蓉丽，妍姿色最闲。

写来图画里，玄裳似牡丹。

写梧桐

剪圭秋叶落，留鸾风露清。

写向丹青里，银床看月明。

梧桐望月

写得栖凤枝，空阶寄高洁。

爱此风露冷，玲珑望秋月。

黔阳王明府洱嘱画篯篮盛花图韵事也诗以答之

（二首）

其一

风流自昔输潘令，栽得何阳一县花。

韵事教人心手醉,特研丹绿染春葩。

其二

绛宫仙子乘瑶车,为嫁东风绕翠华。
十二碧城多艳质,共陪芳辇醉流霞。

柳
（二首）

其一

新柳龙鳞作嫩黄,丝丝风雨暗愁伤。
谁怜雅度舒青眼,空回章台怨晓妆。

其二

摇漾春光翠袖垂,绿烟金穗一枝枝。
风流不让前人独,也向芸窗学画眉。

双松图

潜虬媚幽姿,缅野绝群壑。
影寒苍翠深,甲绕龙鳞错。
交撑屈铁枝,远笼华盖若。
叶浮不尽云,石嵌孤根脚。
拳曲势何奇,偃仰尤错愕。
辰泛晓霜烟,暮爱归巢鹤。
咏涧泻秋涛,疑奏钧天乐。
不羡五株封,坐对双清乐。
毕宏既无人,韦偃不闻作。
柔翰写坚刚,襟怀殊洒落。

写罢暮天空,遥情倚山阁。

画松

青铜为干铁为枝,惨淡经营势绝奇。

莫道枯某无本性,苍苍犹偃岁寒姿。

写虾

甲族至微,天机自在。

以泳以游,时显时晦。

青草一丛,极乐世界。

写蟹

（二首）

其一

斯名郭索,号曰无肠。

芦汀是舍,石髓为浆。

披甲而游,载钳而处。

以此横行,有淹其所。

其二

风清沙屿,石立巉岏。

清溪浅水,何处同欢。

以生以食,载游载涵。

濡毫染翰,式扩鲵桓。

鱼

泳游适其宜,天机得其所。

濡毫写自然,相忘于江浒。

画马

（二首）

其一

绿荫修堤野望通,追风逐电势如龙。

拟图神骏三千匹,不尽挥毫尺素中。

其二

平原丰草一川悠,瑟瑟西风渭水头。

试谱腾骧三十六,君看数内有华骝。

睡仙

定静安虑,亦圣亦禅。

谁其觉之,曰本自然。

画石

画石须画石之骨,摩挲怪状形突兀。

巉巉崒崒多奇姿,挥毫走墨如惊鹘。

画石须画石之神,气韵精英无比伦。

矫然太华三峰削,青壁嘘烟时吐云。

自笑胸中无芥蒂,块磊消除天宇泰。

但恨斯世无米颠,见此还当擂笏拜。

写梅

扑扑香风入酒杯,蓬壶春信报花开。
偶从碧海三山过,携得罗浮片影来。

千树梅花图

来从云海气苍茫,游戏人间作酒狂。
夜月罗浮千树影,一齐移掇到东堂。

浸天琼岛图

万朵芙蓉碧浸天,濛濛飞翠湿轻烟。
南溟水击三千里,推送神山到目前。

峡山秋景图

年来专为稻粱谋,握管看云写素秋。
犹忆晓风三峡路,淡烟斜月满空流。

帆随湘转图

穷愁只合风尘老,也有英贤爱钝才。
笑指衡湘千叠嶂,为君九面写将来。

川船出峡图

奇峰耸霄汉,滩声响瀑雷。

曾闻蜀道险，顾此已心灰。

水边闲话图

独步寻春向水涯，偶逢邻叟话桑麻。
绿阴小立浑忘返，听彻莺声日又斜。

溪山待月图

溪山沉碧野烟浓，攒拱飞楼戒暮钟。
为爱云山坐忘久，又看月上最高峰。

庐山真面目

拔地奇峰秀几层，晴岚飞处郁云蒸。
消闲试谱匡山面，笑问匡山得未能。

云山叠翠图

堆螺叠翠一层层，满眼青山笔下生。
傥有烟云看不尽，隔溪犹见一舟横。

栈阁飞云图为廖明府太钧作

山阴日色寒，重岩伏云气。
停停涧底松，望望深且邃。
悬崖架危栈，俯瞰诸山细。
绝磴走玄猿，巉巉复齿齿。
峰涌翠屏开，尺幅标清致。

捻管将吟髭，一扫江山丽。

匡庐图

未目匡山妙，先看湖上云。
云中仙侣在，闲坐话匡君。

涂山图
（二首）

其一

夏后遗踪在，涂祠尚俨然。
层城临水湄，高阁瞰江烟。
癸甲事如昨，辛壬旧纪年。
我怀殊未已，图画此山川。

其二

绝巘危亭逼，云岚天半飞。
山高碍晓日，水落露寒矶。
古寺行人少，荒林宿鸟稀。
缅怀疏凿日，延望独依依。

蜃楼图

巨浸郁洪濛，飞甍碧浪中。
狝窗窥海日，云槛仰珠宫。
蜃踏层波出，蛟嘘宿雾通。
拟图神境外，直与化工同。

水槛遣心图

水槛闲消暑,窗开四望通。
客行秋日外,人坐碧凉中。
柳荫千条绿,莲移一艇风。
夕阳山色好,顽戏任儿童。

蒹葭望月图

野岸风初息,烟波一艇斜。
卧看秋月冷,凉意在蒹葭。

江山积雪图

九霄粲玉,千里飞琼。
垂天黯黯,积素莹莹。
梁园失翠,灞岸遗青。
痴云欲立,僵木无声。
兽忘走险,禽绝飞鸣。
特挥尺素,用托闲情。

江天帆影图

如云如篆,势绝飞尘。
巍巍殿宇,潋潋溪声。
江流天外,帆绕山阴。
思通造化,清猿夜吟。

汪君传智以诗索画图成各赋一首答之

（五首）

其一

卜得幽居数里，临湖一道滨山。

中有幽人玩世，羲皇以上清闲。

其二

老树垂阴半亩，修篁绕屋千竿。

欹岸倒悬危石，青苔绿藓斜栏。

其三

曳杖偶来篱落，书声响出茅檐。

爱他稚子能读，时乎顽溢眉尖。

其四

水榭俯临湖畔，开窗直逼南原。

更无尘氛俗气，惟有风月堪论。

其五

突兀孤峰天半，巉岏高树崖巅。

日暮湖亭倒景，好看渐渐青莲。

听鹂图次徐春田明府韵

湖光春霁柳堤明，柔条风动黄鹂惊。

才向东窗鸣睆睕，俄来南陌又吹笙。

若近若远没不见，如绵如蛮洵有情。

千娇百媚不自息，柳槛银塘相映泓。

好音流出声声慢,穿花掠草来寻盟。

斗酒双柑听不厌,携壶几度忘阴晴。

绣阁纱窗浑未解,少妇楼头春睡清。

是谁镂思夺鬼工?披图如闻歌嘤嘤。

凭凌大叫此奇绝,衔杯酌我谈生平。

阅耕图为吴梅溪司马作

毫画烟浓柳堤廓,数里遥遥缀村落。

缤纷夹岸桃始华,绣壤纡徐犬牙错。

清溪碧涧闻远流,中有幽人卧邱壑。

偶为寻春话老农,携童迤逦出深郭。

单袷藤鞋适所之,长日巾冠慵不着。

仁看沙碛画陌阡,原上人耕殊力作。

布谷催春叫未休,霡霂春深雨旸若。

如斯造物竟何从?大化无心旁运通。

写将一色春融融,妙睹斯人宛在中。

睥睨一世何其雄,呜呼尔来酌酒为我歌幽风。

潇湘八景

(有序)

老子曰:"知我者希,则我贵矣。"此非相知之知,知己之云也。冰壶妙理,别具会心,自非枯木寒泉之士,何足解此。余闲居无事,辄有驾鹤骖鸾之思。目下东归之念正深,偶来乐邑,暂息征车,声气之交,有如海阳金子者,古之人也。一见如生平欢,自是风雨过从,无间晨夕,宴坐剧谈,羁怀乍触,风餐水宿,故景依然。历湘川,望九嶷,巨岳巉岏,水天空阔,胜迹奇踪,莫可名状。金子曰:"盍为图之?"余乃捋吟髭,挥湘管,洒雾飞烟,凡五日而成册。金子悦之,即以相赠。呜呼,往事兴怀,风云异态,不能临川祝蓬蓬,便当入山呼飞龙。彼画船箫鼓,意气凌云,勒我桃花马,驾彼鹦鹉车。醉挥金椀,卧倩名姝,豪矣。不转眄而灰飞云散矣。逝者如斯,古人安在?知我者,其亦托遥情于山高水长之间乎?

渺余情兮湘滨,旷余心兮洞庭。

骋柔毫兮素绢,走渴骥兮丹青。

写迷离兮泽国,撼银浪兮波臣。

雨浸烟兮古塔,雉嚣月兮方城。

望林峦兮积雪,睇烟祀兮江神。

溶溶兮湾渚,渺渺兮湘君。

帆飞兮极浦,雁叫兮沙汀。

羌胡为兮避世,渔何事兮武陵。

罨霭兮山市,寂历兮钟声。

搴芳洲兮杜若,杂萧艾兮荃蘅。

纫秋兰兮为佩,制九畹兮长龄。

余将跨洪崖而寻赤松兮,踏沧溟之玄津。

理瑶瑟兮吹风笙,驾苍虬兮载霓旌。

小渤海兮超南溟,握灵枢兮运化,振长风兮太清。

有画无诗山水册页第一帙标目十二

扶桑浴日	栈道穿云	赤城霞气	阆风楼阁
驿路梅花	官桥秋柳	野鹤巢云	青猿啸月
僧语石楼	鹭闲汀渚	龙门风雨	废寺桃花

有画无诗山水册页第二帙标目十二

| 虚阁松声 | 江天帆影 | 关山夜月 | 烟寺晓钟 |

乘风破浪　　架竹引泉　　古戍塞花　　丹崖翠筱
村墟夜舂　　山亭小憩　　月暗芦洲　　峰明残雪

有画无诗山水册页第三帙标目十二

巨瀑轰雷　　彤云漏日　　柳岸渔舟　　云中江树
风雪夜归　　霜林晚眺　　古洞迸泉　　江豚吹浪
修篁清暑　　绿树鸣蝉　　石壁江光　　茅亭秋月

有画无诗山水册页第四帙标目十四

长虹饮涧　　双鹤盘云　　夕照衔山　　飞泉挂璧
岛屿潮回　　柳堤春漫　　渔艇吹烟　　桐阴课子
深柳牧羊　　浅濑横舟　　孤艇摇烟　　危峦积雪
　　　　　　渔浦鸣柳　　沙滩补网

写竹标题有画无诗编目五十二

将军解甲　　剑叶含星　　龙孙脱颖　　稚子抽簪
烟梢拂水　　凤尾穿云　　戛玉摇风　　节含霜彩
好制渔竿　　筛金漏月　　粉露啼痕　　堪裁凤管
雪中高士　　簜舞斑衣　　玉立风前　　云里翠鸾
节凝白粉　　影来溪畔　　柔枝带雨　　萧骚有致
柯亭异植　　劲节干云　　虚白存心　　倒引天光
六逸溪前　　泪滴湘江　　七贤林下　　云横渭水
　　化龙　　拂云　　断望　　笼烟　　垂露　　带雨
　　栖凤　　扫月　　凌云　　滴翠　　迎风　　积雪
　　傅粉　　破土　　解箨　　烟梢　　劲直　　玩月

窥窗　侵篱　启新　露叶　萧疏　飞白

向日　吟风　瘦叶　横斜　舞态　虚心

穿云　啸月　寒梢　半折　风篁　贞节

悬崖　友石　观植　饮涧　过樯　扶老

映水　佩兰　访菊　餐松　捞月　携幼

风梳　出笋　傍柳　雨洗　抽枝　穿花

写兰标题有画无诗编目四十六

王者之香　　如逸士气　　楚楚临风　　骚人之佩

有出尘心　　娟娟滴露　　臞仙辟谷　　可荐灵均

花垂白露　　燕姞怀馨　　堪栽福地　　香散芳尘

空谷幽香　　爱亲芝室　　高洁自如　　佳人正性

曾伴骚人　　紫芽怒茁　　商山逸友　　为君子佩

雅有风情　　白石高邻　　入郢人歌　　淡无俗韵

叶被惠风　　岩下风骚　　皋凝湛露　　丛挹清露

　　　　　　隐人逸致　　叶泛风光

幽崖　九畹　结阴　风泛　芳丛　倒影　空谷

三春　濯颖　露滋　弱态　飞花　紫芽　国香

　　丹颖　秋佩

写梅标题有画无诗编目四十

弄玉临风　　玉骨清妍　　横窗疏影　　飞琼踏雪

寒香沁月　　宫阁幽香　　汉殿宫妆　　绿珠坠楼

绮阁春风　　湘妃缟素　　洛神写照　　松篁伴侣

罗浮清梦　　禽窥素艳　　先天下春　　姑射仙姿

风递清香　　半醉真妃　　玉女披香　　绿萼春烟

春满江南　宫妃濯锦　瑶池冰雪　聊赠一枝
瘦怯春寒　冰魄临水　石榻眠云　石桥官驿
雪魄窥窗　琼枝压雪　汉女凌波　风传芳信
　　　　　湘江解佩　颊晕红潮
寒梢　笼烟　清冷　瘦萼　压雪　横斜

写菊标题有画无诗编目四十二

傲骨攒金　三秋异品　白衣送酒　繁英粲玉
老圃殊颜　青女窥霜　愁含玉露　青丛馥郁
颓龄晚节　醉舞金风　金紫斓斑　元亮家风
浓艳披霜　彭泽一枝　东篱独秀　秋芳映月
樊川千朵　檐畔孤芳　娇倚西风　卧残明日
　玉蕊　黄花　委露　月下　洁白　素质
　金英　紫艳　摧霜　篱边　清奇　琼姿
　孤芳　攒金　幽香　冷艳　露浥　独秀
　　　　　叠玉　晚节　幽姿　风吹

性天正鹄

傅金铨 撰

题　解

　　《性天正鹄》，一卷，傅金铨撰。金铨虽力主命理神工，然而性命双修，乃为仙家之不二法则。未修性则不能修命，修命之先则必修性，否则，修道必遭魔难而崩沮。或谓南宗张祖《悟真篇》先命而后性，金铨之说岂非与之相左？惟南宗丹法，途径多端，紫阳祖师有"金丹一日成"之说，深忌"三年九载"推延之调，故而虽"愚昧小人得之，也立跻圣位"，其延命神功有如此之速，遂末后参悟心性，净明性天，真心妙合涅槃，仙佛一而不异矣。惟时移势异，古今不同，后参学道，不修心性，务求捷径，迷昧真心，痴望延命，是必无根之木，弊端滋盛。故而金铨修道，虽预闻命诀，但初定志时，即专笃于性功之修习，至垂暮之年，仍然拳拳致力于斯，金铨最后之著作《心学》一书，即可见之。《性天正鹄》一篇，系金铨初发历年修性之随感，兼诠儒、释二教修性之诀，文畅义通，可作学道者常诵之文，虽习清静而深诋阴阳者，也当不废是篇。再欲前进，可读《心学》。

性天正鹄

济一子金溪傅金铨

集阳子定远萧康理参较

潜阳子麻城朱仲棠参较

一觉便超天外，本来无佛无仙。

虚空着相总成痕，人法双忘即见。

究竟我心现量，横空法界无边。

了知本性是心根，迷人愈测愈远。

——西江月

清静海在方寸之内，澄明湛寂，自古至今，万仙万佛，皆要从此过去。此是人天证果之区，仙佛起步之所。其地与苦海邻，苦海即欲海也，虽隔绝万里而弹指可到。此海如琉璃镜，四面通明，纤尘不染，终古皎洁。能默识而达之，有无量无边福德。

性之为言，不曰"性理"，即曰"性天"。或曰："不有性情乎？"答曰："性而合情为言，是气质之性，非天命之性矣。天命之性，纯清不染，在化机之表，万象之先，无始可求，无终可测，不有中之真有，不无中之至无，拟议不到之地，猜想不及之处。骋尽蠡识，莫测其端，竭尽思维，难体其状。绝边旁，无内外。咏之者曰：'不无不有不当中，外面虚无里面空。'亦善于形容者矣。"

先天元神，性也；后天欲神，情也。吕祖谓"元神居心之上，欲神居心之下"。原夫生人之始，非情欲不媾精，非媾精不胎孕而成形。任是仙佛临凡，一入血肉之躯，不能不昧。但其根深，易觉而易醒耳。世间有形必毁,有生必灭。造之终,即化之始。情复生情,欲复种欲,五浊世界,皆情欲结成。尘尘相续,劫劫相因,遍满大千,莫测其底止矣。纯是天理,毫无夹杂,即元善也。造化非元善不生人,人无有不善。就生初而言,长而情开欲炽,背却天理,种种不善,习以性成矣。

心者,万化纲维,一身主宰,吾人之帝天也。所谓"君主之官,神明出焉"。本无异同,其不同者,陷溺各殊耳。古圣铭盘致警,列座书箴,静存动察,故明德曰"克",明命曰"顾諟"。张子主敬,朱子主敬穷理,一敬则万神听命,无不束之官骸矣。

超跃无垠者,人之心也。岂无明达,未肯息机,辩博矜夸,精神驰骛,造化即于此中转移之。嫩腴忽而苍颜,青丝顿成白发,今昔之感,岁月几何,形瘁神枯,归于大化。万年千古,总只如斯。撒手悬崖,妻子何有哉?达人于此知浩劫灵源在我一心,生死遗之世外,万物等之浮沤,漠然与世相忘。全其天者全其神,大生之众,莫有能并之矣。

心只在腔子里,语至浅而弥精。沙数众生,有一在腔子里者乎?妄心逐物,时刻无宁,再世之因由此,六道之生根此。尘界昏昏,奔驰竞逐,不尽不止。然则二氏清修,拔人于火坑,其为济度,不亦大乎?

绝虑忘情,清心释累,可以造道;见素抱朴,纯一不已,足以知天。不知而知,不见而见,是真知见,不由乎耳目矣。无为而成,不虑而获,感之于未动,见之于未萌,非聪明圣智达天德者,其孰能之?

不生而生生,不化而化化者,道也。惟道无伦,无实无虚,无有无无。以言其无,充周沙界;以言其有,声臭泯绝。独修之而成大觉,双修之可证金仙。

一日间整齐严肃,便是工夫。然严肃极,必易涣散。当时刻检点,久之,得涣散之时少,严肃之时多,自然孽日消而福日积,性珠朗彻,上接真光,还无极矣。

日习日静,日静日安,以之谋事则灵,以之读书则记。朱子半日静坐,半日读书,一静则心神集而灵性昭。运心于有,致力于无。经曰:

"绝利一源,用师十倍。三返昼夜,用师万倍。"善师者师心不师圣,是真能自得师者矣。

譬彼良田,乱草不除,嘉禾岂茂?爱欲贪痴,乱草也;定慧圆明,嘉禾也。彼不自爱,扶乱草而殄嘉禾,芜秽不治,负此良田矣。

关尹子曰:"事物之来,我皆对之以性而不对之以心。"性者,心未萌也。是知至常不迁之理,即具于寂静无思之内。游泳自如,机活而神清,还我太璞未雕之真,遂初既复,纯乎天而不人矣。

天无心而成化,地无心而产物,人无心而契道。世人所以有苦者,为有心耳。真修之士,内志清高,一尘不染,忘物忘我,合乎太虚。造化虽大,能役有形,不能役无形;阴阳虽妙,能驱有识,不能驱无识。我识既无,我心何有?五行盗之不能,阴阳贼之不得,万缘息尽,孽海波清,不知何者是幻,何者是真。返我虚元之天,无象可象,无上可上,斯之谓至人。

此身自无始以来,历几何生死?几何劫杀?几何苦恼?为男为女、为人为物、为贫贱为富贵,以至于今世今生。言念及此,何以自拔?仙佛说法,出之沉渊,登之彼岸。大哉圣慈,度尽众生,然后成佛,其所以悲怜欲界者至矣。世人不信轮回,罔测变灭。《文昌化书》,十七世中不得其终者数世。关圣帝君《应验经》,自云子胥五转,武侯先世严子陵,再世朱文公,唐天君降笔,自言一世为蒙恬,再世为萧何,三世为马援,四世为吉平,五世为骆宾王,六世为杨椒山,总历二十余世,皆不得于其君若相。茫茫苦海,巨浸无边。有过去世之因,乃有现在世之缘;有现在世之孽,即有未来世之报。三世结衅,异劫寻仇,生灭无常,情沾意惹,别泪起无边之波,积骨成乔岳之大。生之不得不生,死之不得不死,天地且无如何,达人于此,付之一哭,万有皆空矣。

虚灵不昧,谓之明德。明德者,真性也。不有而有,不无而无,不得谓之有,不得谓之无。无死无生,无来无去,随地随处,遍满虚空,常静不动,所谓"心有出入,神无去来"。

此理之在天下，古今一致，人物无殊。一人如此，千万人皆如此；一时如此，千万世无不如此。无一处无，无一处有。执名相以窥，固谓之妄；傍清空为说，又谓之诬。无背无面，无始无止。既有此物，即有此理；既有此人，即有此性。皎皎当前，常存而不失者也。

昔人比之一大海水，结而成沤，沤散复归于水。人之成形，亦犹是也。本自灵明，但为形所窒耳。

人同此心，心同此理。原是共心、共理、共聪明，奈何苦要分门别户，自竖藩篱。二氏只自说本经，自究本性，绝不言人是非，何等阔大！

欲心绝尽，欲界自空，欲境千般，自然侵扰不入。分华靡丽无千，是非贪痴不着。不偏不倚，炯然独存。

惟此真性，独具于心者，心乃人之灵府，藏神之所，即觉灵所注之地。经云："人心皆有七窍，左三右四，共合七星，上应斗枢。"其灵者非心，乃空窍也。

世人每言宁心净意，亦知心之当宁，意之当净。曾无一宁心净意者，盖因名利纷纷，俗尘攘攘，障却本心，迷失真性，冥行妄作，纪过之司，毫发必录，往来六道。上圣悲之，著为经咒救济，引其入道以超拔之。嗟彼群蒙，终古戴盆，自围密网，可胜浩叹！

尘世中日用云为，酬酢万变，岂能如深山老衲，万有俱捐。但凡百事件，不起心动念，日惟减事收心。比如宫商妙响，偶然到耳，不必其不闻也；美丽华颜，偶然触目，不必其不见也。但心不着迹，便毫无沾滞。我与声色无干，声色自与我无涉矣。

上智之姿，一超直入，顿悟真空，是吾本体，不去寻枝摘叶。古有成案最显，而人不察，如神秀之偈："身似菩提树，心如明镜台。时时勤拂拭，不使惹尘埃。"此是揩磨之工，下学上达也。六祖便直指人心本体，一超直入，曰："菩提本无树，明镜亦非台。本来无一物，何处着尘埃。"

心是地而性是王，心为国土，性为国王。性寄于心，无心则无性矣。炼心者，炼去欲心，现出真心。真心无欲，有欲是尘。心犹镜也，镜本自明,因尘而蒙。然则欲镜之明,只要去尘;欲性之见,只要除欲。

真心本自安和静好,所不静好者,物欲动之耳。譬水之本源至清至洁,不动不荡,风激之而成浪,泥淖之而始浑。

水本至静,风浪动之;水本至清,泥淖浊之。去浪而水自静,去淖而水自清。清是其本体,静是其本性。真心亦犹是也。

学者先求知性真本体,然后施炼心养性之功,庶不以贼为子,错认识神。此毫厘千里,宜细辨之。

炼心乃养性之真功,此正路也。要知正路中有歧路,每见僧人说法,挥尘答问,总以一"无"字却之。古人云:"才说无,便是有。"谓其不能无无。如见空即障于见,着空即滞于空。永嘉禅师《证道歌》云:"着有着空病亦然,还如避溺而投火。"

方寸中不起一念,此是正机。若如木石,又非矣,盖真心无知而有觉。觉者,妙感之至神也。莫测其所来,不可以有心求,不可以无心觅,灵应自然,其阴阳之不测乎!

又要知茫荡之非。茫荡无主,客邪来舍,多致癫狂。此皆不知平常之心者,舍近求远,古云:"饭箩边坐饿死汉,没头水浸渴死汉。"

平常心是道。何谓平常?当心安意定,知解未萌,此时正浑浑噩噩之际,少时一动即非矣。子欲体认,于大尘劳后,机心顿息之时,有此景况。

古云:"才有所重,便成窠臼。"此悬虚之理,具足一心。凡具体者无不备,所忌者,执着耳。

空山寂历道心生,每睹清泉白石之区,秀壑重岩,山色静深之处,则尘浊顿消,此心冰雪。盖神本至清,嚣尘日久,睹静境而忽露本真耳。

神也者,妙万物而为言。不疾而速,不行而至,无方无体,莫测其始,莫究其终。经曰:"万物生皆死,元神死复生。"不死不生,与天地为一。读《九天生神经》,知积气生神之理,悟还神摄气之道。

无穷世界,万有千年,欲海波宽,古今不息。克欲难于克敌,夫谁致力？墨悲杨哭，昧者且笑之矣。

内修谓之功，外行谓之德。知立功立德，是真实修行。云程九万，非此不升。

持戒不失人身，积功种生天果。愿天下才智，普为利益。利益于人，即自利也。天心无不利人，人心无不自利。公私之辨，毫厘之间，积习生常，善斯成性矣。

无量无数无边众生，皆在佛大圆觉中、大悲悯中，见众生沉沦欲海，千生千死，千死千生，无有了期。众生在苦海不自知，而佛悲之。悲之如何？设法救之。救之如何？醒其迷，使自苏耳。

洪福有量可量，心福无量可量。经谓"大千世界，七宝布施，不如此福德；恒河沙数身命布施，不如此福德。"皆极言心量之大。六祖云："念念不离自性，即是现在福田。"

心动而后有欲，触境而后生情。情动欲生，勿克遂欲，则争心起，而天下自此多事矣。三教圣人障此狂澜，使炎火不炽于燎原，洪波不翻于静海。佛曰"寂灭"，灭此欲也；老曰"清静"，静此欲也；儒曰"克己"，克此欲也。妄念起则驰其神，神驰则真主离位，不安其宅。儒者无此，何以为仁？道者无此，何以宰气？释者无此，何以达天？是知修心一法，为万圣千真之总路。

世人毕生皆妄，由心伪也，语曰"人死不知心。"真心如太虚，中存天理，至无而至有。夙世成形，皆具此心，皆具此理，故智觉曰："若能静坐回光照，便见生前旧主人。"然则愚智悬殊，巧拙迥异，何也？答曰："此气禀有清浊，非根心之谓。后天之乾慧有分，先天之本体则一。"

体认而精审之曰思，计虑而测度之曰想，思浅而想深也。忽起忽灭者念。念头凭空而来，思想用意而有，主之者皆八识，非心也。真心实不能思、不能想、无有念。果能无思想，无念虑，则轮回之根自绝。养我真心，空洞无物，所有者，理而已。此理即是天理，即是道理。空寂之体既立,则诸识无依,复我原初真常本体,虚灵洞彻,一片空明,得大自在矣。

斯事有不滞有,无不沦无,完完全全,安安适适,不加一分,不灭一线。所谓以此空酌彼空,此空不见其灭,彼空不见其增。弥纶罔极,在天地之先,未有此形,先有此理。佛云:"太末虫是处能泊,独不能泊于火焰之上;众生心是处能缘,独不能缘于般若之上。"盖般若性体,悬虚泯迹,缘之无可缘。此无可缘者,即是至道。

赤子无机,猛虎不攫,彼无惊畏,故元神不动耳。孟子谓"不失赤子之心,谓之大人"。赤子之心,不识不知,与天地同量,与太虚同体,如何不大?"人之君子,天之小人",盖谓其沾沾有迹,不能浑化无痕也。

天性者即是天理,见于事为事理,见于物为物理。物之表里精粗,心之全体大用,皆具于此,虽无形而实有。今且为竖一鹄,大庭广众之中,秉公论而持衡,彼无理者,不能不屈。于此见无形之理,能缚有形之人,强梁虽狠,不及支矣。

千圣万真,不能外诚敬而别有心法;千经万典,不能舍静定而别有工夫。正心诚意,是作圣之基,即修真之路。未有心地未清而可以超凡入圣者。佛即众生,众生即佛,众生迷而佛觉耳。

万理一理,万神一神。无一物非理,无一物非神。我心之理,天地之理也;我心之神,天地之神也。静符动应,故善必知之,不善必知之。闲居为不善,欺心即是欺天。暗室屋漏,鬼神环瞩,可不慎哉?

欲对神明,先求无过;欲求学道,先讲炼心;欲得心清,先期绝欲。天心见而天理全,浑然大中,偏倚不着,神明其德矣。

栽培心上地,涵养性中天。我之天合造物之天,动而与天相应,静而与地相符。由诚而形、而著、而明、而动、而变化,皆此无妄之心积累而成耳。

理欲交战,理不胜欲,此际大要把持。盖欲顺而遂心,理逆而违意故也。遏之须强忍之力，否则未有不败。此天人之界，极要认真，舍生取义，多坏于一转念之非。

一无之中，万有具焉。大化含灵，泯绝声臭，何形何名，一罔象耳。惟此罔象，性命真宗。吾循之为实学，修之成至道。但涉名相，都成断灭。凡圣情忘，能所俱泯。天地之道恒久而不已也，是之谓大常。

身世蜉蝣，化机默运，悟者其谁乎？有天民者，绝智巧以返混沌，息机心以还赤子。人人有贵于己者，斯人共知之矣。

为者必败，得者必失。我无为无得，必无败无失矣。有无生死，进退存亡，盈虚消长，迭运不穷，推迁无迹，元会之兴，天地尚有坏。何以知之？以其有形也。然则欲无死者，必得无生。生且不存，死于何有？人于恢漠之天，游乎万物之上矣。

情欲者，伐性之斤斧也。欲之于人如虎，人之于欲如战。万魔蜂起，不缉将自焚矣。操修之士，首先断爱。爱者，情欲之根也。爱斯着，着斯贪，贪斯妄。妄心一生，妄念即起，妄为即成，造就孽因，即成孽报，莫可赦也已。

人心贪欲，如蛾赴火，如蚁附膻，晓夜无停，一刻不肯放下。权利牵于外，忧虑煎于内。神为心役，心为物缚。得失之念交攻，贪妄之求无已，安乐国成不靖之天矣。

倩人诵经，如倩人代哭，情疏而志不专。满腔秽恶，思虑万端，时起时灭，心天不净，感格无灵。盖经藉人之诚，人藉经之灵。不诚不灵，自然之理也。何为贮之无功，诵之有应？借人之气以宣泄之耳。

其嗜欲深者，其天机浅。迷昧其心，不自觉徇物之非。圣贤立训，为之提撕警觉，启其迷而开其悟，泽流无穷。群生不知其功，大造深得其力，以其有补于天地也。

纵任识见，蔽却天心，罪恶日增，苦海难出，如蚕裹丝不自解脱。智士真观，明善恶之本，知损益之源，体静心闲，外绝纷华，内息意想，使灵台皎洁，湛若冰壶。来干我者，皆明目以当之，迹虽混于污泥，心实同于罔象。

置心一处，无事不办。元神聚则元气生，但要志坚，不须才大。子曰："用志不分，乃凝于神。"志之所在，铁壁皆穿，无不破之坚矣。

万类无穷，皆本一气。有知觉运动者，胎卵是也；有运动无知觉者，湿化是也；无运动并无知觉者，草木是也。人造生物，化机一至，淤污朽腐，自然成形而有生。深山有无名之鸟，海若有难状之鱼。格物至此，亦且放下，盖难以不知为知也。

有真人而后有真知。真知无知，有所知必有所不知，无所知必无所不知。希声者谓之大音，无味者谓之至味。六律皆起于无声，萌蘖之前无有兆，有根于无而无不虚矣。

契心平等，与人无忤，与世无争，慈和柔顺，蔼然如春，肃然如秋。对之如万顷清波，汪汪洋洋。或有无端横逆非理之来，自是众生罪孽，当生悲怜之心，不当生厌恶之心也，报复云乎。

后之闻吾说者，必谓余浸淫老佛，绳墨之士，服膺不失。知有六合之内，不知有八荒之外；知有经世之学，不知有出世之道。不读神圣之经，乌知不测之事？拘儒盖自画矣。

《易》曰："洗心退藏。"《书》曰："克念作圣。"《诗》曰："不识不知。"圣经无殊于佛典，所谓"东海有圣人出，此心此理同也；西海有圣人出，此心此理同也"。至道无奇，圣功简易。浊可以清，愚可以智，圣贤仙沸，同此一谛。

"天命之谓性"，言即天命是人之性。盖已合赋禀为言，吕祖谓"性命同出一源"。"无名天地之始"，性也；"有名万物之母"，命也。性即理，命即气，性极虚无，命有主宰。性是天常，命乃造化。空寂者性，无形而实有；絪缊者命，有象而实无。性是无中之真有，命是有中之真无。有无交入，玄牝乃生。圣人体常知变，体化知终。知未生以前，此理充满太虚。一经命下，气以成形，理即赴之，自然而全，无少亏欠。性命者，阴阳也。阴阳合一，至道乃成。

"率性之谓道",谓率其本真,毋偏毋颇,不矫不饰,淡渊冲漠,安其故常而已。

性命,正也;情欲,偏也。上古圣人,继天立极,指出人心道心:人心危殆,道心精一,精一之真,微妙难见。君子密察乎此,而敬以直之。久觉悠然心新,日新不已,圣功全而神明出。迷人纵情狗欲,气拘物蔽,梏亡至尽,立板走丸,趋于恶道,可不畏哉?

"性根不坏,乃得人身",此天语也。虚无是性,安得有根?盖寂然不动者,心之本体。万物备,万理昭,动作云为皆原于此。天下万事,有生于无而还于无。天地虚无,气机宰乎其中而成造化。人能静虚动直,不坏此根,天地中气早已立其极矣。

"喜、怒、哀、乐未发之谓中。"惟此七情,应感而生,因触而存,后起者也。先天未兆,实无有此。中者,先天之本体。中之极处是性,性之极处是天。子思子明道,特为指出,令学者追溯未发之前。夫此未发之前,清空一片,滓质不存,了然未有识知,即此便是大中之天,端厥性源矣。

"克己复礼。"谓克去己私,复还天理。四勿之功,制之于外,所以安其内也。

"夫子之言性与天道,不可得闻。"夫子之道,天下万世之常道,人道也。惟此心天至理,湛寂灵明,谓之真性;未赋于物,浑然在天,谓之天道。自哇然一声,禀赋既成,性命乃立,性寄于心,命藏于肾。心之本体,号曰先天主人、万象主宰,即心、即性、即天道。分而二之曰性命,浑而一之谓之天。

"尽其心者,知其性也,知其性,则知天矣。"心者,神明之主,觉照虚灵,体无不备,用无不周。知性知天,要自尽其心始。夫心何由而尽?存理遏欲,性定功纯,净尽无疵,契于天矣。天非苍苍之天,乃自然之谓。

"出入无时,莫知其乡。"惟圣人安行,天君泰然,自无出入。贤人勉行,知以义制事,以礼制心。众人不行,谓天地虚无,鬼神茫昧,无知妄作,干明罚,罹幽愆,转眼异形,可畏孰甚？孟子教人养平旦之气,蓄几希之良,职是故耳。

"放其心而不知求,哀哉!"放心不收,有何可哀？不知此实人兽关头,危微之分,升沉之界。昧者不知,不信圣贤之言、仙佛之训,任意放失,不解收回,纵情纵欲,巅崖坠壑,不自知哀而圣贤哀之。人当自勉,不罹圣贤之哀,斯为杰士。

"子路问死,子曰:'未知生,焉知死？'"说者谓惜乎子路不再问,不知已答尽矣。有无互为其根,阴阳迭为消长。生者暂有之客形,从无而有,即自有而无。如沤还水,似性归空。生中即具有死机,死中实含有生意。来从恍漠,去复冥冥,一性天之归宿耳。

"海枯终见底,人死不知心。"盖棺尚爱子怜孙,忧穷虑患,此心自上古至今一辙。使其能晓无知是心,讲究心天真理,则此等芥蒂,自然入化,人欲不存,道心基之矣。

"一死生,齐寿夭。"彭亦何长？殇亦何短？茫茫大化,同门出入,千秋一瞬,夫亦何寿何殇乎？

"颜子心斋坐忘,堕肢体,黜聪明,离形去智,同于大通。"孰谓圣贤非仙佛乎？从心地下功,真功也;从心天求理,至理也。万法一心,心本无法,心法双忘,契乎无上矣。

《金刚经》须菩提问:"云何应住？云何降伏其心？"佛答以:"应如是住,如是降伏其心。"不赘一词,已无余蕴。夫曰降伏,是强制之矣。唯以不降降之,不伏伏之,得其旨矣。《证道歌》曰:"绝学无为闲道人,不除妄想不求真。"不除乃是至除,不求乃真求耳。

"东方虚空,可思量否？南西北方、四围上下虚空,可思量否？"虚空无心,何能思量？人心能如太虚,即太虚是性真,即虚空是本量。佛祖以真心不可形容,教人心要等于虚空。即虚空是,若曰"如之",是二其空,不虚空矣。

"亦无有定法,如来可说,如来所说法皆不可取、不可说。"佛无实法与人,即"不可说"者是。此不可说之道,无定法之法,不有阐扬,何由启悟?"修道之谓教",人天表率,苟无其人,道不虚行。

"我皆令入无余涅槃而灭度之,灭度一切众生已,而无有一众生实灭度者。"涅谓不生,槃谓不灭。生灭既尽,至于无余,净尽之至,佛令众生皆入于此而度之。究竟众生自悟自度,书必自读自记,路必自走自至,旁代无由,不见佛功。亦如人在世间,熙熙皞皞,四大高恩,不觉其有,大斯至矣。

四句偈,昔有问佛当以何四句为是,佛祖亦含糊无定解,自当以"无人相"四句为是。经注,冥王解之,谓"如梦幻泡影"四句为空世之法,"若以色见我"四句为空身之法,"无人相"四句为空心之法,亦出人意表。

朱子特眼,谓《金刚经》只在"应无所住而生其心"一句。今禅僧枯坐,是不解生心之义。性且不知,安能见性?无住者,无有住着,四面悬虚,又要不入茫荡,一心活泼,久久于不无不有之中,忽然迸出乾元面目,斯真能见性者矣。

儒曰"默识心通",释云"口挂壁上",道言"口说争如鼻说",皆是说此不可说之一物耳。殊途一致,奈何别之。

我欲说之,无可措吻。关尹子曰:"言之如吹影,思之如镂尘。"圣智造迷,鬼神不识。其寄体在事物之先,其悬虚在太无之外。或谓之有,或谓之无,或谓之不有不无,或谓之亦有亦无。不知有有,忘却无无,近之矣。

水火刀兵,疫饿虎蛇,冤狱凶灾,五官不全,四肢残废,皆人欲结成。纯乎天理是善,纯乎人欲是恶。所以念头起处,乃善恶分途之界,系人生死之根,煞要辨真认确。福从此修,劫从此造。凡人不知此理,神圣悲怜,救之无术。设立洗心之法,绝欲之功,请看诸经言救劫.总是教人正心,妄者读之,莫之觉耳。

空山野水,淘尽英雄。世换人更,悲怜孽海。逐利奔名,挣腼面,讲势力,慕声名,矜荣禄,自朝至暮,起灭万端,何处得有清宁一刻耶?层霄天眼,下睇尘寰,哀之矣。

昔蒙师训,指示心性源头,讲贯日精,知此理真实不虚。但其托身在虚无之外,寄体在恢漠之中,测度不来,影响不得。佛语精微,说不到其处,但能侧说、反说、敲打说、比喻说、对面说、激射说。盖此物无正面,无虚实,取之则无,舍之则有。欲说不能,不说不得。一经举意,则不相涉入矣。

功夫在克去己私,时时息念。然而己私难去,不易克也。《参同契》曰:"委志归虚无,无念以为常。"又曰:"无念之念,谓之正念。"正念现前,识念自然污染不得。铨昔初定志时,即提"无念"二字以镇定此心。虽提撕甚勤,而念起不觉。虽不至想入非非,而终不能遽止。细勘此心,时出时入,忽出忽入。古人意谓之马,心谓之猿,谓其矫捷不测也。制之如制猛兽,如缚龙蛇。工夫日深,渐次受束矣。可见人不实力用功,生龙活虎如何克伏?又恐堕入顽空,自此以后,又书邱祖二句于壁,"念念不离方寸是真空",以志不懈。转思"念念不离",岂非法缚?于是知以忘为究竟矣。忘无可忘,乃臻于化。

妖蛟起水,神龙升天,其飞烟走雾,云拥风驰,触石石裂,触山山崩。其何故乎?道在故也。物之显而易见者,惟蛇与狐,巨蟒通神,玄狐变化,彼无师授,蛰藏养心,数十百年,神性通明,变化从心,即为得道。捕蛇之法至灵,遇巨蛇则法为之不应。盖法由道生,其潜灵日久,道高法亦高矣。此物也,得天地之偏气,养神育灵,尚且如是。人灵于万物者也,甘心物化,不肯静修。然"修"之一字,惟人至易而最难。易者,得天地之正气,本来灵明;难者,物无欲而人多欲,物无情而人有情。惟此情欲,实杀吾身。物专而一,所以易耳。古来高僧悟道通神,不胜指屈,良由能绝欲而精专,静极生定,定极生慧,慧光生则圣智全。理至平常,事极容易。然终古少有英雄,果能猛奋刚刀,裂世网而断情丝,臻大觉不难矣。

蜀山人十年不起一念，遂能前知，故至诚如神。夫不动念而至十年，其诚至矣，人心如珠，莹彻内外。世乏坚志之士，克治而磨砻之耳。佛言"十日工夫无间，乃悬崖撒手之时"，吕祖亦曰"能七日七夜不起一念，汞即死矣"，然而甚难。

佛云："若说是事，诸天及人皆当惊疑。"又曰："秘密谛。"秘者，秘其所不传耳，即不可说是也。可见佛自有真，断非清静。若果只默坐清修，有何惊疑秘密？有何不可说乎？"龙女献珠，地涌金莲"，佛语也，即道祖用以成真证圣者。其诀秘在九天，世莫得而闻知。天心至爱，不绝人登云之路，著为经典训世，奈无真修励志之人。黄冠千万，学士万千，心虽爱慕，力不肯行，背违圣训，所以历劫少有得传者。圣训云何？当立一千三百善，为求学之阶耳。铨不惜饶舌，敢将至妙真机，一醒迷蒙。《玉皇心印经》曰："存无守有，顷刻而成。回风混合，百日功灵。"遍六合，历千年，问谁知此有无存守之法、回风混合之机，便是盖世神人。嗟嗟，海宇虽宽，道脉不绝，凡我同志，尚其勉之。

世无炼心小人，无不炼心仙佛。果能志坚行切，内修心，外积德，十年如一日，不改初诚，天神昭格，必赐奇缘而遇真师矣。

《金华宗旨》云："晨起能遣尽诸缘，息心静坐，最妙。"凡应事接物，只用返照法，便无一刻间断。如此行之一月、两月，天上诸真，必来印证。

吕祖曰："止一时之妄想，空千劫之轮回。"世人迷真逐妄，至死不觉。果能内观精勤，大可成仙作佛，中不失人间富贵，下可免六道轮回。现在世基此福根，未来世禀此慧灵。万善齐修，莫有大于此者。

邱祖曰："世人百计以养身，即百计以昧心。心昧则性迷，性迷则神没九幽。此身之在世，不数十年，而神之迷悟，动经千劫。若真能见性，即垂死一刻，亦能破百千万劫幽暗，况五官清明、四肢强健时乎？学者急须止念，念止则心定，定极则慧光生。今之学人皆理解，非心解也；

皆识光,非智光也。彼造恶之人,并无光彩,只有黑气,眼光一落,全体皆阴,堕入恶道。千祖出世,不通忏悔。彼自无光,何能承祖光而接引哉?此光超日月,透三界,即元始也。但能回光,即了生死。"济一子曰:"人之外光在目,内光在心。心以藏神,六欲牵之,而心神四出,迷于万有,物化无常矣。句曰:

守我空寂,忘形凝神。

专精一志,切忌昏沉。

心同太虚,廓然灵明。

丹诀注解

傅金铨 注

题　解

　　《丹诀注解》，不分卷。此篇系辑合傅金铨《吕祖五篇注》五卷、《吕祖沁园春注》一卷、《入药镜注》一卷、《康节邵子诗注》一卷、《阴真君道成作诗三章注》一卷五种，更名为《丹诀注解》。傅金铨尚还有《心印经注》、《胎息经注》、《金锁钥注》、《阴符经注》、《感应篇独解》诸篇，惟《心印经注》、《胎息经注》今存有抄本，惜未见。

　　傅金铨丹诀注解，以《吕祖五篇注》为要，其于注中，将人元丹诀，吐露无遗，但细微隐约之处，则非师莫传，读者熟玩其理可也。

吕祖五篇注

孚佑大帝纯阳吕祖师 著
弟子傅金铨济一子 敬释

序

上古真经,中古丹诀,近世仙书,所以启悟后学,昭示来兹。圣圣心心,只此阶梯,别无旁径。然而人非忠孝,心乏至诚,非其伦矣。天律之所以至严者,盖恐匪人蒙福故也。惟我纯阳祖师,誓愿宏深,超越往古,必欲度尽众生。小子铨,故星霁堂之末学也。研性学之真工,穷易理之奥义,小子以为道在是矣,即祖亦谓不外是矣。日惟主敬修心,存神养性,希据成就。

及乎鸾飞信江,再受训于安厥止,始命设誓证盟,叮咛告诫。于是知真铅无铅,真汞无汞,玄关无关,子时非子,不因师指,此事难知。诚哉其难知也! 乃叹世人强猜妄度,错用心机,后之学者,果真诚笃志,先从改过迁善,洗尽夙生习气,乃能神性不迷,天人交感,端在乎自强不息耳。

然讲学虽从性天,施工必自坤地。辟乾阖坤,呼日吸月,海潮有信,刻漏有凭。绝非寂静孤修,实有作为妙用。首看元经,次明生杀。定真机,行水火,冲气为和,而胎息自止。

试看丹经万卷,皆言有作,少说无为。可异者,丹经之立说如此,玄门之立教如彼。又诸小说,皆言入山修道遂尔仙去。兀坐孤修,其习见习闻;求铅炼汞,所不见不闻。以其所不见不闻,欲易其习见习闻,无或乎莫之信也。

祖师慈悲,创立天梯,为后世登云的路,莫此五篇为最。小子洗心敬释,字栉句疏,不避愆尤者,凡以体我祖师度人无量之至意也。其中彼我妙用之机,鼎炉药火之秘。效男女之生成,依世法而出世。结同心为辅,觅巨室而图,造丹房器皿。岂清静而能为者哉!《黄庭经》曰:"长生要妙房中急。"上阳子曰:"虽于房中得之,而非御女之术。"呜呼,近之矣。

道光三年弟子傅金铨济一序于赤水之流云丹室

黄鹤赋

粤矣,最上一乘,乃无作而亦无为。还丹七返,因有动而方有静。

注①:道分三乘:初乘、中乘、上乘也。到最上一乘,无所作为。从三关逆返,至扑地声离胎,再返至元年之初,此时声臭俱泯,廓然太虚。一旦露出乾元面目,释氏谓之得证实相,于以见初中之必有作为也。还丹者,丹本我之故物。还者,自外而还于内,从彼而还于我,去而复返,失而复得之辞也。七乃火之成数,阳动极而静,阴静极而动,动静相推,互为其根。炼丹之道,就极静中,寻觅动机。邵子所谓"一动一静之间,天地人之至妙至妙者"也。

上德以道全其形,斯纯乾之未破;下德以术延其命,乃撅坎之已成。

注:《道德经》曰:"上德不德,下德不失德。"仙训曰:"形以道全,命以术延。"必先有接命之术,乃能得有道以全其形也。纯乾未破,是全体未漏之童身。倘遇圣师,不须用筑基接命之功,直从十月做起,然此旷劫难有之事。过此或耗精一次,便是有漏之身。撅坎已成者,必须行百日炼精化炁之功,然后十月三年也。

是以用阴阳之道,即依世法而修出世之法。效男女之生,必发天机而作泄天之机。

注:《易》曰:"一阴一阳之谓道。"《无根树》曰:"离了阴阳道不

---

① 原本无"注"字,系校者所加,后同。

全。"斯道必匹配阴阳，交接水火。世人见入山住静，不婚不宦，便谓此是修道。岂知道在人间，不在山内。佛云："我于五浊恶世修行，而得大道。"夫修道欲以出世也。岂知出世之法，即在此世法中求之。所谓世法者，君臣、父子、夫妇、兄弟、朋友，日用平常之事也。人道生男育女，修丹者效之。三丰祖曰："顺生人，逆生丹，只一句儿超了千千万，再休题清静无为枯坐间。"天机者，天根也。必发天根，乃可透泄此天机也。

方其性命以双修，须仗法财而两用。

注：性无命不立，命无性不全。始也以性而修命，终焉以命而全性。彻始彻终，只是完全此"性命"二字，必要双修，不可单行。祖不云乎："只修性，不修命，恰似乌金饰顽礜；只修命，不修性，恰似鉴容无宝镜。"又曰："只修性，不修命，此是修行第一病。只修祖性不修丹，万劫阴灵难入圣。"萧了真曰："性命双修是的传，冥冥杳杳又玄玄。"世人只解孤修静坐，不悟双修妙理，离了阴阳，背却造化，断无成就。若欲行双修之事，全仗法财相济。法财者，法中之财；两用者，两得其用也。起手必需，所以有"方其"、"须仗"之语。

先结同心为辅佐，次觅巨室以良图。

注：钟离祖曰："财不难兮侣却难。"《参同契》曰："两七聚，辅翼人。"龙眉子①曰："辅弼同声不可无，三人同志谨相扶。"天来子曰："要修丹，须结友，同志三人互相守。若无同志一般人，大药难成金汞走。"《金丹节要》曰："须择同门三友，辅弼相依。"薛道光曰："三人同志谨防危。"《鼎器歌》曰："须用同心三个人。"千经万典，皆曰"三人"，从未有一人独行者。觅巨室以良图，谓欲图此事，必依巨室。常言金丹出富豪，石杏林仙翁授薛紫贤曰："可往通都大邑依有力者为之。"《节要》谓："必依富势一家，以为内助外护。"张紫阳得马都运而后事就，薛道

———————————

① "龙眉子"，原作"莹蟾子"，据宋龙眉子《金液还丹印证图》改。

光得张环卫而后丹成。先结同心,次觅机缘,渐次而求,非历年岁,未可骤得也。

然欲希至道,须密叩玄关。

注:世人欲希图此至真之道,其理精微,其法秘密,不容易闻知。有至玄至妙之机关,当密叩于师,而密印于心也。

择善地,慎事之机密;置丹房,器皿之相当。

注:善地者,福地也;慎事者,敬慎其事,机密而不敢露也。丹阳祖曰:"择侣择财求福地。"上阳子曰:"得侣得财多外护,做仙何必到深山。"有此善地,然后置造丹房,一切器皿动用之物,必须相当。相当者,对待也。

安炉立鼎,譬内外两个乾坤;炼己筑基,固彼我一身邦国。

注:法财侣地,缺一难成。四者俱全,然后安炉立鼎。鼎器法天象地,因而有乾炉坤鼎之喻,有内鼎外鼎之称。《天仙正理》曰:"凡言外鼎者,指丹田之形言也;凡言内鼎者,指丹田中之炁言也。"乾坤而曰"两个",两个而分内外。祖有云"两重天地,四个阴阳"是也。鼎器既备,然后行炼己筑基之功。己不炼,则基不可筑;筑基不成,是炼己无功也。古训曰:"修仙有程,炼己无限。"《金丹节要》曰:"采药容易,炼己最难。务令性灵神融,心灰意定。"《天仙正理》曰:"能合一则基成,不能合一则基不可成。"古人每以邦国谕人之一身,心为君,气为臣,精为民。精全气足,谓之"国富民安"。《悟真篇》曰:"民安国富方求战,战罢方能见圣人。"民安国富,筑基已成也。一身而分彼我,鼎炉有不内外乎?

紧关对境忘情,凭锐气之勇猛;大抵煨炉铸剑,借金水之柔刚(此下皆行工法则)。

注:下手行工,紧要关头,在于对境忘情。对境而不染于境,斯真能淡于人情,忘乎物我。当其下手之际,万念皆空,一心归命,全凭此刚锐勇猛之气,庶乎有济。《金丹节要》谓:"勇猛易就,怠惰难成。玉液炼

己之枢,金水铸剑之要,乃天地之灵根,阴阳之骨髓,得其淬利光芒,始可飞灵走圣。时当三五,神锋利爽,刚柔应节。祖云:'一口飞灵剑两角,还丹却在锋头落。'"煨炉者,温温行火也。

若运用,若抽添,遇险而须当沐浴;若鼓琴,若敲竹,逢争而便宜守雌。

注:天关在手,地轴由心,枢纽阴阳,斡旋造化。运乾坤阖辟之机,行日月交并之法。抽铅添汞,帘帷光透,铅鼎温温,龙虎会于鹊桥。斯时大有危险,当退火停符,行沐浴之工。沐浴者,洗心退藏之谓也。《金丹真传》曰:"竹要敲,琴要鼓。"《一枝花》曰:"俺向花丛中,敲竹鼓琴心似水。"《节要》曰:"先敲竹以提龟①,次鼓琴以和音。"《悟真》曰:"敲竹唤龟吞紫芝,鼓琴招凤饮刀圭。"敲竹以虚其心,鼓琴以实其腹。经曰"水善下而不争",是真能守雌者矣。老子曰:"未尝先人而尝随人。"《悟真》曰:"劝君临阵休轻敌。"又曰:"饶他为主我为宾。"只此便是不争,对面的乾兑,倒转的夫妻,得唱随之义矣。

百日功灵,曲直而能应物;一年功熟,追摄而已由心。

注:《玉皇心印经》曰:"回风混合,百日功灵。"《金丹节要》曰:"功成百日,妙夺周天,能曲能直,应物而灵。"一年者,大概而言之,即十月加卯酉也。薛道光曰:"一年沐浴防危险,十月调和须谨节。"《采金歌》曰:"十月工夫要勤咽。"到此胎成果熟,追摄由心。所谓"三百日火,一十月胎,其神离身,忽去忽来"。除死录,证仙阶,只待调神出壳。行三年乳哺、九年面壁之功矣。

能盗彼杀中之生气,以点我阳里之阴精。

注:道者,盗机也。于极阴中盗取至阳。故《阴符经》曰:"其盗机也,天下莫能见,莫能知。"斯道水火同宫,生杀互用。生气即在此杀气之中求之。上阳子谓:"有杀人刀子,活人手段。"《悟真篇》曰:"若能转

---

① 龟,原作"死",据文义改。

此生杀机，反掌之间灾变福。"又曰："若会杀机明反覆，始知害里却生恩。"三才相盗，窃天地之机，而长生不死。夫我乃阳里之阴精，《悟真》谓："阳里阴精质不刚，独修一物转赢尩。"必须得彼杀中生气以点之。故曰："但得坎精点离穴，纯乾便可摄飞琼。"盗彼点我，如此明白，人何不细思乎？

玉液金液，一了性而一了命；二候四候，半在坎而半在离。

注：玉液了性，金液了命。《金丹节要》曰："玉液还丹更妙玄，全凭金液炼凡铅。又因铸剑成栽接，赢得长春寿万年。"又曰："金丹大道，全在神交；玉液玄机，别无妙术。"一时六候，前二候得药，后四候温养。所谓"二候采牟尼，四候别神功"。半坎半离，非将六候分配坎离。盖离虚坎实，离为阳中阴，坎为阴中阳。故曰："取将坎位中心实，点化离宫腹内阴。"

始也将无入有，已见龙居虎位；终焉流戊就己，始知虎会龙宫。

注：《参同契》曰："有无互相入，上有神德居。"无者性也，有者命也。将无入有，起初入手之功，以性而修命也。性为青龙，命为白虎，探虎穴，拔虎须，寻虎酥酪，虎穴龙眠矣。己为阳土，戊为阴土，二土成圭。上阳子①曰："流戊作媒将就己，金来归性贺新郎。"白虎，水中金也；青龙，火中木也。木火同宫，金水为侣。二物中含四象，交会玄宫，而丹结矣。

要知药物之老嫩，在辨水源之清浊。

注：采药真工，端在分别老嫩。《天仙正理》曰："真工不明，虽采之而无药可采；药炁未至于纯阳，虽知采之而药不为之采。"盖嫩则炁未足，老则气已散，皆不成丹。夫所谓水源者，天一之生，贵于清洁，不贵污浊，而亦由于一心之静定。古歌曰："意定神闲水源清，意乱神昏水

---

① 上阳子，原作"鹤林"，意谓彭鹤林，考此诗出于陈上阳《金丹大要·金丹诗二十五首》之一，故改。

源浊。"辨之当审,行之要精,不容丝毫盲昧。

炼己待时者,务待阳生于赤县;遇急临炉者,必须癸动于神州。

注:《沁园春》曰:"七返还丹,在人先须,炼己待时,正一阳初动。"此其时矣。待时者,候其时之来也;赤县,犹云赤水。赤水玄珠,依时可得。盖临炉对境,必候真时。遇急者,令到即行,时不可失;癸动者,癸生之候,《悟真》谓"铅遇癸生须急采"是也。《采金歌》曰:"知癸生,晓癸现,三十时辰两日半。"阳生赤县,癸动神州。求炉置鼎者,可不知乎?

若观见龙在田,须猛烹而极煅;忽闻虎啸出窟,可倒转而逆施(自[①]"谨关对境"至此三十六句,是法言。)。

注:《易》曰:"见龙在田,利见大人。"此乾之九二爻,正好抽添,须当猛烹极煅。非若初九潜龙之太嫩,及九三成质,不堪采取也。《悟真篇》曰:"西山白虎正猖狂,东海青龙不可当。两手捉来令死斗,化成一块紫金霜。"《金丹四百字》曰:"龙从东海来,虎向西山起。两兽战一场,化作天地髓。"颠倒阴阳,逆施造化,吹巽风,鼓橐籥,自太玄关,逆流至天谷穴,金精贯顶,银浪滔天,泥丸风生,绛宫月明,鹊桥瑞香,甘露下降,百脉归元,九关彻底,所谓"乾坤交媾罢,一点落黄庭"。

所谓火逼金行出坤炉,故名七返;金因火炼归乾鼎,号曰九还。

注:金即药也。《参同契》曰:"金来归性初,乃得称还丹。"《指南》曰:"火逼金行,颠倒自然。"《唱道真言》谓:"人知火克金,而不知金实爱火。"金未出矿离炉,非猛火逼之,无由上升,所以曰:"七返砵砂反本,九还金液还原。"七乃火数,九乃金数。出坤炉,归乾鼎,一施一受,而为返还;一性一情,而为运用。谓之取坎填离,谓之还精补脑,谓之点离穴,谓之复还乾健体,皆此之义。

还者,乾所失而复得之物;返者,我已去而复来之真("所谓"至此

---

① "自"原作"目"。

六句,解释名义。)。

注:先天之乾坤,变而为后天之坎离,是乾之中爻,有所失也。今者取得坎位中心实,点化离宫腹内阴,乾之所失,今复还乾,我即乾也。自先天混洞之始,失落而去,今者得返我所故有,岂非去而复来乎?

殊不知顺则生人生物,逆则成仙成佛。

注:"殊不知"三字,犹言甚易知也。老子曰:"吾道甚易知甚易行,而天下莫能知莫能行。"夫天地与我同根,万物与我同体,人为万物之灵,而与万物并育,故人物合称。欲知生仙生佛之理,初不异于生人生物之理,只争顺逆耳。顺则生凡,逆则成圣,此古训也。陀阳真人《入火镜》曰:"顺则人,逆则丹。得此理,便成仙。"《无根树》曰:"顺为凡,逆为仙,只在中间颠倒颠。"《一笔勾》曰:"若知你生身的根由,才晓得造化在手。"张紫阳曰:"五行顺兮,常道有生有灭;五行逆兮,丹鼎常灵常存。"《元始无量度人上品妙经注解》①曰:"人受凡父母精血之初,溟涬混沌而无形。精血既安,一月为胞,二月成胎,三月生魂,四月定魄,五月分五脏,六月开六腑,七月明七窍,八月具八景,九月相足,十月炁全,脱胎而生。还丹之道,大率类此。方其受灵父圣母妙炁之初,必九和十合,而金炁始来,亦溟涬混沌,洞灵寥廓。无色无渊之可倚,无形无影之可依。元炁镇安,五行敷落,弥罗周回,冥然凝合。泛啸朗营,复元归空,摄聚郁辅,含孕怀真。生五脏,理五气,合百神,结胎婴,号曰'阳神'。"

虽分彼我,实非闺丹御女之术;若执一己,岂达鹏鸟图南之机。

注:上文能盗彼杀中之生气,以点我阳里之阴精,已分明彼我矣。兹复申言之:虽分彼我,实属正大光明,并非卑污暧昧。试看天地间,何者非对待之数乎?有天便有地,有日便有月,有阴便有阳,有男便有女,有我便有彼。则凡寒暑昼夜,清浊动静,刚柔夫妇,牝牡雌雄,有独而不

---

① "《元始无量度人上品妙经注解》",原作"《灵宝毕法》"。

配者乎？失其理矣。祖师慈悲度世,恐人错认此理,猜为闺丹食稑,御女采战,此地狱妄人,不知彼我之事者也。故申言曰:虽有彼我之分,实非此等之事。庄子曰:"北溟有鱼,其名为鲲。鲲之大不知其几千万里也。化而为鸟,其名为鹏,鹏之大不知其几千万里也。是鸟也,海运则将徙于南溟。"以鲲鹏谕道之大,化而为鸟,化气而腾也。自北而南,由彼至我也。我为离,为南方朱雀,中含木液青龙;彼为坎,为北方玄武,中含金精白虎。祖师垂慈,恐人死执着心肾,在一己身中摸索,便不解庄周图南之文义也。《一笔勾》曰:"只说是命在我身里头,谁晓得一己无有。此个妙术,此个机关,原有彼我之分,不是一己之事。"

坎中一点黑铅,号曰先天,非同类而终不能得;离里七般硃汞,无真种而片刻难留。

注:《参同契》曰:"坎男为日,离女为月。日以施德,月以舒光。月受日化,体不亏伤。"坎中一点真阳,是为黑铅,本玄水之精,先天之真炁也;离中一点木汞,是为硃砂,本太阳之炁,先天之真液也。《钟吕传道集》①曰:"天一生水,坎中藏铅;地二生火,离中产砂。抱天一之精而为五金之首者,黑铅也。铅以生银,铅乃银之母,感太阳之气而为众石之首者,硃砂也。砂中生汞,汞乃砂之子。难得者铅中之银,易失者砂中之汞。"祖师慈悲指点,谓欲觅此一点黑铅,当于同类中求之。《契》曰:"同类易施功,非种难为巧。"又曰:"以类附自然,物成易陶冶。"又曰:"同类者相从,事乖不成宝。"又曰:"雌雄错杂,以类相求。"三丰祖曰:"除此同类都是狂。"《节要》曰:"但有得同类而易成,乏丹财而不成者。"《无根树》曰:"类相同,好用功。"苟非同类,则孤阴不生,断无有得铅之日。离卦外阳而内阴,即我是也,七般七窍所出之津液也。钟离祖曰:"人身内外皆属阴,不知何物是阳精?"真种者,先天真炁,黑铅是也。汞性飞扬难制,《契》谓:"鬼隐龙匿,莫知所存。"得先天真铅一到,

① 原误题为《灵宝毕法》,

则真汞自留，不复飞扬，如猫伏鼠，如兔逢鹰，自然而驯矣。

是以假乾坤立炉鼎，觅太乙所含之真炁；赖阴阳作筌蹄，求水府所蕴之玄珠。

注：因乾坤有鼎炉之名，因鼎炉有药物之称。斯道借假修真，弄假成真。《百句章》曰："他未知吾道，分明假作真。"借喻乾坤，强名炉鼎。《金谷歌》①曰："鼎鼎原无鼎。"又曰："此药无炉只有鼎，一鼎化为千万鼎。"假乾坤为炉鼎之名，借易象明丹道之理。惟在得象忘言，不可执文泥象。先天太乙之真炁，觅之非炉鼎无从施工，鼎炉非乾坤无以显象。不晓阴阳，无从下手。是阴阳实修丹之筌蹄。筌以求鱼，蹄以获兔，法则是也，玄珠丹也。此珠蕴于北极太渊之中，求之者，须洞彻阴阳，深明造化。有如求鱼之有筌，获兔之有蹄，庶有把捉，不至虚妄无成矣。

趋踹时，卒补我乾之一缺；俄然间，已返彼坤之六虚。

注：趋踹、须臾，俄然倏忽也。此言还丹之易。《心印经》曰："存无守有，顷刻而成。"自阴阳始交，乾之中爻，入于坤而为坎；坤之中爻，入于乾而为离。今抽去离中一阴，填入坎中一阳，补离成乾，乾不缺矣。我既抽却坎中一画补离，而为乾之三连；彼亦抽去离中两断还坎，而为坤之六虚。《悟真篇》②曰："从此变成乾健体，潜藏飞跃尽由心。"

到此心归神室，位列天仙，丹落黄庭，千灵舒泰，上帝嘉赞，天地咸惊。

注：到此，犹言不易至此。到此气聚神全，心定神凝，心空神灵。《庄子》曰："其天守全，其神无隙。"《阴符经》谓：不神之神，无息不息③。列职天曹，位为上真。一自灵根火发，海底珠还，一点之丹，落于

---

① 原误题为《复命篇》。

② 原作《圭旨》，意指《性命圭旨》，误。

③ 按：此语似不出于《阴符经》，《阴符》有"人知其神之神，不知不神之所以神"语，《中庸》有"至诚无息，不息则久"之说。

黄庭。此时炁结神凝，魂安魄定，一身和畅，百脉皆春，天君泰然，万神听令。上帝嘉赞，奖其勇烈；天地咸惊，以为难得。《悟真篇》曰："无限神龙尽失惊。"

抱元守一，温养十月神有象；调神面壁，坐忘九载体无形。

注：《金丹节要》曰："国富民安道已成，更宜面壁养元神。功成九转朝天去，永做天仙寿万春。"还丹之后，继以温养。抱元神，守真一，大周天之火，不可丝毫间断。迨至十月功圆，泥丸顶上迸出一神，身外有身。泥丸祖谓："十月胎仙出，雷电送金虮。"调神者，谓十步百步，切须照顾。此乳哺之功，必得三年。然后再选名山福地，古迹灵坛，水拱山朝，聚气藏风之所。傍云构室，兀坐忘形，形神俱妙，与道合真，水火无伤，刀兵不害，功满三千，时当九载，变化通灵，八极无碍。可以排山倒海，达地通天，济世安民，诛邪除害。待天诏下临，白日冲霄。位天仙之上品，与乾坤齐大，日月齐明，寿同天地，为最上第一乘天仙大道。此大丈夫之事，非大英雄、大豪杰不能干也。

斯其道术造端，似行邪而实正；就中火候始末，如出奇而用兵。

注：造端之始，下手之初，实有接命延年之妙术。斯术秘密，《悟真》谓"始于有作人难见"。本属正经施为，并非邪淫妄诞。《三字诀》曰："说着丑，行着妙。人人憎，个个笑。"白玉蟾曰："说破人须失笑。"《葫芦歌》曰："行着妙，说着丑，惹得愚人笑破口。"语似不经，事同怪诞，有不目为行邪者乎？语曰："邪人行正正亦邪，正人行邪邪亦正。"至心清净，毫无苟且，但行迹似可疑耳。若夫火候，始而野战，终而守城，有出奇制胜之方，有争战推锋之象。《无根树》曰："龙虎登坛战一场。"《悟真篇》曰："用将须分左右军，饶他为主我为宾。"白紫清曰："神通，战罢方能见圣人；英雄，不将干戈定太平。"

铅与汞，无丙叟，东西间隔；婴与姹，非黄婆，咫尺参差。

注：丙叟，火也。炼铅烹汞，非火不为功。东方之木汞，西方之铅金，两相隔绝，必得丙丁之火，以融洽之，然后不相克而相生。《悟真

篇》曰："木性爱金顺义,金情恋木慈仁。相吞相啖自相亲,始觉男儿有孕。"白玉蟾①曰："婴儿姹女,隔阻在天涯远,全仗着黄婆在两下缠。"《一枝花》曰："感只感黄婆勾引,候只候少女开莲。"《敲爻歌》曰："黄婆匹配得团圆,时刻无差口付传。"《入药镜》曰："托黄婆,媒姹女。轻轻地,默默举。"黄婆者,丹房之副帅,断断不可少者。若无黄婆,虽咫尺至近,而姻缘乖舛,情意不符,参差而不可为矣。

谙缓急,虑吉凶,在匠手,以斟酌,明进退,知止足,岂愚昧而能为?

注:炼丹至要,在于"缓急吉凶"四字,最宜谙虑周详。守城是缓,野战是急;温养是缓,采药是急;生气是吉,杀气是凶;阳气是吉,阴气是凶。《入药镜》曰："受气吉,防成凶。"《悟真篇》曰："守城野战知凶吉,争得灵砂满鼎红。"知之稔,行之熟,方得谓之"匠手"。斟酌者,言有分寸,不差绳墨。《无根树》曰："匠手高强牢把舵,一任洪波海底翻。"《一枝花》曰："施匠手,在逆水上行舡。"即此意也。张全一曰："阳火进来从左转,阴符退去往西旋。"邱长春祖《小周天秘诀》云："自子至巳,六阳用九,三十六息,采取进升;自午至亥,六阴用六,二十四息,退降炼烹。"进退即升降。《天仙正理》曰："当吸机之阖,我则转而至乾,以升为进也。当呼机之辟,我则转而至坤,以降为退也。"冲虚子曰："进退者亦虚喻耳,其实不见有进退也。"张紫阳曰："未炼还丹须速炼,炼了还须知止足。若也持盈未已心,不免一朝遭殆辱。"萧了真曰："切忌不须行火候,不知止足必倾危。"此言丹成止火,其理精微,非得真师指授,虽上智明人,不易通晓,岂愚昧之夫所能为乎?

认消息,如海潮之有信;测造化,比日月之盈亏。

注:"信"之一字,实千真万圣之总路。庄子曰："有情有信,无为无形。"《百句章》曰："此中有真信,信至君必惊。"子午不差,潮汐有候。《入药镜》曰："天应星,地应潮。"白玉蟾曰："地下海潮天上月。"《节

---

① 原误题为《翠虚篇》。

要》曰："临期潮候，月出庚方。"以此测信，则消息之理可得而认其源矣。日月者，阴阳二曜气之发而为明者，月借日以生光，以日之对照偏正，为月之魂魄圆缺。即此盈亏之理，可测造化之机矣。

三日月出庚，乃一阳生于坎位；十五月圆甲，则六爻周以乾元。

注：《真经歌》曰："初三日，震出庚。曲江上，月华明。"《参同契》曰："三日出为爽，震受庚西方。八日兑受丁，上弦平如绳。十五乾体就，盛满甲东方。"《翠虚篇》①曰："西南路上月华明，大药还从此处生。"大药，即来复之一阳也。此阳生于坤体，从纯阴中迸出。圆甲者，乾纳甲壬，坤纳乙癸，甲木庚金，对照而圆。《契》曰："三五德就，乾体乃成，六爻相周。"《易》曰："变动不拘，周流六虚。"《契》曰："周流六爻，难以察睹。"此乾坤二卦之周于六卦，坎离中爻之周于六爻也。乾坤生六子，各得其中爻一画，故曰非其中爻不备。

劈金窍，凿混沌，露老庄之肺腑；明橐籥，饮刀圭，吐平叔之心肝。

注：开金锁之秘藏，凿开混沌，已将《道德》《南华》、老子庄子肺腑深机，发露透彻。橐籥者，鼎器也。有底曰橐，无底曰籥。橐天籥地，即琴、笛，即葫芦也。欲饮刀圭，先明橐籥。《入药镜》曰："饮刀圭，窥天巧。"《契》曰："粉提以一丸，刀圭最为神。"紫阳真人张伯端，字平叔，著《悟真篇》，披肝露胆，吐泄真诠。

遂烟霞明悟之友，发龙虎珍藏之秘。

注：烟霞之士，不乏明悟之才。有志修真，无缘得法，读我此《赋》，足以遂其夙志，开其慧悟。非徒排偶其文，实乃明至道之真诠，发龙虎秘藏之旨。

各寻火候，早饵黍珠，阆苑玄圃，他日有冀。

注：有志者，各自寻觅因缘，行火候之秘，饵黍米之珠。阆苑玄圃，三千弱水，非飞仙莫到。能依此《赋》修持，他日有冀而不难矣。《契》

---

① 原误题为《悟真篇》。

曰："御白鹤兮驾龙鳞，游太虚兮谒仙君，受天图兮号真人。"又曰："太乙乃召，移居中洲。功满上升，膺箓受图。"

百句章

无念方能静，静中气自平；气平息乃住，息住自归根；归根见本性，见性始为真。

注：人之所以不能静者，为有念耳。一念未止，一念复起，万虑纷纭，无刻不有。自少至老，几曾得一息清宁？欲修静者，先从止念入门。念尽则情欲尽，而寸心清净矣。心既清净，气自和平，如春沼鱼，如百虫蛰，氤氲开阖，其妙无穷，其气平矣。久之出入息定，归于其根，呼吸全无，所谓"真人潜深渊，浮游守规中"。混混续续，兀兀腾腾。此其气归中极，旋转不息。非无息也，息既归根，则静而定矣。定极而本性自现，慧光自生。本性者，本命之元神也。释曰："见性成佛。"是名得道，实无所得，得无所得，始为真得。

万有无一臭，地下听雷鸣。升到昆仑顶，后路要分明。

注：万缘寂静，声臭泯绝，茫无朕兆之际，来复之机至，忽然雷出地奋。丹经曰："地雷震动山头雨，洗濯黄芽出土来。"此是真阳透露，形如烈火，状如炎风。《黄庭经》曰："中有真人巾金巾，负甲持符开七门，此非枝叶实是根。"此时驾动河车，渡尾闾，过夹脊双关，循玉枕而上昆仑。此是后上前下之功，须要理路分明，不可含糊造次。

下山接鹊桥，送下至黄庭。庭中演易卦，五十五堪均。

注：丹自昆仑绝顶，垂上腭，过鹊桥，下重楼，送至黄庭而止。黄庭者，中宫神室也。其时泥丸风生，绛宫月明，肾气上升，甘露下降，送归土釜，风恬浪静，国泰民安矣。庭中演易卦者，卦有三百八十四爻，火有三百八十四铢，法乾坤，配坎离，行水火，皆演也。五十五者，天数五，地数五，五位相得而各有合，天数二十有五，地数三十。凡天地之数，五十

有五。此所以成变化，而行鬼神也。均者，配合均匀，堪为炼丹之法则，教人即天地以求其象也。

气卷施四大，坐卧看君行。此是筑基理，孤阴难上升。

注：四大一身，皆气之充塞，无处不周，卷舒随时，施于四体，四体不言而喻。坐卧看君行者，《金丹节要》曰："两体对坐，二景现前。"《指玄篇》曰："共床作起上天梯。"是坐可行，卧亦可行也。此是筑基之理，须知孤阴不生，独阳不长。孤修静坐，何从而得其升降乎？

更要铸神剑，三年炼己成。念正情忘极，临炉不动神。

注：是剑非铜铁铸成，乃智慧剑也。丹经曰："出有入无三尺剑，长生不死一丸药。"修丹之士，必先炼剑，始能采药。炼己功成，乃可还丹。所谓炼己者，正念当前，邪意不起，忘情空色相，拼死下功夫。临炉下手，元神不动，一心归命，即是炼己之功，即是铸剑之法。

觅买丹房器，五千四八春。先看初三夜，蛾眉始见庚。

注：丹房器皿，殊不易得，须要钱买，须要寻觅，始能得之。惟此器皿，要合一藏真经五千四十八卷之数。惟此真经，于每月初三夜，现一弯蛾眉新月于庚方，此是金精照耀，大药将产之时，《沁园春》谓"温温铅鼎，光透帘帷"是也。

要见庚花现，反向蛾眉寻。如此采真铅，口口要真传。

注：祖师慈悲，直指出天机。言汝等要见庚方之花现，其方位虽属西方庚地，其实反要向身中求之，立见蛾眉新月。丹经谓："乍睹西方一片月，纯阳疾走报钟离。"时节到来，切勿迟误，错过天机。只此便是采真铅之妙诀，不容易得知，不容易得采。从古至今，口口相传，不轻授受。衣中珠子，近在眼前，迷人错用心机，皆不遇真师，不得真传之故也。

火候从初一，一两渐渐生。十六退阴符，两两不见增。

注：火有的候，候其时来而用之，必从初一起功。《契》曰："元年乃芽滋。"元年即初一也。一两渐渐生者，从初一起，积累爻珠。所谓"铅

八两,汞半斤",皆累铢两而成也。十六是望后,法当退阴符,无铢两可增,乃罢火不行符之候,两不相见矣。

沐浴逢鸡兔,防失防险倾。金气自薰蒸,体上汗淋淋。

注:兔鸡者,卯酉也。卯于十二辰为兔,酉于十二辰为鸡。此时刑德临门,法当沐浴。沐浴者,洗心涤虑之谓也。《易》曰:"君子以洗心退藏于密。"兹事危险,上是天堂,下是地狱,当寸步操持,防其倾陷,始得金气薰蒸,循环上下,弥漫四体,充遍周身,暖气融和,滋滋汗下。

十月胎方就,顶门要出神。还须面壁九,飞升上玉京。

注:《参同契》曰:"弥历十月,脱出其胞。"十月功成,温养事毕。丹经曰:"三百日火,一十月胎,其神离身,忽去忽来。"此时矿尽金纯,遍体纯阳,更生五脏,再立百骸。口生灵液,血化白膏,一声雷震,彻地金光,婴儿从顶出矣。旋旋调神,慢慢出壳,透金贯石,瞬息万里。从此百千化身,方行面壁养虚。九载功成,天诏下临,飞身金阙,所谓"功成九转朝天去,永作天仙寿万春"。

三段工夫诀,明明说与君。我今亲手释,成书体诀行。

注:修丹工夫,共是三段。初关炼己筑基一段,中关炼气化神一段,上关炼神还虚一段。此三段工夫,从古无人道及,我今明明说破,亲手释出,敷衍成书,有志斯道者,尚其体认真诀,勤而行之,自能优入圣域,绝类离群矣。

传与修真子,金玉之法程。丹诀真师授,须与神仙论。

注:今将万古不泄之秘诀,释出成书,传与修真之子。此书实金玉之法程,登云之宝筏。虽然此其大略,实不易闻。至若玄中之玄,妙中之妙,又在乎真师之口授,所谓"真诀必要真仙授"。世人因文解义,动辄错讹,何不求师?志在神在,终必遇之,"须共神仙仔细论",此之谓也。

更有妙丹法,予恐太泄轻。弹琴并鼓瑟,夫妻和性情。

注:玄妙深机,不止一法,更有丹法,其妙特殊。但恐泄露太尽,使

闻者轻视此妙。其法为何？弹琴鼓瑟之法也。诗曰："妻子好合，如鼓瑟琴。"琴不独弹，瑟当并鼓。性情之道，以和为先，合唱随矣。《契》曰："推情合性，转而相与。"丹法之妙，岂易知哉？

霞光照曲水，红日出昆仑。恍恍并惚惚，杳杳与冥冥。此中真有信，信到君必惊。

注：金水照耀，木火腾红，金乌出海，玉兔升空，东出扶桑，西映曲水。曲水者，曲江也。《沁园春》曰"曲江上，见月华莹净，有个乌飞"是也。老子曰："恍兮惚兮，其中有物；杳兮冥兮，其中有精。其精至真，其中有信。"信者，准而不越其时之谓也。信至君必惊者，时节一到，妙理自彰，药产神知也。此恍惚杳冥，得药之景，先天炁到，太极兆形之际。

一点如朱橘，要使水银迎。绝不用器械，颠倒法乾坤。

注：还丹之际，有形可见，一点落黄庭，状如朱橘，又似弹丸。水银者，汞也。丹之到来，须运一点真汞以迎之。至则饶他为主，夫唱于前，妇随于后，颠倒阴阳，逆施造化，所谓"两重天地，四个阴阳"。《三字诀》曰："大关键，在颠倒。"我反为宾，他作主也。器械者，琴剑也。丹既归鼎，停符罢火，不用器械。惟此玄妙机关，举世学人，何啻万万，谁得而知？知之不难，要在多积阴功，广行方便。志之所在，天必应之，自有神仙作汝师矣。

世人不知理，三峰采战行。也有说三关，也有入炉临。又以口对口，丑秽不堪听。一切有为法，俱是地狱人。

注：世人不达玄理，见丹经有"口对口，窍对窍，莫厌秽，莫计较"之言，便猜为女鼎，行三峰采战、九浅一深之法，美其名曰"彭祖房中术"。又有说三关，后上前下。更有闺丹御女，临炉食秽，以口对口，丑秽不堪。一切旁门，如此秽恶，要皆地狱种子，无法可救。真师难遇，真诀难得，有志者，宜勤积德可也。

有等执着者，信死清静真。发黄并齿落，鹊体似鹤形。

201

注：有等愚顽，执着不化，死守清静，信杀不疑。苦修苦炼，昼夜打坐，使气血凝滞，鹄形鹤体，瘦骨如柴，到发黄齿落，犹不自悟，可胜叹息。所以然者，世人习见道门，不婚不宦，独坐穷山，深居岩壑，顽空枯坐，谓之修真。又见诸小说，皆云入山修道，便谓神仙是山中修出来的，岂知坐到老死，都属空亡，究竟还是不细心读丹经之故。张三丰遇火龙真人，授以秘诀，命其速速出山，觅遇因缘。故《一枝花》曰："命我出山，觅侣求铅。"杏林石仙翁授薛紫贤曰："可往通都大邑，依有力者为之。"自古仙真，皆从人类中而得，富势中而求。古人要出山，今人偏要入山；古人皆从有作，今人单讲无为。种种相反，背道而驰，执杀清静，老死不悔，曷不观《清静经》云："如此清静，渐入真道。虽名得道，实无所得。为化众生，是名得道。"其文极力敷衍，至此清静极矣。乃忽又补一句曰："能悟之者，可传圣道。"清静至此，而尚有传，世人何其不悟也？总之，习见人世之常理，不睹圣神之奇事，此又在根器浅深之说也。

他未知吾道，分明假作真。观天之大道，执天之大行。

注：一切旁门，执杀己见，他岂知吾道借假修真，弄假成真之妙？《阴符经》曰："观天之道，执天之行，尽矣。"天地一大阴阳，人身一小阴阳。天上太阴太阳，人身少阴少阳，其理下二。经曰："只要专心效法天。"天地日月之运行，人身坎离之妙用，四正玄关，法天象地，谁得而知之乎？

月挂西川上，霞临南楚滨。三日前为晦，阳中之纯阴。

注：月挂西川者，山头月白，药苗新嫩之象；霞临南楚者，潭底日红，阴怪消灭之象。《翠虚篇》[①]曰："西南路上月华明，大药还从此处生。"西川产铅之所，南离发火之原。三日前者，先庚三日；晦者，朔之前一日也。此言三日前为晦者，是活子时之前，亥末之候。此时大药将产，所谓"铅光发现三日前"，正是极阴之际。

---

① 原误题为《悟真篇》。

三日后为朔,阴中之阳精。亦如逢冬至,和景好阳春。

注:三日后者,后甲三日,晦尽朔来,亥末子初之候。此时阴极阳生,一阳起于九地之下,亦如时令之冬至。冬至者,天地之正子时;阳精者,人身之活子时。阳回大地皆春,丽景韶光,满眼生气。人身真阳之来,如日出扶桑,彻地红光,骨节三百六十,毛孔八万三千,融和酥畅,遍体皆春。

八日是上弦,一问兔卯门。十六方为姤,念三是酉门。以此参易卦,方知大道真。

注:新月上弦,每月初八日也;残月下弦,每月二十三日也。卯属兔,酉属鸡。此二时为刑德之门,沐浴之候。当知卯沐浴乃益汞,酉沐浴乃益铅。朔为初三,一阳始复;十六望后,一阴始姤。《契》曰:"八日兑受丁,上弦平如绳。十五乾体就,盛满甲东方。十六转受统,巽辛见平明。艮值于丙南,下弦二十三。"学者将此理,参诸易卦,方知大道,自有其真,不可诬也。

《百句章》中字,字字要寻文。此书雷将守,得者慎勿轻。

注:此书共一百句。只此《百句章》中,计字五百,明珠照眼,字字精微。学者寻文揣义,句下言中,默会其理,超凡作圣,秘密玄机,上天之所宝贵者。是篇泄尽天机,雷神护此真诀,读者慎勿轻视为泛泛之言。敬之,毋忽。

真经歌

真经歌,真经歌,不识真经尽着魔。人人纸上寻文义,喃喃不住诵者多。

注:真者对假而言。真经者,修真之经也。真经实无文字,乃混沌之初,玄黄之始,太极之先,元炁之祖。万天仙佛,其来也,非此经无由入世;其去也,非此经无由出世。实生天生地、生人生万物之根原。仙

佛炼此而升，鬼神因此而有。灵坛圣众，洞天福地，真宰造化，世间万事万理，自无而有之形，自有而无之气，莫不由之。大哉真经，不可思议，无得而称矣！凡夫用以生男育女而妮之，至人用以接命成真而宝之。此物众多，无论外国中华，不拘富贵贫贱，遍大地无不是者，所谓"屋下青天，眼前尽有活路"。但不得真师指示，无由知妙用耳。世人惟不识妙用，故尽入魔道。如闺丹食秽，采战御女，此地狱种子，万劫不超生之事。缘何入此魔军，受此魔障？为不识真经故耳。有等依文解义，专在语句中寻觅玄理，八卦中探索爻象，喃喃诵习，其去道皆千万里。

持经咒，念法科，排定纸上望超脱。若是这般超生死，遍地释子成佛罗。

注：持咒念经，遵行科仪，专在语言文字中求超脱之法，谓真诀在纸。若是这般做作，便可脱离苦海，超凡入圣，了此生死大事，则大地众生，及诸释子持咒诵经者，何啻千万？从古不闻有诵经咒而登仙作佛者，可知必有其道矣。

得真经，出洪波，不得真经没奈何。若问真经端的处，先天造化别无多。

注：上文皆虚指经之名义，至此方直说真经妙处。言此真经，甚不易得。若得此真经，则洪波可出。世人在苦海中，随波逐浪，无有出期。此经便是洪波宝筏，彼岸慈航。不得此经，真实无法，其奈此洪波何也。世人要问此真经的确玄妙之处，只在寻觅先天造化。真正玄机，其理至微，其事易简，实无多事也。

顺去死，逆来活，往往教君寻不着。真经原来无一字，能度众生出大罗。

注：仙道人道，只争顺逆，是故易逆数也。顺则生人生物，逆则成仙成佛。又曰："五行顺行，法界火坑；五行逆行，不死长生。"人道由最初一点，至哇然一声，而婴、而孩、而童、而少壮、而老死，此有生之顺行也；仙道返老还童，而胎婴、而太极、而无极，此无生之逆行也。万卷丹经，

只是讲理。所以曰："只为丹经无口诀,教君何处结灵胎?"逆虽可活,而其法不传,往往使人无可摸捉,寻觅不着。须知此经,非有字之经,乃大海之潮汐,月不失期,《契》所谓"周旋十二节,节尽更须亲"是也。此经便能超度众生,而升大罗三清之境。昔者三藏法师,师徒四人,凡十四年,自西天取来。《悟真篇》曰:"白虎首经至宝。"三丰祖《一枝花》曰:"爱的首经红铅。"千圣万真,非经不度,即此是也。

要真经,度自己,除非同类两相和。生天生地与生人,岂离阴阳造化窝。

注:真经秘密,不易闻知。祖师慈悲,言汝凡夫,欲觅真经自度,今直为汝指陈。除非用同类,两相和合。同类为谁?所配是也。祖不云乎"锅破还要铁来补,衣烂必用布为持,人损若无真金焉,十死何曾得一活?"《悟真》曰:"竹破须将竹补宜,抱鸡当用卵为之。万般非类徒劳力,争似真铅合圣机?"又曰:"衣破必用布补,人衰须假铅全。"①《契》曰:"欲作服食仙,宜以同类者。"又曰:"同类易施工,非种难为巧。类同者相从,事乖不成宝。是以燕雀不生凤,狐兔不乳马。"非类故也。既曰"同类",又曰"两相和",词旨明显,更何疑议?学道之士,果能以类相求,妙化之焉,自然发生。生人如此,生天地,生万物亦是如此。《度人经》②曰:"道焉皆在人身,能化生诸天,开明三景。"阴阳即同类也。有阴阳,然后有造化。造化而曰"窝",必有其窍矣。

说真经,不脱空,西川涧底产黄金。五千四十归黄道,正合一卷《大藏经》。

注:惟此真经,非如佛法之谈空,乃有凭有据之事。不曰"西方"而曰"西川"、曰"涧底",流水之源,金之所从出也。一部《大藏经》,五千四十八卷。人身亦然,五千四十八日,而黄道始开。黄道者,日月所行

---

① 按:此非张伯端《悟真篇》语。薛道光《还丹复命篇》云:"竹破须还竹补,人衰须假铅全。"

② 原误题为《灵宝毕法》。

之道也。不独藏经五千四十八,即如《道德经》五千言,《金刚经》五千言,皆合一藏之数。

日满足,气候通,地应潮兮天应星。初祖达摩亲口授,真玄妙法莲花经。

注:日数未足,则气候不通。满足者,谓五千四十八日。至此而气候始通,气候不通,则天地隔绝;气候既通,则天地相应。潮应于地,星应于天。此天地之理,即道之理;天地之机,即道之机也。达摩闻东土有大乘气象,乃自西方渡海而来中国,释氏尊为初祖。亲口授者,所谓"口口相传不记文";真玄妙者,言此口授乃是至真至玄至妙之法也;莲花经,特借喻耳。莲中通外直,出污泥而不染。佛言"我于五浊恶世,修行而得大道",是从污泥中出,不是从清静中出者。真玄妙法,在个中求。

初三日,震出庚,曲江上,月华莹。花蕊初开含珠露,虎穴龙眠探浊清。

注:初三哉生明,新月始生,在西南庚位,露出一弯蛾眉,此乃阳气初现。《契》曰:"三日出为爽,震受庚西方。"又曰:"三日震动,八日兑行。"《翠虚篇》①曰:"西南路上月华明,大药还从此处生。"《沁园春》曰:"曲江上,见月华莹净,有个乌飞。"皆谓此复卦初萌,长子继体,因母而兆形也。但此时如芽蘖新萌,花蕊含露,娇嫩之至,所谓初九之潜龙也。《悟真》曰:"二物会时情性合,五行全处虎龙蟠。"欲要龙眠虎穴,先看泾渭浊清。此时细心探候,以离配坎,以坎填离,入虎穴而眠矣。

水生二,药正真,若待其三不可进。壬水初来癸未来,须当急采定浮沉。

注:《参同契》曰:"临炉定铢两,五分水有余。二者以为真,金重如

---

① 原误题为《悟真篇》。

本初,其三遂不入,火二与之俱。"所谓水生二者,九二之见龙也。此时药物真正,恰好临炉。若待其水之三分,便是有悔之亢龙,所谓金逢望远,不可进火而用采工。壬为阳水,癸为阴水。采药者,当去癸而取壬。于癸水将尽,壬水初生,此时药苗新嫩,先天正兆之时,当辨其浮沉而急采之。浮为阳银,沉为阴铅。《入药镜》曰"识浮沉,明主客"是也。

金鼎炼,玉炉烹,温温文火暖烘烘。真经一射玄关透,恰似准箭中红心。

注:烹炼玉液金精,全藉阳炉阴鼎。金鼎,采金之鼎;玉炉,烹玉之炉。陀阳真人《入火镜》曰:"阳文火,阴武火。得之者,成道果。"温养之火,惟温温暖气,非比采取之火,猛烹极炼。真经一到,直射玄关,恰似箭中红心,不差分寸,此言信有准也。

遍体热,似笼蒸,回光返照入中宫。一得真经如酒醉,呼吸百脉尽归根。

注:泥丸祖曰:"其次膀胱如火然,内中两肾如汤煎。"《规中指南》曰:"夹脊如车轮,四肢如山石,两肾如汤煎,膀胱如火然。"此还丹证验,千圣一辙。回光反照,两相内睹,须臾不离,造次在此。真经一到,则如醉如痴。《火候篇》曰:"终日醺醺如酒醉,悠悠只守洞中春。"《入药镜》曰:"先天炁,后天气,得之者,常似醉。"元和内运,呼吸皆春,归根复命,返本还原,工夫至此,指日飞腾。

精入气,气忽神,混沌七日复还魂。这般造化真消息,料得世上少人论。

注:大丹只是精、气、神三件炼成。初工炼精化气,筑基之事也;中节炼气化神,还丹之事也;末节炼神还虚,归极之事也。斯道必重开混沌,再入胞胎。七日天机,还魂摄魄。即此混沌七日,便是真消息,真造化。世人所说尽是世间法,此天上玄机,神霄秘藏,圣智难猜,鬼神不识。料应世上凡夫,少有得而知之者矣。

活中死,死复生,自古仙佛赖真经。此个造化能收得,度尽阎浮世上人。

注：祖云："拚不得死，求不得生。"古人誓死圜墙，要此刚决敌魔之真志，乃可死中求活耳。活中死，死复生，乃混沌七日，再开一重草昧之象，非真死也。邵子曰："恍惚阴阳初变化，纲缊天地乍回旋。"即真经是造化，赖此成仙作佛，更无二道。今之禅和，参公案，听棒喝，打机锋，空诸爱欲，尽说无生，都是宗门衍象，岂真可以成佛乎？别有真矣。宗教有云："金钵盂被如来丢入海底。"又云："后来被释迦把断要津。"又曰："有情来下种，因地果还生；无情又无种，无性亦无生。"曰"龙女献珠"、曰"地涌金莲"、曰"地涌宝塔"、又曰"成就如来马阴藏相"，异乎？不异乎？今之释子，少真修矣。吕祖师慈悲，并为点出。若能知此真经，行此造化，阎浮提世界虽大，一时尽成仙佛。经曰："若教凡辈皆知得，天下神仙似水流。"

大道端居太极先，本于父母未生前。度人须要真经度，若问真经癸是铅。

注：太极之表，大道之源，父母未生之前，《契》所谓"元精云布，因气托初"，祖云"穷取生身受气初"。未生之前，非如释氏之谈空，悟入无我，须要悟到有我之初。度人须要真经度，除此再无别法。知得此经，则鼎炉符火，尽在其中；天根月窟，皆从此起。世人若问真经，铅即是癸，癸即是经。慈悲慈悲，我直欲哭，哭尽世间有志不逮之士。空打熬，顽打坐，因缘不遇，熬苦一生，到老无成，可哀之甚。镕凡入圣，至大之事，生世难逢。愿天下贤俊，广种福田，多行阴骘。寻师指破水中铅，自然一通百达，一了百当，而成真矣。

鼎器歌

鼎器本是乾坤体，大药原来精气神。若会攒来归一处，须用同心三个人。

注:修丹必用鼎器,鼎器为何?乾坤之体是也。夫乾坤而曰体,必非覆载之乾坤矣。《悟真篇》曰:"先法乾坤为鼎器。"法者,效法之也。言效法天地以为鼎器也。不有鼎器,何由得此大药?大药惟何?人身之精、气、神也。夫安炉立鼎,会合阴阳,攒簇火候,非是一人可以独行。须同心密契,辅弼三人,乃可施工。薛紫贤曰:"三人同志谨防危。"此侣伴之必不可无者。

三个人,无他说,只要真师真口诀。指破阴阳三品丹,方可存心待明月。

注:惟此三人,法财相易,共辅真师。入室行工,必先秘授口诀,指破玄关,洞达阴阳,深明造化。将此三品大丹,三段大工,节节明白,毫无滞义。到下工之际,方可留心待月,见月而测海潮,测潮而定刻漏。水火同宫,生杀互用,无不契合。

待明月,也莫迟,收拾身心且筑基。劈开尘心抛摩网,驱除五漏斩三尸。

注:天机一到,时刻无差,急须收拾身心向内,先将基地筑固,使有漏之身不漏。此下手临炉工夫,莫教迟误真机,有防长生大事。然欲行工,必先养静,务要绝尽尘思,脱离摩网。一切不关于心,心清如镜,体净无疵,使五漏不漏,而三尸可斩矣。五漏者,五官也。目漏于视,耳漏于听,舌漏于味,鼻漏于嗅,心漏于意是也。

斩三尸,见铸剑,炼己通灵知应验。刚柔变化任施为,万里驱妖如掣电。

注:三尸者,人身血肉之神。不欲人生,而利人死。凡人愤不顾身,及拼命色欲,遏止不住之际,皆三尸之神,暗暗助火,搬运而颠倒之,所以过后必悔。此尸最为道害。上尸居脑,中尸居腹,下尸居肾,即三彭也。学道之士,先斩三尸。《悟真篇》曰:"杀尽三尸道可期。"斩之非铜铁之剑所能,必须慧剑,方能使有漏不漏。此剑人人自有,而不肯用耳。铸之以意,运之无形,以助炼己之功。久自灵通响应,能刚能柔,能屈能

伸，从心变化，万里驱妖，速如掣电。

如掣电，剑方灵，挂向南方护水晶。若遇北方阴鬼起，一刀两断不容情。

注：剑如掣电，始号通灵，挂向南方。南方者，南离之位；水晶者，心清如水。非得此剑扶持，断难一尘不染。须知此道系鬼窟中取宝，阴鬼寸步跟随。萧了真曰："外道邪魔忽逞威，七星宝剑向前挥。果于鬼窟交锋处，夺得明珠一颗归。""不容情"三字，决裂之极，稍纵即逝，戒之慎之。

不容情，常清静，心中皎洁如明镜。镜心寂灭若虚空，始得临炉无弊病。

注：柔情芥蒂①，便不能清静矣。欲修净业，必绝尽情私。不容其放纵，使镜心澄澈，万虑俱消，与虚空等，临炉对镜，方能不沾滞而无弊病。不然一情偶动，万境俱非。此际端在人把持得定，自然履虎尾而不咥人，亨矣。

无弊病，可安炉，调和鼎器莫心粗。言语不通非眷属，龙兴虎旺始堪图。

注：一尘不染，始可安炉立鼎。此鼎来自赤县神州，非钱不能办到。纵然买得，不是即刻可用，必待其日数足，时令到，还要细心调和，非是粗心浮气可以用得。通语言，作眷属，要待龙虎兴旺，始而驱龙就虎，继而即虎擒龙。苟非二物兴旺之候，不可妄为，旺则堪图也。

始堪图，观复作，凿开混沌鸿濛窍。静观虎啸与龙吟，自然华池神水到。

注：炼丹必待龙兴虎旺，始有来复之机。《易》曰："复其见天地之心。"邵子谓："冬至子之半，天心无改移。一阳初动处，万物未生时。"此际正是先天太极，杳冥恍惚之际，亦如混沌初开，鸿濛乍启。夫此鸿

① 芥蒂，原"芥带"。

濛之窍,谁为凿开?端在真师传授之的。龙虎一交,风云际会,凝神入气穴而观之,玄黄立战化作天地之髓。此髓便是神水华池,自然而然,一时都到,所谓"只要神水入华池"者此也。

神水到,辨浮沉,莫教时过枉劳心。铅遇癸生须急采,金逢望远不堪亲。

注:神水者,真铅也。先辨浮沉,次明主客,然后测海潮,听消息。此时一刻万金,切勿当面错过,致令枉用心机。采真铅者,以何为候?当癸生之时,急用采工。此时阴极阳生,如初三之月,渐次生明,至望值金精盛极。若至望远,则铅已成质,不堪采取矣。亲者,亲近之也。

不堪亲,休乱取,地裂山崩难作主。不知止足必倾危,盛夏严霜冬大暑。

注:不堪亲者,时已过也。便当止火,勿行采取之工。倘胡乱行为,必致炉残鼎败,龙散虎哮,不自主持矣。须知止火有定则。经曰:"知足不辱,知止不殆。"若也持盈未已,必遭倾覆,而取殆辱矣。《契》曰:"纤芥不正,悔吝为贼。隆冬大暑,盛夏霜雪。天见其怪,山崩地裂。可不慎与?"

冬大暑,不遭逢,三宝牢关密守中。太极自然生造化,趁时搬取入黄宫。

注:盛夏严霜,隆冬大暑,须要谨慎,切勿遭逢。三宝者,耳目口。《契》曰:"耳目口三宝,闭塞勿发通。真人潜深渊,浮游守规中。"老子曰:"多言数穷,不如守中。"果能守中绝学,抱一无言,太极函三,自然生出造化。惟此造化窟中,自然产出大药。时节一到,大用现前,急备搬腾,猛加抽添,驾动河车,由天谷泥丸,运入黄宫。黄宫者,中央土釜,即黄庭也。

入黄宫,须爱护,十月浇淋休失误。子行阳火虎龙交,午退阴符自保固。

注:中央神室,谓之黄庭。丹既入此,谓之神丹入鼎。《悟真篇》曰

"送归土釜牢封固"是也。从此浇培,行大周天之火候,依前子进阳火,午退阴符。阳火进而虎龙交,阴符退则自保固。此并行、独行之分界,不遇真师,何由得解?

自保固,暂相离,端坐忘言更待时。辐辏循环终则始,三百六十莫违期。

注:独自保固,龙虎分交,暂时离异。《契》曰:"内以养己,安静虚无。"即端坐忘言之义。更待时者,《无根树》曰:"卸了重开有定期。"《契》曰:"周旋十二节,节尽更须亲。"如辐之辏毂,循环不穷,终则复始。三百六十者,乾坤一卦之总数也。乾之数,二百一十有六;坤之数,百四十有四。子行三十六,积得阳爻一百八十数;午行二十四,合得阴符一百二十数。此阳爻用九,四九三十六也;阴爻用六,四六二十四也。除卯酉沐浴不在内,此周天之数,为妙用之程限者,不可不知。

莫违期,为则例,悟明真理须当契。若还执着爻象行,只恐劳神形蠹弊。

注:莫违期,刻定期限,不可移易,准为则例。欲修妙道,先契妙机。此个真机,须要契合,切勿执着。若不悟彻玄微,执文泥象,数刻漏,按爻铢,形弊神劳,到老无成,空自费力。此皆不悟玄中至理,讹舛谬误,自作聪明,到老无成。当知此事,非真师指点,万无一是。

形蠹弊,往来坚,只恐心机未得闲。思虑慕真毫发错,铅消汞散不成丹。

注:往来者,小往大来之功,进退是也。世人到身形蠹弊,老髦不堪。若能行此往来之功,自然日见坚强,日有效验。所以不能行此者,为方寸无定,万虑千愁,不得一刻宁止。夫炼铅烹汞,全在心静神闲,毫髦思虑,便是差错。《入药镜》曰:"差毫发,不成丹。"《悟真篇》曰:"毫发差殊不作丹。"此之谓也。

不成丹,思炼己,皆因失却玄中理。水干火燥要调停,刑德临门知进退。

注：丹之不成，总由炼己不熟。昔人谓"炼己未熟，不敢还丹"。炼己之功大矣哉！又曰："修仙有程，炼己无限。""炼己"二字，是修丹之大关键，大作用，大本领，断未有不先炼己而可以还丹者。愚迷不达，欲妄行一时二候之功，鲜不蹶矣。水火须要均平，不可偏胜。火炎则燥，水溢则滥，端在调停得中。刑德临门，临于生杀之门也。此时为沐浴之候，当知进退，不可违度。

知进退，勿忧凶，炼就炉中一点红。产个婴儿兑气足，三年温养似痴聋。

注：丹道先要知进知退，知吉知凶。所谓进退者，进火退符也。受气则吉，违误则凶。若进退分明，不越矩度，有吉无凶，一粒金丹，赫然长红于炉中矣。到得十月胎圆，婴儿出顶，兑金之气满足，至此不得不产也。此后行三年乳哺之功，与前温养之功不少异，俗事凡情，丝毫不挂，一似痴聋。

似痴聋，真快乐，静里调神离躯壳。东西南北任遨游，出入往来乘白鹤。

注：人见他痴呆呆蠢，无灵醒气，岂知其被褐怀玉，中藏无价之珍。无何有之乡，寂灭海之境，真真快乐，谁得而知，谁得到此？便于此中调神出壳，所谓"朝游北海，暮宿苍梧"，观六合以内之名山，览八方不同之风气，驾鹤腾空，往来自在，何乐可以比乎？

乘白鹤，脱尘埃，三岛神仙集会来。一任桑田变沧海，我身无事挂灵台。

注：前节言"道成德就，潜伏待时"也；此节言"太乙乃召，移居中洲"也。脱却凡尘，升于仙界。三岛者，海中有三神山，神仙集会之所，仙寿万亿。从此任他沧海桑田，我自灵台清寂，逍遥于真光法界中，无有穷极矣。

积功累德超凡世，依然现化度群迷，那时方遂男儿志。

注：仙阶等级，视功之大小。所以黄帝议大行而降世，一世为民，再

世为臣,三世为君,故来人世积德累功。天上清虚建功难,人间浊恶立功易。任他一切仙佛,无不慈悲,游行尘世,救苦救难,或现灵异,或暗扶持,指引群迷化度海表,所谓"度尽众生,然后成佛"。那时功成名遂,大丈夫心胸,奇男子志愿,到此一时了却,盛德大业,孰有过于此哉?

采金歌

道道道,无巧妙,玄玄玄,无多言,开关展窍也不难。

注:"道"之一字,亦是强名。先于天地而有,后于天地而存。乃虚无之蒂,太极之根。无一物是道,无一物非道。最至平常,绝无巧妙。"玄"之一字,理虽幽深,事极简易。五千言说不穷,半句话便可了。玉蟾祖曰:"一言半句便通玄,何用丹书千万篇。"又曰:"口诀无多子,只在半句间。"虽有开关展窍工夫,却也容易。只要心坚,自无难事。关者三关也,窍者玄窍也。丹经曰"玄窍开时窍窍开,三关通透不须劳"是也。

明雌雄,两剑全,筑基炼己采后天。虽然后天名滓质,先服后天后先天。

注:吾身雌雄二剑,自有生佩于吾身,非假师授,难明弆理,鲜有能用之者。用之筑基而基成,用之还丹而功就。所谓筑基者,采后天中之先天,接命延年之术也;还丹者,采先天中之先天,作佛成仙之事也。先天自虚无中来,后天从滓质而有。先天无形,后天有慑。均之一气,而先后之不同。《入药镜》曰:"先天烎,后天气。得之者,常似醉。"

此妙诀,要师传,不得真师枉徒然。筑基工夫往前进,火候屯蒙要抽添。

注:欲学此道,先要洞明真诀。此诀非师不传,愚迷或得一知半解,便想行工,岂知玄理幽深,非得真师逐节开陈,寸步指点,亦是枉然。初关进步筑基,便要勇猛直前。有进无退,即是真功。火候进退,按爻而

行。朝屯暮蒙，日各两卦。有抽有添，抽铅添汞，皆有一定之则。《灵宝毕法》曰："可抽之时不可添。"

要抽添，认真铅，十三四五六相连。审黄道，知端的，亦要看经五千言。

注：抽添之诀，先要认定真铅，不得错误。十三四五六者，选鼎之则也。鼎有大小，有强弱，有迟早，不可一概，用之有一定之期。相连者，连类而及，其妙限在于审黄道、知端的也。黄道者，日月所行之道；端的者，如矢之端正中的，不差绳墨，不违矩度也。其要妙在于看经，自不能看，探候者看而说之。《阴符》三百字，《道德》五千言，无非说此经之妙。二七为佳，五千四十八而合。当知此便是知道，行此便可飞升。

药苗新，用心看，铅光发现三日前。癸水将至须急采，差之毫发不成丹。

注：山头月白，药苗新嫩，此是先天兆形，正好用心看经。真铅将到，三日之前，其精光早耀于西南庚位，现出蛾眉一痕。《契》曰："潜潭见象，发现精光。"此时癸水将到，当急用采工，勿致差殊。毫发一谬，丹即难成。《入药镜》曰："差毫发，不成丹。"

未采药，立匡廓，交合之时用橐籥。用橐籥，近我身，不看天体枉为作。

注：大药将产，堪下采工。先于未采之前，立定匡廓。匡廓者，即橐籥之匡廓也。交合坎离，须用橐籥。此采药之器，谓之太极把柄，入室施工之要具也。《入药镜》曰："上鹊桥，下鹊桥。天应星，地应潮。"用之之法，远不离人，近就我身，亦如乾坤天地，坎离日月，体配阴阳，运行水火。不解法天效地，便是枉为妄作，缘木求鱼，空劳神矣。

知癸生，晓癸现，三十时辰两日半。采取只在一时辰，六候只于二候见。

注：果能知癸生之的时，晓癸现之方位，只在两日半之间，三十时辰之内，真正天机，实隐于此，所谓"采有时，取有日"是也。然此采取，不

多时候,只在一时。《悟真篇》曰:"一时辰内管丹成。"即此一时,分为六候,前二候得药,只此二候,便见工夫。

外四候,别有干,得药之时勿贪乱。如痴如醉更省言,牢关牢锁牢上圈。

注:一时分为六候。前二候既已得药归炉,尚余四候,另有炉鼎,另有事干。盖前二候,系采药真工;后四候,乃烹炼至诀。丹经曰"二候采牟尼,四候别神工"是也。但得药之时,切要正心诚意,戒慎恐惧,不可稍起贪爱之心,致乱邦国。《契》曰:"邪道险阻,倾危国家。"此时如醉如痴,更要节省言语。丹入黄庭,牢关牢锁。《契》曰:"守御固密,遏绝奸邪。曲阁相连,以戒不虞。"慎之至也。

择定饮食莫太过,又恐伤丹又霍乱。减酸咸,常咬淡,黄婆伏侍用心看。

注:"未饥先食,未饱先止",此养生家之诀。《天仙正理》亦谓"调养口腹,安静气体,易易事耳"。择定饮食者,戒荤腥,绝滋味,减酸咸,只用精洁芽茶淡饭。丹乃色身至宝,难得而易失。刻刻爱护,不可伤之,致霍乱不宁。黄婆伏侍,切要殷勤,细心探看,不可怠惰,致令失时,最宜叮嘱。

一时饥饱失前功,铅散汞枯两不恋。十月工夫要勤咽,勤咽之时防危险。

注:一息不谨,则铅散汞枯,阴阳不调,龙虎易位,两不相恋,此皆饥饱不节之故。中关十月大周天功夫,刻不可间断,须要勤咽勤炼,寸步防危。钟离祖曰:"一年沐浴防危险,十月调和须谨节。"

颇得道理明性歌,得之莫作容易看。至人传,非人远,万两黄金不肯换。

注:学道之士,先明道理,次习性功。道妙渊深,断无自悟。倘遇真师,取证斯文,得悟无上天机。此诀上天所宝,玄律至严,不易闻知。莫要看得容易,特留此歌,为后贤作上天梯子。《契》曰:"天道无适莫兮,

常传与贤者。"紫阳三传非人,三遭天谴,慎之慎之！得此传者,成万劫不坏之金身,九祖超登仙界,妻子咸享无极,何宝可比？万两黄金,直尘土耳,宁堪换易耶！

吕祖《沁园春》注

唐 吕洞宾 著

傅金铨 注

七返还丹,在人先须,炼己待时。正一阳初动,中霄漏永,温温铅鼎,光透帘帏。造化争弛,龙虎交媾,进火功夫斗牛危。曲江上,见月华莹净,有个乌飞。

当时自饮刀圭。又谁信、无中养就儿。辨水源清浊,木金间隔,不因师指,此事难知 。道要玄微,天机深远,下手速修犹太迟。蓬莱路,仗三千行满,独步云归。

七(河图,七乃火之成数。)返(去而复来,回旋也。)还(还其所固有,自先天失落,今乃自外而还于内,自彼而还于我。)丹(丹乃乌兔之精结成,故其字象形,配合日月。),在人(言不在他物,而专在用人。《指玄篇》曰:"人须人度超凡世。")先须,炼己(起手先须炼己,己者我之真土也。有己必有彼。戊者彼之真土也,合二土而为炼曰"圭"。)待时(待者候也,待其时之来,待其信之至。此时即活子时,时而曰"活",非日中之十二辰矣。时者,千金一刻,造化在此,神工在此。时之义,大矣哉！)。

正一阳(天地之冬至,一阳起于九地之下,盖阴极也。阴极则阳生。)初动(此太极一动,人身亦犹是也。自生身以来,第一次初动,谓之元鼎,此一动即是活子时。),中霄(中霄,半夜也。亥将尽而未尽,子欲来而未来,中间夹缝,界乎亥子之间,所谓"亥子中间得最真"是也。)

漏永(漏永者,工彻昼夜,无时或止也。),温温(火气温温也)铅鼎(产铅之鼎,温铅之炉也。),光透(此气至,耀金光。《无根树》曰:"铅鼎温温宝现光。"又曰:"金精旺,耀眼花。"吕祖曰:"铅光发现三日前。"《道情歌》曰:"电光灼处寻真种。"）帘帷(帘帷者,闭目内视,有张幕垂帘之象。透帘帷者,光自外来,真阳之到,有形可睹也。)。

造化(即真阳金精)争驰(交相战也。盖阳欲为主,初至而尚稚;阴欲退去,急切而未能。有如兵民可[①]见也。),龙虎交会(龙雌虎雄,不交不成造化。二物相会,宝体生金。),进火工夫(工夫全在进火不差时刻)牛斗危(斗枢也,旋转而指,牛女对待也。此假三星为言,以明鹊桥上大有危险,教人当刻刻提防,稍一不慎,堕厥前修矣,敬之哉!)。

曲江上(曲江水名,喻坎水也。曰上者,高出于曲江矣),见月华莹净(各丹经皆言亲眼见来,昧者皆揣为自身积贮之金光。再不知月现于西,见之自东,其光华莹净皎洁,亦如太阴一般圆缺。诸经言月甚多,人不之觉。《悟真》曰:"月才天际半轮明,早有龙吟虎啸声。"天上之月,与人身之龙虎,有何交涉,请一致思。),有个乌飞(至无之中炼出至有,见金乌飞入广寒阙,太阳移在月明中。金乌为阳中之真阴,玉兔乃阴中之真阳也。)。

当时(犹言当下,即刻也。)自饮刀圭(曰"自",便非他人;刀圭,微末也;自饮者,吸服也;自饮刀圭,亲尝此药也。)。

又谁信(奇事无人肯信)、无中养就儿(本来清静虚空之体,从无中生出有来。如妇人怀胎,神攒气结而丹成矣。玄文至此一束。)。

辨水源清浊(上文已完,此下再补前说之未备。天一生水之源是金,清浊既判,金水分形,须要辨之真、审之确,乃为不误大事。),木金间隔(东方甲木与西方庚金,相隔甚远。或因资财间隔,或因人地间隔。),不因师指,此事难知(自古至今,圣圣相传,口口相付。非积思可

---

① 可,一作"定"字。

悟,非猜想可得。盖其文深旨远,天地虽大,海宇虽宽,必有继道统之人,但因缘不遇耳。白玉蟾万里求师,有志者果能效之,虽难知而不难矣)。

道要玄微,天机深远(道之枢要,尽精致微。天机秘密,深远难窥。),下手速修犹太迟(今日即起手速修尚觉不早,何也?修短莫测也。)。

蓬莱路,仗三千行满,独步云归(海上有蓬莱山,真人仙子所居。成真者德行修逾八百,阴功积满三千,功成行满去朝天,稳驾琼舆凤辇。)。

《入药镜》注

崔希范 著

傅金铨 注

汉崔公希范著金丹真诀,名《入药镜》,"药"之名自此始。何以不曰"丹"而曰"药"?丹者,神化之道;药乃治病之方。人自幼至老,莫不有疾,但不自觉耳。必先补足残躯,令五脏六腑四肢,骨髓充盈,气血完固,乃行炼精化气之功以筑基。基成无漏,乃可炼己还丹而证圣。

药者,后天中之先天;丹者,先天中之先天。均之炁耳。此炁乃元始祖炁,先天至精、至灵、至圣。经曰:"有物混成,先天地生。"即此是也。入门从此,则知不死之药不在海上,证圣之丹即在人间。铸此镜以照人,须眉毕现,易见而易知矣。

先天炁,后天气。得之者,常似醉。

注:先天炁即隐于后天气之中,此龙虎之真精,至虚至无、至灵至妙。得此二气,谓之得药。得药有景,昏沉似醉,美在其中,而畅于四肢,融融若春矣。曰"常",则每如此,非一次也。

日有合,月有合。穷戊己,定庚甲。

注:经曰:"月本无光借日光。"《契》曰:"晦朔之间,合符行中。"此天之日月。人身亦有日月,光明圆缺不异于天,当知其有合也。日月得天而能久照,四时变化而能久成,相摩相荡,万古常新,学道者其效之似之。

戊土为情,己土正性,推情合性,金木乃并,斯理难穷,当究其极。庚金甲木,先定其位。甲木青龙,庚金白虎,心火朱雀,肾水玄武,象列四隅,中央是土。丹乃五行之气结成,当知东位龙从火出,西位虎向水生。金水同宫,木火为侣之义,尽于此矣。

上鹊桥,下鹊桥。天应星,地应潮。

注:乌鹊填桥,架空飞度,乃牛郎织女相会之所。道通阴阳,亦如牛女,不有斯桥,终成间隔。上鹊桥者,天梯也;下鹊桥者,河筏也。上桥为斗极之运用,配阴阳、符水火之具也;下桥为天河水逆流,人身之银河,捧圣之用也。上通天关,下彻地底,星见于天,潮涌于地,造化现形,中存妙理,法天象地,无乎不至。

起巽风,运坤火。入黄房,成至宝。

注:陈希夷曰:"倏尔火轮煎地轴,荧然神奋出山巅。"吹起巽风,逼动坤火,极力猛炼,方得铅金出矿。借火上升,当时只见有火,不见其药,药在火中,此即坎中之真阳,补还离中之真阴。三车搬运,逆上泥丸,注入黄房,结就神室金胎,成无价之宝矣。

水怕干,火怕寒。差毫发,不成丹。

注:"干、寒"二字,谓太过不及。性水情火,要时刻调匀,务求恰当。药有老嫩,火有文武,"毫发差殊不作丹"。又曰:"工夫毫发不容差。"慎之至也。"差"义云何?时不真正,火不合法,当降而升,当升而降,水溢而滥,火燥而炎,琴瑟之调不得和平。更有差之大者,炼心不死,神驰意散,行之无功,虽得真炁,无元神以宰之,又不止于干寒,必将败乃事矣。

铅龙升,汞虎降。驱二物,勿纵放。

注:火龙为汞,水虎为铅。今曰"铅龙",是指坎中一点真阳而言也;曰"汞虎",是指离中一点真阴而言也。龙从上降,虎自下升。今曰"龙升",是抽坎中之阳铅,木龙载之而上浮;今曰"虎降",是补离中之阴汞,金虎随之而下降。武火抽铅,文火添汞,擒龙制虎,使不猖狂。驱二物者,惟心也。心无一刻不攒,神无一刻不注。设或不谨,纵龙入涧,放虎归山,其伤实多。必降伏之有素,乃受驱使,产神药矣。《悟真》曰:"两手捉来合死斗,化成一块紫金霜。"

产在坤,种在乾。但至诚,法自然。

注:《无根树》曰:"产在坤方坤是人。"坤者,乾之匹也。乾为鼎,坤为炉,炉产药,鼎炼烹。乾阳坤阴,阳施阴受,顺也。今乃受坤之施,返而种之于乾,岂非逆乎?不天地否,而地天泰之理见矣。然此特外形之颠倒,概自阴阳始交,乾之真阳入于坤而成坎,坤之真阴入于乾而成离,故曰:"阳虽女体男儿体,男本阳身女子身。"此为内形之颠倒。造化之根,动静之始,错综变化,自此起矣。道之发端,真火逼逐,出坤而过乾,此为武火;野战须防危险,入鼎温烹,但法天地自然,此为文火。守城端在敬畏。法自然者,我无为而造化自然有为,但至诚无息耳。

盗天地,夺造化。攒五行,会八卦。

注:斯道窃天地之至精,夺乾坤之造化,效法天地,把握阴阳,攒簇五行,会合八卦,非遇真师,将何法以盗夺之耶?曰"盗",必其不知;曰"夺",必非顺与。盗夺功成,攒簇不谬。丹鼎既全,百神会合,土釜封固,日炼时烹,潜符默运,息息归根,换尽阴浊,变为纯阳,即圣躯矣。

水真水,火真火。水火交,汞①不老。

注:曰"真",则非比象矣。离中一点真液,乃真水也;坎中一点真阳,乃真火也。水火分途,何从而得其交哉?此际须仗黄婆勾引,真土

---

① "汞",《道海津梁》作"永"字。济一子注"离汞之身"云云,则作"汞"而非"永"。

擒制，三昧真火必从挑拨而炎，与性水合而为一，则离汞之身，可返老而长生矣。

水能流，火能焰。在身中，自可验。

注：先天之水火，相依为用；后天之水火，相激成仇。流下炎上，乃五行自然之性。当人身中亦有水火，有形可见，有色可睹，神工运火，堪以自验。岂空谈其理、虚拟其象之可比哉？

是性命，非神气。水乡铅，只一味。

注：思虑之神、呼吸之气，后天之凡气也。性是元神，命是元气。先天之元神元炁，乃为道炁。若只言神气，则非先天至真之精、至妙之宝，小之乎言性命矣。铅中含银为白虎，砂中有汞为青龙。五行顺则母生子，故曰"金生水"；丹道逆为儿产母，故曰"水生金"。此铅出水乡之义。然"铅"字至精，说不能尽。即如凡世间之黑铅，亦是感太阴之气，为先天玄水之精，所以能炼外丹。此乃人身中之铅，产于水而成于火，成仙证圣，只此一味，便是大道之根，阴阳之祖。人能坎底寻铅，离中制汞，修丹之能事毕矣。

归根窍，复命关。贯尾闾，通泥丸。

注：人身之空窍有九，关隘有三。自尾闾、夹脊、玉枕，上至泥丸脑顶，此为后上之三关。藏神于心，藏气于身，则命复而根归矣。一如草木之收头，效之则必通任督、运河车。金液玉液当知，阳蹻阴蹻不谬。穷九关而彻底，升二气于泥丸。泥丸者，髓海也。补脑之功，精勤无间，根归命复，不死之道矣。"金满三车夺圣机，冲开九窍过曹溪。迢迢运入昆仑顶，万道霞光射紫微。"

真橐籥，真鼎炉。无中有，有中无。

注：鼎炉妙用。非橐籥不为功。橐者，虚器也，妙也；籥者，其管也，窍也。冬夏二至，一岁之呼吸也；弦望晦朔，一月之呼吸也。一日之呼吸在昼夜，一息之呼吸在进退。《易》曰："一阖一辟谓之变，往来不穷谓之通。"性为无中之真有，命为有中之真无。有无互入，神气始交，神

凝气结,斯为圣胎。

托黄婆,媒姹女。轻轻运,默默举。

注:黄婆者,中央意土,即戊己也;姹女者,宅中之女。交会之际,必托黄婆媒合,以通姹女之情。戊己土中,藏有真火,逼动铅金,火力炽盛,金来归性,入南宫矣。然后轻抽默掣,后升前降,下重楼,归丹府,封固而温养之。陈泥丸曰:"神符默运三关彻,铅趁黄河入大罗。"

一日内,十二时。意所到,皆可为。

注:自子至巳为六阳,自午至亥为六阴。此言炼一日之道,结一日之丹。凡十二辰中,不必刻定从子起,但我意欲行便行,勤勤采炼,积累易成。此是指丹士用功不辍,非指十二时辰须认子也。

饮刀圭,窥天巧。辨朔望,知昏晓。

注:刀圭,犹言刀头圭角,微末不多之谓;饮,服也。抱朴子曰:服元炁者,亦不多服也。服之则灵宝在身,天巧自然。所谓"刀圭一入口,白日生羽翰"。月有弦望晦朔,日有朝屯暮蒙。晦朔为采取之期,屯蒙为运用之候。

识浮沉,明主客。要聚会,莫间隔。

注:金沉木浮,铅沉银浮。银何以浮?气也。性为我之真主,铅从外至,汞自内迎。"饶他为主我为宾",藉彼阳铅运转,收尽一身阴汞。阴阳配合,常要聚会,勿使间隔,日炼时烹,交媾处,产金莲。

采药时,调火功。受气吉,防成凶。

注:有药有火,无火无药,火从药生,药因火有。《契》曰:"朱雀为火精,执平调胜负。"调之使水火均平,无有偏胜。究竟药是气,火亦是气。受此气者,齐天大福,吉祥止止之事;防成者,必遭凶祸,指炉残鼎败也。

火候足,莫伤丹。天地灵,造化悭。

注:周天功成,便当止火。若持盈未已,无益于盈,必且有损,所以有"不知止足必倾危"之戒。何由知其足?盖有止火之景也。此天地

之灵丹,人身之至宝,造化之所吝惜而不轻予者也。得之者抱玉怀珠,则时刻当护惜而不忘矣。

初结胎,看本命。终脱胎,看四正。

注:未结胎之前,炼精化气,填平缺陷,谓之筑基;还丹之后,结为圣胎。炼气化神,谓之成圣。初二两关,神注金胎,心攒命蒂。十月胎圆,瓜熟蒂落,脱胎而出,神透泥丸,气冲天门。再行乳哺,功满化虚,乘紫雾,驾飞龙矣。四正者,子午卯酉之宫。既曰"脱胎",则四正之宫,无所用之矣。或曰:"乳哺不用乎?""一朝功满人不知,四面皆成夜光阙。"

密密行,句句应。

注:仙者,人所爱慕,万万不可得者。秦皇汉武,天子之尊,求之而不得。《易》曰:"机事不密则害成。"《黄鹤赋》曰:"择善地,慎事之机密。"古有明戒,宜敬遵勿妄。果能慎严密,则自得气得药,还丹温养。以至于成。

文共八十二句,无一不验矣。

康节邵子诗注

宋 邵雍 著

傅金铨 注

昔真源陈抟以道授洛阳种放,放授汝阳穆修,修授青社李之才,之才授邵尧夫。尧夫名雍,谥康节,河南人。初学于之才,之才曰:"君非迹简策者,其如物理之学何?"既学矣,则又曰:"不有性命之学乎!"雍再拜受教。记称雍智虑绝人,遇事前知,程子谓其内圣外王之学。图书象数变通之妙,秦汉以来未有知者,独雍得其传。

耳目聪明男子身,

耳聪目明,五官周正,较之聋聩,罪福别矣。天生万物,余得为人,且不为女而为男，亦云幸矣。英雄志量，湖海胸襟，为圣贤，成仙佛，期无负此七尺之躯而已。

鸿钧赋与不为贫。

鸿钧，天也。天赋之命，人禀之性，无少亏欠。天能阨我贫贱寿夭之命，不能阨我为圣为贤之心。赋畀之良，万物皆备，岂为贫哉！

因探月窟方知物，

探者，采也；月窟，即下文之姤卦；物者，即所谓恍惚中有物之物；方知者，言从前不知，兹因得诀归来，依法采取，乃知此物深藏月窟之中。此物者何物？庄周"北溟之鱼"，老子之"有物混成，先天地生"是也。重阳祖曰："时至而气自化，静极而机自发。"静定极中，至有动处，即是先天造化。忽有一物，或明或隐，不内不外，此是大药始萌，才有朕兆。

未蹑天根岂识人。

蹑，取也；天根，即下文之复卦；人者，即杳杳冥中之真精，生天生地、生人生万物、生仙佛之根也。言从前未遇师传，不知有此天根，岂能知此蹑之之法，又岂能识此生人之妙乎？探月窟而知造化之根源，蹑天根而识生人之所以。此一联从后溯前，是实证之语。

乾遇巽时观月窟，

乾遇巽，☴姤也，夏至也。其象为月窟，一阴起于五阳之下，下弦之象也。观者，以眼观之，即《阴符经》"观天之道"之观，此"观"字惟范宜宾《阴符玄解》最为透彻。

地逢雷复见天根。

地逢雷，复☳也，冬至也。其象为天根，一阳起于五阴之下，上弦之象也。见者，以眼见之。所谓天根者，天地之根源，五行之宗祖。观之有时，见之有处，药产神知，机动籁鸣，时哉不可失。此一联是法则。

天根月窟闲来往，

天根月窟，窍妙是也。能知此妙，便知此窍。经曰："此窍非凡窍，乾坤共合成。名为神气穴，内有坎离精。"来往者，呼吸也。日往则月来,暑往则寒来。日月相推而明生,寒暑相推而岁成。来往于何时?子午之候也。来往于何处?卯酉之门也。经曰:"斗极建四时,八节无不顺。斗极实兀然,魁杓自移动。只要两眼缴,上下交相送。须去静中行,莫向忙里送。""复姤自兹能运用,全丹谁道不成功。"此一句是工夫。

三十六宫都是春。

经曰:"三十六宫翻卦象,千金不与俗人评。"骨节三百六十,毛孔八万三千,无不融和周遍。又曰:"痒生毛窍,万孔皆春,精神如浴之方起,酥畅如交媾之甜美。""日日与君花下醉,更嫌何处不风流。"此一句是效验。

阴真君道成作诗三章注

汉 阴长生 著

傅金铨 注

序

阴真君以天挺之豪,具大英雄本领,成大智慧事业,穷神知化,际地弥天。世人以草木柔脆之质,寄电光石火之生,朝菌蟪蛄,暂有旋无。不知畏死,不解求生,纽于常情,汩于利欲。见是井蛙,转嗤海若之妄谈;身本夏虫,翻笑语冰之怪诞。华屋邱山,瞬息变幻,伤亲友之物故频仍,曾不自悲。间有心惊逝水,强云顺生殁,宁有何神术可延生续命乎?缘督子曰:"世人不信长生之道,甘为泉下之鬼,千金送葬,果何益哉?"至人知命由我立,修心砥行,苦志求师,以术接命,以道全形。从古飞升者十万余人,拔宅者八百余家,异形换躯者不计其数,此皆诏诸仙经,具有明文。阆风玄圃,贝阙瑶宫,有不目为故事者谁欤?

真君弟子魏伯阳亲承道妙,作《参同契》,为万古丹经之祖,垂裕流慈,可不知其源本耶!此书历述求道得道之由,诏告后学,用勉来兹。

余深爱其言之谆切，文之古雅，信乎东汉风味，非魏晋可拟。道在天地，今古不殊；玉液玄机，非师莫度。谨将原诗敬加诠释，俾有志斯道者，见个事之事，实不虚云。

　　道光二年岁次壬午五月朔济一子珊城傅金铨自序于合阳丹室

第一章

惟余之先，佐命唐虞。

注：真君名恒字长生，新野人。武王封弟管叔，其后以管为氏。管仲之孙修，适楚为阴大夫，遂以阴为氏，是阴盖稷之后也。

爰逮汉世，紫文重纡。

注：汉光武废郭后而立阴贵人为后，真君其从弟也，为和帝阴皇后之曾祖。簪缨世族，纡紫腰金。

我独好道，而为匹夫。

注：承上文奕世贵显，族尽朱轮，我独不爱金紫之荣，而甘为匹夫，好道故也。

高尚素志，不仕王侯。

注：《易》曰："不仕王侯，高尚其事。"所以养冲和，安素淡。

贪生得生，亦又何求？

注：所以不慕荣利而学道者，为畏死耳。今者畏死而得不死，贪生而得遂所生，复何求乎？二句从道成之后，自信长生，始而立志求不死之方，继而得诀行不死之法，今乃证真成不死之道。

超迹苍霄，乘龙驾浮。

注：迹，形也；驾浮者，驾空而浮也。岂惟长生不死，且能白日羽翰，朝游北海，暮宿苍梧，观六合以内之名山，览四夷不及之风气，飞行无碍，瞬遍寰区，八荒非大，九万非高，皆一超迹所能至也。

青风承翼，与我为雠。

注：鞭霆驾风，翼载驱驰。雠，匹也。

入火不灼，蹈波不濡。

注：《参同契》曰："跨火不焦，入水不濡。能存能亡，长乐无忧。"《悟真篇》曰："虎兕刀兵不害，无常火宅难侵。"二句言神化，如此又不止于不死也。

逍遥太极，何虑何忧？

注：太极者，道也。今得自在逍遥，游于恢漠之表，入乎无朕之先，清空绝迹，纯粹以精，超万象而极浑沦，更有何忧何虑乎？

遨戏都仙，顾悯群愚。

注：仙都降阙，恣意遨游，非不极乐？回视下界苍生，愚迷不悟，殊可哀悯。圣德同天，皆欲为大地众生蠢动含灵作一慈父，更愿度尽众生，然后成佛，岂为一己之私乎？夫惟不自私，故能成其私。

年命之逝，如彼川流。

注：年命者，寿命也。王阳子曰："人命急如线，上下往来，速如箭逝者。"如斯滔滔不返，彼人不悟，曷鉴于川。

奄忽未见，泥土为俦。

注：奄忽者，倏忽也。曾几何时，荒郊累累骨，化形消沦于泥土，可伤也夫。

奔驰索死，不肯暂休。

注：奔名逐利，除死方休。人曰谋生，我曰索死，岂真不可休乎？不肯休耳！

右第一章，述祖德渊源，不愿廊庙而甘肥遁。今者飞行八极，自在逍遥，仙宫富贵，玉洞春风，人间岁月，斯须立尽。鹰啄腐鼠，蚁附腥膻，可叹者，至死不悟耳。

第二章

余之圣师，体道之真。升降变化，乔松为邻。

注：真君之师马鸣生也。此言吾师圣人，变化不测，乔松此质，乃不死之神人也。

惟余同学，道十有二。寒暑求道，历二十年。

注：此言十二人与余同学历二十年之久。

中多怠惰，志行不坚。

注：不肯精勤自勉，日久而生惰心，皆由立志不坚也。万里寻师，不惮艰难，尘劳困顿，不辞勤苦。语曰："学道如初，成道有余。"此之谓也。

痛乎诸子，命也自天。

注：真君既已成仙，深痛乎在昔同学诸子之物故，而叹其命之不长也。

天不妄授，道必归贤。

注：《参同契》曰："天道无适莫兮，常传与贤者。"此道至灵至圣。仙训曰："欲学神仙，先为君子。"君子者，贤人也。必也德全忠孝，俯学不怍，济人利物，常存恻隐。以天地之心为心，天必春注①，自有神仙作汝师。但尽人功，天授必至。

身殁幽壤，何时可还？

注：夜台寂莫，泉壤幽深，身既殁矣，尚有还期哉？"何时可还"，犹望其还也，情无既矣。

嗟尔将来，勤加精研。勿为流俗，富贵所牵。

注：嗟汝将来学道之士，尚其鉴此前车，必须精进不懈，切勿牵于富贵，染于习俗，有防此千秋专弃自上之功也。

神道一成，升彼九天。

注：此道何道？穷神达化之道。《阴符经》曰："知之修之，谓之圣人。"与天无极，谓之至人；飞神太清，谓之神人。神人者，神道已成之

---

① 春注，疑为"眷顾"之误。

人也。玉宇琼宫，星弁霞帔，长存于九天之上矣。

寿同三光，何但亿千？

三光炳耀，万古常新，无有终极，仙寿同之，有何百千亿万之数可计乎？

右第二章，述圣师良友，历年勤苦，不尽皆坚志之士，身殁无存，用勉将来，切勿心牵富贵，逐浪随流，致如我有之骨沉幽壤，无还期也。一朝道成，升于九天，寿同日月，永无终始，宁有数之可限乎？

第三章

唯余束发，少好道德。

注：丱角束发，幼有道心。看云卷风飞，即思驾鹤乘空；对岳峙渊清，便想栖岩住壑。元神奋发，夙根深原。

弃家随师，东西南北。

注：真师难得，弃家随之，志卓行绝，有何东西南北之不相随乎？

委放五浊，避世自匿。三十余年，名山之侧。

注：佛于五浊恶世修行而得大道，今日委放五浊，避世自匿，韬光时迹也。待教至三十年，何如其久之乎？○真君闻有马明生有度世之法，乃往师之，执事仆之役。鸣生不教以道，但谈世事，如是十余年。共事者十二人，皆恚怨归去，真君执礼弥恭。又二十年，鸣生始问所欲，即肃敬跪拜曰："惟乞生耳。"鸣生悯焉，乃曰："子真求道者也。"遂携入青城山，煮土成金以示之。复立坛西面，斋戒盟誓而授要诀。临别曰："吾即蜀之青衣帝也。"于是遵诀修炼，九载丹成，更作黄金数万斤，周行赈施，始服丹飞升。每曰"上古仙者多矣，不可尽论。汉兴以来，得仙者，连余四十六人矣，二十人尸解，余并白日上升"云云。

寒不遑衣，饥不暇食。

注：非不恶饥寒、爱温饱，不暇及也。

思不敢归,劳不敢息。

注:岂不怀归? 畏叱辱也;不敢告劳,殚至成也。

奉事圣师,承欢悦色。

注:饥寒劳苦,不敢少休。所以奉事圣师,承其欢而悦其耳。

面垢足胝,乃见诚实。

注:竭智尽诚,习尘劳,事力作。至面垢不暇洗,胼手胝足,乃见真诚无伪,藉达寸心。

遂受要诀,恩深不测。

注:惟是历尽饥寒苦楚,数十年精勤不懈。一但得蒙师恩,秘授真诀,此诀万劫一传,天律所禁,至严至重,不轻授受。今已授矣,此恩之深厚,为何如哉? 马丹阳[①]曰:"师恩深重终难报,誓死圜墙炼至真。"

妻子延年,咸享无极。

注:岂徒福我一人? 妻子皆得长生,永享无既[②]。

黄白已成,货财千亿。

注:黄金白银,丹财之所必需也。黄白已成,至道已得,货财千万,特眇眇事耳。经曰:"金可作,世可度。"又曰:"凡俗欲求天上宝,行时须假世间珍。"然则黄白其可少耶?

役使鬼神,玉女侍侧。

注:天枢在掌,地轴由心,风雷听令,无不可使之鬼神。仙姝玉女,日侍左右,翼卫真人。

今得度世,神丹之力。

注:神丹者,三元之大丹也。初关地元点化之事,中关人元服食之事,上关天元拔宅之事。此炉火金丹,所以助阴阳者。极之为神符白雪,黄帝之鼎湖龙髯、淮南之鸡犬皆仙,即此是也。真君超尘度世,自谓

———————

① 原误题为"荧蟾子"。
② 既,疑为"极"之误。

别无神妙，只神丹一粒耳。张紫阳①曰："一粒金丹吞入腹，始知我命不由天。"邱处机②曰："出有入无三尺剑，长生不死一丸药。"张紫阳曰："信道金丹一粒，蛇吞立变龙形。"功用至此，神化无方。

右第三章，述自幼好道，见凤根异于凡流。奔走从师，非不畏寒饥，非不思乡土，非不畏劳乐逸，为敬奉真师，承欢悦色之故，不敢少有不至诚耳。惟此至诚招格，遂受不测之恩。口传秘诀，遵而行之，妻子皆得长生。昔乏丹财，今成黄白，且千万亿。岂惟货财充斥，侧有明珰玉女，服役尽庙鬼龙神。今日度世，岂有他哉？神丹之力耳。

---

① 原误题为"吕祖"。
② "邱处机"原作"又"，误置张紫阳名下。

试金石

傅金铨 著

题　解

　　《试金石》，一卷，傅金铨撰。道家丹法，首重师传。但学道者茫茫，而真师寥寥难觅，所遇者多盲师伪道，故学者未得学道之益，先受伪师之害。济一子本此慈心，著《试金石》二十四问，用勘真师之伪否。丹道每言简易，虽其龙虎铅汞、坎离水火之比喻，但经师指破，则至简至易。道在眼前，人多不识，迷者徒执外鼎，而失眼前之玄妙。丹法之可笑出于俗士之惊奇，惊奇又出于顽愚之浅知。内心肾水火相交，开关玉液；外心肾坎离既济，玄关金液。身中要有药，气运河车；家中产药，时至神知。性命双修，不偏枯于阴阳动静；防危虑险，当究心于采取温养。黄婆伴侣，清静阴阳皆须；有作朝市，在尘出尘不离。筑基可以炼己，炼己也可筑基。炉鼎不分彼我，惟识铅汞产处。火药之理极繁，但其工却极简。呼吸不可须臾离也，采药之时，必然真息不离。法天不离天地盈虚消息，丹家识此知身内消息。花有敷谢，月有圆缺，造化工夫，不离此着。活子时重在"活"字，否则就刻舟求剑矣。潮信妙在潮临信至，太阴少阴隔碍潜通。沐浴要明刑德，刑德用在沐浴。万卷丹经，止说"顺逆"二字。聊书数语，用证是篇。

试金石

济一子金溪傅金铨著

悟明子荆沙徐立先参订

乾阳子麻城俞慕纯参订

定阳子彝陵熊怀善参订

贞阳子临川李拱辰参订

长　生

仙经皆言长生不死,铨昔年未遇真师,肉眼未明,妄抒己见,谓长生为引人入胜之言。有谈长生者,余妄驳之曰:"秦汉以来,且无论矣,前明遗老,有一在者乎?"说者语塞,莫余能屈。又有谓余者曰:"修丹当用女人。"余叱之曰:"妄乃至此!男既用女,则女必用男。从古女真甚多,若麻姑、藐姑、何仙姑、许飞琼等,不可备举。男而用女,固属无妨,女而用男,此大乱之道,必不可信,必无是理。"

今乃知长生之说,信不诬矣,历有征矣。杏林翁曰:"泰自从得师以来,知此身可不死,知此道可必成。"缘督子曰:"世人不信长生之道,甘为泉下之鬼,千金送葬,果何益哉?"抱朴子曰:"世有积金盈柜,聚钱如山,乃不知有此不死之法,就令闻之,万无一信。"又曰:"大药卒难办得,当须且御小药,以自支持,虽服他药万斛,终不能使人长生。世或有好道者,不见此法,不遇真师,无由闻天下之有斯妙事也。"又曰:"达人所以不愁死者,非不欲求,不知所以免死之术,而空自焦愁无益,故云乐天知命不忧耳,岂真不欲久生哉?"阴真君曰:"神道一成,升彼九天。

寿同三光，何但亿千。"《洞天秘典》云："幸遇至人指示长生久视之学。"
又曰："欲学长生又乏囊，可怜无路到仙乡。"张三丰曰："人能服此药，
寿与天地齐，如若不延寿，吾言都是非。"又曰："世人若会栽接法，长生
不死成大觉。"《无根树》曰："梅寄柳，桑接梨，传与修真作样儿。自古
神仙栽接法，人老原来有药医。"《指玄篇》曰："接命延年。"又曰："与
天齐年。"白玉蟾曰："还年接命，以作长生之客。"又曰："可怜世上无知
识，我得长生寿万年。"又曰："白头老子能知此，返老还童寿万年。"冲
虚子曰："所以长生者以炁。"李虚庵曰："阳关一闭，个个长生。"《玉牒
记》曰："天下悠悠，皆可长生。"鬼谷子曰："贼命可以长生不死。"《参
同契》曰："老翁复壮丁，耆妪成姹女。改形免世厄，号之曰真人。"又
曰："故为立法，以传后贤。推晓大象，必得长生。"《黄庭经》曰："独食
太和阴阳炁，故能不死天相既。审能修之可长存，服食玄炁可遂生。闭
子精路可长活，寿亿万岁将有余，使人长生升九天。长生要妙房中急，
长生久视乃飞去。"

　　圣圣相续，皆言长生，愚人少见多怪，习见人世之常理，不睹圣神之
奇事。夏虫语冰，其不信宜矣。今略举以证之：许旌阳真君，生于吴孙
权赤乌二年戊子，飞升于东晋孝武帝宁康二年甲戌，涉世一百三十六
年；张三丰生于南宋绍兴辛卯，至明永乐尚留人间，几三百岁。

　　世传彭祖八百岁、楚狂接舆年七百岁、孔安国年四百岁、天门子二
百八十岁犹有童子色，此皆具有明文，历历可考。有志之士，不当如是
耶？

　　筑基成则具六通之一，所谓无漏尽通，即可以长生不死，仅小证人
仙之果，百日间事耳。凡男人年老八九十岁、百岁，精枯气竭，须要使其
无精而复有精，且能御女、能种子，然后由有精而炼至无精，并无精窍，
小便缩如童子，则知精已化炁而基成矣。妇人年老八九十岁、百岁，气
血久枯，须要使之无血而生血，复有月信，然后由有经而炼至无经，谓之
斩断赤龙，身如处女，则知血已化炁而基成矣。此真实效验，克日可成，

非遇真师,终成画饼。所谓"真诀必要真仙授,世人说者有谁真"？又曰:"欲求人不死,须寻不死人。"吾言非妄,来贤勉之。

师　恩

天地生我,不能使我长年;父母育我,不能使我不死。天地生我,不能使我白日羽翰;父母育我,不能使我超升九祖。此师恩之所以等于高厚,法乳所施,有同鞠育也。若今时捉住阴阳,则他日寿同天地。贝阙瑶宫,骖螭驾鹤,现在九祖,历劫种亲,升为眷属,顾不重欤?

《黄庭经》曰:"授者曰师受者盟,云锦凤罗金纽缠。以代割发肌肤全,携手登山歃①仙液,金书玉简乃可宣。传得审受告三官,勿令七祖受冥愆。太上微言致神仙,不死之道此其文。"上阳子曰:"天地之间,此事至大。紫阳三传非人,三遭其难。仙经具载,可不戒之。"倘非其人,彼此受谴,况欲其敬师成道乎?自非真英雄,真豪杰,断不能行此一时二候之事。谓之至易可,谓之至难亦可。所以白玉蟾云:"也是难,八十老翁咬铁盘;也是易,一下新竹刀又利。"必也有圣人之体,然后可以行圣人之用。

所谓真师,大概有三等:其上者,真仙真佛,或现身说法,或临坛示教。现身说法,若天女之度马鸣生、钟离之度吕祖;临坛示教,若许祖之乩授樵阳子、吕祖之梦示彭纯一。其次待诏飞升,暂留人间,或数十年,或百余年,因缘遇合,而得亲问学,如马鸣生之度阴长生、左元放之度葛仙翁、郑思远之度抱朴子、陈泥丸之度白玉蟾。其次得师口诀,无力行工,著书访友,以为内助外护。若张紫阳之著《悟真篇》,果得石杏林之徒。《仙佛合宗语录》"后跋"曰:"若自有力行工者,则传此以度同志之人;若自无力行工,则藉此以遇护道之侣。否则或三代有德向善,兼能助师行工。或力不足,能代募助师,亦可许之。古云法财两助,此之谓

---

① 歃,原作"唖",据《黄庭经》改。

也。"

谛观往昔圣真,皆艰难得诀。得诀后又数十年,然后就事。今略举数条:葛仙翁曰:"昔吾得此道三十余年,叹无法财了兹妙道。"抱朴子《流珠歌》曰:"三十年内,日月长吁。吾今六十,忧赴三途。"张三丰栖静三十年,乃遇郑思远,授以至道,又三十年始就事。龙眉子曰:"手握天机六六秋,年年此夕不胜忧。神功妙乏三人就,黍米灵无二八修。信道龟蛇须福地,要知骑鹤上扬州。谁能假我扶摇力,一举同迁在十洲。"此其人虽语言犹人,衣食犹人,而处心积虑,必有不同于人。

曾记昔年一老先生,自言得真师口诀。余曰:"道为天地之秘机,愚不敢遽问,但问真师来去何如?如何德品?如何度法?此事也,无不可言者。"乃曰:"吾师至诚朴实,不苟言笑,不谈人是非、较人长短,长斋把素,孜孜以度人为事,前后曾度千五百人矣。"余曰:"先生得无误耶?仆观从前圣师,其难其慎,或传一人、二人,或不传一人。盖真机秘密,上天所宝,历百劫而一传人。诚如先生所言,何太易易?师传百千,徒复传百千,惟恐人不入其门、不学其道,且愚及妇女,意欲何为?"及观其书,前则抄写丹经,后则胡言不成文理,殆藉真而售其诈者乎?若果系真师,必无求于人,虽欲执贽,彼且不受。盖未审其祖父之德行,一身之贤否?果足荷担道任,为大地众生、蠢动含灵,作一慈父否也?古人待教久而入道精,钟离十试吕祖、邱长春受①百难于王重阳、伍冲虚切问二十载于曹还阳、白玉蟾十年侍真驭,皆节节传授,非是一口吐尽。白玉蟾曰:"说刀圭于癸酉七月之夕,尽吐露于癸亥春雨之天。"冲虚子逢师于万历己巳三月,受全于戊子三月,盖二十年也。

道极易知,师匠难遇;道极易行,护法难得。惟其至易,是以至难。十月、三年,可数之日月。泥丸祖不云乎:"缚云捉月之机关,得诀修炼夫何难。"上阳子曰:"其道易知,其事易成,初无难也。"冲虚子曰:"调

① 受,原作"文",据别本改。

养口腹,安静气体,亦易易事耳。未遇真师,难得者法;既遇真师,难得者财侣。"上阳子曰:"求财求侣炼金丹,财不难兮侣却难。得侣得财多外护,做仙何必到深山。"

二十四问

一问简易

丹经每言"简易"。《黄庭经》曰:"至道不烦诀存真。"又曰:"治生之道了不烦。"《参同契》曰:"事省而不烦。"钟离祖曰:"此道分明事不多,奈缘福薄执迷何。"萧紫虚曰:"从来至道无多事,自是愚人识不全。"白紫清曰:"只缘简易妙天机,散在丹经不肯泄。"石杏林曰:"简易之语,不过半句;证验之效,只在片时。"张紫阳曰:"知者惟简惟易,昧者愈烦愈难。"薛紫贤曰:"其道至简,其事匪遥。但非丰功伟行,不能遭遇真师。"

请问:如何"简易"? 不得妄谈顿悟套语,须要说出实行实践工夫,是行事,不是讲理。张紫阳云:"虽愚昧小人行之,立跻圣地。"此等天机,岂是猜度得来? 果系真师,必有真说。

二问眼前

丹经每言"眼前"。马祖曰:"玄微妙诀无多言,只在眼前人不顾。"又曰:"在眼前,甚容易,得服之人妙难比。"陈泥丸曰:"眼前有路不知处,造空伏死徒冥冥。"又曰:"大道分明在眼前。"又曰:"终日相随在目前。"张三丰曰:"今日方知,道在目前。"薛道光:"思量只是眼睛前,自是时人不见。"刘海蟾曰:"眼前觑着不识真。"萧紫虚曰:"金液还丹在眼前,迷者多而悟者少。"上阳子曰:"此窍分明在目前。"吕祖曰:"目前咫尺长生路,多少愚人不悟。"又曰:"真阴真阳是真道,只在眼前何远讨。"

请问：在"眼前"是甚么？果系真师，必能知得。若是盲师，必将曰：眼前所见，太虚无朕。此空中即具有真性，四大不着处是也。"本来真性号金丹，四大为炉炼作团。"臆度意解，妄引丹经，附会其猜度之见，误己误人，罪恶不小。

三问可笑

丹经每言"可笑"。《悟真》曰："工夫容易药非遥，说破人须失笑。"薛道光曰："神仙不肯分明说，说与分明笑杀人。"老子曰："下士闻道大笑之。"吕祖曰："性命根，生死窍。说着丑，行着妙。人人憎，个个笑。"《葫芦歌》曰："行着妙，说着丑，惹得愚人笑破口。"杏林翁曰："此道易生毁谤。"上阳子曰："偶获一人两人之知，即来千人万人之谤。"

请问：闺丹食秽耶？房中采战耶？有何可笑？所笑何事？起世人之惊疑，在那些事上？果系真师，必能知得清楚，说得透彻。

四问心肾

丹经皆言"心肾"。心为离，肾为坎。《指玄篇》曰："浓血皮包无价宝。"又曰："身中自有一阳生。"又曰："真正大药，在身中求之，不在外取。"这等看来，取坎填离是取肾补心，取肾中之炁，补心中之神；取肾中之水，济心中之火。肾中之水上升，心中之火下降，所谓"水火既济而结丹"也。然白玉蟾又云："心肾原来非坎离。"吕祖曰："不在心兮不在肾，穷取生身受气初，莫怪天机都泄尽。"又曰："虽分彼我，实非闺丹御女之术。若执一己，岂达鹏鸟图南之机？"此又何解？

请问：心肾坎离，果出于吾之一身耶？非出于吾之一身耶？"但得坎精点离穴，纯乾便可蹑飞琼。"离穴，我也。此坎精到底是谁？果系真师，自有的解，必不强不知以为知。天地鬼神，森罗布列，妄语狂夫，必遭天戮。

五问家中

丹经皆言在"家中"，不在外取。张三丰曰："只在家中取，何劳向外寻。"《洞玄经》曰："家中原有至宝，世人障蔽难明。"张紫阳曰："此般至宝家家有，自是愚人识不全。"萧紫虚曰："这般景象家家有，因甚时人不学仙。"白玉蟾曰："原来家里有真金。"《修真诗》曰："随时药料家中取。"又曰："认取家园真种子，好收海底白莲花。"张三丰曰："家家有个家家有，几个能知几个还。"

请问：此"家中取、家家有"，到底是甚么？若言一身中求之，当曰"人人有、身身有"，不当曰"家家有"。果系真师，必不妄谈，必不诳语。衣中珠子，近在眼前，迷人如隔万重山，须知古人字不虚下。

六问双修

丹经皆言"性命双修"。世人爱身家而不惜性命，只知独坐孤修，不知离宫入定，坎府求玄之妙理。始焉以性而修命，终焉以命而全性。初关炼精化炁，筑基之事；中关炼炁化神，结胎之事；上关炼神还虚，了手之事。初关人仙之果，中关神仙之果，上关天仙之果；初关欲界天之事也，中关色界天之事也，上关无色界天之事也。由欲界天而升色界天，由色界天而升无色界天，性命双全，虚空为体。

请问：双修者，两人同修耶？心肾并用耶？果系真师，必能知双修之理，必能行双修之事。

七问危险

丹经多言"防危虑险"。《四百字》曰："沐浴防危险，抽添自谨持。"《敲爻歌》曰:"加添火候要防危。"《百句章》曰:"防失防险倾。"正阳祖曰:"果然百日防危险。"又曰:"一年沐浴防危险。"紫阳曰:"大凡火候,只此大周天一场,大有危险。"从古圣真,皆郑重言之,必是当前难忍之大事。

请问:有何危险?其危在那些事上?其险在那些处所?果系真师,必能说得切实。

八问黄婆

丹经多言"黄婆"。《还原篇》曰:"大意要黄婆。"《入药镜》曰:"托黄婆,媒姹女。"张三丰曰:"黄婆劝饮醍醐酒,一日掀翻醉一场。"泥丸祖曰:"回头问取黄婆看。"白玉蟾曰:"等闲寻取旧黄婆。"又曰:"婴儿姹女,阻隔在天涯远,全仗着黄婆在两下缠。"萧紫虚曰:"便须仔细托黄婆。"吕祖曰:"黄婆巧弄千般舌。"又曰:"黄婆匹配得团圆,时刻无差口付传。"是黄婆实为丹房之副帅,断断不可少者。或有谓"中央意土为黄婆"。《了身经》曰:"中宫胎息号黄婆。"

请问:虚拟其名耶?实有此事、实有其人耶?"黄婆侣伴同笃志",所笃何事?必不得模棱答应。

九问侣伴

丹经多言"侣伴",当知非独自一人所为。薛道光曰:"三人同志谨防危。"吕祖曰:"全凭侣伴调水火。"上阳子曰:"已得真师,当先求丹友。"正阳祖曰:"尘中难得修真侣。"吕祖曰:"方其性命以双修,先结同心为辅佐。"《敲爻歌》曰:"寻烈士,觅贤才,同安炉鼎化凡胎。"龙眉子曰:"辅弼同声不可无,三人一志互相扶。魁罡坐镇当先主,筹鼎铺模责次徒。"天来子曰:"要修丹,须结友,同志三人互相守。若无同志一般人,大药难成金汞走。"万卷丹经,都说要三人,今之羽流,及在俗习玄居士，总不见谈及三人，便是与丹经相左。

请问：必得三人何用？若是真师，必当知得。

十问有作

丹经皆言"有作"，不说无为，但曰"始于有作，终于无为"。《悟真》曰："始于有作人难见，及至无为众始知。但知无为为奥妙，岂知有作是根基。"万卷丹经，少言清静，都是说工法效验。

请问：有为是为些甚么？有作可见，无为不可见。今乃说有作不可见，无为可见，此是何解？果系真师，必能道其原委。

十一问朝市

昔人云"大隐隐朝市"。杏林翁授薛紫贤曰："可往通都大邑，依有力者为之。"《悟真》曰："须知大隐居朝市，何必深山守静孤。"朝非贵乎？市非富乎？宁有富贵神仙耶？然古人又云："学道须教彻骨贫。"二者孰是？

请问：不居深山而居朝市之理？果系真师，无妨直语。

十二问筑基

丹经皆言"炼己筑基"，又曰："筑基炼己。"吕祖曰："筑基炼己采后天。"又曰："炼己筑基，固彼我一身邦国。"又曰："修仙有程，炼己无限。"

请问：炼己筑基是两事耶，一事耶？先炼已而后筑基耶、筑基而后炼已耶？是一是二？果系真师，必不错谬。

十三问炉鼎

丹经重言"炉鼎"，曰乾炉、曰坤鼎。《中和集》曰："上品丹法，以天地为炉鼎；中品丹法，以乾坤为炉鼎；下品丹法，以心肾为炉鼎。"《悟真》曰："先法乾坤为鼎器。"吕祖曰："鼎器本是乾坤体。"是有鼎矣。又曰："鼎鼎原无鼎，炉炉非玉炉。"似无鼎矣。又曰："此药无炉只有鼎，一鼎化为千万鼎。"

请问：有鼎炉耶、无鼎炉耶？"前对脐轮后对肾，中间有个真金鼎。"采战者以女人为鼎，运气者以两肾中间为鼎。似有似无、是虚是实？果系真师，必不妄语。此处妄语，则婴姹无托迹之区矣。

十四问铅汞

丹经重言"铅汞"。《悟真》曰："其中简易无多语，只是教人炼汞铅。"又曰："除却铅汞两味药，其他都是诳愚迷。"

请问：甚么是铅、甚么是汞？必曰："铅者黑铅，汞者水银。"产于何处？必曰："铅产西方汞产东，铅之有汞犹表之有影。"此是比象，毕竟是甚么？必曰："铅中有银，虎向水中生也；砂中有汞，龙从火里出也。铅为北方水，玄武之象；砂为南方火，朱雀之象；银为西方金，白虎之象；汞为东方木，青龙之象。铅汞两物，实具四象，加以中央意土运行其中，所谓'大丹只是五行结就'，须知此是言理。"

请问：到底是甚么东西？《破迷歌》曰："铅汞跟着走，龙虎眼前有。"活的死的？人耶物耶？请无言理而言其事。"真铅真汞人不识，露出一钩清净月。"

十五问火药

丹经皆"火药"合言。白玉蟾云："身心两个字，是火也是药。"彭鹤林曰："火药原来一处居，看时似有觅时无。"王道曰："火是药之父母，药是火之子孙。"上阳子曰："火非药不产，药非火不生。"《还原篇》曰："能知药与火，定里见丹成。"《仙佛合宗论语》曰："至难明者，真火真药也。"此万古圣真之秘机,天庭之所重禁者,学者当修德盟天,以寻仙师之度。

十六问呼吸

丹经重言"呼吸"。冲虚子曰:"达观往昔千千圣,呼吸分明了却仙。"《黄庭经》曰:"出日入月呼吸存。"又曰:"呼吸元气以求仙。"冲虚子曰:"用后天之真呼吸,寻真人呼吸处。"李真人云:"只就真人呼吸处,放教姹女往来飞。"《钟吕传道集》曰:"一呼一吸,天地人三才之真气,往来于十二楼前。"《唱道》曰:"一呼一吸,通乎气机;一动一静,同乎造化。"王重阳曰:"神不离气,气不离神,呼吸往来,通乎二源。"世人不解,便猜为吐浊吸清,播弄口鼻,吞吸日精月华,运行气脉,后上前下,终夜不休,以致成疾。经不云乎:"人人气血本通流,营卫倾行百刻周,岂在闭门学行气,正如头上又安头。"观此明明非运呼吸之气可知矣。前言成圣即此呼吸,后言不宜闭门行气。

请问:用呼吸耶、不用呼吸耶? 果系真师,必有真诀。"元和内运即成真,呼吸外求终未了。"

十七问日月

丹经多言"日月"。萧紫虚曰:"北斗南辰前后布,两轮日月往来飞。"又曰:"几回日月滩头立,独把丝纶钓黑龟。"吕祖曰:"有人问我修行法,遥指天边日月轮。"夫日月者,天地之二气;呼吸者,人身之日月。天上太阴、太阳,人间少阴、少阳,原是一样。月借日而生光,是对照也。当知日月运行于天地之内,人果能效天地之呼吸,亦运之于内,自然得结圣胎。

请问:如何能运之于内,得非闭气耶? 冲虚子已言其逼塞难容,恶在其得伏此气也。果系真师,必有定解。此火候之秘,请无问其详,愿闻其旨。

十八问法天

丹经曰："只要专心效法天。"《阴符经》曰："观天之道，执天之行，尽矣。"天地所以无终极者，以其能运此大呼吸也。朱子曰："今年冬至到明年冬至，只是一个呼吸。天施雨露，地发生机。天无地，无凝受之基；地无天，无施化之本。"广成子曰："至阴肃肃，至阳赫赫。肃肃降于天，赫赫发乎地。"

请问：乾坤天地，如何效法？天之道不易观，天之行岂易执乎？果系真师，必知天人合一之理，同一呼吸之道。

十九问花月

丹经每言"花月"。吕祖曰："花发拈花须仔细，月圆赏月莫延迟。"又曰："月下花前拍手笑，花酒神仙古到今，花花结就长生药。"萨祖曰："只在花里寻，莫去山中串。"张三丰曰："神仙神仙，只在花里眠。"天来子曰："烟花堆里隐神仙。"又曰："采药要明天上月，修行须识水中金。"张三丰曰："月之圆，存乎口诀；时之子，妙在心传。"白玉蟾曰："月圆口诀明明语，时子心传果不讹。"《百句章》曰："先看初三夜，蛾眉始见庚。"又曰："明月堂，玉蕊芳。"《脉望》曰："梅稍新月，始可药生。"上阳子曰："一年十二度月圆，月月有阳生之日。"《还源篇》曰："万籁风初起，千山月乍圆。急须行政令，便可运周天。"冲虚子曰："要夺人间真造化，不离天上月盈亏。"

请问：此花在何处用之？"莫教留四壁，面面看芙蓉。"此月在何处见之？"举头见明月，低头思故乡。"

二十问活子时

丹经每言"活子时"。时而曰活,必非日中之十二辰矣。邵子曰:"冬至子之半,天心无改移。一阳初动处,万物未生时。"《规中指南》曰:"时节一至,妙理自彰。"朱元育曰:"时节一到,大药自产。"又曰:"时候未到,则虚以待之;时候既到,则动以应之。"《翠虚篇》曰:"精生有时,时至神知。"吕祖曰:"依时便见黄金佛,过后难逢碧玉仙。"又曰:"莫教时过枉劳心。"此是活子时,更有正子时。

请问:此"子时"在何处见之、何时见之? 活子时如何、正子时又如何? 此是真正天机,不得曰天道半夜起子,一阳来复之时。人身一小天地,至亥末子初,亦一阳来复,谓之子时。这是纸上陈言,理如此,事实不如此,不知活子时者也。岂不闻陈希夷云"子午工,是火候,两时活取无昏昼"? 果系真师,就在此"活"字上定真子时。必不呆看丹经,自欺欺人,妄言误世。必竟如何?"行到水穷处,坐看云起时。"

二十一问潮信

丹经每言"潮信"。白玉蟾曰:"地下海潮天上月。"《入药镜》曰:"天应星,地应潮。"又曰:"如来见明星而悟道。"庄子曰:"有情有信。"《百句章》曰:"此中有真信,信至君必惊。"又曰:"信之一字,实千圣万真之总路。"

请问:潮生何地、信发何时? 真正天机,果系真师,必然不谬。"早知潮有信,嫁与弄潮儿。"

二十二问刑德

丹经皆言"刑德临门,卯酉沐浴"。又曰:"进退须明卯酉门。"曹还

阳曰："子午卯酉定真机，颠倒阴阳三百息。"是真有卯酉矣。然彭鹤林
又云："卯酉乃其出入门。"《四百字》云："及其沐浴法，卯酉时虚比。"
《契》曰："卯酉界隔，主客二名。又曰："龙西虎东，建纬卯酉。"是无卯
酉矣。

请问：果有、果无？果系真师，必有真说。

二十三问沐浴

沐浴者，洗心退藏之谓也。卯沐浴，乃益汞；酉沐浴，乃益铅。陈希
夷曰："卯时沐浴酉时同。"《黄庭经》曰："沐浴华池灌灵根。"喻之曰如
来入海沐浴，其意盖不在沐浴，而在入海也。此海是北极太渊，壬癸所
出之地。正阳祖曰："水晶宫里采红莲。"又曰："含元殿上水晶宫，分明
指出神仙窟。"

请问：此海与水晶宫在哪里？既有此名，必有此物。果系真师，必
有真说。

二十四问顺逆

经曰："顺则生凡，逆则成圣。"张三丰曰："顺生人，逆生丹，只一句
儿超了千千万。再休题清净无为，也得还丹。"《无根树》曰："顺为凡，
逆为仙，只在中间颠倒颠。"

请问：生人生丹，其顺逆如何？生人用交媾，生丹亦交媾耶？生人
十月怀胎，三年乳哺，生丹亦十月怀胎，三年乳哺。须知理是一样，其事
却不一样。其不同处在那里？这顺生逆生，便是真正天机。果能达此，
则大地山河发育、万物亦从此起。知此便是知"道"，行此更可飞升。
噫，不患不知，患不苦求；不患不行，患不积德。

《试金石》自跋

青华帝君曰："每见世人学道者,谬于传习,自谓吾珠在握,要人财宝,受人礼拜,做出师家模样。吾每见之,未免叫一声罪过。"学者既不肯勤苦求师,又不肯修心积德。多行不义,久习尘嚣,贵踞傲慢自尊,或致当面错过。古人以师而反拜弟子,其耻何如?其重道之心又何如?总之要先尽伦常,自修身始,道不远人,夫妇之愚可以与知,非虚言也。苟人道不修,寸功未积,而欲妄希此事,是犹适胡越而却步中原,莫有至之日矣。莹蟾子曰："大道三千六百门,人人各执一苗根。谁知些子玄微处,不在三千六百门。"有志斯道者,其持此作定盘星,为绳墨线,杲日当空,魑魅自遁矣。

济一道人

第二编

辑　著

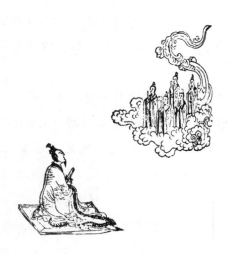

道书一贯真机易简录

傅金铨 汇辑

题　解

　　《道书一贯真机易简录》，十二卷，傅金铨汇辑。清嘉庆十八年（1813），傅金铨隐居朝阳山，潜心修道与著述，而《一贯真机易简录》即成于是年。全书共分十二卷，依次为总论、法财侣地、鼎炉符火、明理习静、炼己筑基、知时采药、还丹温养、脱胎乳哺、应世立功、天元归极、女金丹上、女金丹下。其编著之初衷，即如傅金铨"发凡"所谓："将真机要语，分门逐类，显而出之。其中调鼎、采药、行符、止火、开关、服食、胎息、出神、黄庭内景、黄庭外景，无不俱备。读者其细心玩索，融会天君，久之自然能贯注。"初读是编，或惊其搜罗之丰富，继疑其南北火候口诀之混淆，终当冰释阴阳清静之一贯。至若至简至易之诀法，尚赖师传。一旦得诀，《易简录》一编，虽为纸上之陈言，但亦不失为讲习之要籍矣。

　　概观是编，首论道体之基，次明内外丹道之法财侣地。鼎炉符火一章，则能追溯南派丹法之渊源，其引《抱朴子》二山之文、《神仙传》天门子经等，尤具卓识，他如泛引诸《参同》、《悟真》注疏，皆能见识精当，极力佐证南派之道。明理习静章，意在阴阳之基在清静之深透；炼己筑基章，录《金丹节要》，以示清静之外，有此栽接法门作入道之初阶。还丹温养章，则为金液还丹，南派之铁门槛，但其间药物火候之秘，则非师莫能传。虽广引诸家之文，惟考其实，则诸家作用各自不同，所能求其同者,惟一贯之理而已。脱胎乳哺、应世立功、天元归极三章,乃丹道之共法,为学道者必究之说。末后两章女金丹,以女金丹也关乎乾道功夫,故而为坤道必资参究之丹经。后来五亩园刊行的《坤鉴宝镜》、贺龙骧编辑的《女丹合编》皆在此基础上成书。

总而论之,《易简录》可视为傅金铨学道读书之笔记。其分门别类摘抄丹经要语,为构筑理清丹道学系统作了一个必要的梳理。傅金铨之后的著述,皆依据《易简录》而延伸。所以《易简录》为读《道书十七种》开卷有益之篇。

《易简录》整理底本为《藏外道书》本,同时参考了《道藏精华》第三集之六、《道藏精华》第五集之二及民国中原书局本、上海江左书林刊印本。

第十一、十二卷《女金丹》上下,其中《坤宁经》又取清刊《增演坤宁妙经》、清刊《文帝全书·坤宁妙经》参校。

《观心斋纪闻》一篇,按,清乾隆刊本《文帝全书》、光绪刊本《文昌书钞》皆有《观心斋语录》,其中第二则全同于《女金丹上·观心斋纪闻》第一则"文昌帝君语录"。《观心斋语录三条》第一条曰:"予于己未岁,于楚涵三坛,赞演参同妙典……皆尔刘体恕仔肩之力",又《观心斋纪闻·王天君语录》有"惜未得手,即经弃世,其与体恕有此一段因缘"云云,故知此书实出于刘体恕之编纂。考刘体恕其于乾隆七年(1743)编有《文帝全书》,《观心斋语录》一种见于《文帝全书》之中,但其内容只有"文昌帝君语录"与傅金铨之《观心斋纪闻》第一则"文昌帝君语录"相同,而《文帝全书》卷四十四收录的刘体恕笺注的《坤宁妙经》,开首就有《演坤宁妙经语录三则》,即"文昌帝君语录"、"王天君语录"、"斡运元君语录",全同《观心斋纪闻》,颇疑傅氏所辑即本于此。

《清净元君坤元经》一篇,见于黄允诚、刘体恕乾隆九年(1745)所编《吕祖全书》第十五卷,故此篇非《观心斋语录》原篇,因此另立篇目。

《女金丹下》一种,系傅金铨辑录自《三宝心灯》之《土集西池度楫》。《三宝心灯》原系乩坛之作，清康熙年间丹道大家陶素耜家藏是书。至清乾隆年间，邵志琳辑入六十四卷之《吕祖全书》，《道藏辑要》亦辑入其中。本次整理，即取《吕祖全书》、《道藏辑要》之《三宝心灯》校勘。

道书一贯真机易简录

济一子金溪傅金铨汇辑

集阳子定远萧康理较订

来阳子定远凌光彝较字

贞阳子临川李拱辰较订

宗阳子定远唐寿林较刊

序

余昔谓金简玉书、火龙水虎、至真之文必在诸天洞府、名山石室,数合之而遇之,岂知天机不书竹帛,至道存于人间;又谓金液玉液、真阴真阳、至妙之药必其潜天而天,潜地而地,不可思议,难于影响,岂知不在渺远,即在眼前。昔者始皇东游泰山,使童男、童女入海求不死之药,岂知此药不在海而在山;汉武作露盘霄掌,餐沆瀣金浆,岂知此浆不在天而在地。所谓"遍地均开不谢花",又曰"遍地开时隔爱河",斯可证矣。

自太上授受以来,道脉不绝,责重于人,心心相印,口口相传,无少差谬,万古一贯,此其奇也。

丹经秘密,假象立言。迷之则阴阳判绝,悟之则水乳相融。道固因书而理明,法必以言为切诀。一经指破,始觉丹经万卷,总是陈言;砂汞铅银,都成色相。其理至微,其事甚简。如僧繇画龙,点睛飞去。苟未经师指,尚是壁间之龙,无由观其神化。乃知世间谈玄说妙,无异隔纸观灯,摘叶寻枝,尽是剔窗窥月。

今将师边所得,印之简编,若《参同》、《悟真》及古圣仙经所留丹诀,与夫诸家注疏,一一证之。择其至显至要之言,汇为一帙,秘之箧笥。

真正至道,至简至易。易简而天下之理得矣,实乃一贯真机。不堪授受,聊以自娱,非欲求正于人也。是为序。

时嘉庆十八年岁次癸酉除夕书于朝阳山之为本堂,济一子金溪傅金铨撰

发 凡
(六条)

一、卮言十万,如泛沧海,南针之指,亦茫乎无际矣。兹将真机要语,分门逐类,显而出之。其中调鼎、采药、行符、止火、开关、服食、胎息、出神、黄庭内景、黄庭外景,无不俱备。读者其细心玩索,融会天君,久之自然能贯注。

二、是书博采群经,旁搜远讨。摘句编言,如披云见日,使人易悟。始于有作,不死执清净为修行;种德为先,不堕入三峰为学道。万卷丹经,千秋绝业,言言秘范,字字珠玑。后之学人,得睹如是章句,不必远睼《道藏》,穷览仙书,已证不二门之妙矣。

三、白紫清曰:"只一言贯串万卷丹经,然则万卷只是一卷,万言只是一言。"又曰:"一言半句妙通玄,何用丹书千万篇。"噫,何从而得此"一言半句"乎?"若未逢师且看诗,诗中藏诀好修持。"烛昏慧炬,渡海慈航,舍书奚以哉?

四、性命双修,原属一贯;采药行符,初无二理。明者省之。

五、法、财、侣、地,缺一不可;鼎、炉、符、火,始终一致。不可不知。

六、工夫以筑基始,以乳哺终。药熟火化,端拱无为。此后乃炼拔宅之神丹,了真空之本性,与天无极矣。

总　论

　　吴玄纲《道德论》①曰："道者虚无之系,造化之根,神明之本,天地之源。其大无外,其微无内,浩旷无端,杳冥无对。至幽靡察,而大明垂光;至静无心,而品物有方。混漠无形,寂寞无声。万象以之生,五音以之成。生者有极,成者必亏,生生成成,古今不移。此之谓道也。德者天地所禀,阴阳所资。经以五行,纬以四时,牧之以君,训之以师,幽明动植,咸得其宜。泽流无穷,群生不知谢其功;惠加无极,百姓不知赖其力。此之谓德也。然则通而生之谓之道,道固无名焉;蓄而成之谓之德,德固无称焉。尝试论之:太极一动而分阴阳,阴阳混蒸而生万有,正在天地之间,故气象变通,晦明有类。阳明而正,其粹为真灵;阴晦而邪,其精为魔魅。故禀阳灵而生者为睿哲,资阴魅②而育者为凶顽。阳好生,故睿哲者必惠和;阴好杀,故凶顽者必悖戾。或善或否者,乃二炁均合而生,中人也。三者各有所禀,而教安施乎? 教之所施,为中人耳。何者? 睿哲不教而自知,凶顽虽教而不移,此皆受阴阳之纯炁也,亦犹火可灭,不可使之寒,冰可消,不可使之热。理固然也。

　　"夫生我者道,禀我者神,而寿夭异,意识纷驰,去留不由己,何也? 以性动为情,情反于道,故为化机所运,不能自持也。将超迹于存亡之域,栖心于自得之乡者,道可以为师,神可以为友。何谓其然乎? 盖道与神,无为而气自化,无虑而物自成。入于品汇之中,出于生死之表,故君子黜嗜欲,敛聪明,视无色,听无声,恬淡纯粹,体和神清,希夷忘形,乃合至精。此所谓返我之宗,复与道同。造化莫能移,鬼神莫能

---

　　① 唐吴筠撰有《玄纲论》三篇,上篇明道德凡九章,故此处济一子以"吴玄纲"称之吴筠。而济一辑文,不止于《玄纲》三篇,凡吴筠其它著作,皆有辑录。

　　② 魅,原作"味",据《玄纲论》改。

知,况于人乎？通于道者,虽翱翔宇宙之外,而心常宁;虽休息毫厘之内,而气自运。故心不宁,则无以同乎道;气不运,则无以存乎形。形存道同,天地之德也。是以动而不知其动者,超乎动者也;静而不知其静者,出乎静者也。超乎动者,阳不可得而推;出乎静者,阴不可得而移。阴阳不能变,而况于万物乎？故不为物所诱者,谓之至静,至静能契于至虚。虚极则明,明极则莹,莹极则彻,彻极则天地之广、万物之殷、不能逃方寸之鉴矣。

"夫道包亿万之数而不为大,贯秋毫之末而不为小。先虚无而不为始,后天地而不为终。升清阳而不为明,沦重阴而不为晦。本无神也,虚极而神自生;本无炁也,神运而炁自化。炁本无质,凝委而成形;形本无情,动用而亏性。形成性动,去道弥远。故溺于死生,迁于阴阳,不能自止,非道存而亡之也。故道能自无而生有,岂不能使有同于无乎？有同于无,则有不灭矣。

"阴与阳并,而人乃生。魂为阳神,魄为阴灵。结胎运炁,肖体辨形。然势不俱全,则各返其本。故阴胜则阳竭而死,阳胜则阴消而仙。柔和、慈善、贞清者,阳也;刚狠、嫉妒、淫浊者,阴也。心淡而虚,则阳和袭;意燥而欲,则阴气入。明此二者,阳胜阴伏,长生之渐也。道不欲有心,有心则真气不集;不欲无心,无心则客邪来舍。故我心不倾,则物无不正;动念有着,则物无不邪。邪正之来,在我而已。故上学之士,怠于存念者,阴尸胜之也;忻于勤纯者,阳神胜之也。一怠一勤者,其战未决也。次之者,在于克节励操,使精专无辍于斯。须久于其事者,则尸消而神主,谓之阳胜。阳胜者,道其邻乎！

"夫形动而心静,神凝而迹移者,无为也;闲居而神扰,拱默而心驰者,有为也。无为则理,有为则乱。虽无为至易,非至明者不可考也。夫天地昼亦无为,夜亦无为,无为则一,而理乱有殊。何哉？昼无以为明,故众阳见而群阴伏;夜无以为晦,故群阴行而众阳息。是故主明而无为者,则忠良进,奸佞匿,而天下理;主暗而有为者,则忠良隐,奸佞职,而天下乱。故达者之无为以慧,蔽者之无为以昏。慧则通乎道,昏则同乎物。

"上学之士,时有高兴远寄,陶然于自得之乡,谓真仙可接,霄汉可升者,神之主也。虽曰神主,犹恐阳和之气发泄,阴邪之气承袭耳。可入静室夷心,抑制所起,静默专一,则神不散而阳灵全。谨无恣其康乐之情,以致阴邪之来耳。若有时躁竞烦悖者,乃形中诸魄,为阳灵之气所炼,阴尸积滞,将散扰于绛宫之真。可入静室,存一握固,候神清意平,合于虚静,斯亦洗心之一法也。

"言勿过乎行,行勿愧乎心。行之不已,则天地爱之,神明佑之。凶横无由加,鬼神不能扰。若言清而行浊,名洁而迹污,虽丑蔽于外,而心惭于内。天地疾之,神明殛之,虽力强于道,不可致也。故宁受人之毁,无招天之谴。人毁犹可弭,天谴不可逭也。

"道之所至忌者,淫杀阴贼。此诚易戒。至于小小喜怒、是非、可否,人情之常,甚难侦也。都不有纤芥之事,关乎方寸之中,虑静神闲,则邪气不能入。我志不扰,则真人为俦。好誉而憎毁者,贤达之所未免。然审己无善,而获誉者不祥;省躬无疵,而获谤者何伤?

"阳之精曰魂与神,阴之精曰尸与魄。神胜则为善,尸强则为恶。制恶兴善则理,忘善纵恶则乱。理久则尸灭而魄炼,乱久则神逝而魂消。尸灭魄炼者,神与形合而为仙;神逝魂消者,尸与魄同而为鬼。自然之道也。

"夫目以采色为华,心以声名为贵,身好轻鲜之饰,口欲珍奇之味,耳贪美好之音,鼻悦芳香之气,此六者皆败德伤性,伐其灵光者也。故有之则宜远,无之不足求。惟衣与食,人之所切也,亦务道者之一弊耳。然能委心任运,未有不给其所用。且天地之生禽兽也,犹覆之以羽毛,供之以虫粒,而况于人乎?必在忘其所趣,任其自然。觉与阳合,寐与阴并。觉多则魂强,寐久则魄壮。魂强者生之徒,魄壮者死之徒。若餐元和,彻滋味,使神清气爽,至于昼夜不寐者,善无以加焉。人心久任之,则浩荡而忘返;顿栖之,则超跃而无垠。任之则蔽乎我性,栖之则劳乎我神,使致道者,奚方而静？盖性本至凝,物感而动。习动兹久,胡能遽宁？既习动而播迁,可习静而恬晏。故善习者,寂而有裕;不善习者,烦而无功。是以将躁而制之以宁,将邪而闲之以正,将求而抑之以舍,将浊而澄之以清。优哉游哉,不欲不营。行于是,止于是,造次于是,逍遥于是。习此久者,则物冥于外,神鉴于内,不思静而自静矣。古人云:'积习生常',其斯之谓欤？

"或问:'古今学仙者多,得道者少,何也？'答曰:'常人学道者千,而知道者一;知道者千,而志道者一;志道者千,而专精者一;专精者千,而勤久者一。是以学者众而成者寡也。'或曰:'仙者人之所至美者也,死者人之所至恶者也,世之君子,罔有不知。而从俗者至多,习仙者至少,何也？'答曰:'此有一理,一者所禀之气非高,则所希之志难广,故溺于近务,忘于远见,为声色所靡,嗜欲所昏。仙道贵实,人道贵华,仙道、人情,直相反耳。诸恶可戒,诸善可修,万行周圆,一身清洁,终身无效,不生退怠,抱道而亡,不亏志节。大抵外修福行,内固精神,内外功深,则仙阶可进,洞天可游矣。古今成道者,皆福慧相须。慧为灯火,福为灯油。火无油则不明,慧性无福则不住。故达士宁损其身,不损其福。世之人虽天姿明敏,学海汪洋,若福行未加,则终不能探道元之妙。古今得道圣贤,道通为一,福则有异。外功大者,仙位之高;外行卑者,阶居其下。所以天上圣贤,恶行之未广,则重下人间,以偿畴昔。人间浊恶难修而功疾,天上清高易处而功缓。轩辕久居天上,因议大行,落在人间,先世为民,再世为臣,三世为君,济物利生,功成乃仙去耳。至于冥府,亦类人间,寸地尺天,皆有所辖,凡为主者,悉是在世有功之人也。'"

吕祖曰[1]:"我之本心,旷劫[2]以前本来之面目,果何物哉？所谓杳

---

[1] "吕祖曰"三字为校者所加,此段原误置于吴筠著作之下,实出自题名吕祖之《孚佑帝君阐教编》之中,详见《道藏辑要》壁集三《语录大观》。

[2] 旷劫,原作"空知",据《道藏辑要》改。

兮冥兮，恍兮惚兮，不可以知知，不可以识识。强名曰道，强名曰神，强名曰性，强名曰命，心如此而已。由是观之，岂不大哉？岂不贵哉？然轮回生死，而不能自已者，何也？盖一念萌动于内，六识流转于外。不趋乎善，则超乎恶。故有天堂、地狱因果之报。六道轮回，无有出期，可不痛哉？可不悲哉？若夫达人则不然，故斋戒以神明其德，一真澄湛，万祸消除。自兹以往，谨言语，节饮食，除垢止念，清心守一，虚无恬淡，寂寞无为，收视返听，和光同尘，瞥起是病，不续是药。不怕念起，惟恐觉迟。譬如有发，朝朝思理，有身有心，胡不如是？一念才动者，妄也；越古今而不坏者，常也。真常不易，其惟大人乎？"

上阳子曰："夫道也者，位天地、育万物曰道，揭日月、生五行曰道，多于恒河沙数曰道，孤则独无一侣曰道，直入鸿濛而还归溟涬曰道，善集造化而顿超圣凡曰道，目下机境未兆而突尔通灵曰道，眼前生杀分明而无能逃避曰道，处卑污而大尊贵曰道，居幽暗而极高明曰道。是道也，有大识见之眼而无睛，有大智慧之耳而无闻，有吸西江之口而无齿，有谙妙香之鼻而不臭，有杀活舌头而味不味，有金刚法身而在自在，有生死剑而武士不敢施用，有一字义而文人不能形容。虽黑漫漫不许一贬，暗然而日彰。任峭巍巍，壁立万仞，放身而无怖。细入刹尘，大包天地，将无入有，作佛成仙。佛经五千四十八卷，也说不到了处；《中庸》三十三章，也说不到穷处；《道德》五千言，也说不到极处。道也者，果何物也？一言以定之曰：'气也。'

"夫气者，天地万物莫不由之。在天地之外，包覆天地；在天地之内，运行天地。日、月、星、辰得以明，风、云、雷、雨得以动，四时品物得以生、长、收、藏。此惟天地间阴阳造化之气耳。独人之身中，全具天地阴阳造化之气，得而用之，配我真汞，立成至道。《黄庭经》曰：'独食太和阴阳气，故能不死天相既。'又曰：'仙人道士非有神，积精累气以成真。'又曰：'出清入玄二气焕，子若遇之升天汉。'《易》曰：'日往则月来，月往则日来。'又曰：'一阖一辟谓之变，往来不穷谓之通。'张横渠曰:'人之有息,盖刚柔相摩,乾坤阖辟之象也。'紫阳《调息箴》云:'氤氲开合,其妙无穷。谁其尸之,不宰之功。'"

抱朴子曰:"余考览养性之书,鸠集久视之方,所涉篇卷,以千计矣,皆以还丹金液为大要。此二事,皆仙道之极也。往者上国丧乱,莫不奔播四出。余周旋徐、豫、荆、襄、江、广数州之间,阅见流俗道士多矣。或有数闻其名,乃出在云日之表者。然卒相似如一,其所知见,浅深有无,不足以相倾也。每询以神丹金液之事,及《三皇文》召天地神祇之法,了无一人知之者。昔左元放于天柱山中精思,而神人授之金丹仙经,会汉末大乱,不遑合作,而避地来渡江东,志欲投名山以修斯道。余从祖仙公,又从元放受之。凡授《太清丹经》三卷、及《九鼎丹经》一卷、《金液丹经》一卷。余师郑君者,则余从祖仙公之弟子也,又于从祖受之,而家贫无力买药。余亲事之,洒扫积久,乃于马迹山中,立坛盟授,并诸口诀之不书者。江东先无此书,此书出于左元放,元放以授余从祖,从祖以授郑君,郑君以授余,故他道士,了无知者。夫饮玉饴则知浆荇之薄,睹昆仑则知丘垤之卑,览金丹之道,使人不欲复视方书。然大药卒难办得,当须且御小药以自支持耳。虽服他药万斛,终不能使人长生。世或有好道者,而复不见此法,不遇真师,无由闻天下之有斯妙事也。余今略抄金丹之都较,以示后之同志者。"

抱朴子曰:"人有言,生之于我,利亦大焉。论其贵贱,虽爵为帝王,不足以此法比焉;论其轻重,虽富有天下,不足以此术易焉。故有死王乐为生鼠之喻。"

抱朴子曰:"凡人之所汲汲势利嗜欲也,苟我身之不存,虽高官重权、金玉成山、妍艳万计,非我有也。"

抱朴子曰:"按仙经以为诸得仙者,皆其受命,偶值神仙之气,自然所禀,故胞胎之中,已含信道之性。及其有识,则心好其事,必遭明师而得其法。不然,虽语之而不信,信之而不求。自古至今,有高才明达而不信有仙,有平平许人学而得仙者。甲虽多所鉴识,而或蔽于仙;乙虽多所不通，而偏达其理。此非天命之所使然乎？"

抱朴子曰："凌晷飚飞，暂少忽老。迅速之甚，喻之无物。百年之寿，三万余日耳。幼弱则未有所知，衰迈则欢乐并废。童蒙、昏耄，除数十年，而险隘忧病相寻，代有居世之年，略消其半。计定得百年者，喜笑和平，不过五、六十年。咄嗟灭尽，哀忧昏耄，六七千日耳，顾盼已尽矣。况于全百年者，万未有一乎。谛而念之，亦无以笑彼夏虫、朝菌也。语有之，人在人间，日失一日，如牵牛羊以诣屠所，每进一步，去死转近。达人所以不愁死者，非不欲求，不知所以免死之术，而空自焦愁无益于事，故云'乐天知命不忧'耳，岂真不欲久生哉？"

抱朴子曰："夫圆首含气，孰不乐生而畏死哉？然荣华势利诱其意，素颜玉肤惑其目，清商流征乱其耳，爱欲利害搅其神，功名声誉束其体，此皆不召而自来，不学而已成。自非穷理独见，识变通于常事之外，运清鉴于玄漠之域，悟声名之亲疏，悼过隙之电速者，岂能弃交修赊，抑遣嗜好，割目下之近欲，修难成之远功哉？夫有因无而生，形须神而立。有者无之宫也，形者神之宅也。譬之于堤，堤坏则水不留矣；方之于烛，烛糜①则火不居矣。形劳则神散，气竭则命终。根竭枝繁，则青青去木矣；气疲欲胜，则精灵离身矣。夫逝者无返期，既朽无生理。达道之士，良可悲矣！轻璧重阴，岂不有以哉？以故比崇高于赘疣，方万物乎蝉翼，非苟为大言，而强薄世事，诚其所见者了，故弃之如忘耳。"

抱朴子曰："丹成则举家皆仙，不但一身耳。"

抱朴子曰："知此道者，何用王侯？神丹既成，不但长生，并可以作黄金。"

抱朴子曰："此道一成，即可长生。长生之道，道之至也。故古人重之也。"

抱朴子曰："玄秘之方，孰能悉解？及得其要，则复不烦圣贤大才

---

① 糜，原作"糜"，据《抱朴子·至理》改。

而后作也,凡人可为耳。"

抱朴子曰:"虽久视不死,而旧身不改。苟有其道,无以为难也。"

抱朴子曰:"余师尝告门人曰:'夫人求道,如忧家之贫,如愁位之卑,岂有不得耶?但患志之不笃,务近忘远,闻之则悦,偁偁前席,未久则忽然若遗。毫厘之益未固,而邱山之损不已,亦安得穷至言之微妙,成罔极之峻崇乎?'"

张紫阳《悟真篇·自序》:"嗟乎,人身难得,光景易迁。罔测修短,安逃孽报?不自及早省悟,惟只甘分待终,若临期一念有差,堕入三途恶趣,则动经尘劫,无有出期。当此之时,虽悔何及?故黄老以性命学开方便门,教人修种以逃生死。"

《三注悟真》道光祖曰:"辩论纵如悬河,不过是说禅谈道,兀坐孤修,饶经亿劫,终不能养命长生。

"此道非人世间可得而闻者,要须大德大善,方许参求。"

《三注》上阳子曰:"噫,件件是难的勾当,奚敢妄为?又安敢妄说?世有一等地狱种子,开口便去说禅谈道,赚到老死,犹不知悔。

"又有一等小慧之人,不参仙圣所为,乃谤修行之事,谓有生必有死,安有久视之道?此乃地狱种子,甘分轮回。"

《三注》陆子野曰:"内丹之道,与外药炉火之事颇同,大概汞非铅不能伏。知外事者,内亦易知。

"始于有作,终于无为。无为境界,真仙所居。(济一子曰:"世人兀坐孤修,妄希成就,可谓头上安脚,倒行逆施矣。")"

《三注》道光祖曰:"愚者却谓我教禅宗,一言之下,顿悟成佛。此乃诳惑愚迷,安有是理哉?要知金丹,即我教中最上一乘之妙。"

上阳子曰:"凡修此道者,须居五浊恶世,修出世法。"又曰:"修丹须要先积阴德。"

朝元子曰:"死生尽道由天地,性命原来属汞铅。"岂非我命在我,不由天耶?

皇甫隆答魏武帝《疏》曰："臣闻天地之间，惟人为贵。人之所贵，莫贵于生。唐荒无始，劫运无穷，人生其间，忽如电过。每一思此，惘然心热。生不再来，逝不可追。何不逆情养性，以自保惜，万年无穷？当由修道，道甚易知，但莫能行。"

邱长春曰："道函天地，神统百形。生灭者形也，无生灭者神也、性也。有形者皆坏，天地亦属幻躯，元会尽而示终，只有一点阳光，超乎劫数之外，在人身中为性海元神也。"

石杏林曰："万物生皆死，元神死复生。以神归气内，丹道自然成。"

上阳子《参同契注》曰："世人负其聪慧，执解不回，谓有生必有死，奚有长生也哉？圣仙与佛皆天所生，师岂能授？人岂能为？是不审思，甘分守死。当念我身从何而有，若是父母阴阳之气所生，则阴阳之气，必可延命，必可成仙佛矣。

"圣人之功，均沾后世。恐学者无大福德，无大智慧，不足承当，千般蔽阻，无由了悟。"

白紫清《指玄篇·序》曰："或有指余弃妻室而孤修者，或有指余入深山而求寂静者，或有指余戒荤酒而斋素者，杂径纷然，终难入道。

"后之学仙道友，何必入山避世，弃子抛妻，断荤戒酒，辟谷清斋，都是胡为，去道远矣。"

寒山子曰："修道之士，除嗜去欲，啬神抱和，所以无累也；内抑其心，外合其身，所以无过也；先人后己，知柔守谦，所以安身也；善推于人，不善归诸身，所以积德也。功不在大，立之无怠；过不在大，去而不贰。所以积功也。然后内行充而外丹至，可以冀夫道矣。若夫三毒未除，冠簪是饰，斯亦虎豹之鞟、牛羊之质耳，何足贵乎？"

真人谢自然曰："人能清净，一室焚香，诵《黄庭》、《道德》经，或一遍，或七遍，全胜布施。凡诵经在精心，不在遍数。不诚之人，中路而退，所损尤多，慎之慎之。凡礼尊象，四拜为重，三拜为轻，大都精思讲道者得福,粗行者招愆。"

《海客论》曰:"夫道以希夷为本,湛寂为基。绝嗜欲以居山,去贪婪而处世。存神养气,食柏餐松,方可渐至清凉,稍达真境。其金银世间之物,暂济浮生,有分不求而自来,无分虽求之而不得。散即彰其德行,聚则祸其身躯。汝等凡流,不知至道,贪爱不休,惟积玉堆金之是乐,骄奢无已,轻裘肥马之相矜。无一日不贪滋味,无一时不恋繁华。七窍长流,三田不固,任是万般灵药,饵之何益?岂能出世哉?子依吾说,大道匪遥,真境必达。"

上阳子曰:"泄天地造化之机,倅乾坤生育之德,焕日月合明之理,漏阴阳逆施之功。《易》曰:'与天地合其德,与日月合其明,四时合其序,鬼神合其吉凶。先天而天弗违,后天而奉天时。天且弗违,而况于人乎?'故主此道者,圣人也;行此道者,神人也。(济一子曰:"惟神人乃能不亏神功。噫,微乎哉!")"

孙真人曰:"长生飞仙,则惟金丹;守形却老,则独真一,故仙重焉。凡诸思存,乃有千数,卒多烦杂劳人。若知守一之道,则一切不烦也。"

《唱道真言》曰:"上古圣人,著书立说,未尝着一'丹'字。丹之名,起于汉代。大丹无形无声,至灵至妙。"

《文昌化书》:"太上曰:'大者与道合真,丹者与心为一。汝后五通具足,非汝夙昔之比。'"

"天地间只此一阴一阳,其本体则谓之道,其化机则谓之易,其神用则谓之丹。易道之阴阳不外乾坤,丹道之阴阳不出性命,乾坤即性命也。然必穷取未生以前消息,方知天地于此造端,人身于此托始,丹道于此立基。"①

朱元育曰:"欲求至道,当修德以格天。灵丹入腹,命由我而不由天,信矣。然此特为了手者而言。若夫下手之初,有易有难,未可概论。

---

① 此段出朱元育《参同契阐幽》。

大约以真实心承当则易，以巧伪心袭取则难。一心真实，才能上达乎天。若稍涉巧伪，即便隔绝天心，自取魔障。故造命之工夫，虽由乎我，而出世之机缘，实由乎天。阴德之不可不积也。自古圣真，无不方便济人，慈悲及物。《太上感应篇》当刻刻行持，行持之际，又当心安意肯，无所为而为之。切不可夹带一毫计功、谋利、徼福、求报念头，倘或一念夹杂，使违心逆天，障落魔眷属中，而障却大道因缘矣。

"世间魔障，一切皆由心造。一心积德，自然足以格天。办道其机括，乃由我而不由天也。然则造命之学，不特在了手后，即在下手时矣。发心担荷大道者，尤当三复。"

子野曰："大道万劫一传，非等闲细事。道既高，魔必胜。非以阴德相扶，恐有挫志之患。"

懒道人曰："仙道长生，若不扶以阴德，则无凝受上天福禄之本，虽闻大道，修必难成。然行阴德，乃暗培心地也。尽绝名根，及脱尘为仙，鬼神始服。凡人以横逆加我，只觉是我开起众生罪障，咎我怜人，方有意味，为大慈悲。如云自反有礼，不与为难，即非天地覆载，何德之有？噫，其去仙远矣。"

《唱道真言》曰："学道之士，以济世度人为本分事，不单为自己一个长生不死。分明要做三途八难、六道四生、无数含灵一大父母，见他受苦，如己亲尝，见他痴迷，如己陷溺。必得有如此慈悲，如此切愿，则修持之际，自然众圣来现，诸神拱侍，惟恐其道之不成。

"仙之求人，甚于人之求仙。上界圣贤，于苦志之弟子，爱若珍珠宝玉。珍珠有价，好弟子无价。当初起手，立下念头，便把姓名、乡贯，列之天府，日日有圣贤降临，察其功过。若果志真念确，圣贤喜之不胜，虚空护持，不减慈母之于赤子。凡我弟子，须鼓大勇，立大誓愿，要做顶天立地的工夫，旋乾转坤的豪杰。大振玄风，弘开法署。"

马丹阳祖曰："速养丹珠速养身，好将阴德济斯民。此身不向今生度，更向何生度此身？"

上阳子曰："斯道至大，盗天地之秘，窃造化之机，在先积德修福，方能胜任。《悟真》曰：'大药修之有易难，也知由我亦由天。若非积行修阴德，动有群魔作障缘。'何谓阴德？施与不求报，阴德也；积善无人知，阴德也；不迫人于险，阴德也；暗中作方便，阴德也。夫修行人，若阴德未充，鲜不为外魔所攻。若能回思内省，发大忍辱精进，则魔障化为阴德。经曰：'彼以祸来，我以福往；彼以怨来，我以德往。'皆阴德之盛，驱魔之功也。"

"行须八百，功满三千，似乎累世莫殚。不知八百、三千，一切惟心所造。倘能一念回机，全身放下，方寸中空空洞洞，自然一了都了。三千功，八百行，当下立即圆满，而与太虚天体，同其广大高明矣。"①

《唱道真言》曰："人能以豪杰之才，为圣贤之学，以慎独之功，养浩然之气，则日后升天，定居高位，超拔幽冥，福荫子孙，功名事业，顾不伟欤！吾见流俗之士，未有尺善寸长可以度越流众，而妄自希于坎离、水火之术。俗情未除，胎仙岂结？志在温饱，而梦想清虚。不几令大罗天上无数高真，闻言尽为绝倒哉？"

"原夫鸿濛之先，一炁末兆，不可道，亦不可名，廓然太虚，无方无体，是谓真空。空中不空，是谓妙有。惟即有而空，故无始之始，强名曰天地之始；惟即空而有，故有始之始，强名曰万物之母。即有而空，便是太极本无极；即空而有，便是无极而太极。

"父母未生以前，圆成周遍，廓彻灵通，本无污染，不假修证，空中不空，为虚空之真宰，所谓统体一太极也；既而一点灵光，从太虚中来，倏然感附，直入中宫神室，作一身主人，所谓各具一太极也。"②

朱元育曰："天地间山川土石，俱窒碍不通，惟有洞天虚谷，窍窍相通。人身亦然，肌肉骨节，俱窒碍而不通，惟有玄窍虚谷，脉脉相通，与

---

① 此段见朱元育《悟真篇阐幽》。
② 上二段见《参同契阐幽》。

造化之洞天相似。元气往来,洞然无极,正在于虚谷之中也。

"既知空不碍有,既知有不碍空。到此地位,根尘识想,一切消落,大地山河,俱同幻影。此身尚非我有,何有于家?又何有于田园、妻子种种身外之物?世间凡夫,苦死守着田园,恋着妻子,一息尚存,不肯放下,岂知凡夫最贪着处,即道人大解脱处乎?"

上阳子《戒慎七则》:"《悟真》曰:'依时采取定浮沉,进火须防危甚。'最为初关紧要,此其一也。采取之时,若或阴阳错乱,日月乖戾,外火虽动而行,内符闭息不应,枉费神功,此其二也。若火候过差,水铢不定,源流混浊,药物不真,空自劳神,有损无益,此其三也。既得黍珠入鼎,须要温养,保固心君,苟或未善,即恐火化丹失,此其四也。至有学者,备历艰难,屡经危险,心胆惊怖。平时在怀,得丹入鼎,切宜驱除,务令清静,勿使牵挂旧虑,以乱心君,是涤虑洗心,是谓沐浴。偶或留恋,则恐铅汞飞走。此其五也。乃至十月胎完,脱胎换鼎,不能保固阳神,轻纵出去,则一出而迷途,失舍无归,此其六也。又有丹成之后,且要识真辨伪。若功未满,眼前忽见灵异多端,奇特百出,以至生生之事,皆能明了,若此皆为魔障,并非真实。切不可认为己灵丹圣,兹乃邪伪妖幻,见吾道成,乃欲引入邪宗,以乱吾真。于斯时也,且要坚持智慧,保固全真。此其七也。凡此皆防虑之大者,一有不慎,非但无成,恐致丧失。正阳祖曰:'已证无为自在心,便须温养保全真。一年沐浴防危险,免见沉沦更用心。'"

《定观经》曰:"夫得道之人,凡有七候:一者心得定易,觉诸尘漏;二者宿疾普消,身心轻爽;三者填补夭损,还年复命;四者延数千岁,名曰仙人;五者炼形为气,名曰真人;六者炼气成神,名曰神人;七者炼神合道,名曰至人。其于鉴力,随候益明,得至道成,慧乃圆备。"

《修真前辨》曰:"此道非真实大丈夫不能得,非天纵之上智不能行。虽能得之,还要祖上积德深厚,自己功行重大,有无数天缘结聚,方能无阻无当,顺顺序序,了此大事。倘祖上无德,自己宿根不深,虽能勇往直前,或限于事之未就而数已尽,或阻于功之方用而魔障早来,往往有法无财,有道无力,抱道而亡者甚多。然虽未成道,而来去分明,与凡人大不相同。亦有半功而亡,亦有未功而亡者。半功而亡者,再世必系生知;未功而亡者,再世亦必志道。

"有宿根者,一提即醒;无宿根者,虽强之不听也。有志之士,终身学道,未遇真师,死后转生,一出头来,自知有此一件大事,千方百计,寻师访道。若无宿根,总彼孤寡贫穷,艰难万状,甘于困死,而不爱此道也。

"世人不肯尽心穷理,轻视性命,未尽人事,便想仙道。自己不出一力,便要他人珍宝,略不如意,稍着苦恼,即便退步,半途而废,委之无缘。如此举止,何能进圣贤门墙?无怪其为盲师所误,而终身在鬼窟中作生涯也。试观世之一技一艺,亦必细心久学而后成,况此生死大事,乃欲容易而知,漂学而得①,何其愚乎?"

《传道集》曰:"举世人无不死,而好道者,欲不死而长生;举世人在世中,而好道者,欲升仙而游物外;举世人在地上,而好道者,欲超凡而入洞天。所以甘于劳苦,而守于贫贱,游心在清淡潇洒之中,潜迹于泉石烟霞之表。

"世之人,邻鸡未唱,而出户嫌迟;街鼓遍闻,而归家恨早。贪痴争肯暂休,妄想惟忧不足。艳阳媚景,百卉芬芳,水谢危楼,清风快意,月夜闲谈,雪天对饮。恣纵无情之欲,消磨有限之情。富贵繁华,空装点浮生之梦;愁烦恩怨,徒种下来生之因。歌声未绝,苦恼早来,名利正浓,红颜已去。纵得回心向道,早已疾病缠身。破舟未济,谁无求救之心?屋漏重完,忍绝再修之意?

"岁月蹉跎,年光迅速。贪财恋货,将谓万劫长存;爱子怜孙,惟望

---

① "飘学而得",刘一明《修真后辨·尽心穷理》无此四字,原文为:"彼一切痴迷汉,朝学而欲夕得,昨学而欲今得者,何其愚哉?"

永生长聚。直待恶病缠身，方是歇心之日；大限临头，才为了手之时。纵得回心向道，争奈年老气衰。春雪秋花，止有时间之景；夕阳晓月，应无久远之光。

"奉道者难得少年。少年修持，根元完固，易为见功，止于千日而可大成也。又难得中年。中年修持，先补之完备，次下手进功。始也返老还童，后即超凡入圣。少年既不悟，中年又不省，或因灾难而留心清净，或因疾病而志在希夷。若晚年修持，先论救护，次行补益，然后自小成法，积功至中成，中成积功，至于返老还童，炼形住世，而后可大成也。

"奉道之士，始立信心，恩爱名利，一切尘劳之事，不可变其大志。次发苦志，勤劳寂寞，一切清虚之境，不可改其初心。苦志必欲了于大成，不欲了于中成，止于小成而已。世人不识大道，难晓天机，多好异端，爱习小法，岁月蹉跎，不见其功，晚年衰病，复就老死。致令后来好道之士，以长生为妄说，超脱为虚言，闻之而不信，信之而无苦志。对境生心，因物丧志，终不能出于十魔、九难之中矣。

"所谓九难者：大药未成，难当寒暑，四季要衣；真炁未生，尚有饥渴，三餐要食。奉道之士，所患者衣食逼迫，一难也。或有宿缘业重，流于今世填还，不忍逃背尊亲，难得清闲暇日，忙里偷闲，所患尊长约束，二难也。爱者妻儿，惜者父母，恩枷情杻，每日增添，火院愁车，无时休歇。纵有清净之心，难敌愁烦之境，所患恩爱牵缠，三难也。富兼万户，贵极三公，妄心不肯暂休，贪货惟忧不足，所患名利萦绊，四难也。少年不肯修持，一以气弱成病。顽心绝无省悟，一以阴报成灾，现世一身受苦，而以后人为戒，所患灾祸横生，五难也。有以生死大事，急于求师，不择真伪，或师于辨辞利口，或师于道貌古颜。始也自谓得遇神仙，终久方知奸利之辈，所患盲师约束，六难也。又有盲师狂友，妄指旁门，寻枝摘叶，而终无契合。小法异端，互相指诀。殊不如日月不出，出则大明，使有目者皆见；雷霆不震，震则大惊，使有耳者皆闻。彼以飨火之光，井蛙之语，荧荧唧唧，岂有合同？所患议论差别，七难也。或有朝为夕改,坐作立忘。悦于须臾,而厌于持久;始于忧勤,而终于懈怠。所患立志意不坚,八难也。少时名利不忘于心,老来儿孙常在于意。年光有限,勿谓今年已过,以待明年;人事无涯,勿谓今日已过,以待明日。今日尚不保明日,老年争却得少年?所患岁月蹉跎,九难也。

"所谓十魔者:凡有三等,一曰身外现在,二曰梦寐,三曰内观。如满目花芳,满耳笙簧,舌好甘味,鼻好异香,情思舒畅,意气洋洋,如见不得认,是六贼魔也;如琼楼宝阁,画栋雕梁,珠帘绣幕,蕙帐兰房,珊瑚遍地,金玉满堂,如见不得认,是富魔也;如金鞍宝马,重盖昂昂,侯封万户,使节旌幢,满门青紫,靴笏盈床,如见不得认,是贵魔也;如清烟荡漾,暖日舒长,暴风疾雨,雷震电光,笙歌嘹亮,哭泣悲伤,如见不得认,是六情魔也;如亲戚患难,眷属灾伤,儿女疾病,父母丧亡,兄弟离散,妻子分张,如见不得认,是恩爱魔也;如失身火镬,堕落高岗,恶虫为害,毒药所伤,路逢凶党,犯法身亡,如见不得认,是患难魔也;如十地当阳,三清玉皇,四神七曜,五岳八王,威仪节制,往复翱翔,如见不得认,是圣贤魔也;如云屯士马,兵刃如霜,干戈斗举,弓箭齐张,争来杀害,骁捷难当,如见不得认,是刀兵魔也;如仙娥玉女,罗列成行,笙歌缭绕,齐举霓裳,双双红袖,争献金装,如见不得认,是女乐魔也;如几多姝丽,艳质浓妆,兰台夜饮,玉体轻裳,滞人娇态,争要成双,如见不得认,是女色魔也。奉道之人,身外现在,而不认不执,则心不退而志不移;梦寐之间,不认不著,则神不迷而魂不散。内观之时,若见如是,不可随波逐浪,认贼为子。起三昧真火以焚身,一挥而群魔自散。

"其证验次序:始也淫邪尽罢,而外行兼修。凡采药之次,金精充满,心境自除,以杀阴鬼;次心经上涌,口有甘液;次阴阳击搏,时时腹中闻风雷之声;次魂魄不定,梦寐多恐悸之境;次六府四肢,或生微疾小病,不疗自愈;次丹田夜则自暖,形容清秀;次居暗室,而目现神光;次梦中雄勇,物不能害,人不能欺,或如抱得婴儿归;次金关玉锁封固,以绝梦泄遗漏;次鸣雷一声,关节通连,而惊汗四溢;次玉液烹漱,以成凝酥;

次灵液成膏,渐畏腥膻,以充口腹;次尘骨将轻,而变神室,步趁奔马,行止如飞;次对境忘心,而绝嗜欲;次真炁入物,可以疗人疾病;次内观明朗,而不暗昧;次双目瞳人如点漆,皱脸重舒而绀发再生,已少者永驻童颜;次真炁渐足,而似常饱,所食不多,饮酒无量,终不见醉;次身体光泽,神气秀媚,圣丹生味,灵液透香,真香异味,常在口鼻之间,人或知而闻之;次目睹百步而见秋毫;次旧痕残靥,自然消除,涕泪涎汗,亦不见有;次胎完气足,以绝饮食;次内志清高,以合太虚,凡情凡爱,心境自绝,下尽九虫,上死三尸;次魂魄不游,以绝梦寐,神彩精爽,更无昼夜;次阳精成体,神府坚固,不畏寒暑;次生死不能相干,而坐忘内观,以游华胥神仙之国,女乐楼台,繁华美丽,殆非人世所有也;次功满行足,阴功报应,密授三清真箓,阴阳变化,可预知人事,举止先见灾祸;次触目尘冗,以厌往还,洁身静处,胎仙可现,身外有身,是为神圣;次真气纯阳,吁呵可干外汞;次胎仙常欲飞腾,祥光生于卧室;次静中时闻乐声;次常人对面虽富贵之徒,亦闻腥秽,盖凡骨俗体也;次自能变移,神彩仙姿,可比玉树,异骨透出金色;次行止去处,常有神祇自来朝现,驱使指呼,一如己意;次静中外观,紫霞满目,项外下现,金光罩体;次身中忽化火龙飞,或如玄鹤起,便是神灵脱凡骨而超圣境,乃曰超脱。超脱之后,彩云缭绕,瑞气纷纭,天雨奇花,玄鹤对飞,异香芬馥。玉女下降,授天书紫诏既毕,而仙冠仙衣之属具备。节制威仪,前后左右,不可胜纪。相迎相引,以返蓬莱。先于紫府朝见太微真君,契勘乡原、名姓,校量功行等殊,即于三岛安居,乃曰真人仙子。”

此下三则炉火

抱朴子曰:“余昔从郑君受九丹及《金银液经》,因复受《黄白中经》五卷。郑君言,曾与左君于庐江同山中,金丹神仙药,试作皆成也。然斋洁禁忌之辛苦,与无异也。又曰:‘修黄白术,亦如合神丹,须斋洁百日以上……其口诀皆宜师授,当入深山之中,清洁之地,不欲令凡俗愚人知之。'余复问曰:'作之得无伪乎?'郑君曰:'化作之金,乃是诸药之精,胜于自然者也。仙经云:丹精生金。又曰:金可作,世可度。夫作金成则为真物,中表如一,百炼不减。自然之道,何谓诈乎?'"

陆潜虚曰:"丹有三元,皆可了命。三元者,天元、地元、人元之谓也。天元谓之神丹。神丹者,上水下火,炼于神室之中,无质生质,九转数足,而成白雪。三元加炼,化为神符。得而饵之,飘然轻举。乃药化功灵,圣神之奇事也。其道则轩辕之《龙虎》、旌阳之《石函》,言之备矣。地元谓之灵丹。灵丹者,点化金石,而成至宝,其丹乃银铅砂汞,有形之物,但可济世,而不可以轻身。九转数足,用其药之至灵妙者,铸为神室,而以上接乎天元,乃修道舟航,学人之资釜也。古今上圣高真,名为圣事,其法至简至易。不过采先天之铅,伏后天之汞,识浮沉,知老嫩而已。今之盲师,卒多昧此,故千举万败。不知地元之道,与人元不殊,必洞晓阴阳,深达造化者,而后可以语此。人元者,谓之大丹。大丹者,创鼎于外,炼药于内,取坎填离,盗机逆用之谓也。古者高仙上圣,莫不由之。了命之学,其切近而精实者,莫要于人元。故丹有三元,系于天地,鬼神而不可必得者,天元也;法度修明,福慧双美,举之而如取如携者,地元也;宇宙在手,万化生身,鬼神不能测其机,阴阳不能逃其算者,人元也。此三元之品也。"

济一子曰:"铅银砂汞,本炉火之名。阴阳不别立名,即以炉火之名名之。炉火、阴阳,原属一贯,其事异,其理同。故知内事者,未有不知外事。阴阳、炉火,各有三元。阴阳之三元:初关炼精化气,筑基之事,地元也;中关炼气成神,脱胎换鼎,人元也;上关炼神还虚,面壁归元,天元也。初关欲界天之事,中关色界天之事,上关无色界天之事;初关人仙之果,中关神仙之果,上关天仙之果。炉火之三元:初为地元,点化之事也;中为人元,服食之事也;末为天元,拔宅之事也。《参同契》曰:'炉火之事,真有所据。'其文著于《铜符铁券》、《石函记》、《龙虎经》、《金谷歌》、《浮黎鼻祖金火秘诀》、《淮南王鸿宝秘书》、《火莲经》、许真君《三元秘范》、白紫清《地元真诀》、卓壶云《神丹论》、彭真人《观华经》、上阳子《火龙诀》。他如《鱼庄录》、《承志录》、《秋日中天》、《洞天秘典》、《黄白直指》、《黄白破愚》、《黄白鉴形》、《金火直指》、《金匮藏书》、《雷震丹经》、《天台咫尺》、《黄白镜》、《竹泉集》等书，彰彰可考。地元炉火，专在造土养砂，功成可为人元阴阳之助。以地元之黄白铸为神室，招摄天魂地魄，取日月之真水真火，空中结成，谓之天元神丹。黄帝之鼎湖龙髯，淮南之鸡犬皆升，旌阳之全家拔宅，以此。"

阴长生真人道成，著诗三篇，以示将来。

其一曰："唯余之先，佐命唐虞。爰逮汉世，紫文重纡。我独好道，而为匹夫。高尚素志，不在王侯。贪生得生，亦又何求？超迹苍霄，乘龙驾浮。清风承翼，与我为雠。入火不灼，蹈波不濡。逍遥太极，何虑何忧？遨戏仙都，顾悯群态。年命之逝，如彼川流。奄忽未几，泥土为俦。奔驰索死，不肯暂休。"

其二："余之圣师，体道之真。升降变化，乔松为邻。惟余同学，十有二人。寒暑求道，历二十年。中多怠惰，志行不坚。痛夫诸子，命也自天。天不妄授，道必归贤。身殁幽壤，何时可还？嗟尔将来，勤加精研。勿为流俗，富贵所牵。神道一成，升彼九天。寿尔三光，何但亿千？"

其三："唯余束发，少好道德。弃家随师，东西南北。委放五浊，避世自匿。三十余年，名山之侧。寒不遑衣，饥不暇食。思不敢归，劳不敢息。奉事圣师，承欢悦色。面垢足胝，乃见诚实。遂受要诀，恩深不测。妻子延年，咸享无极。黄白已成，货财千亿。役使鬼神，玉女侍侧。今得度世，神丹之力。"

谢自然师司马子微于赤城山，依法修炼，唐贞元十一年正月十二日白日升天，果州守李坚以状闻，且为之《传》。

韩昌黎诗曰：(果州，今四川顺庆府首县南充。金泉山，即在府西门外。)"果州南充县，寒儒谢自然。童孩无所知，但闻有神仙。轻生学其术,乃在金泉山。一朝坐虚空,云雾生其间。如聆竽笙韵,来自冥冥天。须臾自轻举,飘若云中烟。里胥上其事,郡守惊且叹。驱车领官吏,眈俗争相先。入门无所见,履冠如脱蝉。昔云神仙事,的的信可传。"

莹蟾子李道纯元素著:

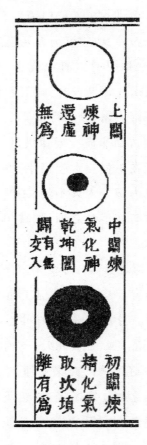

上药三品,精气神。体则一,用则二。何谓体?本来三元之大事也;何谓用?内外两般作用是也。

内药:先天至精 虚无空炁 不坏元神。

外药:交感精 呼吸气 思虑神。

萧紫虚著:

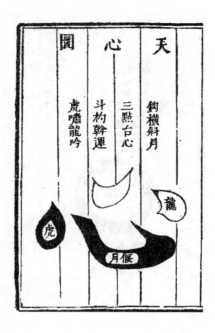

天 心 圓

鈎横斜月
三點台心
斗枘幹運
虎嘯龍吟

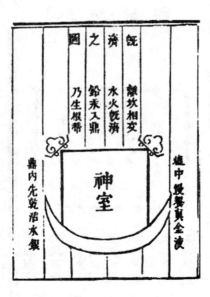

既 濟 之 圖

離坎相交
水火既濟
鉛汞入鼎
乃生根蒂

爐中煅煉真金液
鼎內先乾活水銀

神室

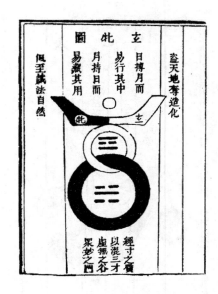

益天地奪造化

玄日搏月而
易行其中

牝月持日而
圓易戢其用

佪至試法自然

經寸之質
以混三才
虛靜之谷
采妙之酉

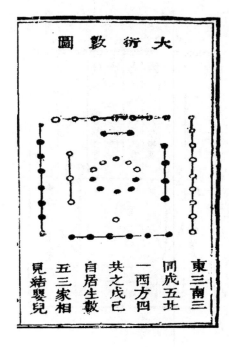

大衍數圖

東三南三
同戌五北
一西方四
共之戊己
自居生數
五三家相
見結嬰兒

天数二十有五,故一三五七九,阳奇数也;地数三十,二四六八十,阴偶数也。凡天地之数,五十有五。大衍之数五十者,去五为五行之本,其用四十有九。又去一以象太极之不动,于此可知其有体有用矣。

【卷二】

法财侣地

法

上阳子曰:"金丹大道,古人万劫一传,并非等闲细事。天机秘密,古圣仙真,著书立说,皆不可成段诀破。其中孔窍多门,名号不一,真是不可以意见猜度。猜之身中,则顽空枯坐,乃有磨砖作镜之讥;猜之身外,则闭气房中,适犯抱薪救火之戒。用兵、用将,则疑于采战而言三峰之术者,已斥其非;入口、入腹,则疑于服食而用金石之剂者,已罹其祸。至于用闺丹,则秽质可疑;指炉火,则耗财可悯。诚哉慧如颜、闵,未有无真师而自悟者也。所以云:'性由自悟,命假师传。'然真师难遇,必须具大智慧眼者,方能别之。昔吕祖识师于长安,杏林拜师于缰锁,乃具大慧眼者也。否则,如退之遇韩湘于蓝关,元晦遇紫清于武夷,彼二贤者,岂无智慧?特以自恃自见,不肯虚心,所以遇而不遇也。"

缘督子曰:"古之学者必有师。师者,所以传道、授业、解惑。如士农工商,小伎小术,尚资于师,况超凡入圣,生死大事耶?是以前圣竭力尽心,勤苦事师,以求斯道,信受奉行。既已成道,则前我而仙者,是我祖父;后我而仙者,是我儿孙。传此道脉,则本师为我慈父矣,安敢不尽其孝哉?至如吴真君反事许祖,古灵赞反师弟子,此盖论道不论迹。不耻下问,莫甚于斯。尤为奇特,盖所重者,道也。"

缘督子曰:"世人盲修瞎炼,不达真诠,难明至理。丹经万卷,如入海数沙，永无实证。若宿有善缘，得遇真师，将天机妙用，逐一诀破，妙眼天开。如贫得宝，如病得药，如囚遇赦，如死再生，胜如万两黄金。黄金易尽，妙法无穷。"

"昔如来云：'若说是事，诸天及人，皆当惊疑。'上阳子曰：'人之惊疑，器识鄙浅，姑置勿论。云何诸天，亦复惊疑？则于其间，必有可惊、可疑之事者。'"

"抱朴子葛洪幼年慕道，历览万书，智齐十哲，慧过颜、闵，莫能自悟，后遇郑思远真人密授口诀。往古圣真，不能臆度，今人何其谬也！"

上阳子曰："无地寻师，不明金丹奥旨，便可绘祖师纯阳、重阳、丹阳三仙真形，晨夕香花，一心对像，诵此《金丹大要》一篇，乃至十遍、百遍、千遍，日积月深，初心不退，愈加精勤，自感仙真，亲临付授。理路透彻，心地虚灵，即时脚跟踏得实际。何以故？上界敕命，见授丹阳真君掌领仙籍，巡行天下，察人功勤，注上丹台。分遣真人仙子，下为人师。移文录司，主借丹财，成就学仙之士无上妙道，必成真人。"

上阳子曰："我师缘督子数指先天一炁自虚无中来，致虚续曰：'既自虚无中来，却非天之所降、地之所出，又非我身所有，非精非血、非草非木、非金非石，是皆非也。自非师指，谁得而知之乎？'"

吕祖曰："辨水源清浊，金木间隔。不因师指，此事难知。"

上阳子曰："虽圣师叮咛，犹恐乖错，安得凡夫而自悟耶？"

张紫阳曰："饶君聪慧过颜闵，不遇真师莫强猜。"

许祖曰："丹经须是口相传。"

萧紫虚曰："先天先地最玄机，福浅焉能得遇之？"

上阳子曰："纯阳、海蟾、重阳诸祖，特愍世人陷溺，垂慈救劫，故出没变化，往来尘世，必其可度者度之。是以金丹之道，神仙能授与人，而不能必其成。却能知其必成之人，是以度之必成之人耳。"

上阳子曰："余昔未闻，拟若得之，要与世人尽谙此道，不相瞒隐。及既得闻，审思密视，果无其人堪传此道者。吕祖云：'茫茫宇宙人无数,几个男儿是丈夫?'俗眼看来,丈夫而非男儿乎?"

上阳子曰:"仆自遇至人,盟授大道,即欲图就此事。而以功缘未立,用是求诸仙经,搜奇撷粹,作成《金丹大要》。书成之后,不恤起处,每过名山,及诸城邑,随方作缘,低首下心,开道世人,诱进此道。四十年来,求者纷纷,卒未见有大力量而精进者。"

上阳子曰:"余作《金丹大要》十卷,书成,又虑世人非得口传,宁有自悟?遂用携书竭蹶,屈己求人,稍有可提可挈者,莫不低首俯身,奖词劝诲,冀进此道。或遭诟骂,始自隐忍。偶获一人、两人之知,即来千人、万人之谤。但欲行道,不顾是非。遇诸讪则喜而受之,是法器则勉而进之。其间可入门者,则引之而升阶;可升阶者,则引之而入室。凡用心至于此者,盖欲续大道于一线,提流俗于火坑,使世知有金丹之道不诬也。"

上阳子曰:"道不可以言传,非言何以闻道?谓不可以言传者,只缘时人习卑识陋,不足以语之也。必固语之,彼岂信受而行之哉?故曰'不可以言传'也。果若非言,云何口授?今日直以无言是道,宁知于中妙语更多?但非六耳可以共听,否则圣人明示直指,何乃从古隐到如今,转不可说?后之学者,慧眼未开,宜先审其忠孝正直,善恶贤愚。大道非正人君子,非素所善者,断不可与。切勿嗜利,妄泄轻传。倘非其人,彼此受谴,况欲其敬师成道乎!《黄庭经》曰:'授者曰师受者盟,云锦凤罗金纽缠,以代割发肌肤全。携手登山歃仙液,金书玉简乃可宜。传得审授告三官,勿令七祖受冥患。太上微言致神仙。不死之道此其文。'天地之间,此事最大。紫阳三传非人,三遭其难,仙经具载,可不戒之?"

上阳子曰:"道有三传:上焉者,文人善士,寡言好善,能弃富贵,惟急于身,是云上士,宜传道焉;中焉者,质而不文,闻道笃信,能割恩爱,力行精进,不顾是非,是曰中士,乃有上士之志,宜传道焉;下焉者,愚而信实,乐善去恶,舍己从人,勇于敢为,是云下士,其志可尚,宜传道焉。

故得此道者,莫不勇猛精进,莫不坚固智慧,莫不遏恶扬善。夫'善'之一字,乃入道之梯航也。是以常人耳常闻善,则肾不走精;口常语善,则心不失神;鼻常嗅善,则肺能安魄;眼常视善,则肝能育魂;意常思善,则脾能生炁,黄中通理。大修行人,奚可以不善欤?

"百二十岁犹还丹,是此道也。中人常士,乌可语此?邪师妄人,乌能知此?苟非真仙圣师,盟天口授,孰得而知之乎?"

石杏林曰:"泰自从得师诀以来,知此身可不死,知此丹可必成。今既大事人手,以此诏诸未来学仙者云。"

抱朴子曰:"欲求神仙,其至要在于宝精行炁,服一大药便足,亦不多用也。然此事复有浅深,不值明师,不经勤苦,不易尽知。"

抱朴子曰:"大要在还精补脑之一事耳。此法乃真人吕桐相传,不书之于笔墨也。玄素、子都、容成公、彭祖之属,盖载其粗事,终不以至要者著于纸上。登坛歃血,乃传口诀。苟非其人,虽裂地连城,金璧满堂,不妄示之。"

抱朴子曰:"人生受精神于天地,禀气血于父母,然不得明师,告以度世之诀,则无由免死。凿石有余焰,年命已凋颓。由此论之,明师之恩,诚为过天地也,重于父母多矣,可不崇之乎?可不求之乎?"

抱朴子曰:"嗟乎,将来之士,当以求师为务,详择为急也。"

抱朴子曰:"不得金丹大法,必不可得长生。虽役使鬼神,瞻视千里,知祸福于未萌,总无益于年命。倘羞行请求,耻事先达,是惜一日之屈,而甘罔极之庸。"

抱朴子曰:"受真一口诀,皆有明文。歃白牲之血,以旺相之日受之。以白银、白绢为约,克金契而分之,轻说妄传,其神不行也。"

抱朴子曰:"虽有其文,然皆秘其要。必须口诀,临文指解,然后可为耳。"

抱朴子曰:"其相传皆有师授服食,非生知也。"

抱朴子曰:"余从祖仙公,从左元放受之。余师郑君者,则余从祖仙公之弟子也，又于从祖受之，而家贫无力买药。余亲事之，洒扫积久，乃于马迹山中，立坛盟授，并诸口诀之不书者。"

抱朴子曰："不见其法，不值明师，无由闻天下之有斯妙事也。"

抱朴子曰："此道至重，必以授贤，苟非其人，虽积玉如山，勿以此道告之也。受之者，以金人、金鱼投东流水中以为约，歃血为盟。无神仙之骨，不可得见此道也。"

抱朴子曰："投金八两于东流水中，饮血为誓，乃告口诀。不如本法，盗其方而作之，终不成也。"

抱朴子曰："恣心尽欲，奄忽终殁之徒，慎无以神丹告之，令其笑道谤真，传之不得其人，身必不吉。"

抱朴子曰："浅见之徒，知好生而不知有养生之道，知畏死而不信有不死之法。"

抱朴子曰："非积善阴德，不足以感神明；非诚心款契，不足以结师友；非功劳，不足以论大试。又，未遇明师而求要道，未可得也。"

抱朴子曰："世谓一言之善，重于千金。告以长生之诀，奚啻于金而已乎？"

抱朴子曰："金简玉札，神仙之经，至要之言，又多不书。登坛歃血，乃传口诀。"

抱朴子曰："长生非难，闻道难也；非闻道难，行之难也；非行之难，终之难也。良匠能与人规矩，不能使人必巧也；明师能授人方书，不能使人必为也。"

张紫阳《悟真篇·序》曰："仆以至人未遇，口诀难逢，遂至寝食不安，精神疲顿。且询求遍于海岳，请益尽于贤愚，皆莫能通达真宗，开照心腑。后至熙宁己酉，随龙图陆公入成都，以夙志不回，初诚愈恪，遂感真人，授金丹药物火候之诀。其言至简，其要不烦，较之仙经，若合符契。"

《三注》道光祖曰："惜乎世人不得真师开悟，猜疑讪谤。"

"其法至简至易,凡夫俗子,信而行之,神仙亦可必致……此道凿凿可以出生死,盖患世人信不能及,反生毁谤。仆潜心此道有年,道不负人,天其怜我,获遇圣师一语,方知道在目前。参诸丹经,洞然明白,审一身之中所产者,无非汞耳……惜乎世人宜假不宜真,当面错过,而谁肯认错?悲夫!"①

《三注》上阳子曰:"上根利器,不遇真师,必入空寂狂荡;中庸之士,愚执无师,谬妄猜臆;下士愚人,逐波随流,不信有道。

"古云:'形以道全,命以术延。'致虚首闻赵老师之语,确具信心。后遇青城老仙,方知阴阳造化,顺则生人,逆则生仙之理。

"仆承师授,寝食若惊。首授田侯至阳子,遍游夜郎邛水、沅芷辰阳、荆南二鄂、长沙庐阜、江之东西,凡授百余人,皆只以道全形之旨。至于以术延命之秘,可语者百无一、二。"

张紫阳曰:"若不遇至人,授之口诀,纵揣量百种,终莫能行著其功而成其事。

"此后若有根性猛利之士,见闻此篇,则知伯端得达摩、六祖最上一乘之妙旨,可因一言而悟万法也。"(今余亦曰:"世人得见吾书,则知金铨得《悟真》正传,通阴阳窍妙,达造化枢机。愿觅有缘,同升霄汉。")

《三注》道光祖曰:"至愚之徒,分心肾为坎离,以肝肺为龙虎,用神气为子母,执精液为铅汞。悲哉!"

道光祖曰:"身从何生?命从何有?"

《三注》上阳子曰:"若无明师决破真铅一物,虽行尽三千六百旁门,枉自费力。

"此般真铅,家家有之,人人见之。只为醉生梦死之场,依稀过了。噫,未遇真师,谁人识得?

---

① 此段为《三注悟真》陆子野语。

"今时学人，不肯苦志求师，唯记前人几件公案，恃其机锋敏捷，以逞干慧，不思讹了舌头，把做何用？饶他悬河之辨，反为入道之魔，愈见学卑识浅，又安能具大方之眼，而拜师于缰锁之下哉？"

又曰："不得真师口传，虽知药物，丹亦不成。

"九流百家，一应等术，皆可留之纸上，或可以智慧猜晓而知。惟独金丹一事，非得真师，逐节指示，不可以意强会。或者得师，略言鼎器，而不知药生之时。知药物而不知火候，知火候而不知颠倒，知颠倒而不知炼己细微。不知法、财两用，皆不成丹。

"愚人未遇真师，不知世有还丹之道，但以空无狂荡，锋辩矫诈，瞽诱时人。错到了处，不肯回思失行，不以罪福关心。仆自闻师训后，凡见此辈，即欲提醒，使归正道。无知浅识之徒，癖而难诲。噫，庄仙云'其人天且劓'者，真至言也。

"金丹至宝，不在深山穷谷，当于世间法中求之。"

《三注》道光祖曰："按摩吐纳，谓之旁门；以己合人，谓之金丹。

"玄牝之门，是为天地根。举世学人，莫能知此，非遇真师指示，孰能晓哉？

"晚学不肯下问于人，若悟他家有不死之药，乃修身至宝，不死之良方也。

"此道妙矣，非遇真师真传口诀，其孰能与于此妙哉？"

《三注》陆子野曰："不得真师指示真铅端的次第，切莫强为也。

"此道乃真阴、真阳逆合，而盗其杀机中之生气耳，并非三峰采战淫邪之术。

"出入往来之所，阴阳交会之地，非得心传口授之真，何可强猜而知之乎？

"非师口传真要，则从何处下手？"

上阳子《参同注》曰："从凡入圣，作佛成仙，其心传口授之秘，又不敢施于笔者。噫，世人器德凉薄，诽谤易生。

"此道即众生阶筏,为万世之梯航。岂谓后人各执异见,不立苦志,参访真师,不明阴阳,同类相胥。各尚所闻,愈差愈远。彼见《周易》,则指为卜筮、纳甲之书,又恶知同类得朋之道乎?彼见鼎器之说,则猜为金石炉火之事;彼闻采取之说,则猜为三峰采战之术;彼闻有为,则疑是旁门邪径;彼闻无为,则疑是顽空打坐;彼闻大乘,则执禅宗空性。惟资谈论,更不察圣人之道,是用阴阳修之以出阴阳,用世法修之以出世间。

"天上太阴有十二度,与太阳合璧;人间少阴有十二度,以隐形看经。此阴阳之正也。

"阴阳和平,神明乃生。

"人身象月,而生金丹。

"《契》曰:'推情合性,转而相与。'

"气自外来,可以炼丹,可以入圣。

"修大丹与生身受气之初,浑无差别,但有顺逆耳。

"雌雄得类,颠倒相感;男女相胥,逆求化机。

"愚人专以无为顽空是道,依稀度日,任生任死。此辈为教中大罪人,况敢言修行一事哉?

"金丹必须同类药物,一阴一阳,必互交感,一牝一牡,方得化生。倘独居孤处,安得化化之气?若夫众雌无雄,岂有生生之道?欲炼还丹,必求先天一炁以成丹也。功用非师莫明,慧饶颜、闵,莫能自通。

"先天一炁,从自己生身处求之。

"自古及今,好者亿人。不遇真师,希有能成。

"世之愚夫,但闻何人打坐几年,某人入关几处,便乃言其有道。他岂知马祖南岳磨砖之诮?他岂知阴阳吞啖生杀之理乎?

"伏惟至道,天生圣哲,奚有自悟?必资师授。

"人不求师,奚自觉悟?倘有所师,先以《参同契》一书辩之。若句句能明,章章洞晓,方是真师。苟有一句懜愣含糊,便难信受。

"若果得遇真师之传,能行此道,则证圣成真,指日可冀。"

《参同契》曰:"素无前识资,因师觉悟之。"

陈显微曰:"若人善根纯熟,好道心切,考仙经,穷圣典,低心访友,下意求师,必遇至人,授之口诀。"

白玉蟾《指玄篇注》曰:"还年①接命,以作长生之客。

"返本还源,须要天地相合,龙虎相交。

"采丹接命,知之者切莫乱传。任是父子骨肉,道心不坚,敢轻妄传还丹秘宝,天必殃报,九祖沉沦。"

白玉蟾曰:"一诀便知天外事,扫尽旁门不见踪。"

三丰祖曰:"真经真师授,至道至人传。"

上阳子《参同契注》曰:"为道而不通言词,则不得性情之感;为道而不知变动,则不得金水之化;为道而不工制器,则不得鼎炉之用;为道而不达吉凶,则不得顺逆之理。"

上阳子曰:"世人气血将衰,须求归根之道,可以回老,可以返婴,可以长生。"

陆子野曰:"世人若不迷蒙,个个可办此事。"

上阳子曰:"未闻道者急求师,已闻道者即求药。人之寿夭,未可预知也。"

上阳子曰:"我以因缘遇圣师,忽于言下大惊疑。方知玄妙无多句,好事而何容易知。"

"上士闻道,勤而行之;中士闻道,若疑若信;下士闻道,大笑之。"

泥丸祖曰:"缚云捉月之机关,得诀修炼夫何难? 果然缚得云在山,又解捉住月之魄。点头此语古人知,何虑不把身飞升?"

紫贤真人曰:"其道至简,其事匪遥。但非丰功伟行,不能遭遇真师。"

---

① 年,《指玄篇》作"元"。

萧紫虚曰："从来至道无多事，自是时人识不全。"

白玉蟾曰："只缘简易妙天机，散在丹经不肯泄。"

张紫阳曰："知者惟简惟易，昧者愈烦愈难。"

《悟真篇》曰："工夫容易药非遥，说破人须失笑。"

薛紫贤曰："神仙不肯分明说，说与分明笑杀人。"

石杏林曰："简易之语，不过半句；证验之效，只在片时。"

上阳子曰："未遇真师谈道难，既闻玄妙却如闲。"

钟离祖曰："此道分明事不多，奈缘福薄执迷何。"

《黄庭经》曰："至道不烦诀存真。"又曰："治生之道了不烦。"

《参同契》曰："字约而易思，事省而不烦。"

邱长春祖曰："采取要师指。"

邱长春祖曰："牵将白虎归家养，制伏须求法口传。"

邱祖曰："峨眉山上星，北海潮中月。天机师秘传，莫与凡夫说。"

邱祖曰："人能得诀好修真，及早寻铅接命。"

邱祖曰："微妙真机在口传，人能得法可成仙。"

邱祖曰："莫把无为是道，须知有作方真。"

邱祖曰："成仙佛，事真有，实能超脱轮回，及早寻师友。"

邱祖曰："相传一味水中金，呼谷传声响应。"

《契》曰："三五与一，天地至精。可以口诀，难以书传。"

许祖《石函记》曰："其诀至禁，诀之在口。"

张三丰曰："一诀天机值万金。"又曰："劝贤才，莫卖乖，不遇明师莫强猜。"

达摩祖曰："不说法，不谈经，单传直指见娘生。"

马祖《还丹歌》曰："玄微妙诀无多言，只在眼前人不顾。"又曰："在眼前，甚容易，得服之人妙难比。"

泥丸祖曰："眼前有路不知处，造空伏死徒冥冥。"

《破迷一笔勾》云："真修行，口诀师亲授。劝迷徒，你把私心自用一笔勾。"又曰："铅汞跟着走，龙虎眼前有，若知生身的根由，才晓得造化在手。"

《执中篇》曰："死他生我神仙诀，舍己从人造化方。"

吕祖《三字诀》曰："这个道，非常道。性命根，生死窍。说着丑，行着妙。人人憎，个个笑。大关键，在颠倒。莫厌秽，莫计较。得他来，立见效。地天泰，为朕兆。口对口，窍对窍。吞入腹，自知道。药苗新，先天兆。审眉间，行逆道。泽质物，自继绍。二者余，方绝妙。要行持，令人叫。气要坚，神莫耗。若不行，空老耄。认得真，老还少。不知者，莫与告。些儿法，合大道。精气神，不老药。静里全，明中报。乘鸾凤，听天诏。"

张三丰曰："入嵩山，感得火龙亲口传，命我出山，觅侣求铅。"

《青羊宫题词》云："先天，是神仙亲口传。神仙，神仙，只在花里眠。"

《玉线经》曰："未得真传，难得者信心；已入真宗，难忘者情种。"

《洞玄经》曰："家中原有至宝，世人障蔽难明。"

吕祖《鼎器歌》曰："须要真师真口诀，指破阴阳三品丹，方可存心待明月。"

吕祖《采金歌》曰："此妙诀，要师传，不得真师枉徒然。"○"得之莫作容易看。至人传，非人远，万两黄金不肯换。"

正阳祖曰："含元殿上水晶宫，分明指出神仙窟。"○"道心不退故传君，立誓约言亲洒血。逢人兮莫乱说，遇友兮不须诀。莫怪频登此言词，轻慢必有阴司折。"

《敲爻歌》曰："黄婆匹配得团圆，时刻无差口付传。"

吕祖曰："身在世，也有方，只为时人莫忖量。"

"真阴真阳人不识，露出一勾清净月。"

《采真机要》曰："口诀还须口口传，又因口诀路通玄。能知火发灵光透，献出青龙惹妙铅。"

上阳子曰:"先天一炁,状如细雨密雾,亦如明窗尘,亦如黍米珠。其道易知,其事易成,初无难也。

"万善无亏必遇师,须于言下悟玄机。若无善行难遭遇,纵有师传未免疑。"

马丹阳祖曰:"师恩深重终难报,誓死圜墙炼至真。"

《敲爻歌》曰:"命要传,性要悟,入圣超凡由汝做。"

《金石诰》曰:"若无神授恐难寻,欲知子母真仙诀,炼药先须学炼心。"

《悟真歌》曰:"端的慈悲真妙诀,一轮明月杖头挑,一炉红焰盛春雪。"

《指迷箴》曰:"师匠难遇,种德为先。庶几感召,得遂真虔。"

张三丰曰:"今日方知道在目前,才信金丹有正传。"

《天仙正理》曰:"前劫后劫,或圣或凡种子,或真或伪学人,总难一致。世逮于予,藉父清廉盛德所庇,有田园房店之可卖。受尽万苦千辛,逐日奔求师家,昼夜护师行道,历十九年而得全旨。追思前劫,或无所庇,或无可卖,未遇真师,空受万苦,不免又生于今劫。更悯后圣,或有出于贫穷,无父庇,无产卖,不能受万苦,安能苦心奋志而求全?或有奋志于窘迫中者,而志又不能锐,所以予不可少此一集,留俟奋志后圣,而助其锐志耳。且诉予苦志勤求,以励后圣,当苦心志勤求,后圣其勉诸!

"钟离十试吕祖,丘祖长春受百难于重阳,伍冲虚切问二十载于曹还阳,逢师于万历己巳三月,受全诀于戊子三月,计之二十年也。当初每自恨福力之薄,不蒙师壹速度,今乃知待教久者,入道精,不然何以高出万世耶?白玉蟾曰:'十年侍[①]真驭。'又曰:'说刀圭于癸酉七月之夕,尽吐露于乙亥春雨之天。'

———————

① 侍,原本作"待",据《天仙正理》改。

“天仙秘机,凡夫罕见。或百劫一传于世,或片言密度于人。三口不谈,六耳不闻。”

《性命圭旨》曰:“清虚大道,难遇易成而见功迟;旁门小术,易遇难成而见效速。”

《唱道真言》曰:“'丹'之一字,其理甚微,须得真师真诀。既遇真师,又授真诀,亦须自己死心塌地,杜绝尘缘,以明心见性为第一乘工夫,以坎离水火为第二乘事业,以分身炼形为第三乘究竟。至其飞升,必得三千功满,八百行圆,方有指望。非浅躁之辈,所能侥幸于万一也。”

《传道集》曰:“此个事,世间稀,不是等闲人得知。

“丹经万卷,不出阴阳;阴阳精粹,无非龙虎。”

钟离祖曰:“今古少知,圣贤不说。默藏天地不测之机,诚为三清隐秘之事。恐子之志不笃而学不专,心不宁而问不切,反贻我以漏泄圣机之愆,彼此各为无益。”

张三丰曰:“要晓得内外两个阴阳是何物件,必要依世法修出世间。顺生人,逆生丹。一句儿超了千千万,再休题清净无为。”

吕祖《秘诀歌》曰:“将甲子丁丑之岁,与君决破东门之大瓜。”

《铅汞节要》曰:“向上天机不妄传,若传下士必遭愆。”

《太上玄歌》云:“遇人不传失天道,妄传匪人泄天宝。传得其人深有功,妄传七祖受冥考。”

《玉枢经注》曰:“志士授经,必剪金置币,盟天以传者,法不轻授也。”

冲虚子《仙佛合宗论语》曰:“自古仙真授受真道,必清净斋醮,如科条,具信贽刺血盟天,奏告上帝三台、北斗南辰、三官四圣、五帝司命各位,下请命降允,而后可传。凡传一人,遍天地间神圣无不告者。倘有恶类妄自行财,及诡诈私相授受,师弟子同授考掠,可不重哉,可不戒哉!故《四极明科略》云:'度命回年之诀,遇真可传,依盟上金八两,五色之罗各九十尺,金环五双。师弟子对为九十日,告日月传。违科负盟,被左右三官所考。'又云:'金方、丹方,悉盟誓上金百绢,以誓九天不泄之秘。'又云:'不盟而度,师与得者同受三官所考。'又云:'无信而度,经谓之越天道;无盟而传,经谓之泄天宝。'又《太上科令》云:'传授弟子,当苦清斋而相传授。不审其人,无斋而传者,师当死,受者失两目。斋不苦切,师当病,受者失口焉。'《太上三一五气真经》①云:'天仙之真有龙胎金液九转之丹,长生久视,有四十年一出之约,皆不得背科条而妄泄也。无仙籍者,不得闻知也。若信人赍②信金诚,素试无退,将法付之。若犹豫猜疑,秘而勿与。凡有愿学真正盟威之士,太上命所司帝君等授以符箓;愿学全真仙道金液还丹者,太上亲遣仙道玉帝紫微授以符节。所以有符箓者,复可升授符节。有符节者,始得秘授火药。此所以难遇难明也。及道成飞升,验符箓则归原职,验符节则列仙真矣。'"

财

上阳子诗:"得法无财事不全,法财两足便成仙。丹阳祖是东州富,弃了家财万万千。"

缘督子曰:"财之为说,其义有二:大抵圣财皆因法财中来,乃成道梯筏。道之未成,必资于财,道成之后,财乃无用。世人不达财施、法施之奥,其山林寒贱之士,必依有德有力之家图之。此法、财二施,相资而成。道成之日,凡所置丹房器皿,并无损伤,一切遗下,委之而去。呜呼,世有积金盈柜,聚钱如山,而不信有长生之道,甘为泉下之鬼,千金送葬,果何益哉?虽然,苟富贵之家,不忠不孝,不仁不义,有道之士,闻风而退,不敢迹其门,此无名子所以有'金玉堆里不与闻'之戒,惧被遣

---

① "太上三一五炁真经",原本作"太上三五一炁其经",据《仙佛合宗语录》改。

② 赍,原本作"斋",据《仙佛合宗语录》改。

也。"

上阳子曰:"阳气潜藏,直要有力者然后能求之,无其力者必不得也。

"紫阳真人乃依马处厚,王冲熙乃得富韩公之力。"

石杏林授薛紫贤云:"此事非巨室外护,则易生诽谤。可往通都大邑,依有力者为之。"

薛道光曰:"难莫难于遇人,易莫易于成道。今也现宰官长者之身,结大道修丹之友,炼一黍珠于霎时之中,立地成道,此易莫易于成道也。然纡紫怀金,门深似海,有道之士,望望然而去之,此难莫难于遇人也。易莫易于遇人,难莫难于成道。今也百钱挂杖,四海一身,凤植灵根,亲传大道。然龙虎之缰易解,刀圭之锁难开,得药忘年,炼铅无计,此又遇人之易,成道之难也。安得二事俱全,密扣玄关,千载一时,十洲三岛者耶?"

抱朴子曰:"九丹金液,最是仙主,事大费重,未易卒办。宝精爱气,最其急也。"

抱朴子曰:"求知方之师,以此费给买药,秘术之真者,必得长生度世也。"

抱朴子曰:"吾师非妄言,而余贫苦无财力,又遭多难之运。"

抱朴子曰:"徒知其方,与不知者正同,可为长叹者也。有其法者,则或饥寒,无以合之。而富贵者,复不知其法。就令知之,亦无一信者。假令颇信之,亦以自多金银,岂肯费现在之财,以市其药物?恐有弃系逐飞之悔,故莫肯为也。"

抱朴子曰:"欲金丹成而升天,其大药皆用钱买,不可率办。"

抱朴子曰:"余受此道二十余年矣,资无担石,无以为之,但有长叹耳。世有积金盈柜,聚钱如山者,乃不知有此不死之法。就令闻之,万无一信。"

《金丹真传·序》:安师谓孙教鸾曰:"汝能为我了生死,吾不靳汝发泄。"若海疑丹财不足,复拉其友道轩陈子助不逮……教鸢谓其子曰:"汝之为我,其必若我之为安师乎?"其子乃邀何公、汪公助所不给,粗备鼎炉琴剑。

《葫芦歌》曰:"拜明师,求口诀,不动法财不肯说。安炉立鼎用法财,备办法财买金液。"

《三注》陆子野曰:"既知炼己细微,不知法财两用,亦不成丹。

"仆既得师诀,知更无别法加此,而所难者,力薄志劣,则不能行。尝观古人抱朴子,得此道二十余年,家无担石之蓄,不得为之,徒有长叹。三复斯语,实可悲哉!"

《三注》上阳子曰:"若欲行之,大要法财。"

上阳子曰:"贫者患无财,有财患无地,有地患无物,有物患无侣。侣者,外护也。着意寻之,先聚法财而后择地也。"

上阳子曰:"以精神感之,更当以财宝悦之。"

《三注》道光祖曰:"张紫阳仙翁遇青城丈人授金液还丹妙道,惊叹成药之难,故作此《悟真篇》,结缘丹友。"

《天仙正理》云:"邱真人助国之方,事载《元史》。曹还阳度伍冲虚并传与助道之方,惟默记之。嘱曰:'倘护道要用则用之,否则置之,勿为世间作孽,取大罪戾也。'"

上阳子曰:"欲得此宝,必须财以济之。夫财可以创鼎,可以惠人,可以成道。以财使人,必得其情。牟尼之珠,无价之宝,不难得矣。"

真人王鼎云:"凡俗欲求天上宝,寻时须用世间珍。"

阴真君《六微精论》曰:"欲求此道,须假资财。若无资财,不能成道。又须丹友三人,方可修炼。"

牟复朴《明一归金策》曰:"我欲复归于朴,力微事大难谋。"

上阳子曰:"仁、慈、爱、明、诚,上德之士也;恭、宽、信、敏、惠,入道之门也。当以惠敏为先,盖惠则足以使人也。欲求天上宝,须假世间财。"

吕祖曰："他若少行多悭吝，千万神仙不肯来。"

董仲舒《李少君实录》云："少君有不死之方而家贫，故出使于汉，以假途求其财，道成而去。"

紫阳真人曰："金丹之妙，要须遇其宿有根基，祖宗阴德，巨有财力，方能成就。"

《西山法语》："张平叔得马都运而后事遂，薛道光得张环卫而后丹成。"

《宝积经》曰："菩萨摩诃萨行陀耶波罗密多时，以生死财而求甘露不死仙财。"

张道陵使诸弟子轮出米、绢、器物，久乃多得财物，以市其药，合丹、行气、服食，故用仙法，亦无以易。每语诸弟子曰："汝辈正可效吾行气、导引、房中之事，具九鼎。"大要惟付王长。

白石先者，中黄丈人弟子也。其所炼以交接之道为主，而金液之药为上。初以居贫不能得药，乃养羊、牧猪，十数年间，约衣节用，置货万金，乃大买药服之。

葛玄真人曰："昔吾得此道三十余年，叹无法财了兹妙道，以报无上之本。后得为，无不遂意。后学无生疑惑，亦若是也。"

《上药灵镜》曰："常言金丹出富豪。"

吕祖《黄鹤赋》曰："仗法财而两用，觅巨室以良图。"

萨祖《了道歌》云："君若依我言，早把《参同》看。说得甚分明，神仙不难干。先要具法财，修行有几件。屡屡积阴功，多多行方便。只在花里寻，莫去山中串。"

《张三丰传》云："火龙先生，乃图南老祖高弟，蒙师鉴我精诚，初指炼己工夫，次言得药口诀，再示火候细微，温养、脱胎、了当虚无之旨，一一备悉。于是知斯道必须法财两用。余素游访，兼颇好善，倾囊倒箧殆尽，安能以偿夙愿？不觉忧形于色。师怪而问之，余挥泪促膝以告，重蒙授以丹砂点化之药，命出山修之。由是起造丹房，藉此资财，以了大事。"

《一枝花》云："也是俺出世因缘，幸遇着仗义疏财沈万山。又奈他力薄难全，我只得把炉火烹煎。"

《未遇外护词》云："金花朵朵鲜，无钱难修炼。不敢对人言，各自胡盘算。访外护未遇高贤，把天机怀抱数十年。"又曰："恨只恨我无钱，昼夜告苍天，可怜助俺。"

《青羊宫题词》云："炼黍珠，要法财两件。王真人幸遇有缘，薛道光又要还俗。达摩祖了道在丽春院，必定是花街柳巷也。再休夸清静无为枯坐禅。"

《金丹节要》："有得同类而易成者，有乏丹财而不成者。"

上阳子曰："致虚夙荷祖宗积善，天地矜全，游浪人间，年且四十，乃蒙我师，授以至道。受教以来，恐辜盟誓，负师所望，尽洗从前浅闻陋习，烦恼业识，而丹财罔措，两稔于兹。"

张三丰《无根树》曰："好结良朋备法财。"

邵子《安乐窝诗》："安得工夫游宝肆，爱人珠宝重忧钱。"

《仙佛合宗语录·跋》曰："若自有力养道者，则传此以度同志之人；若自无力养道，则藉此以遇护道之侣。否则，或三代有德向善，兼能助师养道，或力不足能代募助师，亦可许之。古云'法财两济'，此之谓也。"

龙眉子曰："欲为跨鹤之游，必假腰缠之助。下士闻而大笑，上圣所以不言。"

龙眉子曰："余承真人之陶铸，资力素无，未克成就。日夜遑遑，倏经三纪。尝因中秋有感云：'手握天机六六秋，年年此夕不胜忧。神功妙乏三人就，黍米灵无二八修。信道龟蛇须福地，要知骑鹤上扬州。谁能假我扶摇力，一举同迁在十洲。'"

抱朴子《流珠歌》曰："流珠流珠，役我形躯。云游四海，历涉万书。忙忙汲汲，忘寝失哺。参遍知友，烧竭汞珠。三十年内，日月长吁。吾今六十,忧赴三途。赖师传授,元气虚无。真阴真阳,一吸一呼。玉液灌溉,洞房流珠。真人度我,要大丈夫。"

此下炉火丹经之言财者

《洞天秘典》云:"幸遇至人,指示长生久视之学。谓予必资货财,斯成仙业,否则抱道终身而已。因教以黄白之术"云云。又曰:"予潜心于此,非图富贵,将以构求万物,而为进道之阶梯也。况内外理同,终成旨趣,故急急于兹耳。"

"暑往寒来春复秋,霜花忽点少年头。秦宫汉阙今何在?猛士谋臣尽已休。默想此身如梦幻,何劳苦志觅封侯。翻身欲脱樊笼去,奈乏丹财何处求。"

"欲学长生又乏囊,可怜无路到仙乡。四海遨游经几载,寸心讨论十分忙。欲求黄白为丹母,非慕金珠作富郎。一朝幸领仙师教,恩重如山不敢忘。"①

《青霞子词》云:"神仙禄,老子丹,助你学道去修仙。"

《金匮藏书》曰:"内道法财,非数千金所能了事。"

钟离祖《真诀歌》云:"此丹不与凡夫用,天上资扶养道人。此宝若教凡夫得,置买庄田遗子孙。"

《承志录·自序》曰:"自古仙师,假黄白之术,为内修之助。"

陶素耜曰:"炉火非为富贵谋也。以之成己,则内丹之助;以之成物,则济世之功。"

《承志录》曰:"欲觅丹财为道助,须修德行与天齐。"又曰:"圣道于人不等闲,旌阳假此便成仙。丹成切勿夸能事,早办双修了俗缘。"

陶素耜曰:"黄白金丹,万万学人无从入门。盖祖师留为助道,昊天付与有德。许真君先成黄白,后令旌阳,虽功高德重所致,而亦黄白

---

① 此二诗出《洞天秘典》"警愚"、"志道"二首。

圣药，以为法财之助也。”

侣

上阳子曰："求财求侣炼金丹，财不难兮侣却难。得侣得财多外护，做仙何必到深山。"

上阳子曰："修行人已得真师传授，先结丹友。薛真人云：'我今收得长生药，年年海上觅知音。'又云：'几年湖海觅仙俦，不做神仙不肯休。'泥丸祖曰：'若无同志相规觉，时恐炉中火候非。'陈虎邱云：'朝朝惟切寻同志，走遍东吴不见人。'盖得知音道侣，匡其不逮，以共成道。亦有善侣而未闻道，财则有余，是宜质易，两相成事。"

钟离祖曰："尘中难得修真侣。"又曰："财不难兮侣却难。"

绿督子曰："清净眷属，同志一心，最为难得。乃知古之仙佛，俱有赖于道侣。是以二十六祖辞国王云：'愿王于最上乘，无忘外护。'鼓山与薛紫贤俱有'十年湖海'之句，仆击节至此，为之三叹。"

薛道光曰："三人同志谨防危，进火工夫仔细。"

《樵阳经》曰："神居鼎内，丹光不离，须要真友调护。饮食寒暑，备用一切，不关于心。"

吕祖《黄鹤赋》曰："方其性命以双修，先结同心为辅佐。"

《敲爻歌》曰："寻烈士，觅贤才，同安炉鼎化凡胎。"

龙眉子曰："辅弼同声不可无，三人一志互相扶。魁罡坐镇当先主，筹鼎铺模责次徒。审定鼎弦龙虎跃，精调火候武文俱。中间首尾须明取，全仗筹徒仔细呼。"

吕祖曰："免颠危，要人叫。"

《仙佛合宗》："谓有二义：一者小周天初习定时，饥渴索饮食，不起烦恼；二者大周天温养，恐迷定而入于昏沉。"

《天仙正理》曰："难于侣者，用工日多，则给使令之久，扶颠危之专,遂至护道未终。或以日久功迟而疑生厌心,或以身魔家难而变轻道念。疑者,或疑其法未必真,或疑其功之果能成否;身魔者,或侣伴之身有疾病、灾异;家难者,或护法之父母、妻子有大变故,横遭是非冤结,遂变易护道之念者,往往有之。抱朴子云:'为道者,病于方成而志不遂。'此之谓也。"又曰:"侣之难于同志者,以其未必出于一家一乡,而为我之素知;身之德行不臧者,暂遇之不识也;心之邪慝深邃者,面交之难察也;祖父之基恶种祸,远见之不及也。此皆上苍之必不付道者。假令有全德坚志之士,于师家之逢,邂逅难于相信,不素识其道德有无,果邪果正,而不敢轻信也。此尤见侣之所以难也。"

《葫芦歌》曰:"混沌七日死复生,全凭侣伴调水火。"

《无根树》曰:"托心知,谨护持,时恐炉中火候非。"

地

彭真人曰:"寻灵山,选福地,造丹房,建星坛,安炉灶,铸鼎室,交合真友,总览纪纲,若头头具备,方得从事于斯也。"

阴真君曰:"不得地,莫妄为。须隐密,审护持。保守莫失天地机,此药变化不思议。"

真一子曰:"彻声色,节嗜欲,去名利,投灵山,绝常交,结仙友,隐密潜修,昼夜不怠,方可希望也。或不如是,则虚劳勤耳。"

泥丸祖曰:"莫近邱坟污秽田,亦嫌战地产人眠。钟来灵气方为福,便是求仙小洞天。"又曰:"山林静处最宜良,或在城中或在乡。土得厚时丹得厚,妄为立见受灾殃。"又曰:"室宜向木面朝阳,兑有明窗对夕光。照顾有名人莫晓,暮阴不得闭金墙。"

吕祖《黄鹤赋》曰:"择善地,慎作事之机密;置丹房,造器皿之相当。"

《悟真》曰:"须知大隐居朝市,何必深山守静孤。"

《金石诰》曰:"闹非朝市静非山,时人欲识长生药,对境无心是大还。"

《天仙正理》曰:"福地者,不逢兵戈之乱,不为豪强之侵,不近往来之冲,不至盗贼之扰。略近城市,易为饥食之需;必远树林,绝其鸟风之聒。屋不逾丈,墙必重垣,明暗适宜,床坐厚褥。加以精洁芽茶淡饭,调养口腹,安静气体,亦易易事耳。"

《修真辨难》:"或问:'在市在朝,未免有人情世事,何能一心修道'?答曰:'在市在朝,正是奋大用,发大机处,乃上等作法。盖金丹在人类中而有,在朝市中而求。古人通都大邑,依有力者,正在此耳。'"

【卷三】

鼎炉符火

鼎炉

无瑕子曰:"修行人鼎器有多种,有炼己鼎炉,有得药鼎炉,有得丹鼎炉,有温养鼎炉。火候下手之时,在欲而无欲,居尘不染尘,权依离姤地,当正法王身。"

或问抱朴子曰:"窃闻求生之道,当知二山,信乎?"抱朴子曰:"有之,非华霍也,非嵩岱也。夫大元之山,难知易求。不天不地,不沉不浮。绝险缅邈,崔嵬崎岖。和气絪缊,神意并游。玉井泓邃,灌溉匪休。百二十官,曹府相留。离坎列位,玄芝万株。绛树特生,其宝皆殊。金玉嵯峨,醴泉出隅。还年之士,挹其清流。子能修之,松乔可俦。此一山也。长谷之山,杳杳巍巍。玄气飘飘,玉液霏霏。金池紫房,在乎其隈。愚人妄狂,至死皆归。有道之士,登之不衰。采服黄精,以致天飞。

此二山也。从古所秘，子精思之。"○或曰："愿闻真人守身炼形之术。"
抱朴子曰："深哉问也！夫'始青之下月与日，两半同升合为一。出彼
玉池入金室，大如弹丸黄如橘。中有佳味甘如蜜，子能得之谨勿失。既
往不返身将灭，纯白之气至微密。升于幽关三曲折，中丹煌煌独无匹。
立之命门形不卒，渊乎妙矣难致诘'。此师之口诀，知之者，不畏万鬼
五兵也。"

抱朴子曰："天下至大，举目所见，犹不能了，况玄之又玄，妙之极
妙者乎？"

抱朴子曰：'知玄素之术者，惟房中之术，可以度世。惟行气可以
延年，惟导引可以难老。"

抱朴子曰："玄素喻之水火，水火杀人而又生人，在于能用与不能
用耳。彭祖之法，其为益不必如其书，人少有能为之者。大都其要法，
御女多多益善，如不知其道而用之，一两人足以速死。"（济一子曰："今
之三峰采战者，美其名曰彭祖房中术，迷人，迷人！"）

抱朴子曰："吴有道士，所至则置姬妾，去则弃之，亦一异也。"

抱朴子曰："昔圜邱多大蛇，又生好药，黄帝将登焉。"

抱朴子曰："房中之事，能尽其道者，可致神仙，并可移灾解罪，转
祸为福。"

上阳子曰："昔有神仙宋玄白者，修炼金丹大道，惟恐暮景箭催，费
尽辛苦，同尘炼俗，辟谷服气。又所到处，或以金帛置妾数人，去则弃
之。奇怪百端，空世莫能测。"

葛洪《神仙传》曰："男女相成，犹天地相生也。所以神气导养，使
人不失其和。天地得交接之道，故无终竟之限；人失交接之道，故有伤
残之期。能避众伤之事，得阴阳之术，则不死之道也。"

葛洪《枕中书》云："元始君乃与太玄圣母，通气结精，招还上宫。
当此之时，二气絪缊，覆载气息，阴阳调和，合会相成，自然饱满。大道
之兴，莫过于此。"

抱朴子曰:"服药千种,三牲之养,不知房中之术,亦无益也。"

仙人刘根曰:"不知房中之事,及行气、导引并神药者,不能得仙也。"

巫咸对武帝曰:"臣诚知此道为自然阴阳之事,宫中之利,臣子所难言。又行之皆逆人情,能为之者少。"

张良《阴符经注》曰:"鬼谷子曰:'贱命可以长生不死,黄帝以少女精气感之。'"又曰:"其机则少女以时。鬼谷子曰:'时之至,间不容息。先之则太过,后之则不及。'"

魏文帝《典论》曰:"左慈修房中之术,可以终命。然非有至情,莫能行也。"

仲长统曰:"甘始、左元放、东郭延年,行容成御妇人法,并为丞相所录。"

东方朔《神异经》曰:"男女无为匹配,而仙道自成。张茂先曰:'言不为夫妻也。'"

又,《神异经》曰:"王母欲东,登之自通。阴阳相须,惟会益工。"

《黄庭经》曰:"道父道母对相望,师父师母丹玄乡①。"

上阳子曰:"若无真父母,所生都是假。"

张三丰曰:"有天先有母,无母亦无天。"

抱朴子曰:"敬之如母,畏之如虎。"

《金刚经》曰:"一合相者,即是不可说。但凡夫之人,贪着其事。"

《大洞仙经》曰:"千和万合,自然成真。"

古偈曰:"有情来下种,因地果还生。"又曰:"本来原有地,因地觉花生。"

陶隐居《真诰》曰:"玄契遇合,真道不邪。示有对偶之名,初无弊秽之迹。"

---

① 原作"卿",据《黄庭经》改。

《黄鹤赋》曰："安炉立鼎，法内外两个乾坤；炼己筑基，固彼我一身邦国。"又曰："虽分彼我，实非闺丹御女之术；若执一己，岂达鹏鸟图南之机？"

张三丰曰："须晓得内外阴阳，同类的是何物件，必须要依世法修出世间。顺生人，逆生丹。只一句儿，超了千千万。"

《无根树》曰："花酒神仙古到今，打开门，说与君，无花无酒道不成。"又曰："产在坤方坤是人。"又曰："借他铅鼎先天药，点我残躯入圣基。"

张三丰《咏先天诗》曰："二七谁家女，眉端彩色光。人见贪情欲，我看似亲娘。一点灵丹出，浑身粉汗香。霎时干我汞，换骨作纯阳。"

《一枝花》曰："候只候少女开莲。"又曰："不羡他美丽娇花，只待他甘露生泉。"又曰："怎敢胡为？俺向花丛中，敲竹鼓琴心似水。"

《上药灵镜》曰："息沉沉，花发丹，有一玉人在眼前。"

吕祖《百章句》曰："觅买丹房器，五千四八春。"

吕祖曰："先天一炁号虚无，运转能教骨不枯。要识汞根寻帝子，访求铅本问仙姑。"

《敲爻歌》曰："一夫一妇同天地，一男一女合乾坤。"

《鼎器歌》曰："鼎器本是男女身，大药原来精气神。"

《修真诗》曰："男女房中藏道体，色身世界有铅基。"又曰："真身花果洞中藏，倘能寻得通玄路，立地贫人到宝庄。"又曰："认取家园真种子，好收海底白莲花。"又曰："随时药料家中取。"

玉蟾祖曰："原来家里有真金。"

《四百字》曰："家园景物丽，风雨正春深。"

陆子野曰："此铅家家有之，惜乎人不之识也。"又曰："家家有个家家有，几个能知几个还。"

张三丰曰："只在家中取，何劳向外寻？"

白玉蟾曰："实实认为男女是，真真说做坎离非。"

铁拐祖曰:"仔细临炉莫贪爱,弗宽衣,弗解带,桃柳花灯及时采。我今泄破上天梯,遥指白云观自在。"又曰:"白头老翁,相对那红颜女子,巧姻缘内会神仙。"

《敲爻歌》曰:"守定烟花断淫欲。色是药,酒是禄,酒色之中无拘束。只因花酒悟长生,饮酒戴花鬼神哭。"○"不破戒,不犯淫,破戒真如性即沉,犯淫失却长生宝,得者须由道力人。"又曰:"花街柳巷觅真人,真人只在花间玩。"

《破迷一笔勾》曰:"真修行,花街柳巷走。劝迷徒,你把这入山修行一笔勾。"

《青羊宫题词》云:"必定是花街柳巷也,再休题清静无为枯坐间。"

《参同契》曰:"同类易施工,非种难为巧。是以燕雀不生凤,狐兔不乳马。"

张三丰曰:"类相同,好用功,内药通时外药通。"

《悟真》曰:"竹破还将竹补宜,抱鸡当用卵为之。"

紫阳曰:"竹破须将竹补,人衰须假铅全。"

张三丰曰:"衣破用布补,树衰以土培。人损将何补,阴阳造化机。"

吕祖曰:"锅破须要铁来补,衣烂必用布为持。人老若无真金气,十死何曾得一活?"

经曰:"阳生立于寅,纯木之精;阴生立于申,纯金之精。天以木投金,无往不伤,故阴能疲阳也。阴人所以著脂粉者,法金之白也。是以真人道士,莫不留心注意。精其微妙,审其盛衰。我行青龙,彼行白虎。取彼朱雀,煎我玄武。不死之道也。又阴人之情也,每急于求阳。然而外自戕抑,不肯请阳者,明金之不为木屈也。阳性气刚躁,志节疏略。至于游宴,言和气柔,词语卑下,明木之畏于金也。"天门子行此道,年二百八十岁,犹有童子色。

《三注》陆子野曰:"天仙非金丹不能成,且道金丹是何物?咦,分明元是我家物,寄在坤家坤是人。

"二物者,何物也?我与彼也。彼我之意合,则夫妻之情,欢悦而得之矣。"

《三注》道光祖曰:"真阴真阳,同类有情之物也。

"此般至宝家家有,以其太近,故轻弃之,殊不知此乃升天之灵梯也。"

《三注》上阳子曰:"'妙'之一字,夫谁肯信?世人迷于爱欲,我却于爱欲中而有分别。

"金丹大药,家家自有,不拘市朝,奈何见龙不识龙,见虎不识虎。逆而修之,几何人哉?

"此丹在人类中而有,在市廛中而求。

"金丹至宝人人有,家家有。愚者迷而不觉,中常之士,偶或闻之,亦不信受,反生诽谤。

"顺则为凡父凡母,逆则为灵父圣母。凡父凡母之气则成人,谓之常道;灵父圣母之气则成丹,是曰真源。

"阴阳得类方交感。得类者,如天与地为类,月与日为类,女与男为类,汞必与铅为类也。

"世人执一己而修,则千条百径,无非旁门者矣。仙翁垂悯,直言穷取生身处,岂不忒露天机?"

又曰:"若执一己,岂能还其元而返其本?又将何而回阳换骨哉?大修行人,求先天真铅,必从太初受气生身之处求之,方可得彼先天真一之炁。"

《三注》陆子野曰:"南为离是我,北为坎是彼,取彼坎之中爻,复我离中而成乾。

"天地、坎离,其实人也。

"药出西南是坤位,欲寻坤位岂离人?分明说破君须记,只恐相逢认不真。

"阴阳之合,在于得类;二八相当,在于得人。得类,得人;得人,得类矣。

"《易》云:'男女媾精,万物化生。'始我之有此身也,亦由父母媾精而生。倘有父无母,有母无父,身何有哉？作丹之要,与生身之意同,但有顺逆之不同耳。顺则生人,逆则生丹。逆顺之间,天地悬隔。"

《三注》道光祖曰:"壶中夫妇,紫府阶梯,神仙现在目睫,迷之者杳隔尘沙。

"彼之真一之气,乃天地之母也;我之真一之气,乃天地之子也。以母气伏子气,如猫捕鼠,而不走失也。

"乾坤即是真龙、真虎也,日月即龙虎之弦气也。

"取法天地,以类交结,而成造化。

"龙不在东溟,虎不在西山。天上尚且无,山中岂得有？家家自有,逆而修之,还丹可冀。

"震为长男,即龙也;兑为少女,即虎也。

"懊恨世间人,对面不相识。

"天生人物,人生宝贝。

"此道甚近,家园自有,急宜下功。若非其类,愈求不得。若得同类,又何着力之有？"

白玉蟾曰:"浓血皮包无价宝,若还入得便通灵。"

彭祖曰:"以人疗人,真得其真。"

抱朴子自叙乃叹曰:"山林之中,无道也。"

白玉蟾曰:"有等愚夫俗子,不知出世间法,不知还丹至理,妄生议论,皆言修道炼丹,必居深山穷谷,必须抛妻弃子,此辈真可怜也。山中所有者,草木禽兽,皆是非类,岂得修道还丹？"

《三注》上阳子曰:"世之愚人,不看丹经,乃谓修行者,必居深山,必远朝市,必出妻子,必合无为,必要打坐,方为修道。彼岂知真阴、真阳之用哉？"

又曰："今人乃以孤阴寡阳、深山兀坐为修道,而欲长生,何其大谬? 岂知阴阳否隔,不成造化。

"世人但见一段奇山秀水,则众皆言此地可修行,古今多少人误了也。岂知大川幽谷,所有者,木石麋鹿而已,是皆非类,不可煅炼大还丹也。若炼还丹,必求同类,大隐市廛。"

《悟真篇》曰:"未炼还丹莫入山,山中内外尽非铅。此般至宝家家有,自是愚人识不全。"又曰:"何必深山守静孤?"

《三注》陆子野曰:"保我之命,全我之形,无损于彼,有益于我。神哉,水中之金乎!

"汞是我家原有物,铅是他家不死方。

"他是坤位,我是乾家。藉彼坤中生物之气,自种灵根于家园之下,以成胎矣。

"唤龟属我,招凤属彼。

"坎招离翁受其药,离即我也。

"正人行邪法,邪法悉归正;邪人行正法,正法悉归邪。金丹之道,大概如此。"

《三注》上阳子曰:"鼎器者,灵父圣母也,乾男坤女也;药物者,灵父圣母之气,乾男坤女之精。

"鼎炉是彼我,乾坤是男女。

"以此变炼于凡父母躯壳之中以成丹,效天地之造化矣。

"孤阴不产,独阳不生。阴阳若真,方得真种。咦,妙矣哉!

"乾之长男曰震,主产汞;坤之少女曰兑,主产铅。

"彼既无亏,我亦济事。

"若非两家,各以彼此二土合之,则一气何由而往来? 金丹何由而返还也?

"震是东家西是兑,若求兑位岂离人?

"震宫之汞属我,兑宫之铅属彼。

"若不怀之以德,惠之以仁,则临事焉能随我之用者哉?"

《三注》道光祖曰:"欲修天仙,必求同类。《契》曰:'同类易施工,非种难为巧。欲作服食仙,当以同类者。'盖人禀天地之正气,托同类之物,孕而有之,故真铅为母气,我精为子气,岂非同类至妙者乎?二物相须,两情相恋,乃能变化通灵。"

上阳子《参同契注》曰:"顺行阴阳,生人生物;逆行阴阳,必成金丹。古人以日月为'易'字者,是易即阴阳也。

"兑受丁火,代坤行道。

"圣贤攸行此道,则超凡入圣;邪人若行此道,则失命丧身。

"济其美者赏之,败其事者罚之。

"一阴一阳,易之道也;离宫修定,禅之宗也;水府求玄,丹之府也。名虽分三,道惟一耳。睹其三教修养之端,皆要同类,方能成功。真阴真阳之气,同类有情之物,以相匹配,安有不结灵丹者乎?兑之少阴,其道传续大千世界,化生人物。

"日月丽乎天,而有朔望对合;阴阳在乎世,而有顺逆生成。

"孔子定《诗》,先夫妇者,正阴阳无邪之道;孔子翼《易》,先乾坤者,明刚柔必配之理。

"欲作仙佛,不得同类,虽入圜百处,打坐千年,终落空亡。"

白玉蟾《指玄篇注》曰:"若求大药,有足能行,是个活物;若求金水,有手能拈,亦是活物。

"此宝家家有之,人人可修。

"非金非木亦非砂,此个原来本在家。释氏初生全漏泄,因何末后又拈花?

"王母本是凡人女,葛洪家道十分贫。二仙有样皆当学,苦口良言不误人。

"无情何怕体如酥,空色两忘是丈夫。识得刚柔相济法,一阳春岂为嘘枯。

“花果非在天地,不离人身。婴儿姹女,无媒不合。有缘能悟,便可成仙。噫,只待地母花开日,便是黄河彻底清。”

《指玄篇》曰:“叮咛学道诸君子,好把无毛猛虎牵。”注曰:“知牵无毛猛虎,道不远矣。”

符

《葫芦歌》

安师祖为父师所作,并葫芦一具,付于父师。一名雄剑,为入室下工,修丹得药之器,器非其人不敢传。为传其歌,与学道者共识之。孙汝忠志。

葫芦巧,葫芦巧,两个葫芦来回跑。葫芦里面有金丹,服者长生永不老。又不大,又不小,寸口乾坤都装了。坎离颠倒凭葫芦,长男夺取少女宝。明老嫩,知昏晓,火候爻铢休错了。龙虎交媾在黄庭,妄作三峰命不保。铅中癸,隐先天,采得铅癸不成丹。火文火武明六六,弦前弦后识三三。竹要敲,琴要鼓,三百七五从头数。铅来投汞结仙胎,我反为宾他作主。拜明师,求口诀,不动法财不肯说。安炉立鼎用法财,备办法财买金液。修行人,要识货,赤县神州选九个。离山老母整坛墠,无生老母登宝座。赐灵丹,珠一颗,吞入腹中命在我。混沌七日死复生,全凭侣伴调水火。阴渐退,阳渐长,返老还童如翻掌。曾闻丹药可驻颜,始信神仙不说谎。行着妙,说着丑,惹的愚人笑破口。直指单传这葫芦,不得葫芦难下手。这葫芦,价千金,自古仙佛不敢轻。有缘得遇真传授,共作龙沙会上人。

吕祖《采金歌》曰:“未采药,立匡廓,交合之时用橐籥。用橐籥,近我身。”

《采真机要》曰:“笛无孔窍不须横,就便吹得气自通。直使个中一二物,泥丸顶上自生风。

"贴胸交股动渠心,辅翼勾肩真焄临。此是鼓琴真妙诀,不须徽指发清音。"

《无根树》曰:"采取须凭渡法船。"

朱元育曰:"以《易》言之谓之卦,以丹言之谓之符。"

《天仙正理》曰:"分符领节弟子,上帝法旨所授。"

《仙佛合宗语录·起由》曰:"更将邱祖门下正传符节亦传付之。"

吕祖《证道经》曰:"中和窍妙,法会玄机,处中道而成明。有无相应,虚实在于中平。"

吕祖《金玉经》曰:"传天籁以明机,了地煞以忘志。醉乡一曲,申子为终;梦境三呼,庚申是始。"

《参同契》曰:"藏器待时,勿违卦月。"又曰:"此两孔穴法,金焄亦相需。"又曰:"卯酉界隔,主客二名。龙呼于虎,虎吸龙精。"

《悟真》曰:"先法乾坤为鼎器,次搏乌兔药来烹。既驱二物归黄道,争得金丹不解生?"又曰:"敲竹唤龟吞玉芝,鼓琴招凤饮刀圭。近来遍体金光现,不与凡人话此规。"

陶素耜曰:"大修行人,于一穴两分中,知追摄之法,则两穴皆开。不知追摄之法,则两穴皆闭。"

上阳子曰:"金丹之法之妙,成器之穴之用,何啻百件?"

朱元育曰:"周天之行度,无所不动,只有天枢兀然不动。在人为天谷元神,常应常静,一切火候进退,无非合此不动之枢而已。"

《仙佛合宗语录》曰:"天罡一名中黄金星,一名斗柄,一名天心。"

《金笥宝录》曰:"斗极建四时,八节无不顺。斗极实兀然,魁杓自移动。只要两眼皎①,上下交相送。须在静中行,莫向忙里送。"

《契》曰:"旁有垣阙,状似蓬壶。环匝关闭,四通踟蹰。守御固密,遏绝奸邪。曲阁相通,以戒不虞。可以无思,难以愁劳。"

———————————

① 皎,原作"缴",据《金笥宝录》改。

《悟真》曰："玄牝之门世罕知，休将口鼻妄施为。"

"斗为天之喉舌，斟酌元化，统摄周天，若网之有纲，衣之有纽。"①

《无根树》曰："运转魁罡斡斗杓，煅炼一炉真日月。"

《规中指南》曰："经寸之质，以混三才。"

"玄关一窍，正当天地正中。左右分两仪，上下定三才。左通玄门，右达牝户，上透天关，下接地轴。八面玲珑，有如蓬岛之状。"②

《四百字》曰："一孔玄关窍，乾坤共合成。名为神炁穴，内有坎离精。"

《龙虎精》曰："圜中高起，状似蓬壶。关闭微密，神运其中。"

《阴符经》曰："爰有奇器，是生万象。八卦甲子，神机鬼藏。"

《黄庭经》曰："丹锦云袍带虎符。"又曰："身披凤衣衔虎符。"又曰："出入一窍合黄庭。"

正阳祖曰："速把我人山放倒，急将龙虎穴冲开。"又曰："钻天入地承谁力？妙用灵通须是神。"上阳子曰："神者，物也。言必须以此物为采取之家具也。"

上阳子曰："今之言采取者，当以何物为采取之具？何者为采取之神？"

上阳子曰："这骨董，大奥妙，妙在常有观其窍。此窍分明在眼前，下士闻之即大笑。"

陶素耜曰："天地之间，其犹橐籥乎？盖阴阳消息，真气流通，药火妙用，升降往来。覆冒阴阳，而通天地之气，必假橐籥，是橐籥乃阴阳之门户也。"

上阳子曰："橐象阴之门，籥象阳之户。"

《脉望》曰："玄牝乃人身体具未分之太极也，中有阴阳，故曰玄牝。

---

① 此段出《参同契阐幽》。

② 此段出《参同契阐幽》。

神气于此归根,日月于此合璧。人能凭此立根基,则谷神不死矣。然又有玄牝之门,世人所罕知者。是玄牝乃修丹根蒂,真精归复之舍。谷神者,先天空虚灵应之称,吾人元性是也。超然独存,不受变灭。但静里行持,大是难事。离了散乱,又入昏沉。虽正念现前,一有所着,即落方所。若竟无着,又属顽空。此中须有机窍,心依于息,息调则神自返,神返则息自定,自然神气交结,现出虚无之窍,而玄牝显象矣。见此工夫,方可炼己采药。”

《脉望》曰:“玄牝之门,乃出入往来之所,阴阳交会之地,金丹化生之处,药物藏于其中。《契》谓:‘此两孔穴法,金气亦相需。’大修行人,于一穴两分中,知追摄之法,则两穴皆通。不知追摄之法,则两穴皆闭。金丹所重者金气,而金气必须此追摄之法,方成造化。”

上阳子曰:“外鼎者,亦名谷神,亦名神器,亦名玄关,亦名玄牝之门,亦名众妙之门,亦曰有无妙窍。凡此数者,犹聋人而听管籥也。殊不知玄牝乃是二物,若无二物,安能有万物?”

《规中指南》曰:“上柱天,下柱地,只这个,是鼎器。既知下手,工夫容易。”

《规中指南》曰:“玄牝为阴阳之源,神炁之宅。神炁乃性命之药,胎息之根,呼吸之祖,深根固蒂之道。胎者藏神之府,息者化胎之源。胎因息生,息因胎住。胎不得息不成,息不得神无主。”

萧紫虚曰:“子午卯酉为四正,玄关一窍,四正宫也。”

张紫阳曰:“昨霄被我捉将来,把鼻孔穿放杖上。”

上阳子《拄杖五首》:“谁人知汝有神通,柱地撑天立大功。自古圣凡为住世,神仙非汝莫施工。”○“汞似铁竿铅似绵,转他坤轴拔回乾。一条伎俩无多子,会去西川买黑铅。”○“石室诸佛总恁么,莲花宫主却横担。严阳会上无人识,只与芭蕉作晚参。”○“杖头活用向谁知?电走星飞已太迟,北斗南辰排作担,吓他魔鬼莫撑眉。”○“生来费尽万般机,为这一条黑蒺藜。些子神通谁会得?仙人把作上天梯。”

全阳子《玄牝之门赋》："一窍玄牝，大丹本根，是乃虚无之谷，互为出入之门。设鼎器之尊卑，截然对立；浑机关之阖辟，妙矣难言。原夫神仙立修炼之根基，元气常周流于上下。铅炉汞鼎，自此而建。玉阙金关，识之者寡。大哉玄牝，不可得而名焉。通乎阴阳，是以谓之门也。是曰鼎炉，中藏铅汞，东接扶桑之谷，西通太华之巅。据二土之妙，要合二土；界两弦之间，平分两弦。大以无外，小以无内。下焉曰牝，上焉曰玄。硃砂鼎，偃月炉，一机密运；复命关，归根窍，众妙兼全。是门也，阳开阴合，开合无穷，日往月来，往来不已。上曰天关，中纳乾甲；下为地户，内藏坤癸。无边无旁，非有形也。一阖一辟，是谓门矣。高卑配合，大矣哉，全矣哉！来去周游，出乎此，入乎此。请言夫此窍，人所同有，非门谓门，世其鲜知。盖天地常交合于往往来来之际，而神气每浑融于绵绵续续之时。今此凿破鸿濛之穴，筑成真一之基。以诸辰而论，下牝居子；合八卦而观，上玄属离。门焉而是分也，窍则浑而一之。所以紫阳备述罕知之语，不然老氏曷陈同出之词？尝谓冥冥牝户，深居沧海之间；巍巍玄关，远在昆仑之上。一阴一阳，黑白可辨；非色非空，丹青难状。四正于此布，勾般乎子午卯酉；两曜于此运，攒簇乎晦弦朔望。微哉妙哉，玄牝二字；采之炼之，工夫片饷。是则下藏白虎，为发火之枢机；上有青龙，起腾云之风浪。噫，旁门小法，惑众非一。专门名家，以贤自居。弗解讲明于理学，安能契合于仙书？以心肾①名玄牝，空费存想；以口鼻为玄牝，徒劳呬嘘。倘弃邪归正，获知蹊径之真也，则探微入妙，岂在门墙之外欤！盖思夫一气孔神，曷是收藏之根底？元和内运，孰为交接之权舆？抑又评之，虎白龙青，奚云黑虎赤龙，玄上牝下？何为左玄右牝？当知木火为侣，木于火内以停蓄；金水同宫，金在水中而潜隐。此所谓玄之又玄，妙之又妙者，其造化讲之而无尽。"

---

① 心肾，原作"阴阳"，据元刻《易外别传》改。

火

薛紫贤真人云:"圣人传药不传火,从来火候少人知。"

冲虚子曰:"火候谁云不可传?随机默运入玄玄。达观往昔千千圣,呼吸分明了却仙。"

然火候之要,当于真息中求之。[①]

盖息从心起,心静息调。息息归根,金丹之母。海蟾祖谓"开阖乾坤造化机,煅炼一炉真日月"者,此也。何谓"真人潜深渊,浮游守规中"?必以神驭炁,以炁定息。橐籥之开合,阴阳之升降。呼吸出入,任其自然。专炁致柔,含光默默。行住坐卧,绵绵若存。如妇人之怀孕,如小龙之养珠,渐采渐炼,渐凝渐结,功夫纯粹,打成一片。动静之间,更宜消息。念不可起,念起则火炎;意不可散,意散则火冷。但使其无过不及,操舍得中,神抱于炁,炁抱于神,一意冲和,包裹混沌。斯谓火种相续,丹鼎常温,无一息之间断,无毫发之差殊。如是炼之一刻,一刻之周天也;如是炼之一时,一时之周天也;如是炼之一日,一日之周天也。炼之百日,谓之立基;炼之十月,谓之胎仙。以至元海阳生,水中火起,天地循环,乾坤反复,亦皆不离一息,况所有沐浴、温养、进退、抽添,其中密合天机,潜符造化,初不容吾力焉,有何火之不传哉?[②]

《金碧经》曰:"发火初微温,亦如爻动时。"王道曰:"火是药之父母,药是火之子孙。"

上阳子曰:"火候最秘,圣人不传。今略露之:药非火不产,药熟则火化矣;火非药不生,火到则药成矣。且火候之奥,非可一概而论。中有逐节事条。"白紫清曰:"流俗浅识,末学凡夫,岂知元始天尊与天仙地仙,日日采药物而不停,药物愈亲而愈无穷也。又岂知山河大地与蠢

---

① 此段见《天仙正理》。
② 此段见陈虚白《规中指南·火候说》。

动含灵,时时行火候而无暂息,火候愈行而愈不歇也。"①

陶素耜曰:"火候总一,分之则有数种。铅中之火,白虎初弦之气也;汞中之火,青龙初弦之气也;二七之火,白虎首经是也;周天之火,十月抽添是也。有首尾之武火,炼己温养用之,后天阴火是也;有中间之文火,一符得丹用之,先天阳火是也。有外火三日出庚,震来受符,天地之和气是也;有内火缓处空房,平调胜负,一身之元气是也。有丁壬妙合之火,以汞投铅,前二候炼药用之;有举水灭火之火,迎铅制汞,余四候得药用之。有未济之火,火上而水下,顺行之常道,求药用之;有既济之火,水上而火下,逆行之丹法,合丹用之。"

《脉望》曰:"有外火候,有内火候。《契》云'三日月出庚',外火候也;崔公'天应星,地应潮',外火候也;吕祖'一阳初动,中霄漏永,温温铅鼎,光透帘帏',外火候也。广成子'丹灶河车休矻矻,鹤胎龟息自绵绵',内火候也;张子'漫守药炉看火候,但安神息任天然',内火候也。未炼丹时,最难得者,是外火候。此乃有为有作,立基之事也。内火候则已得丹,但任夫自然,乃大休歇,大自在,无为之功也。"

《脉望》曰:"火与候自不相离,火必应候,候至火亦至。然又须知火候分别处。单以候言,有二七之候,有一年之候,有一月之候,有五日之候,有一时半刻之候;单以火言,有文火,有武火,有水中火,有汞中火,有未济火,有既济火,有周天火。只'内外'二字该之矣。然不分别火候者,秘之也。

"外火者,白虎之气;内火者,青龙之神。不论已未得丹,俱不相离。内融外接,方得二火变通。"

上阳子曰:"火候攒簇之法,以一年七十二候簇于一日,以三百六十爻攒于一月,以三十六符计一昼夜,分俵十二时中。是一时有六候,比之求丹,止用二候之火;一时有一爻,比之求丹,不要半爻之顷;一时

---

① 此段见陈致虚《金丹大要·火候妙用章》。

有三符,比之求丹,只用一符之速。所谓单符单诀者此也,所以黄帝言'阴符'者此也,故曰'人知其神而神不知,不神之所以神'者此也。修丹仙子于此一符之顷,蹙三千六百之正气,逆纳胎中。当斯之时,夺天地之造化,窃日月之精华。地轴由心,天关在手。交龙虎两弦之气,捣金水一体之真。龟蛇盘结于丹炉,乌兔会行于黄道。黑白交映,刚柔迭兴。玉户储祥,紫华耀日。荧惑守于西极,朱雀炎于空中。促水运金,催火入鼎,伏蒸太阳之气,结黄舆之丹也。"

《仙鉴》曰:"火候妙用,须时久久,方能纯熟。"

泥丸祖曰:"八门运化应时开,进退随金定往来。"又曰:"十二时辰须认子,巽风吹起水中灯。"

萧紫虚曰:"定意如如行火候,便从复卦运初爻。"又曰:"此心莹若潭心月,不滞丝毫真自如。"○"微微小火养潜龙,见在田时也一同。交得三阳逢泰卦,始堪进火法神功。"

泥丸祖曰:"昆仑山上火星飞,金木相逢坎电时。药到月圆须满秤,急教进火莫差迟。"

《上药灵镜》曰:"南云火轮,必须人转;北云河车,乃系自搬。"

王重阳祖曰:"神不离气,气不离神。呼吸往来,根乎二源。

"委志虚无,寂然常照。身心无为,而精气自然有所为。犹天地无为,而万物自然化生。

"气与神合,五行四象,自然攒簇,精炁凝结。"

吕祖曰:"得来合口勤烹炼,既济休工默守持。"

《古记》曰:"火记六百篇,篇篇相似采真铅。"

《采真机要》曰:"龙先擒虎虎擒龙,龙虎交加真炁浓。却用口传心授法,口传心授要勤工。"

《三注》上阳子曰:"金丹乃阴阳之祖气,即太极之先,天地之根也。"

《三注》陆子野曰:"火即阴阳之气,合而内行,则温而和,所以能融物之真,使其交媾。阴阳之气不合,即非火矣。

"阴阳既合,乃行火候。"

《三注》道光祖曰:"冲气为和,方其未形,冲和之气不可见也。及其既形,清气为阳,浊气为阴,二炁絪缊,两情交合,曰天、曰地、曰人,三才具焉。《易》曰:'天地絪缊,万物化醇。男女媾精,万物化生。'圣人探斯之赜而知源,穷斯之神而知化,故能返本还元,逆施造化,贼天地之母气以为丹,盗阴阳之精气以为火。炼形返归于一气,炼气复入于虚无,故得身与道合,微妙圆通,变化无穷,隐显莫测。

"虎以阴中之火,照灼乾龙,龙即发昆仑之火以应之。二物之火,相并和合了,则真一之精,自然凝结。

"两火交通,铅汞配合。

"火者,非世之凡火,乃元始祖炁也。"

尹清和曰:"炼大梵之祖炁,飞肘后之金精。"

《脉望》曰:"其动也,可以得药;其静也,可以养丹。此火候之动静消息,循环不穷。吾之所以内照内听,希言调息者,凡以顺鸿濛真一之气,俟其施化而已。"

《敲爻歌》曰:"气若行,真火炼,莫使玄珠离宝殿。加添火候要防危,初九潜龙不可炼。"又曰:"斋戒等候一阳生,便进周天参同理。"又曰:"内外相接和谐偶。"

《采真机要》曰:"三虎朝龙浇灌功,常将二虎作屯蒙。屯蒙二卦行朝暮,一虎须防月月红。"

"丹法始终只一'定'字。含眼光,凝耳韵,缄舌气,正心诚意,使内想不出,外想不入,进火行符之口诀也。"

《仙佛合宗论语》曰:"至难明者,真人真药也。调真候于火者有两论:有呼吸之候,一调也;无呼吸之候,又一调也。当知有呼吸者,不宜见有,必似于无;无呼吸者,不使强无,则反着有。强无着有而不调者,我则斥之曰逼塞难容;不强而顺时令以调者,我则名之曰如空空无物是也。此万古圣真之秘机，天庭之所重禁者，所以难明也。学者当按此语，修德盟天，以寻仙师之度。"

《仙佛合宗论语》曰："调息要调真息息，炼神须炼不神神。谓心息相依，调其息而至于冲和也。苟不冲和，即是危险。盖和则不堕于强制，冲则合于不空而空之旨。采药如此，炼药如此，野战如此，守城如此，结胎如此，养胎亦如此。故长生刘真人云'冲和结坎离'，言百日关也；又云'冲和炁养神'，言十月关也。王重阳曰：'能全呼吸，定喘息，实非难。会养气调神，冲和应甚易。'又曰：'神炁冲和成大药。'上阳子曰：'冲气为和大化炉。'"

《仙佛合宗论语》曰："所谓冲和者，和而能冲，冲而无极。即《入药镜》之'常似醉'也。《灵光集》曰：'颠倒循环似醉人'，翠虚云：'骨肉融和都不知'，此真能冲和者矣。正阳祖曰：'运周天则火起焚身，充塞天地，薰蒸一身。'"

"小周天之妙理中，亦有合于大周天得药之妙者。"

《仙佛合宗论语》曰："'何名为大周天、小周天？'答曰：'小周天者，坎离交媾之火候。所谓一日内，十二时，意所到，皆可为。'一日之内，不知其几周天矣。究其妙，正饥时吃饭，困时打眠，如觉照则用，不觉照则不用。○大周天者，乾坤交媾，阴阳混一之火候。法轮迟缓，绵绵昏默，终日薰薰如醉汉，绵绵只守洞中春。紫阳云：'即此大周天一场，大有危险。'玉蟾所谓'无去无来无进退，不增不减不抽添'之谓也。其始也，以一时为一周天。渐至一日、一月，至于十月，亦为一周天，非大如何？夫既候之，缓而周者曰大，自然妙合于缓，而不得不缓；候之速而周者曰小，自然妙合于速，而不得不速。然又当知小周天本无天可周，而且建立为有，谓之从无入有也。若心能依息，则万法归一，心息大定，而涅槃而归于无。此周天之异用，为大小之异名也如此。"

许旌阳祖曰："神运气化，上则经天，下则纬地。"俞玉吾曰："若能回天关，转地轴，上下相应，则一息一周天也。"又曰："上升下降，一起一伏，徘徊于子午。"

《传道集》曰："法轮要转常须转，只在身中人不见。"又曰："法轮常转莫停留，念念不离轮自转。"

《仙佛合宗论语》曰："进火退符，必至于所当止之地。《黄庭经》曰：'出入呼吸俱丹田'，此其所当止者。"

《黄庭经》曰："龙旂横天掷火铃，主诸气力摄虎兵。"○"昆仑之上不迷误，蔽以紫宫丹成楼。侠使日月如连珠，高奔日月吾上道。郁仪结璘善相保，乃见玉清虚无老。"○"出日入月呼吸存，元气所合列宿分。皆在心内通天经，昼夜存存自长生。"

冲虚子曰："若无火候道难成，说与根源汝信行。要夺人间真造化，不离天上月亏盈。抽添这等分铢两，进退如斯合圣经。此是上天梯一把，凭他扶我上三清。"

《天仙正理》曰："行火炼神，谓之添汞。汞者，心中之元神。所谓添者，必由于大周天之火。有火则能使元炁培养元神，助成长觉，元神不致离二炁而顽空不定耳，故曰：'添汞行火惟神明。'

"白玉蟾曰：'心入虚无行火候。'入虚无，是神炁入定，而不着相，邱真人所说'真空'是也。虽行大周天，不见有大周天之相，便得虚无之妙。"

陈朝元曰："凡炼丹，随子时阳生而起火，则火力方全。余时起火不得，无药故也。"

彭鹤林曰："火药原来一处居，看时似有觅时无。"

吕祖曰："饮海龟儿人不识，烧丹符子鬼难看。"

《仙佛合宗论语》曰："凡可言，皆火候之粗迹。而玄妙之妙，合于天机之自然者，必待蒲团上较勘，自有真知。而口头语言，终不能一途而尽。"

《唱道真言》曰："火候不过'凝神'二字。凝神在何处？曰生身受命之处；凝神在何时？曰真息归元之时。夫静工真境，以笔传之，不若以身验之。"

《天仙正理》曰："还神摄气,妙在虚无。"又曰："以觉灵为炼药之主,以冲和为炼药之用。"又曰："欲将此炁炼而化神,必将此炁合神为炼。"

陈希夷曰："子午功,是火候,两时活取无昏昼。"

萧紫虚曰："防火候之差失,忌梦昧之昏迷。"

《天仙正理》曰："以先天无念元神为主,返照内观,凝神入于炁穴。"

古歌曰："神返身中炁自回。"

《天仙正理》曰："真机至妙,在乎一气贯真炁,而不失于二绪;一神驭二炁,而不少离于他见。"

《天仙正理》曰："一气者,呼吸之炁贯串真炁,自采至止不相离,离则间断复续,是二头绪矣。此由昏沉散乱之心所致。甚则二三绪,皆无成之火矣。戒之,戒之。"

《天仙正理》曰："呼吸之气贯真炁,必主宰一神,专精驭之而不离。若内起一他想则离,若外着一他见则离。离则无候、无火矣。一息如是,三百息皆如是,方能合天然真火候之玄功。"

《天仙正理》曰："起则采封二候之后,小周天候之所起也,止则小周天候足而止火也。"

《入药镜》曰："火候足,莫伤丹。天地灵,造化悭。"

正阳祖曰："丹熟不须行火候,更行火候必伤丹。"

《悟真篇》曰："未炼还丹须速炼,炼了还须知止足。若也持盈未已心,不免一朝遭殆辱。"

萧了真曰："切忌不须行火候,不知止足必倾危。"

《天仙正理》曰："火足丹熟,有止火之候。其候一到,则必可出鼎而换入别鼎。精化炁于炁穴,炁化神于神室,故曰别鼎。"

《天仙正理》曰："炁足宜防满而溢之危。老师曾嘱曰:当不用火,必勿用。若用火不已，丹之成者更无所加，疑而怠慢，但已满之元精，防其易溢。而非真有溢也，以其尚未超脱离此可溢之界，此正可凡可圣之分路头也。"

石杏林曰："不须行火候，又恐损婴儿。"婴儿，丹也。胎成婴儿亦成，将出现于外之时，则无火矣。若再用火，是婴儿未完成之事，岂不有损于婴儿乎？①

朱元育曰："火候之要，全在一动一静。天君既处密室之中，静则寂然不动，洗心退藏；动则感而遂通，发号出令。无非顺一阴一阳之节，子午之一寒一暑，卯酉之一生一杀。阴阳大分，纤毫不可差错。苟合其节，则内火外符，自然相应。"

朱元育曰："火候之动静，如法令之不可违。学者当按行而涉历之。凡进退往来于二至、二分界限处，务要至诚专密，稍失常度，便于刻漏不应。盲风、怪雨、旱、涝为灾，小则螟蝗立起，玉炉与金鼎沸腾；大则山川崩裂，金虎共木龙驰走。皆因心君放驰，神室无主，遂尔感灾召变。"

朱元育曰："如冬至一阳生，法当进火，然须养潜龙之萌，火不可过炎；夏至一阴初降，法当退火，然须防履霜之渐，火不可过冷。不当炎而过炎，则隆冬反为大暑；不当冷而过冷，则盛夏反为霜雪矣。若遇春秋二分，阴阳各半，水火均平，到此便当沐浴，洗心涤虑，调燮中和，鼎中真炁方得凝结。"

朱元育曰："刚属武火，柔属文火。身心未合之际，当用武火以煅炼之，不可稍涉于柔；神炁既调之时，当用文火②以固济之，不可稍涉于刚。水火既济，正在虚危中间。虚极静笃，神明自生，即'一刻中，真晦朔'也。"

---

① 此段仍旧为《天仙正理》之文。
② 火，原作"武"，据朱元育《参同契阐幽》改。

朱元育曰:"文火在神室中温养,武火在门户间隄防。"

朱元育曰:"火候有文武。武火主烹炼,文火主沐浴,二用天渊迥别。始须野战,终则守城,俱是武火用事。要知武火烹炼,在一南一北之交入;文火沐浴,全在中宫内守,念不可起,意不可散。火候妙诀,只在片刻中。"

朱元育曰:"所谓沐浴者,万缘尽空,一丝不挂。存真意于规中,合和金情木性。一首一尾,平分坎离,调和两家,不离中间真土也。"

朱元育曰:"造化之妙,全在午后子前。当以真意徘徊其间,所以太阳当中,古人谓之'停午'。"

朱元育曰:"运火神动,无过回光返照。"

朱元育曰:"所谓真火者,岂有他哉?只是息息归根,以俟真种之自化自育而已,岂待渣滓之物,一毫帮补,与夫矫揉造作,一毫费力哉?"

吕祖《金玉经》曰:"欲明先天和合之神,即结后天分散之气。苟有邪机,失元无措。"

吕祖《证道经》曰:"动则连绵,静则联合,使阴阳相感,变化之机生焉。一着气质情关,便成假矣。"

《证道经》曰:"真机旋自内运,清气发于源头。源头清静,明理之端也。虽天命流行,犹有通塞开闭之别。"

《唱道真言》曰:"火候之法,不过主静内观,使真气运行不止而已。抽铅添汞,不过真水常升,真火常降而已。"

《唱道真言》曰:"火候以真气薰蒸为沐浴,以绵绵不绝为抽添。"

《唱道真言》曰:"火候之运行,则更有说:夫人身血气流通,其循环升降,原应周天之度,动中不觉。及至静时,则脉络骨节之间,嘿然而上升,油然而下降,分寸不差,毫厘不爽。自尾闾逆至泥丸,自泥丸顺至绛宫,翕聚神房,与五行之气浑合为一。"

《唱道真言》曰:"用火忌暴。十月之火犹如一日,一日之火犹如一刻,此为纯火。若有时忘却,一念勿及,加意烹炼,一团躁急之气虽坐到息息归元之候,终是暴火。由其自断自续,加意为之也。"

《唱道真言》曰:"自知无火,方能用火;自觉无阳,方能采阳。如天体清空,一无所有,如时行物生,万古不息。"

《唱道真言》曰:"以五载十年之火候,养成至神至圣之仙胎,使宿生习气销熔殆尽,名为炼丹,实为养心。"

《唱道真言》曰:"体热如火,心冷如冰。气行如泉,神定如岳。神谧如也,气渊如也。神气相依,时时内视,刻刻返观。泼天炉火,遍地黄金。"

吕祖《证道经》曰:"但至诚无息,便窍妙通灵。"

孙不二曰:"无内藏真有,有里却如无。"

《仙佛合宗语录》曰:"任火自运,绝不着意于火,方合玄妙机之火也。尤当入定,而专用眸光之功。是以日间用双眸之光,专视中田;夜间用双眸之光,守留不妄。如是采之,大药自生,即《阴符经》所谓'机在目'也。"

《唱道真言》曰:"古圣'惩忿窒欲'四字,是沐浴抽添之要诀也。忿不惩,则火宜降而反腾;欲不窒,则水宜升而反泻。虽十分功夫,做至九分九厘,亦必丹鼎飞败,真元下泻。且有不测,不止不成已也。"

萧紫虚曰:"乾坤橐籥鼓有数,离坎刀圭采有时。"冲虚子曰:"气行有数,忌其太多;气行有时,忌其太久。太久、太多,恐以滞其先天氤氲之生机,故以周天之数限之。我师曹还阳曰:'子午卯酉定真机,颠倒阴阳三百息。'玉鼎真人曰:'入鼎若无刻漏,灵芽不生。'刻漏者,出入息也。金谷野人曰:'周天息数微微数,玉漏寒声滴滴符。'陈泥丸曰:'天上分明十二辰,人间分作炼丹程。若言刻漏无凭信,不会玄机药未成。'"

陈希夷曰:"三十六,二十四,周天度数同相似。卯时沐浴酉时同,火候足时休恣意。"盖乾策二百十六,除卯阳沐浴之三十六不用,乾用实一百八十也；坤策百四十四，除酉阴沐浴之二十四不用，坤用实一百二十也。合之得三百息，周天之数也。闰余之数在外，运此周天，积累动㤠，积之不过百日，则精不漏而返㤠矣。卯酉则行沐浴以养之。息火停符，谓之沐浴。今日行沐浴，不行其所有事，行其所无事也。李虚庵曰："一阳动处初行火，卯酉封炉一样温。"又曰："沐浴脱胎分卯酉。"吕祖曰："进退须明卯酉门。"言人不知卯酉沐浴，则亦堕空亡而不能成药。盖沐浴乃炼丹之正工，进火退符只是调和助沐浴之工而已。[①]

　　卯酉有年月之卯酉，有日时之卯酉。未得丹之前辨时中卯酉，要知一时六候，关渡窍妙。沐浴者，卯月木旺而火相，丙火至此而沐浴，庚金于此而受胎，不进阳火养金胎也；酉月金旺而水相，壬水至此而沐浴，甲木于此而受胎，不退阴符安木胎也。十月火符，除去卯酉两月，故曰一年火候也。《悟真》曰："一年沐浴防危险，十月调和须谨节。"但卯酉当于药火到时取之。"[②]

　　《脉望》曰："刑德临门，卯酉沐浴，大旨皆言养丹。而结丹时之沐浴，先圣皆秘而不言。惟我师《还丹火候歌》，将行火窍妙阐发明白，愚今披露丹衷，发泄于此，使万古迷蒙，尽为诀破。"○《火候歌》云："忆我仙翁道法，总是吾家那着。原无子午抽添，岂有兔鸡刑德？问吾子在何时？答曰药生时节。问吾子在何候？不过药朝金阙。卯时的在何时？红孩火云洞烈。若无救苦观音，大药必然迸裂。此时沐浴时辰，过此黄河舟楫。再问何为卯酉？即是任同督合。此时若没黄裳，药物如何元吉？遇此即为库戌，请问库中消息。此是一贯心传，至道不烦他觅。"○盖药临玄门，丹经所谓九重铁鼓，三足金蟾，任督下合之乡，子母分胎之路，皆是此处，故以红孩相火比之。救苦观音者，静摄严密，则甘露垂珠也。愚常问师云："入静乃库戌之事，此时何以云？"师云："此静不是

----

① 上二段见《天仙正理》。
② 此段见陶素耜《悟真篇约注》。

大静,乃观音之静,若那静则如来之静矣。"鹤林真人云:"卯酉乃其出入门。"可见刑德临门,不过临玄之门,临牝之门也。在识其窍妙而已。

【卷四】

明理习静第一

上阳子曰:"修士先须洞晓内外两个阴阳作用之真,则入室下工,成功亦易。内药则一己自有,外药则一身所出;内药不离自己身中,外药不离色相之中。内药只了性,外药并了命。内药是精,外药是气。精气不离,故云真种。内丹与外丹炉火,同是一理。"

薛紫贤曰:"《破迷歌》云:'道在内来,安炉立鼎却在外;道在外来,坎离铅汞却在内。'此明内外二药也。外药者,金丹是也。造化在二八炉中,不出半个时辰,立得成就。内丹者,金液还丹是也。造化在自己身中,须待十个月足,方能脱胎成圣。二者作用虽略相同,及其用功火候,实相远矣。吾侪下工,外药和合丹头之际,龙虎交战之时,金木相啖,分毫不可差忒。稍差,大药不就。内药和合丹头之际,最须防危虑险。内药虽有天然真火在土釜之中,赫赫长红亦须凭外炉勤功加减,抽添运用,令无差忒至于危殆也。然内外真火,变化无穷,实藉真铅之妙绝。此物偏能擒汞,使不飞走,久之,铅尽汞干,则无火无金。"

莹蟾子曰:"大凡学道,必须从外药起,然后及内药。内药者,无为而无不为也;外药者,有为而有以为也。内药则无形无质而实有,外药则有体有用而实无。外药者,色身上事;内药者,法身上事。外药是地仙之道,内药是天仙之道。外药了命,内药了性。夫惟道属阴阳,所以药有内外。"

陶素耜曰:"产药川源,虽属坤位,然坤乃老阴,不能自行。兑为少女,乃坤同类,代坤行道,故又以西方兑为主,乃金之正位也。炼金丹者,不求于乾,不求于坤,不求于坎,专求于兑可也。但功夫虽是一般,而法度则有次第。关窍既开,方可筑基;筑基既毕,方可得药;内药既凝,乃可还丹。筑基以前,皆后天中先天之药;还丹一节,乃先天中先天之炁。炁一入舍,则如痴如醉,全仗侣伴、黄婆助我行符运火。"

陶素耜曰:"癸中壬,后天中先天之药也,筑基用之;铅中阳,先天中先天之药,还丹用之。"

《脉望》曰:"采后天中先天,延年益寿;先采先天中先天,作佛成仙。"

张三丰曰:"采后天,筑基炼己;盗先天,成圣成仙。逆成仙,龙吞虎髓;顺生人,虎夺龙涎。"

陶素耜曰:"先天之金水,取为丹母,还丹用之;后天之金水,资为炉药。炼己养丹用之。"

陶素耜曰:"丹乃和气所成,呼吸于内,神依息而凝,息恋神而住。临炉之际,呼吸调和,收取外来真一之炁,入吾戊己之宫,与我久积阴精,两相含育,则真息自定,脉停丹结矣。

"人间少阴一受胎孕,其经即止,土填水不起之证也。丹士驱龙就虎,执其平衡,调其胜负,猛烹而极炼之,则火蒸水沸,其金自随水而上腾。及夫水沸已极,其盛入于离宫。离火反为坎水所灭,制伏拘钳,不飞不走。水逢土而掩,火得土而藏。铅汞俱死,同归厚土。三家相见,三姓会合矣。"

陶素耜曰:"夫水何以能生金乎?阴阳始交,天一生水,为五行之首,是道之枢而阴阳之始也。水一加以土五,得水之成数。一数玄,五数黄,其玄黄含芽之象乎?

"坎离配日月。丹法有内日月,有外日月。欲令内日月交光于内,必先使外日月交光于外,光耀垂敷,而偕以造化者在是矣。

"日月行于黄道之上,一出一入,迭为盈亏,互为卷舒,各有次序。朔而晦,晦而朔;弦而望,望而弦。如辐之辏毂,轮转不停,此阴阳之往来也，日月之神化如此。然则吾身之日月，日用不知者，可默识矣。故学道之士，知晦朔弦望之妙于往来辐辏，知采药之符，是穷神也；知动静早晚之期于出入卷舒，识运火之候，是知化也。亦在于反身而求之耳。

"合一不测为神，推行有渐为化。是神者，乃阴阳之主宰；而造化者，即阴阳之迭运也。则欲穷其神，知其化，其惟阳往则阴来乎？"

陶素耜曰："金丹大道，至简至易，进退有法，炼养有诀。皆顺乎造化自然之妙，初不待于勉强安排也。然所谓自然者，非付之自然，毫无所用也。祖师云'顺自然'，非听其自然，其自然所为之妙谛乎？

"炼己三年，温养十月，中间得丹，止半个时辰。吕祖云：'三千日里积功夫'，又曰：'大功欲就三千日，妙用无亏十二时。'《黄庭经》云：'积精累气以成真。'长生久视之道，由乎铢积寸累，功夫无息，所以能化形而仙也。"

《脉望》曰："此意从静极而生，即真土也。神气交感，皆是真意所摄。意不专一，其神散而不凝；神不凝聚，则大用现前而失之俄顷。是故安静虚无，以养其神也；万乘之主，以尊其神也；辰极受正，以用其神也；闭塞三宝，以敛其神也。神灵则气应，始可从事服食，而行返还之道。故神之丹君，气为丹母，用功之纲要也。"

《脉望》曰："古之真人，知神由中主，而气自外来，故必以神驭炁，而保厥长生。夫人之一身，常以元神为宰，而取坎填离，气始复焉。

"'有情、有信'四字，尽《参同》《悟真》之蕴。情者，静之动也；信者，动之符也。'信'之一字，千圣万真，同此一诀。

"气精交感，道归自然。魂魄相拘，行分前后。慎御政之首，转生杀之机，为之而主之以无为，有作而还归于无作。生人之道，顺道也。神仙则逆而用之，掀翻天地，颠倒五行，盗机也。于将动未动之际，隐情密审，潜食而不令人觉。其转杀为生，藏恩于害，全在这点机括，微乎妙哉！"

《脉望》曰："成丹不过水银一味而已，运火不过玄牝之门而已。其数虽烦,其旨甚约。若火满周天,金满乾体,火数足则金气亦足,然后七者返,九者还,真人自神化不测矣。"

《天仙正理》曰:"天仙是本性元神,不得金丹,不得复至性地而为证。金丹是真阳元气,不知采取,不能烹炼而为丹。"

又曰:"仙道简易,只神炁二者而已。予于是知所以长生者以炁,所以神通者以神。

"不知真动真静之机,不可以得真炁。不知次第之用,采取之功,又何以言伏炁哉?

"始言炼己者,以其有诸相对者,是性之用于世法、世念中而逆回者言之也;终言还虚者,是性之无相对者,独还于虚无寂灭而言之也。其实只是一个性真而已。世人不知仙即是性,与佛无殊,所以举世谈仙,而莫知所学,而亦莫有成也。"

上阳子曰:"万物有归根之时,至人明长生之理。"

《契》曰:"不得其理,难以妄言。竭殚家财,妻子饥贫。讫不谐遇,希有能成。"

石仙翁曰:"学仙甚易,而人甚难;脱尘不难,而人未易。深可哀哉!"

抱朴子曰:"服药虽为长生之本,若能兼行气者,其益甚速。若不能得药,但行气而尽其理者,亦得数百岁。然又宜知房中之术,所以尔者,不知阴阳之术,屡为劳损,则行气难得力也。夫人在气中,气在人中,自天地至于万物,无不须气以生者也。善行气者,内以养身,外以却恶,然百姓日用而不知。"

抱朴子曰:"夫损易知而速焉,益难知而迟焉。人尚不悟其易,安能识其难哉?夫损之者,如灯火之消脂,莫之见也,而忽尽矣;益之者,如苗禾之播植,莫之觉也,而忽茂矣。故治身养性,务谨其细,不可以小益为不防而不修,不可以小损为无伤而不防。凡聚小所以就大,积一所以至亿也。若能爱之于微,成之于著,则几乎知道矣。"

刘长生真人曰:"尘心绝尽,可全于性;色心绝尽,可全于命;无明心尽,可保冲和。"

陶素耜曰:"鸿濛既顺,药化丹成,必得纡徐容与,情境两忘,人法双遣,一念不生,万缘顿息。《契》曰:'委志归虚无,无念以为常。'丹法始终以无念为常。而有念者,乃一时半刻之事,不可不知。"

上阳子曰:"'无念'二字,最为受用。真人潜深渊,无念以应之;浮游守规中,无念以候之;呼吸相含育,无念以致之;三性既会合,无念以入之。其功最多,故曰为常。妙哉!

"道家之无念,非寂灭之谓,乃心专之谓,只有正念现前,并无别念纵横也。丁灵阳《心性诀》云:'静中抑念功深,一切境界,现于目前,不得起心生爱憎。'盖修行人,静中境界多般,皆是自己识神所化,因静而现,引诱心君。惟心主专一不动,见如不见,体同虚空,无处摸捉,自然消散。太上曰:'致虚极,守静笃。万物并作,吾以观其复。'上阳子曰:自太极而至于复,凡几太极而几复也。明至于此,则九还之道尽矣。"①

《规中指南》曰:"原夫人之未生,漠然太虚。男女媾精,其兆始见。一点初凝,纯是性命。混沌三月,玄牝立焉。玄牝既立,系如瓜蒂。婴儿在胎,暗注母气。母呼亦呼,母吸亦吸。凡百动荡,内外相感。何识何知?何明何晓?天之炁混混,地之气沌沌,但有一息存焉。"

《中和集》曰:"外阴阳往来,则外药也;内坎离辐辏,乃内药也。外有作用,内则自然。精气神之用有二,其体则一。以外药言之,交合之精,先要不漏;呼吸之气,更要细细,至于无息;思虑之神,贵在安静。以内药言之,炼精,炼元精,抽坎中之元阳也。元精固,则交感之精自不泄。炼气,炼元气,补离中之元阴也。元气住,则呼吸之气自不出入。炼神,炼元神,坎离合体成乾也。元神凝,则思虑之神自然泰定。"

《性命圭旨》曰:"情合性,谓之金木并;精合神,谓之水火交;意大

---

① 上三段,均出陶素耜《参同契脉望》。

定,谓之五行全。

"元精固,则交感之精自不泄漏;元气住,则呼吸之气自不出入;元神凝,则思虑之神自然泰定。"

朱元育曰:"何谓性?一灵廓彻,圆同太虚,即资始之乾元也;何谓命?一炁絪缊,主持万化,即资生之坤元也。性本无去无来,命却有修有证。命之在人,既属后天造化,便夹带情识在内,只因本来真性,搀入无始以来业根,生灭与不生灭,和合而为八识。识之幽微者为想,想之流浪者为情。情生智隔,想变体殊,颠倒真性,枉入轮回矣。"

《唱道真言》曰:"太虚之中,得其气者成形,得其理者成性。太虚无为,而万物自遂;太虚无心,而万物自滋。

"静以养心,明以见性,慧以观神,定以长气,寡欲以生精,致虚以立意,此要诀也。"

吕祖《证道经》曰:"能知元始之由,太极动静之理,阴阳消长之机,明此三者,根本立矣,正理存焉,见性之原也。

"道心者,天地之心,是心非心,空空洞洞,无一理不具,无一物能着,乃五行精一之神。"

《唱道真言》曰:"美色淫声,究同我性。物不异我,我不异物。物我不分,神无去留。"

《性命圭旨》:"世间万物本一神也,神本至虚,道本至无,易在其中矣。天位乎上,地位乎下,人物居中,自融自化,气在其中矣。中天地而立命,本虚灵以成性,立性立命,神在其中矣。命系乎气,性系乎神,潜神于心,潜气于身,道在其中矣。

"神气合而后性命见,性命合而后未始性之性、未始命之命见。夫未始性之性、未始命之命乃吾之真性命,即天地之真性命,即虚空之真性命。

"性者,元始真如,一灵炯炯是也;命者,先天至精,一炁絪缊是也。性无命不立,命无性不存。在天为命,在人为性,其实一原。

"毗卢性海,乾元面目,原是廓然无际,神妙莫测的;原是浑然大中,不偏不倚的;原是粹然至善,纯一不杂的。本来圆明,洞彻无碍。以为有,不睹不闻,奚所有也?以为无,至灵至神,未尝无也。本无方所,亦无始终,未有天地万物之先,这个原是如此;既有天地万物之后,这个只是如此。至无至有,至有至无,乃乾坤之灵体,元化之玄枢,人人性命之本原,天下万物万事之大本。《易》所谓太极、四象、八卦,皆由此出。大舜之谓中,孔子之谓一,帝王之授受,圣贤之相传。明此便是克明峻德,知此便是知《易》,见此便是见道。"

"人之灵明一窍,六合而内,六合而外,本无不周,本无不明,其不能然者,为形所碍耳。性命之学,是一是二。苟能见得真真性体,即能立得真真命根。纯至十月胎全,阳神透顶,虽曰了命功夫,实是完得我性分内事。"①

《唱道真言》曰:"道者一也,不变而至常之谓也。太极既判之后,起初是此时,到底是此时;起初是此物,到底是此物。自一世界,以至十万世界,皆是此时,皆是此物,未尝少变而失其常也。人之心体,原是不变而有常,其所以变而不常者,是妄想杂尘,非心也。观乎天之道,则知人之心矣。"

《唱道真言》曰:"一无之中,万有具焉。以言无精,其实有精;以言无炁.其实有炁;以言无神,其实有神。如太古之世,民风熙皞,无在非德泽之洋溢,不可执一名一象以求之,而礼乐刑政,灿然具足。"

上阳子曰:"世人执为《易》之辞,不明卦之用。苟明卦之用,不知《易》之道。欲明《易》之道,道在身中,不属卦气。常以灵知寂照为心,虚空不住为观,返本还原,复归太极。"

子思曰:"心之精神谓之圣,故心定而能慧,心寂而能感,心静而能知,心空而能灵,心诚而能明,心虚而能觉。"

————————

① 此段见《唱道真言》。

《楞严经》曰："知见立见，即无明本；知见无见，斯即涅槃无漏真净。夫岂同于木石之无知、无见乎？"

《定观经》曰："惟灭动心，不灭照心。"

"圣人虚其心而实其照，终日知而未尝知。"[①]

荷泽曰："心常寂是自性体，心常知是自性用。"

马丹阳曰："无心者，非同猫狗，蠢然无心也，务在存心清净之域，而无邪心也。故俗人无清静之心，道人无尘垢之心，非所谓俱无心，而与木石同也。"

白紫清曰："生我于虚，致我于无，是宜归性根之太始，返未生之以前。藏心于心而不见，藏神于神而不出，故能三际圆通，万缘澄寂，六根清净，方寸虚明。不滞于空，不滞于无，空诸所空，无诸所无，至于空无所空，无无所无，净裸裸，赤洒洒，则灵然而独存者。"

马丹阳祖曰："夫体空者，心体念灭，绝尽毫思，内无所知，外无所忝，其难住迅若奔马，惟静可以御之。当先去其外党，若在众人之中，如在深山穷谷，方是道人。若不到无心田地，难以制御。

"守清净恬淡，所以养道；处污辱卑下，所以养德。去嗔怒，灭无明，所以养性；节饮食，薄滋味，所以养忝。然我性定则情忘，形虚则忝运，心死则神活，阳盛则阴衰，此自然之理也。

"儿女心多，烟霞气少。初学入道之人，截自今以住，俗事不挂心，专心至志，始终如一，莫中路而废之。若有毫末不除，则道不固。已往之事不可思，未来之事不可念，且据目前为现在，便是无事之人。

"日用外，大忌见他人过，自夸己德，妒贤嫉能，起无明俗念，欲心种种之过；内日用，真修真净，不染不着，调气养神，逍遥自在，暗积功行，不求人知，惟望天察。《诗》曰：'大道人情远，无为妙本基。世间无爱物，烦恼不相随。'

---

① 此句出东晋僧肇《般若无知论》

"酒为乱性之浆,肉为断命之物,直须不吃为上。酒肉犯之犹可恕,若犯于色,罪不容诛。盖色之害人,甚于狼虎,败人美行,损人善事,亡精灭神,至于损躯,故为道人之大孽。

"酒色财气、是非人我、忧愁思虑、攀缘爱恋,此心一起,迅即扫除。十二时中,常搜己过,稍觉偏颇,即当改正。

"十二时中,天道运行。斡旋造化,还有息否?炼道之人,须象天道,亦要十二时中,无暂停息,斡旋自己身中造化,要常清常静,不起纤毫尘念,乃是修行。"

赤脚刘真人曰:"修行人制身而制大囚,不敢放令自在,稍纵必脱去枷锁,啸聚山林,不可复制矣。马丹阳曰:'稍令自在神丹漏,略放从容玉性枯。'

"初下志,须要保守灵源,坐得且坐,如爱护春芽、浮泡相似,难收易散,要人保惜。世间万事,艺术好恶,荣枯得失,一齐放下。如愚如痴,如枯木石头。把自己形骸,如四足相似,要在万物之下始得。把自已光明,只可深藏不露,若于万缘境上,散了一分无一分也。

"修行人学憨学痴,休开世情眼,莫作快心事,但有疑心莫为,稍有违心勿做。须要情识两忘,渐归于道。识是生死种子,修行人日用上有功处,一分也要争做,有过处丝毫即改,慢慢地换得孽少福多。"又曰:"九天之上圣贤,无一个无福;在地众生,无一个无孽。"

邱长春真人曰:"修真慕道,须凭积行累功,若不苦志虔心,难以超凡入圣。或于教门用力大起尘劳,或于心地用功全抛世事,但克己存心于道,皆为致福之基。然道包天地,其大难言,小善小功卒难见效,所以云刹那悟道,须凭长劫炼魔;顿悟一心,必假圆修万行。今世之悟道,皆宿世之有功也。人不知宿世之因,只见年深苦志,不见成功,以为尘劳虚设,即生退息,甚可惜也。殊不知坐卧住行,心存于道,虽然心地未开,时刻之间,皆有积累。功之未足,则道之不入。如人有大宝明珠,价值百万,我欲买之,而钱数未及,须日夜经营,勤求俭用,积聚钱财,虽三千、五千、三万、五万，钱数未足，而宝珠未得。其所积之钱，应急且得使用，比于贫窭之家，云泥有隔，积功累行者亦然。虽未得道，其善根深重，今世后世，圣贤提挈，方之无宿根者，不亦远哉！

"十二时中，只要内搜己过，方得神气内安。神气安，为真功。不见他人过，为真行。许祖云：'暗行阴骘万神安。'"

郝太古真人曰："日用者，静处炼炁，闹处炼神，行住坐卧，皆是道也。昼夜现前，须要不昧。若睡了一时，死了一时。日日有功，无睡千日，功夫了也，勿信他人言有夙骨。

"凡人成则忻忻，败则戚戚。若此两者，觑若平等，便是了心地人也。"

栖云先生曰："三千功易得，八百行难全。澄心定意是真功，苦己饶人是真行。"

《西山志疏》："以清净为基，以无为为体，以存诚为用，以柔弱为守，以坚忍为行，以精进为心，以决烈为志，以广大为规。视天地万物，无一不在我心性之中；视天地万物，又无一事可为我心性之碍。以我心之真净，化天下之贪染；以吾心之克明，化天下之蒙昧；以吾愿之必忠，化天下之迷罔；以我力之无怠，扬吾教之无边。不希心于阳福，不惑①志于阴愆，不萦情于物累，不畏刺于人言。冥默有自然之宰，荣枯有一定之衡，诚不可为，不可致，不可测，不可分之理也。世人罔识玄微，偏欲以妄胜天，以贪争命，此无往而不获其咎者。

"炎炎者勿直任其气，滔滔者勿遇溺其情。且我之炁，养之周流万物；我之情，藏之茂对群生。岂可以先天之真性，受制于物？岂可以未凿之良心，受制于情？心之所至，气即从之；形之所寓，情即引之。人能置此身于太虚，化万物于无有，过而不留，动而能定，与物往来，无萦无扰，何有于忿？何有于欲哉？"

---

① 惑，原作"或"，据《净明宗教录》改。

庄子曰："至人潜行不窒,蹈火不热,行乎万物之上而不慄,请问何以至此?"关尹子曰:"是纯气之守也。"

《唱道》曰:"炼丹必先炼心,心灵则神清,神清则气凝,气凝则精固。丹经所谓筑基、药材、炉鼎、铅汞、龙虎、日月、坎离,皆从炼心上立名。至于配合之道,交济之功,升降之法,烹炼之术,此其余事。若心源未能澄彻,情欲缠绕,则筑基虽固必复倾,药材虽具必多缺。炉残鼎败,龙战虎哮,日蚀月晦,坎虚离实。配合则阴阳不和,交济则水火不睦,欲升而反降,三尸害之,六贼扰之。一杯之水,难救车薪之火,故炼心为成仙彻始彻终之要道也。"

【卷五】

炼己筑基第二

上阳子曰:"金丹之道,先须炼己,使神全气盛也,七情不动,五贼不乱,六根大定,精难动摇,方可从事丹道之言。五贼者,即眼、耳、鼻、舌、身、意,为天之五贼;色、声、香、味、触,为世之五贼;爱、欲、贪、嗔、痴,为内之五贼。天之五贼不谨于内,则内之五贼蜂起;世之五贼不除于外,则天之五贼豺生。是以眼见色,则爱起而贼精;耳听声,则欲起而摇精;鼻闻香,则贪起而耗精;口尝味,则嗔起而走精;身意遇触,则痴起而损精。五者日夜戕贼于身,其精能有几何? 精去则神气随之,身则丧矣。修行人以身为国,以精气为民。精不动摇,谓之民安;神气充足,谓之国富。以求丹为战敌,必如此然后可以战胜,而得先天之炁矣。"

《天仙正理》曰:"炼己者,所谓苦行其当行之事曰炼,熟行其当行之事曰炼,禁绝其不当为之事曰炼,精进励志而求必成曰炼,割绝贪爱而不留余爱曰炼,禁止旧习而全不染习曰炼。己者,即我静中之真性,动中之真意,为元神之别名也。古云:'未炼还丹先炼性,未修大药且修心。'"

　　《脉望》曰："炼丹必先于炼己，而炼己与养己有分。宝精裕气，养己也；对境忘情，炼己也。自有动静之分。而炼己又莫先于养己，第法性虽一，教有顿渐。六祖《坛经》曰：'若起正真般若观照，一刹那间，妄念俱灭。若识自性，一悟即至佛地。'顿法也。此之所论，乃渐法耳。虚靖天师云：'要得身中神不出，莫向灵台留一物。'盖遣欲澄心，只有正念现前，内境不出不染，一切外境不入。如此安静，渐入大定。气质之性，无所依傍，一物不着，心如太虚，则真空实相本体自然发现，此安静则虚无之义，而元神为丹君之说也，然非顽空也。《坛经》云：'若百物不思，常令念绝，即是法缚，即名边见。'诚于原本生身受气之处，玄关一窍，收视返观，于六尘中，无染无着，回光而内照之，久之纯熟，自然万虑俱空，元神独觉。

　　"《悟真》曰：'若欲修成九转，先须炼己持心。'当知炼己，非空炼也。"（济一子曰："真气薰蒸，习熟对境。"）

　　《金丹真传》曰："若问如何炼己，鼎炉琴剑无差。"

　　白玉蟾曰："学仙非难，出尘离欲为甚难。"

　　玉阳真人云："随情流转，定落空亡，更道难成、功难就、孽难当。"

　　《太上护命经》曰："即色是空，即空是色。若能知空不空，知色不色，名为照了，始达妙音。"

　　太上《五厨经》曰："一气和太和，得一道皆泰。和乃无一和，玄理同玄际。不以意思意，亦不求无思。意而无有思，是法如是持。"

　　《樵阳经》曰："初功在寂灭情缘，扫除一切杂念，方可下功。除杂念，乃是第一着筑基炼己之功也。"

　　《唱道真言》曰："有圣人之体，然后可以行圣人之用。"

　　初祖曰："外息诸缘，内心无喘。心如墙壁，可以进道。"

　　古歌曰："未炼还丹先炼性，未修大药先修心。"

　　《心印经》曰："精合其神，神合其气，气合其真。回风混合，百日功灵。"

《唱道真言》曰："静以守之，虚以合之。运之以意，而未尝有意；得之于心，而本无心。动而与天行之健，其动则静中之动也；静而与地体之凝，其静乃动中之静也。而吃紧在玄关一窍。"

《无根树》曰："树老将新接嫩枝。梅寄柳，桑接梨，传与修真作样儿。自古神仙栽接法，人老原来有药医。"

上阳子曰："去色欲，绝恩爱，轻财物，慎德行，四者炼己之大要也。去色欲，则精气全，乃能降龙伏虎。非但去之，要能与之相忘。昔长生刘真人洛阳三年，炼己也；泥丸翁酒肆淫房戏历遍，炼己也。炼己日久，淘汰情性，自然忘无可忘，乃至于忘忘。绝恩爱者，缘恩爱起于对境。着境则恩生，恩生则爱起。能对境忘境，则六贼不扰，而神君作主。持心若此，方许行此一时半刻之功，入恍惚杳冥之内，以求此先天真一之气，否则未有不危者。"

《脉望》曰："炼己之要，首要与之相忘，色欲之念始绝；次要降伏彼心，恩爱之情可免；三要法财相济，庶得欢悦之意；四要勤修德行，乃致神明之祐。四者具备，晨夕不息，三年纯熟，对境无心，精神完固，方可入室下功，以采先天一炁。

"妄想不除，必致精耗气散，是炼己无功也。气为大药，必须调和驯习，乃能行顺其轨。倘情性乖张，难以鼓琴敲竹，甲庚失度，安能招凤唤龟？是情不归性也。自然火候失调，临阵轻敌，而多殆辱之咎，学者可不正心诚意，慎以求之乎？

"吾之元神，丹道之君主也。只凝神聚气，心息相依。惺惺寂寂，优之游之，任其自然。君臣合德，布政于明堂之上。金来归性，大小无伤。"

上阳子曰："君子安其身而后动，易其心而后语，定其交而后求。圣人虑患之深，备炼人之情实。一动、一语、一求三者，乃圣人之至理，真养己之要言。宝精裕气，养己也；对境忘心，炼己也；常应常静，炼己也；积德就功，炼己也。修丹之士，必先炼己，惩忿窒欲，苦行忍辱。庶入室之时，六根泰定，方使纯熟，忘无可忘，乃能就事。世人不知炼己事大，而欲妄行一时半刻之功，希冀功成，鲜不蹶也已。"

上阳子曰："如来云世尊说此难事，是为甚难者？盖稍轻敌，七情六贼有一不防，至粹至精之宝丧矣，安能轻敌乎？

"下工之初，先去三尸六贼，炼得心如太虚，六根净尽，方可入室而炼大丹。

"还丹之道，修之则易，炼己最难。

"圣人惟恐后人不能炼己，则时至临炉，顷刻之功，不得一粒至宝，反至危困。修行人先当究意炼己之功也。

"念欲灰而志欲奋，功欲勤而境欲忘。"

白玉蟾《指玄篇注》曰："炼药之时，念念不忘，道心如铁，莫被尘境所牵，色欲所蔽。"

陆子野曰："倘怀一时之兴浓，则忘却平日之辛苦，而废终身之大事。"

重阳祖曰："体静心闲，方可观妙。"

泥丸祖曰："鼎炉火灶急安排，自有纯阳气上来。地户闭时骨体实，天关渐积自然开。"

邵子曰："梧桐月向怀中照，杨柳风来面上吹。"又曰："月到天心处，风来水面时。这般清意味，料得少人知。"

《金丹节要》曰："一念规中，万缘放下。四门外闭，两目内睹。"

《脉望》曰："养性存神，凭玄牝以立根基；宝精裕气，借药物而固邦本。筑基须进气，采药炼己，则烹汞成砂，国富民安，身心寂不动也。炼己之要，归重情主。营外一边，一刚一柔。三年无间，骨气俱是金精，肌肤皆成玉质。斯时内药坚凝，然后可以配合乾坤，得金情而行还丹之功，即《悟真》'民安国富方求战'之旨也。

"入室筑基，乃吾人大事因缘。尊主人为万乘，喻丹室以九重，比火符为号令,慎重谨密之至也。入室采药,虽忌轻言,然此感彼应,非藉言语,何以得大药之真? 顾只在言之善耳。

"何以必先炼己纯熟,始可采药? 盖心动则神不入气,身动则气不归神,故邱祖谓心地用功,全抛世事,方能神气合一。

"龙吟虎啸,方其爻动,和合丹头,此声早已有之,不独成丹时始有也,所以《悟真》云:'月才天际半轮明,早有龙吟虎啸声。'妙在一'早'字。"

上阳子曰:"筑基之法,预营坛墠,先采药物。既得药物,出入相通,行炼己功。柔暖播施,微温直透,此为初关第一候也;环绕丹炉,施条接意,开关道路,不僭不狂,分彩和光,愈低愈下,日景渐长,此为中关第二候也;咸之翼曰:柔上而刚下,二气感应以相与,止而说,男下女,是以亨利贞,金气相需,小往大来,阴阳交接,此为下关第三候也。"

"三尸皆气质之性所化。炼己者,只能沉之、伏之,欲杀尽非得药不可。盖纯乎真性,则灭尽矣。"[1]

彭鹤林曰:"未说修丹便得仙,且图形固得延年。那堪或有冲升分,渺渺白鹤登云天。"学道之士,先遵后天作用,进气采药,形固年延,真有立竿见影,呼谷传响之应。然后采先天大药,亦近取诸身而易证,藏器待时而已。[2]

《脉望》曰:"入室之初,乃有为之事。《契》曰:'闿舒布宝',闿者欢悦也,舒者畅遂也,布宝者不吝财也。从其所好,乃得情来归性,而要中之要,又在乎斗魁之柄,《契》所谓'要道魁柄'。斗之所指则气动,进火退符,必用斗建之子午,斡运一身之阴阳,统摄一身之万化。若网之有纲,衣之有纽。爻象内动,及时下手,斯时吉凶悔吝起于毫发,敬之,慎之。

---

[1] 此段出陆潜虚《悟真篇小序》,又见陶素耜《悟真篇约注》。
[2] 此段出《参同契脉望》。

"丹道金来伐木,举水克火,皆盗机逆用之事,所谓'五纬错顺,不相克而相恋'者也。"

白玉蟾《白日铭》曰:"嗟夫,人身如无根树,惟凭气息以为根株。百岁光阴,如梦相似。出息不保入息,今朝不保来朝。虚度岁时,忽然老死。百骸溃散,四大分离,神室魂迷,散堕诸趣,不知来世又得何身?生死轮回,劫劫不息,迷不知悟,懒不知勤,而今既到宝山,切莫去时空手,到老依前病死,枉向人间一遭。各宜勉力,下死工夫。古云:'辛勤二三年,快活千万劫。'从今收拾,一意无他。眼不外视,耳不外听,节饮食,省睡眠,绝笑谈,息思虑。把茅盖头顶,莫求安适;煮米疗饥,莫分美恶。如蝉饮露,体自轻清;如龟吸日,寿乃延长。若能餐松啖柏,戴笠披簑,岩下眠云,洞前饮水,犹是你家人也。如其未有力量,但且暂学古贤。苟不如是修行,则是无此福分。朝收暮采,日炼时烹。如龙养珠,如鸡抱卵。火种相续,打成一片。至如子母相见,不亦乐乎?"

抱朴子曰:"生可惜也,死可畏也。长生养性,未有不始于勤而终成于久视也。道成之后,略无所为也。未成之间,无不为也。其大药初皆用钱,不可卒办。合作之日,当斋洁清净,断绝人事,思神守一,却恶卫身。如人君之治国,戎将之战敌,乃可必得耳。"

抱朴子曰:"胎精固神,保守元气。常以生气时,以鼻引入。世人咽气,令喉中有声,此非胎精元气,是服粗气也。粗气在腹,与元气不同居也,粗气是喘息之气。元气虽至少而难散,非粗气可比。呼吸犹不欲自闻,况咽有声乎?夫入气粗则伤肺,肺为五脏华盖,气下必先至肺。凡服元气,不随粗而出入,则无有待气生死之时也。既鼓咽外气,入于元气,脏中所以反伤于人。凡人用力,皆众气也,谓众物之气,饮食之品也。众气只能举重致远,运体而已,存之不能益人之寿,去之不能使人短折,何必禁闭?且用气之术,用元气也,可以移山岳,决河海,制虎豹,缚盗贼。故知众气不及元气,粗气可去之,元气不可令出也。若服元气满,则粗气自除,真气薰蒸,可以绝谷。纵一日九食,亦不能成患;终岁不食,亦不困羸,则知气之道远矣。"

抱朴子曰:"凡人导引,骨节有声,大引则声大,小引则声小,筋缓气通故也。夫导引疗未患之疾,通不和之气,动之则百关气畅,闭之则三宫血凝,实养生之大律,祛疾之玄术矣。"

抱朴子曰:"夫行炁当以生炁之时,勿以死炁之时也。"

抱朴子曰:"行炁大要,不欲多食生菜、肥鲜之物,令人炁强难闭,又当禁忿怒。多忿怒,则炁乱不得益,令人发咳。"

吕祖《采金歌》曰:"减酸咸,常咬淡,黄婆伏侍用心看。"

《天仙正理》曰:"精洁芽茶淡饭,调养口腹,安静气体,亦易易事耳。"

道书曰:"欲得长生,肠中当清;欲得不死,肠中无滓。"

抱朴子曰:"食草者善走而愚,食肉者多力而悍,食谷者智而不寿,食气者神明不死。"

丹阳祖曰:"薄滋味所以养气,去嗔恚所以养性。一念若动,气随心散,精逐气亡,神驰故也,此惩忿之先于窒欲也。"

《天仙正理》曰:"禁戒甘旨荤腥,专持素食,宜遵《四十九章经》元始天尊法旨所云:'斋戒者,道之根本,法之津梁。子欲修道,清斋奉戒。众生舍清斋,耽荤膻而触法,譬之饿鬼啖死尸。'"

张三丰诗:"气败血衰宜补接,明师亲授口中诀。华池玉液随时吞,桃坞琼浆随口咽。绝虑忘思赤子心,无情少意丈夫烈。丹田温养返童颜,笑杀顽童头似雪。"○"体隔神交理最详,端然下手两相当。安炉立鼎寻真种,对境忘情认本乡。拨住龙头收紫雾,顿开虎尾落金光。真铅一点吞归腹,万物增辉寿命长。"○"牢固阴精是筑基,真灵常与气相随。一尘不染身偏静,万虑俱忘我独知。邪贼无由侵内界,主公终日对严师。渴来解饮长生酒,每日醺醺醉似泥。"○"自从凿破洪濛窍,认得乾坤造化炉。不用神功调水火,自然灵气入肌肤。朝朝黄鹤藏金窟,夜夜银蟾入玉壶。要识金丹端的处,未生身处下工夫。"○"央请黄婆善作媒,无中生有苦栽培。故教姹女当时待,勾引郎君自外来。两窍相通无阻滞,中间聚会不分开。翕然吻合春无限,产个婴儿号圣胎。”

《指玄篇》曰:“天机不泄世难知,泄露天机写作诗。同类铸成躯鬼剑,共床作起上天梯。人须人度超凡世,龙要龙交出污泥。莫怪天机都实说,只缘要度众群迷。”

《鼎器歌》:“镜心寂灭若虚空,始得临炉无弊病。无弊病,可安炉,调和鼎器莫心粗。”

《黄鹤赋》曰:“道术造端,似行邪而实正;火候托始,如出奇而用兵。”

马祖《还丹歌》曰:“断情割爱调龙虎,绝虑忘机产凤麟。”

《上药灵镜》曰:“见新月,生玉田,太和元气冲海边。”

《大道歌》曰:“炉火候,要分别,先采后天延岁月。”又曰:“筑基炼己采后天。”

《中和集》曰:“看春生寒谷,觌面慈颜。”

许祖《醉思仙歌》:“朝思道,暮思仙,暗行阴骘万神安。内交真炁存呼吸,自然造化返童颜。”

许祖《松沙记》曰:“余自修道,方明气术为先,阴骘为首。初广布阴骘,先行气功,持内丹长生久视之法。气成之后,方修大药。”

许祖《中黄八柱经》曰:“动而静也,炁凝神而如寂;静而动也,神抱炁而若虚。还之三无之舍,元神洞彻;返乎九有之墟,真息渊微。”

许祖《净明四规明鉴经》曰:“摄意归于身,摄想得乎正。其炁蒸然,其神廓然,其见飞飞然。以神交神,神者自神;以气夺气,气出太空。太空之中,其福卓然不荡也。不荡之心性也,心性调,而符药为筌蹄,而可弃也。”

《逍遥山志疏》:“得日之旨,始炁阳生,妙合万物之神;得月之旨,元气阴长,妙合万物之精;得斗之旨,玄炁布化,日月合明,妙合万物之炁。”

《契》曰："推情合性，转而相与。"又曰："金水合处，木火为侣。四者混沌，列为龙虎。"

《契》曰："离炁纳营卫，坎乃不用聪。兑合不以谈，希言顺洪濛。三者既关键，缓体处空房。委志归虚无，无念以为常。"

《黄庭经》曰："何不食炁太和精，故能不死入黄宁。"○"两神相会化玉浆，淡然无味天人粮。"○"百二十年犹可还，过此守道诚甚难。惟待九转八琼丹，日月之华救老残。"○"六府修治洁如素，虚无自然道之故。物有自然事不烦，垂拱无为身体安，虚无之居在帏间。"○"弃捐淫欲专守精，寸田尺宅可理生。"○"闭子精路可长活。"○"长生要妙房中急。"

上阳子曰："虽是房中得之，而非御女之术。"

吕祖曰："精养灵根炁养神，此真真外更无真。"

《脉望》曰："下手立基之始，离诸妄想，物我俱忘，专气致柔，回光返照。静定习久，如止水无波。凡息一停，真息自动。但觉一念从规中起，混混续续，兀兀腾腾，静极欲动，自然见玄关一窍，其大无外，其小无内，入无积聚，出无分散，此之谓真胎息。"

庄子曰："游心于淡，合气于漠，顺物自然，而无容私焉，而天下治矣。"

庄子曰："机心存于胸中，则纯白不修；纯白不备，则神生不定；神生不定者，道之所不载也。"

庄子曰："夫形全精复，与天为一。天地者，万物之父母也，合则成体，散则成始。形精不亏，是谓能移。精而又精，反以相天。"

庄子曰："至阴肃肃，至阳赫赫。肃肃出乎天，赫赫发乎地。两者交通成和，而物生焉。"

庄子曰："用志不分，乃凝于神。"又曰："其天守全，其神无隙，物奚自入焉？"又曰："通天下一气耳。"

上阳子曰："炼己之功，德行为先。夫德可以动天地，行可以感鬼神。如此持心，方可采先天之炁，真一之铅，首经之至宝，方可行此一时二候之功也。"

《金石诰》曰："速养丹田速养身，好将阴德济斯民。此身不向今生度，更向何生度此身？"

陈希夷曰："留得阳精，决定长生。"

李虚庵曰："阳关一闭，个个长生。"盖精满则关自闭，不复有精窍矣。何以知精满尽化炁而不漏？冲虚子曰："静已炼成炁者，便有止火之候。此是无精之灵应也，则无窍矣。此无窍无漏方真。"①

《敲爻歌》曰："三铅只得一铅就，金果仙芽未现形。再安炉，重立鼎，跨虎乘龙离凡境。"

《天仙正理》曰："息定精还，谓之基成不漏。若有漏，则不能为胎神之基。真我者，本来面目，即元神、本性之别号也。"

《天仙正理》曰："百日筑基，炼精化炁，是大概言之。或七、八十日得炁足，或五、六十日得炁足，功勤不差者易得，年少者亦易得。"

《天仙正理》曰："初关炼精化炁，精已虚耗，必采炼以补精，精返炁足，则真炁大药，始有所生。如年之已老，则不能以百日限而止工也。所以有期内、期外之不同。期内者，如我曹老师五十日而得是也，有七、八十日者，如我以两月半而足炁，然其初尚有一月调习。期外者，或二百日、三百日，未可定也。"

《天仙正理》曰："修士当于人道中先修纯德，又能信奉真师，慎择贤友，精心修炼，可计日而成。"

《仙佛合宗论语》冲虚子曰："我于万历壬寅初试百日关于家，而炼精以化炁。首一月调息，次一月精进，时至神知，斡旋斗柄，默悟世尊见明星而悟道之说，契我妙用。自是以来，一夕行过三五周天，至七八周天，又至十余周天，则功将彻夜无间歇矣。火候斯足，遂得止火之景。

———————————

① 此段见《天仙正理》。

而止之法，约两月余，总三月之季而成大药。古云'百日筑基'，信哉！昔还阳老师下功时，年方三十，神清炁盈，夜静功勤，不五十日而火足，采大药五日而得。眼有金光，鼻有气搐，耳后有风生，脑后有鹫鸣，身有跃动，丹田有火珠驰骤，上冲下突，如是六种见验也，则火珠有自然投关之妙。"

池阳先生曰："下大功须是谨守百日，处于静室。外无所着，内无所思，身如槁木，心若寒灰，万缘顿息，与虚空同体，以电光为用，昼夜殷勤，三五日间，自然心定气和，喜悦无穷。"

陶素耜曰："三光皆返照于内，神不外驰，神凝气和，精从内守，气自外生，自然炼精化气，灌注三宫，气满根植，下亦不漏，而筑基成矣。"

泥丸祖曰："始于着相至无相，炼精化炁炁归根。气之根本凝成神，方曰无为而通灵。"

《脉望》曰："果得真铅阳火烹炼，筑基坚固，补气填精，采药制伏阴精，化为真汞。渐次通理，润泽肌肤，而炼己功纯矣。炼己既熟，六根泰定，乃可得一。

"丁壬先后之间，一点巧处，此即火候也。"

邵子曰："天之神发乎日，人之神发乎目。"大矣哉！人之神发乎目也，目之所至，心亦至焉。故内炼之法，以目视鼻，以鼻对脐，降心火于气海，盖不过片饷①工夫而已。"②

白玉蟾曰："当先习定凝神，惩忿窒欲，则水火既济；水火既济，则金木交并；金木交并，则真土归位；真土归位，则金丹自然大如黍米。日复一粒，神归气复，充塞天地矣。"

张三丰《金丹节要》曰："先择宝鼎三五座，各重十六、七两者，二七两者尤佳。须令质致光莹，有花堪用，无种不宜。同居静室帏中，不拘

---

① 饷，原本作"向"，据《易外别传》改。
② 此段出俞琰《易外别传》。

昼夜时候。两体对坐,二景现形,先敲竹而提死,次鼓琴以和音,各演三次,方合一情,就起杀机,勿容纵意。

"临期潮候,月出庚方,可以搧动。凡铅成就,不终一刻。但得三五度凡铅,可延寿二三百岁。行功之际,别有妙用。常饮仙家酒,休折临落花。闲抚没弦琴,慢吹无孔笛。如是功夫,至玄至妙,但行紧急,有损无益。金丹大道,全在形交,玉液玄机,别无妙术,故曰:'采药容易,炼己最难。'务令性灵神融,心灰意定。功成百日,妙夺周天。还丹之道,无出于兹,栽接之功,不过如是。但勇猛易就,怠惰难成。诚为玉液炼己之枢,真乃金水铸剑之要。且天剑者,即吾身雌雄二剑,岂金银铜铁所能为哉!乃天地之灵根,阴阳之祖骨,自有生以后,佩于吾身。时当三五之初,神锋利爽,能曲能直,能柔能刚,出有入无,隐显莫测。倘或阴阳失度,神锋亏刚,及过五九、六九,根骨衰朽,不能利爽,何致通灵?非兹铸剑之功,曷遂修真之妙?经曰:'出有入无三尺剑,长生不死一丸药。'又曰:'一口飞灵剑两角,还丹却在锋头落。'得其淬利光芒,始可飞灵走圣。

"妙用工夫,入室最为紧要。须择同门三友,辅弼相扶。必依富势一家,以为内助外护。于此建立丹室,方广丈余,中安金象灵神,内断荒淫爱欲,更备丹房之器,以裕药物之需。遂往神州赤县,以求丹鼎神炉。或四、或九,配合相生,大约二七两者诚佳,五千四十八而最妙。勿犯五疵,须洁一体,欲神色而兼全,合骨肉而相济。可择阳春秋节,选求二八良辰,同归静室,行日月交并之法,潜心闭息,运乾坤阖辟之机。龙虎并驱而守中,橐籥现形而绝念,心如春日,意若秋霜。先调虎弦,待清音而自至;次吹龙笛,置丹鼎而在兹。调龙吹虎,各足四六,气与神交,即为筑基之法,又为炼己之功,又为抽铅添汞。龙四翼而勾肩,以两括而抵液。二七辅弼,一气感通,次定浮沉,仍分出入。如斯造化,夺尽天机。朝霁谨守精神,昼夜慎勿昏睡,元阳始固,基址坚牢。待时至而采大药,求配合而炼大丹。"

《仙鉴》曰：“神本无体，与炁为体；精无定形，以意而形。心苟不定，一身之气，汤沸火煎，莫能止息。则炁驰神耗，精必无由以生；精既不生，性必昏而不明。虽欲筑基，其可乎？”

《仙佛合宗论语》曰：“众生之淫心、淫事不除，每思行淫，则性入于女之身根，贪爱触情，迷恋触境。修行人有定力、慧心、戒心者，偶生一触念，即戒念以灭之。”

佛云：“淫心不除，尘不可出。”

南岳魏夫人曰：“若抱淫欲之心，行上真之道者，清宫落名，生籍被拷于三官也。”

陈显微曰：“遇物对境，当以一息摄之，而不复有相生相灭之机，此不轮回，不受生之妙用也。”

吴猛真君《大还丹歌》曰：“劝君炼药须识虎，阳得阴兮自合互。三百六十似凝素，淑女复为长生母。”

钟离祖曰：“大丈夫，遇真诀，须要执持心猛烈。”

钟离祖曰：“果然百日防危险，血化为膏体似银。果然百日无亏失，玉膏流润生光明。真①炁薰蒸无寒暑，可为无上道高人。”

《仙佛合宗论语》曰：“百日关初下功时，只有微小阳炁来复，及百日之功用足，则筑基已成，乃可行七日半天机，则大药随采而至。既渡鹊桥，行五龙捧圣之真机，方得服食。”

《仙佛合宗论语》曰：“心中本性元神，宰运呼吸，而为小周天之火，薰蒸补助，补得元气充满，如十六岁童子，谓之基成。”

还阳真人诗：“识破乾坤颠倒颠，金丹一粒是天仙。要寻不必深山里，所得无过在眼前。忙里偷闲调外药，无中生有采先天。信来认得生身处，下手工夫要口传。”

《仙佛合宗论语》曰：“‘忙里偷闲’二句，调鼎之功用也。鼎必先调

---

① 真，原作“其”，据《道藏·破迷正道歌》改。

纯熟,定其机而后用当采之功。"

《仙佛合宗论语》:"或问冲虚子曰:'昨观先生《直论》所云炼精化炁,如何知得是化了炁?'答曰:'精化炁者,是初关次第之名也。原夫精由炁化,则以炁之发动时,不令化精,而复全真炁,是谓以元炁还元炁,而言化炁。元炁即无形之元精,不顺去化有形,故曰精化炁也。当其发动,行周天之火薰蒸之。薰蒸得法,则炁归本地,而更长旺。今日发动时化炁,补得一分;明日发动时化炁,又补得一分。动而至于不动,补而至于不用补,补至十分,而元气满足,便化炁了矣,不复有精,不复有窍。'"

《仙佛合宗论语》:"或问冲虚子曰:'精满不思欲,炁满不思食,神满不思睡。如何得满?如何知得是满?'冲虚子曰:'薰蒸即补也。补此炁纯,无精可生,便知实满,百日内事也。精既满而窍自闭,大药一到,淫根自缩,同于童子。纵欲不可得,何用思欲?佛谓成就如来马阴藏相,世所称返老还童者,是也。淫根既断,即得长生小果,从此出欲界而升色界。心在入定化神,不至思欲,到超脱过关时,前之炁归元海为坎实者,渐渐以坎实点离虚,虚得实而皆实。实则不饥,何用思食?然十月胎圆,固皆不食。初一月即能减食,三月而谷自辟,四月以后,绝火食,乃真不食,故曰炁满不思食。至此而犹食,犹是有生死的凡夫,无定力也,不可得谓之炁满也。神满者,纯阳无阴也。古云分阴未尽则不仙,如有一分阴在,即有一分昏沉睡魔,十二时中,灵光不自觉照,神如何得满?盖神住定,炁亦随之住定。神炁俱定,从一月之一日起,即能不睡,昼夜常觉,惺惺不昧。十二时中,无一时不在定中,如是十月之功,方得神满不睡。到此心无生灭,息无出入,已成阳神脱胎,便出色界到无色界矣。不存知见,而全归于无为,炼神还虚,此又神满以后,九年面壁之事也。'"

《天仙正理》曰:"筑基者,安神定息之谓也。未筑之先,元神逐境外驰,元炁散,元精败,基坏矣。必用三宝合炼,精补其精,炁补其炁,神补其神，能合一则基成，不能合一则基不可成，基成而人仙之果证矣。为出欲界升色界之基者以此，为十月神定之基者以此。而九、十月不昏睡者，有此基也；十月不饮食、不寒暑者，有此基也；十月神不外驰，得入大定者，有此基也。炼炁而气即定，历百千万亿劫而绝无呼吸之一息；炼神而神即虚，历百千万亿劫而不昏迷一睡，亦不散乱一驰。与天地同其寿量者基此，与圣神真齐其神通灵应者基此。此所谓阳神之有基，由于阳精之无漏，名曰漏尽通，外金丹成矣。"

附：助道金丹

《仙佛合宗论语》曰："生理绝者，则必回其绝，而后能长生。昔曹老师授余一妙药仙方，气味俱全，兼补难易，而能起死回生，易为采取，助成大道，谓之助道金丹。此亦盖世无二之方也。世法中服之，得以补衰种子；超世者服之，得以助道还丹。此方出自陈希夷，方勒于华山石碑，名'老苍龙丹丸'，老龙返为童之义也。《歌》曰：'此药甚灵验，添精补肾堂。去冷除风疾，扶经更起阳。老成宜修合，秘密莫传扬。服之保元气，延寿永安康。'"

广木香五钱，制则用生姜佐者则效速，晒为末，及成丸后，以日晒，忌见火。

灯心草二钱，用草中新剥出者佳，制须以米粉作浆浆之，晒干为末，入水洗，澄净浮者，宜多制。

破故纸一两，油浸去皮，用麻油拌好，炒熟去油，忌羊肉、芸苔菜。

核桃肉二两，去皮另研，拌故纸为一处，以此引故纸入肾。

牡蛎粉一两，用左边顾而大者佳，煅微红，采用中间如粉之处，四周坚硬者不用。

车前子一两，端阳时采，去净外衣，择实子，童便浸，炒干，勿伤火。

马蔺花一两，酒浸晒干。药店中无此药，生于泽畔，形同泽兰，气臭花紫,叶似兰①,北人呼为紫菊。若无此,则用泽兰,原是同种,而同治法。

草薢一两,茎有刺根白者是,切片酒浸晒干,忌食牛肉。

韭菜子一两。

山茱萸肉一两,酒浸,去核用净肉。

桑螵蛸一两,三月无桑叶时收之则易寻,晒干炙热。用生者则泄大肠,四川者大如拇指。遗精自出、房劳致小便利者,加而用之。

全蝎净身一两,去足尾及内土俱净,炒褐色。

母丁香一两。

紫梢花一两。《本草》无此种。昔秦州刘子,指池中水蒲草,心上有花,示予曰:"此花能兴阳起萎,为天下第一灵物。"乃做鞋三棱蒲之花也。似柳花及菖蒲花者,更长大,此如大拇指三五寸长,无心无梗如蜡烛,梗在如蜡烛之下,一斤卖银一钱,用羊油酥炒为末。

肉苁蓉一两,酒洗去身外浮甲,劈出心内竹丝样膜筋,酥炙,忌铁勿犯。

远志二两,取去心用皮,以热甘草汤浸一宿,晒干用之。不去心,令人闷。忌猪肉、生葱、冷水等物。

菟丝子二两,水洗去沙,酒浸,捣烂作饼,晒干为末。

蛇床子二两,去皮壳,取仁微炒。

白茯苓二两,纯白无赤筋者,研末入细白布袋,用水揉洗,取白粉,以人乳拌、蒸、晒,又拌、蒸九次更妙。

灵仙皮二两,即淫羊藿,五月采用茎叶,叶似小豆叶而圆薄,细亦坚,叶四边有花刺,用镊去净而切,以羊脂拌切,每斤用羊脂四两,炒服尽为度。

巴戟天二两,用肉厚连珠中间紫色者佳。击碎者虽紫,又有微白糁

---

① 气臭花紫,叶似兰,《仙佛合宗语录》作"气臭花紫似菊"。

而粉色者真,酒浸一宿,晒干用。

八角、回二两,盐酒拌湿炒。

当归全二两,去芦苗,酒浸蒸。

沉香七钱,咀而柔软,削而自卷,名黄腊,沉香为妙①。必烧试有油多者真,市店皆以烂床板充,鲜有真者。用之只宜风吹干,忌用火,伤性无功。

干漆二两,予谓此不必多,五钱可也,再多不过一两。用漆桶盖上自干者,状如蜂窠,孔孔相属者佳。辛温有毒,炒去烟,指捻成末,炒热者无毒,生者损肠胃,畏蟹忌油盐。

熟地黄五两,曾用六两。先以蜜和匀,后入众药。

大黑蜘蛛七个,性微寒有毒,腹大而黑色者为佳,方可食。七夕时取之,以此时多出在外网,故易取也,有奇功。腹内有苍黄浓者为真雷公,去头足,研如膏入药内,治疝偏疼,肾子个上个下,大人小儿受湿,皆有此疾。愚谓此味伤其七生,可不必用。若肾子无个上个下之症,亦不必用,曾不用亦妙。

共二十八味,制完为末,只有四十两四钱,二斤半数。用生蜜四十两,与药等,将蜜炼至滴水成珠,只三十两为准,每斤要炼十二两,和药时加清水十两,凑足四十两(每炼药十二两,必要凑水四两,足成一斤,则为丸易晒干。)。和药捣千杵,丸如梧子大,准有四斤半丸。每服温酒下三十丸,空心,或临卧每日一服,七日见效。

太虚极弱而阳久绝者,五十丸更妙,半日见效。如少壮,或连服半月,又隔三日、五日,再服半月、一月亦可。或在蒲团上催工之时,连服不间断,更妙。

予谓此方之妙无穷,盖药非劫性,又非偶用而暂效者,乃平常逐日所服。能养元神,补元精元炁,坚其骨,补其血与髓,则颈项脊腰,坚硬

---

① "沉者为妙",《仙佛合宗语录》作"沉者妙"。

如铁柱,利于坐,坚其肾,益其精,则易生妙而易采补①。无凡情欲事者,亦可用,并无害;有凡情欲事者,以可用,其功胜膏散涂贴者万倍。顺用之,足以助生人之道;逆用之,足以助仙圣之道。利益无量,大哉服食丹药之一伦也,其能返老还童也有如此。余谓倘中年、少年有服此,或疑其略热,外加炙甘草三、四钱,黄柏二、三钱,少滋肾阴亦可。

【卷六】

知时采药第三

佛曰:"是云真实希有之妙谛。"

《黄庭经》曰:"谁与共之斗日月,抱玉怀珠和子诀,子能知之万事毕。"又曰:"送以还丹与玄泉,蒙龟引气至灵根。中有真人巾金巾,负甲持符开七门,此非枝叶实是根。"

《阴符经》曰:"其盗机也,天下莫能见,莫能知。"

《入药镜》曰:"盗天地,夺造化。攒五行,会八卦。"

真一子曰:"真一之精,乃天地之母,阴阳之根,水火之本,日月之宗,三才之源,五行之祖,万类以之生成,千灵以之舒卷。至于高天厚地,洞府名山,玄象灵官,神仙圣众,风雨晦明,春夏秋冬,未兆之前,莫不由此铅气产出而成变化者。修丹之士,得此真一之水,万事毕矣。"

《道德经》曰:"天得一以清,地得一以宁,谷得一以盈,神得一以灵,侯王得一以为天下贞。"

《参同契》曰:"一者以掩闭,世人莫知之。"

朱元育曰:"此一点真种,乃大地众生命根,不特为吾人生身受气之本。下至蠕动之物,莫不由此一点以生以育。"

---

① "则易生妙",《仙佛合宗语录》作"则易生旺而易采补"。

邵子曰："冬至子之半，天心无改移。一阳初动处，万物未生时。玄酒味方淡，大音声正希。此言如不信，更请问庖羲。"○"何者谓之机？天根理极微。今年初尽处，明日起头时。此际易得意，其间难下辞。人能知此意，何事不能知？"○"忽然半夜一声雷，万户千门次第开。若识无中含有象，许君亲见伏羲来。"

上阳子曰："入室采药，闭塞三宝，专心致志，恭己以听命也。斯时天关在手，地轴由心。真人潜深渊，剑飞月窟。水火交媾于黄道，龙虎争战于鹊桥，把七十二候之要津，行之顷刻；夺三千六百之正气，逆纳胎中。非有神功，安能济事？吕祖云：'造化争驰，龙虎交会，进火功夫斗牛危。'此即半时之事也。"

《翠虚篇》曰："精生有时，时至神知。"

《悟真》曰："铅遇癸生须急采。"

正阳真人曰："有无交入为丹本。"缘督子曰："人之灵明知觉者，即无也，神也；絪缊活动者，即有也，炁也。"①

张三丰《道情歌》曰："电光灼处寻真种，风信来时觅本宗。霞光万道笼金鼎，紫云千丈罩天门。若还到此休惊怕，稳把元神守洞门。如猫捕鼠兔逢鹰，急急着紧猛加功。万般景象皆非类，一个红光是的真。此个红光生春意，其中有若明窗尘。中悬一点先天药，远似葡萄近似金。到此全凭要谨慎，丝毫念起丧天真。"

《一枝花》曰："敢采他出墙花儿朵朵鲜，挂起我娘生铁面。我教他也无些儿动转，娇妖体态，十指纤纤，引不动我意马心猿。

"月之圆存乎口诀，时之子妙在心传。提起我身中无刃锋芒剑，怕只怕急水滩头难住船，感则感黄婆勾引，候只候少女开莲，此事难言。五千日近坚心算，三十时辰暗里盘。我将龙头直竖，他把月窟空悬。显神通，向猛火里栽莲；施匠手，在逆水上撑船。不羡他美丽娇花，只待他

---

① 此段见陈上阳《金丹大要》。

甘露生泉。攻神州,破赤县,捉住金精仔细牵,送入丹田。防危虑险除杂念,沐浴自然,面壁九年,才做个阆苑蓬莱物外仙。

"向丽春院,采药行符经五载。"

重阳祖曰:"神照坤宫,真火自生。坤宫非煅炼,则金水混浊。若不专心致志,则水火漫散,大药终不能生,先天从何而来?煅炼之久,水见火,自形化为一炁,薰蒸上腾,河车自转,周流不息。真精自此而生元炁,胚胎于此,呼吸相育。脉住气停,静而生定。大定之中,先天之炁归之,自然自虚无中来。是以子炁而感母炁,顺其自然,不可欲速。犹如混沌之初,玄黄相孕,时至而炁自化,静极而机自发。静定极中,至有动处,是先天造化。忽有一物,或明或隐,不内不外,此是大药始萌,才有朕兆。由此以守乾宫,不可糊采,若有一毫念起,天真丧矣。"

重阳祖曰:"真铅闪烁,如月之象;汞气飞扬,如日之象。二气交合,一点灵光,圆陀陀,光灼灼,照耀上下。内真外应,阳丹自外而来。是以母炁而伏子气,自然感合。以我之炁而感天地至精之炁,如阳燧、方诸水火感通之理,推之自得。当其日月交合之际,先天适至之时,泥丸风生,绛宫月明,丹田火炽,海底波澄。此身如在火海之中,止知有火,不知有天地物我,浑如醉梦相似。此是龙虎相战之际,金木相交,水火相激,其景象发现,迅如雷电,急急采取。其采取之妙,发千钧之弩,惟用一寸之机,似采而实非采也。"

重阳祖曰:"神守玄宫,意迎牝府,先天自恍恍惚惚,杳杳冥冥。一点闪入下元,己之真气,吸然应之,阴乃包阳,阳乃激阴,至精发泄,海波浪涌,自太玄关升入泥丸,化为金液,香甜清爽,吞入腹中,万孔生春,遍体增辉。此是乾坤交媾,一得永得,须防危险。"

吕祖曰:"依时便见黄金佛,过后难逢碧玉仙。花发拈花须仔细,月圆赏月莫延迟。"

《百句章》曰:"先看初三夜,蛾眉始见庚。要见庚花现,反向蛾眉寻。如此采真铅,口口要真传。"

《采金歌》曰：“药苗新，用心看，铅光发现三日前。”

《道髓歌》曰：“乌之精，兔之髓，窍对窍来嘴对嘴。”

《黄鹤赋》曰：“盗彼杀中之生气，以点我阳里之阴精。”

“明月堂，玉蕊芳。”①

“月下花前拍手笑。”

《敲爻歌》曰：“守时定日明符刻，专心惟在意虔诚。黑铅过，采清真，一阵交锋定太平。”

《采真机要》曰：“龙居虎穴世情同，此际须当下死功。颠倒作为令彼动，须臾一滴过吾东。”又曰：“彼既情浓我不知，空空透露候其时。低头闭目真铅至，倏地飞来似火驰。”

《规中指南》曰：“时节若至，妙理自彰。轻轻然运，默默然举，微以意而定息。应造化之枢机，则金水自然混融，水火自然升降。忽然一点大如黍珠，落于黄庭之内，此乃真铅投汞之机，为一日之内结一日之丹。《复命篇》曰：‘夜来混沌撷落地，万象森罗总不知。’当此之时，身中混融，与虚空等，不知神之为炁，炁之为神。似此造化，非存想，非作为，皆自然而然，不知其所以然也。

“大抵药之生也，小则配坎离之造化，大则同乾坤之运用，金丹之旨，无余蕴矣。”

《仙佛合宗论语》曰：“凡采药只要不着欲念的，便是先天纯清。稍着欲念、计较者，则浊矣。念念在道，自然清真。

“或问冲虚子曰：‘如何是凝神入炁穴？’曰：‘太阳移在月明中，金乌飞入嫦娥户。’即此义也。升降是采取烹炼之要旨，凝入归根复命之秘机。神炁合一，神在炁中。’”

“夫初炼金水之时，隄防以岁月计。至于合丹之际，只用一符之工

---

① 谭处瑞《水云集》有“明月堂前玉蕊芳”句。

夫,久则毁性而伤丹矣,学者慎之。"①

上阳子曰:"掣电之机,为不可久,久则有损而亏神功。'"

《脉望》曰:"阳往则阴来。阳必先往,阴必大来。惟少阳先射一点阴火精光于少阴之内,少阴乃成一爻阳铅之气,复还少阳之中。真阳方动,运己汞以迎,外因中激而有灵,中因外触而有象。有六辔在手,如组如舞之妙。

"其间升降进退,无不与天合度,五日为一候,六候为一月,而丹法药火自然之运用,奉之以为准,故《契》曰:'经纬奉日使。'六候之为金为水,一定而不易,所谓经也;朝暮之用屯用蒙,进退而随时,所谓纬也。然屯蒙不过取纬昼反对,以寓进退之机耳。

"采取之时,药在外,火在中,以火而致药,药中有火候;温养之日,药在外,归于中,得药而行火,火中有药焉。

"采药与行火,俱视坎中之气动,而离不能以专主,所谓'发号顺节令,勿失爻动时。'爻动则气机已动,玄窍药生,便须发火以应之,勿致差失。《还源篇》曰:'万赖风初起,千山月乍圆。急须行政令,便可运周天。'

"四时之气,备于一日之中,而吾能应其机;五行之理,全于进退之内,而吾能得其序。则炼丹之能事毕矣。

"二七之期,五千四十八日,天真之气始降,水源至清,有气无质。于初三一痕新月之初,迎其一分之水,以为真候,急取之方可用。二分水至,须以二分之火配之,则药火均平矣。火何以二分?盖一时分三符,六候止用一符。二候之火,龙虎均平,相吞相啖,火迎水入,相含相受,混一于戊己之宫,则水、火、土三物含受,丹成而变化之状如神矣。

"分数云者,以一日半为一分。三日出庚,才是二分。新嫩之药,到初五即是三分。若至五分,则是初八日之半,已到上弦,气候太远。二

---

① 此段见《参同契分章注》。

者,坎水之真信,金水初生,刚到二分时也。

"先天之鼎,五千四十八日归黄道,未后二日,正当朔晦之间,乃天地阴阳之交会。以一月言,三十日半夜是也,在年则冬至之候,在日则亥子之交,在人则动而未形之际。同此造化之机,虽有殊名,总此一候。是时日月合璧,行于天中,虽有朕兆,尚未显露。神仙审察消息,待月出庚方,迎其符至之机而采之,则内真外应矣。"

上阳子曰:"兑之初癸,是为真阳;真阳初动,乃曰癸生。天地以七日而来复,复,子也;太阴以三日而出庚,庚,金也;人身以三日而看经,经,铅也。癸动而后生铅,铅之初生,名曰先天一气,此气号曰金华。言铅、言癸而不言水者,取其气也。铅生于癸后,阳产于铅中,采之只半个时辰,此合大造化也。故一月只有一日,一日只有一时。夫此一时,最不易得也,以其天地合德,日月合明,乃生生化化之真机。"

陆西星曰:"雪映冰潭了净,梅梢新月,始可药生。"①

陆子野曰:"鉴本自明,因尘蒙而遂晦;铅珠独露,缘癸积而渐藏。尘去则鉴体依然,癸尽则铅花仍见。铅当急采,恐癸水渐渐而复生。金亦如之,借鉴尘昏昏而为喻。"②

《道德经》曰:"其精甚真,其中有信。"先天真一之炁,窈冥中所生之真精,虽眇而难睹,却有效验符征可以推度。效验者,"先天气,后天气,得之者,浑似醉"是也,药之已成也;符征者,"天应星,地应潮,穷戊己,定庚甲"是也,药之初生也。非洞晓天地之阴阳,深达人身之造化,岂能推度哉?③

《脉望》曰:"圣人观天道而执天行,辨药物于月之盈亏,而采取知时。知火候于日之早晚,而火符应候符合也。

"乘其活子时至,投入坤怀,气精交感,先天真元之兆基于此而立,

---

① "陆西星",原作"陶素耜",据陆西星《金丹就正篇》改。
② "陆子野",原作"陆西星",据《三注悟真篇》改。
③ 此段见《参同契脉望》。

即'太阳移在月明中'意也。此二句将先天药祖，和盘托出。

"复卦当子位之中，先天一气始萌，万物之数，皆从此起，乃天心建立之始初。丹道则他家活子时，朔旦后之震符是也。

"时至机动，晦尽朔初，先天真一之金气，自现一痕蛾眉于毕昴之上。金本重而沉，而《契》曰：'乍沉乍浮'，形容其爻动之机也。采取之法，务激其浮而取之，则水源至清矣。水中产铅，乾金初发之顷，名为黄芽，可炼大丹。乾金是五金之主，坎水能载金上行，随天河轮转，运送入我中宫，故名北方河车。学者知金水配位于北，为乾金；寄体于西，为兑金。则知产药之川源矣。

"作丹之法，候其静极而动之时，调和龙虎，运真汞以迎之，则火蒸水沸，其金自随水上浮，亦谓之木载金浮。再乘气机，逼之上升泥丸，乃疏畅融液，降为甘露，下重楼，由绛宫，入黄庭，归洞房，凝而为丹，所谓先液后凝也。若乃得药，只用一符之速，便须罢火守城，久则伤丹。《悟真》云：'未炼还丹须速炼，炼了还须知止足。若也持盈未已心，不免一朝遭殆辱。'"

《脉望》曰："天地以阴阳交媾而生物，丹法以阴阳交媾而生药，同一造化之机也。人身造化之妙，以时而至，苟能旋曲视听，不失其机，则造化在吾掌握矣。

"丹法先当知时，尤当待时，藏器于身，候月现震生，依爻动而采取。时之未至，闭兑垂帘，默默窥，虚以待之，不敢为之先也；时辰若至，妙理自彰，大用现前，定以应物，不敢为之后也。至于逐月浇培，始屯蒙，终既未，不过借返对之体，以见一顺一逆，各自有合而已。

"倘持心不定，炼己不熟，调鼎无功，爽日辰而差消息，灾祸不旋踵矣。有药而行火，则金被火逼，奔腾至于离宫，化而为水，反以克火，故火无炎上之患；若无药而行火，则虚阳上攻，适以自焚。真铅生于坎宫，浊而不起，欲其擒制离宫之真汞，当用武火，猛烹急炼，然后飞腾而上。及其与真汞交结之后，则宜守城沐浴，不可加以武火，此太平、兵革之不同也。

"一阳将动,迎其机而进火,鼓以橐籥,则火发金镕。真息为火之橐籥,绵绵不绝,元神依息而互融,火之得乎风也。真炁得神而自化,金之镕于火也。"

"以火炼铅,龙呼于虎;铅吞汞气,虎呼乎龙。一呼一吸,二气交感,如饮食吞并,金情跃跃欲动。乘其动机而采之,归于土釜,与我久积阴精,混合成丹。《易》曰:'二气感应以相与。'

"坎中之水即阳气也,乘其爻动,而以意招之;离中之火即阴精也,静极能应,而以意运之。先天大药在晦前朔后,每月之首尾为铅汞二药,确有此理。此种天机,知者甚少。"

上阳子曰:"一年十二度月圆,月月有阳生之日;一月昼夜三千刻,刻刻寻癸生之时。野战则采铅,守城惟温养。知凶知吉,指日成功。

"问活子时:'今年初尽处,明日未来时。'非天下之至妙,其孰能与于此?"

邱长春曰:"活子时现药苗新。"

《脉望》曰:"丹士临炉采药,于一时辰内,收三十日之生机,其候以二日半、三十时为准,此以时易日之功也。但采药须兼动静工夫,静而守城,一念不起,三宝闭塞也;动而野战,龙虎交锋,颠倒逆用也。而守战之中,皆有吉凶。气定神凝则吉,欲动情胜则凶;按候求铅则吉,非时妄作则凶。

"临炉采药,必须炼己纯熟,身心大定,方可下手,戒轻敌也。'劝君临阵休轻敌,恐丧吾家无价珍。'所包甚广,不独一炼己而已。则知符信不真,药材不正,未可敌也;龙虎不调,火候不明,未可敌也;黄婆不娴,侣伴不和,未可敌也;恩威不信,言语不通,未可敌也。一有不慎,则悔吝随之,不特不能得彼之命宝,而家珍亦丧矣。

"炼己纯熟,身心不动,魂魄受制,情欲不干,精气盈满。待彼一阳初动之时,先天真铅将生,我一身之精气不动,只于内肾之下就近便处,运一点真汞以迎之。二候求药,此谓前行短也。真铅既渡鹊桥之东,汞铅混合,却随真铅升辘轳,由双关夹脊上泥丸,遍九宫,注双目,降金桥,下重楼,入绛宫冶炼。四候合丹,此谓后行长也。"

陶素耜曰:"还丹必得先天之水。后天金水,资为炉鼎,要皆必待其清而用之。《诗》曰:'泾以渭浊',泾水清而渭水浊也。修丹者,待其泾水之清,优游防闲,不可挠动。下手临炉之功,莫此为要。是以圣人年中取月而置金,月中测日而听潮,日中择时而应爻,时中定火而行符。古圣先贤,无不防危虑险,以至于成也。"

上阳子曰:"既明采取,当悟生身。须考气候,一月只有一日,一日惟在一时。一时分为六候,前二候得药,后四候合丹。合丹之妙,急以己汞合铅。于斯时也,调和真息,周流六虚,自太玄关逆流至天谷穴,而吞入黄金室也。斯乃元年起火,下手之功,故真一子曰:'立创鼎器,运动天机'。初则全无形质,一如鸿濛之中。既经起火运符,便应元年滋产。"

《金丹真传》曰:"二候者,外丹作用,得丹之时也,其用在彼不在己;四候者,内丹作用,合丹之时也,其用在己不在彼。"

仇兆鳌曰:"二候临炉,运火求铅也;四候合丹,调和己汞也。就四候之中,还有分别。吴思莱曰:'逆转河车,运归土釜,此中二候作法;闭塞三宝,凝神定息,内守神室,此末二候作用。'"可谓精细。[1]

《仙鉴》曰:"所谓十二时分为六候者,前二候运火,中二候采药,末二候温养。"

吕祖曰:"知癸生,晓癸现,三十时辰两日半。采取只在一时辰,六候只在二候见。外四候,别有干,用药之时莫贪乱。"

《黄鹤赋》曰:"二候四候,半在坎而半在离。"

《大道歌》曰:"一个时辰分六候,只于二候金丹就。尚余四候有神

---

① 此段出《参同契脉望》。

功,妙在师传难泄漏。"

"二候得药,前行短也;四候合丹,后行长也。"①

《仙佛合宗论语》曰:"采大药于混沌七日,此是无中生有,必采之而后生,用采工七日,方有得也。除一日、二日、三日之前,日少而不能得丹之外,于四日、五日、六日、七日之间,其中或有一日见丹田火炽、两肾汤煎、风呼耳后、鹫噪京山,斯时也,眼底金光,丹田中一粒大药至矣。

"若药不应采而不来,即邱祖所云'火少则金精不飞'是也。或得药来,而力不足以冲关,是知水源之初,未知调药不及,于当采之时,而炁微力弱,不能冲关而成大道,皆采之太早,生炁微嫩,所谓初九勿用也。

"静定之中,神炁如一。如是静亦神炁一,动亦神炁一。动而外驰逐妄则为二,动而应机则合一。盖元神一驰,炁亦驰,若元神一染,则精炁即耗。所以《了身经》曰:'意定神全水源清,意动神驰水源浊。'"

陈致虚云:"心动则神不入炁,身动则炁不归神。"

俞玉吾曰:"金火要同炉,最忌根尘相触,神炁分崩。"

《莲花经》曰:"性者,静也;炁者,动也。动静如一,非至人安能措心于此?"

广成子曰:"静则静于神意,动则动于神机。"

古云:"时至神知,即神炁同动是也。"

莹蟾子诗:"炼铅烹汞本没时,学人当向定中推。客尘欲染心无着,天癸才生神自知。"

《金笥宝录》曰:"采取之法生于心,心者万物之纲维枢纽,必须忘之而始觅之。忘者,妄心也;觅者,真心也。但于忘中生一觅意,即真心也。恍惚之中,始见真心。真心既见,就此真心生一真意,加以反光内照,庶百窍备陈,元精吐华矣。要在乎无中生有,有中生无。到这境界,

① 此段见《玄微心印·铸剑第二》。

并真心俱忘而弃之也。我以无而待,则真息绵绵之时,后天之气已定,后天隐则先天之气见矣。

"先天炁到,一身百脉,尽若春生。春意融而渐长,此时先天之体始立,先天立而后天愈退藏矣。

"采取之法,以真心运真意。意者,以目垂观于心,却以心放下送入阳宫,徐收而又纵,则阳起矣。

"真铅真汞大丹头,采取当于罔象求。"〇"天癸才生忙下手,采处切须虔笃。"①

古歌曰:"阴坎徒迷一,阳离五彩形。欲知三处所,偏抱木之灵。炼药先通诀,仍须议古经。琼丹君若毕,天驾五云軿。"

古歌曰:"二八姹女,十六铅精。阳生起火,阴尽须停。星辰周匝,至药通灵。"

萧紫虚曰:"外道邪魔忽逞威,七星宝剑向前挥。果于鬼窟交锋处,夺得明珠一颗归。"〇"炼丹仔细辨工夫,昼夜殷勤守药炉。若遇一阳才起伏,嫩时须采老时枯。"〇"云收雨散丹凝后,琴瑟和谐了当时。切忌不须行火候,不知止足必倾危。"

还阳真人曰:"一阳初动本无心,有心播动指南针。得个牛眠藏炁穴,活墓莲开七朵金。"

冲虚子曰:"一阳动处即玄关,不必生疑不必难。正好临炉依口诀,自然有路透泥丸。"〇"一阳初动漏迟迟,正是仙翁采药时。速速用功依口诀,莫教错过这些儿。"

重阳真人曰:"纯阴之下,须要用火煅炼,方得阳炁发生,神明自来也。"神明者,即真精元阳之妙觉。龙眉子曰:"风轮激动产真铅。"必机先一着,而后生药以行火也。②

---

① 见李道纯《中和集》。
② 此段见《仙佛合宗语录》。

《脉望》曰:"坤器本空,二七之期,感触乾父精光,而阳气始动。乾鼎无物,采取之时,吸受坤母阳铅,而金丹始凝。

"真机在顷刻之间,妙处在窈冥之内。窈冥真精来自虚无,难以察睹,乘其日月合璧,匡廓消亡之际,慎密以守之,静默以求之,庶可临驭丹炉,而行一符二候之功。稍有不谨,其不败事鲜矣。

"存无守有,虚中以待,是求铅之法,不敢一毫差谬,庶得金情归性,以毕吾有为之事。"

泥丸祖曰:"精神冥合气归时,骨肉融和都不知。关节自开百脉畅,形容光泽似婴儿。"

《中和集》曰:"既通天癸始生时,自有真阳应候回。三昧火从离下发,一声雷自震宫来。气神和合生灵质,心息相依结圣胎。透得里头消息子,三关九窍一齐开。"

《天仙正理》曰:"炁与神皆有动静,静极之际,正有动机。炁动即有神动,元炁发动之机,元神妙觉之机。采取烹炼,皆此时至妙之运用。"

《天仙正理》曰:"真阳之炁本无相,古圣只云'虚无之炁',其所发生,无形附于有形,遍内外皆此炁之流行。其采也,借火为采,不见有药形迹,惟知有火而已。古歌曰:'火药原来一处居,看时似有觅时无。'又曰:'采药物于不动之中,行火候于无为之内。'"

《天仙正理》曰:"'夹脊尾闾空寄信',诚然是也,此言前之采药也。精炁生动,也是窈冥还返于静,也是窈冥火炁薰蒸,百日之久,故真炁因之,忽然似有可见。故止后天炁之火,单采先天炁之药,故另用七日之工,采于七日之内。此时真炁尽归命根,虽有动,犹不离于动处,只在内而不驰于外。用则无火之火,无候之候,此为异于前也。其所用以化神还虚之大事始此,所证以长生超劫神通、无极之大果始此,故名大药,亦曰金丹,即前所采虚无之炁,所得所证之实相也。"

《天仙正理》曰:"我曹老师用七日之功,到五日之间,忽丹田如火珠，直驰上心，即转下驰向外肾边，无窍可出，即转驰向尾闾冲关。此皆真炁自家妙用，但到关边，必用口授天机，方才过得去。"

《天仙正理》曰："大药服食，谓之抽铅，'定息采真铅'是也。大药者，即阳精化炁之金丹也。当未化炁之先，所生出于丹田，但无形之炁，微附外体为形，因后有大药之名，便称前为小药，以其炁小故也。及炼成金丹，既化炁之后，所生也出丹田，曰大药。实有形之真炁如火珠，亦是从无而入有也。黄帝曰赤水玄珠，一曰真一之水，曰真一之精，曰真一之炁，曰华池莲花，曰地涌金莲，曰天女献花，曰龙女献珠，曰地涌宝塔，曰刀圭，曰黄芽，曰真铅，种种异名，只是丹田中所生之真炁。既成自有之形，所以不附外形而惟生于内，亦我神觉之可知可见者。及渡二桥，过三关，皆可知可见，此为脱生死之果，从此得有真验矣。"

《天仙正理》曰："'我师前炼丹时，也知止火，采得大药冲关，特未过耳。今复为之，熟路旧事，何得有此倾危？'老师曰：'当初李真人传我时，言药火之最秘最要者，尽与汝明之矣，即可修而成。但关之前，有五龙捧圣之法，是至秘天机，非天仙不能传，非天仙不得知，非天下之可有，非凡夫之可闻。待你百日功成，止火采大药时，方与你言之。'及师回师家，我居我室，乃猛心奋勇，决烈为之，那怕仙不能成，天不能上。行之五十日而丹成止火，采大药而得药，只是冲关不透。复请于师。师曰：'真好决烈仙佛种子！可近来听受捧圣之法。'我闻已，亦即行之，不数日止火景到，恨不即得之为快，即采之，大药不来，火尚未甚足也，邱祖所谓'金精不飞'是也。再采再炼，而止火之景又到。疑之曰：'初得景到，而止火采之，而不得大药，且待其景到之多而止，火药必得矣。'至四而遇倾危之患，再奋勇为之。又思我初炼精时，得景而不知，猛吃一惊而已。乃再静而景再至，猛醒曰：'师言当止火也，可惜当面错过。'又静又至，则知止火用采而即得矣，是采在于三至也。及后再炼不误。景初而止，失之速；不待景至四至而止，失之迟。不迟不速之中，而止火得药，冲关点化阳神，此凡圣关头第一大事，千辛万苦，敬垂泪而详述,后来圣真劝戒。"

许真君《醉思仙》曰:"内交真气存呼吸,自然造化返童颜。"

古歌曰:"离从坎下起,兑在鼎中生。"

还阳子曰:"日精若与月华合,自有真铅出世来。"

马丹阳曰:"水中火发休心景,雪里花开灭意春。"

吕祖曰:"穷取生身受气初,莫怪天机都泄尽。"

白玉蟾曰:"我把生身父母,要使他重相见。"

《崇正篇》曰:"两般灵物天然合,自有真铅出世来。"

庄子:"水中有火,乃焚大块。"

陆子野曰:"时乃晦尽朔来,药生之时,即非寻常时也。"

上阳子曰:"首经为难得之物,倘求之不失其时,必有天仙之分。冬至潮候,乃天地之造化;铅遇癸生,乃人身之造化。天地一阳复而万物发,人身一阳生而真铅现。此时不采,则过时混浊,药物不真。

"入室之际,大用现前,六根泰定,方可采炼。

"《易》曰:'含章可贞,以时发也。'圣人之心,妙在于此。"

白玉蟾《指玄篇注》曰:"先天炁为铅,无形而能制汞。离虚坎实,采而补之,汞精不致飞走,故能结胎神化。妙在心如太虚,色境两忘,忘无可忘,方可求之。若人欲横流,终不能成。"

上阳子曰:"要知他家活子时,非天下之至精,其孰能与于此?万物化生之初,其受阴阳之气只霎时中,修仙之道,其炼先天之炁,最为迅速。

"水清月白,即得新生之灵药。

"道生一炁,一炁生形,形中又含始气,是为先天真一之气也。此气顺则成人,逆则成仙。"

陆子野曰:"玄珠者,药之象。药不能自生,须感阳气而化生。

"药采他家,而归自己家园下栽培,以至成熟。自然之妙,非用人力也。"

邱长春曰:"原来药物在人间。"

上阳子曰:"到老无为,如何得药?入室采铅,是云有作。大隐市朝,又谁知觉?欲成匡廓,先立鄞鄂。得一黍珠,方是不错。九载坐忘,无为功博。行满三千,与众共乐。若只无为,不先有作。此乃愚夫,自相执着。殷勤数语,以诏后学。"

陆子野曰:"盗者,使人不知不觉,而窃其所有之谓。修炼之法,窃天地之机,盗彼杀中之生气耳。

"男子二八而精通,女子二七而天癸降。咦,路逢侠士须呈剑,琴遇知音始可弹。神水即首经也。"

上阳子曰:"盗者,盗其天地一点真阳之始气。

"先天一气,生于造化泉窟。

"先天一气,自虚无中来,要得此气,必当委曲志虑以求之也。"

《金笥宝录》曰:"忘里觅,觅里忘,忘中见,见中忘,阳生矣;忘里升,升里见,见里变,铅成矣。铅合汞于内,精会神于外,交会矣。"

白玉蟾《指玄篇注》曰:"地中一阳之气,上升于天,天中一阴之气,下降于地。二气相交,发生万物。"

邱长春祖曰:"天地一阳来复,人身三日看经。月明莹净遇铅生,过后仙缘无分。"

《灵宝毕法》曰:"先天真一之炁,名曰空炁。金胎藏在坤宫,生金母而作丹基,即性、即本来面目。此炁父母未交之前,混混沌沌,名曰混洞,谓之阴金。父母媾精之后,欻然感附,名曰元神,谓之阳铅,是为五金之母,天地混沌之先,亦此炁结而成。"

《灵宝毕法》曰:"入室下功,追二气于黄道,会三姓于元宫,回七十二候之要津,簇三千六百年之正炁,攒归丹鼎,辐辏金胎。"

《灵宝毕法》曰:"一呼一吸为一息,呼为阳,吸为阴。七窍之呼七日也,七窍之吸七夜也。金母功行,天机不动,神凝目定,脉住心停。"

《灵宝毕法》曰:"采药之时,龙虎争斗,金木间隔,我得则彼失,我失则彼得,谓之偏陷。惟至圣神人,炼己纯熟,方得无患。"

《传道集》曰:"采药于九宫之上,得之而下入黄庭;抽铅于曲江之下,搬之而上升内院。"

《传道集》曰:"气生时,液亦降;液生时,气亦升。气生如太阳之出海,雾露不能蔽其光;液生如严天之杀物,呼呵不能敌其寒。气升如翠幕,液下如疏帘。"

《传道集》曰:"抱天一之质而为五金之首者,黑铅也。铅以生银,铅乃银之母。感太阳之炁,而为众石之首者,砗砂也。砂以生汞,汞乃砂之子。难得者真虎,以肾气易为耗散;易失者真龙,盖心液难为积聚。"

《传道集》曰:"采药不进火,药必耗散而不能住;进火不采药,阴中阳不能住。止于发举肾气,壮暖下元而已。若采药之时,进火有数,能于铅中作用,借气进火,大药自然坚固,永镇下田,名曰采补之法。炼汞补丹基,延年益寿,可为地仙。更能知七日半天机而采大药,以元铅抽之,肘后飞起金精,自下田入上田。凡采药为添汞,添汞须抽铅。"又曰:"起河车而走龙虎。铅既后抽,汞自中降,以中田还下田。"

《钟吕传道集》:"始以龙虎交媾而变黄芽,是五行颠倒;继以抽铅添汞而养胎仙,是三田返复。五行不颠倒,龙虎不交媾;三田不返复,胎仙不气足。抽铅添汞,一百日药力全,二百日圣胎坚,三百日胎仙成。"

《钟吕传道集》:"玉泉千派,运时止半日功夫;金液一壶,搬过只时间功迹。"

《钟吕传道集》:"一呼一吸,天、地、人三才之真炁,往来于十二楼前,一往一来谓之一息,昼夜之间,人有一万三千五百息。根源牢固,元气不损,呼吸之间,可以夺天地之正气。"

钟离祖曰:"一点最初真种子,入得丹田万古春。"

朱元育曰:"时候未到,则当虚以待之;时候将到,又当动以应之。盖晦朔中间,阳欲生而未离乎阴,机已动而未离乎静。从静定中候视,须加十分谨密。及乎枢机一发，天人交应，便当加采取之功。若朝廷之大号，以时而发，造化之节令，及时而布，不得一刻迟误。"

朱元育曰："此一动一静之机，便通天彻地，包括河洛。河图之数五十有五，循环无端，圆以象天之动；洛书之位四正四偶，统于中五，方以象地之静。人者，天地之心也。天地中间是为人心，即邵子所谓'一动一静之间，天地人之至妙至妙者'也。"

朱元育曰："时节一到，大药便产。即忙采取，以真意为媒，回风混合，徐徐从坤炉升人乾鼎，内有吸、舐、撮、闭无数作用。"

朱元育曰："玄牝初交，大药将产，正当亥子中间，一动一静之间，为天地至妙之机关。虽有圣哲，莫能窥测。"

朱元育曰："先天一炁，原从虚无中来。必委致其志，虚以待之，至于六根大定，一念不生，方得相应。然所谓无念，只是常应常静，不出规中，非同木石之蠢然也。无念之念，是为正念。正念时时现前，方可致先天一炁，而有得药之时。"

朱元育曰："采药当以真意迫促之，两物相交，正当虚危中间，此时宜禁闭地户，翕聚真炁，不可一毫泄漏。"

吕祖《金玉经》曰："取阴阳未化之机，而盗还元之气。尽此玄奥功夫，脱尘假以透玄关者，乃离男坎女之至精，发生于至先之宫，用活子时而得之。赤水玄珠，青浆玉露。"①

《金玉经》曰："以我之为，用彼之道。玄珠添癸水之潭，离焰结青莲之盖。道其守也，以融融而清净应之；道其离也，以遥遥而呼吸应之。"

《金玉经》曰："道之在我而忘体，道之在彼而逍遥。"

《金玉经》曰："盗太极于一时，百千万亿，盗太极于亿劫，上下察

---

① 按："赤水玄珠，青浆玉露"八字，济一子之引用颇为突兀。考《金玉经》云："……用活子时而得之，结白云而凝于黄庭，冲鹊桥而降须弥。赤水玄珠，青浆玉露，浮乎于八卦之中，沉乎于九宫之下"云云。

之。"

《玉经经》曰："源之在上,泻圣脉于清;源之在下,涌灵泉于坎;源之在人,运血气于身;源之在物,按消长于时;源之在道,分教化于邪正;源之在性,转河车于顺逆;源之在时,定潮汐于子午;源之在我,控澄碧于阴阳。"

《金玉经》曰："气其合源,源何以别?源之清而道生,源之浊而道息。"

《金玉经》曰："穷穷者虚,合之以体,体成而虚归,道成而无已。"

《唱道真言》曰："吾心一念不起,则虚白自然相生。此时精为真精,气为真气,神为真神。用真精、真气、真神,浑合为一。以神合气,静养为功;以气合神,操持为要;以精合神,清虚为本。"

《唱道真言》曰："静修既妙,自能节节相生,头头是道。无穷妙境,从先天一意流出,非但空空之知、虚虚之觉,实有真药,真受用处,一元长见,万象回春,不可以言语形容也。"

《唱道真言》曰："元精溶溶,元神跃跃,元气腾腾,三元具矣。"

《唱道真言》曰："后天之意谓之意,先天之意谓之神。神之所在,气即从之。气依神而生,亦依神而息。"

《唱道真言》曰："既知此道,勤修密印。混混沌沌,鸿鸿濛濛。何神、何气、何精?以为神耶而气与精在焉,以为气耶而神与精在焉,以为精耶而神与气在焉。如糖如蜜,似粉入面,在五行未兆之先,当三才未判之际,此为丹祖,太极是也。

"意之先无意,意之后无意,只得中间单单一个真意。而采阳结胎,脱体出神,俱藉之。

"交会之际,遍体融和,如暖春天气,熟睡方醒,胸境洞然。此交会果是何物?是神、是精、是气,非精、非气、非神,名之为道,见之为丹。拟议之为太极。

"一呼一吸,通乎气机;一动一静,同乎造化。回阴阳于一壶之内,罗日月于半黍之中。大道冥冥，太极流精。心包元化，气运鸿钧。上朝苍昊，下扫幽阴。回风混合，百日功灵。天仙地仙，水王山君。同登大愿，广度众生。风云龙虎，叭喳鹏麟。常侍左右，助转法轮。

"淫心才举，真气分崩。

"仙家所采之气，是元始以来一点灵光，浑融周遍，太和至真之物，而实无有物。"

张三丰《金丹节要》曰："前功已周，丹鼎在室，专候三日，月出庚方。此是药苗初生，正好用心审察。托黄婆以传送，勿令金公失刻，姹女过期。防差毫厘，莫误大事。故圣人移一年之气运，促在一时。又将一时分为六候，前二候得药，后四候另有妙用。修丹之士，可不慎欤！已知他家活子时，急好辨伊水源清浊。金光初现，月色中宵，坐定四正，面朝生位。即使龙含鹤剑，更防虎动神锋。分宾主而入洞房，配天地而交泰卦。心心笃慎，察意脉之疾迟；口口相传，定浮沉之缓急。凝神定息，人我两忘。囊籥轻扇，巽风慢鼓。发起铅汞火符，调分文武周天。款款催之，切切候之。水中银玉池先觅，硃里汞金鼎方留。只在须臾，难分顷刻。上下相应，内外资符。自觉灵根火发，收拾海底珠还，速宜下手，切莫留情。疾于左肾运一点真精，就于戊门迎半泓金水，结一丸丹药，九转成功。二物相投宜恰好，三家相见自和平。顷刻真铅留鼎鼐，一时烈火淬锋芒。急备搬腾，猛加抽添，灵父可以翻身，圣母方教离体。疾用登天筏子，九九提过鹊桥东。轻起肘后金精九十，运至银河上，再加九次，还上泥丸。少缓，须臾降下丹府。其时鼻内好栽葱，喉中堪吸涕。玉堂丹降，命黄婆引下重楼；金液既还，唤牛郎送归土釜。到此风恬浪静，从今国富民安，气结神凝，魂安魄定，一身和畅，满目春光，天君泰然，百神听令。既得铅汞配合，尤宜心意封固。已夺天机，仍还造化。采药之妙，盖得于兹，抽添沐浴，悉具于后，无余蕴矣。"

张三丰《无根树》曰："离了阴阳道不全。金隔木，汞间铅，阴寡阳孤各一边。世人阴阳男女配，生子生孙代代传。顺为凡，逆为仙，只在中间颠倒颠。"

《无根树》曰:"东家女,西舍郎,配作夫妻入洞房。黄婆劝饮醍醐酒,一日掀开醉一场。这仙方,返魂浆,起死回生是药王。"〇"产在坤方坤是人。摘花蒂,采花心,花蕊层层艳丽春。"〇"卸了重开有定期。铅花现,癸尽时,依旧西园花满枝。对月残景收拾了,旋逐朝阳补衲衣。这一机,世罕知,须共神仙仔细推。"〇"对月忘情玩月华,金精旺,耀眼花。"〇"拿云手,步月梯,采取先天第一枝。"〇"铅鼎温温宝现光,金桥上,望曲江,月里分明见太阳。临炉际,景现前。"

《金笥宝录》曰:"大光透,用机出入。"

邵子《安乐窝诗》:"圣人能事无难继,无价明珠止在渊。"

邵子《安乐窝诗》:"酒涵花影红光溜,怎忍花前不醉归。"

邵子《安乐窝诗》:"这般意思难名状,只恐人间都未知。"

《唱道真言》曰:"'阳神'两字,不可专在人身上偏看。生出天来,也是这个阳神;生出地来,也是这个阳神;生出日月星斗、胎卵湿化、飞潜动植,都是这个阳神。阳神者,太极也。"

《唱道真言》曰:"张紫阳'意为媒说',寥寥数言,殊未通畅。盖意原于心而成于性,故有真心,乃有真性。有真性,方有真意,此意谓之先天一意。夫先天物象未形,不露朕兆,安得有所谓意? 当夫静坐之际,一心虚寂,洞然玄朗,无渣滓,无知识,即先天性体也。从此空中落出一点真意,如太极一圈,而阴阳于此孕;伏羲一画,而两仪于此生。故谓之先天一意。以之配水火,引铅汞,用无不灵。丹之成,皆此一意为运用而转旋也。"

《唱道真言》曰:"泛意,非意也,游思妄想也。意者,的的确确,从心所发,意发而心复空,故曰有意若无意。意之为用,大矣哉! 初时阳生,意也;既生之后,采取元阳,意也;既采之后,交会神房,意也;既会之后,送入黄庭,意也。不特此也,阳神之出,意也;既出之后,凭虚御风,意也;游乎帝乡,返乎神室,意也。意之为用,大矣哉!"

《仙佛合宗语录》曰："返观内照,即真意之妙用也。盖元神不动为体,真意感通为用,本一物也,言神可,言意亦可,故真意即虚空之正觉,所谓相知之微意也。"

《仙佛合宗语录》曰："炼精之时,真意观照于炼精之百日;炼气之时,真意观照于炼气之十月;炼神之时,真意观照于炼神之三年。自始至终,不离此内观返照。"

《仙佛合宗语录》曰："双眸之光,乃神中真意之所寄。眸光所至,真意至焉。邱祖曰:'金丹大药不难求,日视中田夜守留。水火自然分上下,一团生意在双眸。'"

《仙佛合宗语录》曰："大率①采药,至于三、四日间,则真意将定未定之时,得药之景,即次第而现。采至五、六日间,则真息一定,而大药出矣。故七日之期,亦大概言之耳。大药生时,六根震动,丹田如火,两肾汤煎,眼吐金光,耳后风生,脑中鹫鸣,身涌鼻搐之类,皆得药之景也。"

【卷七】

还丹温养第四

上阳子曰："既得刀圭入口,运己真火以养之。

"凡运火之际,忽觉夹脊真炁上冲泥丸,沥沥有声,从头似有物触上脑中,须臾如雀卵颗颗自腭下重楼,如冰酥香甜,甘美之味无比。觉有此状,乃验得金液还丹,徐徐咽归丹田,自此而后,常常不绝。闭目内观,脏腑历历如烛照,渐次有金光罩体也。"

《脉望》曰："当其运汞迎铅,渡鹊桥之东,由尾闾导命门,过夹脊,

---

① 率,原作"卒",据《仙佛合宗语录》改。

入泥丸,注双目,降金桥,渡银河,混合于中宫,冥然如烟岚之罩山,飒然如风雨之暴至,濛濛兮如昼梦之初觉,洋洋乎如澡浴之方起,此乃精神冥合气归时,一身阴气散尽之真景象也,并非譬喻。邵子曰:'恍惚阴阳初变化,絪缊天地乍回旋。中间些子好光景,安得功夫入语言?'真身造而实践者也。

"采二仪未判之炁,夺龙虎始媾之精,指二候合和丹时言也。此时机动籁鸣,阴阳乍会,铅汞始交,牝牡相从之候。滋液润泽,乃阳丹初入土釜,交感之真景象也。天地絪缊,男女媾精,精神四达,蟠天际地。如烟如雾,如露如电,不可名状,雄扬播施,雌阴统化,而一气流通矣。

"二五之精,妙合而凝。凝之既久,流露真形。如是工夫纯粹,药物不至消耗,火候不至失调,金丹成熟,得成正道。"

《修真辨难》:"或问曰:'如何有死而复生之际?'答曰:'正子时乃接命之一时,当真铅投汞,铅汞相融,万虑俱寂,入于混沌之窍,一不小心,大丹即漏。盖此时为紧要之关口,接命在此,伤命亦在此。其初,非炎火为之猛烹极炼,则乾金不能出矿;其继,非神火为之周遭温养,则丹药不能改化。'

"进火抽铅,退符添汞,法象日月,平调水火,专在和。《契》曰:'和则随从,路平不邪。'又曰:'各得其和,俱吐证符。'致中和而天地位,万物育。'旨深哉!"

"还丹归黄庭土釜之中,宜固济则胞胎不泄。运火龙流珠以配之,则灵胎乃结,所谓'送归土釜牢封固,次入流珠厮配当'。青霞子曰:'固济胎不泄,变化在须臾。'何以固济?《契》曰:'离气纳营卫,坎乃不用聪。兑合不以谈,希言顺鸿濛。'"

上阳子曰:"凡人交媾,激挠一身之骨格,搅动一身之精髓,情欲才动,心君亦摇,三尸搬于上,七魄摧于下,方得精自两胫而上,由五脏,升泥丸,与髓同下,自夹脊双关,至外肾交姤,此为五浊世间法,常道之顺也。金丹则不然,行颠倒之法,持逆修之道。大修行人,炼己纯熟,身心不动,魂魄受制,情欲不干,精气满盈,如大富人家,何处不有金玉?待彼一阳初动之时,先天真铅将至,则我一身之精气不动,只于内肾之下就近便处,运一点真汞以迎之,此之谓前行短也。真铅既渡鹊桥之东,汞与铅混合,却随真铅升辘轳三车,由双关、夹脊上泥丸,遍九宫,注双目,降金桥,下重楼,入绛宫,归黄庭神室,此为之后行长也。"

上阳子曰:"泥丸云:'我昔工夫行一年,六脉已息气归根。'老子曰:'专炁致柔,能如婴儿。'此皆言温养。夫温养者,隳肢体,黜聪明,终日如愚而不违,不可须臾离也。如鸡抱卵,暖气不可间断,则抽添之工自见。抽添者,以铅制汞之后,逐日运火,渐渐添汞,汞渐多,铅渐少,久则铅将尽,汞亦干,化为丹砂,乃金液还丹之纯阳。至此化炁为神,是曰婴儿,是曰阳神。"

《翠虚篇》曰:"初时夹脊关脉开,其次膀胱如火然。内中两肾如汤煎,时乎挑动冲心源。心肾水火自交感,金木间隔谁使然?黄庭一炁居中宫,宰制万象心掌权。水源清清如玉镜,孰使河车如行船?一霎火焰飞烧天,乌魂兔魄成微尘。如斯默默觅真诠,一路迳直入灵真。分明精里以存气,渐渐气积以生神。此神乃是天地精,纯阳不死为真人。"

还阳真人曰:"五龙捧圣万金机,斋戒焚香盟授之。惟愿临期能照用,真真留此上天梯。"

许真君曰:"冲开牛斗要循还,璇玑玉衡皆有旨,谁人搬运上泥丸?"

泥丸祖曰:"醉倒酣眠梦熟时,满船载宝过曹溪。一才识破丹基后,放去收来总是伊。"○"天源一派接昆仑,最隐无过九曲湾。百万玉龙嘶不断,一江春水趁鱼船。"

白玉蟾曰:"人能手抟日月,心握鸿濛,自然见橐籥之开合,河车之升降。水济火宫,火溉丹台。金木交并,水土融和。姹女乘龙,金公跨虎。通透三关,上升内院,化为玉汞,下入重楼,中有一火,名曰丹台,铅汞相投,水火相合。才若意到,即如印圈契约也。自然而然,不约而合。

有动之动，出于不动，有为之为，出于无为。当是时，白雪漫天，黄芽满地。龙吟虎啸，夫唱妇随。玉鼎汤煎，金炉火炽。雷轰电掣，撼动乾坤。百脉耸然，三关透彻。玄珠成象，太乙含真。泥丸风生，绛宫月明，丹田烟暖，谷海波澄。炼成还丹，易如反掌。从此天关在手，地轴由心。更能昼运灵旗，夜录神芝[①]。温就圣胎，结成赤子。紫阳曰：'都来片向工夫，永保无穷逸乐。'所谓道之基，德之本，龙虎之宗，铅汞之祖，二火所聚，八水同归，万神朝会之门，金丹妙用之源，乃归根复命之关窍也。既能知此，则欲不必遣而心自静，心不澄而神自清。一念不生，万幻俱寝，身驭扶摇，神游恢漠。方知道风清月白，皆显扬铅汞之机；水绿山青，尽发露龙虎之旨。"

《海客论》曰："夫汞者，积阴之气，玄水之精，遇万机以成顽，事五金而作魄，重于金体，洁不许尘，悉在目前，有何难睹？紫阳曰：'铅犹表也，汞犹影也。'[②]汞是铅之兆魄精华也，各为其体，互藏其根。五行相孕，金水相生。得气转华，方成至药。"又曰："只是水银一味，周流遍历诸辰。"[③]又曰："'水银一味是真物，先作肉兮后作骨。'成药只是一味水银，借神水之胎作紫金之粉。古歌云：'水银一味是仙药，从上流传伏火难。若遇河车成紫粉，紫粉一时化金丹。金丹正法本无钩，水银一味独为幽。刀圭点化将为验，服之不死泛仙舟。'又云：'却取抽成汞，还丹返作砂。胎中受五彩，月足是黄芽。迷徒不可见，对面是天涯。若到河车地，只此是仙家。'"

《规中指南》曰："修丹之士，欲返其性，复其初，重生五脏，再立形骸，无质生质，结成圣胎。其诀曰：专气至柔，能如婴儿。除姤止念，静心守一。外想不入，内想不出。终日混沌，如在母腹。神定以会乎气，

---

① "夜录神芝"，《白玉蟾全集》作"夜孕火芝"。

② 按："紫阳曰：'铅犹表也，汞犹影也。'"考此句出于题名张伯端《金笥宝录》之文，疑误窜至《海客论》中。

③ 《海客论》不见此句，出于《悟真篇》，也疑为误窜。

气和以合乎神。神即炁而凝，炁即神而住。于寂然休歇之场，恍兮若无何有之乡，天心冥冥，注意一窍，如鸡抱卵，似鱼在水，呼至于根，吸至于蒂，绵绵若存。再守胎中之一息，守无所守，真息自住，泯然若无。虽然于心无所存注，杳冥之内，但觉太虚之中，一灵为造化之主宰。"

陆子野曰："得一之后，混沌复为一太极，不必分南北西东之限，但当照顾关防，念头差动，慎其前功。倘怀一时之兴浓，则忘却平日之辛苦，废大事矣。"①

上阳子曰："一粒之丹，甚不易得。费尽千辛万苦，方能得之。既得之后，侥幸全此命宝。更宜闲居幽处，温养珍调，损之又损，念欲灰而志欲奋，功欲勤而境欲忘。其未得丹之时，行真个神仙之行；若已得丹之后，怀全无所得之心。则一切事物，不关心君而无危险，直至功成火足而不怠也。"

陶素耜曰："尝抱冲和之真气，养静定之元神。

"温养之法，无过于淡泊。淡泊者，致虚凝神，纯一不杂，顺其自然以守之而已。

"金液凝结之际，百脉归源，呼吸俱泯，日魂月魄，一时停轮，如命之将绝者。绝而复生，紫清翁所谓'这回大死今方活'。迨温养事毕，体化纯阳，方是丹成药就。"

白玉蟾曰："若能于静定之中，抱冲和之气，守真一之精，即是封炉固济以行火候。神即是火，炁即是药，以火炼药而成丹，即是以神御炁而成道。"

《仙佛合宗论语》曰："十月炼定要人持叫，其时易昏沉外驰，散乱多而内定少，则用炼气化神法以补其神。神满不思睡，神定不思驰，昏沉驰散渐少而渐定，以至于大定。无炁与息，则息无出入，谓之息住。"

《仙佛合宗论语》曰："十月之工，须要神炁精明，志念勇猛，昼夜勤

---

① 原题作"陆西星"，据《三注悟真篇》改。

功在定，定定相续，无一息一瞬而不在息定，自然得无息而大定。大定之日，便是胎完之日。神胎既就，毕竟景现而出，自然之理也。"

《仙佛合宗论语》：问定，答曰："重阳祖云：'呼吸相应，脉住气停。静而生定，大定之中，先天一炁自虚无中而来。'又云：'定中知动，方是造化。'邱祖云：'息有一毫之不定，非命已有。'薛紫贤云：'定息采真铅。'杏林曰：'定里见丹成。'丹阳曰：'工夫常不间，定息号灵胎。'太上曰：'转神入定，以成至真。'《斗姥心经》云：'知守本来真身，更能精修大定，乃至形神俱妙。'元始天尊云：'息依神定，性定命住。'紫阳云：'惟定可以炼丹，不定而阳不生；阳生之后，不定而丹不结。'《中和集》云：'九载三年常一定，便是神仙。'"

《仙佛合宗论语》曰："能调此真息，即能定此真性。息不定，即心性不定。人能即此息而离此息，斯可入灭尽定矣。"

谭子《化书》云："心冥冥兮无所知，神怡怡兮无所之，气熙熙兮无所为。"

《中和集》曰："丹从不炼炼中炼，道向无为为处无。息念息缘调祖炁，忘闻忘见养婴儿。

"静里工夫，定中斡运。寂然不动，应感而通。老蚌含珠，蜈蚣咒子。个样真机妙莫穷，只这是，若疑团打破，顿悟真空。

"为中会取无为个，不有中间有最奇。到恍惚之间，窈冥之际，守之即妄，纵又成非，不守不忘，不收不纵，看这存存在底谁？只恁么，待六阳数足，抱个蟾儿。"

《脉望》曰："丹既居鼎，真火周遭于外，以为表卫。始终以无念为常，盖心静则气和，气和则宝结。真积力久①，太和神气充溢于金胎神室之中，子母相抱，非神火环匝之力，岂能留之哉？必须臾不离，夜以继

---

① "宝结真积力"五字原本脱，据《参同契脉望》补。萧天石《道藏精华》易以"神清无念日"五字，与《参同契脉望》文不合。

日，自然丹熟脱胎矣。”

上阳子曰：“精少则还丹不成。大修行人，当知己汞常要充满，是云‘实腹’。己汞既充，取铅稍易。又当知采药之时，六识不具，六情俱忘，是云‘虚心’。”

《规中指南》曰：“用志不分，乃凝于神。但澄心绝虑，调息令匀，寂然常照，勿使昏散，候气安和，真人入定。于此定中，观见内景，才若意到，其兆即萌。便觉一息从规中起，混混续续，兀兀腾腾，存之以诚，听之以心，六根安定，胎息凝凝，不闭不数，任其自如。静极而嘘，如春沼鱼；动极而吸，如百虫蛰。氤氲开合，其妙无穷。如此少时，便须忘炁合神，一归混沌。致虚之极，守静之笃，心不动念，无来无去，湛然常住，是谓真人之息以踵。神气交融，此其候也。”

紫阳真人曰：“恍惚杳冥，定之象也。”丹阳曰：“神不外游，精炁自定。”又曰：“心定念止，湛然不动，名为真心。”又曰：“药物只于无里采，大丹全在定中烧。”①

“丹结于中，火符包裹于外。余时凝聚元神，养育于内，自然圣躯成就，十月胎圆，脱胎神化矣。此一阴一阳之道，乃生生化化之源，生人生物，莫不由之。”②

萧紫虚曰：“河车搬运上昆山，不动纤毫到玉关。妙在八门牢闭锁，阴阳一炁自循环。”

《天仙正理》曰：“此以后，火候名大周天，与前百日小周天不同。吕祖曰：‘自后仍吹无孔笛，从今别鼓没弦琴。’”

《天仙正理》曰：“大周天者，如一日实周一天也。一符如是，十百千万符皆如是。一时如是，三千六百时亦皆如是，以周十月之天也。怀胎炼炁化神，入定者之候。如此其中有三月之定力，而能不食世味者。

————————————

① 此段见《仙佛合宗语录》。
② 此段见《参同契脉望》。

有四、五月，或多月始能不食者。惟绝食之证速，则得定出定亦速；绝食迟，则得定出定亦迟。所以然者，由定而太和元炁充于中，则不见有饥，何用食？盖食为阴，有一分阴，则用一分食。分阴未尽，则不仙；分食未绝，亦不成仙。"

《天仙正理》曰："定心坚确，乃得定易。有七月者，有八、九月、十月而得定者。若定心散乱，故得定难，而有十月之外者及不可计数之月而始得定者，即歇气多时，火冷丹力迟之说也。今以十月得大定者言之，其中又有神胎将完，第八、九、十个月间，外景颇多，或见奇异，或闻奇异，或有可喜事物，或有可惧事物，或有可信事物，或有心生妄想，或有奉上帝高真而来试道，或妖魔来盗真炁，一切俱以正念扫除，只用正念炼炁化神，自然得至呼吸绝而无魔矣。"

《天仙正理》曰："若心中生一妄，则急提正念，而妄自无。若眼前见一魔，则急提正念，不应魔而魔自退。《四十九章经》云：'不与魔竞，来者自返戈。'丁灵阳云：'静中抑按功深，或见有仙佛鬼神、楼台光彩，一切境界见前，不得起心憎爱。'俞玉吾云：'任他千变万化，一心不动，万邪自退。'"

《天仙正理》曰："既得呼吸无，则炁返纯神，无复有炁与气矣。如有炁，则呼吸虽暂似无漏，未为真绝也。若呼吸少定而未绝，则神随之亦只少定而未大定。此时正宜绵密功夫，直入大定而纯神。苟有出入间断，即同走丹，必至无炁而后已。此第二关返一之理，正已返到父母初交入胞之境矣。子胎十月，形全则生；神胎十月，神全则出。理势然也。邱祖曰：'息有一毫之不定，命非己有。'"

《天仙正理》曰："大周天之火不计爻象，固非有作，温温相续，又非顽无，初似不着有无，终则全归大定。"

《大通经》曰："大道无相，故内其摄于有；真性无为，故外不失其心。"

《太上日用经》曰："神是气之子，气是神之母，如鸡抱卵，存神养怸,能无离乎？妙哉！妙哉！"

《龙虎经》曰："至妙之要,先存后忘。"

《性命圭旨》曰："胎息妙凝之时,入无积聚,出无分散,体相虚空,泯然入定。"

邱长春曰："一念不离方寸是真空,此养胎之火,真火也。"

罗洪先曰："一息渐随无念杳,半醒微觉有身浮。"

张紫琼曰："炼到形神冥合处,方知色相即真空。"

《百句章》曰："此中有真信,信到君必惊。一点如朱橘,要使水银迎。绝不用器械,颠倒法乾坤。"

陆子野曰："得一则我命在我,身外有身,与天齐年。"

上阳子曰："金丹乃阴阳之祖怸,即太极之先,天地之根也。"

张紫阳曰："都来片向工夫,永保无穷逸乐。"

上阳子曰："金丹自外来,吞入腹中。

"还丹只半个时辰,夺天地主宰之造化,夺太极未分之造化,夺乾坤交媾之造化,夺阴阳不测之造化,夺水火既济之造化,夺五行战克之造化,夺万物生成之造化,聚于顷刻,其可不谨惧哉！"

薛紫贤曰："阳丹自外来,制己之阴汞。"

梅志仙曰："阴蹻泥丸,一气循环,下穿地户,上接天关。"

《传道集》曰："神聚多魔,搬真火以焚身,则三尸绝迹；药就海枯,运霞浆而沐浴,则入水无波。皆河车之作用也。"

《传道集》曰："龙虎交而变黄芽者,小河车也；肘后飞金精,入泥丸,抽铅添汞而成大药者,大河车也。"

《传道集》曰："水火相包,合而为一,以入神宫。定息内观,一意不散,神识俱妙。静中常闻乐声,如梦非梦,若在虚无之境,风光景物,不比尘俗,繁华美丽,胜于人世。楼台宫阙,碧瓦凝辉,翡翠绮罗,馨香成阵。当此之时,乃曰超内院,阳神方得聚会而还上丹田,炼成神仙,以合大道,一撞天门,金光影里现法身,闹花深处坐凡体,乘空而履平川,万里若同展臂。"

《传道集》曰："云雷下降，烟焰上起。或如天雨奇花，祥风瑞气，自殿庭而起；或如仙娥玉女，彩凤祥鸾，自青霄而来。金盘中，捧玉露霞浆而下献于王者。若此乃金液还丹既济之象也。龙虎曳车于火中，上冲三关，三关各有兵吏，不计几何。器仗戈甲，恐惧于人。先以龙虎撞之不开，次以大火烧之方启，以至昆仑不住，又到天池方止。或如三鹤冲天，或如双蝶入三宫，或五彩云中，捧朱衣小儿而过天门，或金车玉辂载王者而超三界。若此乃肘后飞金精，大河车之象也。一吏传命，而九洲通和，周而复始，运行不已。或如游五岳，或如泛五湖，或如天符敕五帝，或如王命诏诸侯。若此乃还丹之象也。"

《传道集》曰："自上而下，紫河车搬入天宫，天宫富贵，孰不钦羡？或往或来，繁华奢侈，人所未见者，悉皆有之。奉道之士，平日清净自守，潇洒寂寞，既已久矣。功至数足，快乐无极。楼台珠翠，女乐笙簧，珍馐异馔，异草奇花，景物风光，触目如画。彼人不悟，将谓实到天宫，不知自身内院，认作真境，因循不出，乃曰因在昏衢，留形住世，不得脱质以为神仙。未到天宫，方在内观，阴鬼外魔，因意生境，以为魔军，因而狂荡入于邪中，或失身外道，以致不能成仙。盖以三尸七魄，惟愿人死，而自身快乐。九虫六贼，苦于人安，则存留无处也。"

朱元育曰："一阳初动，急发火以应之。必须猛烹极炼，加以吸、舐、撮、闭之功，逼出炉火中金液，令之上升，趁此火力，驾动河车，自尾间逆流，上昆仑天谷穴，如龙争虎斗，风涛汹涌，撼动乾坤。交媾之后，一点落于黄庭中央。此后便加温养之功，如龙护珠，如鸡抱卵，默默回光，勿忘勿助。到得玄珠成象，太乙含真，自然变化而超脱矣。"

朱元育曰："金丹结胎，脉住气停，复返混沌。此吾身大死之时也。久之，绝后再醒，亲证本来面目，自然纯清绝点，慧性圆通，大地乾坤，俱作水晶宫阙矣。"

朱元育曰："存神丹扃①，当以真意守之，密密提防护持，须臾不可离。若真意一离本位，恐有昏迷走失之患。"

朱元育曰："先天祖炁为君，后天精炁为臣。鼎中既得先天一炁，却藉后天精气，乳哺而环卫之。"

缘督子曰："形神无为，而精炁自然有所为。是犹天地无为，而万物自然化育也。"

吕祖《金玉经》曰："骊龙抱一，金珠现无上之光；白虎含三，紫雪长灵苗之蕊。"

《金玉经》曰："九重铁鼓无私，一片金铃向上。透天堂，贯紫府甄山。上至祝融峰，瑶池畔岸，三摩地。一气贯黄中，铅珠归宝藏。"

《唱道真言》曰："常惺惺存，活泼泼地。"

《唱道真言》曰："欲结圣胎，先登圆觉，此要语也。调剂之功，全在升降；升降之诀，全在静观。静不终静，静中有动，有动非动，造化旋转。观不执观，观中有觉。有觉非觉，灵光恍惚。当此之时，鼎虚而药实，水刚而火柔。一烹一炼，一呼一吸，皆与天地同其玄化，日月同其运转，阴阳同其清浊，四时同其代谢。"

《唱道真言》曰："夫炼丹犹如炊饭，火急则焦，火缓则烂。不急不缓，饭乃味全。炼丹火急，则铅走汞飞，故贵绵绵若存；火缓则鼎寒炉冷，固贵惺惺常在。不急不缓，火候到时，群阴自消，阳神自现。"

《唱道真言》曰："胸怀浩荡，妙至忘身，无我无人，何天何地？觉清空一气，混混沌沌中一点真阳，是我非我，是虚非虚。造化旋转，错行代明，分之无可分，合之无可合。以阳神之虚，合太虚之虚，而融洽无间，所谓'形神俱妙，与道合真'也。"

《唱道真言》曰："绵绵若存，用之不勤；惺惺常在，守之不败。"

《唱道真言》曰："始之以无为，终之以无思。则天清宁于上，地安

---

① 扃，原作"局"，据《参同契阐幽》改。

其位于下,然后阴阳混合以成珠,收罗于玄玄一窍之中。颠之倒之,恍焉惚焉,一炉造化,万斛神光。"

《唱道真言》曰:"黍米之珠,万物备而四气周,八风平而三才具。"

《唱道真言》曰:"金精木液,战斗一翻,鼓九阊之璈,而弹八风之瑟。日月出于脐下,风云起于腋间,圆①陀陀,赤洒洒,仍是一个清虚洞玄,鸿濛一气之太极也。此中有天地焉,有日月焉,飞潜动植,胎卵湿化,无一物不备。灵机一到,万籁齐鸣,一元显象,不可言尽。"

《唱道真言》曰:"斗罡从此而旋转,阴阳因之而颠倒。功满道成,纯阳至刚之气,薰肌炼骨,法体温和,四季皆春。太阳在顶上,有昼无夜;造化在身中,有生无杀。"

《唱道真言》曰:"周身之气,循环升降,上应周天。如十五夜潮,汹涌而来,穿筋涤髓,骨节粉碎。要在临事从容,当境不乱,任他风浪漫江,由我舟随舵转。"

张三丰《金丹节要》曰:"三花聚顶,五气朝元,所谓阴消阳长,矿尽金纯,遍体纯阳,脱胎换骨,更生五脏,再立百骸。肝脏换时,满目金光,睛如点漆;心脏换时,口生灵液,血化白骨;脾脏换时,肌若凝脂,面如傅粉;肺脏换时,鼻闻天香,颜复童儿;肾脏换时,耳闻天乐之音,发断斑白之色。有斯功验,自然出神。"

张三丰《无根树》曰:"匠手高强牢把舵,一任洪波海底翻。过三关,透泥丸,早把通身九窍穿。"

曹文逸仙姑曰:"元和内运即成真,呼吸外求终未了。"

《金丹节要》曰:"调踵息而绵绵,合入合出,定身心而默然,内静外澄,似有如无,神凝气结。"

陈希夷曰:"倏尔火轮煎地脉,潏然神瀵出山巅。"

邱长春曰:"金丹冲上斡天罡,何患阻桥又阻关。一意不生神不

---

① 圆,原作"员",据《唱道真言》改。

动,六根不动引循环。"

《仙佛合宗语录》曰:"既采得金丹大药,逆运河车,入于神室之中矣。倘其神光失照,则大药失其配偶而旋顷。故必以元神为大药之归依,以大药为元神之点化,相与寂照不离。"

《仙佛合宗语录》曰:"服食大药之后,三关九窍阻塞之处,尽已开通。须知此后二炁勤生,自然运动于已通之路。"

《仙佛合宗语录》曰:"问十月关中,历身景验。冲虚子曰:'初入定时,守定三月,则二炁之动机甚微,但微动于脐轮之虚境而已。若守至四、五月间,则二炁因神之寂照,以至食脉已尽,而皆归定机,元神因二炁培育,以至阳明不昧,而得证真空。二炁俱停,食脉已绝,独有一寂照之元神以为胎仙之主。更守至六、七月间,不但心不生灭,亦且昏睡全无,更守至八、九月,则寂照已久,百脉俱住。更守至十月,则候足阳纯,神归大定。于是定能生慧,自有天眼通、天耳通、宿命通、他心通、神境通也。前炼精时,已有漏尽通,至此方有后五通之验也。天眼通则能见天上之事,天耳通则能闻天上之言,宿命通则能晓前世之因,他心通则能知未来之事。惟神境一通,乃识神用事。若不能保扶心君,即为识神移转,却自喜其能修能证,而欢喜魔已入于心矣。由是喜言人间之祸福,喜言未来之事机,祸不旋踵而至矣。惟是慧而不用,转识成智,始能证胎圆之果。古云,三万刻中无间断,行行坐坐转分明,正乃发明十月养胎,只在绵密寂照之功而已全矣。'"

《仙佛合宗语录》曰:"但有一毫昏沉之意,余阴尚在;有一境骰乱之念,神未纯阳。必须守到昏沉尽绝,骰乱全无,方为纯阳果满之胎神。"

《樵阳经》曰:"三百日火,十个月胎。到此内境朗然,此时百魔俱出,引入他宗。必寻常时积功累行,而天神自祐。结丹之后,有许多景象,皆是平生夙习杂念,至此尽出。"

《灵宝毕法》曰:"所谓百魔者,身中六根八识、三魂七魄、三部八景、二十四神也。"

《洞玄真经》曰："天机陡发,大地黄金。乾元面目,始见光明。"

《洞玄真经》曰："肉眼开同慧眼,凡心了即真心。变种性为佛性,化识神作元神。"

【卷八】

脱胎乳哺第五

《入药镜》曰："初结胎,看本命。终脱胎,看四正。"

紫阳真人曰："节气既周,脱胎神化。"

石仙翁云："丹熟无龙虎,火终休汞铅。脱胎已神化,便作玉清仙。"

正阳祖云："孩儿幼小未成人,须藉坤娘养育恩。"

纯阳祖曰："九年火候直经过,忽尔天门顶中破。真人出现大神通,从此天仙可相贺。"

《樵阳经》曰："到此时,照顾婴儿,十步百步,千里万里,以渐而出。倘或放纵,不经风雪矣。久久行持到壮,透金贯石,入水蹈火,通天达地,去来无碍,隐显莫测,欲一则一,欲百则百,是千万亿化身也。"

《黄庭经》曰："瞻望童子坐盘桓,问谁家子在我身?"

《参同契》曰："勤而行之,夙夜不休。伏食三载,轻举远游。跨火不焦,入水不濡。能存能亡,长乐无忧。"

《天仙正理》曰："调神出壳而为身外之身,自上田出念于身外,自身外收念于上田,一出一收,渐出渐熟,渐乳渐足。如何谓之乳哺?三年而神圆,可以千变万化,可以达地通天,可以超海移山,可以救水救旱,济世安民,诛邪除害。任其所为,皆一神所运,神变神化,谓之神仙。"

《天仙正理》曰："修仙至于出神，永无生死矣，灾与魔皆不相干。初出神，若一步而即入，若二步而即入，所谓十步、百步，切宜照顾。如此而后，乳哺养神，至于老成，三年而后可。"

《天仙正理》曰："调神出壳，是一至要之机，有大危险之际。初调其出而即入，不令出久，亦不令见闻于远境；调之既久，其出可渐久，亦可见闻乎远境而后入。盖恐骤出外驰，迷失本性。"

张三丰《金丹节要》曰："婴儿既出，旋旋调神，漫漫出壳。始出即返，切顾灵躯。自迩及遐，神熟自化。顷刻之间，瞬息千里。丹房器①皿，委之而去。功夫到此，胡可用之？"

《唱道真言》曰："阳神之脱胎也，有光自脐轮外注，有香自鼻口中出，此脱胎之先兆也。既脱之后，金光四射，毛窍晶融，如日之初升于海，珠之初见于渊，而香气氤氲满室矣。一声霹雳，金火交流，而阳神已出于泥丸矣。既出之后，全看平日工夫，吾所以先言炼心，正为此也。平日心地养得虚明，则阳神纯是先天灵气结成，本来无思无为，遇境不染，见物不迁，收纵在我，去来自如。一进泥丸，此身便如火热，金光复从毛窍间出，香气亦复氤氲。顷刻之间，返到黄庭，虽有如无，不知不觉，此真境也。"

《唱道真言》曰："阳神脱胎，原归于无，紫气光中，有物非物，有形非形，无象为象，无声为声。"

《唱道真言》曰："真性阳神，透顶之后，在太虚之中，逍遥自乐，顷刻之间，飞腾万里。上之可以摩弄日月，高踏云霞；下之可以遨游岛屿，眺览形胜。千变万化，从心所欲。"

《仙佛合宗语录》曰："出神有景，当存养功纯，忽于定中见空中六出纷纷，是出神之景也。即当调神出壳，一出天门而旋收焉。出则太虚为超脱之境，收则以上田为存养之所也。须知出收之时少，而存养之时

---

① 器，原作"气"，据文义改。

多。出不宜久，始出一步即收。久之，或一里而收，或至多步而收，乃至百里、千里，皆以渐收而至，不可腊等。所以然者，婴儿幼小，恐迷失难归。或有天魔来试，乱吾心君，故须出入兼慎，方能保全虚空之全体于往来之中，以免失乳哺之大用也。若乃仙佛种子，最初还虚功纯，则灵台湛寂，不染一尘，本无一物，尘自何来？此又度越等夷者，故修士当于最初还虚为急务也已。”

《洞玄经》曰：“出则游行世界，归来隐住泥丸。”

【卷九】

应世立功第六①

云房祖曰：“有功无行如无足，有行无功目不全。功行两全足目备，谁云无功作神仙？”

吕祖曰：“蓬莱路，仗三千行满，独步云归。”

上阳子曰：“丹熟胎完，婴儿成就，而成真人，当立行累功。或留行住世，接物度人，如安期生、蓝采和是也；或入仕途，匡时理事，若东方朔、窦令君是也。至如五祖、七真，慈悲接人；张、葛、许、浮邱诸祖师，乘时救劫，伺诏飞升者也。若也再求向上之事，则移胎换鼎，无可难矣。”

上阳子曰：“道成之后，丹房器皿委而弃之，若不去之，则心境现前，恐有殆辱之患。”

天师张道陵丹成，谓弟子王长曰：“服丹当冲天，然吾未有大功，岂敢遽服？宜为国家兴利除害，然后服之，则吾臣事三境，亦无愧矣。”②

孙真人问于伊、洛二老曰：“吾修心五十年，不为天知，何也？”答曰：“非利济生人，岂得升天？”于是思邈归青城山，搜《千金方》三十卷，

---

① 第六，原作“第九”，据校本改。
② 此段见《神仙传》。

既成,白日升举。"①

《仙传拾遗》曰:"术者虽万端隐见,未除死录,固当栖心妙域,注念丹华,立功以助其外,炼魄以存其内。内外齐一,然后可以适道,可以长存也。"

《樵阳经》曰:"再行功满,济世拔贫。"

张三丰《金丹节要》曰:"功满三千,阳神变化而通灵,八极优游而罔碍。尤宜积功累行,待天诏下临,白日冲霄。位天仙之上品,与乾坤齐大,日月并明。"

《悟真》曰:"德行修逾八百,阴功积满三千。均齐物我与亲冤,始合神仙本愿。"

《石函记·丹砂证道歌》曰:"隐迹在人间,积行施阴德。不是恋繁华,玉清朝未得。病者即与医,贫者赠黄白。学者遗丹经,指陈通口诀。功行一朝圆,天书朝太极。"

《洞玄真经》曰:"韬光敛迹,混俗同尘。游行三界内,存心觉世人。驱邪辅正道,示现化顽冥。施药救疾苦,散财拯孤贫。或劈冤理枉,或解难排纷。惩戒不忠不孝,劝化不义不仁。是处宣扬大道,随缘指破迷津。广施法乳,接引来人,以酬师德,以报亲恩。"

【卷十】

天元归极第七

上阳子曰:"前胎完就,已成真人,则移上丹田,重整乾坤,再造阴阳,子又生孙,百千亿化。《金丹四百字》曰:'一载生个儿,个个会骑鹤。'泥丸祖曰:'一载胎生一个儿,子生孙兮孙又枝。'到此方是大丈夫

---

① 此段事见唐李亢所著《独异志》

也。丹阳祖曰：'神满太虚，亦无所碍，故天有时而崩，地有时而陷，山有时而摧，海有时而涸。凡有象者，终归于坏。惟有道者，永劫无坏。又兼功及九祖，白日同升上清矣。'"

《樵阳经》曰："再行功满，济世拔贫。服炼神丹大药，形神俱妙，白昼飞升，全家拔宅，又在功德之浅深何如耳。如或不服神丹，只是阳神冲举，回视旧骸，一堆粪土。倘能修服大丹，刀圭入口，白日羽翰，宇宙同泰矣。"

龙眉子曰："九年面壁之后，灵台莹彻，觉海圆明，形神俱妙，与道合真。彼时性命混融，太虚同体。功积三千，行累八百，游戏人间，潜伏俟时。天书诏拜，飞身金阙，返佩帝乡，世间富贵，何可比之？此乃大丈夫功成名遂之时也。"

《参同契》曰："道成德就，潜伏俟时。太乙乃召，移居中洲。功满上升，膺箓受图。"

《唱道真言》曰："游六合以外之名山，观八方不及之风气。鼓瑟于琪林瑶圃，艺药于琼馆芝田。分司造化，佐天帝于真空妙有之境，握枢机于太无太极之宫。各事其事而不劳，各行所行而不乱。天地之大，如指诸掌，近在目前，何乐如之？"

《唱道真言》曰："道妙自然，真境逍遥，永无贪着。"

《唱道真言》曰："淘得一点元神，如水月交辉。尽天地，遍乾坤，都比作一团紫彩金光，上贯三清，下彻六道。将见元始天尊，与毗卢遮那古佛，欢然来会，与之握手，叙契阔之多时，恨相见之已晚。"

张三丰《金丹节要》曰："欲证天仙，须宜面壁。可选名山福地，古迹灵坛，水拱山朝，聚气藏风之处，傍云构室，背阴向阳，后龙如宝镜之高悬，前案似神锋之插立。有此胜境，无他崩洪，可以结圜，始为面壁。兀然静坐养神，仿要虚心守一。如龙养颔下之珠，似鸟抱巢中之卵。形神俱妙，与道合真，入水火不溺不焚，步日月无形无影。"

曹文逸仙姑曰："九年功满火候足，应物无心神化速。"

邵子《安乐窝诗》:"直从泰宇收功后,始信人间大丈夫。"

张紫阳《悟真篇·序》曰:"到此名题仙籍,位号真人,乃大丈夫功成名遂之时也。"

《仙佛合宗语录》曰:"神不自神,复归无极,体证虚无,只以完其恒性。于焉心与俱化,法与俱忘。寂之无所寂也,照之无所照也。佛云:'欲证虚空体,示等虚空法。证得虚空时,无是无非法。'"

《唱道真言》:"此时形神俱妙,紫光玄炁,充满于天高地厚之间。明则为日月,锐则为雷霆,鼓荡则为风,润泽则为雨。寻声救苦,无感不通。握大造之枢机,为众生之父母。"

《洞玄真经》曰:"入金石而不阻不碍,入水火而不溺不焚。隐则步青山而无形无影,显则充法界而亿万化身。散则成炁,聚则成形。形神俱妙,与道合真。天地之间,一个完人。

"功完行满,玉敕宾迎。骖鸾跨鹤,朝觐天庭。九玄七祖,尽得超生。这回才是真仙子,这回才是大功名。任他劫运,我独长存。

"真光法界,任意逍遥,大而化之,不可得而知矣。显大法相,放大毫光,百千万亿身,遍满虚空界。"①

【卷十一】

女金丹序

从古女真甚多,其修炼之法不著于书,此世所以罕闻。女修三载,男必九年,虽为日较易,然得师甚难。盖男可寻缘万里,女则跬步难离闺阃故也。丹经万卷,略女修而不言。余兹汇成成书,少所印证,简列数条,未尽厥旨。惟《坤宁经》既详且尽,本欲删其肤廓,揭其微奥,使

---

① 此段见《唱道真言》。

鲸吞海水,独露珊瑚。复念人道即仙道之根,修身是修真之始,必德行无亏,方仙阶有分。苟妇德怀惭,节孝有忝,大本已失,虽刻志勤修,终成妄想。故敬录全经,以为后世女真之天梯云路。并《观心斋纪闻》,见天人不远,法戒昭然,能即心是师,戒慎恐惧,庶乎其可矣。

济一子金溪傅金铨撰

女金丹上

吕祖《步蟾宫》词曰:"坎离震兑分子午,须认取自家宗祖。地雷震动山头雨,洗濯黄芽出坤土。捉得金精牢闭固,炼庚甲要生龙虎。待他问汝甚人传,但说道先生姓吕。"

《上药灵镜·三命篇》曰:命之微,难言矣。其中消息,千变万化。人之脐曰"命门",中有黄庭,后有幽关,上有关元,下有气海,左日右月,皆光也。命之光亦有三焉:光之黄者丹田,白者胎元,紫者血元。血元者,乳房也。在中一寸二分,非两乳也。男子之命在丹田,丹田者,生丹之真土也;女命在乳房,乳房者,母气之木精也。胎元结胎,血元生血,丹田生丹。工夫在子午二时,存心看乳房之空窍,呼吸绵绵,出少入多,候月信至时,从丹田运上乳房。月信者,非以经至为信者也。"信"之一字,如人在外尚未回家,而信先至焉。信至之日,彼自知之,或腰腿疼痛,头目不安,不思饮食,此信至而成血也,乃气也。当在两日半之前,专心用工,若经行,则赤龙阴精不可把持,乱行妄运,杀人不少。须待其经后两日半,以白绫试之,其色黄金,乃经罢符也。照前工运上以斩之。如此数月,则经变黄,黄变白,白化而无矣。观此,以有还无之道也。女子以血为肾,乃空窍焉,过四十九岁,腰干血涸,无生机矣。养而久之,又生血元,似处子焉,此又无中生有之妙也。见其有之,一斩即化,而命又生矣。此时则用性命工夫,与男子同也。脐中风生,雷鸣电掣,本灵之化也;云蒸雾变,花笑鸟飞,上元之生也。谁知其妙哉?

懒道人曰：女命何以有三？谓上、中、下也。上者阳穴，中者黄房，下者丹田。少则从上，衰者从中，成方从下耳。又：女子内阳外阴，先须斩赤龙以全其体，则坎化为乾矣。然后用男子之工，修之一年即得，以金丹在其中故也。

《太阴炼形法》曰：太阴炼形之法，与太阳炼形之法大同小异。初下手时，闭目存神，大休歇一场，使心静息调，而后凝神入炁穴矣（在两乳间心窝上）。将两手交叉捧乳，轻轻揉摩三百六十遍，将气自下丹田微微吸起二十四口，仍用手捧乳返照调息，久久自然真息往来，一开一合，养成鄞鄂，神气充足，真阳自旺，其经水自绝，乳缩如男子，是谓斩赤龙。如此久久行持，后不必捧乳吸气，只凝神于炁穴，回光返照，是谓玄牝之门也。真息悠悠，虚极静笃，阳气薰蒸，河车逆转，"万朵紫云朝玉宇，千条白脉种泥丸"。自觉一点灵光，不内不外，由下田上升绛宫、泥丸，下重楼归于金胎神室，十月工夫，阳神出现，与男子同。初无彼此之别也。

《先天玄微》曰：女子未生以前，父母媾精之际，父精先至，母血后至，血裹精而成女形。女子受生之时，先得母之铅炁一两，先生右肾，牵一条丝于上而生双睛，牵一条丝于下而生金丹。自兹以往，十二日生癸水一铢，一百八十日生癸水一两，自是而后，十五日生癸水一铢，一年生癸水一两，至十四岁生癸水十四两于血海中，同前胎内带来二两，共成全一斤之数。三百八十四铢，合周天三百八十四度，一年得三百八十四日，易卦三百八十四爻，天地之数。阴极阳生，癸尽铅现，故二七而天癸降矣。十四岁天癸降后，至廿六个月零七日半，耗去癸水一两，至四十九岁，耗之已尽，中有秘诀，难以尽言。

《修真辨难》：或问曰："男女下手处，分别如何？"答曰："男子下手以炼气为要，女子下手以炼形为要。炼气者，伏其气也。伏气务期其气回，气回则虚极静笃，归根复命而白虎降。炼形者，隐其形也。隐形务期其灭形，形灭则四大入空，剥烂肢体而赤脉斩。男子白虎降则变为童体，而后天之精自不洩漏，可以结丹，可以延年；女子赤脉斩则变为男体，而阴浊之血自不下行，可以出死，可以入生。故男子修炼曰'太阳炼气'，女子修炼曰'太阴炼形'。"又问："女子炼形不伏气乎？"答曰："女子性阴，其气易伏，而赤脉最能害道。其所重者在此，故下手则在着重处用力。赤脉一斩，气自驯顺，非若男子性阳，其气难伏。譬如男子伏气三年，女子一年可伏。果是女中丈夫，得师口诀，行太阴炼形法，三、五年间即可成道，比男子省力。但女中丈夫最不易得。不易得者，刚烈须过于男子百倍之力者，方能济事。若与男子等力者，万万不能。"又问："大道不分男女，何以男女有分别？"答曰："其道则同，其用则异。盖以秉性不同，形骸有别，故同一性命之道，而行持大有不同也。"问："赤脉如何斩？"答曰："赤脉本身后天之阴气所化，阴气动而浊血流。欲化其血，先煅其气，气化而血返于上，入于乳房，以赤变白，周流一身，自无欲火炎燥之患。欲火消而真火出，从此稳稳当当，平平顺顺，保命全形自不难耳。"

坤宁经序

余以历世清净，种根游神冥趣，示现女身，产体东吴，代经唐季，以孝母尽节，契道碧霄，得圣母炼形丹诀，授五雷飞剑玄功，丹证妙化之身，显灵蜀岷之境。常以坤道修持，不可多见，纵有闺秀，无从得师。在昔升仙成圣，固不乏女流，而指引迷蒙，书鲜专说。切切于衷，恒思训迪。嗣以薄德，仰承庥命，备职星垣，季司嗣禄。沐元皇之宠诰，餐桂殿之天香，助理内宫，益隆真号。究心奎璧之章，窃进玄微之奥。曩于蜀渝，因心忏之演，曾示符图金子，以女经之传，须觅有缘，嘱为留意，迨今十有余年矣。灵根妙植，会聚黔疆，乃假清水之游，适际天人之遇，左司执籍卿者，桃源宿契，种德再生，以善因缘，招同心侣。乃有侍阁之人，早蕴凤生之慧，遂兴善念，虔祷九天，精辞三上，报云许可，敕余降笔，匜月成函。以余现女人身,借女人手,说女人法,垂女人教。本庸近之伦常,修百行之旨趣,言无雕饰,自立一家,统二十四章,分上、下两卷。工竣覆奏,请命颁行。自今末世女流,无分愚智,咸当口诵心维,实力修证,方知天壤间女人原未尝贱也。《坤宁》之名斯经也,其与《乾清》非匹者乎!符图执籍二君之功愿不朽,即余与传经人之功愿亦不朽。将付镌印,略志颠末,笔之简端,用广帝慈,永扬女教云尔。

时乾隆癸亥一阳日,清真女冠兴行妙化真人序

九天经教真宰纯孝子赞:

瑶池折后,桂阁贞仙,宏敷正论觉名媛。

苦海驾法船,独辟坤元,超证不骄天。

瑶池司命真君开经偈:

一炁元从无始来,阴阳各具妙形骸。

乾炉坤鼎同功用,性地心田有体裁。

指点化工凭匠手,精通玄象露灵台,

丹经训迪群蒙昧,妇女从兹步玉阶。

九天敕演阐微觉化度厄消灾锡嗣衍庆真一坤宁妙品经卷上

缘 起

尔时九天元皇帝君,在不骄乐育天玉真庆宫桂香内殿,与诸圣眷、仙妃、玉女,颐养灵和,讲说孝道。真妃侍从,内殿仙官,仪卫端庄,群依丹宇。元皇抚几,慨尔叹曰:"吾以历劫化身,克尽人道,证位天帝,主掌儒宗,觉世牖民,时施方便,飞鸾演教,迹遍寰区。无奈风俗渐漓,人心愈伪,不知三教同此修齐之本,二氏岂尽虚灭之乘?凡诸末劫众生,人事未全,辄希仙佛,良由修齐根本视为理学文谈,于门内事少有讲究也。吾今欲化女流,咸知践实伦纪,觉悟真功,参正天人,维持风化,为大纲之助,为坤道之成。果有坚志勤修妇女,俱得超进仙宫桂殿,与吾

今之眷属乐臻妙果相等，未识尔曹孰愿代宣斯化？"

于是桂香内殿，嗣录妙化元君，出班俯伏，启白座前，言曰："臣以夙愿，获持法宫，向隶斗曹，近司嗣籍，不鄙女身，愿扬圣德。曩于蜀境，已示私衷（前于蜀中渝坛会示符图金复阳，有觅善女人传经之命。），今承恩旨，敢膺重任。伏恳准臣下方阐经度厄，即觅善根妇女传以玄津，俾闺阁有教，人纪饬修，庶几上契慈心，不揣越职以请。"帝听恭思，霁颜慰劳曰："善哉尔愿！诚如尔言，功德无比，吾即转奏穹苍，准尔行化，尔其钦承，溥为利益，毋失儒教本原，永作女流懿范。"于是元君辞陛，驾云驭鹤，觅缘黔地，次清水彝江，遇善男信女（林淳修者），肃坛垂教，宣演《坤宁妙经》二十四章（此叙经缘起，乃瑶台司命黄真君所加，真君汉人。）。

资生章第一

两仪氤氲，资始于乾。万物胚胎，资生于坤。维坤亨贞，承乾顺应。蕴蓄凝结，其道以正。静翕动辟，厚能载物。感召百和，柔行亦健。先物之机，匪乾莫运。后物之功，匪坤莫成。容保无疆，含弘光大。不先不后，配天以立。惟贞惟一，敌乾之体。造化无两，乾元无二。以其无二，故谓一元。西南得朋，大易之道。牝马利贞，夫妇是造。阴阳不忒，化生神妙。物物藉之长养而曰资，息息得之常存而曰生。且资于乾而坤应物，复生于始而大承凝。旨哉生生之理，微乎化化之源。寓至动于至静之中，分清流于浊水之界。欲知妇德纲维，先辨坤元奥窔。地无不载之天，阴有含阳之妙。明四德以淑芳型，却七情以归至道。节仪标青史之留传，精魂证紫霄之位号。谈经立千古母仪，秉笔垂群蒙女教。资生之功，首宣大要。

化气章第二

阴阳叠运，循环无端。昼夜递迁，健行不息。赤道黄道，有二至之分;水轮火轮,总一元之妙。化机无迹,枢纽乎中;气本攸分,互用其际。弥沦磅礴,始无而见有,仍终有以归无;浑灏流通,自实以成虚,即从虚而证实。虚虚实实,究莫明虚实之端;有有无无,亦难测有无之倪。指有为有,而有不终有;象虚为虚,而虚非尽虚。先天后天,求之朕兆未泯之初;生物生人,得之形骸未著之始。物物一太极,物物一化机。息息于不已,息息于于穆。理本乎气,数定乎人。能参气化,何有坤乾? 是男是女,是一是二。惟妇女者得坤之体,承乾之功,静一而已。静专于宁,一纯于德,幽闲贞定,静存默默。溯元始之虚无,运先天之日月,辟昆仑之西峰,养灵台之皓魄。不识不知,顺帝之则,根阴根阳,立人之极。本翕受之真机,妙神化于无越。绵绵任其自然,息息归于根穴。直超无上之原,同证长生之阙。解悟玄微,瑶池仙客。

净业章第三

欲跻仙阶,务除恶业。去恶未净,树德难滋。况诸女身,尤多秽浊。心妄欲迷,情种于爱。以兹情魔,障一切道。留恋宛转,悲啼嬉笑,逗入情缘,卒迷爱网,遂致种种沦溺。牵引花媒,空存缕缕丝藤。缠联月魄,夜台凄切,空憾情理,泉壤飘摇,犹存爱蒂。如斯恶趣,焉出轮回? 斩断情根,惟凭慧剑。恶口两舌,永不干愆。绮语妄言,慎毋蹈厉,身心意净,无翳障尘污。杀盗淫罪,忏现存过去。一诚奉善,如植嘉谷,日见萌生;万念潜消,如汇百川,同归海宿。洁清源本,可以修持。觉悟因缘,不难证道。

思过章第四

修道谓教,必先寡过。日新其德,庶几夙夜。矧尔妇女,鲜读诗书,省身多疏,返衷滋愧,吾为警觉,是何罪愆,莫赎之尤。不孝不敬,无礼舅姑,获戾夫子。悍慢性成,骄妒习俗,不和于妯娌姑妗,罔恤夫妾媵奴婢。傲慢而不肃阃仪,鸷狠而勿修家政。糟糠是厌,怨讟频生。或倚母家之势,或嫉夫室之贫。罔甘井臼,有缺鼎烹,中馈未精,女功耻习。如斯种过,不可罄书。尤有两端,更为恶毒。河东狮吼,绝灭胤嗣,损子堕胎,杀机显炽。宁知冤报,无有了期,辗转循环,涓滴不爽。叹彼愚妇,自罹恶愆。试思女身,已为污垢,复加戕贼,益丧本根。积过如奔,崇善如登,胡不醒悟,刻责己心?万过虽多,消于一悔。能知思过,何惮改修?放下屠刀,立成圣证。况尔女子,匪难忏除。太上有门,开自新路。清钟夜动,惊迷昧人。莫为怙过,不悛之流。同升圆觉,菩提之岸。

修善章第五

尘业尽净,扫渣秽而心地扩清;夙夜胥融,辟荆榛而性天朗照。虚灵透露,彝好攸征。打叠精神,专修懿行。积善余庆,不善余殃。载诸坤卦,良意深藏。太上之道,一于用柔。楚书之辞,惟善为宝。柔生于顺,能用前正。善归于柔,慈祥和逊。肃志端庄,敛躬温靖,冲虚雍穆,贞一妙应。养气寡言,清心无竞。惜物命以蓄生机,参道要以明真性。既克敦夫伦常,复潜修夫玄蕴。不泥绣佛空谈,须究还丹心印。勿以小善不为,勿以人善是憎。和光风月之中,适性帘帏之内。炷香静礼自性如来,酌水清修光明大藏。莫谓女流无杰出之才,当识蛾眉胜男子之气。诸妇勉旃,竿头早进。

崇德章第六

天有五贼,用之则昌;人有五极,修之则良。秉彝同好,男女纲常。大德不德,如川之流。小德象德,敦行而化。体也艮止,用也变通。有得于中,迹象胥融。大化谓圣,神不可穷。彼诸女众,曷足语此?修为之功,先去慝矣。关键奚云,辨惑为真。维女子见,多失阴僻,暧昧狐疑,犹豫不已。故其情欲,每易骄痴,而其知解,常多回惑。矧于典籍,鲜能览观,不识古今,何为理道? 宦门淑美,徒博锦帷绣阁之欢;绅族名媛,或工弄雪吟风之学。拈针刺绣,已擅闺奇。妙舞清歌,更夸纤巧。焉知圣后有贞静之懿徽,莫识贤妃同尧舜之令德。自修虽不拟夫子,正家岂独让良人? 故敬姜诫子,见称于尼父;孟光举案,推誉于梁君。昔大家作训,语焉而不详;列女有编,传焉而未备。兹以鸿音,用垂女范,兰帏秀质,惟德是基,芳蒪佳才,能崇是望。初终无替,根本可固。解惑释疑,诚信勿欺。德肇福因,福酬德器。勉哉诸女,节孝永励。

诚孝章第七

百行之原,先基孝道;五伦之要,首重亲恩。父母劬劳,无分子女。孩提真性,岂异乾坤? 苟诚一之勿欺,自千秋之共美。幼为娇娃,长居母道。三年顾复,亲历艰辛,十月妊娠,备尝苦趣。幼年无远离慈母之时,于归即操持家政之日。少能竭事父母,长可孝养舅姑,终其一身,孝无二念。回思养育之恩,辗转间子女依我鞠育。欲体丈夫之志,朝暮时公姑赖尔扶持。闺门俨若朝廷,忠孝原无等杀。圣人笔著一经,万世永昭子则①。不言妇女,重在夫纲。宁谓巾帼,可遗孝德? 不思孝德,通于神明。俎豆馨香,何分男女。稽诸史册,美迹难数,载之儒书,芳名几许。惟诚于孝,孝斯为至。遵父母训,奉翁姑命,相夫之贤,成子之器。处常则心念弗衰,临变则冰霜可矢。德言工容,必慎其修,温良恭俭,必凛其度。女子有贞,孝思不匮。识优者须知大义,性拙者勿效愚流。刲股医疗,终非正礼。明王旌奖,未有嘉称。凡尔事亲之人,所当佩余之教。夫白头垂暮,谁怜待哺之乌? 乃红粉多情,孰舞班衣之彩? 昊天罔极,清夜思维,百尔裙钗,同声一哭,孝箴敬奉,神鬼钦承。

---

① 子,《增演坤宁妙经》作"内"。

节烈章第八

　　天地正气,在人曰忠。今古纲常,于人有节。夫妇大伦,义称贞烈。守正则贞,从死则烈。妇道固柔,性刚莫折。从夫之言,终身不越。礼重大婚,诗歌琴瑟。妇职乎内,正家是责。之死靡他,松筠坚白。大义凛然,芳徽清洁。吾谓伊人,远胜男子。哂彼二心,戴发含齿。然而节烈,亦有区分。既常变之各异,亦难易之判陈。或相贤夫而完齐眉之乐,或遭不良而有折翼之悲,或抚孤教子白首全贞,或舍生取义青年尽节。磷光塚草,夜雨悲伤,落叶秋风,子规啼怨,历稽往迹,遥溯懿型。断鼻削耳之堪惊,刃贼戮雠之可畏,真心不变,视死如归。全夫妇之纲纪,终男女之令名,受朝廷恩奖,与仙佛同尊。嗟墙茨之可羞,几不齿于人群;叹谗佞之事主,其何及于妇人?惟千秋之节烈,上炳�熠于日星。伤再醮肇自何为,辱其身死将焉归。嘉良禽尚知配偶,胡以人弗如鸟禽。至于女子未嫁而夫亡,仍宜听命于严君。若执义以自守,已徇名而忘亲,礼宜酌夫经权,训以垂诸后人。

女教章第九

　　蒙以养正,作圣之功。坤而元亨,用柔之道。《女训》所传,已备其要。内篇所载,亦尽其妙,粤自古昔,圣女端教。懿范孔彰,贞纯慈良。淑媛贤姝,则效兰言。蕙质天成,姆诲敦严。守贞不字,闺阃十年。婉而善听,幽而且娴。温清习习,惠性娟娟。容工其次,德言其先。夙兴夜寐,孝敬虔虔。诚于事亲,无愧闺贤。和以驭下,庄以修己。动容出辞,准乎法纪。龟鉴鸿篇,曾传女史。或孝感夫神明,或忠坚于男子,或节凛乎秋霜之严,或烈同乎日皜之丽,或义可以贯金石,或侠可以激风雷,或智足破大疑,或才堪济一世。历稽美德,千古遗香。挹彼休风,百年增色。尔诸闺秀,精鉴前型。毋尚繁华,毋矜文采。铅华洗尽,不夸艳服奇妆；笔彩端凝，莫绘绮词丽句。敦伦重义，说礼敦诗，专事织组之工，毋徒饰为雕巧。洁修中馈之学，务实体于俭勤。柔德是正，令名克成。更能陶其真性，葆其元精，致力于旦昼，炼气于朝昏。是童女身而得道，可驾鸾鹤以飞升。若虔修夫净土，惟敬事夫空门。受内观之上乘，体湛寂而和宁。在一心之清净，妙莲花之化生。总仙佛之梯航，必孝慈之是征。至于祝发披缁，云堂梵宇，虽有比邱尼之传，谁正不二门之教？优婆夷，恐尽属鬼子母；水月殿，半已成罗刹国。是诸女流，勿轻祝发；更是大家，勿易披缁。梵行一亏，沉沦百劫。清规有玷，飘堕无期。法戒当头，同听棒喝。

妇道章第十

妇德至微，操行有道。敌配于乾，母仪攸好。自古王后，用施阴教。九嫔立法，内掌阃要。顺承天庥，螽斯衍兆。仲春蚕桑，躬亲宗庙。齐盛衣服，职虔世祧。惟勤无逸，乃德可师。百尔妇女，则之效之。闺闱有礼，九族扶持。结帨之期，父母训词，必敬必戒，无违鞶丝。纳妇之吉，相尔夫子。夫妇之伦，天寿之基。御家有教，正室有礼。牝鸡司晨，为妇之耻。鹿车共挽，淑德莫拟。井臼弗辞，糟糠弗鄙。外事无干，中冓勿齿。既助家长，用诲儿孙。昔文母任，胎教真诚。贤哉孟母，三迁其门。熊丸教子，模范缙绅。教严有法，申国夫人。历数难穷，嘉修是箴。凡诸富贵之室，必去矜骄之情。门内兴仁兴让，后嗣乃美乃馨。凡尔贫贱之家，务绝嫌怨之萌。齐眉可饱可欢，子嗣必云必仍。戒贪痴以化悍妒，消瞋憾以杜荒淫。苟妇德之无忝，斯人道之有成。善庆则宜男享寿，福报则受诰增荣。果懿美克臻，乃玄修可勤。既迪尔以人事，自诲尔以真经。俾三纲之不缺，后五炁以上升。犹必究本溯源，于是论性谈心。金丹无事外求，坤基可望成功。劳劳浊界女流，智者过而愚不能。梵天仙后，有慈爱之哀；尽劫众生，勿充耳以听。伦纪饬修，敷陈经论。

经论章第十一

皇古浑穆，气物淳朴。燮理阴阳，纯熙噩噩。名象何分，邱索奚作？中古羲皇，画图演卦。书契既辟，乃立教化。垂典编谟，盛自虞夏。然所著说，总此心传。未有区别，岂分男女？矧兹禀赋，同具一元。因有后先，斯属坤焉。各一其体，各同其理。惟气惟精，神为之主。为清为浊，心君是省。以慧智德，以断绝警。清思寡欲，立基设鄞。玄牝翕和，潮信灭影。本庸近之常经，起尘埃于天顶。先除百种疑魔，尽扫千般障景。定观即克己之功，黄庭隐真人之容。瑶池蕴妙化于西华，金母挹灵风于王公。全形毋俟尸解，炼炁直入穹窿。童真无感合生育之败损，易变坤而启蒙；妇女多浊漏秽垢之瑕瑜，务洗涤以精莹。思修丹不外屯复之微，冀得道必净色想之勤。私欲悉捐，万感俱泯，了无所空，入众妙门。尔诸女流，谛听斯文。

觉迷章第十二

茫茫尘海，滚滚风涛，水陆沧桑，古今朝暮。浮生如寄，嗟五浊之形躯；幻梦终霄，叹百年之荏苒。鸡皮鹤发，顿改朱颜。玉貌花容，转委青塚。或累多于子女，或情染于纷华。生时既已渺茫，死后从何认取？不求早出迷途，焉能常留凡境？维尔妇性易愚，亦尔妇修易稳。牢固金精于玄室，断除天癸于幽门。赤龙回首望层霄，玉女同心游三景。功成进琅风之阶，行圆迁玄圃之省。笑粉白黛绿之娇娆，等优孟叔敖之怛怩。乘兹普渡慈航，快上法船归隐。古昔证道女真，俱住蓬莱峰顶。不知几许升天，莫谓女流难醒。唤回枕侧痴迷，各寻本来形影。苟能节孝无亏，亦可仙佛同永。但知还返真工，急速下手加紧。清净根由性命基，坤元妙理鲜人知。一痕晓月东方露，穷取生身未有时。旨哉微乎！淑性慧心，一齐参证。

宣说上卷已毕。一时护从侍女、瑶姬、灵妃、神卫、山洞真仙地祇等众，各各欢喜赞叹，静默而退（系瑶台司命黄真君所加）。

蕊珠内宫侍旌仙妃尽节女赞：

妙宣圣化，遍散天香，真经演说本伦常，节孝姓名扬，闺秀流芳，顶礼女法王。

九天敕演阐微觉化度厄消灾锡嗣衍庆真一坤宁妙经卷下

玉霄绛宫虚玄学士赞：

斡元翊运，掌握珠玑，钦承法乳解群迷，大愿立坤仪。妙道玄虚，直指绝支离。

坤基章第十三

元君复临法座，示诸女众曰：二气交结，中黄应玄。五行相生，惟土斯全。其德安敦，其功积厚。其性专一，其用贞常。含育万有，滋息繁昌。上配乎天，下通乎渊。凝和百脉，灌溉三田。弥于九州，密于一元。是以坤取于土，象形寓义，为柔德之正。土立其基，筑室用工，为坤道之修。黄芽出土，见药苗之新；白雪凝酥，识玄壶之妙。道无男女，体共乾坤。能知解悟，早办①精诚。觑破迷网，顿开疑城。扫除五蕴（色、受、想、行、识），坚守寸心。断欲障以斩情魔，净色身以皈法门。灰万念于冥漠，固元精于玄牝。下手先须克己，用工只在存神。四威仪中寂照，内观想里安心。直至天君泰定，方能运动周行。苟不得其真妙，诸般尽属虚名。譬之盖屋，当用辟土为先；喻夫烧炉，宜以种火为法。一身四大，结中宫灵台之缘；四谛一轮，衍坤维丹室之奥。不创玄基，难言至

---

① 办，原作"辨"，据《增演坤宁妙经》改，后同。

道。尔诸女流，静聆法要。当明根本于生身，究厥性命于仙教。即心是道，道斯可造。

根本章第十四

　　为人在世，勿论男女，能知根本，即可入道。本乃人之性根，又为人之命蒂。如彼树木，必植其根，根既坚固，后可滋生；如彼花果，先发在蒂，蒂既含蓄，斯可成熟。况乎人之根本，胡可弗保乎？尔诸妇女，各有本来。溯厥本来，其根原固。何甘戕伐，自受羞伤？灭性轻生，沦于万有。致令无始以来，一点灵根，逐渐消烁。不加护惜栽培，日见刈根拨本。吾为尔思，能弗悲哉？不知天地灵蠢，莫不各有根本。极之微渺物类，亦能爱养本原。矧尔人道，反无真修性命。但妇女有亏损之虞，血气不和则本难聚，色身有漏则本难全，孕育多生则本难固，爱情染着则本难坚，愚浊混淆则本难清，神志昏乱则本难安，贪私扰念则本难净，伪妄扰心则本难植。如斯种种，丧绝本原，故修功不能精进。能知诸弊，一一去除，毋摇尔根，毋伤尔本。尔性尔命，勤加爱惜；尔精尔气，时加保护。存神守真，去妄存诚。惟本是究，即可长生。欲知本来，尔须静参夫未生前之本根。

性命章第十五

　　命原于性，无始之根。为天地祖，为万物灵。未有命时，先有此性；既赋于命，其性本真。彝良之好，人各具足。虽有男女，性无差别。善善恶恶，是其本初。曷以皆同？此心此理，由天所命，故谓之性。究未生前，性亦不名。太极未判，何有阴阳。两仪既分，斯有性命。性为命宝，命为性原。养性即是存心，修命可以造道。尔诸妇女，欲知性命根原，须究乾坤妙用。阳里含阴以受质，月中抱日以生光。本来互用之天机，即是性初之妙理。动于无始，动极而后有阴；静于无为，静极而后有阳。一阴一阳，一动一静，反覆循环而为昼夜，清浊上下而成化生。阴阳动静之根，性命身心之要。一灵觉照，性海常发智光；万有皆空，命门独开正路。全性则全受全归，修命则修身修道。交功互用，性命两归。为善之功，于斯为至。毋自托之定命，是死看命字也；毋饰言为性恶，是妄解性字也。一切浑沦，何分性命？

心体章第十六

心体无为，湛然常寂，无形无名，有何心体？朕兆未露，化机泯焉。无极浑沦，默默兀兀。大虚罔象，妙无等伦。无臭无声，尚多执着。危精微一，已落知解。溯厥本来，心体何在？阴阳肇判，则有主持。强作枢纽，名为天心。以先天妙，用后天神；以后天质，命先天名。是故天地以之立命，人物以之安身，唐虞以之授受，圣贤以之存存。究万有于一原，归三教于一真。惟真惟一，常惺常明，虚空不昧，其体光莹。能知道心即人心之本，乃见人心即道心之用。说道心即非道心，说人心即非人心；说有心而心不见为有，说无心而心不见为无。无无亦无，有有非有。不动妄心，而动觉心。觉心常照，妄心常空。本体如如，真心乃见。操存舍亡，犹是工夫；操舍两亡，心斋独得。四勿之语，归于自然。无不为无，有不为有。非声非色，非香味触法；无我无人，无意想行识。寒潭月映，止水空明。心体湛如，亦复如是。非惟种恶，不系厥初。即云种善，似亦强坐。非无善恶，譬之婴儿未生以前，曾何知识？有善有恶，知识便生。道心人心，千古纷纭。一见为此，一见为彼。泥文执象，莫究本真。太极西铭，犹讥禅学。先天后天，孰合孰分？吾今为尔女子，开明心体，但办道心，莫究人心；但发真心，莫生妄心；但存觉心，莫动私心；但住无心，莫执有心。如如泰定，百体从令。修道修仙，圆明无碍。

说静章第十七

太空浑然，本无动静；先天后天，有何形朕？一画未兆，其机甚微。

动静之说，从后起见。天未升也，气从何动？地不降也，气从何静？乃知动静，后于清浊。维清而静，是玄妙机。不动之动，动而无有。不静之静，静而常存。静中有动，阴以含阳。动中有静，阳以藏阴。动则应物，如鉴照影。静于兀兀，静则回光。如风混合，动亦如如。妙哉动乎，无动非静。至矣静也，何静有动？动静俱泯，性真独露。既除妄心，何有喜怒？七情尽忘，执着消灭。化于无名，为天下正。惩忿窒欲，为百体令。如是静者，静无所静。法相先空，心相亦灭。八万缘中，亦复如是。虽蹈水火，遇诸障碍，加以兵刃，皆不为害。此何以故？我静尚无，何动可怪？尔诸女流，心本易静。只求静性，勿求静境。一静百静，心静神静。复尔性始，何静不静？彼性理诸说，尚未能穷尽静性。说静静者，说有亦静，说无亦静，无说无静，默然言论。

指玄章第十八

玄本无指，指即非玄。既无可指，玄亦难言。所言惟何？虚空即是。玄中之玄，是了明义。心性寂然，虚空粉碎。无体无形，何有旨趣？然此妙法，为最上乘。玄之又玄，莫可纪极。清净道身，方克臻此。一闻顿悟，直超无际。彼诸庸流，蚩蚩者众。矧夫女子，昧暗尤多。实践鲜能，岂期超绝？余为导引，开方便门。义虽第二，道则同归。志修真者，以斯为径。夫道妙蕴于玄微，而精神凝于玄牝。生门死户，出坎居离，无喻乎此。玄为之关，橐阴籥阳。安炉立鼎，莫外乎此，玄之为键。是此玄者，乃性命主，乃造化基，乃胚胎种，乃元神宅。故有五玄之名，以立三才之极。是故五脏，各有精华。然而精元，独藏肾海。此即人身枢纽之所，又为星辰归宿之地。百脉循环总会于此，三车搬运发轫于此，男女修真皆在于此。玄乎玄乎，窈冥恍惚。有中之无，无中之有。我欲指之，究无可指。能知此妙，然后采药行火，自能七返九还。若无炼己真功，终难筑基下手。古仙圣真，言之详矣。余欲无言，心于慈悯。

指点玄机，大丹易炼。普结坤缘，同成法眷。

金丹章第十九

万劫真修，千秋绝业。嗣音莫遇，孰辨焦桐？剖玉谁能，焉知荆石？兔狐乳马，异类相求。燕雀巢凤，小德自安。以斯种趣，希学长生。担肩大道，何殊负山。生死未明，丹旨奚识？不堕旁门，宁甘休息。举世学人，大都如此。睇观海宇，良可悲悼。矧夫女子，岂悟玄微？井坐闺中，徒延美景。纵有同志，何从得师？悯尔柔姿，用开捷径。法取真实，义无支离。即一身中，穷源溯本。女丹甚简，坤道甚易。晓日东升，光痕透露。运汞配铅，神气俱住。积气本生气之乡，存神为炼神之路。必先绝欲忘情，然后入室打坐。炼己同夫男修，调息绵绵勿吐。一阳动处，行子午卯酉之功；百脉通时，定乾兑坎离之位。玄牝立而鼎发黄芽，橐籥开而天垂甘露。元精凝汞上泥丸，真人运行烧玉峰。宜审潮信之将至，逆转黄河水自通。金精化液，朱汞流光。守灵丹于元室，养真人于黄房。七七固丹基，百日赤龙降。炼形即炼气，此是大丹方。

玉斗章第二十

天有七政，听璇玑之权；人有七窍，运形神之妙。脉络通乎躔①度，星辰会于玄窍。解悟玉斗枢衡，立跻天真位号。用施普济津梁，导尔直入仙乡。凡诸妇女，虔洁心香，每于静夜，子转一阳。凝神趺坐，闭息垂光，叩齿聚精，默诵灵章。注神元海，直过肾堂，由夹脊关，上朝玉皇。运印星光，天目焜煌。上接北斗，紫气眉扬。存想真形，照我黄房。丹元灵府，光华含吐。出五脏精，精华相辅。青赤白黄，肝心肺土。肾海玄精，成色有五。直与斗光，交映为伍。共入丹元，蕴诸精海。化真人

---

① 躔，原作"缠"，据《文帝全书》本改。

形，迸出天顶。历北极宫，志诚朝礼。周遍斗城，还归本体。收聚金光，潜养精髓。先乃起元海之真气，继则立昆仑之极体。五炁朝元，功无踰此。勤而行之，三年遐举。是为玉斗秘密之章，可超最上一乘之理。智者实修，有缘得与。

实证章第二十一

修佛修仙，希圣希贤，总无男女可分，惟在心志精虔。至诚无息则久，神而明之在人。譬彼木植，必固其本；喻如泉流，必清其源。三教同条，共贯一心，不倚不偏。苟能实践，躬行自得，圣智圆明。尔诸妇女，欲闻大道，须解真修。修不能真，证何由实？故知实证，不事枝叶。穷理尽性，即几了命。跳出凡笼，臻于圣证。众生执着，尽属狗名。以狗名故，终鲜实际。尚以三代而下，惟恐人不好名。饰非文过，一言为俑。贻误来学，愈薄世风。不稽之辞，良可悲叹。不知三教，皆有实证。同此心理，同此性命。不返本原，何从印证？虚不终虚，何空非实。了虚空者，究非真空；了湛寂者，究非真寂。湛寂虚空，都无名色。无极浑沦，了然真实。不二法门，阴阳消息，一切群氓，究心斯义。着实用工，毋徇名誉。太上无情，泯绝思虑。实证非虚，志向上去。

圆通章第二十二

要知了道，先脱轮回。无始以来，种其种子。欲脱轮回，务断厥根。胡为是根，受即其本。此轮回种，实由于爱。种种情欲，皆为爱助。割爱学道，依义修行，断除障魔，清净解脱。证圆通果，入光明藏，成上善智，号天人师。秘密法乘，如是如是。然其功用，基于戒定。戒律精严，定心坚进。以智慧通，圆明觉性，化贪嗔痴三恶业，皈道法师三宝径。初由一念不起以守夫寂，继惟念起即觉以照于内，久则寂照两忘，自然心华明发。静定慧生，是名大智。无智无得，是名真空。以斯智慧，圆合一切，于诸性相，无有隔碍，是名大通。此乃真一法门，最上第一义谛。普门现化十二圆通，楞严圆通亦有差别。惟知本妙明心，何用执泥月指？修菩萨行，成菩萨道。我佛如来，圆通如是。尔诸女流，恒种佛性。无始之始，性本是佛。割断爱缘，立跻圣域。三教原来一理，修仙何殊修佛？究之即心即佛，且弗非心非佛。直待心佛了无，同上灵鹫见佛。灵鹫不住西方，回首即登乐国。上智易参，至诚可得。众生有尽，我愿无穷。

奉神章第二十三

昊天钦若，百神明明。临下有赫，鉴观惟诚。视于无形，听于无声。德之盛矣，不可名言。戴高履厚，全而为人。当知敬畏，翼翼小心。旦明勿失，乾惕宜勤。主敬之学，对越如神。既修人事，敦笃彝伦。表正风化，超迈人群。实践弗亏，大道乃成。衾影无漏，明德是馨。灵台丹府，即有至尊。以吾之神，合天之神。苟无愧怍，呼吸通诚。惟斯之人，神格其心。豚鱼物类，感召可征。登仙作佛，参两功能。尔诸妇女，黾勉真肫。事神以内，勿取乎外。外相皆虚，内心无量。不求真实，克尽人道。即满布施，烧香朝拜。色相庄严，制行垢秽。虽竭资财，徒增罪戾。是知奉神，毋取外饰。一心坚确，可动天地。大伦完备，鬼神钦畏。然后以心念佛，佛即同心。生为至人，殁为明神①。芳魂烈气，百世常存。昭告来学，濯心斯铭。

广愿章第二十四

太虚冥漠，法愿洪深。苦海无边，回心即岸。我愿未来一切善信妇女，秉此心香，同诚矢愿。发真信心，无起疑惑；发清净心，无起贪嗔；发

---

① 明神，中原本作"明星"，《增演坤宁妙经》作"神明"。

纯一心,无起淫欲;发喜舍心,无起杀害;发慈悲心,无起嫉妒;发向上心,无起凡情;发勇猛心,无起怠惰;发智慧心,无起尘思;发决断心,无起是非;发精进心,无起分别;发逊顺心,无起高慢;发修持心,无起执着。愿报天地恩,愿报父母恩,愿报水土恩,愿报公姑恩。愿无犯三业,愿无作十恶;愿敬礼三宝,愿奉行众善。愿生生在乐土,愿劫劫证金仙。愿三有同升,愿九玄普度。善心靡量,善愿无穷。末世众生,齐登觉路。我今明晰开导,不谈因果小乘,会悟言诠,了如瓜豆,津梁自渡,解脱有门。如是等众,依予训典,予亦誓为接引,默加护持。赫赫明明,同临鉴察。如有遵奉此典,广为传布,化海闺闱,吾则奉达九天,纪功录善,解其厄难,消其灾疹,荫以福泽,昌彼后嗣,作善降祥。天道不爽,有情无情,咸沾饶益,法轮常转,永证经盟。

元君宣说全卷已,是时瑞云浮空,天香盈室,祥烟四集,彩鹄高翔。一切听法天仙、龙女、侍卫、神祇、山灵、社令,并在会男女弟子,各各稽首礼谢,信受奉行。

宁寿殿披香玉女赞:

慈心广运,妙谛罕闻,性天朗彻证圆明,菩提最上乘,愿度钗裙,同归净门。

观心斋纪闻

文昌帝君语录

惟阴阳分判,而有男女之别;合辟禽受,而定乾坤之功。秉彝攸好,同赋气以成形;伦纪肇端,首化源于匹配。天地即无孤行之道,人物宁有独生之机?是以羲文演卦,妙六子之玄微;周室开基,丕二南之雅化。圣教固不遗闺范,真修端有藉坤元。乃降本而末亦分流,遂假邪而正亦伪饰。贞节之心渐沦,松柏之操仅见。大义犹迷,玄功奚识?虽三教示觉之言,然千古少专家之论。提撕警惕,实予之慈;宣布敷扬,惟子之任。据奏请演女经丹旨，情辞肫切，同此救度婆衷；原委周详，本于诚求赤隐。开妇道之津梁，数已符契；启女蒙之训学，时可敷施。当即转咨，旋经会议。侍书种妙缘于前世，假斯警化凡流；左司植仙骨于夙生，赖以阐扬大化。任兹巨典，赞我天工。赦元君择吉以谈经，命群真随时以行化。言取诚实，醒天下闺阁之迷；文必精纯，垂后世母仪之则。果二十四章之美备，自百千万劫以超升。特赦行知，钦承勿忽。

王天君语录

前据金子疏奏元君，恳指示修炼笔录之女弟子林莹，可否承允演经之人等情已，经赦令该处城隍司核查林莹前世今生案籍，申奏帝君。兹据奏覆，查得林莹前三世，本属有明成化年间维扬一秀士，姓魏，名文熙。立身清洁，未入仕途，因其好逞才辩，每所绮语，讥诽同类，议论先达。且于色戒有伤，故于二世罚为女身，置之空门，令受凄苦。彼时乃天启之中年，受生于吴昆山县西村曹氏家也，今已第三世矣。因其矢修清净，在空门之世，曾洁志焚修，供奉太上。会晤钟山定慧女导师，令其习炼玄功，参悟太阴炼形之诀。惜未得手，即经弃世，其与体恕有此一段因缘，实系彼三世前有以种之也。再查今世虽为女身，年尚少稚，无诸大过，其所以受女身报者，乃绮语一罪，未经消释故也。各情案奏覆到来，又据本檀检点奏报，淳修现在礼斗祈恩，消灾忏罪，元君甚悦，已转恳帝君赐加化度。俟其礼斗期完，令即具表申奏，忏罪求恩。元君择吉降临，亲为开示，以候演经。并奏帝君元君之命，着询问金本存，既为淳修传度师，可否保其始终不二，着明白奏覆。此一因果，虽属渺茫，奉帝君旨，特令乩沙指示，以见士人绮语之报，即两世女身尚未消释。今赖夙生空门之修，得入法会，若得诚虔不二，传演丹旨，夙垢尽净，仙缘可结矣。并谕淳修知之，凛之。

斡运元君语录

吾奉帝君赦旨，因鉴金子本存，奏称皈化炼笔善女人林淳修。坚志进功，虔诚罔懈，且其慧性清灵，堪充传演之职。并保奏情词前后已悉，俱令主将示覆，今特命吾临坛亲为开导，使之朗悟，笔底通鉴，即可代予敷宣道妙矣。

夫天地阴阳，异形互用，判于男女。男禀乾刚，立体以健，受气以清；女禀坤贞，立体以柔，受气以浊。清斯轻，浊斯重，轻清象天，重浊象地。然天为阳而中有阴，寓地之应乎上也；地为阴而中有阳，寓天之交乎下也。所以两仪生于太极，阴阳寄于男女。要知天体无为，清虚高远，虽云蒸雨润，下施坤舆，究不能长养含胎，乳哺万汇。是以男子修真，其功为难。至于女子取譬于地，虽载岳承流，凝结厚重，然百卉万物，应时以生，倒行逆施，可以升阳气于春分，发和光于冬至。喻之女子孕育之机，同此生生不已之妙也，故其修真较之男子最为简易。总之世人多欲，所以远道；至人无欲，所以造道。不论男女，能知寡欲，可以入道。盖无欲则清，清则静，静则明，明则湛寂常真，如如本体，无不觉照，智海性珠，朗然现出，岂仅施之笔端以为奇事耶？吾悯世之女流，自等污贱，沦落昏迷，久欲敷演丹经，拔济苦趣，曾与金子言之多年。今林氏淳修，凤根颇慧，三世人身，已为难得，虽有往垢，可以忏除。闻今开导之言，宜勤参悟之学，清心寡欲，竭志虔心，不惟可以阐吾度世玄文，兼可享福泽，生贤嗣，尽此一报女身，随我逍遥斗阙矣。勉之，凛之。

清净元君坤元经

元君姓孙氏，道号不二，宁海人也。生于宋徽宗宣和元年己亥正月初五日。幼适丹阳马宜甫，生三子。重阳以分梨十化，夫妇同修，道成夫妇同升。二月二十九日冲举，封清静渊真玄虚演正顺化元君，七真之一也。

　　尔时元君在华阳洞天，与诸天延那仙姑、十二溪女，说《坤元妙经》曰："天阳地阴，天动地静，乾行坤顺，元亨利贞。乾道成男，坤道成女。独阴不长，独阳不生。刚柔得其中庸，水火始能既济，孕生万物。盖载苍生，慈忍无争，敬顺辅相。是故居母道之仁，为后元之配，致功论化，其道一焉。自辟乾阖坤以来，有圣母、有后土、有天姆、有女娲、有斗姆、有佛母、有元君、有王母、有仙姑、有玉女，至于麻姑、天妃、天女、玄女、无极女仙、女菩萨、比邱尼、那延溪女、紫姑、湘妃、洛神、巫女、电母、青娥、素女、织女，皆以坤元柔顺，修真得道，证明高果，是与天元同气不二。今善女人，各具坤元，咸能入道，俱以修力，可证极乐妙果，万劫长存。若以己身，碍漏难修，则其心原无走漏，汝何自蔽？无始以前，何有色相？何有身迹？惟一惟空，原无二心。汝何修身？汝何弃心？如能返思其原，更有修真捷径。我今为汝女众，说是捷径，汝当谛听：夫乾道动，坤道静，欲修性命，务须从静。汝今原静，又何以修？坤道浊，乾道清，欲修性命，务须从清。惟能以浊修清，是以入道证果。吾今为汝说是修清之道。夫清浊虽别于形质，而本原出自心神。汝欲心净神清，务修其性，能悟修性，便是立命，汝能悟者，即是汝性。汝性非性，汝心非心。心即是心，性即是性。性非汝心，心非汝性。若问汝性，性即说性。若问汝心，心即说心。心无所心，性无所性，亦非无性，亦非无心。性亦非心，心亦非性。性无有心，心无有性。性本无心，心本无性。心若有性，即非道心。性若有心，即非道性。道性我性，道心我心，是真实性，是妄想心。性若真实，即见道性。心若妄想，即非道心。虽曰道心，又有云说，名何云心？有肉团心、有虚灵心。此虚灵心，是名何心？是真道心，是真实心。彼肉团心，是名何心？是非道心，是妄想心。汝能剔肉团心为虚灵心，悟非道心为真道心，破妄想心为真实心，加以勇猛心、精进心，除却烦恼心、碍障心。惟碍障心是执着，故欲除执着，务加金刚心、虚空心、死了心、不动心、智慧心、坚固心、圆满心、成就心、菩提心、慈悲心、欢喜心。如是诸心，是名道心。能名道心，心即是道。若入是

道，务守是心；若遇色相，如如弗动；若遇患疾，如如不变；若遇霹雳，如
如不惊；若遇是非，如如不乱；若遇刀斧，如如不惧；若遇死亡，如如不
坏。惟是不坏，即是不死；惟是不死，即是道心；惟是道心，即是修道；惟
是修道，即是修性。性若无明，非是真性。舍此真性，更何有心？舍此
真心，更何有道？是故神通智慧，皆从心道而生；清静虚灵，皆自性道而
出。三宝一而无二，四大总是幻空。务向浊处存清，惟自静中防动。能
防其动，即明其性；能明其性，即守其心。心若常修，六贼难入。惺惺觉
察，五蕴何来？智慧光明，恍朗纯和，性明命立。以铅制汞，赖土成功。
以汞投炉，幽潜真默。炼形化炁，炼气归神，炼神还虚，即是本来，又何
劫之不存？何果之不证？何身之有漏？何心之有障？何道之有二哉？
汝善女人，又何疑之不修哉？"

于是元君说是经已，告诸仙众：吾今所说不二之旨，吾曾拜受于玄
女元君，贞一坤元无上妙道，为汝善女人道海津梁。即有善男子，亦不
离是。吾今恐汝暗昧疑退，再说偈曰：

男女本一炁，清浊动静异。

女人欲修真，切使真元聚。

阴中有元阳，存清勿以弃。

明此色与欲，本来无所累。

屏除贪嗔痴，割断忧思虑。

去浊修清性，不堕诸恶趣。

静寂守无为，我即男子具。

无无无其形，有有有其意。

内视色声空，丝毫无沾滞。

仗土为坤基，一阳本自地。

铅汞固不同，炁神无二义。

渺渺空灵心，心神能为制。

一炁返春和，飞出云霄去。

偕汝太清游,是曰真如偈。

元君说是偈已,诸天延那天女、十二溪仙,香雨散花,宝珠缨络,洞章飞舞,欢喜信受,赞叹希有,礼谢而退。

【卷十二】

女金丹下

西池金母少女太真王夫人著

孚佑帝君回春子注

序

盖闻乾健统天,坤顺得主。资生之道,含二炁以絪缊;交泰之和,统三才而埏埴。德言工貌,坤道云全,淑慎温柔,阃仪斯著。至于夙钟灵气,生具慧姿。锦织回文,犹受连波之憎;艳霾(同埋)青冢,空归夜月之魂。其他雾鬓云鬟,沉迷苦海,啼香怨粉,填入火坑。五漏形骸,本是前生业障;三因不悟,又增今世冤愆。其间修短穷通,不能枚举;妍媸愚智,何可胜言!总因世乏坤传,致使人难超劫。是以奏请太上,敕命群真,阐心性于诗篇,寄棒喝于转语。既知寂静,恐堕顽空,更有真传教渠下手。言言玉液,无非修身立命之功;字字金针,尽是缚虎牵龙之诀。果能诚心煅炼,眼前即是玄洲;依法修持,鼎内便凝绛雪。与其牵缠世网,恋兹一息繁华,何如斩断情关,占却万年道域?西池有路,度楫在兹,聊缀卮言,用申木铎。重阳子谨序。

性功诗

其一

月正圆时映水明,乾坤大地总莹莹。

片雁斜过潭有影,移时明月映波清。

回春子曰:

巧机适合,宝相团圞。月照寒潭,光芒四射。

惟清乃澄,惟澄乃照。寂照圆通,觉灵自现。

西来妙义,至大至圆。活泼玄微,东海珠还。

咦,四海汤汤水接天,水天深处自逢源。

海蟾子曰:

喜得同人注性诗,明心见性道成时。

刘痴来与龙华会,醉向澄潭捉月迟。

灵阳子曰:

此夕欣逢巧节,澄清要在斯时。

月光皎洁印深池,真个天星倒置。

不著离奇色相,岂因空境空之。

一灵透出己前珠,鱼目应知不是。

长春子曰:

心性非一物,性在心中见。

水月两澄清,波光自不染。

其二

灵台深广似澄江,源远应知流自长。

任尔毒龙争戏扰,岂如沟洫污泥扬。

回春子曰:

清光如鉴,不须煅炼。

一著揩磨,毒龙便现。

咦,没得说,西来妙义,只履仍归。

其三

磨不磷兮涅不缁,宠何可羡辱何辞?

静中现个团圞月，始信斯人不是痴。

回春子曰：

当头一棒，领者去会。

会者点头，融通寂灭。

其四

恶莫憎兮善莫夸，坚持吾性漫凭他。

地雷震动真如现，一任遨游上海查。

回春子曰：

如何佛法？干矢一橛。

霹雳一声，不怕打杀。

其五

浓云密雾雨凄凄，遮却本来菩萨面。

不是清风净扫除，蟾光怎得团圞现？

回春子曰：

蒲团片晌，刹那一刻。

翻个筋斗，菩萨出现。

其六

性似澄潭水，心如大地平。

草莱生即划，风过碧波清。

回春子曰：

性不离心，心空无物。

草生用划，下乘之法。

其七

灵明一点本清虚，云去云来月自如。

应事还同光暂晦，魄生依旧现明珠。

回春子曰：

不晓参禅,那知拜佛?

一拳打破,五指不撒。

其八

心如野鸟最难驯,才出笼时便要擒。

莫使随风任南北,本来狼藉陷深坑。

回春子曰:

分明一个月,指早是个日。

日月光天德,山河壮帝都。

咄,谁识?

其九

一点灵明一点金,随风飔去杳沉沉。

分明有个菩提种,性乱神昏何处寻?

回春子曰:

穿衣吃饭,不知饱暖。

心去性空,火中莲现。

其十

愁苗情种两都捐,外若春温内铁坚。

顺死逆生同一理,但于动静却非然。

回春子曰:

荆棘中不妨着脚,深潭内也易翻身。

怕只怕清风明月,坐对青山。

其十一

人生碌碌似浮萍,业海风波何日停?

要识本来真面目,勤从月下叩真人。

回春子曰:

一盂一钵(音拨),到处为家。

撞着老参,举杖便打。

其十二

浑沦元气原无象,庚甲之间觉有形。

莫道有无难自辨,须明求己胜求人。

回春子曰:

摩尼一粒,沙界难敌。

龙女献来,此际得识。

咦,一个孩儿两个娘,四门亲家不得疏失了也。

其十三

外浊须知内本清,龙头虎尾按时生。

若将凡圣和为一,白雪黄芽自长成。

回春子曰:

如何是道? 要撒胞溺。

吃饭穿衣,全不分晓。

其十四

大道先须养性灵,灵光悟彻易归根。

总然精气神皆足,黑暗如何解炼烹?

回春子曰:

东南西北及中州,黑黑尘蒙易白头。

咄,说话的颠倒了。难不难,一翻筋斗;易非易,挣起双眸。

其十五

缄口凝神只内观,法身常现一毫端。

静中摄得灵明宝,直置中宫便是丹。

回春子曰:

得了手,闭了口。若还不去承当,竹篦何堪打走。

咄咄咄,再来不值半文钱,请到方丈后去休。

其十六

长空清回原无染,云去云来只自忙。

鼓动巽风旋上下,性光命宝总归囊。

回春子曰:

一口布袋,包藏无碍。

混混沌沌,放不出来。

其十七

明暗休将世务分,闲来觅得己前身。

惺惺不得炎凉态,生死全抛得至真。

回春子曰:

九天之上,九泉之下。

少林拳棒,上下齐打。

打得开通,任放从马。

其十八

腾腾烈焰青龙舞,渺渺清波白虎蹲。

虎尾龙头绦索紧,擒归神室合真源。

回春子曰:

久别家乡,道阻且长。

从今得返,方知父母妻子各各安好。

咦,千年华表依然,一任桑田变海。

群 真 诗

吴采鸾仙姑

(三首)

采鸾,吴猛女也。猛仕吴为西安令,至人丁义授以道术,猛授南昌
许逊。逊为旌阳令,闻丹阳谌母有道,同往访之。母以道妙授逊,逊请

并授猛,母不许,命转授之。鸾师事丁义女秀英,道成随父上升。

其一

心如一片玉壶冰,未许纤尘半点侵。

霾却玉壶全不管,瑶台直上最高层。

其二

宠辱无稽何用争,浮云不碍月光明。

任呼牛马俱堪应,肯放纤尘入意城。

其三

身居城市性居山,傀儡场中事等闲。

一座须弥藏芥子,大千文字总堪删。

樊云翘仙姑

(六首)

樊云翘,刘纲妻也,俱有道术。能檄召鬼神,禁制变化,潜修密证,人不能知。为令,尚清静简易,民受其惠,年岁大丰,远近忻仰。瑕日常与纲较法,纲作火烧客碓舍,火从东起,夫人布雨从西来禁之。庭中桃两枝,纲咒一枝落篱外,夫人咒入篋中,纲唾盘中成鱼,夫人唾为獭食之。一日与纲入四明山,路值虎,纲禁之,虎伏而号,夫人薄而观之,虎不敢仰视,擒归系床侧。将升之日,县厅侧有大皂荚树,纲由树顶飞举,夫人平坐床上,冉冉如云之腾,遂同升天。后再显于蓝桥舟中,诏裴航入道,以妹云英妻之,共成正果焉。

其一

乾象刚兮坤德柔,工夫先向定中求。

澄清一勺瑶池水,明月何须七宝修。

其二

龙虎猿马费牢笼,略放飞腾业障蒙。

至寂如如真妙法，擒来化作一天风。

其三

养性还须先静心，何劳乞巧更穿针。

铁牛牵得随身转，方显无边慧业深。

其四

何须拜祷乞长生，端的元神彻底清。

粉碎虚空浑自在，摩尼舍利总虚名。

其五

一间金屋住双姝，总有仪泰意不孚。

若得月中生个日，骊龙吐出夜光珠。

其六

爱河波浪起层层，浓则沉兮淡则升。

鼓楫若能施勇断，蓬莱弱水岂难凭。

月华崔少玄

（六首）

崔少玄，唐季时汾州刺史崔恭少女。生而端丽，幼明性宗。及笄归卢陲，十年苦功，二十四岁成道。陲官闽峤，过建溪，武夷山云中，见紫霄元君、扶桑夫人。问陲曰："月华君来乎？"陲怪问之，云："吾昔为玉皇左侍书，号月华君，以宿缘谪为君妻。"后罢府家洛阳，留书遗陲曰："得之一元，匪受自天。太老之真，无上之仙。光含影藏，形于自然。真安匪求，人之久留。淑美其真，体性刚柔。丹霄碧天，上圣之俦。百岁之后，空余故邱。"书毕而化。①

———————————

① 按：此段传奇摘录过简，详见《太平广记》卷六十七。

其一

初三才见影如娥，相对阳光皎洁多。

要得絪缊凝玉液，先探消息捉金波。

其二

性宗明处命基坚，九转河车九鼎全。

金虎玉龙相会合，三花捧出小神仙。

其三

心如止水自悠悠，常寂常惺好进修。

养得乌肥培兔瘦，灵芝秀出碧峰头。

其四

地下须知亦有天，专心求己即求仙。

一朝悟彻阴阳旨，惟在生生一气先。

其五

绿鬓朱颜曾几时，须臾鹤发乱如丝。

开帘瞥见梅花发，一段春光莫放迟。

其六

不求外护不参禅，眼底沧桑任变迁。

丹径须知从直上，玄珠只在我胸前。

唐广真真人

（四首）

唐广真，严州人，事母至孝。既嫁，得血疾，梦道人与药而愈，自是好道。虔奉何仙姑，一日亲授元妙。宋淳熙中有三仙引至海边，跨大虾蟆渡海，随游名山。仙问曰："汝欲超凡入圣耶？留形住世耶？弃骨成仙耶？"对曰："有母在，愿奉终养。"赐丹一粒吞之，遂不谷食。后召入

德寿宫,封寂静凝神真人

其一

玄机觌面费搜寻,著眼方知至理深。

性学难将文字指,业缘了当见真心。

其二

心性原来最易明,但随峰顶暮云晴。

东西南北皆堪住,便可蓬山碧海行。

其三

不识性兮不识命,剖破乾坤分两途。

但教相合成丹日,醉倒壶中不用扶。

其四

无嗔无喜气和醺,应事随机风逐云。

虎伏龙驯心自静,碧天明月白纷纷。

玄静散人周元君

(五首)

玄静散人,姓周氏,宁海东牟王处一之母也。处一生于金熙宗皇统二年,孕时夜梦红霞绕身,惊寐而化。幼多颖悟,一日游山中,遇老人坐大石,谓之曰:“子异日扬名帝阙,为道教宗主。”遂摩顶而去。尝作颂自歌曰:“争甚名?夺甚利?不如闻早修心地。自家修证自前程,自家不作为群类。”大定八年遇重阳祖师于全真庵,请为弟子,奉母同修,各受大道。家贫力薄,苦志修持。后处一应名赴阙,奏对有云:“镜明犹能鉴物,况天地之鉴,无幽不烛,何物可逃?所谓天地之鉴,即自己灵明之妙也。”于是大称旨,章宗叹曰:“清明在躬,志气如神,先生之谓也。”明年母寿九秩,表乞侍养。一日,母谓处一曰:“我归期已至。”因示"不贪生、不惧死"之语而化。葬毕,语门人曰:"群真相约,吾去矣。"焚香沐浴而升。

其一

坤诀须从静里求,静中却有动机留。

若教空坐存枯想,虎走龙飞丹怎投?

其二

一点灵台磐石安,任他荣落态千般。

阳光本是摩尼宝,个里收藏结大丹。

其三

心似曹溪一片秋,好从子午下功修。

鱼龙泼剌波还静,只有长空月影留。

其四

轻烟薄雾障空虚,却使灵明无处居。

憎爱荣枯皆利刃,予如伤予怎寻予。

其五

性命先须月窟参,擒龙拨①虎莫迟延。

阳生之候真阳漏,黍米如何得保全?

清净散人孙不二君功夫次第

孙仙姑名不二,号清静散人,马丹阳之妻也。丹阳手垂过膝,额起三山,常作诗云:"抱元守一是功夫,懒汉如今一也无。终日衔杯畅神思,醉中却有那人扶?"众莫晓其故。忽有道人自称重阳子,来化丹阳,泊仙姑入道,进瓜,从蒂食起,问之,曰:"甘向苦中求。"又问:"如何

---

① 拨,《三宝心灯》作"缚"。

来?"曰:"不远千里,特来扶醉人。"丹阳异之。夫妇事师甚谨,起全真庵于南园。数年后,师挽丹阳西游,居昆仑山烟霞洞,姑在家勤行所传。后年五十,复从凤仙姑游洛阳,六年道成,书颂云:"三千功满超三界,跳出阴阳包裹外。隐显纵横得自由,醉魂不复归宁海。"书毕,踟趺而化。乘云过昆仑,俯告丹阳曰:"余于蓬岛待君。"于是丹阳即书颂曰:"长年六十一,在世无人识。烈雷吼一声,浩浩随风逸。"遂掷笔上升。

其一

资生资始总阴阳,无极能开太极光。

心镜勤磨明似月,大千一粟任昂藏。

其二

神气须如夜气清,从来至乐在无声。

幻中真处真中幻,且向银盆弄化生。

其三

蓬岛还须结伴游,一身①难上碧岩头。

若将枯寂为修炼,弱水盈盈少便舟。

其四

养神惜气似持盈,喜坠阳兮怒损阴。

两目内明驯虎尾,朦朦双耳听黄庭。

其五

荆棘须教刬尽芽,性中自有妙莲花。

一朝忽现光明象,识得渠时便是他。

收心

吾身未有日,一炁已先存。

似玉磨逾润,如金炼岂昏?

---

① 身,原作"声",据《三宝心灯》改。

扫空生灭海，固守总持门。

半黍虚灵处，融融火候温。

养气

本是无为始，何期落后天。

一声才出口，三寸已司权。

况被尘劳耗，那堪疾病缠。

子肥能益母，休道不回旋。

行功

敛息凝神处，东方生气来。

万缘都不著，一炁复归台。

阴象宜前降，阳光许后栽。

山头并海底，雨后一声雷。

斩龙

静极能生动，阴阳相与模。

风中擒玉虎，月里捉金乌。

著眼絪缊候，留心顺逆途。

鹊桥重过处，丹炁复归炉。

养丹

缚虎归真穴，牵龙渐益丹。

性须澄似水，心欲静如山。

调息收金鼎，安仁①守玉关。

日能增黍米，鹤发复朱颜。

胎息

要得丹成速，先将幻境除。

---

① 安仁，上海翼化堂书局1932年出版的陈撄宁《孙不二女丹功次第诗注》作"安神"。

心心守灵药，息息返乾初。

炁复通三岛，神忘合太虚。

若来与若去，无处不真如。

符火

胎息绵绵处，须分动静机。

阳光当益进，阴魄要防飞。

潭底珠含景，山头月吐辉。

六时休少纵，灌溉药苗肥。

接药

一半玄机悟，丹头如露凝。

虽云能固命，安得炼成形。

鼻观纯阳接，神铅透体灵。

哺含须慎重，完满即飞腾。

炼神

生前舍利子，一旦入吾怀。

慎似持盈器，柔如抚幼孩。

地门须固闭，天阙要先开。

洗濯黄芽净，山头震地雷。

服食

大冶成山泽，中含造化情。

朝迎日乌炁，夜吸月蟾精。

时候丹能采，年华体自轻。

元神来往处，万窍悉光明。

辟谷

既得餐灵气，清泠肺腑奇。

忘神无相著，合极有空离。

朝食寻山芋,昏饥采泽芝。

若将烟火混,体不履瑶池。

面壁

万事皆云毕,凝然坐小龛。

轻身乘紫气,静性濯清潭。

㞊浑阴阳一,神同天地三。

功完朝玉阙,长啸出烟岚。

出神

身外复有身,非关幻术成。

圆通此灵㞊,活泼一元神。

皓月凝金液,青莲炼玉真。

烹来乌兔髓,珠皎不愁贫。

冲举

佳期方出谷,咫尺上神霄。

玉女骖青凤,金童献绛桃。

花间弹锦瑟,月下弄琼箫。

一旦仙凡隔,冷然度海潮。

坤诀

（附）

真传有诀,真传有诀,

夫女子秉坤柔之德,而真阴之中具有真阳,修炼较易。今得此坤修,信乎升天之阶级,渡世之梯航也。其诀俱在有中著力。有者无之始,从有至无,即是真阳之位。此二句虽重在命功,却合性命而言,乃坤道第一大关键。上句要于有中还无,下句于无中生有。

庚甲须知。

庚甲，申明命功入手处。庚者，金也、虎也；甲者，木也、龙也。其义已详《乾集》。庚金为修炼之本，甲木常畏其克，而克中反有生机。炼丹家最喜死中求活，故庚虎既降，甲龙即兴，一降一兴，生杀之机已伏，颠倒之理弥真。知此生杀颠倒之时，用法斩龙之头，牵虎之尾，使龙不兴云，虎不招风，风云息而天清月皎，龙虎降而性合情投，归炉起炼，立结黍珠。保命之法莫妙于此。"知"字，有潜心守视之意。风欲来即须擒虎，雨将降乃可斩龙，不先不后，及时斩取，方可煅炼。

《学》《庸》详说，《易》理宜参。

不明理，又无以学道也。从圣学①参入，方不落空。于《学》《庸》下得转语，斯为见道。至如丹道，统于《易》中。《象》曰："至哉坤元，万物资生。"坤属老阴，阴极阳生，顺承乎天，则生人生物；顺承乎己，则成道成真。细究坤之真阳发于何处，即知吾身真一产于何方。求得此一，固得此一，命宝乃全。此求在吾者，不得向外觅取，故曰"宜参"。

性宗须彻，性命双修，阴阳相接。

性功为入道始终，于性不彻，此宝未能常住。必如秋月澄潭，纤尘不染，无始之始既已了然，不空之空咸归自在，斯性命双修，阴阳相接矣。

教人熟辨有无，莫负一腔热血。

阴阳即有无，要于藏经中留心三日，则真阳之来，真阴之往，俱已井然。来龙之头可斩，去虎之尾能留，二炁相交，絪缊和洽，方成法体。不然徒费心血，又何能修炼耶？

机在目前，气由此拔。上有天谷，下有泉穴。认定二处，不宜差别。

临机切要，惟是以目使②意，以意使气，以气凝神，以神炼真，通天达地，无往不灵。苟或天谷不热，气不上升；涌泉不热，气不下行。必须

---

① 圣学，原作"今学"，据《三宝心灯》改。

② 使，原作"始"，据《三宝心灯》改，后同。

意目注视,上下其力以引之,认定二穴,不可少有差错。子午行功,久久纯熟,再行烹炼。

应时须悟参修,自有黄芽白雪。

以上坤道大统,研求印证,贯彻于心,然后入手下功。擒归之龙含珠,驱回之虎摇尾。黄芽生于土釜,白雪产于琼宫。大还到手,随面壁以忘忘;所欲从心,尊帝天而穆穆。便到西池会王母,白旌黄旆自来迎。一声霹雳天庭辟,脱去胎州重浊身。

跋

《易》曰:"至哉坤元,万物资生。"所谓顺承乎乾者,非耶?然世之女子,明坤道而合坤德者鲜矣。或痴顽结习,或奢悍成风,种种沉迷,不堪悉数。即有一二有志之辈,欲逃生死,究之性命不明。每见巫妪村姑,学些口头禅语,前果后因,便为大道在是,而盲修瞎炼,自误误人。吁,此皆坤修真诀失传之故也。今《西池集》出,泄千古不传之秘,具大慈悲,开方便门,愿普天下女子,敬信修持,穷研极究。其中字字有功,句句有诀,莫轻轻放过。尚有楮墨难传之处,全在诚心办道,自遇真人指点。总以收心养气为下手初功,心不收则性根昧,气不养则命蒂失。性命双修,坤道乃全。读是集者,幸勿坐失机缘,以负作者一片度世婆心也。灵阳子敬跋。

【附录】

一、证道一贯真机序①

文山遁叟 萧天石

老子有金言,于其《道德经》开章明义即曰:"道可道,非常道。名

---

① 据萧天石主编《道藏精华》第三集之六增补。

可名，非常名。"易言之，即道不可道，可道者非道；名不可名，可名者非名。此所以释迦说法四十九年，最后自谓："未曾说得一字。"孔子亦尝云："余欲无言。"其序大易亦首曰："天何言哉？四时行焉，百物生焉！天何言哉？"此皆以"无言"教万世者也。惟方便与传道传法起见，又不能无说。先闻道者不言，则后闻道者何述焉！故佛说法，常首曰："如是我闻"，即此义也。故凡有说法，皆不可执，执则死矣。

本书原为《证道秘书十七种》之一，乃济一子傅金铨道师纂辑。其中一一全是从万卷丹经中选录，摘句编言，披云见日，深入浅出，使人易悟。确是言言秘范，字字珠玑。得览是书，如对历代仙真，如阅全部《道藏》。循之以修，自可证道登真，及身办就。

全书共分总论、法财侣地、鼎炉符火、明理习静、炼己筑基、知时采药、还丹温养、脱胎乳哺、应世立功、天元归极①等十章。每章广征博引，因类分门，阐幽抉微，直指道妙。无一莫非历代圣真祖师之真言。或为授受口诀，或为问答法语，或为秘典玄机，或为绝注精华。半言只字，无不为渡人梯航，证道金针。虽为摘录之作，然确有"画空来彩凤，点睛飞壁龙"之功。

本书尚有女子丹法上下卷，惜原书已佚，他日搜得时，当刊入女子丹法辑要。其所论全为女金丹，虽付阙如，亦无关碍。读者只须于此中有得，即可证一通万，遍地均开不谢花矣。

修道首宜"养性存神，遣欲澄心"，并须"万缘放下，一念不生，情境双忘，人法俱空"，到一无所有时，自可万有在手矣。尤当立品以敦己，修德以格天，所谓尽人事以修仙道者是。赵祖常谓："孝悌忠信，礼义廉耻，无一莫非圣道，亦无一莫非仙道，舍此末由矣。"实为至语。古真有言："未炼还丹先养性，未修大药且修心。"故但能克己复礼，存心于道，便为致福寿之基。非谓离修心性，而另有金丹大道可成也。

---

① 极，原文作"隐"，今改。

丹法以无念为常,以无用为用,对境忘情为炼己,不染一尘为筑基。心无一念为行火,性空万有为采药。而又以揉合阴阳为大用,粉碎虚空为通神。故自始即须有"方帝王如粪土,等万金如蝉翼,视死生若旦暮"之心境,方可言逐日呈功,否则即修千年,亦无寸效。

本书将历代圣真,自黄、老、钟、吕,与北七真、南七祖以下等,百数十位之真仙要语,分门别类,显而出之。其中筑基、炼己、调鼎、采药、行符、止火、开关、服食、内药外药、内丹外丹、内日月外日月、黄庭内景外景、胎息、出神……等丹诀法语,无不尽泄天机。尤以引用世所罕见之孤版秘典与绝传注本之金言,更为希世瑰宝。读此自可知百千祖师,万卷丹经,全在此一卷中矣!惟修持时,亦应知有所拣别取舍。盖"闻道无妨博学,修道只在一门",切记!切记!

本书原为江絜生兄所收藏,视为希世秘籍,向不肯轻易示人。江为一代词宗,道林祭酒。为人耿介,寡言笑,默默修行,不求苟合于当世,亦难得之有道君子人也。承其惠交景行,特此志谢。原曾请其略叙数语,以志版本因缘,惟久未惠稿,殊为美中不足。今不意竟以小病先我而去!适三版伊始,特述数语如上,以志不忘耳!

二、增订《女金丹法要》三版序①

（节录）

萧天石

仙学以人学为初基,仙道以人道为起点,欲事仙道,先修人道。人生在世,以能超凡脱俗特立独行,由君子而贤人而圣人,斯为儒家之最高境界。若欲再向上修为,冀能超圣境而上穷无极,则惟有迈入于道家之神仙境界矣。天玄子有云:"仙学以圣学为初基,仙道以圣道为起点。"舍此别无他途可循。故彼又云:"自古神仙无妙诀,超凡入圣是始

① 据萧天石主编《道藏精华》第五集之二增补。

基。"大易曰:"穷理尽性至命。"此原为一贯,惜乎儒家中人,类皆只做到个"穷理尽性"工夫,"至命"工夫早已失传。穷理者,所以"道问学"也,乃学人之事;尽性者,所以尊德性也,乃圣人之事;至命者,所以"通死生"也,乃仙人之事。道家丹鼎派中之神仙中人,将穷理、尽性、至命三步工夫,同条互贯,逐步上达,由下学而至命,由圣人境界而上超于神仙境界,了生死大道,超时空而与天地同在,与宇宙同存,绝无些子玄妙在也。

是以举凡圣人之学,莫不是神仙之学;圣人之德,莫不是神仙之德;圣人之道,莫不是神仙之道;圣人之行,莫不是神仙之行。凡圣人所应具备者,莫不是修神仙者之基本条件。迄乎到了圣人境界,再起步修神仙之行,以期超越圣人境界,则恒能事半而功倍。世间中人,不少下手修命功,也就是从"至命"工夫起步,再进而修"性功",亦即"尽性"一步工夫,再进而至于"穷理"、"明道"。本末倒修,其结果十九是事倍而功半。只事修命,即活百千岁,亦远离神仙境界十万八千里,无益也。丹道派中人,其以"性命双修"为第一纲宗者,义亦在此。不少人以为金丹大道,只是长生不死之道,只是羽化冲举之道。而修丹人士,亦只是以不死为务者,则大谬不然矣!丹家所修者,完全是一个超圣工夫,超佛工夫,超生死工夫,超天地而永生的工夫。

就丹道言丹道,女系坤体,性近静定,远较男修士为易成。然而自古以来,仙佛圣人三最高境界中人,女子反不逮男子远甚者,非在不能者多,而在不为者多也。且一般言之,女修之耐心、恒心、勇猛心、精进心,恒逊男子一筹。同时,丹经万卷,女修专籍,亦不多觏,而圣师则尤为难得,是以女真更寥若晨星矣。实则金丹诀法,男女修士,除起手有别外,斩赤龙而后,男女修功,均无甚差异,举凡道藏典籍中之一般修道诀法,女子皆可用之也。此点,本书中亦曾指出。惟严格说起来,各丹程中之玄微处,仍有其差异在。如同以乾坤为体,坎离为用,后者在工用上即各有差别;同以大易为体,卦爻为法,鼎炉为用,烧炼为术,法象同而术用则异；同以火候为工，药物为用，火候之工同，而药物之用则有别；同为采取、抽添、温养、沐浴、结胎、脱胎……工程，诀法同而术用则有别。以此例彼，举一反三，其余概可想见矣。惟此等玄微处，古真一以心口相传，于文字概秘而不宣，致道脉悬丝，不绝如缕，深堪叹惜！

《仙佛合宗女金丹法要》，为济一子傅金铨所辑录，汇刊于《修道秘书十七种》中。傅本为东派巨匠，惟本书则尚不失为正统道书，如玉女玄诀、素女内经、双梅秘要、坤修秘笈、御乾经等，概未采入，亦未漏泄真机一二，此实应深为赞颂者也。全书共分上下二卷，上卷中之《坤宁经》，与下卷中清净散人孙不二元君之《功夫次第》诗，与玄静散人周元君之修真诗诀，均须仔细参详，其中隐诀，尤不可囫囵过去！如能会心文字外，不落语言中，一旦豁然贯通，自能有得。

邱祖全书

题　解

　　《邱祖全书》，不分卷，邱处机等著，傅金铨辑。邱处机（1148—1227），金元时人，全真七子之一，著有《磻溪集》三卷、《大丹直指》二卷、《鸣道集》、《摄生消息论》等。此书虽题为邱祖全书，但于上述著作只字未收。《全书》共分若干部分，共计邱祖本传、邱祖语录、证道篇、杂咏、重阳祖师论打坐、真仙直指语录、空打坐歌、王母口诀、八节金丹证验、《还真集》、通玄子《六通论》十一篇。"邱祖本传"一篇，采诸仙传；"邱祖语录"为秘传语录，系朱元育传于潘静观，其中发丹道回光之秘，乃《金华宗旨》所本。但此篇是否全出邱祖所传，颇有疑义。篇中参诸如《金刚经》超亡之说、四禅定之论，皆非全真宗风。又云"吾宗前三节皆有为工夫，命功也；后六节乃无为妙道也，性学也"，也与北宗先性后命之说不同，可证《语录》之晚出。《语录》后序署时明永乐年间，当为误刻，因朱元育、潘静观师徒为清康熙间人，朱元育有《参同契阐幽》、《悟真篇阐幽》，潘静观有《道德经注》，均传世，可与《语录》同参看。"证道篇"、"杂咏"全部言南宗丹诀，非邱祖所作。"重阳祖师论打坐、真仙直指语录、空打坐歌、王母口诀、八节金丹证验、《还真集》、通玄子《六通论》"诸篇，抄录自《道藏·重阳立教十五论》、《道藏·真仙直指语录》、《道藏·群仙要语》、《道藏·诸真内丹集要》，也非邱祖所作。

　　总之，题名"邱祖全书"，却名不符实，或傅金铨以所得抄本原即如是(常见丹家抄本,往往署一名,而其内容则杂出多端,包涵极广。),其后付梓,也未校正。本篇整理时,参考了相关文献,对于易混淆篇章,另拟题目,以便索检。

邱祖全书

邱祖本传

　　师姓邱，法讳处机，字通密，号长春子，登州府栖霞人。金熙宗皇统八年正月十九日生。幼颖悟强记，资性绝人，弱冠登第。世宗大定六年，师十九，遂出家于昆仑山。七年，闻重阳王祖在宁海全真庵开化，即往事焉。重阳一见，知师为法器，乃极意煨炼之。每与诸真讲道时，师至，闭户不纳；师去，谈论如初。如是者终重阳之世，未尝训一语，师笃志不变。未几，重阳将仙蜕，师与丹阳马、长真谭师，车侍立床下，祖师曰："丹阳已得道，长真已知道，吾无虑矣。处机所学，丹阳当造就之，此子异日地位非常，必广开教门，吾辈不及也。"师遂以师礼事丹阳，入山修炼。宋三辟，金五征，皆高卧不起。或问之，曰："我之行止，天也，非吾辈所知，他日自有留不住时去也。"宣宗兴定四年，元太祖遣侍臣刘中禄请师，师北行，道出居庸，遇群盗，皆稽首以退，且曰："勿惊我师父。"从游者涕出恳留，师曰："三载归矣。"时辛巳二月也。壬午四月五日，达行在。太祖劳之曰："真人远来，有何长生之药以资朕乎？"师曰："有卫生之道，而无长生之药。"上嘉其诚实，约以四月十五日问道。因上欲亲征山贼，不果。至九月望夕，上设庭燎，虚前席以延之，坐而论道。师曰："大道生天育地，日月星辰，鬼神人物，皆从道生。天阳也，地阴也，人居其中，负阴而抱阳，故学道之人，去奢屏欲，固精安神，阴消而阳全，则升乎天而为仙。愚者以妄为常，以酒为浆，恣情逐欲，耗精损神，阳衰而阴胜，则沉于地而为鬼。修真者，如展石上山，山愈高而进愈难,跬步颠沛,前功俱废,以其难为,故举世莫之为也。本来真性,静若止水,迨眼悦乎色,耳好乎声,舌嗜乎味,意着乎事,数者纷来而叠至,若飘风之鼓浪也。道人修炼其心,一物不着,损之又损,以至无为,与太虚止水相似。道人一身耳,治心犹难,矧夫天子,富有四海,日御万机,治心岂易哉?古人以立嗣而娶,嗣立而戒欲。盖人生四十以上,血气渐衰故也。陛下春秋已高,宜修德以保身,以介眉寿。服药不如独卧,药为草,精为髓,去髓添草,譬如囊中贮金,以金易铁,久之金尽,所存者铁耳,夫何益哉?饮食起居,珍玩货财,亦当依节,不宜稍过。山东、河北,天下美地,尽为陛下所有,奈何兵火相继,流散未集。宜选清干官为之规画,量邑税赋,使军国足布帛之用,黔黎复蘸息之期,一举两得,斯即祈福永命之大端也。”上大悦,令左右书之于策。翌日,问以震雷事,对曰:“尝闻三千之罪,莫大不孝,天故以是警之。今闻国俗多不孝父母,帝乘威德,可戒其象。”上悦,遂以师言遍谕国人。癸未二月七日,师入辞,上曰:“少俟数日,前日有道语未解者,朕悟即行。”上猎东山,射一大豕,马蹄失驭,豕傍立不敢前,左右进马,遂罢猎。师闻之,入谏曰:“天道好生,今圣寿已高,宜少出猎。坠马,天戒也;豕不敢前,天护之也。”上曰:“朕已深省。”又顾侍臣曰:“但神仙劝我语,以后都依也。”自后遂简出。三月七日,又入见,上赐极丰,皆不受,因命阿里鲜护师东还,送者皆泣别。至五月中,师不食,众咨之,师曰:“奚疾?非汝辈所可测,圣贤琢磨耳。”甲申二月,燕京行省石林公、宣使便宜刘中禄以下诸官,持疏恳请住太极宫,许之。乃度居庸而南,师之初出武川也,众请还期,师曰“三载归”。至是如其言。师既复来,诸方道侣云集,至教日兴,乃建八会,曰平等、曰长春、曰灵宝、曰长生、曰明真、曰平安、曰消灾、曰金莲,求法名者日众,远近翕然向风矣。九月初,宣抚王楫以荧惑犯尾宿,王燕境灾,请师以禳之。问其所费,师曰:“一物失所,犹怀不忍,况阖境乎?比年民苦征役,公私交困,我当以常住物给之。”醮甫毕,宣抚叩而贺之曰:“荧惑已退数宫,我辈无忧矣。”师德回天之速又如此。丁亥五月,门人王志明至自秦州,传旨改北宫仙岛为万安宫,天长观为长春观,诏天下出家人皆隶至,且赐金虎牌,道家事一听神仙处置。六月,师疾不出。二十有三日,人报巳午间雷雨大作,太液池之南岸崩裂,水入东湖,声闻数十里,鼋鼍鱼鳖尽去,池水遂枯,北口山亦摧。师闻之,初无言,良久笑曰:"山摧池枯,吾将与之俱乎?"七月四日,师谓门人宋道安、尹志平等曰:"昔丹阳道兄尝授记于余曰:'吾殁之后,教法大兴,四方往往化为道乡道院,皆敕赐名额,又当住持大宫观,仍有使者佩符乘传,干道门事。'道兄之言,一一皆验,况道门中勾当人,内外悉具,吾归无遗憾矣。"七月七日,众请上堂,师曰:"我九日上堂去也。"是日午后,留颂云:"生死朝昏事一般,幻泡出没水长闲。微光见处跳乌兔,玄景开时纳海山。挥斥八弦如咫尺,吹嘘万有似机关。狂辞落笔尘成垢,寄在时人妄听间。"遂登宝光堂归真焉。是时,空中云鹤飞翔,白虹贯于林端,远近骇惊,万目共睹,异香经日不散。师极形陋,及道果圆成,变为人天法相,住世八十载,四方道俗军民,奔赴丧者以万计,哀恸如丧考妣。至元六年己巳正月,敕赠长春演道主教真君。所著有《磻溪》、《鸣道》集、《西游记》行于世。

邱祖语录

长春祖师住燕京天长观时普说:"道涵天地,神统百形,生灭者形也,无生灭者神也性也。有形皆坏,天地亦属幻躯,元会尽而示终,只有一点阳光①,超乎劫数之外。在人身中为性海,即元神也。故世尊独修性学,炼育元神,可以灭而灭。说法四十九年,住世亦止七十载,人不以为无寿,皆②痛而示疾,形坏也,血肉之躯也。可以生而生,百千亿万劫,度生无量,又何尝灭哉?谓佛肉身至今存焉可也。若论性不坏,即

① 顶批:万天仙佛,皆此一点阳光结成。
② 皆,当为"背"之误。

饿鬼畜牲,皆堪成佛,有灵明处是也。心能造形,心能留形。法中有爱住世者,动经千百劫,心为之也。若心根伤坏,转眼便为冥途矣。故有形存而心先死者,六道是也;有形亡而心存者,古来三教圣贤是也。今世祈长生者,不向本命元神自发大愿,乃从仙佛乞灵,是舍本而求末矣,究竟于我何与哉? 吾宗所以不言长生者,非不长生,超之也。此无上大道,非区区延年小术耳。①"

或问曰:"北宗道法,至吾师而大行,全真之盛,亘古未有,亦尚神通变化否?"师曰:"若好尚神通,便非大道。大道极平常,不作奇特想,只要心真,何事不办? 吾侍重阳师三载②,未沐一言之诲,若起嗔心,久为下类矣。惟鞭策之甚,真为爱我之切。故归化时,方有'此子可教,吾宗赖有大行'之句。后复得道兄丹阳马大师接引,然后归山,炼心养性,三遭魔难而不动,没于洪水而不知,虎卧于旁而不畏。初心真切,久之心空,心空性见,而大事完矣。遂出山度世化人,帝王礼拜,三官奉侍,僚望问道,至礼也。吾告之'以清净无为,上帝好生',一代仁厚之风,皆从此二句起。上亲书袍领,命藏诸内府,世授子孙,敕吾为大宗师,然吾心未尝动也。生平不受人一拜,拜必答之,未尝自登师席。黄童白叟妇女、宰官侯王帝主,一切平等。西域诸方称吾为震旦活佛。声教所及,要荒无间。自古全真之盛,未有及此,此岂有所作为乎? 不过性海中一点浮沤耳。天人自然感应,不尚神通。宫中有妖物,百法不灵,法师束手,请问于吾,吾时在山中,静中微作念彼物已摄入道光法镜中,初不用雷神将帅、符图印诀。邪不胜正,理也。吾存其理而已。"

师示众曰:"吾宗前三节皆有为工夫,命功也;后六节乃无为妙道也,性学也。三分命工,七分性学。已后只称性学,不得称命功。方称

---

① 顶批:济一子曰:"无上大道,天地玄机,万方黄冠,囿于教门,执杀清静是道,老死无闻,不得一聆玄奥,悲哉!"

② 三载,原作"三十载",考史传,邱祖事王重阳仅三年而后重阳化,故"三十"乃"三"之误。

功，有为之事也①。功者，工也，有阶有级。性何功哉？佛祖也，只完得性学而已。今世人贪生之甚，希慕长生，究无长生者，心不真也。虽极劳形，以养生为形起见，总属私心，不合天心，何能上寿？学人宜体念吾旨，誓发无上心，即为无上之身。"或问曰："弟子性根下劣，堪学道否？"师曰："吾《西游记》，首言凡七窍者，皆可成真，吾子只六窍耶②？"

师示众曰："世法用实，大道用虚，惟虚故明，明即慧也。慧非根生，心定而凝，心凝神现，现性人成。人非块然者，原始与威音。若将二老作玄虚，亦是沉沦之下士也。要知有此心，即有此性，二老不加，人亦不减。二老为出世师，学人为轮转鬼，可不痛欤？要其间不过迷悟之殊耳。计以养身，即百计以昧心，心昧即性迷，性迷即神没九幽。究之身，不过数十年，而神之迷悟，动经千劫，一息之悟，即为一年，若悟一日，已为三万六千期矣。其他可类推。若真能见性，即垂死一刻，亦能破百千万劫幽暗，况五官清明、四肢强健时乎？学者急须止念，念止则心定，心定则慧先生。慧既生矣，还须自涵于不睹不闻、无声无臭之中，久之方返于虚无真境。今学人皆理解，非心解也；皆识光，非智光也。此所以轮转人天，漂沉六道。若造恶之人，并无光彩，止有恶气、厉气，眼光一落，全体皆阴，堕入酆都矣。千祖出世，不通忏悔者，彼自无光，何能承祖光而接引哉？学者现有外光，机在目也。太阳流珠，将欲去人，顺也。逆而内之，金华含包矣。有内光，迷而失之，六欲牵之，妄想惊其神也。不能片时清静，为有无颠倒耳。悟而超之，破除无始习气，寻取最初种子，光烁圆陀也。哀哉，知者鲜矣。吾不敢见悟者，得见知者可矣。③"或曰："知与悟有不同乎？"师曰："十分知，知及处，即是悟境。知为下

---

① 顶批：只听性学，不言命功。众生福薄，太上设立教门，脱其尘累，俾积累功深，始堪负荷，此慈悲济渡之至意也。

② 顶批：邱祖开堂阐教，为薄福众生种道根于来世。《西游记》乃金丹大道至神至捷之机，不闻其传，秘可知矣。

③ 顶批：经曰："一点最初真种子，入得丹田万古春。"此先天炁，金丹之大道，电光于此一闪，不多露也。

手,悟为究竟。"曰:"假如放下万缘,一念不动,可是否?"师曰:"此体也,还有用在。①"

师示众曰:"人身一念一动为一劫,此内外合也。内一劫,外一劫应之。迷则刹那万劫,悟则万劫刹那,心上无岁月也。"

师示众曰:"学人但能回光,即了生死。此光超日月,透三界。若无此光,天地亦冥顽不灵矣,万物何处发生?此光即元始威音也。众生轮回者,因此光顺出,作种种妄想,故幻出皮囊,积骸如山,积血如海。今一句说破,人自两目外皆死物也。一目中,元精、元气、元神皆在,可不重欤?眼光落地,万古长夜。人在胎中,先生两目,其死也,先化两目。昔观音大士八十一化,极其变现,而目不动,佛之神威,不能变在此处。众生倒能变,未死时,而目已变种种矣。"

或问曰:"回光与金丹工夫是一是二?"师曰:"回光不止金丹,即宗门真诀也。摩顶者此也,受记者此也。《楞严》二十四位圆通口,原有谛观鼻端,心空漏尽,出入息化为光明,证菩萨果,吾宗皆是此法。"曰:"每日将一时回光可乎?"师曰:极少三时。"曰:"假如有俗冗,止能一时回光如何?"师曰:"真正一时也妙,一时已夺天地万年之数。一日奔驰光散,即造罗酆千劫幽暗之苦,故冥界无甲子,动以千万劫计,算数所不能及。"或问曰:"佛所往生西方莲池中,有姓名者?"师曰:"不论姓名,华池即方寸也,莲苞即性光也。身中现有佛国。"曰:"若是则净土为乌有矣?"师曰:"又是实有的,少不得的,以心造,以心应。"

或问曰:"弟子欲诵《金刚经》百千卷,以超度亡灵,如何?"师曰:"《金刚经》亦止念之一端,亦超度亡灵之一大法门也。只要真能止念,词四句偈已完。"曰:"请问四句偈?"师曰:"如梦幻泡影。"曰:"或以无我相、人相、众生相、寿者相作四句偈,如何?"师曰:"亦可。"曰:"或以有句、无句、非有非无句、即有即无句作四句,如何?"曰:"亦可,惟拘不

---

① 顶批:其用不传。

得，所以为妙。若拘定某句，即着诸相矣。"或问曰："能仁谓之释迦，如何是仁体？"师曰："仁者，生也。一点生机，鸟啼花放，山色波光，俱为造化，含之皆为真地，舒之尽足阳春，一念不生为仁体，万行皆圆为仁用，空则化，圆则通，通则四围上下虚空，往古来今，不外吾腔子矣。不特地狱畜生可悯，直视天人一为雪涕，回视多生眷属，多生冤仇，俱在慈光覆阴之中。到此方是能仁，方证如来果位。今从一枝一节起见，皆非大道。"曰："弟子于静中觉得大千如一黍，万劫如一时光影，可以谓之仁乎？"师曰："总不在拟议得之，心上实实行去可也。今日天气清和，晴光正好，可各行乐，无负良辰，况明师胜友，乐莫大焉。发挥精神，百病不生，即此也是仁用。"

师示众曰："吾宗惟贵见金，而水火配合其次也①。人要以息心凝神为初基，以性明见空为实地，以忘识化障为作用，回视龙虎铅汞，皆法相而不可拘执。不如此，便为外道，非吾徒也。"

师示众曰："学人既有入路，即宜退藏于密，直从念头上洗刷。天理愈微，益见人心之难克；人欲将尽，复见天心之杳渺。可参之，可参之。"

或问曰："弟子欲辞家学道，奈世缘未了，功名未成，再迟数年如何？"师曰："子既欲嗣吾宗，'名利'二字须要看淡；子欲问道，宰相之位可辞。吾之求人，甚于人之求吾，各人勉诸，不然他日无由见我，仙鬼殊途，光阴如电，一弹指而白发星星矣。增一年，去鬼日近，色身易坏，真性未修，如何？如何？"

师示众曰："修真慕道，须凭积行累功，若不苦志虔心，难以超凡入圣。或于教门用力，大起尘劳；或于心地下功，全抛世事。但克己存心于道，皆为致福之基。然道包天地，其大难量，小善小功，卒难见效，所以道：刹那悟道，须凭长劫炼魔；欲悟一心，必假圆修万行。今世之悟

---

① 顶批：既有此名，便有此义；既曰配合，便有法度。

道,皆宿世之有功也。人不知夙世之因,只见年深苦志,不身成功,以为尘劳虚设,即生退息,甚可惜也。殊不知,行住坐卧,心存于道,虽然心地未开,时刻之间,皆有积累,功之未足,则道之不入。如人有大宝明珠,价值百万,我欲买之而钱数未及。须日夜经营,勤求俭用,积聚钱物,或三千五千、三万五万,钱数未足,而宝珠未得,其所积之钱,且得使用,比于贫窭之家,云泥有隔。积功累行者亦然,虽未得道,其善根深重,今世后世,圣贤提挈,方之无夙根者,不亦远哉?"

　　或问:"一意不离方寸如何?"答曰:"此真空也。难言难说,待汝心上除了一分有一分功,除了十分有十分功,除了九千九百九十九分,只有一分未除,不名清静,直须除尽,圣贤向汝心上较勘,自有真师来度①。火者阳也,息者风也。以风吹火,久炼形神俱妙也。云门曰:'初禅念住,二禅息住,三禅脉住,四禅灭尽,入乎大定,与物不交,七百年老古锥也。'妙哉,妙哉!尘劳见后,若做些小,亦是外行,不可寻他,不可避他,虽是应物,不可着他,虽有为而常无为,虽涉事而常无事,难处做过,乃是功行,静处做好,闹处做更好。汝等后生,但守岁月,兼降色心,我下七年苦志,比他人七世工夫也。初炼睡,才昏,出入行动,来来去去。初时出入三、四十遭,后习至七、八遭,性子长明,不曾昏睡。俺曾计较一日十二时中,初八个时辰不教昏,后至九个、十个时辰,须当不过,不敢放令自在,教昏些小,恁般过日月,自后七、八日,全不合眼,只吃三、二分饭。虽炼睡亦炼心,若不炼心,不济事。马师父云:'稍令自在神丹漏,略放从容玉性枯。'②若人每到神定气和之间,觉内肾热,薰蒸四大,一两时方散,有山水日月之象。我昔三次撞透天门,日月自别,直下看森罗万象。"言讫而悔,谓曰:"不可着他。"

――――――――

　　①　顶批:白玉蟾万里求师,彼岂不知修心养性之事哉?盖求铅求龙虎水火配合之真林耳。

　　②　顶批:神丹着眼。

语录后序

古圣利生，本无定法，要在因时赴感，迎机启化而已。时节未到，虽欲泄之而不可；时节既到，虽欲秘之而不能。所以《阴符》启于魏代，《文始》著迹于元初，时节因缘，若或使然，非可强而致也①。长春遗录一篇，所说皆无上妙道，大约令人不历阶级，直下见性，不但绝无从上龙虎铅汞诸家丹经伎俩，亦绝近来葛藤公案诸家语录习气，确是我祖最后微言，不可思议者也。其徒珍藏之，但传高足，勿落人间，是以世人罕闻罕见。今所传者，乃龙门嫡嗣碧虚张祖，得诸其师，而手授我云阳老师者也。我师自得此篇后，默默行持，不轻示众，即不肖观，从之二十余载，未尝寓目，其秘可知也。②

岁在丁未，上邱祖法相，阁上光明焕发，因而法会云集。一日，我师忽出是篇，示二三同志曰：'此无上法宝也，子辈珍藏勿泄。'观一见不胜惊喜，顶礼拜受而卒业焉。天不爱道，此篇乃出，其将嘉惠后学乎？盖祖书传世者，向来有丹经、语录两种，丹经半为旁门附会，颇失其真，其不杂者，仅得《青天歌》一篇③。《语录》虽与马、谭诸真并存《道藏》中，今世所传者，寥寥数则而已，未若是篇之洞明宗要，字字金针，得者可以印心，未得者可以悟入，为能当机而破惑也。

矧年来海内成道者，如日之方升，不可阻遏。《清静》、《阴符》、《道德》、《参同》诸经，并南北二宗诸书，业已次第行世，此编络作枕中鸿宝

---

① 顶批：宫墙万仞，无从窥测，宜有是言，此与宝燕石者何异？

② 顶批：《阴符》、《黄庭》、《参同》、《悟真》，岂旁门附会耶？邱祖著《西游记》，发尽金丹秘旨，其他诗歌甚多，皆言有作，不说无为。盖教门乃接引初机之士，此万劫不传之秘，下界凡夫何由得遇？埋首教门，莫测涯涘，可伤也已。

③ 顶批："不杂者，仅《青天歌》一篇"，呜呼，谬矣。其曰："自然现出家家月，月下方堪把笛吹，一声响亮震华夷，惊起东方玉童子，倒骑白鹿如星驰，管无孔兮琴无弦，昼夜清音满洞天。"无一句非言有作之功。瞎子观灯，影响全无，何处而得其端哉？

乎？惺庵庄子因读此录，忽有所悟，遂发愿付梓流通，公其海内，云阳师笑而诺之，岂非因时赴感，迎机启化，有不知其然而然者耶？观遵师命，董校正之役，谨述缘起，用告同人，并愿同人，随其根器而各有得。利根上智，从此不历阶级，直下见性，则作者、述者、流通者、读诵者，俱从此篇结局，不可思议，大欢喜缘，此义深远，吾不得而知之矣。

皇明永乐十三年，龙门弟子潘静观拜序

证道篇

西江月

（十六首）

其一

百岁光阴迅速，功名富贵浮云。

到头总向北邙行，只待无常悔恨。

大道金丹有据，原非虚幻无凭。

人能得诀好修真，及早寻铅接命。

其二

莫把无为是道，须知有作方真。

餐霞服气总难成，到老盲修瞎炼。

天地化生万物，不离二气氤氲。

鼎炉妙用法乾坤，历历金丹可证。

其三

三百《阴符》妙语，五千《道德》灵文。

相传一味水中金，呼谷传声响应。

莫谓根基浅薄，甘心堕入回轮。

志坚勇猛事皆成，继美前贤往圣。

其四

既破纯阳混沌,身中四大皆阴。

先天一炁莫由寻。错了修真路径。

要觅金乌玉兔,求之总在红尘。

深山鹿豕不堪亲,同类施功方稳。

其五

道本有为有作,原非枯坐空顽。

修丹何必弃家园,混俗和光取便。

我自闻师口诀,方知本本水源。

教人撅地更寻天,太乙金仙立见。

其六

修真不识龙虎,错将肝肺妄传。

己身玄牝岂能全,强教将心静敛。

天地生成造化,人人尽可还丹。

乾坤到处百花鲜,认得方能采炼。

其七

炼己工夫趁早,药材不外真铅。

西山白虎用心牵,须要防危虑险。

复卦阳生至宝,蟾光正吐中天。

河车运转莫留连,便是填离取坎。

其八

无力安能办道,有资方可寻铅。

玄珠一得即天仙,清浊水源须辨。

顺逆乾坤复姤,阴阳妙窍难言。

月圆正好会婵娟,稳步蓬莱阆苑。

其九

童子纯阳乾体,元精剖破成离。

从兹四大变阴躯,还返须参《周易》。

自有天根月窟,往来复姤谁知?

回头及早访明师,指破坎离交济。

其十

莫把修丹看易,无师坐破蒲团。

药材火候少真传,妄泄天机受谴。

世上黄缁千万,试看那个成仙。

只因执着坐枯禅,强把身心静敛。

其十一

震兑东西间隔,全凭戊己媒人。

三家一体意相亲,方有灵砂接命。

虎尾谁敢轻履,履之降伏其心。

毫厘有失丧其身,焉望超凡入圣。

其十二

精气神为至宝,持心紧固牢藏。

筑成基址似金刚,烹炼工夫得当。

阳火阴符子午,抽添火候相将。

阴躯烁尽换纯阳,霹雳一声响亮。

其十三

访道西南之位,施功同类相求。

朝欢暮乐自悠悠,恩爱夫妻匹偶。

外若春温内冷,百花林里绸缪。

珠还合浦把工收,方许深山独守。

其十四

天地一阳来复，人身三日看经。

月明莹净遇铅生，过后仙缘无分。

堪叹无师之辈，坚心要出红尘。

深山独坐炼孤阴，那有阳丹接命。

其十五

万紫千红花放，人间无地不春。

活子时现药苗新，采取要师指引。

大药人人俱有，炼成个个飞升。

丹经强立许多名，妙道焉敢明论。

其十六

药物斤两二八，调和铅汞殷勤。

依时采取定浮沉，莫放虎龙顺性。

至宝家园下种，何劳物外搜寻。

深山木石不相亲，只落一身是病。

杂咏

浪淘沙

（三首）

其一

叹孽海茫茫，欲修西方，居心也算出寻常。

可怜阴魂归九地，那及级阳。

快活是仙乡，频饮琼浆，乘鸾跨鹤任徜徉。

只须吞金丹一粒，寿与天长。

其二

何须口诵经，莲界化生，眼前大道可飞升。

早备法财寻妙药,炼己持心。

识透阴阳情,手握乾坤,玄珠立得水中金。

一纪功成人事毕,浩劫常存。

其三

得诀好看书,丹经合符,张骞有路见麻姑。

弱水三千许稳步,无劳问途。

未知真乌兔,龙虎混呼,空将枯坐老居诸。

不识阴阳都是错,怎到蓬壶。

步蟾宫

着甚么来由,一世空忙不肯休。

金玉高山斗,勋业到王侯,这富贵毕竟谁长久?

试想想,这形骸凭气伴守,这光阴似箭难留。

全不思易白少年头,大限临时无处走。

既得人身,怎甘与草木同朽?

成仙佛事真有,实能彀超脱轮回,何不寻师访友。

忆秦娥

仙悠久,只因好饮长生酒。

长生酒,从今看破,西南走走。

窍中觅窍君知否,天外寻天挐月手。

挐月手,降龙伏虎,八八七九。

减字木兰花

《阴符》《道德》,色即是空空是色。

《悟真》《参同》，无非姹女与金公。

寒来暑往，循环复姤如观掌。

逆顺存亡，要向蟾宫见太阳。

丹诗①（二十三首）

其一

关山远涉觅知音，未就丹财道怎成？
一片婆心思度世，满腔热血未逢人。
炼铅无计言非谬，得药忘年事果真。
舍卫祇园如可到，愿求长者给孤贫。

其二

快活从来羡佛仙，金丹未得也情牵。
寻常作事何曾异，动静营为竟不然。
冬雪秋霜心自冷，苍松翠柏体原坚。
人人本有长生路，只是无缘怎敢传。

其三

叹世纷纷逐利名，阿侬独欲脱凡尘。
本来嗜好殊同类，莫怪惊疑不易成。
苦海舟中无踏出，蓬莱山上少人行。
一朝跨鹤超三界，方显金丹大道深。

其四

芳菲红紫百花香，未遂图谋问彼苍。
尘世谁寻延命酒，我今独觅返魂浆。

---

① 此为校者划分体例所加名。

年来顿觉精神减，何日方能龙虎降？
大志空怀潜自念，眼前辜负好春光。

其五

人生得意如花好，花开恨迟谢恨早。
百岁光阴能几何，幼壮转眼成衰老。
可怜红颜美少年，北邙山下埋荒草。
何不学仙超轮回，丹经朗朗如月皎。
参同本有长生诀，谈道人多明道少。

其六

丹经阅遍旨幽微，怪得修行道踏迷。
未悟阴阳真妙理，莫言玄牝立根基，
雌鸡自卵雏难覆，怨女无夫怎育儿？
寻得蓬莱真正踏，功成一纪莫嫌迟。

其七

莫云枯坐道心坚，不遇真师莫强参。
错认虎龙为肝胆，蒲团坐破也徒然。

其八

欲求大道出尘凡，先炼镆铘后炼铅。
待到一阳初动候，坎离交济结成丹。

其九

死里求生事最难，恩中割爱莫心酸。
牵将白虎归家养，制伏须求法口传。

其十

仙佛原来共一源，蒙师指破妙中玄。
待时常玩西江月，方信蓬壶别有天。

其十一

不学参禅不诵经，但求一味水中金。

依时得遇黄金佛，跳出娑婆世界尘。

其十二

接命方儿奇又奇，犹如树老接新枝。

归根复命长生药，不是草根与树皮。

其十三

炼己工夫心要坚，心坚方可虎龙蟠。

曲江月色莹清候，急采元珠一粒还。

其十四

还丹要妙筑基先，筑得基牢寿命延。

延寿须饮延命酒，饮将一得返童颜。

其十五

微妙真经在口传，人能得法可成仙。

欲知窍内窍中窍，月在当头星在天。

其十六

月在当头星在天，阴阳妙处岂言传。

人将纸上寻文字，看尽丹经也罔然。

其十七

玄珠皆说静中求，日夜如痴独坐修。

今闻师指真奥妙，教人同类好营谋。

其十八

修仙妙诀本无多，恐泄天机怎奈何。

欲向人间留秘诀，万般比喻咏诗歌。

其十九

真铅一物最奇灵,吞入黄房炼幻形。
太极丹经千万卷,先天一炁要人明。

其二十

还丹下手炼己难,炼得心如霜雪寒。
待到一阳初动候,速将铅汞结成团。

其二十一

自从识透这玄机,方信孤修总是痴。
今赴神州且混俗,原来屋下有天梯。

其二十二

要炼精气神,紧固休漏泄。
基址筑坚牢,仙根由此立。
娥眉山上星,北海潮中月。
天机师秘传,莫与凡夫说。
龙虎不驯良,龟蛇难蟠结。
绝里方寻生,死中来觅活。
金木定浮沉,圣凡分顺逆。
欲求天仙者,毫发不差忒。
服气与咽津,房中御女术。
三千六百条,旁门中之贼。
金丹从外来,固非自己物。
二气感遂成,运入黄房室。
温养费工夫,婴儿从此出。

其二十三

玄中妙,妙中玄,参透方能称大贤。
世人修道将家弃,我独修丹混俗缘。

因何故,不一般,只因识破这机关。

六祖潜踪在猎户,紫贤得诀弃林禅。

赴神州,居赤县,为觅真铅了大还。

古佛圣仙由是躇,原来药物在人间。

金隔木,汞间铅,姹女婴儿各一边。

全凭戊己为媒娉,配合夫妻道不偏。

龟蛇结,龙虎蟠,阴阳二炁转循环。

一得玄珠人事毕,功成随作佛圣仙。

僧坐禅,道坐圜,孤阴独阳岂能全。

虽然坐得阴神出,宅舍原不耐□坚。

另夺舍,把胎迁,犹如投石到深渊。

惟有纯阳真种子,能同天地寿齐年。

紫阳翁,《悟真篇》,尽把《参同》奥旨宣。

《西游记》,邱祖传,指示真经在西天。

丹经朗朗如日月,世上愚迷何处参?

度人苦海慈悲愿,得诀请君上法舡。

重阳祖师论打坐①

打坐论

（此下重阳祖）

世之打坐者,行体端庄,合眼瞑目,此假打坐也。真打坐,二六时中,行往坐卧,心似泰山,不动不摇,六根不出,七情不入。素富贵行于乎富贵,素贫贱行于乎贫贱,素夷狄行乎夷狄,素患难行乎患难,无入而不自得焉。能如此者,身处尘世,名列仙班,不必参禅入定,便是肉身圣贤。三年行满,脱壳登仙,一粒丹成,神游八极矣。

---

① 此题目系校者据《心学》、王重阳《重阳立教十五论》增。

论降心

降心之法,湛然不动,昏昏黑黑,不见万物,杳杳冥冥,不内不外,丝毫欲念不起,亦不可坐在无事家里。孟子曰:"必有事焉而勿正,心勿忘,勿取长。"此是真定,不必降也。若遂境驰,遂寻头觅尾,或静有所见闻知觉,皆属心生,败坏道德,损失性命,不可不降。

论炼性

炼性如理琴,紧则弦断,漫则不应,紧漫得中,则琴调矣。又如铸剑,钢多则折,铁多则卷,钢铁得中,则剑利矣。炼真性者,体此二法。

论超界

三界者,欲界、色界、无色界。私欲浑忘,即超欲界;尘境浑忘,即超色界;不着空相,即超无色界。诗云:"弃了惺惺学呆痴,到无为处无不为。眼前世事只如此,耳畔风雷过不知。两足任从行处去,一灵惟与气相随。有时四大醺醺醉,借问青天我是谁?"

论敬信

敬者,斋庄严肃,主一无适之谓,此乃道之根也。汤之圣敬日跻,文之缉熙敬止,孔子曰:"如见大宝,如承大祭。"古圣人无不从此下手。信者,决定无疑,真实不虚之谓,此道藏之功德本也。如闻坐忘之说,就信之真,行之切。如《南华》所云:"堕四体,黜聪明,离形去智,同于大道。"如此坐忘,何所不忘,得道必矣。

论断缘

断缘者,断尘缘也。弃事则形不劳,无为则心自安。若显德露能,求人敬己;或遗问庆吊,人情往还;或假借隐迹,暗希身进;或酒食邀致,翼望厚恩。此皆巧作机心,以干时利。真正道人,应深绝此类。经云:"开其兑,济其事,终身不救。"我但不唱,彼自不知;彼虽先唱,我不知之。旧缘渐尽,新缘不续,尘情日疏,尘累日薄,恬淡安闲,方可证道。

论收心

心者,身之主,神之舍。静则生慧,动则昏矣。人情迷于幻境,以为真实,甘受染污,不加洗濯,朦蔽日深,离道愈远。若能日新又新,绝尘离境,虚实空洞,不着一物,心与道合,名曰归根。归根不离,名曰定静。定静日久,病消命复。复而又续,自得知常。知而不昧,常则不变,出离生死,实由于此。是故道要安心无住,非欲求道,道自归之。内无所着,外亦无为,不垢不净,毁誉不生,非智非愚,利害不侵。顺中为常,与时消息,苟免诸累,是其智也。若非时非事,役思强为,自谓不着,终非真学。何也?心如眼也,纤尘入眼,眼则不安,小事关心,心必动乱。既有动病,难入定门。是故道要急于除病,病若不除,终难得定。有如良田,荆棘未除,虽下种子,嘉禾不茂。爱欲思虑,心之荆棘,若不剪除,定慧不生。此心由来,依境着尘,未惯独立,怎无所托,难以自安。纵得暂安,旋复散乱,随起堕制,务令不动,调和纯熟,自得安闲,无昼无夜。行住坐卧,应事接物,着意安之。心若得定,即须安养,勿令烦恼,少得安闲,渐渐驯狎,惟益清远。

或问:"大道处世离世,在尘出尘。今乃避劳而求安,离动而言定,一心滞于住守,强制真心,是成取舍两病。"曰:"神凝至圣,积习而成。子今徒知圣人之德,而未知其所以德也。"

论简事

修道之人，非要紧重务，皆应绝之。如食中酒肉，衣中绫罗，身中名位，财中金玉，此皆分外玩好，着意狥之，必致败亡。

论真观

真观者，达人之先觉者也。一餐一寐，俱有损益；一言一行，堪为祸福。有先见之明者，早已杜渐防微而消之无形矣。有如衣食虚幻，不足营求，然欲出离虚幻，必资衣食。事有不可废，物有不可弃者，须当虚怀受之，勿以为妨，心生烦躁，自增心病。但当营求之时，不可生得失心。与物共求而不同贪，与人同得而不同积。不贪则无烦恼，不积故则无忧患，此实行也。又最难除者，莫过色欲。当知色由想生，想若不生，终无色事。色即是空，想亦是幻，心一冰冷，何事不除？又若见人为恶，心生憎恶，恶在他人，与我何异？乃引他恶，种己心病，何啻替人领凶，自害己命？有真见者，早已看破，勿受其累。

又曰：君子安贫，达人知命，困苦艰难，何足营心。如勇士逢敌，无所畏惧，挥剑直前，群寇皆溃，功勋一立，荣禄立至。今有贫病，恼乱我身，则贼寇也；正心不退，则勇士也；安分守介，则挥剑也；恼乱消除，则战胜也；乐天知命，则荣禄也。否则困苦之来，即生忧患，如人逢贼，不立功勋，弃甲曳兵，逃亡获罪，去乐就苦，何可悯哉？当观此苦，因我有身，我若无身，我有何患？

论泰定

夫定者，出俗之极地，致道之初基，习静之成功，持安之事毕。形如槁木，心似寒灰，无心于定而无不定，故曰"泰定"。心乃载道之器，静极则道居,而慧自生。慧出于本性之固有,非从今有,故曰"天光"。因心乱而昏,心静而明。慧既明矣,勿以多智而伤定,生慧非难,慧生而不用者难。自古忘形者多,忘名者寡。慧而不用,是忘名也。贵而不骄,富而不奢,谓无俗过,故能常守富贵。定而不动,慧而不用,为无道心,故能证道真常。慧能知道,非得道也。庄仙云:以恬养智,智生而不用其智,谓之以智养恬。恬智又养,和理自出其本性,恬智则定慧也,和理则道德也。智不用而安其恬,久之道成德备,自然疾雷破山而不惊,白刃交加而不惧,视利名如过隙,生死为溃疮。"用志不分,乃凝于神",其斯之谓欤!

论得道

夫道者,神异之物,灵而有性,虚而无象,随应不穷,影响莫测,不知其所以然也。至圣得之于古,妙理传之于今。道有深力,徐易形神,形随道通,神与合一,谓之神人。神惟虚融,体无变灭,形与道同,故无生死。隐则形同于神,现则神同于气。所以蹈水火而无碍,对日月而无影,存亡在我,山入无间。滓质之身,美妙如此,况其灵智益深远乎?《生神经》云:形神合一,故能长久。虚无之道,深则兼被于形,浅则但及于心。被形者,神人也;及心者,但得慧觉而不免于凋谢。何也? 慧是心之用,用多则心劳。初则小慧,悦而多辨,神气泄漏,无灵光润身,因弃躯壳,为之尸解。是故大人韬光匿彩,凝神徐气,神与道合,为之得道。

真仙直指语录①

或问:"眼不明,心不灵。"曰:"身中气散,心中不②昧也。"学道者③

---

① 此题目系校者据《道藏·真仙直指语录》增。
② "不"字原作"二",据《真仙直指语录》改。
③ "学道者"三字原作"无论"二字,句义不通,据《真仙直指语录》改。

不必多看经书,乱人心思,妨人事业。就是一切丹书,总不如一概不读。"赀①庐都的养气,最为上乘,问:"怎么得气不散?"曰:"身无为。"问:"怎么得神不昧?"曰:"心无为。"诗云:"深藏白雪非为吝,广种黄芽不困贫。"表里清静,一尘不染,绵绵固守精气神。如此三年不漏下丹结,六年不漏中丹结,九年不漏上丹结,是名九转丹成,亦名三千功满。②

又曰:"一劝不得犯国法;二劝见三教门人皆当作礼,一切男女皆同父母,以至六度轮回皆父母也;三劝断酒色财气,是非人我;四劝一念才起,速当拔去,十二时中,常搜己过,稍觉偏颇,即当改正;五劝视宠若惊,不得诈做好人,受人供养;六劝戒无名孽火,常行忍辱,以恩复仇,与物无私;七劝慎言语,节饮食,薄滋味,弃荣华,绝憎爱;八劝不得作怪异事,常守本分,乞化为生,莫惹尘牢;九劝居庵屋不过三间,道伴不过三人,如有疾病,各相扶持,你死我埋,我死你埋,或有见不到处,互相指示,不得生异心;十劝不得起恶心,常行方便,损己利他,虽居暗室,如对神明,清贫柔和,恭顺于人,随缘度日,绝尽悭贪,逍遥自在,始终如一。此皆真功实行也。"③

又云:"神气冲和,才得神仙。问:'如何得冲和?'曰:'要明万法。出得万物之壳,一分尘尽,明一分道;十分尘尽,则明十分道。尘心尽,则性可全;色心尽,则命可全;无明心尽,则可保于冲和矣。行道人十二时中,只要内搜己过,才得神气内安。神气安,是真功。不见他人是非,是真行。天长地久,内养精神。精气盛则神恋气,气恋神,自然相亲也。'"④

又玄堂闻太上曰:"吾尚自白头,谁能行完全?"身亦万物之类,为

---

① "赀"字原脱,据《真仙直指语录》补。
② 此段出《丹阳马真人语录》。
③ 此段出马丹阳之"丹阳真人十劝碑",又见《真仙直指语录》所收。
④ 见刘处玄《长生真人语录》。

甚凭着个假身子,一定要长生不死? 殊不知有形则有坏,无形道自真。心静则邪欲不生,心慧则常明不暗。元神出现,然后保命长生,三才虚无,混成一体,才是自然真道。

空打坐歌

未开关,空打坐,无有麦子推甚磨①。

枉劳神,空错过,生死轮回不能躲。

开得关,透得锁,三车搬运真水火。

涌泉直至泥丸顶,纵横自在都由我。

关未开,锁未动,休扭捏,莫胡弄。

自己性命顾不得,欲去人前说铅汞。

人人本有三关路,夹脊双关透顶门。

修行正路此为根,华池神水频吞咽。

紫府元君直上奔,常使气冲关节透,自然精满谷神存。

但愿谷神常不死,世间都是长寿人。

王母口诀

饮食不止身不轻,声色不止神不清,思虑不止心不宁,心不宁兮神不灵,神不灵兮道不成。其要者,不在瞻星礼斗,苦体劳形。最贵者,湛然方寸,无所谋营,神仙之道,乃可长生。

下手至要,莫先于净心。心不妄念,口不妄言,形不妄动。无色之色是真见,无声之声是真闻,无味之味是至味,无言之言是真言。果尔,则神景自降,福德自臻,和气自应矣。

人欲修静,先宜斋戒沐浴,然后精炼己身,魂魄和平,乃可入室。下

---

① 顶批:孤修独坐,腹无真种,虽打坐千年,终不与道相干。

手之后，或见丹蛇蛀心，或见王母来降，或道身显应，此皆尸神弄人，不可惊怖，纵有损伤，亦无惧怕，但安心定意，心意一正，魔自远矣。或有所问，亦无答应。经二十五日、四十六日、八十五日、一百五日、一百八十日，皆有神来试，子安心勿应，不能为害，少有惊骇，是试不过而道丧矣，慎之，慎之。一百八十日，室内自明，安危存亡，无不预知，身中宫府，一一尽见。二百八十日后，万病消除。一年之后，瘢痕皆减。千日之后，形神俱妙，与道合真矣。

八节金丹证验

一者，下火功时，须谨守百日。处于静室，内无所思，外无所着，槁木寒灰，万缘俱寂，体若虚空，一点灵光，时时出现。三五日，心定气和，喜悦无穷，谦虚自持，恭顺于人。

二者，忽见心火下降，肾水上升，五臟生津，百脉通流，心经上涌，鼻闻异香，舌生甘露，秘绝饮食，日夜不寐，经曰"但服元气除五谷"是也。

三者，坎离交姤，精气逆流，乃得百关通透，四肢八脉，和气流行。

四者，夜间能隔壁见物，预知未来，上见天堂，下见地狱，物不能碍，乃灵光所现也。

五者，夜间气生，前通气管，后通密户，顶上红霞缭绕，眉间涌出圆光，明中暗明流溢，不得为怪，此是药生时也。

六者，神智踊跃，自歌自舞，口发狂言，著撰诗词，心动不能禁止，乃三尸使然，前功废矣。

七者，见人哀哀痛哭，哭了又契，喜尽悲来，逢人发咒，谈玄说妙，自言我得无上之道，亦是三尸惑乱也。

八者，百关开通，若五谷气未尽者，疾病未消。

修行人须要发大誓愿，至心归命，绝人我，除悭贪，正念时时现前。夺天地之造化，抽阴换阳。饮食或多或少，鼻中浊涕不止，口中臭秽腥臊，呕吐时复呼，嗌中退出如黄沙相似，或美或不美。又腹中常常升降，雷鸣电激，风云发泄，前后俱升，腹中退出，如小豆汤臭秽。次后泄下酥酪油腻，鼻闻异香，诸人皆觉。又小便出五色硃砂，若不谨守，气有走失，心生懈怠，体若虚空，三尸齐起，六贼皆来扰乱心神。静坐生疑，怕怖不安，睡卧惊悸，恶境无穷。

《还真集》

修行人须要心地下功，尽舍诸缘，绝人我、贪嗔等相。内外一体同观，朗然莹彻，灵光自现。灵光者，元神也。神光内照，光明不昧，外境自然不入，昼夜常明，神定气和。既得元神，天光下照，阴阳感激，至精发泄，海泛浪滚，一气上升。至于泥丸，霹雳一声，百关通透。灵光照处，自然五脏生和，心经上涌，舌生甘露，鼻闻异香，饮食渐减。运火候，炼肠胃，退阴滓。淘清去浊，回阳换骨，元气充腹，绝饮食，而阴皆消也。太上云"服食元气除五谷"是也。到此效验，切忌身心轻忽，智神踊跃，夸夸讲论，逞才显能，耗散和气，必暗为圣贤所折而前功尽废矣。

通玄子《六通论》

修行人十二时中，常似一时，名无间断。静坐一时，一性不昧，心安不动，夜里忽然满屋光明，如同白昼，心似冰清玉洁，三花聚鼎，五气朝元，此气候之所变也。静坐间，忽然一性跳出身外，便嫌四大臭秽，此是慧性有觉，乃心境通也。静功勿退，或居一室，不出户庭，万事未来，自知隔墙见针，名神境通。到此越要加功煅炼，忽然心神闭塞，坐卧不知，东西不辨，休得心忙，慧性一觉，混沌之间，忽然心地大开，山河大地如掌上观纹，心神踊跃，无穷无尽，乃天眼通。更加精进，坐间忽听天人语，莫执着，恐是邪境，乃天耳通也。忽昼忽夜，入于大定，观三世因果，乃宿信通也。心地慧灯，日夜光明，现出身外之身。他方都见，神圣相通,乃他心通也。后有炼形炼气法,炼气在闭语,炼形在寡欲,谨慎护持,勿生怠惰,天长地久,功夫数足,自然脱形换体,或是内泄,或是外表,表则浑身疮疥,臭秽难堪,泄则大小便出五色,或香或臭,勿生恐怖,换尽浊水谷,自然安乐,如龙脱骨,如蛇退皮,如蝉退壳,形神俱妙,这才是撒手出世。未飞升时,且自同尘混俗,待天诏至,云軿鹤驾,拱手谢时人,大丈夫功成名遂,仙班金阙,万古磨青。

度人梯径

傅金铨 注释

题　解

　　《度人梯径》，全名《孚佑帝君纯阳吕祖师度人梯径宝章》，共八卷，题吕纯阳所传，系乩坛之作。《梯径》分为两部分，前四卷为净明派托吕祖之名，应龙沙八百之谶而所演，傅金铨为之作注；后四卷，是傅金铨记录在江西星霁堂与师友于吕祖乩坛所演之文。道光十六年丙申（1836），傅氏将此两种合为一篇行世。全篇八卷，而以后四卷最为至要，因其为傅金铨未入川时之生活、修道记录。于中以乩授方式，吐露不少丹法秘诀，盖为金铨之秘密藏也，可与陆西星《三藏真诠》一书相辉映。合而读之，自当获益。

度人梯径

皈依弟子济一子傅金铨洗心敬释
心阳子杨春圃较刊
贞阳子李拱辰对字

孚佑帝君纯阳吕祖师度人梯径宝章

【卷之一】

祖师曰:吾今至此,会下诸弟子,侍吾求道妙。

释:会下,谓因缘遇合而际此会。诸弟子皈依,求吾道妙。道者,首下之,生人之象也。教人即顺以求逆。道而曰妙,非妙不成道。《道德经》开首即教人观妙观窍,又曰"众妙之门"。《黄庭经》曰:"长生要妙房中急。"《悟真篇》曰:"此法真中妙更真。"上阳子注之曰:"'妙'之一字,夫人谁肯信?"

吾详说之,此道非渐法三乘,乃最上一乘金液大丹,形神俱妙,性命双修之道也。

释:详说,谓备悉敷陈,详加训示;曰最上者,无上可上,只此金液还丹能令形神俱妙,万古常存;双修者,谓不单行,必得性命合一感应相通,机至神而功至捷。渐法三乘,旁门万端,皆非正道,所谓"只此一事实,余二即非真"。○特题"性命双修"四字,是一书之大关键。

太上开清静之宗,虚无自然,未分性命,乃上上玄玄自然之道。

释:经曰:"虚无生自然,自然生一炁,一炁成大道。"道者,炁而已矣。道祖著《清静经》，为修道之宗主，乃炼心养性之法，并未分晰性命两源，亦如上古浑浑噩噩，机窦未启，虚无之表，太始之初，真乃上上玄玄，无为自然之道。

逮世降道微，人禀愈下，大道晦而不明。太上慈悲，设方便门，垂教为后世度化众生。

释：世递至今，去古日远，禀受亦异，物欲愈深，天理愈浅，大道掩晦，闇而不明。道祖垂慈，发悲悯心，方便济度，垂为世教，使末劫众生，咸沾法乳，恩亦大矣。

少阳帝君，始阐玄宗之教，金宝秘箓泄于世。

释：东华帝君王姓玄甫名，太上弟子，不知其朝代。道号少阳，今为紫府辅元立极大帝。始阐秘箓，开教玄宗，泄露于世。

再传至钟离师，至吾已二生三矣，道始大明。

释：祖师姓钟离，名权，字云房，道号正阳，京兆人。仕汉为将军，梁冀专权欲害之，使将兵，全军皆覆，无所逃罪，入终南山遇少阳帝君，授以至道，著《灵宝毕法》、《传道集》。钟离师复传吾，是二而生三矣。前古秘密，少有泄露，至吾始阐发玄机，显说阴阳，宣明龙虎，使至道大明于世。

吾愿宏重，度尽众生，乃为太上成始成终，再传王，始分南北，教派流行。至今了道成真者，近五千人。

释：祖师姓吕名岩，字洞宾，道号纯阳，著书多，不能备列。敕诰"圆通文尼真佛、孚佑警化兴行妙道真君"。祖居西京河南府满柘县永乐镇招贤里，今为蒲州蒲坂县。父让，海州刺史，祖以科举授江州德化令。因纵步庐山，游沣水之上，遇正阳祖，授以至道，誓愿宏深，度尽众生，用体太上垂教度人无量之意。初传刘海蟾仙翁，再传王重阳，始分南北，道脉相承。

铨敢敬陈诸祖，俾后学知所自来：海蟾仙翁，姓刘名操，字宗成，道号海蟾，改名玄英，燕山人。五代时为燕相，即燕王刘守光之叔也。遇纯阳祖,授以丹诀,著有《海蟾集》,以金丹授王重阳、张紫阳。重阳帝君姓王,名中孚,又名仲煕,字允卿,又改名世雄,字德威,后学道,改名嚞,字知名,咸阳大魏村人也。宋徽宗政和二年,生于终南县甘河镇,长为军官,穴居修行,名"活死人墓"。以金丹大道授丹阳真君马钰、长真真君谭处端、长生真人刘处玄、长春真君邱处机、玉阳真君王处一、太古真人郝大通、清静元君孙不二,谓之北七真。同世而成,皆有著述。马丹阳著《渐悟集》、《摘微集》、《圆成集》、《洞玄金玉集》、《三宝行化集》、《神光灿百篇》;谭长真著《水云前集》、《水云后集》;刘长生著《仙乐集》、《太虚集》、《安闲集》、《盘阳集》、《同尘集》、《修真集》;邱长春著《磻①溪集》、《鸣道集》、《大丹直指》、《西游记》;王玉阳著《清真集》、《云光集》;郝太古著《太古集》、孙不二著《示教直言》。南五祖乃递世相传,首张平叔,字伯②端,道号紫阳仙翁,浙江天台县缨络街人。于北宋神宗熙宁己酉入蜀闻道,又七年乙卯著《悟真篇》。传杏林仙翁石泰,三传薛紫贤仙翁名道光,四传陈泥丸仙翁名楠,五传紫清真人白玉蟾,谓之南宗五祖。张紫阳著《悟真篇》、《金丹四百字》、《金笥宝箓青华秘文》;石杏林著《还源篇》、薛紫贤著《复命篇》、陈泥丸著《翠虚妙悟集》;白玉蟾著《文集》、《指玄篇注》。

以上阐教成宗,历述道脉,自太上授东华帝君,三传至祖师,又三传而南北分派,于是始有"南五祖"、"北七真"之号。

吕纯阳祖师真诰

正阳一派,妙行降生。尊居金阙之中,位列震宫之上。佛号光圆自在,道称玄应祖师。忠诰孝诰立纲常,垂示道儒宝筏。性宗命宗阐玄化,指明仙佛金丹。十年苦行证果,六阳九转功成。游行三界,作尘世

---

① 磻,原作"蟠"。

② 伯,原作"百"。

之医王，为上天之纠察。现妙相而摄伏群魔，幻真形而引援三教。发下三十愿，愿愿度人；遍历百千坛，坛坛降笔。收缘救劫，锄恶褒良。普渡群生，超离苦海。大悲大愿，大仁大仁，玉清真宰，至玄至圣。纯阳演正孚佑警化兴行妙道天尊、圆通文尼真佛。

即今许都仙八百之会，又是一大劫。正天地未兴之时，生民其灾，世运艰迍，风俗浇恶，妖孽横生，非斯道斯人，孰能支持？

释：一大劫者，为生民悲；未兴之时，为八百庆也。前之五千人已成，更论今龙沙八百之会，都仙真君实总其事，为选仙会长。都仙者，九州都仙太史、高明大使、神功妙济真君姓许名逊，生于吴大帝赤乌二年，少举孝廉，师事吴真君猛，晋太康元年为旌阳令，时年四十二，凡为令十年。忽语吴真君曰："吾闻丹阳谌母，数百岁人也，精深道妙，曷往访之？"遂弃官往丹阳问道。谌母一见谓之曰："吾待子久矣，数应传子。"即以道妙授之。真君复请曰："吾师同来，愿母并授。"母不许，命转授吴，于是吴转拜弟子为师而授之诀。真君弟子凡十二人，斩蛇臧蛟，以除民害，神迹多奇，来学者众。真君乃化炭为妇，其有染者，皆惭作而去，说者谓今之八百，即此是也，种根远矣。至晋孝武帝宁康二年，拔宅飞升，仙眷四十二口，鸡犬亦随，住世百三十六年。八月初一日，接天诏，十五日升举，弟子陈勋、时荷持册前导，周广、曾亨骖御，黄仁览与父部侍从，盱烈母部侍从。《传记》系白紫清真人著。观此则父母俱存可知，屈指计之，真君百三十六，父母必年百六、七矣，子媳亦逾百矣。四十二口，子孙之绳绳，必不止五世一堂，真君固忠孝神仙、福禄神仙也。

真君十二弟子：吴猛字世云，濮阳人；陈勋字孝举，蜀州世族人；周广字惠常，庐陵人；曾亨字兴国，泗水人；时荷字道阳，巨鹿人；施岑字太玉，九江赤乌县人；甘战字伯武，丰城人；彭伉字武阳，兰陵人；盱烈字道微，南昌人；钟离嘉字公阳，南昌人；黄仁览，字紫庭，建成人；黄辅字万石，仁览之父，彭、黄系女婿，盱、钟系外孙，万、石系亲家。

此节言八百之会，又一大劫。民生其时，水患凶灾，艰迍厄运，妖蛟复出,广有神通,变化不测,滔天之势,鼓浪掀山,翻沉巨浸,非斯至道,安有至人障此狂澜?岂凡夫肉体支持末劫所能为乎?

上帝敕命,总化八百之徒。故时道近日昌,会成人出,四海五陵,翕然向风。此时虽析而未聚,兴时自然会合,此会只在龙沙地方。

释:两口作宗师,谶记在千四百年前。其时吕祖尚未降世,谶早定之,因缘际会,实不偶然。今祖师自言奉敕阐教五陵,时至道昌,成全八百,只在龙沙地方。龙沙,今江西省城首府南昌,古豫章也。龙沙前古未有,近数十年,飞沙入城,侵及雉堞,亘垣数里。环城之水曰章江,江心忽生沙洲,长十余里,名曰"新洲",在滕王阁前,与沙井相对,但未掩过耳。西山万寿宫,丹墀下有四古柏,真君手植也。大皆含抱,其枝叶下垂,势欲拂地,距才四五尺耳。白紫清真人题曰:"樟遗秦代树,柏是晋时青。料得真君剑,犹遗蛟血腥。"豫章城中有秦时古樟,今其街尚名樟树下,现在豫章。童谣云:"沙拥章江口,神仙满街走。"时节之来,愿与同志共勉之。

点化其众,

释:点化者,用药点化。五陵人众,不能尽行阴阳。丹有内外,内阴阳外炉火。事虽两途,理无二致。内丹气血成仙,外丹金石成仙;内丹危险,外丹劳顿。成仙一也。铅银砂汞,本炉火之名。阴阳不别立名,即以炉火之名名之。阴阳、炉火,原属一贯,故知内事者,皆知外事。阴阳、炉火,各有三元。初关炼精化气,筑基之事,地元也;中关炼气化神,脱胎换鼎,人元也;上关炼神还虚,面壁归元,天元也。初关人仙之果,中关神仙之果,上关天仙之果。外丹之三元:初为地元,点石成金之事;中为人元,服食成仙之事;末为天元,拔宅飞升之事。《参同契》曰:"炉火之事,真有所据。"上古有《龙虎经》、太上《金谷歌》、《浮黎鼻祖金火秘诀》、淮南王《火莲经》、《鸿宝秘书》,谌母《铜符铁券》、许旌阳《石函记》、《三元秘范》,白紫清《地元真诀》、卓壶云《神丹论》、彭真人《观花经》、上阳子《火龙诀》。他如《渔庄录》、《承志录》、《秋日中天》、《洞天秘典》、《黄白直指》、《黄白破愚》、《黄白鉴形》、《金火直指》、《金匮藏书》、《雷震丹经》、《天台呭尺》、《黄白镜》、《竹泉集》，彰彰可考。地元炉火，专在造土养砂，功成可为人元阴阳之助。以地元之黄白铸为神室，招摄天魂地魄，取日月之真水真火，空中结成，谓之天元神丹。黄帝之鼎湖龙髯，淮南之鸡犬皆升，旌阳之全家拔宅，以此。○所谓服食者，皆解化为水，马齿琅玕之物，无有滓质。若唐宪宗之服食金丹、明泰昌之服红丸，皆有质不化，血肉柔躯，当燥烈之毒，得不败乎？

已生已成，但会期未至。

释：谓八百之徒已有生者，已有成者，但会期未至，各安其常，不敢露耳。

亦有近应于山川洞府，或知而未至，或不知而不至。

释：此另是一起前古所成，现而为洞天主者，亦有来与斯会，或亦有不来者。

异日谶兴，洪泽疫疠，民灾百出，是其时也。有道者闻之，莫不皆至，施功积行，显道匡时，则八百会矣。

释：谶记于千四百年前也。他日应谶而兴，北地大水，南方大疫，灾难百出，民苦莫禁。当此之时，八百并出，是其候也。诸成道者，无不施功积德，共显神通，殄除水孽，匡救民灾，同聚龙沙，朝宗谒祖，以成斯会。

以上历序净明忠孝之教，自许祖发源，至今八百之会，皆本忠孝，净洁心天，明彻至理。

自古得道，童体清静者几人？中年回头者多。谁无淫欲？吾四十落魄江湖，未断花酒。后遇师度，勇猛放下，混迹人间，一千余年，方证道妙。吾始居庐山，受火龙真人剑诀，内外合一之妙。遂游淮泗，或楚国，居无定。后住终南山，居三年，方了大道。天关乃吾圜室，即钟离师与吾同居之所。又游长安，卖药施功，至四百年间，方居庐山天柱峰结庵。不数年，上帝诏赴蓬莱宫。吾愿度尽有缘，众生多欲，不得尽如吾愿。

释：童体嗜欲未浇，是真清静，可免小周天百日之功，一直做起，然此旷劫难有。中年之人，困顿磨折，自愿息心静意，故易回头。恋色贪财，人情之常。吾昔四十，尚犹凡浊，一经师指，立地回身，奋勇直前，万般放下，历序行止，了然如见。前此天诏未被，升期未及，故暂留人世度人，至此方证天阶，始朝金阙。然度人之志，吾终不懈。但愿度尽有缘，同归大觉。彼无缘者，听亦不信，信亦不切，其嗜欲深者其天机浅，吾安能挽彼顺风之舟也？

此一节祖师自序原由，苦心度人至意。

今当天地真劫，道教阐明，谶发于先，人出于后。先将符合，以匡时救劫，以传道度人。乃非常之事也，为天地阐玄宗大会。吾苦心化度，应都仙之谶，内丹至理火候，特尔细指。吾之道非出于吾，乃天地之玄宗，太上之要旨，浩劫诸真，皆从此超凡入圣。许都仙拔宅于豫章西山，先发道脉，留谶龙沙，以为千二百年之兆，今其时也。

释：天因救劫而产真人，非因真人而有劫也。谶著于千四百年前，人出于千四百年后。考都仙真君飞升于东晋孝武帝宁康二年甲戌，至今道光十六年丙申，值千四百六十六年。今曰千二百年，是依《龙沙记》文而言也。天地开玄宗大会，真乃非常大事，应谶度人，宣明内丹至理。今单言内，可知别有外也。复申言吾此道乃天地玄宗要旨，浩劫诸真，皆由此超凡入圣，即都仙之拔宅，亦由于此。净明忠孝传道脉，留谶为征，今际其时矣。

"今当天地真劫"这一句，令人震惊哀惨，民生其间，奈何奈何！时至劫兴，道成人出，谶应会成。幸哉斯会，伤哉此劫也！

蛟精，俗谓之孽龙精。旌阳真君在昔扫荡妖氛，殄灭蛟螭，虑其党为后患，乃夜役鬼神，铸二铁柱于洪都井中，下施八索，钩锁地脉，俗谓之铁树，有神霄伏蛟铁券之词，镌于铁柱，即《龙沙记》。其文曰："吾上升去一千二百四十年后，有当洪都龙沙入城，柏枝扫地，金陵火烧报恩寺,骊龙下地来地陵,沙涌钱塘江,黄河澄清,瀑水冲灞桥断濠,复筑满灞桥作路,潭水剑龙腾空出辅圣仙,在延平金山,石生石塔,禅僧脱胎,流迹古心塔,四川古柏显神。五陵之内,采金烹矿,洪水涨濠。当斯之时,吾道当兴,首出者,樵阳子也。八百地仙,相继而出。逐蛟至洪都,而大会聚矣。谶曰:'维木维猴,吾心甚忧。洪泽北决,疫瘴南流。沙井涨遏,孽其浮游。若人斯出,生民之麻。'强圉大渊献涂月许逊记(强圉,丁;大渊献,亥也;涂月,十二月。)"又《松沙记》曰:"余自修道,方明气术为先,阴功为首。顷获灵剑,扫荡妖精。蛇蜃之毒,伤害于民,玄潭之上,铸铁篆以封蜃穴,夜使鬼神铸二铁柱,暗锁豫章。一柱在城南,又于西岭,恐蜃奔冲,陷溺庶民,立一柱在西山东面双岭之前。斩大蛇于西平建昌之界,有子从腹而出,走投入江,遂飞剑逐之。缘此蛇子无过,致神剑不诛。上足吴猛云:'蛇子五百年后,当准前害于人民。'余答:'以松坛为记,松枝低覆于坛拂地,合当五百年矣,吾当自下观之,若不伤害于民,吾之灵剑亦不能诛也。今来豫章之境,五陵之内,相次已去,前后有八百人于此得道,而获升仙。当此之时,自有后贤以降伏之。'吴君云:'将何为记?'答曰:'豫章大江中心,忽生沙洲,渐长延下,掩过沙井口,与龙沙相对遮掩是也。其得道渐修之,各自成功,相次超升金阙,及为洞府名山主者,道首人师,当出豫章之地,大扬吾道。吾著《气法医书》都五十卷,流传于世,子请不忧耳。'上足回剑斩南湖石兽,飞剑入兽眼中,其兽虽吐气如云,只引出其面受诛,兽不动眼,知此兽无过,剑不加之,收剑而回。以此之功,故号灵剑子,而传授后来得仙之士。豫章河西岸,寻获魏夫人、洪岸先生旧迹,入府内得金钱丹药,亦重宣气术阴功。持内丹长生久视之法,气成之后,方修大药。自古得道超升之士、尸解之徒,皆以阴骘为先,或济贫拔难,或暗行施惠,将救饥寒,种种方便,以满三千功,司命录言,奏于上玄,大药可修矣。"

　　右古记二篇,恭附卷末,俾海内君子知八百肇端,渊源有自。樵阳子姓刘名玉,字颐真,号玉真子,新建县有樵阳市,因地为号。著有《樵阳经》、《玉真语录》,谶称八百之徒,未有能过之者。引领群真,为诸仙冠,敬作颂曰:"五陵无限人,密视《松沙记》。龙沙虽未合,气象已稀异。昔时云水游,半作沧桑地。坛树拂低枝,因缘时节至。首出樵阳君,八百欣同契。"

【卷之二】

祖师曰:"天不爱道。"太上慈仁,签吾为豫章弟子师,甲子受帝命,先于迎仙亭开度,五派成会,吾所乐为者。天机必应,真会当兴,故急先化汝等,为天地救劫,生民立命。今当其会,遇者非一世,皆累劫修行,至此一时同生,以成天地大数。或王公,或官族,或商贾,或儒流,或艺术,种种不一,皆同种夙根,共生斯世,非偶然矣。

释:不曰"五陵"而曰"豫章",以道首人师,皆出豫章也。发脉之源,朝宗之所,分五派成会。祖有度尽量众生之愿,今受斯命,是所乐为。时至机动,嘱以事非偶然,当体天心救劫,在会数人,不一其类,要皆累劫修行,种根夙世,至此同成,庆幸何极?

天上地下,流布充满者,道也;往于古,来于今,继续悠远者,教也。故神圣修道立教,为天地立心,为生民立命,继往开来,与造物相终始。天地无全功,待至人而教化。

释:极天际地,无有等伦,充周六合,而无乎不在者,道也;继往开来,前传后度者,教也。古之神圣,立教开先,知顶立三才,灵于万物者人为贵,性系于心,命成于气,立性立命,道在其中,继继承承,终古不绝,待人而兴,匪由天造,当自勉之。

道,一也。三教由之以别门径,古今不异,无贤无愚,无贵无贱,莫不从神圣之教,以造道妙。奈何日用现前,六根蒙蔽,知三教当依而不依,知一道可成而不成。

释:千圣万圣,其揆一也,道岂有二哉?虽分三教,实总一源,儒也、释也、道也,总是一道。天下无二道,圣人无两心。分门别户,自生乖见,障却真心,迷其至性,岂知古今不异,共此一途?神圣立教,坚忍劳心,大小均沾化育,因造道妙,百姓日用不知。日用者,常道也;常道者,伦常之道。即是不可说之道。《道德经》开首即说"可道、非常道"。常道日用现前而人不知,眼前觑着不识真。又曰:"只在眼前何远讨。"六根者,耳、目、口、鼻、身、意。常蔽真知,不能自悟,皈依三教,可以脱离世网而不依真一之道,可以成仙而不求成。

　　以上言道无乎不在,充周八极。三教由一,只此日用之常,古今共此一途。

　　太上不得已,化形下世,著为经传,说为神妙,以引大千生灵。凡含灵之物,见之无不亲,被之无不变,受之无不化,况于人乎?人生不齐,贵贱贫富,劳逸智愚,虽得气有厚薄,赋性有纯疵。然薄者、疵者,同此见闻,被受莫不亲爱变化,况于纯而厚者,乃不若彼哉?三家道路,昭昭开辟,凡生血气者,非道即佛,非佛即儒,圣神功用,不以道度,更作何说?

　　释:太极先天、太上老子,流注一神,化生后圣玄元。太上老子,分形降世,真身原未尝动,自商十八王阳甲时,寄胎玄妙玉女,八十一年而生,至周为柱下史,世记千年。西升化胡,过关得尹喜,乃强之著书,为《道德经》八十一章,以显道机。用妙观神,引拔大千生灵,同成证果。一切蠢动含灵之属,无不格致;血气之伦,莫不尊亲。夫人生于世,万有不齐,有富贵,有贫贱,劳逸不同,智愚各别。彼得天之厚,禀受之纯,不营心道德,殊为可惜。三教分门,堂堂正路,虽神圣济度,舍此更有何法?

　　以上序传经启教,三教圣人,广度众生,舍此莫由。

　　但蒙度者,必命、缘、志、行、福、德凑合兼美,斯为得之。六者之间,命禀于有生之初,人可移之;缘满于累世之前,人莫测之;志在乎自立;行在乎自修;福在乎自作;德在乎自成。故儒者无此,世乏真儒;释者无此,世乏释子;道者无此,世乏仙流。苟能六者自求兼备,不必分别,在儒教为圣贤,在仙教为神真,在释教为祖禅。岂由天乎？抑由人乎？天人之际,能无心乎?

释:今之得度者,皆六美兼备:一曰命、二曰缘、三曰志、四曰行、五曰福、六曰德。何谓命？天之所赋,人之所禀是也。赋命当仙,犹赋命之当富贵也。人可移之,谓广种福田,多行阴骘,赋畀虽定,皆可挽回。缘种于夙世,有昔日之因,便有今日之缘。有善因缘,亦有恶因缘,此其故,人不自知。志者心之所之,莫能摇惑,一念万年,入水蹈火,断不少迁,无坚不破矣。行,品也。吾人立品修身,当襟影不愧,正直端方,毫不苟且,斯为真行。福由自积,德由自成。六美备而天命旋矣。今之道、释、儒流,不修福德,不讲志行,所以世乏真修。"人定胜天",非虚语也。天人合一之理,端在乎是。天人分界之际,又不可讲乎?

一寸灵光,无形无象,合两仪之化育,会三教之宗旨,修者惟修此耳。形具百骸,皆是纸糊篾扎的傀儡,此灵在则运动生焉,此灵亡则发肤朽焉,见闻灭焉。是以昔修道者知此,多舍形而求灵。苟昧此,则贪形而丧灵。不知灵亡,形安可保？嗟乎,孔圣患道之不明不行,儒与仙佛皆然矣。

释:"真心浩浩无穷极,无限神仙从里出。"方寸中具有灵光,杳冥无象,个个圆明,心心具足。大道之修,实根于此。若夫官骸,特具形耳。犹傀儡之由人牵动。人犹傀儡,牵之者觉灵也。灵在则存,灵去则死。吾人知觉运动、智能技巧,一旦眼光落地,四大崩摧,气绝神飞,便同木石。以此思之,身非能运,气血运之;心非能觉,神气觉之。生生之德,惟神惟气。修仙修此,成丹成此。三教成全,皆本炼心,心之用大矣。

以上二段,六美备而炼心为要。炼心之学,存养为先,即六美未备,亦当时时照顾。先贤谓"心只在腔子里,念不出总持门"。使意马收缰,心猿受束,端在平日制伏之功也。

吾道性命双修。命先性，性先命，打合一块，金丹了手，何论禅乎？大道不在色身上求，只用神气。神气虽附于色身，然后天之气亦从先天生出，本来自有根蒂，中间自有黄庭，出入自有天门，气行必从黄道，气聚必归元海，方可返老还童，延年接命。不得双修之旨，偏执一端，终无成就。彼孤修祖性，纵饶大智解，只了得回头不昧，不免抛身入身，又出头来，能不堕者几人？

释：开首已说"性命双修"，便是阴阳合德。未生之前，命是性之先天；既生之后，性是命之先天。性命合一，金丹乃成。禅宗单性，不足论也。大道不用色身，只用神气。神出于心，气出于色，有先天之梵炁，有后天之血气。后天之气，生自先天；先天之炁，藏于后天。归根有窍，贮纳有所，出入有门，进退有度。二气合一，归于黄道，所谓"气归元海寿无穷"。此接命之方，还年之术。苟不达双修之理，阴阳离，天地隔，恶乎成之？世有穷年打坐，偏炼性功，纵有成就，只了得元神不昧，难逃生死，再入娘胎，成堕落矣。岂比形神俱妙、出有入无耶？

所谓功夫者，性命不相离，神气常相守，守空不空，知了不了，守神守气，即空不空。苟向禅理作解，便又是一般门户，只从心地悟自本性，到静极处，忽然灵明发露，知之者直下承当。这里还有妙处，商量不得。

释：性无命不立，命无性不全。性命双修，合一不离。则神恋气，气留神，神凝气住，归根复命，丹结下田。以空为守，便有守在，即不空矣。了者大中浑忘，知了便不了矣。守神守气，刻刻不离，不空之空，名为照了，即是真空，并非禅心顿悟之说，又生出一般门户。只要从心地悟自本性，静极而动，忽然进开乾元面目，直下承当。还有妙处，另有至妙之事，不堪吐白，恐起人惊疑故也。

遇道非难，闻道难；闻道非难，行道难。闻而行之，必成证果。吾道只恐无福遇，遇者乃凤缘。今幸天之所与，吾方传之。一得闻者，愚昧可使聪明，夭者寿而老者仙。此四段宜谨志之。

释：至道难闻，旁门易惑，是闻之难也；闻之不有内助外护，是行之难也。苟得行之,立成证果,张紫阳谓"虽愚昧小人行之,立跻圣地",捷之至也,但恐不遇耳。今世之遇,皆夙世之缘,惟兹际会,千载一时,得值斯时,幸何如乎?

以上四段,性命之宗,修仙之要,学人宜精心细味,莫负祖师勤恳至意。

要作长生客,须从这道修。不然空说过,白发不饶头。

修道者,如悬崖勒马,立地收缰,在能放下。若不肯放下,贪恋不休,何时得脱?若肯放下,虽侯王之贵,四海之富,权势如将相,恩爱妻及子,当下摆脱,如弃敝屣。请于生死关头,睁眼一看,便见人在凡俗中,绊缚日增日多。自非铁汉,用刚刀一割,几个逃得无常?生不了缘,死不了孽,六道沉沦,出头无日。吾怜众生之苦,阐化心殷,学者领之,自有大受用。

释:万缘放下,一尘不染,心如太空,有何恩爱系心?有何尘情不了?生死大事,瞬息临头。铁汉奋刚刀,猛着精神,方跳得脱。不然沉沦六道,永无出头之日,不亦哀哉!

人之凡心未灭,只是贪痴,到头成空。贪着什么?贪生怕死,人之本心。今反贪利、贪名、贪酒色,一味痴迷,乃不怕死。呵呵,舍重而贪轻,舍己而贪人,愈贪愈失,何曾得哉?依吾说,只是守道安分,脱死求生,还是长策。贪痴日断,窍妙日明,方得圆成自家大事。看这些浮名虚利,真是粪土;这些色欲酒浆,真是仇害。何故舍金玉而求粪土、抛生活而求仇害乎?

释:佛言修戒定慧,断彼贪嗔痴。世人沉迷欲海,至死不醒。祖为恳恳提撕,慈悲虽切,唤不醒愚迷,哀哉!

人之处世,本乎父母以生身,偶乎兄弟以成伦,蓄乎妻子以成室,幻景场中一傀儡耳。顺乎常者,一生一死;逆而修之,不死不生。沙数众生,各因所生而了所事。圣人恤其苦,开方便之门,垂接引之径,阐道德以度人。奈众生汩没情欲,含着恩爱,不自觉悟,转辗轮回,深可怜悯。

若肯回心向道,生不流浪,鬼神保之,天地佑之,真仙度之。人身难得,至道难闻,细心思之,勿作等闲错过。

释:顺生凡,逆成圣。顺则生人生物,逆则成仙成佛。气入身来谓之生,神去离形谓之死。一生一死,人道之常;不死不生,仙道独异。今世不死,自无再世之生。众生之多,如恒河沙数,各有因缘,各自定命,皆随所作而受所报。神圣悲之,著书立教,开明道德,接引愚迷。人身难得,至道难闻,今既闻之,切勿视为等闲,当面错过。凡我同志,务须切切。

以上三段,说尽人世痴迷,劝人立地回头,刚刀一断,为出头好汉。

吾道自天地化生,太上度人,祖祖真真,心心相印,口口相传。吾无私诲,今开化八百,正要彻底发露天机,大阐玄宗,为太上立教门,为天地万劫演教脉,岂肯负人? 能刻志猛进,吾必点化。只待精充气和神清,后天全而先天见,人事尽而天理昭,超凡入圣,一直到头,时至人起,同与斯会。

释:道生天地,自升清降浊,三才奠定以来,道祖以先天始炁度历代祖师,皆心心相印,口口相传,大机秘密,从古为艰。凡在吾门,当勇猛精进,待精、气、神三宝充和澄清之后,后天体全,先天炁现,物欲既尽,天理斯昭,圣体修成,永证无漏。

堪叹常人逐境,迷而不觉,修行要反常人用心,无境者寂然自守,遇境则刻志不迁。不为境移而多功德者,吾面度之。或遇于山林,或逢于舟楫,或混于市廛,或出于江湖,在在处处寻度,决不误人。

释:修行人异于人处,在屋漏不愧,遇境不迁,众人爱我不爱,众人贪我不贪,心似翔鸿,意如秋水,无心于境,无境于心,无事则修心炼性,临事则对境炼心,所谓"对境忘境,不沉于六贼之魔;居尘出尘,不落于万缘之化"。苟能如此,祖必随处度之,决不虚妄,以误有志。

修真者都要从道上究真体用。道本无朕无名,备于太极之心。虚灵者,体也;妙应者,用也。至于精、气、神则末矣。因体立用,固不得须曳去之也。吾故曰："不可偏执其一。"

释：此二段，精微之至。教人先究体用，次审道机。道本无名无形，心天之太极耳。"虚灵者体"，这句易知；"妙应者用"，这句藏不测之神机，终古少有知音。虚灵不昧，中含性天。心之本体，妙应非常。此感彼应，非妙将何感乎？《道德经》首章即教人观妙，此性命双修之大作用。奈何有无天地，舍坎求离，偏执不化，失其理矣！

今之修者，各执一焉，道之不成也。悟理明彻，知性知心，便说我了证佛修，不知从何了得？进气闭精，强健身体，便说我了证仙道，不知还是顽躯。二端皆是执一所失，往往有志之士，不堕于枯禅，即流于下乘。

释：偏修祖性，执定一端，谓空寂体上其有性源，知即心即佛，契非心非佛，一超直入，顿悟菩提，何曾得悟？此单修性宗，不悟有为之道也。有等道流，运气不休，养精闭息，尽是旁门。不解阴阳至理，自谓骊珠在握，卒至老死。二者皆偏执之过，安得不偏执者而与之言乎？萧了真曰："道法三千六百门，人人各执一苗根。谁知真正玄微诀，不在三千六百门。"

以上四段，二、三段言体用，是上驾时事；末段言枯禅无益，必要双修。专言空寂者鉴诸。

吾今化导八百，成一大会，其中必有天仙分者，安得不以最上一乘法授受乎？要得学者善行之，在乎体用得中而已。神仙之学，体于心，用于身，而身心之要从乎神气。人之有生，禀于阴阳，知而修之，修而得之，则超越天地，陶铸古今，与万世作祖矣。天地未尝秘惜此道，奈何人群缘浅福薄，故学之难成。果志坚愿大，决烈而前，可以回天心，可以造道奥，可以出生死，此之谓大丈夫。

释：体用得中，铅八两，汞半斤，龙虎两弦，无偏胜也。欲晓神仙之学，当达"身心"二字。心为体，身为用，体是我，用是彼，神气之所从出也。以我之神，宰彼之气，离坎列位，神芝万株。当知生身受气之初，禀于阴阳而有，知此阴阳而修，修此阴阳而得。极天际地，陶铸古今，无有比伦,作祖登真,为万世法,此大丈夫英雄豪杰之事。薄福众生,缘浅分悭,又不决烈,天心莫之眷而欲望成,难矣。

心之在人,可得而知者。识内之能不可得而见者,神明之体也。真心见即道见,见着甚么?禅家说"满月金容",丹家说"皓月当空"。曰金丹、曰金刚,皆此也。仙家妙用,只在阴阳,合二气于黄道,会三姓于元宫,升天入地,透金穿石,入水蹈火,无往不可。何戒何斋?何出家?何断俗?但仙凡隔绝,道妙难窥,非机化相应,恶得而行之?

释:心之知觉,识神主之;神明之运,无体无方。真心即真意,谓之真土。见月即见道,面如满月,如来见明星而悟道。金光初现,圆缺当头,仰面即见。妙用犹言用妙,非妙不成道。黄道者,日月所行之道;元宫,贮丹之府;二气者,阴阳二气;三姓者,精气神,所谓"三家相见结婴儿"。婴儿既成,神化无方,何须斋戒、出家?只要多行阴骘,人事尽于下,天心眷于上,自然得窥道妙而行之矣。

凡修真之子,当先立其志,检其行,改其过,迁其善。此念存存,常若对吾左右,则道可明,灾可消,家可兴,身可长保。居山居市,异地皆然。无老无幼,无智无愚,无贵无贱。能如是者,是真修行人。若对吾前,口称者道,心慕者神仙,善不迁,过不改,无真心实念,则自欺矣。闻吾训者,当细心思之,勇猛直前,勿负余望。

释:凡学道之士,第一当立志,志之所在,铜铁皆穿;其次检点身心,迁善改过,念念不离,刻刻不懈,如临帝天。不特至道可明,并可消灾难,兴家业,保寿年。苟心慕神仙,不自省愆思过,夙习不除,寸功未积,是无真心实行,谓之自欺。凡有此者,各宜猛省。

以上三段,言人禀阴阳而生,则知道从阴阳而有,即当用阴阳而修,道见而月现,总是要检身思过,志行精切。

三元曰:会举天下神人鬼功过,凡人日行善恶,土地家神并灶诸神,会举功过多少。功多过少则举功,过重功轻则举过。吾所举则是散仙,保举世间山洞修行好道者,其人真心无伪,察其凤根,缘之有无,先举其入籍道派，三元之日，赴九天保奏，先入三元宫，转奏玉阙，待其人功行就否何如，方行陟赏。身不罹横灾劫害，家不生火盗之殃，祖宗受度，子孙久远，家计兴隆，人物安康，岂偶然乎？

释：观此凡人寸步皆警惕，一举一动都有司过之神。昭之在上，质之在旁，可畏之甚。昔贤所以慎襟影也。凡人如此，在修真之士，当必加倍鉴察。三元者，上元、中元、下元。不特勘天下人民，并勘天下鬼神，严密之至。今之皈依之士，皆是有根有缘，保奏九天，入籍道派，幸何如也。且又不罹横灾劫害，祖宗子孙皆得蒙恩，家道兴隆，人物安泰，无美不备，何为而不为也。

吾观世情，人所欲者，富而多蓄，贵而多势，寿而多子，功名显于一时，受用夸于侪辈，不过如此而已。殊不知富贵未必可求，寿未必长，子未必有，功名未必遂，几多男儿湮没沉沦，不知自觉。果能操出群之行，立遗世之志，究羲轩之道，作云霞之客，遨游八极，隐逸三山，天可覆帱而不可限，地可乘载而不可量，又何论身之荣辱、遇之丰啬、时之代谢乎？

释：说尽人情贪欲，古今一致。有能操出群之行，遗世独立，知一切皆丧吾真、害吾心，湮没吾身之事，岂比证道神霄，逍遥物外，长乐无忧之为愈乎？

道之因缘，至大至重，至贵至尊，非求不得。修行人自家性命，只恐无缘无师。若有缘遇师，得闻至道，便高出世人矣。速把身心收拾，一切放下，志勇行切，未有不成者，外此都是虚幻，有损无益。任他天翻地覆，山崩川竭，自家灵根，不摇不动。这样手段，便是吾之眷属。

释：世人不知斯事，至大至重，至尊至贵，故莫求之，求亦不苦切。若肯苦志，有缘得遇真师，一诀便知天外事，出人头地矣。慎毋贪此幻境，损我灵根，遇境不摇，真吾眷属。

总是教人撇却虚幻，刻志真修，勉之再四，学者体之。

维兹圣功，神妙莫比。

日月交光,乾坤定矣。

以慧为火,以定为水。

玄机默运,真意为主。

一消一息,当面荐取。

火行丹液,渐炼渐灵。

天门一辟,阳神现形。

十月功足,飞游玉清。

此时有理,忽忘一己。

玉液金精,烹炼四体。

三年功夫,内外还虚。

一纪行备,应诏清都。

【卷之三】

祖师曰:吾此道与佛妙一般作用,时与事迁,物应气化,顺天时而尽人事,感物相以明化机。神人乎?乃达者之次也。

释:佛与道本同一妙用。海蟾仙翁曰:"真个佛法便是道,一个孩儿两个抱。"《悟真篇·后序》曰:"若有根性猛利之士,见闻此篇,则知伯端得达摩六祖最上一乘之妙旨。"可见仙佛无殊,共此一法。佛经称"龙女献珠,地涌金莲、地涌宝塔",同耶?否耶?后来被释迦把断要津,故其教不传。然其寓言,往往借意而显。若如来将金钵盂丢在海底,海,坎也。二十六祖辞国王云:"愿王于最上乘,无忘外护。"于侣伴三人同志,则寓意三头、六臂、三身、四智。具足法财,则曰:"达摩大师来震旦,其王为具大舟,实以众宝。"故香岩大师颂之曰:"惟此人善安置,足法财,具惭愧,不虚施,用处谛。"佛鉴勒颂云:"龙吞千载月,脑有夜明珠。僧无十年学,不获圣法财。"《宝积经》曰:"以世间财而求无上正等菩提。"又曰:"以生死财而求甘露不死仙材。"又波罗迷迦曰:"饶

财具宝珍,眷属多成就。必定于菩提,常安住于法。""安住于法",谓造
丹房,制鼎备器,给赏安居而行其法也。《大乘涅槃经》云:"我昔在舍
卫国,那檀精舍,有比丘来至我所,作如是言:'世尊,我尝修道,而不得
须陀洹果,至阿罗汉果。'佛①时即告阿难言:'汝今当为如是比丘具诸
所需。'时阿难将此比丘至祇陀林,与好房舍,洁净修治。阿难复往佛
所,作如是言。佛告阿难:'汝今还去随比丘意,所需之物,为办具之。'
尔时,阿难即还房中,为是事事具足。比丘得已,系念行道,不久即得须
陀洹果至阿罗汉果。善男子,无量众生,应入涅槃,以所乏费,防乱其
心,是故不得。"②由是观之,释道无殊。太上过关,西升化胡,宁有二道
耶?请看六祖诸偈,是其证也。二祖惠可曰:"本来缘有地,因地种花
生。本来无有种,花亦不曾生。"三祖僧粲曰:"华种虽因地,从地种花
生。若无人下种,花地尽无生。"五祖宏忍曰:"有情来下种,因地果还
生。无情既无种,无性亦无生。"六祖慧能曰:"不动是不动,无情无佛
种。"又曰:"心地含诸种,普雨悉皆萌。顿悟花情已,菩提果自成。"又
曰:"佛法在世间,不离世间觉。离世觅菩提,恰如求兔角。"地者,坤土
也。坤非乾天之匹乎?可以省矣。

万物皆由气化,岂惟物乎?道亦犹是也。物欲尽而天理全,铅生癸
尽,人事及时,二气感应以相与,化机叠运。达此机者,神人之次也。

佛之止观,即吾教超脱,不过真定真忘而已。二乘之入定,实非真
定,彼乃着空之徒,真定要从有为有作中出。本体圆明,又有护持之基,
任其出入自在如如。真常应物,不垢不净,无动无止,乃为真定。从此
定中,悟入真忘,此忘非初下手,扫念归空之比。吾道妙用,心既明,性
自见,不独存所赋之形,形亦不止于血肉肌肤,要在精气。故以神驭气,
以气炼精,精气会合,自然成真。是真金鼎,是真神室,得此号曰胎仙,

---

① 佛,原作"我",据《大般涅槃经》改。
② 见《大般涅槃经》卷三十六。

重生命蒂,数不由天。从此进步,习静养神,再安炉鼎,渐炼渐神,真人在位,无出无入,形神两忘,不知体壳,非实非虚,不知世界,何天何地,六合归于一粟,万物备于一灵。到得功夫纯熟,自然天神飞跃,如坐虚空,如登霄汉。虽不出于体中,恍若临于天外。此神将出,又按擦使住,炼养纯熟,神化愈显,神功愈大,千日功成,忽然涌出天门,回视身躯,朗然两个一般。三步、五步、十步、百步,渐收渐放,调之久久,三年之外,入金石而不碍,对日月而无影,六年虚空成体,与道合真,再向天涯海角,广积阴功,膺受道箓。九年天帝降诏,群仙庆贺,白日飞升,方证天仙果位。

释:佛单言性,道单言命,究竟性无命不立,命无性不全,双修性命,道之枢核。始也以性而修命,终也以命而全性。寸步有诀,寸步有景,寸步有功夫。佛言我于五浊恶世修行而得大道,即见非出于清静无为。妙用者,精气神之所从出也。当知非淫欲之精、口鼻之气、思虑之神。妙生真气,本乎先天,以神驭之。神不得气无依,气不得神无主,神气合一,乃成大道。握造化之枢,全性命之本,我命在我不由天,帝释不能宰其生,阎王不能定其死,形神俱妙,出有入无矣。

以上言佛、道一也。佛妙、道妙,同是一妙。单行求定,必不能定。要得真定,必要从有作有为。神圣之言,奈何不信。

道乃造化之体,法是造化之用。以道立法,以法显道,道无法不明,法无道不彰。道法双持,体用不悖。道非身中之精血圆满,万象千条,古今妙理,无一毫遗漏;非法符法小事,奉天承地,孝亲敬长,和人睦族,富国强兵,长生久视。

释:有道方有造化,是道为造化之经。法者,权也,有法方能追寻造化之根、觅天机起子之处。非法无以显道妙,非道无以彰至法,体用相因。学者不寻师授法,何以明理下工乎?其理至微,专在得一。加以外行修持,使民安国富,便是长生久视之道。修道之士,以神为君,气为臣,精为民,精充气足,精充气足,谓之国富民安。长生久视者,必久视乃能长生,非长生可久视也。

"忍忘"二字,入道之阶。赞之不喜,诽之不怒,量同天地,德并江湖,天地败坏,我量包容,江海流竭,我德弥深。岂可察察为明、恝恝为是? 如是修行,方成大器。超九玄,拔地窟,仙证如来之妙果,登紫府之真。

释:度量不可不宽,气局不可不大。德修品立,藏垢纳污,量同江海,莫可涯涘。要在能忍能忘,忍人所不能忍,忘人所不能忘,便是大作用。

八风吹不动,九海履无惊。

一心行正道,天地自相根。

释:心不动而身宁,神不动而气清。天地之根,万物之祖,定志行符,自成大道。

丹本灵明,无着无空。活泼泼地,常定于应接之间,岂是打坐时澄虑功夫? 盖由动入静,摄妄归真,此炼己之功也。此功纯一,无去无来,常见本体超空,方称入定。故说"静中行火,定里结胎"。自悟了方妙。有力量的闻言直下,便可入定。操持已是第二义,由炼己而入定,是太上接引正门。若论到头,便是渐顿,学者审己力量可也。

释:修丹有尽,炼己无尽。自始至终,离不得炼己。由动入静,炼己归真,即渐法也。炼己功纯,采取烹炼,不难矣。盖斯道危险,猿顽马劣,非有定心,如古井寒泉,如沾泥柳絮,不易持身也。

上上人多没志气,下下人有出世志,古今皆然。富贵人胜心大,易生淫欲。上上人夙根本上,却着在这边,所以多不立志。下下人贫苦卑贱,劳力忍辱,恐身一谢,反不如当生,故多志。呵呵,积土成山难,决地成河易。难处到成易,易处何曾见? 修行实实,作个谢世道理,不在离群避俗,不在绝人逃世,只是腔子里见个休息之路便是。

释:富贵人纽于宴安,不自树立;贫贱人刻苦自励,每多强忍。此自屋公卿,朱门饿莩,所从来也。难反成易,易转成难。此论志之成就,修仙亦犹是也。念当作死了看，当下万缘顿息矣。不在绝人逃世，栖岩住壑，只要心上放得下，便一身摆得脱，又何沾滞之足患哉？

以上四段，"忍忘"二字是工夫，无着无空是性体，尤妙在"作死了想"，万虑俱空矣。

外境来，多由内之自招。若内既空，外境无隙而入，如是渐渐安乐，外令人物不能识，内令鬼神不能知。一旦得手，恰似出离焚焰之间，得就清凉之境。自尔幽闲，金玉满堂而弗顾，妻子在侧而弗恋，白刃水火弗之惧，雷霆矢石弗之惊。将这心去了，圣功何难？人人本心皆如是，只为物欲所扰，有荣便恐辱，有利便虑害，有恩爱便愁分离，有嗜欲便愁不遂。若无一切，何得不安？试回头自想，一生年年月月、日日时时，岂无些儿自在？只缘迷重觉轻，过时不知耳。学者即十二时中，绵绵寻觅，若遇本体现时，便直下承当，勿令他魔又来摇夺。当知舍境如刀割机丝，必令无挠续之理。进功如避虎越渠，必定得安着之地，故云："得手便安闲。"吾身若处子，行中规，动中矩，避声色如仇贼，养精神似宝珍。此修身法门，心若太虚，万象含之无形，万物覆之无碍，风吹云行，水流光动，何所不着？修士知之，此第一义心法也。

释：内既无欲，外境自离，渐渐安乐。外令人不能识，谓谢绝人事，一切纷纭酬酢，毫不牵缠；内令鬼神不知，谓心同太虚，纤尘不着。鬼神窥勘人心，因动而测，吾心不动，无念无想，一片清空，无端倪可窥。不特鬼神不知，即吾亦不自知也。一动则鬼神得以窥其微矣，此君子所以慎其独也。世人迷重觉轻，不自勘对，少有能知此理。本体是真心，真心无心，知得便须护持，不令贼邪侵入，致天君受累，真治心之良法也。

此一段心地法，当潜心体认，立得解脱。

修行要自己认得真。天只覆我，地只载我，父母只生我，兄弟妻子只伴我，亲友只和我，彼人只是同我，于我何休戚？生来不相助，死去不相留。彼亲我不为之厚，彼疏我不为之薄，我何碍于心？有谁憎爱？把自己身看作金玉，视外物若尘埃，岂有舍贵求轻之理？天理自然，善者得福,苦者求甘,今日不修,断无将来之果。吾不得已,剖析玄理,叮咛详告,世人见之不修,是入宝山空手归也,抑何苦哉?

释:日月易迈,生不再来。修行人要视此身如金玉,任他可贪可悦之物,皆尘土视之。除却君亲恩重,一切皆是赘瘤。今日不修,将来断无证果,及早回头,盖棺晚矣。

双修以神气为主,炼己以死生为主,筑基以养性为主;入药者以调和铅汞为主,结胎者以调停火候为主。这里面先一分不得,既至的后一分不得。道若由一己而成,何用师授?盖有至妙之机也。

释:性命双修,只"神气"二字。神属我,气属彼。当其炼己,万缘放下,心若死灰,时时以死自警,则心专而至,一毫不敢外驰矣。始初筑基,是小定之法。性定神怡,基成不漏。药即铅也,汞配而成丹,中要调停得当。真火必有真候,候者,候其时之来,候其信之至。此其间先一分不及,后一分已过,天人之界,神工之的候也。非遇真师亲传口授,亦乌测其玄哉?

筑基有程,炼己无限,始终要紧,直至纯熟。也要提防,只待大功圆满,撒手之日,方得自在。筑基只在百日,这个○不必用修,乃天地人自然安身立命位子。不知的日骎日丧,知之者时聚时生。形安有死?不怕沉疴凤蘗,此药一到,无不消除。

释:炼己是修丹第一要紧工夫,直至了手,方可罢得。这个○者,太极也,心天之真理也。本来圆成,不须添补,所谓"圣不多加,愚不减少"。三才定位,此理自然。凡人逐日骎丧,失几希之良而不自觉耳。时聚时生,谓药生有时,时至而生,及时而采,此回生起死之药,固命全形,沉疴宿疾,立刻顿除,凤蘗冤牵,无有不解。大哉此药,世不得而知也。

以上三段,首段万缘皆轻,一身至重;二段教人之所主;三段谓此生生之妙,沉疴宿蘗,一概消除,神宝也。

凡流营营昼夜,茫茫百年不满,石火光阴,觉来一梦,此圣贤嗟叹而怜悯也。若夫学道之士，立志修行，实求超凡入圣，以一心而抱至玄至妙之理，以一身而参三才万化之机。朝闻者，愚夫愚妇；夕化者，圣子神孙，方为杰士。苟心志不专，孽缘障碍，虽口口授受，无异过耳秋风。进悦道德，退感纷华，交战胸中，转落迷魔，虽曰学道，不如其已。

释：生世不满百年，忧愁困苦，晓夜勤劳，一梦未完，光阴已谢。圣贤悯之，开径引人，接登道岸，拔出苦海。须要志坚行切，身禀三才，心全至理。今日凡愚，他年神圣，事亦大矣。彼内悦道德，外感纷华，理欲交战，孽缘不断，仍复愚迷，不亦悲乎！

遇海之舟，格定罗针，径直而前，不到不止。志犹是也。夫志天不得而囿之，人不得而止之，三军莫得而夺之。不知者亦已矣，知者不自立，可惜可惜。志之定向，由于明理。志既定，则性命在我掌握。全要至诚笃信，决志进身，遇魔勿却，得意勿喜，闻谤勿疑，受教勿怠。能如是，则人事尽于下，天心眷于上，道可就，功可成。若只寻常之见，将信将疑，或勤或怠，朝得夕失，今是昨非，休误自家大事，何时何处，更得出头？吾言当细审。勉之！

释：志为心之主宰，必有不易之志，乃有必成之功，其不知者无论矣。有等心知道妙，悠悠不力，深为可惜。非有坚忍之功，何得天心之眷？猛着一心，切无懈怠，苦海深沉，生死旦暮，除此更有何处可以出头？勉之！

人处顺境，富贵身安，无灾疾，无是非，有子孙，有田产，只去享福，谁肯回头？儒者说"降大任，必先苦其心志，劳其筋骨，拂其意，抑其行，动心忍性"，即大任可胜，况仙道乎？今古失者，不知多少，知者打破魔孽，日崇功行，未有不成者也。

释：沃地之民不才，脊土之民向义。晏安酖毒，富从勤里得，甜向苦中来。动心忍性之事，正增长学问之机。定大疑，决大计，荷担重任，皆由此拂抑而成。仙道虽异，其理一也。重在日崇功行，功行修崇，日有积累，所谓"德行修逾八百，阴功积满三千，功成行满去朝天，稳驾琼舆凤辇"。

　　吾道同乎天运,阴消阳长,理欲存亡。审其机兆以进功,窥其窍妙以取药。得之者性命双全,迷之者水中捕影。道本无私,待人而授。若黄流不住于瓦缶,玉露必降于金茎。上有所降,下有所盛,金盘承露,满而不歆。倘以荷叶盛之,则歆而倒泻,非其任矣。全在立志死心,如穿九仞之井,日浚日深;如登万叠之山,日陟日高。岂易造就?只在一心。已往不可思,未来不可逆,或前得而后失,或前塞而后通。时之顺逆,事之成败,因之也;人之善恶,天之祸福,随之也。只了得这数语,难也不难。大丈夫处世要乘时,时至而错过是误,先时而强为是妄,因时而动哲士也。上德若愚,良贾深藏,谦而受益,载道之器。

　　释:道之行也,法天象地,存理遏欲,审存亡之机,测消长之候,探窍妙以采药。性命双修,有凭有据,并非捕风捉影。择贤而授,荷担重任,必不付之非人。人能奋志,如竭井登山,不至不已。事之得失,数之通塞,时之顺逆,不芥于心。相时而动,先之不及,后之已过,不先不后之间,认定真机,此哲士也。有潜德者,必发幽光,载道之器也。

　　以上四段,前三段悲切勉人,末段发露真机,时不可失,载道之器,自然不同。

　　凡世修行者,吾痛有一恨:外依教门,内无实志。非惟闻道遇师之难,即遇先天大还之药,亦徒然耳。又有一种知死不可免,求脱六道之苦,向慕玄门佛教,乃因所处之地,或富或贵,或有名,或有势,遂欢恋种种。不自屈,不自放下,如两头蛇,东奔西走,有何定着?吾愿学道者,依吾言,精心学道,此极乐胜事。富贵名势,区区草露石火之末,何足恋哉!夫事有尽而名无尽,身与名孰重?名存身后,作鬼时知得否?好利者与斗狠争高下者皆然,无益无益。吾望人切,为天地、为生民、为教门,故不厌烦,为汝等恳恳也。

　　释:此言落漠不关心之辈,无实志之人,有等恋富贵,贪名势,不肯低下求人,傲慢自专。又想学道,又不能舍现在富贵,两眼瞻顾,必两头落空。再言以有尽之身，贪无穷之名利，草头之露，石火之光，曾不一瞬。何如精心道妙，游极乐境？名与身孰亲？利与身孰重？到尽头时，毫无干涉。慈悲心切，愿天下学道之士，重体此意而力勉之。

丹之道以神驭气，以气留形。在后天作用，便是平日功夫。虽有间断，可以补续。吾行圣功，身心归一，神气两忘，虚极静笃，守一勿失。时至阳生，采取配合，纯是先天。无中生有，心知神运，进退有度，静动无逾。当行而行，不得强行；当止而止，不得妄止。故云："最难寻意脉，容易失寒泉。"此"意"字即《入药镜》之"穷戊己"也。非凡想之意，丹家说真土为五行之祖，万化之源，登天之梯也。

释：庄子以神为车，以气为马，执朽索而御之，慎之至也。"身心"两个字是火也是药。必得虚极静笃，神气两忘，时至而施采取之功，调和铅汞。当知乾鼎无物，坤器本空，都是无中生有。知动知静，有进有退，毫发不可差殊。五行以土为主，修丹之首务也。佛谓之"静土"，即赤子之心也。不识不知之地，何思何虑之天。所谓"水源清浊如玉镜，孰使河车如行船"？盖泰定即天心，于极静中发中一念，谓之真息，即为真土。

身中消息是生杀之机。《阴符经》为丹经之祖，只说明杀机。天以斗为机，发动运行，四时变迁，寒暑温凉，万物随之而生杀，故曰"天发杀机而星宿移"。人身有斗，即天机也。静之则万物归复，动之则天翻地覆，故曰"人发杀机而天地反复"。如何不说生机只说杀机？"消息"二字即是此机，不可认作呼吸相乘，故曰"杀机"。凡物有关捩子，便名作消息子。尔等自识身中关捩子，便明消息子。地之机在乎气候，因天机而发动，春生夏长，秋收冬藏，故雷霆在于上，龙吟起于下。此一端，尤非人所知。天地之机，只一斗耳。人身具天地之象，机亦一斗耳。未有天一机、地一机之理。吾昔诗云："玄关一窍是生机。"此机即见真意，真意即见天机发动。人得此，去作性命功夫，如探囊取物，易易事耳。

释：消息者，机也。动静之机，生杀之理，《阴符经》"三才合一，万化定基”。天地春生秋杀，故《悟真》曰：“若能转此生杀机，反掌之间灾变福。”盖生机即在此杀机中求之，若无杀机，便无生机。去浊求清，专凭匠手。关捩即斗也，《阴符经》之“奇器”也。《参同契》有“鼎器歌”，谓之玄关。既知玄关，当明窍妙。此阴阳之门户，生杀之所从出也。人能认真作性命功夫，事可刻日而成。天施雨露，地发生机，肃肃之阴降于天，赫赫之阳发乎地，贞下起元，冬至之子，不起于天，斯可证也。

以上三段，一段醒世，二段发真土之妙用。“只缘彼此怀真土，遂使金丹有返还。”《契》曰：“土旺四季，罗络终始。”真土之用大矣。三段明生杀之机，知斗枢之运，金丹大机大用，皆在于此。

外有服食丹，本乎二气成。
秘传有天人，掇取乌兔精。
返复造化功，炎帝司其能。
端倪固微妙，接派未可论。
一粒结刀圭，黄镒金莫换。
九转经三年，神丹成幻景。
见之不可见，持之不容持。
功行满大罗，吞咽自有时。
形神俱飞跃，鸡犬可入云。
度诸祖宗魂，皆升南宫君。
神仙别传妙，内外不可偏。
得本以立内，了外以成仙。
自古亦稀遇，今授惟诸贤。
告之至再三，书绅且刻编。

释：外丹服食，亦由二气攒结而成。二气者，硃砂黑铅，不取质而取炁。铅为玄水之精，感太阴之气而成，中有白金，外玄武而内白虎；硃砂为炎火之精，感太阳之气而成，中有木汞，外朱雀而内青龙。二物实具四象，加真土以媒合之，结成金丹，亦有三才。初为地元，点铁成金；中为人元，可以服食；上为天元，拔宅之事。皆合乌兔之精，以成造化。炎帝火精，微妙难测，以生接熟，转展接制。用以点金，可高北斗，可塞黄河；用以服食，刀圭一粒，白日羽翰，岂黄金万镒所能易耶？三年之后，接以九载，功全德备，乃可吞咽，用点枯骨，立地成形，自古至今，稀有遇者，重之至也。今授诸贤，告戒至三，慎之至也。后之学仙子，得见是书，亦何幸哉！敬之毋忽。

【卷之四】

祖师曰：道本浑沦，无形无名，学道者本无作为，不得已而有作有为者，圣人接引之方耳。道是何物？只是一〇，在天地间，生人生物，动静分而阴阳立，乾坤交而四象生。生生化化，万亿无量，究其本源，有几多子？如今昧久了，只索由外入内，借假修真，以作返本还元之计。

释：无形无名，浑浑沦沦，道之体也；运用作为，有修有证，道之用也。圣人方便接引，传教度人，这一⊙便是动之机，无极而太极，太极分阴阳，而乾坤定位，乾交于坤，而四时五行八卦甲子，生生化化，万亿无量，皆从此出。借外之假，以成内之真，合外内而时措之妙矣。

人之气禀于父母交媾之初一点真火包裹而成，今在左肾中。而今用功，乃是要路。以神炼之，呼吸久久，二物交恋，情性合一，全固后天，方得先天发露，乃炼甲生龙为己土也。后天完全，精满水盈，坎中金气发生，得此戊土擒汞，水自升为先天真炁。又炼升入黄庭，有浮沉主宾之分，此即丹本。配合得法，遂成金液。日有黍珠落在其中，那时运坤火，鼓巽风，炼九还，遂成至宝，化气为神，化神返虚，些儿妙处，无难矣。

释：《契》曰："人所禀躯，体本一无。元精云布，因气托初。"二物，谓龙虎也；交恋，相吞啖也。功存乎呼吸，保固后天，后天完全，方采先天。甲木青龙，庚金白虎，清静戊土而联合之。东家精满水溢，西家金精发旺，二土成圭，擒入东阳炉内，制得汞死，西家之水自升为先天真炁,运入黄庭。细辨浮沉,深明主客,起巽风,运坤火,炼铅烹汞,日有积累,九还一周,遂成至宝。初关炼精化气,中关炼气成神,上关炼神还虚,至妙之机,于是乎成矣。

太上当时口说《清静》,也无铅汞龙虎、金木夫妻许多话头,乃道之祖。次而许都仙以净明为教,又推清静而用忠孝。因世道衰微,人心不古,故以忠孝为根本以教人。昔钟离师十试,吾且坚贞然后授,以开净明宗旨。无非因时度济世人,非理有浅深,仙有等限,只是因人而化耳。

释:此再叙道脉,开净明忠孝之教,重在志坚行切,十试不退,学者体之。

以上三段,一段言道之本体,二段言生人受气之初,三段言道本无言,本清静而为忠孝之故。

心念不死,则精不固,气不全,神不安,端在息心住念,故说初念住、二脉住、三命住。至此地位,心死神活,方是赤子之心,天然面目,不杂半毫情欲之私,方得神气合一。若不能净念,纵遇真仙亲传口授,也是画饼充饥,何益? 若能决烈炼己,即根浅缘薄,久久自得大道。少壮者圜中起手,年老者必先行归根法,补足神气,易见功也。

释:精、气、神为三宝,须得精全、气固、神安。三者专在一心清洁,自然精充、气足、神全。盖心动则神驰,心定则神定,绝尽情私,神气自恋。反是,犹画饼充饥,空劳念想。人果决烈自持,积久心纯,虽根浅缘薄,天心眷注,终必成就。但年有老少、财侣、工日多少有异耳。

三阳之药,百圜中可得。先要断欲,积精息念,神气交合,斯成胜定。主人未至,还是两家,须要晓得消息,认真时候,久之,一旦得手,如坐玉壶,如登霄汉,方是元神得室。神既得室,自然不出不入,浑浑然,六根净尽,万识都泯,形体如醉,襟怀洒落,忘乎天地,超乎造化,是谓神人。斯时,神既安定,全而又全,一得母气,哺养老成,自然不能留之。划然天门开辟,真人出现,身外有身。又须按住,再寻修炼,了当虚空,万亿化形,超于劫外,天仙事了也。

释：三阳，震、兑、乾也。入圜可得。圜者，丹室也。总要先断情欲，神气始得相恋，稍生一念，便如油中着水，不相涉入。这主非我之主人翁，乃饶他为主之主。两家者，他与我也。知得真消息，定得真时候，便有杳冥恍惚之象，所谓"一得真经如酒醉"。斯道乃母气伏子气，惟得母气，乃有此验。到得形神俱妙，身外有身，再行单修，作了当虚空之事。

内调神，外炼形，形神之功，朝暮无间断。中有度数，须按周天。行之一年，河车自转，时时刻刻，无住无休，方是气随天度；五年功完，河车大定，形将化矣；七年功成，形神相合；九年功满，形入于神，一气聚散，升天入地，何有碍乎？

释：心定神定，存神以入气，采气以归神，昼夜不休，无有间断。法天象地，数按周天。河车，真气也。发生海底，运上昆仑，所谓"黄河水逆流"。任督关通，周流不已，大功将就，丹熟火化，始得住休。

以上言神气、言母气，皆至要之言。一周之数，皆如天度，运行不息，间断即停止矣。

首先清静，除尽其欲，不特财色，即衣食之微，都不介意。此身惟有此心，此心惟有此神，得心而身可安，得神而心可忘，身心合一，神气归根，胎仙未有不结、圣功未有不成者。功夫只在药生之前，药亦既生矣，日新一日，时长一时，但要寸步操持，念念不离，方可成一片工夫。妙之生也，全在知身内之发动止之处，升降之候，取舍之节度，则功不难而事易就。好汉到此，愈加决烈，生死不管，只听他妙生，一得永得。奇哉，难得到此。

释：清静绝欲，是修丹第一要紧工夫。祖有云："真金本是无情物，采取须凭真性全。"财色欲之大者，衣食细微，一切不关于心，惟求心安神定，令元气归根。药生之前，事事皆难，得诀难、护法难、侣伴难、财难、鼎难，器皿丹房，事事劳心费力，得至下手，刻日可成，真乃日日新也。端在操守坚持，心固纤尘不染，工夫打成一片。其下手全在知身内之发。发者，动也。金丹大道，只是采此动机而已。有动必有止，止者，止火之候也。经曰："知足不辱，知止不殆。"升降即进退也，气动即有神动。阖辟有机，升降有节，时至而取，时过即舍，皆有节度，非可任意妄为，则事易就而功不难矣。曰好汉、曰决烈，一心归命注射在妙生，所谓长生要妙，非妙不长生也。

《传道集》中有存想一节，乃是教初机之士。今之学者，十常八九，用念存想，种种入邪。故入道者以此法摄念可也。念既正，当用本领工夫，无中生有，静里出动。动无动者，杳冥恍惚，造化自然。刑德之基，进退之度，若知有矩，不由我作，方是真道。好道而修炼，而得药，得药而结丹，结丹而成胎，胎完而神现，即了手也。何难乎？说也易，做也易，只怕凡情多牵缠。若能下得大斧功，须臾出世朝天命。

释：摄念收心，养性之学。一念规中，万缘放下，有真本领、真志向，便能行决烈之功。后天之药，生而后采；先天之药，采而后生。皆自无而有，赖真师之诀，以法追取之，所谓"真空生妙有"也。至动出于至静，恍惚杳冥，动之象也，皆造化自然，不由做作。刑德者，生杀也，抽添进退，合于周天；矩者，方也，坤地之象，由彼而不由我，是真至道。经曰："未尝先人而尝随人。"真妙言也。由得药而还丹、而胎圆、而了手，何难之有？怕只怕凡情牵系，色心复萌，不自决烈，"隆冬大暑，盛夏霜雪，天见其怪，山崩地裂"，危矣哉！

以上一段，"妙之生也"五句，中有神机。又曰："听他妙生。"听者，审也。不有师授，于何而审之乎？次段曰"有矩不由我作"，皆自自然然，牵循造化而已。

《阴符经》说生杀机，又加一"反"字便妙。生杀即阴阳之尽也。春生夏长，秋收冬藏，五行有自然之生杀，造化有反覆之生杀。人道即顺五行，生者死，死者生；仙道有反五行，故生不生，死不死。只是刑德大头脑。要知造化机关，玄妙生杀，只在呼吸间分别。生中有杀，杀中有生，故生者培养之长生，杀者反生之长生，方是出五行、超三界之道。

《参同契》说刑德之门，防危虑险，甚妙。这"门"字果是道路。

释：刑主杀，德主生，二字说尽阴阳，阴杀而阳生也。常道顺五行，由生至死；仙道逆五行，因死得生。所谓"五行顺行，法界火坑；五行逆行，作佛成仙"。然生中具有杀机，杀中含有生意。阴阳门户，造化机关，在一呼一吸，呼为阳伸，吸为阴屈也。

三家之要在神，神为主要清，气为用要真，精惟不漏而已。真人炼形之法，只在炼念，念住便是己功纯熟。万钧之弩，机在一寸，何用蠢力？惟巧者得之，此内功也。至于外行，日日要守三个字，"忍"以戒躁，"默"以戒言，"忘"以戒思，这便是积精累气存神之方、却病超凡入圣之路。时时以三字着心胸，何功不就？何事可扰？何疾苦可虑？静在动中，不专在坐，"任是狂风翻大海，行船只问把稍人"。只此是静，自本及末，皆当慎此。

释：三家，精、气、神也。三者之中，专在神气，精其末耳。千说万说，总在炼心住念。采取、烹炼、温炉，专在一心纯笃，毫发无疵，自然神恋气而凝，气炼神而住。内既精专，外宜谨守，始终戒慎，无难事矣。

以上二段，一段诀出阴阳之门，是道之路；次段说动中求静，当谨三戒，来贤当认真致力。

人之一身，内具五脏六腑，精、液、气、血、涕、唾，乃五脏之化生，俱是阴滓之物，那得妙来。只要穷取生身受气之初，乃吾口口相传，先天真一之炁，天地所赋，父母所媾，男女所禀，都在此处。真一之炁生于天，乃金中水，地六成之，产于坤，即水中金。始生一味清真，有气无形，乃壬水也、乾金也、铅虎也、真精也。生之至旺，阳极而阴生，关接而成形，乃癸水也。故神仙一味水中金，采而得之，转而成圣。此水发于昆仑之顶，虚无泻下，归北海底，却是太阳落在水中，隐在澄澄湛湛之际，旋见光露；继则红光满炉，乃阳气盛，金半斤、水八两之时，此际便当采取，过此癸生也，故说"铅遇癸生须急采"。其实乃用壬不用癸，迷者误了千千万万，只去采癸生，已是后天无用。水源发昆仑，其清浊老嫩之分,便是作用之功。修行到此,立证天仙。

释:"四大一身皆属阴,不知何物是阳精?"此言吾身阴浊,真阳不产于此也。安得妙来,求取我生身之始气?口对口,以传此先天之妙诀。此乃大结穴之处,人当着眼。顺为金水,逆则水生金,一生一成,河图理数,金丹之显象也。妙在始生一味清真,有气无形。此无形之气,在天干属壬,即真铅也、乾金也、水虎也、不死之药也,即元始也。天地因此而根,人物由此而生,鬼神因此而灵,仙佛因此而有。大哉,水中之金乎!为赞曰:"至大至尊,先天地生。散在人身,一味清真。是即造化,无形无名。强名为道,号之曰一。修丹得一,万事皆毕。"

阴极阳生,阳极阴生。冬至亥末子初,一阳起于九地之下,由阴极也。不极则不生,世间万事万物万理,皆由此起,所谓无极而太极。至道之枢,生化之原,八卦甲子,历数律吕,不于此立极,则无头绪可捉。此是造化之根,阴阳之始。"关接成形"四字,中含造化。壬是先天,癸是后天,无癸必无壬,神仙用此超凡入圣。昆仑,头也;北海,坎也。一轮红日照耀于碧波之中,非彼非此之间,确有此景,丹光之耀彩也。八两半斤,金水两平,无有偏胜,急须下手,若待癸生,则成质矣。清浊老嫩,讲究精微,至秘天机,急急寻师,无劳猜想。

此一段讲水源即是道原,学人宜精心细味。天机在此,神功在此,为之句曰:

一

掘地掀天建大功,两仪交配气神融。

贤才若也能知得,呼吸风云顷刻中。

二

穷神知化亦何难?煅炼须求鸡脚山。

此道玄机千古秘,得来神药换衰颜。

三

清静虚无不是玄,求玄须用水乡铅。

此铅最是先天秘,知得终成大觉仙。

吾道非生来是仙,亦修而成者。古今多少神仙,皆从凡人**修**出,只要有出群之志,始终不改,甘苦历尝,不成不已。吾道百日采**药**以立**基**,二百日结丹以成胎,三百日成丹以脱胎,十月阳神出现,身外有身,**性命**在手,仙籍登名。此后更有还虚功夫,炼到形神俱妙,与道合真,方是了当。若圣功后不了向上一着,到底五段之果,落一阶级也。更有一法,积满外行,感遇天仙,授以服食神丹,遇度而飞升,大者拔宅,可以**同升**百数十人,此在功德中论。吾故曰:"人道不修,仙道远矣。"忠孝友弟,积德累功,平素心行,各造其极,以此求仙,无有不获。

释:道由人修,功由人立。有出群之志,凡能为拔萃之人。果肯广修阴骘,积满外行,感应之机,亦属不爽。神丹服食,不异阴阳。古之真人,得弟子之力,道成之后,授以秘诀,使之各觅因缘而去。若或人众,则为之烧炼外丹服食,虽数十人,皆可一齐成就。盖阴阳危险,不能人人尽行,二者同功,故同就也。

自古修仙修佛,多为魔搅,魔与道为敌,势不两立。一进一退,**天地**神明看个下落,须下一勇猛心、精进心、坚固心,则千魔远遁,大道自成。今时至人生,开此一条正路,外此都是旁门。按法而行,有里寻无,无中生有,千贤万圣,都从此出,千言万语,至此尽该。知得妙中妙,窥他玄外玄。

释:魔不一类,有心魔、有事魔、有境魔。一切逆意之事,搅乱心天,此心魔也;事故牵缠,灾患叠起,此事魔也;所处之地,遇值艰难,**此境魔**也。道成更有天魔试法,种种不一。人果能万有俱空,一丝不挂,我自不有,何有于魔?此成性存存之功,始终不易。重说此一条大路,外此都是旁门,来贤细读此书,当灶香百拜,心生庆幸,为之句曰:

一

此玄玄外更无玄,只要求他癸后铅。

癸里之铅求不得,将何为药见先天?

二

无端风月到梅边,太极真人讲炼铅。

若果凡庸知此诀,何愁无分作飞仙。

先天之妙,虚极静笃。

神气归根,一阳来复。

产自西南,日居蟾窟。

号真种子,生化气足。

渐升渐采,泰卦在复。

上弦及时,金水两簇。

二候得药,四候火功。

始文终武,一炼一烹。

片晌之间,铅汞混融。

阳火既极,阴符施功。

婴儿姹女,匹配黄宫。

云收风静,龙虎潜踪。

黍珠显象,光照虚空。

性一守之,无为于中。

四威仪内,神息雍容。

百日基固,十月圣功。

命性圆满,跳出凡笼。

丈夫到此,名列天宫。

内理不二,本乎大中。

先天地生,造化无穷。

德本道生,阴阳始萌。

配合三宝,混融五行。

奋日月精,悟玄牝根。

重开窍妙,转乾立坤。

神中之神，真内之真。

一朝超脱，乃号真人。

节度紧挈，火候玄微。

道可印证，口口相传。

天本苍然，四时行焉。

凡尔有志，吾复何言。

【卷之五】

度人梯径

皈依弟子济一子傅金铨 敬录

星霁堂匾联

正厅匾
授宝传珠

正厅上联
升玉局以谈经龙蟠虎踞

立珠宫而说法石点花飞

正厅前联
仙鉴分明立志无亏方诣此

法坛整肃所行有愧莫临兹

后厅匾联

退思堂

昼日常存三省

暮夜无愧四知

闲居所

常思沾化雨

顿觉坐春风

吾纠察司，吕祖到，接驾。今日天朗气清，华烛辉煌，汝等有缘，得际斯会。其息心定志，听吾教诫：

夫道有三乘，小乘者，斋心持戒，独坐孤修，以心肾为坎离、为日月、为水火、为先后后天。交媾者，心液下降，肾气上升，由尾闾升三关九节，至泥丸，渡鹊桥，下绛宫，一点落黄庭，是谓前行短。后行长者，肝龙肺虎，三花聚顶，由此结胎温养，迁三田，超脱出神，乃阴神鬼仙之果，如斯而证。

中乘者，阴阳是也。以彼为日为月、为铅为汞，水火升降，往来进退，与鬼仙之行功，大略相同。只是有彼此之别、阳炉阴鼎而采取不同者。盖筑基炼己，必具法财，先和侣伴，择穷谷之中，绝常交，却世缘，一切尘心概行斩断，一心一意，不离这个，除杂念，净妄想，坦坦荡荡，无思无虑，专致斯道。得其口诀，先却病，次延年，然后加功采药，得丹永镇下田，则寿与天齐。若也勇猛精进，温养迁于中田，超脱升于泥丸，出神乳哺，面壁圆满，飞升天界，中乘之道，如斯而止矣。

大乘者，乃旌阳之拔宅、淮南王之鸡犬皆仙。其法以德行为本，炼此法者，先择洞天福地，不近城郭，不邻坟塚，上有青松翠竹，下有池沼田园，左有石洞，右有泉源，四时开不卸之花，朝暮来长聚之鹤，云锁石径，霞耀丹台。运到出山铅，采来箭簇砂，由地元起手，遵《承志录》，炼成黄白，点化济世。必也三千功足，八百行满，然后升炼人元，转炼天元神丹。此事上天秘宝，先把世尘子孙之挂碍、人欲之私，毫无存留，纯乎大公至正，以万类为怀，方可语此。但此法亦有渐，如旌阳先得吴真人之黄白术，立功世上，方能谌母之传。未有黄白未成，而可妄希大丹者也。现在言炉火者，此歧彼异，如同痴人说梦，即有自作聪明，质诸吾前，吾应之曰是。彼既不能超尘出世，为恩爱所杀，尚何丹道之足教？

间有方士道流,更不明三乘之正,游于天涯海角,执己见如铜泻铁铸,死而不悔,又安能挽彼顺风之舟也?

修身之难者有五,吾为子等言其大略:第一着为家所缚而不能超尘物外,第二着无洞天福地安身立脚之所,第三着无修真之侣而外护难得,第四着鼎器价昂迎取无赀,第五着用度浩大恐其难继。自古先师,每于此等处受尽其累,丹经亦曾说明。兹者龙沙大阐,五陵之内仙子跻跻,其炼法此同彼异,究竟不外一理。盖因人之好,引之诱之,使其升堂入室。非吾有偏颇也,汝等之难,只在出尘无术,吾之所度,亦是随学问之优劣而提携耳。其间自有苦乐之分者,皆真诚未极,故于境稍有所捆,必也立大公无我之志,担当道任,庶乎其可。

天开子,地辟丑,人生寅,宗卯酉。卯酉原来乌兔乡,精华灿烂日月久。坎离颠倒复西东,全凭璇玑和斗柄。修丹道脉访真师,我今誓结良盟友。炼心功行莫他移,无为妙道空中守。这个道,世罕有,入花街,穿嫩柳,无拘无束任优游。执着壶瓶虚心剖,无空境对忘情诀,莫向旁门偏道走。品要清,行要实,黄婆侣伴同笃志,聘定良缘成婚偶。要妙洞房凭刻漏,斟酌清真急下手。行着妙,说着丑,闭兑垂帘鼓橐籥,七日天机无生有。真修洞彻通三界,诚格天恩秘密口。六六卦气妙理深,长生得此真不朽。我今重指六爻全,片刻辰中丹为首。龙沙有位地天交,莫把真言轻看了。

箴言"富贵命也,贫贱命也"。或者曰:"命可以制人,无能为也,可若何?"予曰:"人也,非命也。命可以制庸愚,不可以制圣贤;命可以制人为贫为贱之心,不可以制人为圣为贤之心。所关在人,命胡有定也?呜呼,士苟思所树立,富贵贫贱皆所不计,穷通得丧,惟顺听之,仰不愧,俯不怍,则庶几近矣。"

冠盖东南地,簪缨奕世繁。世人皆碌碌,而我独闲闲。梅花书屋两三间,一啸一歌,流水高山,空空阔阔是非关,林花笑老年复年。青锋倒插昆仑巅,白云明月转金丸。五子五金五行全备,老物化而为春,四鸟翔于云表。说玄谈妙,在乎知窍,一窍未通,百脉停止。窍生于妙,妙含于虚,虚而自应乎无物。无物无始,无始无止,而一非一,一而为万,万而非万,万合于一。一万之归,归于无极;无极之极,始为真极。得其无极,气凝于神,凝之又久,而游于虚,虚则无尽矣。无尽则无生死,无生死则无昼夜。与天齐寿而天犹不足以比之,比之以真天则几矣。吾今开坛阐教,度尽众生,言无不明,教无偏倚,汝等当念兹在兹,勿视为等闲也。至于办道,炼心为第一功夫,汝等所以畏首畏尾者,心未坚也。心不坚刚则不死,不死则逐于利欲,扰扰于纷华,不至踏沉船头不止。究其所以,总由利关不破,以致于此也。

汝等安身之所,不在苟安。至善之归,先须知止。知止不迁,安身有地。以今安止,望中都是,瞻鸟爰止,止于丘隅。可以人而不如鸟乎?夫安止而重迁者,情也;择地而蹈者,义也。随其情之所安,而不安于义之至当,是谓非所据而自缚于情形之莫解,是谓非所困而困,非据非困,名辱身危,遥望穷途,只得一哭。哭我者是,笑我者非,是非之权,无由自主,岂不痛哉!是以学道之人,当发宏誓愿,具勇猛心,挟山超海,不以为难。汝等前因宛在,根器皆深,故吾之望汝,犹父母之望子成龙也。汝果自安,吾固无如汝何;汝果自止,吾亦无如汝何。所有粗言,汝其敬听。听之以耳,则言深而味浅;听之以心,则言近而旨远。吾今哓哓不休,汝勿昏昏欲睡,一茎莲花,窍分百部,寻花得藕,寻叶知根。藕之生本乎贞性,花莲之发,生气磅礴。莲本无香,香之者气;气本无质,藕乃其质。然则莲有七窍,窍窍皆空,空中之性,发而为藕,笔性行而气其随之。立秋之日,真气下降,凝于藕中,此莲实之归根而复于命也。惟天之命,于穆不已;惟莲之生,性本自根。根本盛大,而出无穷。故种莲者用藕而不用实,此何以故?实者实也,实而生者,其生不育;虚而发者,发始无穷。然则心有七窍,与藕何殊?乃藕可栽,而人心一死,不能再活者,何也?不知归根而复命也。归根归于何处?复命复于何所?丹也。丹之为言,单也。其体本金,其用水火,而其所居则在空洞无物之中，故炼丹者炼其有也，非有曷无？还丹者还其无也，非无曷有？世人不识金丹大道，而盲指为旁门，妄称为左道异术，不知坎离交媾，气结其中，银铅砂汞本有色相，以色炼色，无色非空，以空寓空，空中自实。及其成功，圆陀光烁，随形而化，即物而存，一指非禅，千变万化。故服金丹者，血凝为膏，无论老少，服之即可飞升。汝等半是中年以上之人，若造了命功夫，非旷日持久，不能归根复命。吾故立一至简至易，使汝等茎莲，个个通彻骨髓，以归根也。万事必须明理，理道一明，自然不可摇惑。吾今发尽金丹秘旨，观看明白，一目了然，非气数催急，吾亦不敢妄泄，汝等各宜自爱，无负吾一片苦心也。

平平正正者，天地也；怪怪奇奇者，天地也。惟其平平正正，是以怪怪奇奇。虚虚空空者，天地也；实实落落者，天地也。惟其虚虚空空，是以实实落落。人物亦然。而人独得天地之全，故列为三才，而与天地参者，人也。无平不有、无奇不有者，人也；无虚不到、无实不到者，人也。奇中求平，实中求虚，而天地之理得以平用奇，以虚运实。而天地之用行，列三才者此也，参天地者此也。"飞腾顷刻过蓬莱，不信蓬壶有也无。但看昨宵秋梦里，天然一幅大瀛图。"此所谓无平不有、无奇不有也。"一笔分开造化工，此心直与天地通。地天交到无心处，始信虚空在有中。"此所谓以平用奇、以虚运实也。至于平者奇之、奇者平之、虚者实之、实者虚之，神而明之，存乎其人，非语言文字所可得而传也。

神功原不要安排，自有清风入我怀。忘到忘人忘我处，还将明月作生涯。其神逸逸，其志闲闲，遗音逸韵，趣极人寰。玉山山上路寻难，拨动关元，挂起轻帆，云行千里霎时间，只此逍遥自在，万劫清闲。

流水涓涓，流水涓涓，涓涓流水万千年。飞鸾凤，看云烟，先天未了又先天。月在天边，月在天边，天边月在银河前。个里有缘，个里有仙，仙缘配合岂徒然，分明是蟠桃园内，花放三千，果熟三千。

秋老清风夜月凉，香花箫鼓识行藏。一篮鱼化飞龙去，半笛吹来姓字香。汝等今日舟中之乐不减，壶中水里别有世界。吾此来助汝豪兴，有酒有茶，是酌是歌，可谓知时、知境、知心者矣。但红烛无多，清谈有几？聊为释闷，一解烦襟。若有代月之油，可照千岑之翠。凝眸一望，顷刻须臾。汝等知真道学不外风流，谈吐之间要有蕴藉。绿竹淇水之诗，所谓"善戏谑兮，不为谑兮"，此乃真风流，真道学也。

道由心生，心由道合，以道合真，呼吸绵绵。采铅添汞，任我自然。坎中真金，离中火然，抽铅补火，太极虚玄。勤修圣道，何难成仙？先炼心性，次养胎元，归根复命，与我同年，乘时急炼，早步瀛州。

吾赐汝诗二首：一领袈裟下九重，偶游云水寄行踪。武当山上灵岩寺，敲彻金鸡五夜钟。〇木鱼打破坐禅心，寺里清风拂素琴。再结菩提身后果，灵台非古亦非今。

蔡君谟先生到。林逋诗后更无诗，草落莆田花满枝。桥度洛阳南海岸，风声还似状元时。〇鸾伯寻鸩妇，明朝是雨天。不期风扫地，飘入渡头船。〇江干戏水泼鸳鸯，露滴荷钱泻玉浆。水自无情花自舞，教人何处觅莲香。〇匆匆密密，是谓守一；窈窈冥冥，是谓守经；经权不失，是谓守寂；寂然不动，同乎阖辟。是以无名，不知纪极。昏哉，愚哉，抱虚到一。

赠得一，今日留韵语，明日赠行人。句里藏杯酒，山中霭暮春。一腔心血熟，满眼泪痕新。勉矣阳桥路，回头莫问津。〇矢志立平途，早生望玉湖。五陵风景好，何必到姑苏。吾到芗溪象山书院去也。着停炼两日，将《金锁钥》装钉布散，不得玩延。

莫言秋景好，酷暑有余威。百鸟无馐养，千花五夜飞。〇秋鸿飞不到芗溪，鸾自东来鹤自西。悬念九狮山下客，五更一鹤报金鸡。〇象山深处鹤初回，几度秋声带不来。忽听九狮歌款乃，一江碧玉驾春雷。

洗者自洗，而旁观者自旁观。若肯临盆，即引来见。放鹤江干带雨飞，渔翁脱却破簑衣。芦汀不白沙洲岸，草长灵山影自肥。〇潇湘秋雁一行归，到了荆门无是非。瓦雀不知天岸阔，旧巢犹是爱芳菲。〇太极原来是一中，中间常与性相通。稜稜忒忒无多语，一个精微石径融。〇湖山风月静波涛，乳吼金狮塔影高。到得五湖春浪尽，方知气象自豪曹。

吾出对："乱目文章非黼黻"，济一对来。弟子谨对："梯云宝筏是金丹。"

吾解解子、存存子，诸生昨夜讲《金锁钥》，有诸仙来听，需要诚心造就，不负祖师勤恳至意。

吾李铁拐，好恭喜，今日又有弟子入门，且听我吩咐：都是三山五岳来，石头打破踏云开。壁间静处丝桐响，只有金仙跨鹤回。○贪看风月又经年，却被梅花占了先。怪道昨宵寒彻骨，原来风到渡头船。○亘古亘今乌和兔，香立虚空瑞满庭。龙凤旌旗花五色，常移日月到中厅。

记得春山否？年来风雨声。一心求静处，始识太虚清。○转眼看秋色，澄心映碧潭。无穷真趣味，九九又三三。○别我秋风去，何时春信回。一行秋雁语，言欲见春来。

吾李青莲，汝祖师在芗溪，明日回坛，吾今日在此。移开斗室步高楼，万里江天一色收。月朗星稀清露落，飘然一叶度中秋。○吾李铁拐，生来躐踏，生来躐踏，形容古怪没辣煞，一条挂杖蹑天根，伫看香浮宝鸭。○吾张躐踏，高楼窄狭，高楼窄狭，难把清规来力压，蒲团一月桂花香，更觉精神爽发。○青莲，车驰马发，车驰马发，众宾来到声杂沓，此中无酒又无肴，诗兴如何结煞？○（李）休言躐踏。（张）休言窄狭。（青莲）害我车驰马又发。（李）黎明趁早赶将来，几乎一声吃哒。（青莲）酒来，我今特赶来贺朔，兼贺乔迁，命解解子、存存子侍饮。谨奉命，一窗半白，满阁通红，花开月夜之香，鹊缀天根之萃。炉浮宝鸭，酒拂金瓯，坐狮头而启教。霞蔚云蒸，跨鹤颈以飞仙。龙升虎降，大启金丹之秘。新开玉锁之坚，但用存存，何须解解。知得不解之解，方识常存而存。只有张三李四，那晓七青八黄。有酒一樽，聊解我渴。○（张、李）果然倚马之才，不愧骑骡之节。也须一斗，用以解醒。○（青莲）青鞋布袜，来则千时去一霎。（张、李）行空天马不由人，陡看风飞电发。

达摩祖师,白雾空濛细雨天,秋风飘泊鹢头船。簑衣当作飞蓬挂,一苇横江浪接烟。〇可怜佛法久无传,一苇杭来也枉然。六祖未开梅祖教,丛林都是野狐禅。〇小林深处一高僧,不是顽空却悟能。静拂蒲团秋夜月,西方一线续玄灯。

汝等问前因,但问今生受。今生受此度,前因尽可知。不是十世临凡,也是三生有幸。小心炼道五六年,汝等前因各自悉。

白练横江,黄花满地,最是宜人之景,羌逢得月之秋。拄杖耕云,处处歌吟白雪;荔裳拂袖,家家庆舞阳春。得一归游,本是无无量客;知三尽去,方成大大岑楼。

双环结构本无端,摸着环中事不难。且看三垣归紫极,五星聚处一星寒。〇寒江风雨送君来,绽得黄花满地开。不是琼宫清事急,阳花也不到阴台。再焚香斟酒,吾师来,(钟离祖师)夜半菱花照月桥,一星重度绿杨梢。昔年柳絮今何在?且把钟针子夜敲。〇此地江山信足夸,春花未老又秋花。花容若不从风褪,肯使寒梅又发芽。此坛弟子,将来都有大望,但性命之理,目下速要穷究,庶乎正鹄不失,勉之。

日日望圭峰,云深看不见。过了上清宫,圭峰在前面。吾李铁拐,今日自南昌而来,一路迤逦,只见圭峰秀削,灵气不凡,当有异人从此而出。一线圭峰一线天,老僧闲坐话云烟。禅机坠落千崖里,不遇黄冠也枉然。急度急度,神仙无数。圭峰上下,一条大路。〇铁拐来时秋雁飞,高山流水自忘机。饶君识得圭峰面,也向函关跨鹤归。〇东篱菊影绽黄花,流落匡庐处士家。半是五湖波上客,于今犹喜看黄花。〇阖辟乾坤本自然,全凭一理悟先天。阴阳参伍还归数,野鹤闲云好避烟。

吾乃解解子,汝祖师今在玉山,命我来坛,求诸生方寸一观,务祈披肝露胆,不吝教言,使我好回祖师之命。大家心事大家说来,领教,想来当坛必不肯言,且到床上把自心理会一番,容日再领教。总要问得自心过,方可问祖师,不然周道亡羊,多歧易惑。问臧奚事,则狭筴读书;问谷奚事,则博塞以游。二子亡羊,其归一也。君不见大牧羊乎,凝神一志,惟羊是视,求刍求牧,何等小心?而且手饲之不敢纵其欲,又不欲逆其心,可于牧羊童子问大道焉。羊羹未烂有工夫,剥尽羊皮肉也无。但看田中羊叔子,多方求牧又求刍。

蹑踏风雨行走,乾坤名利堪哀。忙忙碌碌选英才,只是几多成败。凤楼华屋凄惨,鹤舞转眼空苔。万贯回首即尘埃,这心怎的不改?○高楼尽日对青山,自觉青山不等闲。若抱九狮回颒首,江云一色漫空潭。

议议议,古佛中间坐者是。气喷芝兰玉笋班,还从云水求滋味。○羡羡羡,速把金丹火里炼。金丹九转复还丹,雷火风行一闪电。○行行行,行行且止妙中生。生天生地生人物,东西日月映长庚。○长长长,花满芙蓉水自香。剔破荷钱窥碧沼,春风细雨泼鸳鸯。

祖师集福岩宴会,命吾来坛,吾乃徐(记室先生)。一图雷初发,洒洒好雨霖。正是深夜静,声向小楼听。学仙须积累深功,不可着一毫物欲,所谓"无物无我"。炼至无而又无,虚玄一窍,方成大道。久久玄功,归于无极,天地不能限其年。天地闭塞,我独常存;天地开合,我独元神。金丹一粒,包乎天地,勤修至道,遵读圣经,道不远人,为人自远。

道之归根复命,即曰无极。极而又极,无而又无,天地阴阳皆从此生,人亦从此生,故炼道必要归根复命。到无而又无,虚而又虚,方是极至。与混沌合体,无声无臭,斯得之矣。得无所得,乃为真得。

吾从东南来,照见一条龙,龙潜深渊内,金光透九重。汝等炼道,务要穷源,必须推致无为,了性了命,始臻妙境。宜着实用功,早炼早成,其速勤无忽。

炼道要虚心,不时学问,无生厌恶,无自恃学力误己。必择善而从,不善即改,吾遍行阐化,代天行道。不惜劳瘁者,念汝等沉困苦海,回头是岸,速炼真修,身脱劫数。炼心炼性,不自欺方是切实工夫。圣经云"自欺欺天",立心须要正大,"义利"二字要看破。人之善恶,天已早知,知过能改,以补天心。"过"之一字在心,"恶"之一字亦在心,惟速从道心,自有利益。吾愿汝等以圣人为心,道可得,仙可成矣。○吾之大道乃圣贤心法,务要从圣经大道,身体力行,功夫一到,名列仙籍,切勿被旁门眩惑自误。吾之阐化,原要汝等从正心诚意,刻志苦功,炼得心空神慧,即升真朝阙之本。各宜体帖,勉之望之。

诸生看《金锁钥》、《唱道真言》,体会否?禀来。看书不追其源,泛读何益?吾每问,无一人回复,对哑人说话,可笑可笑,既不尽心搜索,未有不明理神仙。龙虎砂汞、采取坎离,缺一不能成丹。试问汝等读书不读书?穷源不穷源?吾说一句,行吾一句,又要与书参合符同,久久用心,自然觉悟。数在急速,及早修成,天机秘旨,吾尽显露,子等知否?东南龙,东南龙,看看要到五湖中。湖中鱼虾多作祸,一朝仍归豫章宫。昆阳一合樵阳出,劫数堪怜恨莫穷。汝等炼道否?就劫否?

宜速搜求道源,追研性理。吾所阐各坛,俱有成者,汝等不可自误。天运急速,劫数眼前,愿汝早成,以补天工。

阐化无边到处难,天机泄尽总闲闲。眼前大劫难逃数,何不修心早炼丹。汝等愿生乎?愿死乎?生生死死,由汝自求。弃道不炼而甘就死,何愚之甚也?吾昔弃功名,纯心苦炼,吾亦人也,汝亦人也,道不远人,为仁由己,刻志进修,乘天运数,无失其时,成真反掌耳。我度诸生苦费机,诸生犹自慢迟迟。奇逢千载殊难遇,一失人身更可悲。

吾每谕汝息心静气,三尸六贼何能害汝?汝外事不除,心何能静?心不能静,吾亦无如汝何。三尸六贼要汝自除,心不扰,神不动,意不妄想,贼从何来?

道者,性而已矣。性即仁之初发未发处。未发者先天,既发者后天。明其先发、后发,方可言道。性者,理也;道者,天也。神性相依,无不在天之中也。中者,一之盗也。盗道生出天地也。天地一生,万物发育,天地便是一大宗师。

千山万水度幽谷,白猿歌舞图一幅。修得黄花满地金,一点金光一点福。〇南溟别有大南天,高山流水无穷福。入齐云,金阶屋,其山妙景堆白鹿。济一讲《易》多年,深明性理,可时时以性中功用,同诸生细评,吾后传汝金丹。

真阳月晓度金钟,凤辇时寻出九重。性满丹门迎瑞日,云开坛殿制飞龙。○炉烟乍起开仙仗,月佩成形启上公。共荷发生同雨露,且应贝叶久从风。○汉家仙仗在咸阳,海水东流运豫章。月老至今犹如望后,自有重云复润黄。○笑笑笑,跳出凡炉真真妙,妙中还有多玄奥。若知玄奥来真妙,还从真妙炼玄奥。

谕汝等速炼心性,数运在即,万古难逢此佳会也。心性一到,真仙普度,切勿错过,后再难逢。大丈夫志气坚刚,何事不可为? 虽处境艰难,困久必亨,谋利谋食,不失中正,未为不可。

何以明心? 何以见性? 汝等悟否? 明心见性,在一个"诚"字上求出。致知格物,物格而后知至,致知则六欲不生,七情不染。明则诚矣,诚则明矣。到其间心性自明,不待作为,性天圆满,在人勤心炼习,讲解觉悟,直穷到百尺竿头,心也明了,性也见了,有何他道哉? 这才是真真正正明心见性。须活活泼泼,不可胶柱鼓瑟,有粘于中,一粘则失千万里矣。道之大不可言传,只可默会,吾亦不知其然而然。凡讲得出、说得妙,都还是后天第二层的。若太虚之体,竟无可言者,汝等悟之,心中自有无穷道理说不出来。故太上言不过一个"道"字,包括天地,即天地都在"道"字内。"道"字之义大矣哉! 但炼道无不先诚后明,若不立诚心,何能明悟? 汝等各各天姿明敏,用力一番,成真作祖亦岂难乎? 今之教训,即后来师友,一子登仙,九祖超升。但贵乎人子笃志好学,鲜有不成者。即汝等在吾门下炼道,汝祖父母欢乐何极? 吾观世上一矜之荣,父母喜出望外,何况仙乎? 子等思之孰大? 吾之望汝,亦犹汝祖父母之望汝等也。子等勉之,以副吾望。

【卷之六】

问:"玄关一窍,《中和集》比之傀儡之线。傀儡非能动,线之动也;

线非能动，真主人动之也。得非无极之慎机乎？《唱道》谓易则顷刻，难则终身难，固知之，请言其易。"曰："善修道者不言道，正所以为道，道岂易言哉？汝要在穷理上追寻，自有不待言传者。汝问玄关，太虚之中动者是也。即一阳初动，一阳即玄关。玄关者，性命神炁寓乎其中，汝要见之，必待汝寂寂静静，玄关现出，与太虚合体，乃可见也。傀儡者，比喻耳。一线之动，虽云玄关使之，譬人静坐，突闻叫唤，其答应者即是玄关。天地生物，亦只是一阳，一阳动，万物亨。此是玄关诸般比喻，非汝心到太虚地步，未易语此。"

问："陈泥丸祖师云：'我昔工夫行一年，六脉已息气归根。'想必积累功深。此之一年，彻昼夜而为之？抑初机只一年也？"曰："陈祖一年工夫者，先已虚静心纯，故言一年之易。若不先炼心性，虽上古诸真，不能如此之易。上乘真仙古佛，从无有一年而得者，汝若平时做功夫炼心，吾说不待一年，半刻间耳。"

又问："'惟此乾坤真运用，不必兀兀徒无言。无心无念神已昏，安得凝聚成胎仙？'弟子愚，必念虑俱泯，始得心空性现。今曰无心无念不可，何也？"曰："汝心要明，性要纯，心性纯和，道自然生。道生则兀兀无言，一经启口，便落后天，故曰'道本无言'。不言，正所以为言，汝等悟之，可得其理矣。玄关在中之中⊙，此点一生，天地人之性在内，命亦在内，在天则为命，在人则为性。人必先炼性功。命在天，不用汝炼，要追寻根源，根源即太虚一片清空，散之弥六合，卷之藏于密。先由诚明打破这○，仙道得矣。这○即是中，广无边际，若有边则碍物而不空矣，其细审之。"

太极一○，汝等打破否？打破太极，道在其中，知乎？所谓"炼道炼到无心处，莫道无心却有心"。若太极不动不生，亦成幻物。人之炼心，虽曰"不动"，然真心动时，犹如太极初动，一点阳精生出天地。人之炼心，一动亦犹是耳。但要真心，勿凝住心，有滞于中，真心遮蔽，神性分离，丹何能结？故从来炼道学者多而成者寡，因其心闭塞，不明其理,将正道淹没。诸子百家经典秘密,少于发泄,故鲜能得其明者。

善言道者不言道,不言正所为言也。天地之理,阴阳之妙,岂可口言哉?在子等寻到极处,悟之乃得。即玄关不可思议,要人追到源头,功到寂静,太虚与汝混而为一,那时性也满了,神也见了,真炁混合,与太虚合体,合之成形,散之成气。"道"字在此,方可立脚。汝等此时不用急求玄关,只求正心诚意,究道渊微,心境朗彻,功夫日深一日,自然有无穷妙理与汝。

此小事,何必问吾,当命徐记室扶汝笔录,初三日来领。

夫人皆禀天质之性,惟在心明彻悟,先觉后觉,各明其理。天道人道,合而为一,分之则为人,合之则为气。分之无所不分,合之无所不合,心至与太虚合并,天地打成一片,我亦不知太虚,太虚亦知我,所谓先天之天非有天之天,有天之天则有形象,先天之天则无形象,故曰"道"。子可悟之。

已命记室扶汝笔录,可事以师生之礼,有事不妨请训。

"天地之始、阴阳之道,可得闻乎?"曰:"天地始自中而来,阴阳出自天地而来,有天地然后有阴阳,有阴阳然后有万物。巍巍乎,天之所以为天也!故修心炼性,合乎天理,天理常存,故不息不灭。"

笔录要心手相应,不可太执着,执着神不附。以后炼笔录,汝心意欲写何事,即信手发出。炼久则神与神合,任汝挥毫,洒洒如春矣。

夫炼心要空洞无物,无物则不碍于中。空空洞洞,玄牝自开,真性自现。太极合体,乾坤合用,真性混合,天地不分,合之为一,分之为万。皆系一点真性化出,天地亦由一所生。一归于无极,无极归于虚无,到了虚无,道无可言矣。汝等炼心法则,须究明道理,理道一明,再着力用功。彻始彻终,静心静性,心性一到,百日功灵,就有效验,无穷景象出来。吾所阐教,乃至简至易,只要逐日如川之流做去,久久一旦贯通,但在平日不舍,千锤万炼,如妇之理丝,如女之接苧,一丝成布,无有间断,炼道亦如是耳。从前真诀,皆隐不敢妄泄,千言万语,不过"心性"二字而已,子等悟之。

学道容易,行道甚难。若不平时熟炼心性,含养气质,断难望成。果能立志坚刚,终日以道存心,一日有一日之益,汝虽不见,吾已早知。饭熟火到,提炉换鼎,又何难事?夫存心炼神,日月不能推迁,小小接命法则,若加炼与虚无合体,则不在小小之列矣。

道可一言而得,只在平时功夫无间,追本穷源。知其理,明其性,久久研究,性中有命,命中有性,一性一命,分不可分。单言性者失于命理,单言命者失于性理,二者虽可分可合,然分之不可,合之则是。性为命之体,命为性之用。执于性亦偏于中,单言命亦偏于中。性到纯笃,命随其中,"性命"二字,缺一不可。总之有圣人之体,然后可以行圣人之用。

度量合规中,权衡任北风。韶华春易迈,把柄握无穷。自有金车送,何愁玉沥通。至心归命理,扶摇任西东。权衡中运,斗极南旋,博万里之扶摇,洒千郊之雨露。无微不烛,有感斯通。数归三五,值逢千五百载之期;运际休明,适合天元甲子之会。静含无极,动应天枢,乾刚协乎平纪,地纽贯乎中黄;百日功灵,三年乳哺,具无声无臭之表,生有形有象之天。事体非遥,功成广大,莫惜斯须之苦而残有尽之年。我且哓哓,汝心藐藐,无怪孽缘种种,苦海茫茫,愿我同人发勇猛心,具精进力,矢志九天之上,立心做圣贤功夫,自有报以金丹,使归大道,可不勉欤?

中中有性有金,真金含在坎中心。炼得一点真金药,服者寿同天地春。〇我道金丹非等闲,金丹出在爫中间。若达中间真窍妙,窍妙中间仔细参。〇学道炼心皆法则,筑基炼己要功深。功深那怕风摇动,何愁大道不能成。汝等性功宜加意速炼,今又一年矣。寸丝成帛,日日不息,静心养性,逐日做去,自然龙可降,虎可伏,三、五年间,自有明其道者。性命虽无可分,然性却是性,命却是命,总是先有性功,后有命理。概以性言,未免失于命理。此即金丹大道,汝等其玩索之。

满坛春色漾游龙,变化灵通不可穷。但愿诸子如春意,早求心性日加功。夫炼道者,明其三阳开泰,万象发生,由一阳动、二阳、三阳,始自秋收冬藏,聚敛真气,含蓄元精,归于根中,精气凝聚,春到发生。人之炼心,亦同此意。若不平时细心察究道理,何能措手?万般法则,总在洗心。心静命自来,心稍一尘之染,则离道矣。道者,命之源。有命有道,皆在吾子心中。性理乃人禀受中炁而生,命理即性之先天。先炼性,后炼命,性难命易。吾观诸子,总是性功不足,宜着力洗心,用心达理,三、五年,吾自有吩咐,代吾宣化,以了汝道,不可违吾言语。

取金先炼性,性到可取金。若无金入性,丹从何处成?吾早朝贺,奉谕催齐诸生着紧用功,以俾吾回旨火速。吾观本省及信河诸生,成者不乏无人,各宜切实用功,及早炼就头卯,二卯继起。气数急速,天运时临,吾奉阐教五陵,时刻不暇,以成全诸生大道,勉之。

炼道者,炼其心也。炼如太虚,毫无染着,如中之空洞无物。心空则神灵,神灵则变化无穷,不可思议,总在人心上。炼己功夫,炼到纯亦不已,方可下功做了命功夫。照吾法则,逐日行之,无有间断,何忧大道不成?性如太山不动,命自然然。吾来传汝,务宜速炼性,性到吾可传命矣。命者,即吾道门之金丹,有细功夫,非真诀不可。一、二年间,汝自知之。赶快炼心,心到下功,何难也?本来真意号金丹,金精一画坎中间。采取全凭真心力,不是真心莫问丹。

道可一言而尽,必到纯笃寂静,知微知著,若隐若显,诚明自得。分而言之,流散无穷。"理"字若明,天地皆吾掌握。必先究其精微,一旦贯通,道可得矣。加意洗涤尘垢,丝毫不碍于心,平时炼得纯熟,真性圆明,方可传金丹大道。吾察汝心真意切,再加一番苦功,何患不成?现在逆境,最要立得脚稳,以免后来魔障。汝根器不凡,非浅薄者比。吾故每切切教诫,不可自误,有负吾阐教之心。我阐金丹非等闲,天机秘密在玄关。玄关内藏真世界,不是吾门莫强猜。

吾游豫章至此,观各坛弟子,口是心违,实力用功者鲜矣。汝等宜尽心斯道,青出于蓝,吾有厚望焉。神仙人人可做,只要炼性功纯,并无奇异,心天养就,丹从此成矣。道者,一也。一散为万事,阴阳水火,无不在天之中。汝禀称炼到纯亦不已,再至虚无净尽,寂灭圆通,命功自得。观汝诚笃切实,一心向道,可敬可贺。若能一年如一日之勇,始终如一,不即不离,如此做去,何忧不成?千言万语,诸子丹经总不过"心性"二字,除此再无别法,自古至今,不能出此范围。大道坦坦平平,人不深究其理,以故错走歧途,吾门下弟子,心内明白大道,又半途而废,作孽者不少。鬼神伺察,上干天怒,即人间一隙之恶,无不在鉴中,何况入吾门乎?汝等慎之,务宜真心明白,见之无不在天之光中。能戒慎恐惧,道可操券而得矣。

道德乾坤祖,阴阳造化机。何为造化机?造化乃天地一气流出,自自然然生育出来,非天地有心而生。若有心而生,则天地亦不空矣。不空何能生育?人之炼心,亦与天地一样,心虚则神灵,心不虚,神何由灵?心久闭塞,徒有死而矣。吾教汝等尽心洗涤尘垢,不挂一丝,如中秋之月,皎皎洁洁,白圭无瑕,则心死神活,道可得矣。观汝《疏》,汝心可嘉,然能以功德存心,无在不在,皆是功德,岂仅三经之所为乎?

济一质性聪敏,心性纯和,还要加志苦炼,日新不已。吾今传汝金丹。金丹非别,即坎中一点真精。若无此真精,虽汝合乎天理,明乎性功,不过一顽空而已,故必金丹。金者,至刚至柔,伏于气中,得他来时,立见四体如春。何以得他来?一个明月当空照,清泉逐水流,流入黄庭内,胎元在此求。吾今直指金丹,可仔细体会,不落顽空,所谓无中有物,气中有象,才是真种子。可细参详,以毕吾道,不知再来禀。

太极初判,生天生地生人。三才并立,乃一点真阳流出,自然恍惚有象,无形无质。人之禀受气中,即二仪中间一点阳精。得乾者男,得坤者女。乾变为坤,坤复为乾,阴阳颠倒,坤得其阳,乾得其阴,成了坎离。离中虚,男也;坎中满,女也。离中含阴,坎中含阳,此乃阴阳颠倒、鬼神不测之机。故炼丹必得阴阳颠倒,至奥至妙,方可言金丹大道。若仅以性功炼就,丢开命宫,虽到纯全地步,不过一阴仙耳,岂若吾金丹之能变能化！天地有毁，金丹不毁。金丹出在西方玄妙之中，仔细取来，立见仙阶。丹非在汝身中，乃在一个极阴之中，认得他，来还我本来乾健之体，切莫认错梅花为杏花。此花出于至巅至峻之处，有日月二穴，金泉涌涌，寻之不见，闻之无声，天地乾坤，尽藏此穴中。内有五色灵光，藏着满天境界，明得此处妙窍，金丹由此得矣。金者，气中之金，水中之火，人中之精，天地氤氲之气，内藏有真种子，其理玄微，不可思议。天气上升，浊气下降，正是太极初判一点阳精，得他来，立见效矣。吾所发金丹奥义，已明白矣。至法则，自后逐节发出，汝宜谨慎，此千古不传之秘，若妄泄天机，取咎不小，慎之，慎之！

汝所言筑基炼己，正是下功先一段，不得不由此做去。若果纯一不已，心死如冰，再移炉鼎，采取金丹归我腹内，温温火候，不疾不徐，悠悠扬扬，无有间断。如此做去，百日功灵，再加三年乳哺，大丹成矣。鼎者，玄也，元精也。太极初判，乃一脏妙也。取丹者，取其将判未判之元精也。元精出在高巅之处，天地至精之炁在于左右二处，人人本有，个个不无，汝可致斋三日，立宏誓愿，传汝可也。

二处乃西方庚辛金，肺体属金，开窍于下，二十四气、七十二候，皆由肺金而出。初判之时，氤氤氲氲，由此时驾鹊桥，彼左我右，得他来，其炁冲塞宇宙，昏昏沉沉。如此七日，名曰七返。七返者，乃周身关节也。遇此至刚之物，百窍皆开，无处不到。九还者，还其虚无刚健之体。九转大丹者，鼎之火候也。此乃夺天地造化之机，切宜慎重。可终日存道心，去欲心，三年内吾自安排汝下功。其中微奥，非一言可尽，吾自着人传汝，一览便知，今所发鼎炉，毋得擅谈。

道者无形，乃先天地之真炁。一炁先生天地，天地即阴阳，阴阳即玄牝，玄牝即二仪。二仪含先天一炁，一炁生万事，万事复归一。一点真炁，三炁俱备在一炁之中，玄门即在其中，玄牝即阴阳。待汝心性纯一之时，吾自教汝取丹。丹之道大，不可思议，故前真千经万典，不过炼心养性，心性一到，结丹乃一炁耳。此炁乃万世不传之秘，道即炁，炁即道,生天生地生人物之真种子,皆在此一点之中。汝等慎之思之,妄泄天机,取咎不轻。

吾已言性功炼到纯一不已,那时汝命理自然有一个真佛传汝,真佛非外来之佛,乃汝心中之佛,炼到其间。岂但火候周天,还有多少工夫,一言岂可发尽天机之秘也。且汝心未到太虚地步,岂可一言泄尽?罪莫大焉。吾每留心,俟汝火候到了,吾传汝何迟?汝能工夫一日深一日,吾岂不毕汝金丹?吾察汝等以道为轻忽,千百世不传之秘,一旦发出,吾亦难受谴责。汝其慎之,勿违吾言。至于真诀细微,只要汝能全性,命理自有人口传。然口传者,即吾之言也。汝不要速求,听其自然,命理非性功,不论子贤否,皆可直示。命理万难早泄,吾虽不言,久久自知矣。南宫北阙,乃水火配合。艮宫才郎配兑家少女,离坎艮兑,总不离乎阴阳,无阳不生,无阴不育。凡人先天之真炁,藏在后天之身内,必得兑方之真金,配我艮宫之阴藏。二气相当,子午定向,感而遂通。龙虎征战,先天炁落于后天炉内,名曰"还丹"。温养在此时了。乃一段取金功夫,日上、时上、年上周天即火候,功夫慢慢再发。

性者,虚无之中有物;命者,太极含象。性命相依,为夫为妇,全其金刚之气,养我灵根,还我本来面目。天地阴阳与吾同样,不分你我,方算得无声无臭。这无声无臭,就是天地也。炼心必要到这地位,才能上天朝真。宜切实勤修,尽心养性,到了纯全地步,吾来指明命理法则。命理非不欲传,只是汝性尚未满,不能预晓,传汝亦不能下功,汝自问是否?〇吾观本省之东,青气叠叠,真佛真仙,蜂拥而起。汝等用心炼就,以应数内人焉。

吾阐发金丹大道,采取真精在一个性上纯和,功到寂静,虚无妙有,取得他来归还我体,立见四体如春,与天同寿,天犹不足比之。真天无死无生,这才是真金真炁,生天生地之真种子。人能得之,何忧道之不成?汝济一金丹之奥妙虽明,然理数未彻,火候未明,就此用功,追进理数,火候自然明白。

汝问"圆三五"，三五乃是上鹊桥所用，不在此时追究，不久自知，有人付汝。然取金物件，不一而足，内有数件。宜速洗心涤垢，不为事牵，了道亦是易事。只要速炼性功，性功不到于穆不已地步，万难做了命功夫，若强而为之，必生出恶迹。

"云从龙，风从虎"，龙起云先来，虎往风必生。风生云从，正是坎离。坎离来往，云蒸霞蔚，内有先天真炁寓乎其中。汝所禀理数，至哉言乎！若不明此，虽汝心性纯和，寂静嚣尘，终难下手。理者，自虚无中而来；数者，自太极初判生天地而来。理无穷尽，数乃一定不易。天理、天数知到穷极，刻画不易。故修性者，必知理数。知理知数，合乎天地，四时五行，无不备于理数之中；人生以来，无不在理数中。人得顺数，仙得逆数，以逆数推出至理，十月怀胎、三年乳哺，与父母养子一般。但逆道十月、三年皆同，只有取金一着功夫与顺养不同耳。大周天、小周天、日周天、时周天，此皆火候之谓。沐浴抽添有细功夫，第一在洗涤。鹊桥上有左有右、有生有杀。生者炁之初中，杀者炁之后到，犹如春生秋杀，子可知乎？金开窍于气路，遇了藏数到时，则曰活子时。金未到，先一刻取之。"冬至子之半，天心无改移。"此乃天之数，一定不易。人之数有一藏不足者、藏零一二年者，总以活子时为准。至于乳哺结胎，皆有一定，无有改移。只取金来时，火候温养，时时照顾，保固十月三年，胎神出现，听汝为之。

所说"理数"，即天、即人、即仙、即顺、即逆。人与仙一顺一逆，奈人苦不明顺逆。若明顺逆，岂有他道哉？总是性难。性到何患不成仙乎？易易事耳。此刻正逢会运，诸真阐扬，切勿自误。至取金法则，吾后仍有细传。吾本不敢泄天机，第一数急汝等诚心，吾传之亦无咎责。汝等根源不凡，着紧洗涤，一副吾望。

"道尊德贵，极天际地，大无比伦，非甚有力，曷臻厥事？千载一时，弟子兹幸矣。但年届知非，隙驹迅速，转眼无常，益深惶惑。且衣食细故耳，而邈若登云，福薄如此，安所得金鼎玉炉以就大事？鸿飞冥冥，得不徒慕乎？起死人而肉白骨，伏惟祖师哀怜之。"曰："天地阴阳男女，顺则生育万物，逆道知者鲜矣。汝已知其妙，吾甚喜焉。一诚有感，感无不通，汝惕虑若此，是学仙器。制办金鼎，吾自安排，不用汝虑。"

夫人皆禀血肉之性，性不纯和，难明斯道。必到寂灭圆通，方可行功。行功有先后之理，而汝等近时总在洗心一着，至无一尘之染，虚空寂静，尘与我两不相及，人我俱忘，那时行功，百无一失。种豆得豆，种麻得麻，自自然然，金光遍体，冲塞天地。〇汝等须体吾一番劳苦心切，着力加功，要做神仙，先做孝子。孝乃神仙之根，四方纠察忠孝之家，无不奏闻。

理数之说，察汝言大近奥理，可佳可佳！修仙法门虽多，总不外一理一数。凡学道者，实在难得心内明白，心内明白，举止动静合乎中庸，才是真明道者，汝等似之效之。

汝问"樵子"，樵子与汝有甚葛藤？只要汝道心如天，不用汝问他，他到要来寻你，远则千里万里，近则眉睫间。樵子亦不是吃死饭的，遍崖海间寻觅弟子，况樵子为八百开阐首袖，焉有不来相会？姓名出处，何必追问，自后便知。

龙从风内出，虎向风中生。生龙生虎，要在时时勿忘勿助，始终如一，稍有牵染，则非道心。汝等在坛诸弟子，着紧炼心，气数至矣。速速勤功洗涤，丝毫渣滓不留于心，行事合乎中正，不偏不倚，即是道心。汝等稍有半分功夫，无不在我鉴中。心要汝等自洗，汝等若不以道为事，吾即在汝前后左右，亦何益哉？吾道甚易明白，汝诸弟子尚未细细推究。信河青气，不为无人，能遵吾教诫，速了尘心，仙可操券而得。吾观世间只知有富贵，一付生来心地仙佛皆牵于情欲，若言道心，千不得一，可叹可叹。人生何必苦奔忙，瞬息光阴瓦上霜。若肯勤心修大药，免教尘劫叹无常。

"一阴一阳之谓道"，识得阴阳，道在其中。阴阳者，生天生地之真种子也。离了阴阳，道无着落，故曰"三才窍、二五精"。三才者，天、地、人;二五精者,乃真阴真阳。合乎乾坤,生出坎离,坎离生出人,天地阴阳,自然配合,人犹是耳。二五媾精,即阴阳配合,生凡生圣,在一个顺逆取之。取之得其奥妙,则成仙作祖,顷刻而得。天机只在七日半,何曾出到九十时?子等悟之自明。三才之理,合乎人之数。天数即人数,人数即阴阳之数,总是人数包天地之数在内,人即天地,天地即人。〇机中机,此中妙理人少知;奥中奥,明明白白一个好。识得阴阳造化机,丢了凡尘免老貌。乾兮坤兮各一边,隔断黄河水流渊。路过三千一百日,始知我命不由天。

道者,太极也。自太极一判,生天生地,人物、昆虫、草木,由此而生。汝能法天地之义,则道在斯。

汝问"火候",吾今与汝细言之:夫道始于炼心,炼到纯一不已,方才是大定。大定名曰"基地完固"。到其间,汝心中自然五炁合一,申入黄庭,再加工夫,五炁归于玄牝之中,则百脉停止,虽云纯阳,然实是阴气,必假真金,一口吸尽。犹如载甲直冲三关,过泥丸,下重楼,入黄庭,归丹炉。七返九还已毕,温养火候,听其自然。但先筑基,百日功灵,必要二、三十两金鼎三五座,移来补我精神。锅破还要铁来补,衣烂必用布为持。人损若无真金炁,十死何曾得一活?补我纯阳,再采大药归壶,河车运转,神自为之,真人出现,霹雳一声,天地皆惊。此乃神出泥丸,炁奔天门。

汝欲知玄牝门户,须汝炼到纯阳,六脉已息气归根,此门自开,人人可见。到其时,移炉换鼎,采取大药,名为小周天,大药归壶名为大周天。至子时之说,若言泄天机。以活子时汝已知之,不必再言。吾所发宝鼎二、三十两者,及衣破衣补、锅破铁补,汝要明白我说。活子时,汝心炼就,必藉此补足虚损,筑成实地,重楼高阁,任汝自为。子时筑基不在金来不来,平时炼之,接补真元,名曰基就,丹则成矣。若不用宝鼎二、三座,虽汝闭息存神,难采大药,终成空亡。必要以金补金,方为工法。但此事非当小可,必要先除一切尘垢,无一丝障碍,心死神活,才能如吾所发言语。内丹乃汝心肾四象五炁而成，外金必要妙中寻，寻得妙中方是道。

"弟子频年笔耕，无以自存，悬旌摇曳，莫知所指。意欲西游川蜀，风烛惊心，未敢远离。而饥来驱我，菽水无赀，何自而可？"曰："知汝困守逆境，进退惟艰，远涉穷途，亦非善策。汝读圣贤之书，父母在不远游，汝母年迈，岂可远离？银钱有无，非人力能强，皆有一定之数，子但安之，勤心洗涤。'诗书敦夙好，山水有清音。'未必非子之福。且贫清富浊，有志之士，终不以彼易此。真正豪杰，视高步阔，穷由他穷，饿由他饿，不为事忤，不与物争。孤鹤引吭，有凌霄之概。人皆钦其丰范，仰其神采，吾子志不出此，而惊忧衣食，陋矣。有荧荧名，必无庸庸福。子神清骨秀，聪睿天成，才艺双佳，天之于子，未为不厚，人间浊福，子何羡焉？'谁谓荼苦，其甘如荠。'又曰：'学道须教彻底贫。'卧雪袁安，乞食靖节，子未至此，使少年得志，即有报以金丹。子且如盲如聋以应之，亦安能深研性理、穷究真诠乎？子虽不富，富在一心；子虽不贵，贵逾万世。吾子亦何少哉？"

元真元性本来同，一气包含万象中。不是蟾光归月窟，金丹何处觅根宗？〇性理功夫炼得深，只在掌上起丝纶。太极本是阴阳髓，数中一动产真金。〇真金本是无情物，采取须凭真性全。此金入腹方知妙，妙妙灵通不可言。

一念停机，五行皆废。古之君子其动也天行，其静也渊默。子能体之，可敬可喜。但照如此日日做去，勿怠勿忘，如江河之水，如井中之泉，涓涓不息。久久行持，自然五炁朝元，心肾交合，清炁上升，浊气下降，阴消阳长，真炁自生，归于黄庭，入于玄牝之中，此名自己筑基。筑基已成，再移炉就鼎，龙虎战斗一场，夺尽乾坤正气，大丹成矣。成了大丹，百日内火候不可离了，若离了火，则丹寒不结，不结则散，于百日工夫更难矣。汝性功到那一步，吾自然指点分明。济一，只要汝奈得苦，守得住，正在此时见心明性，此为成道之基。然在世人虽富贵，无有不愁虑千端,再不回头寻岸,自沉苦海,可叹可叹。如汝就要在这艰难境界立得脚稳,火里莲生,才算得大英雄大豪杰。天有屈伸,人有逆数,非学圣人之道,鲜能明悟。汝阅诸先贤圣之经,火候温养,无不悉载,久久观之,自然贯通。到贯通之时,性到纯全地步,吾来观汝下功,另再细传可也。

汝问母寿,三千蟠桃八百仙,八百仙人一个颠。有人识得颠中意,不是神仙也是仙。参了,十五来禀。

观汝愁肠满腹,进退不定,岂在道者之为哉?事有一定,数有穷通,汝岂不知?然汝虽在穷途,较吾昔日则高千倍。吾昔守饥奈寒,一心不异,数年苦楚,尽心向道,一旦得蒙师眷,指明大道,汝何不自思乃尔?吾之前游后游,汝去看来。若不受一翻苦楚,难免后来魔障。汝正要在此逆境立定脚跟,猛火炼出真性,才能勾不动,天地作养人才,必先劳其筋骨,饿其体肤,然后精神事业无不从此中出。汝在吾门下,当更加一翻力量,彻始彻终追进,拏得稳,立得定,何患大道不成?切不要志卑识浅,片时劳苦,万劫逍遥,子当自豁。

汝母寿数禀来,八加三,又加一,是矣。但数内还有日月在内,可再参来。"八百仙人一个颠",颠者一,八一之日月也。参破吾机,谨口深藏,慎之毋泄。济一勿忧,无事且退,吾往蓬瀛一走。

金藏于炁,炁内自有真精,天地万物皆此一点真精结成。玄牝开,一阳来复,一阳吸入黄庭,金光直透九重。九重关锁最为难开,必用先天真炁,得此一滴,便是丹头。丹在内外两处求之,内乃自己,外乃他人。两情交并金入性,万籁齐声一点金。采之当于先天未判,后天将判,恰合符节,即其时矣。但取金有一定之理,先要炼己,后筑基。然炼己筑基不可分为两说,筑基内要分老弱强壮。老弱必须鼎多,以补亏损耗散之气,强壮可以不用。然人到中年,虽云强壮,真气发泄,不无亏损,只人不知耳。汝炼己工夫更要勇猛精进,成仙作佛,全在炼己。炼己功到寂静,心如太虚,那时己身坎离交,五炁朝元,心死神活矣。再筑基,基地成了,六脉皆停,后天呼吸皆住,全是真炁回旋,返本还源,由于玄牝出入矣。到其时,玄牝自开,名曰真人之息。如此移炉换鼎,取金还我,乾坤各得其位矣。汝于此时,总要奈得苦,猛力求进,莫以尘俗浅见蒙蔽真心。真心蒙蔽,是自杀其仙佛矣。人人有个真仙佛,只是自家杀自家。世上万事无非是假,只有炼道一着有无穷乐趣,若随世俗鄙见,以贫贱存心,则碍道心矣,汝其勉之。

原夫性命本来同,凡圣何分共一中。细讨渊微探至理,天机妙道自然通。性之中、命之理,总在炼心一着。心若炼就,自有无穷妙义说不出来。命假性成,性由心定,心不定,性不纯,性不纯,神不附。神性相依,表里分明,道自然生,故总在炼心。心死神活,故能变化灵通,随心所欲,不可思议。心者,难制之物也。能到心冷如冰,无物无我地步,方才是性。若有一丝碍物,则心尚未死。修道真人如水,清处固清,浊处亦清,恶气不起,才算炼心。若遇事即动,勃然而怒,非养心修性矣。盖心不收,则真气随出而损其元。汝等切宜戒之。所以学道当如愚者,此也。能到真诚有感,感而遂通,吾则幸矣。若气质之性,有触即发,吾何取焉?宜加意炼心,必得纯净无疵,始称吾望。

修身之五难者有天恩,但炼己之功,必得死心塌地。第一要舍己从人以调鼎器,第二绵绵之机以调息,第三小往大来以调气,第四凝神归穴以调神,第五心息相依以调精。此五难,是要真学真心,天亦不能必也。

济一可随师进山,自有安顿。汝母之寿,吾已请添海屋之筹。只要"真诚"两字,件件上天调停,只怕心多挂碍。若也血志坚刚,道可立地而成。

道南密有洞天,现在可挂"为本堂"匾额。济一机缘,清虚体而行之,脱其世网,可以掌持道南。然必藉势利,方能稳固丹房。个中消长之理,真学志士,自能领会出来。若件件直白指点,汝等依样葫芦,怎有操学?此番办道,清虚大懂真意,故有落花流水之妙,不受尽磨折,断难及此。但性分中尚多急燥，进山务加涵养工夫，洗净痴嗔，则天元神丹，舍子其谁掌之？

济一知道玄微否也？这事有神出鬼没之机，令人捉摸不定。然恍惚杳冥，其中有信，又非镜花水月可得比象。只要懂我真意，不用识见，不用想头，单用先天元性，空空洞洞，机到即应，莫教当面错过。大丈夫遇事以胆量，当事以力量，行事以度量，非顽空蠢夯所可掌我丹道也。百折不回，才算真学。而全躯保妻子之辈，又焉能临大事而不可夺也？至于求富贵利达，为身后计者，乌足以道哉？子之薄势利，等富贵若浮云，由来旧矣。且所望不奢，求碗粥以膳家口，而求道之志则泰岱焉。天之施恩于汝母者，此也。汝非不念子孙，惟安命才无妄想，汝机已到，天之玉汝成也，定矣。道南之任，舍子吾谁与归？

【卷之七】

吾乃柳，风风雨雨满亟关，瑶池仙子在其间。试将金鼎层层理，妙诀参来得返还。

祖师到，接驾。钓得鳌鱼炼大丹，个中消息在金山。龙沙道果今年定，贺汝诸生事不难。清一今将丹道求我印证，故来坛晓其微奥。这丹非点石，非非点石，其炼黄白作鼎器，招摄天魂，非地魄而无着落，此汝所知。而招摄即采取真机，知玄微不外顺则生人之理耳。先识浮沉，次辨老嫩，就明抽添，汝由此进一层，推其景象，交媾结胎，乾坤来往。丹法精微，总是砂铅两般作用，有感应之机。地浊而重，凝于釜底；天轻而清，浮于宝盖。第一池备一鼎之需，青埃子为其根本，与《承志录》相为表里也。子知戊己两土，已得其妙，何须舍近求远。且《铜符铁券》即地元以上事，因出山铅之烹炼，其法尚未详明，不可泥文执象，必与《地元真诀》同参，方免歧异。汝既明造土之功，何愁神丹不就。服食之丹，亦在九子齐庆老，火气潜消，毫无热毒，修药为丸，服至百日，辟谷身轻,行走如飞,水火不能害,寒暑不能侵,救世上之苦,立道上之功。择洞天福地,移炉换鼎,照古法而立坛灶,迎圣祖而行符,取天水天火,由人元之黄芽白雪升至神符,待天诏下颁,全家拔宅,道果圆成,形神俱妙者也。俟修地大定,丹房齐全,再逐一指示。

内丹、外丹,其理虽一,其行皆难。内丹要心虚如天地一般,外丹要神性表里一样。火候工夫,自古未有内丹不成而能得外丹者。内丹既成,再无不知外丹者。丹经之千喻万比,隐秘实难明悟。"要知黄白精,先明黄白体。黄白两般同,砵砂真堪取。若无铅汞配,何处分真语?"外丹汝不用求,三、五年间自有人办,汝等急切办内丹了道可也。

道也者,天地之秘,非人不传,传及非人,天必谴之;遇人不传,天亦罪之。汝济一求吾玄旨,当警惕在心,着清虚将人元、地元逐节细细指明。得吾之道,谨遵告诫,妄泄天机,取罪不小,子当勉之。速速煅炼性功,采取归鼎,地仙成矣。地仙既成,天仙在汝掌握。目下地仙一着,汝数人同心扶持,结为侣伴,共相成全,陆续下功,早炼早成,切切。

汝闻吾性命双修真谛,昨日凡夫,今日仙阶矣。道大无外,小则芥子纳须弥。其大其小谁使之然?二炁氤氲耳。逆而修之,法天地氤氲,使去者返,失者还,仍然父母初生之时,则真性常存而不流浪生死,与造化相并,是为参天两地,求仁得仁矣。

绝去贪嗔,不以世缘劳其心,不以尘障扰其神。志帅其气,寂然常静,湛然常明,而势利可忘矣。汝济一之境可谓苦之极者,而贪心妄想尚不系其怀抱,际此拮据万状,飘然如凌波仙子,出尘之表,冰肌玉骨,实道中第一流人物。然非历斯景况,何以励汝操持?天之玉汝成也,可谓厚矣。度弟子得如汝者,亦可以副吾之望矣。吾调福地以待子至,至于家事,自有吾在,更见度人婆心。赐号"复初子",别号"澔岭居士",从此专心致志,凝神养和,而龙沙道果子其任之。

一楼明月照窗纱,万草千方总是差。要子心净明如镜,自然分辨两般花。道可一言而尽,散之则六合无穷。子等今日所论,夺尽天地玄机。知之非难，行之非易，非空寂如太虚，遇境不摇其心，取丹不乱其意。如此下工，百日、十月、三年如同一日，何愁仙道不成？所难者心难降，降得心，伏得炁。降不得心，遇境动扰，心神飞越，神性散离，离道远矣，子可思之。

道者炁而已矣。炁在天之内，冲塞弥漫世界，无所不到，可散可合。分之为阴阳，合之为神炁。神凝于炁，道在其中，太极含蓄。元炁一判，分清分浊，浊气下降，清气上升。知其机，明其候，得其数，不差时刻，采取归炉，真气绵绵，不急不徐，听其自然，有一番景象。汝自历其境，有非言语可能教人者。炼己筑基，乃学道第一着要紧机关，诸仙必由之路，从古仙真佛祖，再不能出其范围。筑基成则寿比老彭，不为阴阳所拘，出离凡质，就是神仙底子。再取大药，震兑配合，十月胎全，三年乳哺，再加炼神还虚，积功累行，天仙成矣。听候天诏，身登洞府，位列仙班，九祖超脱，共居仙境。这才算人世一场大事，永证无极矣。

吾南极老人广寿星也。笑傲烟霞，平白地冬岭云遮，霭霭祥光，照见修道人家。有几点血心肠，为这青白丹砂，许大乾坤，一个粟米芝麻。你看釜岭居士到也，可嘉。喜的是"诚敬"两字堪夸，我这里青龙剑，金电掣龙蛇，有日功圆行满，早登张骞槎。

吾北极玄天上帝是也。修行人，早寡欲，早清心。寡欲清心，丹结黄庭。论德论勋，三千八百。须要圆成，赐汝修地。稳靠纯阳帝君，看梅花开放，赶来行程，我安排炉鼎，事在白云深处。汝心真意真，因此上天是馨。休信旁言，一志凝神，道贵于诚。莫把这事看轻，办道临渊履冰。你看祥云内，来了吕子洞宾。

谕济一之行，须以道念为重，方即方兮圆即圆，办到修地，共成证果。你看古之人，古之人焉可宜于今也。

干戈动，中原堪叹，把汉来唐宋，都是这般看。剑挂星斗寒，文臣武将，早平了祸乱。须要忠良的，才有谋有算。说甚么宋室山河金瓯半，这壁掌兵权，是世忠元帅韩，那贼兵闻风而窜。吾乃武穆是也，今见诸子诚正修身，故降坛一叙。诸生勿谓余言琐琐，无关丹道也。然金鼎玉炉，邪魔侵扰，吾当驱之，以成子之大志，谁谓不可？但汝等修地，所当急定，李生功到，必有一翻事业；而清虚所祷，亦当听其自然。世间事体，尚且有数，非人力所能斡旋者。况修道之士，天不佑之，有是理乎？汝师帝君，午刻赴斗宫去矣，予巡视南天，偶来指刘子之痴，然乎，否乎？吾去矣。

元君一阳到。谕汝修道志士，必得一念不生，任听天命，若闻鹤唳风声，此心即生惊恐，异日大用现前，魔来试道，何以当之？全在平日历险不动，才算真英雄。子之怯心未除，何以言勇？独善其身，何以言仁？事未至而先惧，何以言智？子其加力勉抹，方免见识乱性。

吾乃韦驮尊者，来此肃坛，恭候菩萨驾临。清风明月照普陀，一缕霞光映碧波。细雨洒开尘世界，莲花座上即大罗。广目天王奉菩萨法旨，肃静坛场，祥云霭霭，香气馥馥，菩萨来矣，接驾。五蕴皆空，一尘不染，善才掌木火之汞，龙女现金水之珠，即能四相不着，自可华池涌泉。汝龙沙仙子，志在安怀，我也慈航来渡。出山铅本大丹头，箭簇砂亦神符药，采之者先正其心，炼之者必诚其意。念念不忘，心心在道，事靠上天，力行靠人。汝朝阳山人，为丹长子职司震鼎，作为甚多，超脱不易。吾发慈悲，悯汝魔侵，今此谛言，悟即脱离。必须降伏其心，勿住色生心，三尸不害，六贼不扰，子其恪遵法戒，一指禅定。既证瀛籍，九祖同沾，缘遇如恒河沙数，功德可黄金布地，勉之哉！旸谷道人，心坚信笃，正是其智可及，其愚不可及，汝诚信之念，上通帝座，实属堪嘉。修行总在一诚格天，于教言是听，方可去执着己见。教言不听，凭何下手？你看聪明之辈，以教言为河汉，如何得去？以至朝翻暮改，学者牛毛，成者兔角，此之故也。

吾乃值符使者，雷主到，接驾。适在北斗议劫殃，满身带得玉炉香。青山流水依然旧，试看沧海变扶桑。○为了龙沙下界来，诸生勇跃帝恩栽。栽培救尽人间劫，好好携君步紫台。南宫事件，道南正好习炼，须先养性后救劫。养性便是炼法，立功便是救劫，然后一层层做去，未可越等。自古流传，今不异古，子其矢公矢慎，自有良缘，吾差赵天君护汝。

梅梢月白，桃花映水泽，有几个毛贼，想把玄关偷窃。你也休漏泄，你也休缄默，看机把道说，度来全就天根月窟，你休愁关山难越，龙沙有个妙穴，点得中平步金关。这瀛州仙籍，也要汝心头血，才成就黄白诀。

吾乃柳，奉恩师传示诸生，来晨一总上堂听训，并决来年山事。另有"智、仁、勇"三字，要内外紧实力行。诸生宜以三字，各各体参。何等行法，明晨禀复听训。

真铅出水最为佳，子母相亲炼汞砂。妙穷五百七六数，半井莲开白玉花。昨日传示"智、仁、勇"三字，是指明汝等心法之用。不能行此三者，何以言道？三字以"仁"居中，实道之根本。根本坚刚，其发生之智亦然。"智"字坚刚，自然生出一个"勇"字，这"勇"字非等闲可言，有顶天立地之勇，有切切思思行法之勇，有时刻体会吾心之勇，有炼心炼道之勇，有一心办道之勇。吾说到这"勇"字，若哉写不下手也。汝等当为吾详之。道可行，丹可成，上恩实有授受。且此工夫，不舍破皮破血，不舍精神劳苦，不舍怕穷之心，实难行耳。这功德一心施为，就是那求诸己而后施诸人。若不一切反求诸己，便非圣人功用，须要时时体行。无他，以仁处中，此理上可以通天界，下可以达地府。清高雅量，天地万物皆备于我之一心矣。吾今虚负汝等，向年以来，至今数载，颠颠沛沛，亦在虚舍岁月耳。今此伸明，了却前愿。

吾乃蓝，祥云霭霭出西山，跨鹤乘鸾到此间。只为龙沙真气速，采取真铅炼大丹。〇出水灵铅认马芽，两仪氤结此为佳。丹炉月彩飞蝴蝶，焰吐青霞五色花。

五陵楼阁自巍峨，闲演三车诵吠哆。妙法法中皆妙法，波罗枢内有波罗。〇妙理精修金水池，胶泥配合与东西。造真依式为宽窄，宝盖玄机世罕知。

炉式

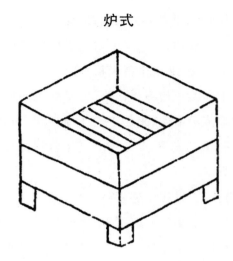

炉身高三尺六寸，四方式，每方二尺四寸，依两截做造。一截下身高一尺五寸，四角脚高六寸，于周身内外要有一线边，靠身脚之所，好另安底栅；一截上身高一尺五寸，以通身三尺之中，另安腰栅。铁栅应做造两块，下截炉身靠底栅上七寸正，开一掩月口样式，七寸宽，五寸高，以便进炭火。

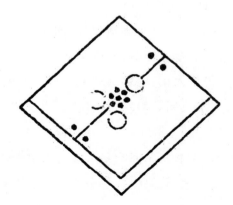

炉盖用铁板平式，如套槕样，当中分均开三孔🔗，四围多空无妨，每孔中空四寸，不得过大分厘。每孔排离三寸，亦不得太开，再于三孔之中，均匀七星眼，如云南棋子大，孔要过锉光圆。

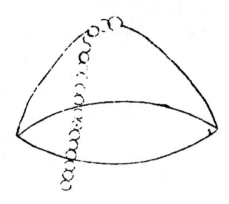

上天庭用锅形一盖，圆如覆杯式，罩住炉身，锅上要安环，环上吊索，易于扯动。

炉上盖板，当造两块合缝，于合缝两头穿四眼，好用铁钩扣住，炉身上截薄些，下截要厚些，脚粗，子母合缝口，方不走泄火气。均宜如式铸造，如此拆开，易于搬运。铁栅粗厚，要排匀得宜，勿疏勿密，具图如左①。

此炉式，参写开成尺寸，好交清虚治办。照式精微铸造，切勿令人多见，亦勿狥情与人代铸。可铸两座，清虚收存一座，将一座包扎寄省交清一，吾另有吩咐，配合成全乾坤两炉之用。此乃上清从古少传之秘，不得轻泄，妄与见闻。将来楚广有到此之缘，恐见者多，致阻汝等立功济世于无益哉。清一可代吾嘱之，清虚同诸子领之。此劫了吾夙愿，端赖汝等，天人厚望，慎之！

此炉名曰"河图式"，当年三清用此成道。规制通身取河图之式，

①　按：为便于理解鼎炉的制造，将图移置于相关文字之上。

无天圆地方之象,乃以乾位统夫坤位。不得覆载之情,何以天道周流,地道上升,人道合中宫之气?此不能别乾坤之义也。铸造须要精洁,上下均匀,不得歪斜,当取东南有气之火,合西北有情之金。下手镕铸,致嘱清虚留心看过,丹事藉此,自然而成,无得假一毫强为之意。得天心以尽人事,未有不易于成者。○外铁板四块抵上孔,又铁板两块抵炉口。

又圆炉式

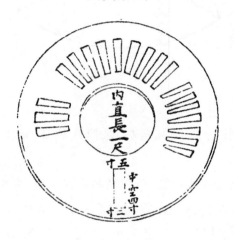

南北径二尺一寸,东西径同。内空圈直长一尺,外余围圆实平板圈宽一尺一寸,外边实宽二寸,往里中开齿行四寸,长至靠内中空。实圈平板宽五寸,过之,才是内空一尺之位,只要二三分厚足矣。○此系古圣照依乾坤宝镜制造,其理甚是明晰,宜遵毋失。其开齿方位,北一空行,南九空行,东三空行,四七空行。○回赖人功人赖回,道人聚合又分开。今朝合看天开日,正是调和鼎鼐才。○正寅正好铸炉功,一得三生天地宫。木得南天新旺气,五行八卦固其中。○一时人物一时功,化到三清太上宫。莫失真人同道者,天元是许赞炉功。○到日天仙下界来,频施法宝助回回。同将真宰方圆里,大众拈花一笑开。

吾观各坛弟子,贫富不齐。贫者乐道苦于赀,富者田连阡陌而不舍。兹奉上命,采办水中金,以济诸子道资。一炼丹待有功德者,一超脱穷苦有志笃于道者。

石洞隐樵,自在逍遥,一轮明月照梅梢,精勇功道。试看春风飘,引动广寒仙娇。吐气如兰,恰像弄玉吹箫。并蒂莲花,轻折柳腰,妙妙妙,一壶春酒醉酕醄。那时节,春心荡,春意飘,内中光景,别有兴饶。不须心焦,不须心脑,一刻千金是春宵。你谨记,安排金屋贮阿娇。论年华,到也苗条,写不尽绛帐风流话一宵。

醮来醮来,谢天谢地,才能消受这金刚妙谛。看教言,要领会,莫辜负玉府之秘。

东湖渔翁,安排满江红,好把鳌鱼钓来用。钓鳌山人夺天工,真机一点自然通。池灶鼎炉,达地通天,引入绛宫。梅花开放,正是金山春意浓。几许妙言,细觅真宗,算是复初初功。

南园灌叟下吴东,有点真机隐显中。若也瑶池人遇合,河车于此转而通。有个东风,有个西风,那人儿妙语相同。济一场大功,含春花自红。

大风来到江东桥,扬帆走马乐逍遥。郭公有道频过访,十八孩儿见刘曹。个中自有真机子,点点滴滴兴致饶。助君赀财成汝道,不在东边却要陶。〇办铅之机,临时自见。即于教内说明,真心人自可领会,而且应行事件,都有安排。走到那里,明到那里,子其体之。

竹杖芒鞋破晓烟,仙家亦自爱婵娟。红颜恐惹风尘老,未到蓬莱别有天。道之初着,洗涤尘垢,心地光明,不染色欲,五蕴皆空,心如太虚。任他千变万化,寂寂不动,这才是真定。真定之后,移炉就鼎,取金归壶,火候煅炼。十月功圆,三年事毕,飞入天外,以神合虚,金刚不坏,与道长存,功德圆满。诏升金阙,永享洞天之乐。一子登仙,九祖超入三界。今观汝等,虽云终日谈道,卒未见实力行持。道不难知,为难行耳。

临事不乱,进退合机,不假后天见识,自然有个真机,才是先天。但凡讲道,非是口头禅,要自家认真,得于心,应于事,遇境不乱,才是临炉对境实学。况西方白虎乃无情之物,动则伤人,要他听我使令,必先将自己真心诚意降了火龙。龙降则虎伏,再架一度天桥,水中捞金,石中取火,名之曰"金来归性"。水中火发,景象多端,务在平时炼就一团和平之气,才能够如此。若有一毫牵染,则难望其成矣。维望汝等细心思维,此中奥妙,汝自己心中活佛自然明白指汝。神仙不难修,难在心不能死,各自立诚心,一步步行去,十万八千里,自有到头之日,勉之,思之!

愿汝等多立功德,效先圣贤事业,阐扬四海,普救万方。与天地合德,无在不在,斯可为真真神仙种子,圣贤心地,上品天仙。若悠悠忽忽,不肯实心修持,欲望成仙作祖,难矣。必要受一翻大琢磨,大逆境,逆中有顺,圣言"劳筋骨,饿体肤",正是天地作养处,不可受了些逆境,便生退志。各人毛病,各人自勘,勿负吾谆谆教语,其细体勿懈。

修道者,修其心也。心纯则气自平,不为俗尘所拘,不为物欲所绕,逐渐炼去,自到真正境界。吾自奉命以来,五陵内外,虽修者人多,未见其实可称者。实力行持,十不二三,可见仙才难得。今数已到,各宜早省,跳出火坑,勉力修持,有吾可靠,不可退后。再转轮回,难矣。命理微妙难言,汝等已悟大概,这是三天秘简,非人不传,妄泄天机,取咎不轻,慎慎慎慎!

吾李凝阳,汝祖师今在天庭,吾游碧霄宫来此。一根铁拐挂云烟,任分南北两重天。但愿世人多功德,同等寿域万千年。○采尽山前碧落花,常来海上泛仙槎。黄芽发出还超脱,白雪原来性自佳。○一足踏破虚空界,双手擎持日月中。乾坤气禀由无极,阴阳本返太虚空。○身佩雌雄剑,跨下长生鹤。金钟三彻响,丹台朝夜乐。虚心知我道,焚香清静学。一诚修正果,六根都绝却。筑固墙下基,全凭金囊籥。百日功灵满,延年第一着。海水分潮信,子午明清浊。大道本无形,无为原有作。十月怀圣胎,三年乳哺缚。行满升天界,功圆朝帝阁。

吾张果老,养成罗密炼丹砂,炼己修成妙更佳。三阳正气当采取,五色云中吐月华。○云排星斗透寒光,月照天书降上苍。三唱金鸡朝北阙,一轮兔魄出东方。

云淡风轻近午天,咱也曾留太平川。白头老翁相对那红颜娘子,巧因缘内会神仙。逍遥的歌儿庆祝着昊天,身在蓬莱万万年。哈哈,我倒骑驴儿呵呵笑,将谓偷闲学少年。全凭心性炼周天,功成清福乐无边,才算是神仙。汝等师今夕降此,共有六位,堂中早宜虔洁恭迎。

吾乃钟,春城无处不飞花,吾尝跨海笑哈哈。浪淘沙,滚着江儿水,逍遥乐内做仙家。朝朝夕夕开怀饮,时时刻刻喜嚼芽。你看那朝中官员怎比得咱,我也曾将那紫袍金带全抛下,轻风散饮五侯家。

我也来说几句从容话,闲来无事不从容。吾乃曹逢金,我也曾移步出皇宫,不贪富贵繁华乐。铜雀台边伴道重,灵阳板儿妙无穷,淡饭黄荠乐更浓。我也曾朝夕把《皇经》诵,睡觉东窗已日红。

一炁包含万象中,阴阳剖判尽鸿濛。壬癸恰合真时节,一种金华献上穹。金精现,月正斜,月斜原来现金花。金花内有仙佛种,识别真铅是作家。借问采西家,东邻用意拿。必要降龙手,得个活哇哇。我今来讲道,命理难开口。开口不是道,闭密才是他。

我有一宝在形山,无影无形画图难。家家有个家家有,那个能知那个还。

庭养冲天鹤,西流泛海槎。福田生白玉,水火炼丹砂。吾李铁拐,来说几句清浊话,只恐诸生见我形容怕。生来一身古怪,生来一身古怪,古怪形容街上卖。真迹时时坐渡头,世人见我摇头摆。我笑世人真个痴,不修正果轮回快。学真道,真师在,虚心两字要真空,空到无空真境界。金认明,木上载,坎离两卦分中界。穷时节,辨爻铢,上下通真元气泰。清静法门无二理,仔细临炉莫贪爱。不宽衣,不解带,桃柳花红及时采。我今泄破上天梯,遥指白云观自在。

吾邓天君,坐骑追风带宝光,气摇山岳剑光芒。我今奉命来坛上,禁察还为扫不祥。

入汉随云去,悠悠心更闲。鹏程飞万里,一望起空山。

书记钱荷先生(元朝人),淡淡寒风至,西窗翠色明。竹林新雨润,树霭夕阳轻。

问"筑基"。筑基筑基,先求云梯。火符刻漏,要合天机。筑得基来寿命长,始知神仙有药方。不信但看天边月,借日生明照万方。

此道非比旁门小术,得之者皆系累世修来。可以一言而喻,顿悟玄微,无缘者虽终身参究,不得其理。汝等皆夙生真灵不昧,本性圆明,觉悟正因,得遇斯会,乃日行天中,自非天数,万劫难逢。各宜勇猛精进,变化气质,静养精神,一步进一步,有气可养,无性气可使地位才是纯和,其气自然冲塞天地。以神合性,这是浅言修性养气功夫,必得神性相依,方能五气朝元,三花聚顶,较取丹只在毫发之间。汝既明六六识三三,爻铢时刻合玄关。火符沐浴均须记,灼灼光照帘膜间。那时节,履虎尾而伴虎眠。西南一朋,得个先天,壶中玉液,种我灵根。

平生少济度人缘,藕出深泥长碧莲。寻出桃源津水处,始知世有活神仙。吾道简易,惟在各人实学而行。性自天来,亦由学至。炼到心与天合,天性一体,命自归宗,所谓"头角峥嵘势莫当,云收雨霁暗潜藏,吾今指出神仙窟,养颗骊珠夜夜光"。

乾坤一统,万物皆发通。一点暗香从鼻送,不与梅花气味同。想是丹桂注蟾宫,云外清香动。或是野花无人种,惊起蝴蝶梦,任他花丛中,情思戏弄。问牧童,你从我上华峰,踏迹寻踪。牧童不肯承奉,求渔翁。他细指前面一清沣,玉栏杆,一沼芙蓉。此清香从未逢,田田翠叶如绿竹,飘飘香蕴神仙风。其乐无穷,不负君子之美颂。碧云中,有个桃源洞。行数武,渔翁相从。万绿合丛,上一钓鱼蓬,情致甚浓。但见扳起葡萄瓮,酒杯相共,醉来满面映江红。其境鸿濛,忻忻愿相随汝从东。

一炁含三象,万物未生时。判出阴阳理,明道在玄微。

汝等务须舍此虚华世界,一心向道,洗尽夙生习气,自然清福无疆。

〇师传祖炁运周天，采取金花弃却铅。识得炼铅休再问，贯彻丹经千万篇。〇周天火候要精明，不遇真师莫强行。三十六宫翻卦象，千金不与俗人评。

【卷之八】

学道原无奇异，只在炼心一着。若实信笃吾言，清虚传授囊篇，百日功程圆满，延年至道真乐，修成圣胎出现。步虚乘鸾跨鹤，吾兹飞鸾度化，救济群黎。有前因者，当归我虚元之天。为念轮回至苦，所以采铅烹矿，成三元之至宝，超万劫之造化。当立鸿慈之德，广济之功，少补天心，各成汝志。

金丹大道理难明，心性明时道可行。要知造土真玄妙，但向玄中中处寻。前示子等，乾坤为天地，喻男女，喻阴阳。乾一破而为离，坤一受而成坎。即喻坎离为阴阳，为男女，为龙虎，为铅汞，为日月，千喻万喻，总是"性命"两字。人从虚无而有，由此道顺阴阳而生，虚无一炁乃本来生身之根，禀天地正气。心之神明，本自虚灵，所以具众理而应万事。性即心中所具之理，而天又理之所从出者也。心天之理全，则性地光明，以之施采取，不难矣。

三宝者，精、气、神，即吾儒之诚、敬、信。真诚者，先天之元也。乾坤定位，二五之精，妙合而凝。一得五而成六，二得五而成七。此一六共宗，二七同道之真也。因而一点为胎，由二成形，即具三数于中，是《易》乾之初爻用九。盖一含三，三三见九，细而剖之，一、三、五、九，阳数也。阳为奇为九。究竟万事之理，不离乎三，三即宝也，何精气神之分哉？

济一，汝心不必愁与忧，大道至理，福自悠悠，平坦施为，以咏以游，蔼然如春，渊然如秋，太和两气，保合天麻。

重台遥望碧天高，风卷长江喜浪淘。若遇一阳回复卦，不坚牢处总坚牢。

文章妙悟，只此一心。心非心，佛非佛，这道儿，不鹘突。悟不得水中真物，脱不了尘胎腐骨。有的自有，无的自无，大道无外，原本糊涂，只看取石烂海枯。梅花酒泻春一壶，透出寒香三四株。灵珠一握青萍乎，办取真真妙底工夫。

问问问，这年光一瞬，那年光一瞬，风风雨雨两三关。一个连环，一个连环，环之又环，玄之又玄，难乎不难，然乎不然？守其玄，知其难，破镜分明一线天。觑得些儿是妙缘，明明白白，的的真诠。有来有去，莲花半瓣，飞来船，渡取人登醉汉，呵呵一笑问青天。

月是空空镜是花，武陵深处有人家。渔郎不记来时路，笑向沧江问暮霞。

日弄西窗下，闲观气自舒。为萤悲腐草，弹剑咏无鱼。麦浪靡沙鸟，秧针误绣裾。竹洲藏玉笋，花坞觅佳蔬。犬吠柴门外，莺啼夏木初。林园无俗语，泉石别名誉。细雨凉将至，微风热渐除。高山流水志，吾亦爱吾庐。

即景成诗，中存命理。

月映纱窗影透堂，焚香玩《易》道深长。双扉未掩钟声起，玄帝轻传却老方。○孙真人曰："吾不敢明以指示，作此诗以包含太虚。生等其玩索之。'性功'二字，自古圣贤及理学名儒，无不纯粹，子等有志，性学不纯，命于何有？"

万壑松声隔岸闻，长江月冷卧看云。清空雨气回风曲，三岛和鸾一鹤声。○化育参天道不穷，壶中日月自玲珑。芙蓉出水新鱼戏，偃卧浮来一醉翁。

古径何曾扫，疏林月弄光。焚香参道妙，蚓笛送琴堂。○孙真人曰："吾再释此诗意。古径，是人迹不到之处，受日精月华之气，成万古绿苔之茂，纯是一点清静真心，不必扫而且不可扫，并不待人功扫也；疏林，眉也，月弄光时，至彩色现于眉也；焚香，虔诚进火也；参道，如如不动，默然运周天度数也；妙难言，心传也；蚰笛，直而无孔也；送琴堂，心中无物，四大皆空，先天自见，如琴之和平，方能受而不飞也。"

精气三华自不衰，清空紫气仰成规。金丹九转元君炼，寿似黄安坐宝龟。〇清空紫气之文，元君之所授也。黄安坐龟，人问几时坐起？答曰："此龟畏日月之光，三千年出头一次，我坐是龟，见三出头矣。"〇汝等不明老阳无生息，吾有一譬：如月之初三是娥眉，到五、六日仍圆者也。妇人修炼如明月一样，难得者是皎洁。须知妇人之欲过于男子，或到经水已过之后，其心如莲之初放，乘天之雨露，才结其实。妇人若无男子，是孤阴矣。孤阴不生，莲花若不受雨露之恩，纵得之沃土，终归无用。天之雨露，非为万物之生计，不虚此一举乎？雨露不受于万物，是孤阳不长矣。夫道即物可证，随事可通，浅淡云为，皆具至理，无如人不思而通之耳。

今夕云何夕，三星入翠房。梧桐惊夜雨，木笔写诗肠。黄菊无消息，幽兰有素香。青烟腾紫府，银烛吐金堂。冉冉形如鹤，飘飘貌若凰。朝元应不漏，彩色照西阳。〇何上仙曰："浅诗数句，即景以写道中之微旨。大道巍巍，无师不度。虽有绝大聪明，所悟不过章句之末，何补于此？何益于此？"

五色烟中炼至精，浮天载地运亏盈。土生万物无休息，直上云霄谒太清。

日透纱窗，夕阳将斜，风送牧童吹青野。引不动我心猿意马，我只是思无邪。日落孤山下，一轮明月，浮云莫能遮。隐士原以淡薄无奢，沽酒自酌，杯盘狼藉且收罢，月下煮清茶。弹一曲御风操，何等幽雅？

雨过花添润，风来影自移。珠兰香暗吐，杯酒一篇诗。

天作长桥五彩虹，云间鸾凤正从东。壶中日月长天色，高卧西窗一醉翁。〇满沼荷花分外香，仙风飞处不寻常。牡丹结蕊含金液，夜采菁华献上苍。

牡丹开，牡丹开，开了牡丹丹自来。丹既来，任你采，连根拔，真境界。人能明此理，即是地天泰。

　　我也曾花街柳巷去顽耍，我也曾酒肉场中去玩也，我也曾抱个娇娥望月华，我也曾吃过琼浆酒一杯。娇滴滴送来香可爱，天桥上有几个知心并头相拥？悄殷勤，春心动，五夜之情偏重。费尽善财，接得珠来，收入壶内，好不难栽。温养十月，又要三载。

　　"酒色"二字，汝等不要看容易了。难莫难于此，易莫易于此。难者对境忘情，始终如一；易者三、四年功夫，即可身登仙界。知其难，明其易，无有不成者。须知这酒色场中，乃我修仙佛中必由之路，非平日看得破，炼得深，挐出一个顶天立地大豪杰心肠，坚志不二，未易易言也。

　　静诵《黄庭》不一时，瑶台鹤驾五云随。笛声咏罢三更月，金灶烧残火未炊。

　　"静诵"句，是道也者不可须臾离也；瑶台者，坎也；驾鹤者，取坎中之金也；五云随，五气朝元也；笛，法船也；咏罢，驾法船之后也；三更者，活子时也；"金灶"句，是真阳不足，相火上炎，水不能济火，所谓"未炊"也。

　　杨柳停晖绿自移，新蝉始发树高枝。寒梅斗雪曾相遇，五月榴花是别期。

　　柳喻人，晖喻道，停晖喻不一心于道。绿是柳之神，自移者，神离舍也。"新蝉"句，才能脱壳，飞鸣于方丈瀛州玉树之上矣；"寒梅"句，是冬至一阳生也。五月是天中午节，阳极之时；是别期，阴将生之候。

　　谁谓瀛州分外奇？孤峰环海望东西。一钩半落青天外，渐吐真华五色芝。

　　修真之士求诸己，中道无自止。夜眠迟，天早起，无漏元神与精髓。食无旨，行敝屣，走尽天涯云山水。天降八梅李，其味甘而美，食之能不死。莫说我言浅，此中有至理。夏木萋萋，夏木萋萋，黄莺儿，暗藏柳丝底，巧舌分百啭枝上啼。妙哉，丽春何足迷？妙哉，丽春何足迷？

黄白仙机不易传,建功立善几何年？金丹换骨皆由我,造化难拘物外天,

龙沙真气转,我教莫离远。须求玄中玄,亦不外五典。

云吐奇花趣最长,风敲松子落琴床。寂寥一响惊人梦,朗月空悬满地霜。

清静无为海岛仙,天君不碍似秋莲。池边特立孤桐老,要作琅云一渡船。〇玉笋奇峰翠且幽,银河不断水悠悠。明星灿烂能飞渡,砥柱人间第一流。〇根器生来自不同,丹砂百炼见鸿濛。阴阳法界成呼吸,全赖池边一古桐。〇谁把菱花挂九天？大江水涌过前川。滔滔不舍如斯意,枯木为舟送海边。〇水面金花不易开,年逢甲子甚难来。天恩浩大何时报？遥结瀛州一法台。

仰看天孙巧,浮云海外多。千层如布锦,五色似轻罗。日耀绫纹展,风飘匹练拖。遥天书雁字,秋思竟如何？

案前灯结蕊,朵朵似红霞。半夜书声寂,谁人伴此花？

暑气随风散,微凉到小楼。金井梧桐落,天下尽皆秋。

晓日明红叶,溪头笼翠烟。催诗情未了,云影半横天。

五色昆仑现,壶中日月新。昔年携袍笏,曾拜石山人。

地僻人踪少,曾闻犬吠门。篱根深见月,寒夜客来村。

红日罗纹掩,清音蟋蟀鸣。年年牛女渡,波浪未曾生。

秋凉眠未久,曙色上花瓶。乍见银河动,犹如月在庭。

洞口清泉玉镜潭,白云深锁暮烟含。红霞倚树三更吐,帘外钩悬酒半酣。

欲修仙,率性克去本来偏,放心不收下功何先三宝内,守丹田,六贼无隙从何穿？卿说炼婵娟,本如猛火里栽莲。真精勿落鼎内煎,造到见异不思迁,何愁三五月不圆。

周游四海现重晖,弹一弦琴百鸟飞。岛外烟霞空自起,一帘风雨暗催归。

晓行江岸带清晖，黄叶飘来白鹭飞。舴艋舟中蝴蝶梦，栏杆影散白云归。

秋风隐隐送轻寒，学道无心禄不干。深夜人疏明月伴，天君清静水晶盘。

得道真仙不易逢，几时归去愿相从。吾家住处连沧海，别有蓬莱第一峰。

川南川北两相宜，几括未许汝先知。去来还须去，不去去不来。个中颠倒意，久矣定安排。

汝既明真诀，漫把娇娥说。且论龙捉月，白虎性凶顽，要汝心真烈。问汝会佳期，心性烈不烈？

秋风无恙布帆轻，万里长途今远行。不必更怀忧苦念，法财侣地自天成。济一此行，自有机缘，出离凡苦。饮瑶池，赐汝琼浆酒，服的龙漩虎酥，吃的兔髓金乌，穿的翠凤明珠，住的阆苑蓬壶。琼岛春风与世殊，岂羡汝人间富贵？去日焚香禀吾，着神护送，平安到蜀都。功成后，再来坛，听吩咐。

防盗神咒

"七七四十九，遁檐沿阶走。伽蓝睁开眼，处处难下手。"

敬诵七遍，咏碗覆棹上，盗不能入。

防火镇宅水碗

净水一碗，剑指书符碗内，䷀霝霂霝，颂曰："九华五池之水，地网天罗布始，覆吾人，掩吾里，太乙金光元精子，灭退风吹已。玄天高上，太极无量天尊甘露自在观音长生保命天尊。"后念三遍。

药方

首乌二两 核桃三两 麦冬一两 熟地两半 故芷六钱 砂仁三钱 杜仲八钱 天冬一两 生姜三钱

右药八味，共研细末，以猪脂半斤和为丸，服一月，精神强健，黑发延年，非他方药可比。每月逢寅、午、申、亥日，用水一碗，秤药三钱，早起向东吸生气三口咽下，念曰："日出之光，本乎真阳。我取东方之正气，炼成玉液之琼浆。太乙金精贯顶，离宫炼就纯刚。明二气，化八方，厚体在中矣。"合掌仲七次，以指书"高上神霄长生无量保命天尊"于开水碗内，吞服丸药后，向西方吸气一口，吞下之后，任凭应酬事件。慎勿轻传非人，若大丹成就，再配药服之。

今年天气不正，人多瘟疫，汝等可量力广施方药，择日到坛开方，其速举行。

辟瘟神方

现在此方所救各地之灾，诸症皆有大效，但恐不知不信。诸症交春乃止。仙方所治，秋冬皆利。

紫蕴二两 降真香末一两 薄荷一两 木香一两 儿茶二两 雄黄一两 管仲一两 赤金二十张（调于药内，非盖面也，即神金。）陈皮一两 当归二两 香附二两 生甘草一两

右药十二味，研末滴水为丸，如桂元核大，每包二丸（每料药价二百文）。

一治伤寒，淡姜汤下；一治疟疾，陈皮汤下。一孕妇小儿止服半丸；一治痢疾白者，姜汤下；一治痢疾赤者，当归汤下。

运用周身经脉诀录后

早功

日将出即起，面对太阳光，吸气三口，即将口闭。提起丹田之气到上，即将口闭之气与津液咽下，然后将身往下一蹲，两手转托腰眼，左足漫漫伸直，三伸，收转左足。又，右足伸直，三伸，收转右足。将头面朝天一仰，又朝地一俯，伸起腰，慢立起。两手不用，就拿开。立起之时，将右手慢慢掌向上，三伸，往下一耸。又，左手慢伸起，将掌向上，三伸，亦往下一耸。然后一步一步作一周围，一步步完，将两足在圈内一跳，静坐一刻，取药服之。

午功

正午，先盘膝坐，两手按膝，腰直起，闭目运气，一口送下丹田，念曰："本无极之化身，包藏八卦有真因。清通一气精其神，日月运行不息。阴阳甲乙庚辛，生克妙用，大地回春。扫除六贼三尸，退避清真。开天河之一道，化玉之生新。圆明有象，净彻无垠。养灵光于在顶，出慧照于三清。不染邪崇之害，不受污秽之侵。水火既济，妙合地、天、人。学道守护，五方主令元神，四时八节宰治之神，养我魄，护我魂，通我气血，生育流行。天罡地煞，布出元精。二十四炁十二辰，妙应灵感，观世音、太上老元君、道祖侣真人、一一玉清真王长生大帝，化作太极护法韦陀，日月普照来临。"（念七遍）开目，运动津液，徐咽下。将左手按腰，右足伸出。右手按腰，左足伸出。伸出后，将两足并合，往前一伸，头身后一仰，立起。将两掌擦热，往面一擦，擦到两耳，左手按左耳，右手按右耳，两手中指上下交，各弹三下，往项下一抹到胸。左手擦心，右手在背腰中一打，然后两手放开，头身往下一勾，再以右手往前头一拍，抬起腰身。左手腹中一抹，然后前足换后足，往前跳三步，退三步。口中津液，作三口咽下，朝西吹出一气，复面东吸进一气。闭鼓气一口送下，此导阴补阳也。

晚功

面朝北，身立住。左右手捧定腹，两足并，提起一气。运津液，待满口，一气咽下。两手左右伸如一字，掌心朝外竖起，将少蹲，作弯弓之状。左手放前，对定心。右手抬过头，掌朝上，四指捻定，空中指直竖。右掌朝下，捻大少指，中三平竖，两手相对，如龙头虎颈抱合之相。头于此时侧转，面向东，往前一起一蹲，走七步，立正，将两手平放，以右手抱左肩，左手抱右肩，蹲下，头勾伏胸前，两目靠闭膀中间，呼吸一回。将两目运动，津液生起，以舌尖抵上腭，上下齿各四、五下，将津液徐徐咽。两手一掌，蹤起一步，右手向上一抬，放下。左手往上一抬，放下。轮流三次。左足搭右足，往下一蹲，立起。右足搭左足，往下一蹲，立起，将腰扭转一次，乃呵气一口。收转气，两手在膝盖上各捻两三下，左边走至右边，右边走至左边，共八十步，此要对东北走，东北对西南走。完，坐下，略闭神一会，将两手对伸一下，站起，再服晚药。以清水漱净口，仰众到寅，再住，翻动睡之。此通养神功，收魂聚魄也。

妇女

妇女可以按摩之法，用之当早起，静坐一刻，以右手向内按定心，左一手在腹脐抚摩二十下，随手至腰，一揉一拍，左手按心，右手抚摩，右手按心，左手抚摩，两手在腰一揉一拍，后再用两手擦热，面上一擦，两手摩至两耳，一按一弹。弹后，随揉至两肩一捻，运动津液咽下，腰一伸立，两手一掌，走数步，再出外做事可也。晚间亦如此做，照服丸。

山月照残今古梦赋

（以题为韵）

乾坤旋转，今古往还。唯有形之山月，照无尽之尘寰。都是凡胎，如许清辉。错弄半天风月，谁超仙界？这般胜景，空装大地春山。见半轮横挂长江，到放了壶中旧物。喜几座排斜远树，高登着洞里仙班。缘何三界情缘，三尸不灭，误过了光阴，抛却了岁月。悠悠斯世，徒成半度之人。渺渺尘凡，竟蹈虚过之辙，断送此生，掷空金钵。我灵妙到处存，我真元到处彻，空空色色几人知，碌碌庸庸何境少？摆我的太阳，显我的奥妙，皓影长辉，余光普照，人心不化，天境常圆。或过或迁，历过了几许春秋。灵山常在，时侵时蚀，经尽那好些世界。片月何残？子不见那个中人。灯花结彩，酒滴挥寒，素珠萦数颗，孤女岂孤团？但汝等红炉火未尽，绿沼水常侵。那得山如画，月似金？此境步难到，此境拾难寻。逢春一夜梦，浮云宿世沉。几人几岁几韶华，仍然如昨。若愚若贫若不肖没也于今，太古谆风，真色终归寂寞。数月丽物，清风不扫光阴。漫漫闲行，轻轻放步，到汝灵坛，点汝愚鲁。玄灯一盏，分开夜月之光；美酒三樽，斟出康山之醋。谁是有缘火？照尽天月长春。云山秀府，落落难逢，依依独古。寻处见灵源，掬来仍满洞。人不见神圣当头月在天，我不见红尘拍手云归垅。真个是你无心，我不嗥，说甚么自壮至老，自落自荣。白白好驹光，忽忽秋云送，只怪却年岁易归，不念着精神不贡。日月照残清气空，江山愁断秋声拥。笑杀世间虚浮子，分阴不自惜，神仙不尊奉，可怜几度好春华，化作南柯空一梦。

劝修歌

人不修行怎奈何，光阴错，时光过，空驰逐，枉奔波。人生本是精洁子，落魄红尘便着魔。出襁褓，离襟窠，乳腥在口，胎发披簑，孩提喜笑乐婆娑。入杏坛，拜孔孟，知数知让知书史，写字吟诗勤记诵。荆围守暖，芹沼兴波，养成珠玉叠山多。贯斗牛，冲宵志气，成佳偶，入赘嫦娥，虎榜占鳌头，金花戴首，紫鞍白马御街过。桂子盈阶，兰孙绕膝，才高北斗，武略魁寀，战罢蛮兵奏凯歌，帝宠皇钦，出时上将，后拥前呼，入时良相,掌国磋硪。这时节,妻贤子肖乐心窝。须知月圆有缺,平地风波,霎时间龙颜大怒,降旨批讹,满门诛灭人天罗。荣也荣过,瘁也瘁过,醒来时黄粱未熟,始悟着人生空碌碌,不若修行自在多。花艳尚愁风雹发,人生世上能几何? 劝人生,莫蹉跎,回头是岸,急早修行乐太和。

劝世歌

看士农工商,终日奔忙,人生碌碌,竞短争长。殊不知荣枯有分,得失难量。叹秋风金谷,夜月乌江,阿房宫冷,铜雀台荒,却做了邯郸梦一场。真也凄凉,真也彷徨,总不如乐天知命,守分安常。收拾前王与后王,莫论兴邦与丧邦。大数到,难相让,自古英雄轮流丧。分明荣华花上露,富贵草头霜。说甚么龙楼凤阁,利锁名缰,得时则驾,得酒猖狂。弹指一调归来未晚,唱一曲幻海茫茫。观山对景秀,听鸟哗笙簧,山旁水旁,野外围场,当此际好风光,且尽樽前酒一觞。

樵阳经

傅金铨 较

题 解

　　《樵阳经》,二卷,傅金铨汇辑。金铨既崇尚净明孝道,复集净明道丹经语录,并校勘付梓。《樵阳经》全称《三天金简秘旨五陵升仙至宝真空寂镇玉液大还丹樵阳经》,省称《樵阳经》,分下手功夫、炼药神功、女丹修炼三节,并附有周身关窍图。其言丹法,专在清静之功,于清静丹道全盘功夫,言之甚详,可作实修之指南。下手、炼药二节,传经三丰真人删订,后收入李西月编辑《张三丰先生全集》中。卷二为附录,收入净明祖师许逊真人之谶记。《瀛州仙籍》一种,谓许真君曾长诗一篇,悬记后世八百真仙之名于石,至明初发现碑石,明洪武二年(1369)为楚元所刻。刘玉《樵阳子语录》一篇,系摘抄自《净明忠孝全书》,读者可取《道藏》本勘读,当更能深入了解净明道之究竟。

樵阳经

济一子珊城傅金铨 较

卷一

孚佑帝君纯阳吕祖《樵阳经》序

《樵阳经》乃三天秘旨付与樵阳子。新建有樵阳市,即地为号,因以名经。帝命吾与都仙许祖授之樵阳,得其经,遵而修之,以成内外二丹,已造大觉地位。天诏未下,八百未齐,升期未及耳。因地得号,众以"樵阳子"称之,因自号焉。乃八百之魁首也,诸真多出其门。周游遍度,功高诸弟,八百之徒未有能过之者,故以樵阳为首。然光天之下,夷夏足迹,岂能遍及,岂能人人指授、方方耳提?故仗是经,递相传授,即樵阳之授受同。吾承帝命,主教五陵,作选仙会长。其间有履历未及者,吾命诸真各代指授,转以授尔,尔其恭承帝命,仰副都仙,凡可度者,以《樵阳经》授之,如出于樵阳同。代吾度者,亦不下樵阳子,都皆授之《樵阳经》。我惓惓反覆,历洪都,来松下(今西山万寿宫有吕祖亲笔题"偶来松下"四字),详明宗旨,吐露丹沙,良有以也。尔当自勉大奋,刚刀一断,为出头好汉,成宗作祖,使此神此身,万劫不坏,为万代瞻仰,度无量边众生,不负此佳期,亦千载一奇遇也。

夫此经所载,乃玉液金液、内外二大丹头,此大道法,非是傍门小术,乃最上一乘之道,不二法门。火候详的,药物真正,池鼎炉灶精微,由下手以至了手,由内丹以及外丹。依此行持,一步步直抵金仙,与轩辕老君并驾,列圣齐肩。形神俱妙,与道合真,万劫长存,超乎三界。天地闭塞我独全神,天地重开我独原性。元会不能穷其算,宇宙不能及其年。化育天地而不为天地化育,主宰乾坤而乾坤直我竖立。是从此一点真金,虚无妙有,生天生地之真种子,成无量金刚,结不坏玉果。聚则成形,散则成气,出有入无,升天达地,莫不从此经中来。

此经直指玄玄,无不详尽,犹如口授。非为八百仙徒,上天不肯形之笔札;非膺帝命,不敢尽陈口吻。圣圣心心,真真实实,万典千经,皆已囊尽。可澄心息念,细细穷研,自能融会宗旨,作他日传度衍法主柄。内丹玉液工夫,自能贯串骨髓,金仙之地立达。

此道自垂始以来,传度黄帝、孔子、老君、释迦,最上一乘妙法,通儒、释、道三教。外此皆二乘下品,易遇难成,非大有缘,不肯屡屡细陈。今之三教,忘其根宗,不达合一之旨,互相诋毁,各鼓簧其舌,以眩惑愚夫愚妇之听闻,而贤智亦因而移之。儒流每藉口欲正人心人伦为首,不知释迦罗瞻亦有室家之别、父子之恩,鸠摩罗什亦生二子,老子之子宗为魏相,黄帝四妃二十五子,天师张道陵子孙相传,至今世世不绝,俱有家室,嗣续相传。彼二氏者,何尝弃人伦哉?

嗟乎,修道乃有程限之年,大丈夫孝弟人伦之后,有道则见,无道则隐。苟能内外两忘,洗心泯念,则三年九载,可以立证金仙,何妨在市居朝。惟外丹一节,须择仙山胜地(外金丹地元点化、人元服食、天元拔宅,鸡吞化凤,枯骨成形。)。倘心地未了,则穷年卒岁,犹是凡夫,岂能身外有身、粉碎虚空、白日羽翰耶?若必终身不婚不嗣,而后可成仙作佛,此末世不知道释之宗,而徒尚道释之末。道释亦不知其宗,惟讹尚不婚不嗣为高,不知儒与道释共宗合一之旨,惟就道释流传之弊,以诋毁二氏,能不见嗤于老子、释迦、孔子耶?

惟求道者不知先天之真精、真炁、真神,而求之凡精、凡气、凡神;不知先天之真银铅汞砂,而求之凡银铅汞砂。五金八石,以阴补阴,犹以死起死,万无事理。大抵惟采无形,可以化有形之体;惟炼无始,可以存有始之真。若非真砂铅银汞，安能化凡砂铅银汞，望五金归真、八石听令乎？自非真神、真炁、真精，性命同出于身内者，安能合形躯、长寿命、出有入无耶？点化尚不能，延形尚不及，焉能望身外有身、刀圭入口白日羽翰乎？

　　噫，樵阳之名，岂徒地名人号欤？抑樵之为言，采也，取也；阳之为言，水金也。一点阳精，真种子也，生天地人物之父母也。采此一点真阳一画乾金，修合成内外大丹也。俾八百仙徒，寻文悟旨，依经遵炬，照此寻常之典而行，直透金仙大觉地位，飞升天外，直超三界，方无负于樵阳子之授、《樵阳经》之名实，故叙其事，尔其领之。

图

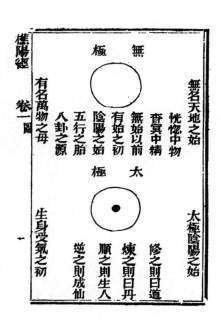

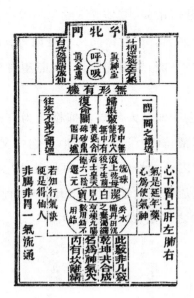

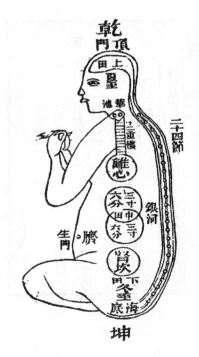

三天金简秘旨五陵升仙至
宝真空寂镇玉液大还丹樵阳经

下手功夫

夫功夫下手,不在作为,作为都是后天,今之道门,多流此弊,故世罕全真;不可着于无为,无为又落顽空,今之释门,多中此弊,故天下少佛子。此道之不行,由不明也。初功在寂灭情缘,扫除一切杂念,方可下功。除杂念乃是第一着筑基炼己之功也。至功完撒手,亦要克去人欲之私,澄心习静,此心便是天心。每日先静一时,待身心都安定,气息都和平了,再将双目微闭,垂帘观照心下肾上一寸二分之中,不即不离,勿忘勿助,微微着一些念,凝照于中,耳目都收于中,万念俱泯,一灵独存。此无念之念,谓之正念,乃先天之真念发露处,杂念未萌之始,即真意也,是为真土,又名黄婆。于此念中,若有若无,不可太执着,又不可太放了,滚滚辘辘,活泼泼地。再将气微微呼上,上不冲心,微微吸下,下不冲肾,悠悠扬扬,一往一来,若亡若存,一照一用。念收紧了些,恐火太炎,有水干之虞。当舒舒闲闲,少放一些。念放纵了,恐水太滥,有火寒之弊,当照顾于中,少收入些。行之一七、二七,自然渐渐两肾火蒸腰俞,暖气日盛,息不用调,自然于上中下不出不入,是为胎息,是为神息,是为真人之息以踵。踵者,深深之义,是为真息,是为归根复命。自然一阖一辟,无形而有机,是为真橐籥、真鼎炉,是为玄牝之门、天地之根。气处到此时,如花方蕊,如胎方胞,自然真气薰蒸营卫,由尾闾,升夹脊,至泥丸,下鹊桥,过重楼,至绛宫,而落于中丹田,是为河车动,但气至而神未全,非真动也,不可理他,我只微微凝照,守于中宫,一步步自有无限关节,无穷景象,无尽生机,所谓"养鄞鄂"者,此也。见此一番光景,阴阳方有门户,真气方有升降,乾坤方有往来。行之一月、二月,我神益静,静则无为而神益生,此为炼精化炁之功也(百日立基之功）。温温火候,既已行之一月、两月,或百日,精神益长,真炁渐盈,血水有余,自然坎离交媾,乾坤会合,神融气畅,一霎时间,真炁混合,自有一阵百脉上冲,是真河车动。中间若有一点灵光,觉在下丹田,是为结就黍米玄珠,是为种一粒玄珠于泥底,是为"地雷震动山头雨,洗濯黄芽出土来"。此时便是一阳生了,如秋潭夜月,沉沉湛湛,映于碧波之中;如红日初升,隐隐沦沦,照于沧海之内。似露非露,若隐若显。如神龙引水,云腾水涌,云中之电光,地下之海潮。如明月,如朱橘,如金蚕,如流星。种种景象,不可枚举。

方坎离未交,虚无寂静,将神凝照于中,行之百日,功无间断,方得成胎。是为五行配合,水火相交。坎离合一,是之谓二候采取,谓之小周天,谓之前行短;乾坤坎离既交,是谓四候得药,玄珠呈象,神居鼎内,丹光不离,河车逆转,是谓行大周天,谓之行九转大还,谓之后行长。鼎内丹光不明,须要行配结火。直待鼎内丹光明,方可行大周天火。若早行之,是谓煮空铛,反致烁散将凝之真精气。虚无寂静之中,见此一点性理真机,听他自然上升为妙。才着些意采取,便有阻化机。故时至阳生,采取配合,纯是先天自然运用,无中生有,故云:"有作有为皆是幻,无相无形始是玄。"静里天机,心知神运,自然真气渐著,是名元始祖炁,又名受气生身,一点真阳精也。是为坎离精,是为真种子,是谓水中乾金,是为玄牝。性命未交,神炁未合,此一点真阳尚属两家,隐埋于情识嗜欲之中,无形无朕;性命既交,神炁既合,此一点真炁混而为一,迥露于欲尽情寂之时而有象有精。到此地位,息住于胎,八脉俱停,阳升阴降,时刻无差,千种光华,万般景象。我只微微凝照于中,不出不入,无去无来,任他龙争虎斗,河车运转,天地反覆一番。须臾动极而静,他自然上升,入于开合之中。"温温铅鼎,光透帘帏",到此时,我只时时照应,绵绵若存,用之不勤,回光返照,以意温温。稳把元神凝照,守住他于丹田,少顷一念不生,他亦止于胞中,惺惺不没,终年不出,是谓封固火候,此安神入鼎工夫。若徒知采取而不知此功,终久行之,总没下落,故有"见龙不识龙,见虎不识虎"之讥。

安神入鼎,一点真机自然长存,到此便是二阳生了。百脉周流,一点惺惺,止在胞中,灿然不没,无去无来,无间无杂,如婴儿之在母腹,无有一念。一路工夫,不可间断,神自为之,自然白雪漫天,黄芽满鼎。自一阳、二阳、三阳,真意灌注,日复一日。一日一周天,从微至著,渐渐盛大。如夜深月正明,天地一轮镜,万籁无声,乾坤寂静景象。直至四阳、五阳、六阳,十月功足,表里虚明,遍体金光,方成纯乾。皆此一点杳冥恍惚真精,凝结积累而成。可以神睹,不可以想象求,一步步自然功成,不可逾越助长。故自一阳生后,神居鼎内,丹光不离,须要真友调护。饮食寒暑备用,一切不关于心。终日如愚,如鸡抱卵,如龙养珠,念兹在兹,金鼎常暖,玉炉不寒。默守此一点灵光,所谓家家月也。我无为而神自有为,使之渐凝渐结,是为炼气化神。此时名为得丹,仙经谓"一点落黄庭"是也。

神入炁成胎,炁归神结丹。但人杂念少者得丹早,杂念多者得丹迟。在人一刀两断,坐下扫刷之勇猛不勇猛耳。此法易简,回风混合,百日功灵,工夫迅速,捷如影响。得丹之后,只有十月之功耳。三百日火,十个月胎,到此神光返照,内镜朗然。此时百魔俱出,引入他宗,必平常时积功累行,而天神自祐。

结丹之后,有许多景象,皆是平生夙习杂念,至此尽出,皆非正物,非真景象,不可被他引诱,被他惊恐。我只将工夫行之,无有间断,十个月不可使一毫杂念入于中宫,否则恐有丧失,大丹不固矣。

行住坐卧不离这个,大抵只回光返照,凝神入于气穴,一神内守,真息绵绵,用之不勤,不出不入,虚极静笃,灵台寂寂,绛宫惺惺,杂念泯而觉照存,是谓真空。温温火候,自然天机发动,真炁朝元,乾坤反覆。进退有度,动静不逾,时行而行,不得遏止,自然而行也;云收雾卷,皓月孤明,时止而止,不得强行,自然而止也。此乃自然天机,生成造化,非人力所能为也。一着有为,便是后天。内丹火候,自首至尾,只是温温为主,但安神息,一任天然真火。

真火者,真神凫也;候者,无间断也。无间断,无绝续,不出不入,勿忘勿助,绵绵若存,用之不勤。用之不勤,即温温矣。非如外丹有加减之功、运用之法也。

此一点惺惺真机即佛之圆陀陀,见此性即成佛也。仙云"无油灯照十方",即金丹也。故曰:"得其一,万事毕。"《参同契》曰:"金来归性初,乃得称还丹。"是坎中一点真阳上升,与元神混合于中宫,故曰"性命双修"也。

心火下降,肾水上升。若火不下降,即水不上升。此一点真精,辉辉然,由下田而上中田,由中田而至上田,皆自然造化,不容着一毫智力。

真阴之气,神也,性也,中有之真无也;真阳之气,命也,一点灵光也,无中之真有也。有无相合,神气混融,即丹也,是谓"太乙含真凫"也。

如此行持,一路无有间断,自然百脉俱住,红血化为白膏,河车大定,真气洋溢不动,到此自然金光罩体。此真景象也。渐渐自觉能出入之时,计此十月功足,或飞舞于三关,或身飞于峭壁,或冲升于上院。此身外有身,再不可行前功夫,是谓"天地灵,造化慳,火候足,莫伤丹"者,此也(十月胎圆之功)。

到此只是真空静坐,或一年、二年、三、五年至十年,二、三十年、百年。打破虚空,与太虚等,是谓虚空粉碎。此为炼神还虚之功也。

前功十月既满,须时时照顾婴儿,十步百步,千里万里,以渐而出。倘或放纵,不禁风雪矣。久久行持到壮,透金贯石,入水蹈火,通天达地,去来无碍,隐显莫测,欲一则一,欲百则百,是千万亿化身也。

再行功满,济世拔贫,服炼神丹大药,形神俱妙,白昼飞升,全家拔宅,又在功德之浅深何如耳。如或不服神丹,只是阳神冲举,万劫长存,回视旧骸,一堆粪土。如再修服大丹,刀圭入口,白日羽翰,万劫长存,与宇宙同泰矣。

炼药神功

夫静功在一刻，亦有一刻之有炼精化气、炼气化神、炼神还虚功夫在内，不但十月然也。一时即一日，一日即一月皆然。坐下闭目存神，大放下身心一场，使心静息调，即是炼精化气之功也。然后微开双目，回光返照，凝神入于气穴，使真息自来自往，内中静极而动，动极而静，无穷景象，无限天机，乃是炼气化神之功也。如此真炁朝元，阴阳反覆，交媾一番，自然风恬浪静。我于此时将念止于丹田，即是封固火候。此封固功夫，平常时亦行之，非但于一点落黄庭时为然。凡后面行功，静极而动，动极而静之时，皆宜大休歇一场。临坐完时、起身时，亦少行之。坐而起略止，少顷又大放下身心。闭目大定，大休歇一回方起，即是炼神还虚之功也。即刻、即时、即日、即月、即年，皆有此三部功夫，不但入圜十月。故曰："运之一刻一刻之周天，运之一时、一日、一月、年，即有一时、一日、一月、一年之周天也。然一刻中，上半刻为温，为进火，为阳，为望，为上弦，为朝屯，为春夏；下半刻为凉，为退阴符，为阴，为晦，为下弦，为暮蒙，为秋冬。一时则有上四刻、下四刻之分，一日、一月、一年皆同也。"此之谓"攒簇阴阳五行，一刻之工夫夺一年之气候也"。

女功修炼

太阴炼形，与男子修炼之法大同小异。初功下手，闭目存神，大休歇一场，使心静息调，而后凝神入于气穴（在两乳间心窝上），将两手交叉捧乳，轻轻揉摩三百六十遍，将气自下丹田微微吸起二十四口，仍用手捧乳，返照调息，久久自然真气往来，一开一阖，养成鄞鄂，神气充足，真阳自旺，其经水自绝，乳如男子，是谓斩赤龙。

如此久久行持,后不必捧乳吸气,只凝神于炁穴,回光返照,是谓玄牝之门也。真息悠悠,虚极静笃。阳炁薰蒸,河车运转,"万朵紫云笼玉宇,千条白脉贯泥丸"。自觉一点灵光,不内不外,自下田上升绛宫、泥丸,下重楼归于金胎神室,回光凝神,真息住于中宫鼎内,是神入室矣,是为玄牝.是为胎仙,即一点落黄庭也。其后十月工夫,阳神出现,粉碎虚空,一路修真与男子同,无彼此之别也。

白玉蟾祖师《樵阳经》后序

嗟夫,人禀一以生,一存而存,一亡而亡。守一不离,乃可长生。此一非顽空之一,不落有,不落无,不落上下四旁,不偏不倚,乃"性命"二字,真阴真阳而成。分之则为两仪,合之则为太极,太极从无极中来。此一点灵光,生在无极之中,如黍米玄珠,故曰:"一粒黍中藏世界。"实生天、生地、生人、生万物之父母,故曰:"无名天地之始,有名万物之母。"圣人制为金液还丹,名曰"外丹"。采元始祖炁,虚无妙有。真山泽之中,而取日月之精华,乃天地之一,亦吾人之一。采而炼之,制为玉液还丹,名曰"内丹"。此丹采于吾人四大之中、生身受炁之初,抟而混合,乃性命之真精。

圣人知一之源,而从此一点修来,先内后外,以神驭气而成道,即是以性合命而成丹也。寂静虚无,觉照圆满,真空寂镇于中。中者,即玄牝之门,一之安身定命处。故使一点性火下降,而一点灵光真命之水上升,混合于中宫而为一,是为得一之一。得一复忘其一,故曰"得丹",亦曰"一点落黄庭",此为内外双修之大旨。

学者惟贵二六时中,六欲不生,万缘顿息,灵台寂寂,绛宫惺惺。从此一点灵机上,刻刻不离照顾。真定,则行住坐卧,无往而非道。君子无终食之间违仁,造次必于是,颠沛必于是者此也;戒慎乎其所不睹,恐惧乎其所不闻者此也;终日醺醺如醉汉,悠悠只守洞中春者此也;观自在菩萨者此也。

今天地大劫，八百升腾之日，圣道大明之时，故此一着尽性致命之功，上天为八百开辟，泄三天之秘密，著作丹经，指明内外，命吾吕祖帝君、许祖都仙，授之樵阳。

九年学就大还丹，三年炼成外金液。阐扬正道，尽露真传，以授八百，故目是经曰《樵阳经》。传是经者，皆在有缘，累劫修来。如幸逢之，即樵阳之授受也。故经之首，以玉液内丹为冠。"内丹成，外丹就"，必也。有圣人之体，然后可以行圣人之用。以性招命，以神驭气，以炁归神，性命双修，名曰"玉液还丹"。

养性而不堕于空，命在其中；守母而复归于朴，性在其中。斯性命两全。然虽身外有身，犹未尽其妙，从此三年九载，一朝粉碎虚空，直超三界，斯为了手矣。

卷二　附集

许旌阳真君《松沙记》

余自修道，方明气术为先，阴功为首。顷获灵剑，扫荡妖精。蛇蜃之毒，伤害于民，玄潭之上，铸铁篆以封蜃穴，夜使鬼神铸二铁柱，暗锁豫章。一柱在城南。又于西岭，恐蜃奔冲，陷溺庶民，立一柱在西山东面双岭之前。斩大蛇于西平建昌之界，有子从腹而出，走投入江，遂飞神剑逐之。缘此蛇子无过，致神剑不诛。上足吴猛云："蛇子五百年后，当准前害于人民。"予答："以松坛为记，松枝低覆于坛拂地，合当五百年矣，吾当自下观之，若不伤害于民，吾之灵剑亦不能诛也。今来豫章之境，五陵之内，相次已去，前后有八百人，皆于此得道，而获升仙。当此之时，自有后贤以降伏之。"吴君云："将何物为记？"答曰："豫章大江中心，忽生沙洲，渐长延下，掩过沙井口，与龙沙相对遮掩是也。其得道渐修之，各自成功，相次超升金阙，及为洞府名山主者，道首人师，当出豫章之地,大扬吾道。吾著《气法医书》都五十卷,流传于世,子请不忧耳。上足回剑斩南湖石兽,飞剑入兽眼中,其兽虽吐气如云,只引出其面受诛,兽不动眼,知此兽无过,剑不加之,收剑而回。以此之功,故号灵剑子,而传授后来得仙之士。豫章河西岸,寻获魏夫人、洪崖先生旧迹,入府内得金钱丹药,亦重宣气术阴功。学道之士,初广布阴骘,先行气功,持内丹长生久视之法,气成之后,方修大药。自古得道超升之士、尸解之徒,皆以阴骘为先,或济贫拔难,或暗行施惠,将救饥寒,种种方便,以满三千功,司命录言奏于上玄,大药可修矣。"

"气术为先,阴功为首",只此二句,修仙妙法,万卷丹经,不越此语。道无德不行。阴功者,德行也。紫贤真人曰:"若无功行难遭遇,纵有师传未免疑。"又曰:"其道至简,其事匪遥,但非丰功伟行,不能遭遇真师。"圣神妙用,非同常理,有志之士,欲行此气术之功,端自立德修心始。复为指示:"先行气功,持内丹长生久视之法,气成之后,方修大药。"能知久视之诀,人人可以不死;能知气术之法,个个可以成道。气成者,基成也。大药者,外金丹助道之资,极之为神符白雪。此非天眷,断无成就。真君全家拔宅、淮南王之鸡犬皆仙以此。

许旌阳真君《龙沙谶记》

真君曰:"吾上升去一千四百四十年后,有当洪都龙沙入城,柏枝扫地,金陵火烧报恩寺,骊龙下地来地陵,沙涌钱塘江,黄河澄清,暴水冲灞桥断濠,复筑满灞桥作路,潭水剑龙腾空出辅圣仙,在延平金山,石生石塔,禅僧脱胎,流迹古心塔,四川古柏显神。五陵之内,采金烹矿,洪水涨濠。当此时也,吾道当兴,首出者,樵阳子也。八百地仙,相继而出。逐蛟至洪都,而大会聚矣。谶曰:'维木维猴,吾心甚忧。洪泽北决,疫瘴南流。沙井涨遏,蟹其浮游。若人斯出,生民之床。'"

强圉大囵献涂月许逊记

按：此即神霄伏蛟铁券之词，其文铸于铁柱，役鬼神而造之，非金非石，钩锁地脉，使不倾陷。强围，丁也；大囦献，亥也；涂月，十二月也。皆支干之异名。真君生于汉后主延熙二年己未，是年为吴大帝赤乌二年。至东晋成帝咸和二年丁亥，真君年八十九岁，后四十七年飞升，涉世百三十六年。洪都今在南昌府，古之豫章，即江西省城。《谶》记于千四百年前，今日龙沙入城，侵及豫章，江中心忽生沙洲，长十余里，名曰"新洲"，与沙井相对，但未掩过耳。真君飞升于东晋孝武帝宁康二年甲戌，至今道光三年癸未，值千四百五十三年。豫章童谣云："沙拥章江口，神仙满街走。"时世之来，愿与同志共勉之。

颂曰："五陵无限人，密诵《松沙记》。龙沙虽未合，气象已虚异。昔时云水路，今作沧桑地。坛树拂低枝，因缘时节至。首出樵阳君，八百欣同契。"

瀛州仙籍

序

《瀛州仙籍》者，晋之许真君拜谌母元君，授铜符铁券经，而修炼金丹，服食登仙也。石碑云："兰公堂遗谌母嘱曰：'前一千二百四十年，有许逊者，曾授此经。而升举之后，再一千四百年间，出八百真仙，而首出樵阳子矣。'"厥后许真君证道升霄，依谌母之所嘱，留八百之姓名，刻于兰公堂石碑之上曰："八百登瀛州。"故有此《瀛州籍》也。且嘱曰："龙沙入井，柏叶扫坛，世记千年，阐扬正教，八百真仙。"真君埋碑去后，迄今国初洪武，水冲碑现，八百仙名，俱昭然揭露。余也叨治是邦，偶闻乡市之民，纷嚣东南，水洗坡坍，文碑突起相告。余亲勘视之，乃此碑也。命书录之，申明道院。且览碑背篆有八字，命余梓扬，以证仙缘，是不敢秘，乃出梓焉。

时大明洪武二年三月谷旦楚元和子识

五陵仙子由斯出，一千二百四十年。帝王流传靖庆历，樵阳有士冠群仙。日月中天传秘密，书符咒水感天真，指明铅汞真端的。九年养就内还丹，三载炼成外金液。阐扬正教发真诠，八百仙徒宗其秘。东南有士陈学峰，因过三山相继识。三朋两友讲丹经，发泄天机明道脉。河阿有分来相从，感师相遇宗两口。龚公艺会发丹财，彼此无二相知友。微霞剑士蒋元大，徐卢同契相亲厚。葛翁后令高力士，孙三发节连枝偶，卜田卜人陈维藩，踏青遇合欣传授。刘芳杜禹德为伴，漳泉相访王主人。反覆更来反覆评，武夷彭引见双陈。左堂王氏双真子，不会临炉只看经。天缘得契成真道，也是前生有宿缘。吴廖李黄王彭谢，七子樵阳是眷亲。赵芳荀武文儒士，柳陌花家也会行。林阳桥下冯元器，王小江中共一林。化元卜伍康庄卫，归来曹刘共一心。大丹处处皆堪炼，分散杨花大地春。再求王子友缙绅，遇有谢龄吴下人。益府小山传派衍，鄱阳不穴取铅精。大佛寺里牛和尚，洪都张玉共修真。东庄地脉求黄舍，鄮剑南篱李道宾。蔓枝生向金陵去，江北洪王赵吕明。另有童子名治岩，推搴救病了修行。包诸周许何先德，章敬天陈顾大经。浮梁李管虞清生，歙邑汪昆五共程。孟梓祁和刘娘子，朱唐谭慧王闻辛。甘秦仓下刘朱吴，芜湖张窦余邢施。统领八十零三士，尽在樵阳位下人。衡阳有个韩楚霞，四海飘飘不顾家。午年幸会樵阳子，教将铅汞炼黄芽。先到武陵邹大富，安炉立鼎取金花。不期天降风雷响，二人收拾奔楚麻。小耿闻之助丹财，建立丹台取雪花。清梁道士张逍遥，炼丹四十不成爻。一朝贯彻通真脉，去访文皋共学烧。茶陵桂士禹文先，熊梅杞八尽争前。黄梅郝范昌之士，缘连十友共会缘。石巷小名黄狗宝，自小生来性好道。龙四曹大魏架冯，喻奚共住庵中好。项九相逢陆紫霞，五霞王氏炼铅花。副使梁公来访道，不分贫贱共铅砂。宜阳两女尼庵宿，心上清修念不邪。感动仙真来指点，街坊浪子一瞿颠。凤世曾与仙有缘，只因盗得仙家禄。也去阿罗拜项仙，长沙邱长南滩柳。久事苗仙学烧丹，只为楚霞多浪迹。飘飘游到张家湾，聚会众徒五十一。不能分散受艰难，只得选仙开道院。八十五人住洞间，总来共计百五十，人人直上**五云**端。郧阳童子孤最睿，不贪名利居山僻。因道麻城访道朋，由**斯得遇**《樵阳集》。灵台自有悟真机，铅汞烧来成服食。府牧郭公威**好道，相**逢拜授成相识。曾三吴二陈时美，荆州原许刘朱会。汪阳葛道**刘梅闵，**洛溪陈霍号莲溪。金村吉甫石头子，缪缙芸香蓬荜居。转过道州**王五**子，水明张六李猴儿。九嶷山下青童子，万里彭方狄孔朱。黄州三姐**柳**氏女，清江道士李轩岐。黄榜街头牛马羊，时人趁此是三狂。**先学法经**后学丹，鲤鱼跳上大溪滩。一时授得真仙诀，三十六人不等闲。**郑阳府**牧郭公威，弃职归山缘水居。朝与王孙游石下，忽然遇着赵宗倪。**因此**泄出真铅汞，道脉从兹又远驰。舒奇缘合传真秘，南岳山中炼丹处。**孙**绝河山周十五，破了家财苦又苦。南岳山下逢舒奇，便把丹经泄**一语。**一语悟透真消息，直至侯家得伴侣。法财两备得成丹，行过南州**遇赵**珊。欧阳上官周王府，崔计殳五同相参。参透铅汞丹已就，一十六士俱上天。泗洲豪杰倪万金，性爱烧丹家受贫。得逢童子游相访，怜授樵阳一卷经。从头悔悟知前错，丢去八石与五金。此时得道欣欣乐，度了**袁**黄陈子卿。柳家一士忽颠狂，亲见仙翁授丹方。报与南村钟与吉，**我今**写出铅汞章。这回聚集好多人，罗彭蓝七小伯王。杜真骆师雷公子，尹喜娄兜李大郎。钱蓝郑少冯溪翁，水清柏叶九州丰。二十四子西川去，处处杨花有路通。东陇丹师李行一，遨游撞着陕西客。茅庵一夜传丹经，记取丹经欣所得。度了府佐陈悟去，邀同旧友四方士。记来五十有七人，大家打作一团心。此回神仙处处游，东逢西遇结仙俦。葛仙寝入华阳洞，故号华阳是教流。柳庆枕方来顶礼，二郎蒋子集全州。太玄洞内取真铅，飘摇直直上琼楼。四十九人同得道，清江王府姓名留。**此辈**尽对清江府，算来人有十三方。樵阳突出一小张，丢弃经书去远方。**南**北二京都游遍，有法无财暗自伤。访贤到处思接引，喜逢许沈共潘张。玉堂学士多后裔，铁甲将军仅五郎。虞生震泽金陵派，荡口花山**大药**香。一百七十皆弟子，云中双鹤也翱翔。先到武陵会武士，要探陶二讲文章。大陶不见小陶见,江北南山去隐踪。凌山庵内多丹士,二十四人为正宗。樵阳亲出救群公,马陵失道显神通。救了坛溪陈大老,钟离去了又相从。八十四人唐学士,大家隐迹在离峰。一句真言吐真实,一班仙子叩苍穹。唐学士家玉带溪,一生正直不藏机。就把金丹来讲泄,胡秀方知作丹梯。会集同方十二士,炼成大药任游嬉。不期胡子登科甲,直上京都谒杨郭。酒中讲出丹砂妙,侍郎杨部求丹道。此官爱民多功行,一家十七尽登仙。府尹鹤公亲下拜,杨公接引共升天。后到金陵史家来,王球相遇砌丹台。正去酒房夜议道,徐子闻之急出财。这番道脉过江南,直许浪沙邱士谈。许刘于颖浮华士,黎道亨傅穆尔孩。一十六人皆得道,青天白日上瑶台。粤东杜俊住仙桥,清溪道士刘元亮。隔远相逢狄少桥,公侯士子皆相向。二十八人传派远,丹灶药炉无尽藏。云端界外貃夷地,咭唎哈喇也共位。相传云贵欧三士,尽在东华泰岱里。樵阳子出四方游,引领八百真仙弟。外有三千不记姓,同赴洪都谒师祖。壮年得道称老叟,再言又恐泄天机。各积阴功拔宅地,龙沙会聚庚申岁,咸成道果礼玄元。

许祖浮云宫八百洞天真师记

余今集下洞章编,遗记明朝八百仙。

陆地神仙从此出,五陵之内采精玄。

东浩西蜀南广地,中垣北岱豫章仙。

龙沙会聚庚申岁,道果圆成起太玄。

讖玄攸攸上帝留,古有福地在洪都。

寅卯起,辰巳止,十八孩儿首下之,山头月照破魔鬼。

淡淡水,不用米,人人都着紫绯衣,东边鲤鱼吞钩已。

女子坐家隐姓名,丈夫河内番黄石。

星近日头不在天,飓风吹倒山川地。

三三前后几人猜,两枝去十又得全,吩咐后人要心坚。

莫浪言,莫浪言,蟠桃久熟三千年。

个个姓名登天榜,五陵之内出神仙。

洪井洞漫乌晶没,蜀江一派流涓涓。

铁树此时同株柏,石碑留记玄中玄。

玄中所玄十二句,内藏八卦九师焉。

九师内度八百子,他年方显表真诠。

偈曰:

道法源流心合心,句中悟得是知音。

起从十八两枝出,三四分明不用寻。

樵阳子语录

樵阳子姓刘名玉,字颐真,号玉真子。其先鄱阳石门人,父迁新建县之樵阳市,生于南宋理宗宝祐五年丁巳八月二十日。都仙亲降其家,授以中黄大道、八极真诠,为八百之首。至元武宗至大元年戊申,以传教之任付黄元吉曰:"吾此生为大教初机而来,异时再出,当与八百弟子俱会。"告以返真之期,春秋五十有二。元吉字希文,丰城人。

或问:"古今之法门多矣,何以此教独名'净明忠孝'?"

先生曰:"别无他说,净明只是正心诚意,忠孝只是扶植纲常。但世人习闻此语,多忽略过去,此间却务真践实履。"又曰:"大忠者,一物不欺;大孝者,一体皆爱。"又曰:"何谓净?不染物;何谓明?不触物。不染不触,忠孝自得。"又曰:"忠者,忠于君也。心君为万物之主宰,一念欺心,即不忠也。人子事其亲,自谓能竭其力者,未也。须是一念之孝,能致父母心中印可,则天心亦印可矣。如此方可谓之孝道格天。"

"人之性本自光明,上与天通。但习染薰习,纵忿恣欲,曲昧道理,便不得为人之道,则何以配天地而曰三才?所谓忿者,不只是恚怒嗔恨，但涉嫉妒小狭，褊浅不能容物，以察察为明，一些个放不过之类，总属忿也；若能深惩痛戒，开广襟量，则嗔火自然不上炎；所谓欲者，不但是淫邪色欲，但涉溺爱眷恋，滞着事物之间，如心贪一物，绸缪意根，不肯放舍，总属欲也。若能窒塞其源，惺惺做人，则欲水自然不下流。虽是如此，其中却要明理，明理只是不昧心天。心中有天者，理即是也。"

先生曰："净明大教，大中至正之学也，可以通行天下后世而无弊。紧要处在不欺昧其心，不斲丧其生，谓之真忠至孝。事先奉亲，公忠正直，作世间上品好人，旦旦寻思，要仰不愧于天，俯不怍于人，内不疚于心，当事会之难处处，以明理之心处之。似庖丁解牛的妙手，处教十分当理着，步步要上合天心，只恁地做将去，夙兴夜寐，存着忠孝一念在心者，人不知，天必知之也。要识得此教门，不是蓬首垢面、滞寂就空的所为。所以古人道是不须求绝俗，作名教罪人。又道是欲修仙道，先修人道。每见世间一种号为学道之士，十二时中，使心用计，奸邪谬僻之不除，险诐倾侧之犹在。任是满口说出黄芽白雪、黑汞红铅，到底只成个妄想去。所以千人万人修学，终无一二成。究竟何以云然？只是不曾先去整理心地故也。万法皆空，一诚为实。"

或问："从古学道求仙，言'修炼'二字。今净明教中于此独略，何耶？"

答曰："吾但闻都仙真君有云净明大教，是正心修身之学，非区区世俗所谓修炼精气之说也。正心修身，是教世人整理性天心地工夫。世俗于克己工夫，多是忽略，别求修炼方术。殊不知不整心地，只要飞腾，可谓却行而求前者也。"

或问教中有云："天立中黄八极，而报无上之本，八极正据穹霄何所？愿闻。"

先生曰："所谓报本而后还源是也。无上是道，中黄八极是理。由道而生理，明理以报本，是教中大意。都仙真君昔告我曰：中天九宫之中，中黄太一之景，名曰天心，又称祖土，乃世间生化之所由，万理之所都也。散在人身中,谓之丹扃。所以曰人心皆具一太极。一切善恶因果所不能逃,如影随形者。盖于上界实相关系故也。所以学道者,必先穷理尽性,以至于命。明理之士,自己心天光明洞彻,自是不昧言行,自然不犯于理。丝毫碍理之事,断断不肯为,只为心明故也。心明则知本性下落矣。既知本性,复造命源。当是时污习悉除,阴滓普消,升入无上清虚之境,极道之墟,水火风灾之所不及,方得名为超出阴阳易数生死之外。"

或问:"祈祷亦有卒无感应者,何耶?"

曰:"雨旸关系天地间生意,至诚求请,乌得不应?若平日操修涵养,不能上合天心,一旦欲求其应,不亦难乎!人事尽时,天理自见。"

或问:"都仙真君斩蛟之剑,可得闻乎?"

先生曰:"道剑也。智锷慧锋,实出一气。未发之先,寂然不动,所谓形而上者谓之道;既发之后,形而下者谓之器。如星于地而为石,霆所击处有遗斧,即阴气之渣滓。今庐陵玄潭观所藏之剑,非铁非石,长不踰尺,实智锷慧锋之渣滓也。"又曰:"人心之动,因物有迁。当于物接之初,反观以遏其源,所谓复也。凡物之理,动无不复。雷轰风动,兴行万变,终归于寂,乃其本也。"

先生曰:"无极者,即太上所谓谷神,言其体也;太极者,即玄牝,盖言其用也。谷虚而善应,神灵而无方。以至灵之物,藏至虚之所。能如是矣,则乾道变化,各正性命,此玄牝所以为天地根也。"又曰:"大道生我于无,置我于虚,确然一灵,根于太始。故视而可见者色也,而求其所见色者不可得;听而可闻者声也,而求其所以闻声者不可得。夫人之耳目手,皆形之于有,必藉其中无形者运之。犹虚空无形,以万物之形为形是也。惟无也,故能包万有而无余,以成大道之体;惟有也,故能显一无之妙用,以成大道之功。"

"吾初学净明大道时,不甚诵道经,亦只是将旧记儒书,在做工夫耳。如崇德尚行,每念到'戒慎乎其所不睹,恐惧乎其所不闻'、'言悖而出者,亦悖而入;货悖而入者,亦悖而出'。此等语言,发深信心,不敢须臾违背了。至于用心道妙,每到人有鸡犬放,则知求之。有放心而不知求,及夜气不足以存。则其违禽兽不远处,便自然知耻。一时感激,不啻如汤火芒刺之在身心。便思道:我若悠悠上去,不了此道,未免做先觉之罪人。直是寝食不遑安处,后来庶几有进矣。感格穹霄,得些乐处,静而思之,实由当时知耻之力也。"

"吾有三则古语,学者可以佩受。志节要高,毋习卑污,务图近效,器量要大,毋局褊浅,不能容物,操履要正,毋徇己私,随邪逐物。"

先生曰:"世间粗心学道之人,常说自己无有不是处,岂有此理?但是未尝静定思维。若将细细比较,他古人成就,是争多少阶级?所以某常说,人不能自谦,何可望其进道。"

或问:"净除邪念,有何法度?"

先生曰:"这个却在念头几微上工夫。如何是几微?譬如恶木萌蘗初生时,便要和根划却。若待他成长起来,枝叶延蔓,除之较难了。易曰:'履霜,坚冰至。'言履霜之初。要防备后头有坚冰,阴气转盛时,所以又曰:'君子见几而作,不俟终日。'"

又曰:"此教法大概,只是学为人之道。净明忠孝,人人分内有也,但要人自肯承当。入此教者,或仕宦、或隐遁,无往不可,所贵忠君孝亲,奉先淑后。至于夏葛冬裘,渴饮饥食,与世人略无少异,只就方寸中用些整治工夫,非比世俗所谓修行,殊形异服,废绝人事,没溺空无。所以此学,不至洁身乱伦,害义伤教。"

或问曰:"先儒言雷霆,只是阴阳二气凝聚,奋击而然。言亦不及雷车石斧之属,何以道教中却有雷神姓名、服色不一。果有之耶?果无之耶?愿释其疑。"

曰:"皆是也。吾闻大道之全,有浑然,有粲然。今夫雷霆,一阴一阳,其原实出于天之道,所谓浑然者是也(朱子云'未发之前气不用事')。若诛击世间不孝恶物之类,则实有雷神奉行,所谓粲然者是也。

浑然者,先天之道;粲然者,后天之气。大概真儒抱先天之学,只认着浑然之道,谈多不及后天之详。非不知也,特不言耳。后天法家,只认着雷霆天将之属,无非粲然之气。有时问他雷霆起处,多是漫不加省,个中惟有曾踏上头关的亲见过来也,先天后天、浑然粲然,无有不是。"

"道寓于物,混成无间,此常道也;道散于物,辨物制名,非常道也。无极而太极,太极而两仪,两仪而五行,自无而之有,一本万殊也;五行一阴阳,阴阳一太极,太极本无极,自有而之无,万殊一本也。惟反身而诚,复归于一,则万物皆备于我矣。"

"天命流行,化育万物,无非道也;日月星辰,昭布森列,无非经也;雷轰霆击,霜清雪明,无非法也。细而幽林鸟噪,碧涧鱼跳,云片吸张,瀑声鸣咽。如是景象,无非是人人处,故复卦以动之端,为见天心之处。物理之相感,有不疾而速、不行而至者。燧诸水火,穿瓘匪遥,磁石引铁,隔碍潜通。知法家之符印为燧诸,而一己之灵为真水火,则可与语道法矣。非惟物理为然,人亦有之。其母啮指,其子心动,此气类之相感也。"

又曰:"喜怒哀乐不失于正,于道无伤,但发之各有攸当,不致乖戾耳。"

先生曰:"吾净明大教,示人以简易之理,而人犹难之,甚矣,道之不明也。学道之士,当笃信心,万一怀疑,便直窒碍。己且昏惑,何以明人?夫天与之而不能守,守之而不能行,是弃天也;自卑以求售其言,自鬻以求售其学,是亵天也。弃天亵天。是谓背道,凡我法子,戒之慎之。"

心　学

傅金铨　汇编

题　解

《心学》，三卷，傅金铨汇辑。此编金铨自序于清道光二十四年（1844），乃今日所见存金铨著作之最晚出者，其时年当在八十余岁。值此暮年，金铨尚孜孜于心性之磨砺，与张伯端《悟真外篇》专言见性之道，同一意趣，笃志于命学者，岂能不有所省乎？

三教经典，浩如烟海，以一生有限的时间，恐怕也未能尽穷其书。《心学》辑自儒、道、释三家经典著作，大都出自大儒、神仙、高僧论心性之精粹。学者依此《心学》而熟读力行，追溯昔贤，双修性命，为世完人，归极天元。

因原文汇辑散出，段落零碎，所以整理时依某著某人之语划分段落。引文没有标明出处的，就校者知闻所及，标明引自何书。不能准确查阅的，则付缺如。其中"王重阳祖师十论"一篇，又与《丘祖全书》"重阳祖师论打坐"诸篇有些混淆。所谓"王重阳祖师十论"，其实并非完全出自王重阳所作，仅有第一篇"论打坐第一"，《道藏·群仙要语》中题名"重阳祖师论打坐"，而王重阳《重阳立教十五论》"第七论打坐"则不同于"十论"中"论打坐"。其它诸篇：论不染、论虚心、简事、论真观、论色恶、论泰定、论得道、坐忘枢翼均抄录唐朝司马承祯所撰《坐忘论》一书。"坐忘铭"，也见于《道藏·群仙要语》中，置名于司马承祯著作之下。《呆吻道人语录》一种，不知来源于何，也不知"呆吻道人"为何许人，有待考详。

心 学

济一子金溪傅金铨汇编
潜阳子麻城朱仲棠参订
贞阳子临川李拱辰参订

序

　　自书契立而教化兴，典谟训诰，垂来虞夏，明命明德，训自商周，只此心传，昭垂万古。尧为儒道之宗首，传执中之学；舜乃分出人心道心，肇精一之传，开率性之教。自仲尼祖述，子思笔书，道脉承流，于今不坠。二千年来，理学名儒，阐性命之渊源，晰微危之奥义，广大精微，塞乎天地，备于人心，名之曰道。儒道齐家治国，意在经世，故重言人而略言天；二氏全真养性，意在出世，故重言天而略言人。儒者言浅而意该，道、释言深而旨远。出世之道，异于入世，形迹虽殊，寸心不二。凡受赋禀之良，皆属共心共理，虽分三教，实本一源。慨夫习染既非，迷失本来，几希之良，有梏亡之。世贤所不谈，父师莫之训，尘网挚人，古今一辙，无惑乎蹈其真域者之难其人也。在天圣神，开选仙选佛之场，立不婚不宦之教，解其身缚，释其心累，俾得专心志道，全未凿之良心，养天真之至性。是性也，浑沦无穷，玄虚罔象，亘古常存，存而无迹。先天地而莫测其始，后天地而莫究其终。居于恢漠之表，游乎万象之上，声臭无闻，形神泯绝。言有则真无，言无则真有，无理不具，无物能先，谓之元始真如，浑浑噩噩，乃虚空之元灵，大化之玄枢耳。千秋道德，不坏真心，一言以蔽之，曰诚而已矣。惟此至诚，化人欲为天理，变情识为良知。赤子无殊,返乎太极之先,同乎太虚之体。摄归一息,可以贯金石;敷之万有,可以周沙界。道明德立,为世完人,吾斯未能,聊佩韦弦,敬以自勖云尔。

　　道光二十四年岁次甲辰五月朔济一子金溪傅金铨序于古渝之流云山馆

【卷一】

三教一源

心学论说

　　济一子曰:至道本乎一心,心法本乎无妄,斯言尽矣。心者,万化纲维,一身主宰,圣凡之分,仙佛之地,生死之根,人兽之判,不綦重欤?其体至虚,其量无垠,统百神,周庶务,万善之源,万理之都,历劫清静,本无污染,一入尘界,欲海波深,沉迷难醒。三教圣人,垂慈训世,拯其陷溺,规之以道。儒曰"存心养性",道曰"修心炼性",释曰"明心见性"。教虽分三,理无二致。此心此理,谓之明德。明德者,不昧之虚灵,赋禀自天,人人不殊,心心自足。明善复初,修之为天德;措正施平,达之为王道。天之所与我者,斯为大矣!

　　夫学不从心证,非学之至。理欲交战,理不胜欲,克治之功不力故也。果能黜聪堕明,尽忘知解,契厥本心,自然符道。从古圣帝明王,大经大法,莫不因心作则而化成天下。大哉此心,至哉此学!昔象山夫子有言:"儒者虽至无声无臭,无方无体,皆主于经世;释氏尽未来际普度之,皆主于出世。"经世之言显,出世之言微。释以悟彻为证,道以清静为修。圣人立人极,敷五教,出世之学基于入世,儒其大宗乎!

　　盖自门户立而争端起,自生乖见。岂知缁冕虽殊,方寸不二,雕虫小技,末学之为,至理未明,真性必昧。彼二氏者,何可訾哉,何可訾哉!

今欲醒贪欲之昏迷，启玄元之枢要，俾知心外无道，道实非心，觉灵既启，证悟必殊，危微之分，天人之界，彼冥冥者，吾且为之悲矣！

儒

尧授舜曰："允执厥中。"

舜授禹曰："人心惟危，道心惟微，惟精惟一，允执厥中。"

汤日新其德。

文王纯亦不已。

孔子言性与天道。

孟子曰："尽其心者，知其性也；知其性，则知天矣。"

帝王之授受，圣贤之相传，为天地立心，为生民立命，无非天理之流行。宋儒一脉，直追洙泗。盖天不欲人尽亡此理，故唱明心学者，代不乏人。孟子谓："放其心而不知求，哀哉！"此人兽关头，失几希之良而不自觉耳。昧者乃讥陆子为禅学，叱阳明为邪说，胸怀轸域，不自知非，安得大觉如来为彼觉之？今将圣贤仙佛不坏之真性，当下荐取，立见本来矣。

《书》曰："克明峻德。"○《康诰》曰："克明德。"○《太甲》曰："顾諟，天之明命。"○"惟天生民，有欲无主，乃乱。"○"建中于民，以义制事，以礼制心。"○"惟狂克念作圣。"①

《易》曰："艮其背，不获其身；行其庭，不见其人。"○"君子以洗心退藏于密。"○"天下何思何虑？"○"无思也，无为也。寂然不动，感而遂通，天下之故。"②

《诗》曰："不识不知，顺帝之则。"○"缉熙敬止。"③

---

① 引自《尚书》。
② 引自《易》。
③ 引自《诗》。

"大学之道,在明明德。"○"欲修其身者,先正其心;欲正其心者,先诚其意。"○"所谓诚其意者,毋自欺也。如恶恶臭,如好好色,此之谓自谦。故君子必慎其独也。"①

"天命之谓性,率性之谓道,修道之谓教。道也者,不可须臾离也,可离非道也。是故君子戒慎乎! 其所不睹,恐惧乎其所不闻。"○"喜怒哀乐之未发谓之中,发而皆中节谓之和。中也者,天下之大本也;和也者,天下之达道也。致中和,天地位焉,万物育焉。"○"中庸其至矣乎,民鲜能久矣。"○"道不远人,人之为道而远人。"○"诚者,天之道也;诚之者,人之道也。"○"自诚明,谓之性。"○"惟天下至诚,为能尽其性;能尽其性,则能尽人之性;能尽人之性,则能尽物之性;能尽物之性,则可以赞天地之化育;可以赞天地之化育,则可以与天地参矣。"○"诚者,物之终始,不诚无物。"○"其为物不二,则其生物不测。"○"苟不至德,至道不凝。"○"知天地之化育,夫焉有所倚?"○"浩浩其天。"○"无声无臭,至矣。"②

"克己复礼。"○"非礼勿视,非礼勿听,非礼勿言,非礼勿动。"③

"我善养吾浩然之气。其为气也,志大志刚。以直养而无害,则塞乎天地之间。"○"天之尊爵,人之安宅。"○"大人者,不失其赤子之心者也。"○"人之所以异于禽兽者几希,庶民去之,君子存之。"○"天下之言性也,则故而已矣。"○"予天民之先觉者,予将以斯道觉斯民也。"○"其所以放其良心者,亦犹斧斤之于木也(欲是伐性斧斤,谓其损伤天理。)。"○"其日夜之所息,平旦之气,其好恶与人相近也者几希。则其旦昼之所为,有梏亡之矣。梏之反覆,则其夜气不足以存;夜气不足以存,则其违禽兽不远矣(注:平旦未与物接之时,湛然虚明。)。"○"出入无时,莫知其乡,惟心之谓欤!"○"非独贤者有是心也,人皆有之,贫

---

① 引自《大学》。
② 引自《中庸》。
③ 引自《论语》。

者能弗丧耳？"〇"此之谓失其本心。"〇"放其心而不知求，哀哉！"
〇"学问之道无他，求其放心而已矣。"〇"此天之所与我者，先立乎其
大者，则其小者不能夺也，此为大人而已矣。"〇"人人有贵于己者，弗
思耳。"〇"存其心，养其性，所以事天也。夭寿不二，修身以事之。"
〇"万物皆备于我矣。"〇"所过者化，所存者神，上下与天地同流。"
〇"大而化之之谓圣，圣而不可知之谓神。"〇"养心莫善于寡欲。其为
人也寡欲，虽有不存焉者寡矣；其为人也多欲，虽有存焉者寡矣。"①

　　濂溪周子曰："圣人定之以中正仁义而主静，立人极焉。人生而
静，天之性也；感于物而动，性之欲也（心天本静，感于物欲而生情，非
复本体矣。）。"〇"圣诚而已矣。"〇"性焉安焉之谓圣，复焉执焉之谓
贤，发微不可见，充周不可穷之谓神。"〇"无欲则静虚动直。"〇"天地
间有至爱可求，而异乎彼者，其大而忘其小耳。"〇"至尊者道，至贵者
德，至难得者人，人而难至得者道德，有于其躬而已矣。"〇"文辞，艺
也；道德，实也。不知务道德，而第以文辞为能者，艺焉而已矣。"〇"道
充为贵，身安为富，故常泰无不足，而铢视轩冕，尘视金玉，其重无加
焉。"②

　　河南程子曰："天地之常，以其心普照万物而无心；圣人之常，以其
情顺万物而无情。"〇"耳目虽为性累，然合内外之德，知其为启之之要
也。"〇"所谓定者，动亦定，静亦定，无将迎，无内外。"〇"不知性善，不
可以言学。"〇"心如寇贼不可制，不是事累心，乃是心累事。"〇"难胜
莫如己私，学者能克之，岂非大勇乎？（理与欲战，理不胜欲，端在平日
克治之功。）。"〇"道即性也，性即理也。在心谓之性，在事谓之理。"
〇"无主则实，鬼阚其室；有主则虚，神守其都（神不外驰，虚灵在心，便
为有主。鬼者，妄念也。）。"〇"心只在腔子里（心在神在，心存神

---

① 引自《孟子》。
② 引自周敦颐《通书》。

存。）。"○"置心一处，无事不办。"○或问程子："鸡鸣而起，未与物接，如何为善？"答曰："只主于敬，便是为善。"○"性即理也，理则尧舜至于途人一也。"○"心也、性也、天也，一理也。自理而言谓之天，自禀受而言谓之性，自存诸人而言谓之心。"○"圣贤千言万语，只是要人将已放之心，约之使返，复入身来，自能寻上去。"○"涵养须用敬（故张子主敬，朱子主敬穷理。）。"[①]

横渠张子曰："太虚无形，气之本体，其聚其散，变化之客形耳；至静无感，性之渊源，有识有知，物交之客感耳。客感客形与无感无形，惟尽性者一之。"○"正心之始，当以己心为严师。如此一二年间，守得牢固，自然心正矣。心清时常少，乱时常多。即视听聪明，四体不待拘束，而自然恭谨，乱时反是。盖用心未熟，客虑多而常心少也。习俗之心未去，而真心未全也。有时而失者，只为心生，若熟后自不然（仁亦在熟之而已）。"○"寂然不动者，心之体也。"○"性者，万物之一原，非有我之得私也（万物犹水结成沤，沤化同归为水）。"○"形而后有气质之性，善返之，则天地之性存焉。"○"由太虚，有天之名；由气化，有道之名；合虚与气，有性之名；合性与知觉，有心之名。"

晦庵朱子曰："日用之间，端庄静一，养之于未发之时，验之于已发之际。"○或问朱子曰："灵处是心、抑是性？"曰："灵处只是心，不是性，性只是理。"○"行乎动静者，乃性之真也。"○"情之未发者，性也，是乃所谓中也（未发之前，七情何在？）。"○"定性者，存养之功至，而得性之本然也。性定则动静如一，而内外无间矣。"○"君子之学，亦求定而已。"○"学所以复其性也，离性而言学，非圣贤之学矣（离性而言道，非道、释之道矣。）"○"日用之间，随时随处，提撕此心，勿令放逸。其中随时观理，自然见得大道性命，真不外于一身。而吾之所谓学者，舍是别无有用力处。"○"至精之理，端在居敬而持志。"○"心之为物，至虚

———————————

① 引自《二程遗书》。

至灵,神妙不测,一不自觉而惊骛飞扬,以狗物欲于躯壳之外矣(所以
要不离腔子里)。"○"平日工夫须是作到极时,四边皆垒,无路可入,方
是有长进处。"○"尧是初头第一个圣人,《尧典》是第一篇典籍。说尧
之德,都未下别字。'钦'是第一个字。如今看圣贤千言万语,大事小
事,莫不本于敬,收拾得自家精神在此。"○"敬只是主一整齐严肃,则
心便一,卓然精明。作工夫固不免有散缓时,才觉散缓,急收拾将来。
但得收拾时多,散缓时少,便是长进(可知空谈理,不如实用功。)。"
○"尊德性,致广大,极高明。人心本自广大,但为物欲隔塞,故其广大
有亏;本自高明,但为物欲系累,故于高明有蔽。若能常警觉,则高明广
大自若,非有所增损之也(圣不加多,愚不减少。)。"○"仁是心之正理,
天则就其自然者言之,命则就其流行而赋于物者言之,性则就其全体而
万物之所以为生者言之,理则就其事事物物各有则言之。合而言之,天
即理也,命即性也,性即理也(性命一原,浑然大中。)。"○"吾之体,即
天地之气;吾之性,即天地之理。"○"孰主宰是? 孰纲维是(先天主人,
万象主宰。)?"○"清明在躬,志气如神。"○"在理遏欲。"○"性即理
也,天以阴阳五行化生万物。气以成形,而理亦赋焉。"○"人物之生,
同得天地之理以为性,同得天地之气以成形,独人得形气之正而能全其
性为少异耳(民吾同胞物吾与也,虽正偏不同均之同得天地之气
耳。)。"○"性者,人物所以得生之理。"○"虽上智不能无人心,虽下愚
不能无道心。二者杂于方寸之间,不知所以治之,天理之公,卒无以胜
天人欲之私矣。"○"维精维一,精则察夫二者之间而不杂也,一则守其
本心之正而不离也。欲从事于斯,无少间断,使道心常为一身之主。"
○"尧舜禹,天下之大圣人也。以天下相传,天下之大事也。以天下之
大圣,行天下之大事,而其受授之际,丁宁告诫,不过如此,则天下之理,
岂有加于此哉?"○"全其天之所赋,不以人为害之。"○"君子之心,常
存敬畏。"○"遏人欲于将萌。"○"天命之性、天下之理,皆由此出,道之
体也。"○"中无定体,随时而在,乃平常之理也。"○"中庸虽若易能,然

非义精仁熟，无一毫人欲之私者，不能及也。"〇"人之性无不同，而气则有异。"〇"所性之全体，无一毫人欲之伪以杂之。"〇"尧舜亦率是性而已，岂能加毫末于是哉！"〇"性者，心之所同具之理，而天又理之所从出者也。"〇"内重外轻，无往不善。"〇"人之心至虚至明，浑然之中，万理毕具。"〇"人欲肆而天理灭矣。"〇"子思子曰：'心之精神谓之圣。'故心定而能慧，心寂而能感，心静而能知，心空而能灵，心诚而能明，心虚而能觉。"

范浚《心箴》曰："茫茫堪舆，俯仰无垠。人于其间，渺然有身。是身之微，太仓稊米。参维三才，曰惟心耳。往古来今，孰无此心？心为形役，乃兽乃禽。惟口耳目，手足动静。投闲抵隙，为厥心病。一心之微，众欲攻之。其与存者，呜呼几希。君子存诚，克念克敬。天君泰然，百体从令。"

湛若水《四勿箴》曰："古之学者本乎一，今之学者出于二。予以《四箴》'存中以应外，制外以养中'，惠教后世之学者至矣，使其合观并用则善焉。如其不然，或有分崩离析之患，而昧精一易简之学。予惟此惧，推程氏之意，以达孔颜之旨，为作《四勿总箴》，庶学者知之，合内外之道，以不二乎一贯之教焉。《箴》曰：'心含天灵，灏气之精。与地广大，与天高明。惟精惟灵，贯通百体。非礼一念，乾知大始。事虽惟四，勿忘则一。如将中军，八面却敌。精灵之至，是谓知几。颜复不远，百世之师。圣远言湮，多岐支离。一贯四勿，毋二尔思。'"

康节邵子曰："一念回机，便同本得。究竟人之本初，原自虚无中来。"〇"圣人与太虚同体，与天地同用。"〇"圣人虚其心而实其照，终日知而未尝知。"〇"天心复处是无心，心到无时无处寻。若谓无心便无事，水中何故却生金？"〇"忽然夜半一声雷，万户千门次第开。若识无中含有象，许君亲见伏羲来（此首命理天机。康节先生儒则真儒，仙则真仙，非谈空说有者可比。）。"〇"图虽无文，吾终日言，未尝离乎是。盖天地万物之理，尽在其中。"〇"不知乾，无以知性命之理。"〇"先天之学,心也;后天之学,迹也。"○"心一而不分,则能应万变。此君子所以虚心而不动也。"○"先天之学,心法也。故图皆自中起,万化万事生乎心也。"○"寂然不动,反本复静,坤之时也。感而遂通天下之故,阳动于中,间不容发,复之义也('复姤自兹能运用,金丹谁道不成功?'康节先生真神人也。)。"○"天使我有是之谓命,命之在我之谓性,性之在物之谓理。"○"穷理而后知性,尽性而后知命,命知而后知至(此言不到知命,非知之极至。命者,造化之根,非五福六极之谓。)。"○"事无巨细,皆天人之理。修人身也,遇不遇天也。得失不动心,所以顺天也。行险徼幸,是逆天也。逆天者,祸患必至。"○"人之神,即天地之神;人之自欺,即所以欺天。可不慎哉!"○"天下言读书者不少,能读书者少。若得天理真乐,何书不可读? 何坚不可破? 何理不可精?"○"言人得而闻之,行人得而见之,心则鬼神得而知之。人之聪明不可犹不可欺,况神之聪明乎?"○"无口过易,无身过难;无身过易,无心过难。既无心过,何难之有? 噫,安得无心过之人而与之语心哉?"

吕大临曰:"赤子之心,良心也。天之所以降衷,民之所以受天地之中也。寂然不动,虚明统一,与天地相似,与神明为一(不失赤子之心谓之大人)。"

真德秀曰:"百圣相传,'敬'字是其心法。天下之理,惟中为至正,惟诚为至极。然敬所以中,不敬则无中也。敬而后能诚,非敬则无以为诚也。气之决骤,轶於奔驷,敬则其衔辔也;情之横放,甚于溃川,敬则其堤防也。"

谢良佐曰:"敬是常惺法(释氏亦有此语,朱子谓其唤醒此心则同。)。"

陆象山曰:"人心平日多是逐物,口谈明明,心原不曾明明。虽欲不昏得乎,当时时提醒,勿令昏昧。日充月著,久自清明。"

章思廉曰:"常以灵知寂照为心,虚空不住为观,返本还原,复归太极。"○"得太极全体,见本来面目。"

二曲先生《反身录》曰:"大学孔门授受之教典,全体大用之成规也。吾人无志于学则已,苟志于学,则当遵之。犹农服先畴,匠遵规矩,自然德成才达,顶天立地,为世完人。"○"大学者,大人之学。不如此,便是小人之学。人当及时思奋,以全其性分之当然。词章记诵,特余事耳。"○"明德即心,心本至灵,不昧其灵,便是明明德。心本与万物为一体,不自分彼此,心本至善,不自有其善。"○"明德之在人,本与天地合德,日月合明。顾自有生以来,为形气所使,物欲所蔽,习染所污,遂昧却原来本体。率意冥行,随俗驰逐,贪嗜欲,求富贵,慕声名,求别学,如醉如梦,如狂如痴,即自以为聪明睿智、才识超世,而律之以固有之良,悉属昏昧。故须明之,以复其初。亲师取友,显证默悟,一意本原,将平日种种嗜好贪欲、种种凡心习气,一切屏息,令胸次纤翳勿存,自然净极复明,彻骨彻髓,表里昭莹,日用寻常,悉在觉中。"○"心之为体,本虚本明,本定本静,因随境迁转,意见横生,以致不虚不明,不定不静。须真参实悟,至情忘识泯,虚明不动,如镜中象,视听言动,浑是天机。"○"学问之要,全在定心;学问得力,全在心定。寂然不动,感而遂通,天下之故。"○"静中静易,动中静难。动时能静,则静时能静可知矣。是故金革百万之中,甲科烜赫之荣,文绣峻雕之美,财货充积之盛,艰难拂乱之时,白刃颠沛之际,一无所动于中,方是真静。"○"心本纯粹中正,广大高明,涵而为四德,发而为四端,达而为五常。"○"在在处处体认天理,则诚正之本立矣。"○"识得格物者是谁,便是洞本彻原,学见其大。"○"圣如成汤,犹铭盘致警检身。若不及,日新又新,无瞬息悠悠。吾人多是悠悠度日,姑息自弃,圣之所以圣,愚之所以愚,病正坐此。"○"面有垢,衣有污,必思所以洗之。乃身心有垢有污,不思所以洗之,何哉?"○"修身当自'悔过自新'始。察之念虑之微,验之事为之著,改其前,非断其后续,使人欲化为天理,斯身心皎洁矣。"○"念虑微起,良知即觉,善与不善,不能自掩。"○"如鉴照物,如谷应声,行乎无事,不随不迎。若未至而先迎,既至而不化,前后尘相积,鉴暗谷窒,其为心害不浅。"〇"心体本虚,物物而不物于物,廓然大公,物来顺应。如是则虽酬酢万变,此中寂然莹然,未尝与之俱驰。即此便是心正,便是先立其大。否则物交物随而驰,驰于彼则不在于此,有所在,斯有所不在。"〇"敬是心法,能敬则心常惺惺,自无不在。"〇"道明德立,学贯天人,是谓道德之贤;识时达务,才堪匡世,是谓经济之贤。"〇"中庸,圣学之统宗,吾人尽性至命之指南也。学不尽性,学非其学,不顾諟天命,学无原本。尽性至命,与不学不虑之良,有一毫过不及,便非中,与愚夫愚妇之能知,有一毫异同,便非庸。不离日用平常,惟依本分而行。本分之内,不少亏欠,本分之外,不加毫末,故此之谓中庸。"〇"自尧以执中授舜,人遂认为圣贤绝诣,非常人所可几。却不知常人一念妥帖处与尧舜同,即此便是中。能常保此一念而不失,即此便是允厥执中。人心上过不去,即尧舜心上过不去者。然则中岂外于日用平常乎?惟其不外日用平常,方是天下达道。"〇"动静云为,惟依良知良能。自无不善,即此便是率性。火然泉达,日充月著,即比便是尽性。"〇"吾人一生,凡事皆小,性命为大。学问吃紧,全在念切性命。平日非不谈说性命,然多是随文解义,伴口度日,其实自有性命,而自己不知性,不重命,自私用智,自违天则,性遂不成性,命靡常厥命。兴言及此,可为骨悚。诚知人生惟此大事,一意凝此,万虑俱寂,炯炯而常觉,空空而无适,知见泯而民彝物则,秩然矩度之中,毫不参一有我之私。成善斯成性,成性斯凝命矣,此之谓安身立命。"〇"一切世味淡得下,方于道味亲切。苟世味不淡,理欲来杂,则道味亦是世味。淡而不厌,非知道者其孰能之?"〇"学问之道无他,求其放心而已。放于名,放于利,放于声色,放于诗酒,放于博弈,放于闲散,放于骄矜。即此数者,无一焉而内多游思,外多惰气。虚明寂静之体,有昏昧渗漏,亦是放,虽情不同,为放则一。"〇问求放心之要,曰:"要识得真心"。如何方是真心?曰:"惺惺不昧,天然无念是也。"〇"先立乎其大者,孟子吃紧之功。示以敦大原、立大本处,时时唤醒此心,务要虚明寂定,湛然莹然,内不看一物,外不随物转,方是敦大原、立大本。"○"自性本体,原无为,原无欲。无为其所不为,无欲其所不欲。"○"人之所以为人,止是此心。孟子反覆开导,无非欲人求心。"

【卷二】

道

《道德经》曰:"圣人无常心,以百姓之心为心。"

《关尹子》曰:"万物之来,我皆对之以性,而不对之以心。性者,心未萌也。无心则无意矣。"○"吾识不萌,吾生何有?"○"吾心寂然,无有一物可役吾之明彻,无一事可间吾之云为。"○"思者,心也。所以思之者,是意非心。"○"圣人方且不识不知。"○"善心者,师心不师圣。"○"善去识者,变识为智(即烦恼是菩提,即无明是大智。)。"○"日应万事,其心寂然。"○"惟一我心,则意者尘往来耳,事者倏起灭耳,吾心有大常者存(万劫不坏就是此大常不变之真性)。"○"情生于心,心生于性。情波也,心流也,性水也。来干我者,如石火顷,以性受之,则心不生,物浮浮然(心无住着,万有皆空。)。"○"心感物,不生心生情;物交心,不生物生识。物尚非真,何况于识;识尚非真,何况于情。如彼妄人,于至无者执以为有,于至变中执以为常。一情认之,积为万情;一物认之,积为万物。物来无穷,我心有际,故我之良心受制于情,造化役之,无休息矣(造化虽大,能役有形,不能役无形。我心静定,尘情自不相干,造化亦无从而役之矣。)。"○"勿以我心揆彼,当以彼心揆彼。知此说者,可以周事,可以行德,可以贯道,可以忘我(此圣人无我之学)。"○"能制一情者,可以成德;能忘一情者,可契道。"○"圣人抑物以心,摄心以性,则心同造化,五行不可拘。"○"尚自不见我,将何为我(外其身而身先,忘其身而身存。)?"○"大言不能言,大智不能思。"

○“人无以无知无为者为无我，虽有知有为，不害其为无我。譬如火也，燥动不停，未尝有我（此虑学者执无我如木石，故以火喻。若达妙用，虽终日言行施为不害其为无我，庄子所谓深知无心者矣）。”○“我之与物，同在大化中，性一而已。知夫性一者，无人无我、无死无生。”○“心自揆心无物（众人将心逐物，日趋于死；道人摄念收心，渐至于神。）”

“心者，象帝之先灵妙，本有中之真无也；身者，历劫以来清静，自无中之妙有也。”○“心本无知，由识故知；性本无生，由识故生（无知是心之本体，有知是心之尊识。）。”○“源头清静，天理时时现前，识念自然污染不得。譬如杲日当空，魍魉灭迹。此一心地法门，是古今千圣不易之道。”○经曰：“常灭动心，不灭照心。一切不动之心皆照心也，一切不止之心皆妄心也。照心即道心也，妄心即人心也。道心惟微，谓微妙而难见；人心惟危，谓危殆而不安。虽人心亦有道心，虽道心亦有人心。惟允执厥中者，照心常存，妄心不起，无妄之心复矣。《易》曰：‘复，其见天地之心乎？’”○“本妙明心，虚灵不昧，原是廓然无际，神妙莫测的；原是浑然大中，不偏不倚的；原是粹然至善，纯一不杂的。本然圆明，洞彻无碍。以为有，不睹不闻，奚所有也；以为无，至灵至神，未尝无也，本无方所，亦无始终。未有天地万物之先，这个原是如此；既有天地万物之后，这个只是如此。至无至有，至有至无，乃乾坤之灵体，元化之玄枢，人人性命之本原，天下万物万事之大本。大易所谓八卦四象，皆由此出。大舜之谓中，孔子之谓一。帝王之授受，圣贤之相传。明此便是‘克明峻德’，知此便是知《易》，见此便是见道（无痕迹可窥，无影响可测，先于天地而有，后于天地而存，至虚至灵，无方无体。）。”○“人之灵明一窍，六合而内，六合而外，本无不周，本无不照，其不能者，为形所碍耳（知夫为形所碍，便当外形骸以求之。）。”○“心无生灭，身无生灭，定矣。欲除生灭心，必自无念始。无念之积习纯熟，可至无梦；无念之静定纯熟，可至无生。无梦乃现在之大事也，无念乃日后之大事也。

无生则不造,无梦则不化,不造不化,即不生不灭。"○"真性者,天命之性也。以其不落边际,故谓之中;以其真一无妄,故谓之诚。潜天而天,潜地而地,优优洋洋,无性无方。"○"以其虚空无朕,强名曰中;以其露出端倪,强名曰一。中即一之藏也,一即中之用也。天得之而天天,地得之而地地,人得之而人人,而天、地、人之大道,皆源于此。"○"性者,元始真如,一灵炯炯是也;命者,先天至精,一炁氤氲是也。性无命不立,命无性不存。在天则谓之命,在人则谓之性,其实一源。"○"神气合而后性命见,性命合而后未始性之性、未始命之命见。夫未始性之性、未始命之命乃吾之真性命,吾之真性命即天地之真性命,即虚空之真性命。"○"毗卢性海,乾元面目,世尊名之空不空如来藏。"①

"照心常静,动则应万变。虽动本体常静,妄心常动,静则起万念,虽静本体常动。"②

《龙虎经》曰:"至妙之要,先存后忘(先存之以虚其心,次忘之以廓其量。)。"

《参同契》曰:"委志归虚无,无念以为常。"

"圣人以魂运魄,众人以魄摄魂。"(《关尹子》)

"梦多者魄制魂,觉多者魂胜魄。"(故至人无梦)○"真人无念,真息无息。"③

"念念不离方寸是真空。"(丘长春)

"但事来不受,一切处无心,是无念也。无念之念,谓之正念。正念现前,识念自然污染不得。"

"见如不见,闻如不闻,惟全其神,使安于心。"

"本来妙觉真心,虚灵不昧,了了常知,其体不生不灭,其相无去无来。究之于先天地之先,莫知其始;穷之于后天地之后,莫测其终。高

---

① 引自《性命圭旨》。
② 引自《吕祖全书》。
③ 引自《性命圭旨》。

而无上，广不可极，渊而无下，深不可测。乾坤依此而覆载，日月依此而照临，虚空依此而宽广，万灵依此而变通。三教圣人，教人修道，就是修此。"○"无生灭可寻，无色相可窥。"○"《观心经》云：三界之中，以心为主。能观心者，究竟解脱；不能观者，毕竟沉沦。"○"太上曰：吾从无量劫来，观心得道，乃至虚无。观心非易，止念尤难。是以念头起处，系人生死之根。"○"念起即觉，觉之即无。"○"当知妄念起于识根，斗境成妄，非实有体。在众生时，智劣识强，但名为识；当佛地时，智强识劣，但名为智。只转其名，不转其体。"○"最初心源，廓然妙湛，由知见立知，妄尘生起，故有妄念。若知见无见，则智性真净，复还妙湛，洞彻精了，而意念消。意念既消，自六识而下莫不皆消。所谓'一根既返源，六根成解脱'。既无六根，则无六尘；既无六尘，则无六识；既无六识，则无轮回种子；既无轮回种子，则我一点真心独立无依，空空荡荡，光光净净，而万劫常存，永不生灭矣。"○"但能培养本源，久则油然心新。万古圣仙，皆从心证，为人天师。凡夫不能证者，由不识自心故。故曰：'海枯终见底，人死不知心。'六道群蒙，皆此门出，历千劫而不返，一何痛哉！"○"最亲莫如心也。百姓日用不知，如鱼在海而不知水。众生从旷劫以来，迷失本心，不自觉悟，妄认四大为身，缘虑为心。譬如百千大海不认，但认一小浮沤。以此迷中复迷，妄中起妄，随境流转，寓目生情，取舍有万端，无刻少暇，致使起惑造孽，循环六道，密网自围，不能得出。故灵润曰：'妄情牵引何时了，辜负灵台一点光。'"○"三界惟心，最玄最妙，通圣通灵，极高明，极广大，化万法之王，为群有之体，坚彻三界，横亘十方。自混沌未辟之前而已曾有，虽天地既坏之后而未尝无。"○"时以忍辱坦荡自心，时以觉照洁白自心。"①

"持戒不失人身，积功种生天果，累行度生，明心见性，证无上道。"（吕祖）○"问累行法。功与行有别，善与德有分，功在事，行在心，舍己

---

① 引自《性命圭旨》。

饶人,忍辱耐魔,行时时之方便,作种种之阴功。百行孝为先,凡事在父母面上加功,用力省而积累多。钟离祖云:'有功无行如无足,有行无功走不前。功行两全双足备,谁云无分作神仙。'"〇"道人心内却无心,无心深处觅真心。炼心已完方炼炁,升降乾坤倒五行。"〇"昨非固多,今是何在。纵欲偷安,自误自害。去日苦多,来时难再。补过不遑,奚容稍懈。"〇"凡人一举一动,随时检点,尚恐有过。如曰全无下手工夫,则终无长进之日矣。"〇"功过一格,最能超凡入圣。能积久奉行,即未皈我者,亦得感格彼苍,发大怜悯,默加福报,况皈我者乎!"〇"阴功人所自积,积一寸则享一寸之福,积一尺则享一尺之福,善积三千条,福享万钟禄。"〇"丹道非神功不成,上神非功德不感。"〇"世间学道,一切因缘,莫非天授,半点不由人力造作,自当心心事天,泯私忘我,弃智绝矜,则灵真本体,日与天光相接,而德性符于玄极矣(性天光朗,自与上界神圣之光相接,圣贤即于光中提挈。)。"〇"善属阳,恶属阴,光明是天堂,暗曲是地府。万分中带一分私意,即是阴气未尽。必须忠君孝亲,心无不善,事无不善,言无不善。时时存善心,即是时时保养阳气。"〇"夙孽未清,成道亦须还报。幸而此身尚在,佳时令节,得以忏悔。如洗垢尘,渐乃消去,岂非大幸! 古云:'一失人身万劫难。'"〇"勤行祭炼法食,不但祖玄升度,即夙今冤债亦清。法施财施,皆是功行,度人功惟第一。"〇"小遗不避三光,为五逆。尤不可朝北污秽。"〇"斩三尸在于无过。平日设书一册,存卧房案头,日间功过,至夜细记,至庚申日,焚于神前,久之有功无过,则三尸不斩自灭矣。"〇"端午午时,玄黄交合,用功则益十倍,犯淫则损寿。"〇"五月初一至初五、十一至十五、二十一至二十五,中后各五日,系天地交炁,宜戒欲,犯者损寿多病,及永不希仙。"〇"三月初九、六月初一、九月初六、十二月初二,此四日宜男女不相见,修真最忌。"〇"二八月不可洗浴,坐时吐浊气六口,吸清气三十六口,擦肾堂三十六次,坐观玄关。睡魔来,频擦面目,或服圆眼汤。汞走服白果,睡宜曲足,如鸡伏卵。兜外肾、擦小腹三十六遍，再安单。若脚痛，擦涌泉三十六度。"○"七日七夜念头不动，汞即死矣，然而甚难。"○"入道须由静而虚，虚而明，明而著，著而神，神而真灵变化，皆在性天方寸之中。"○"至人为善，心如太虚，过之即化。"○"心不着境固高，要知不着境犹有心在，胡不此心一并空却。"（《涵三语录》）○"从猛火中煅炼，方成铁汉；从深水中跃出，乃是潜龙。"○"凡事摆得脱，遭横退得步，方是道器。若着一点我见，存一毫矜心，那能入道。"○"性即心体，心即性用，故性曰性天，心曰心地。"○"静以明吾心，虚以空吾识。"○"修心炼性，乃出轮回之径路。心空性现，自然超出矣。"○"心心在道时，时刻照顾，茶里饭里、应酬接物，不肯少放，方是炼矿出金。若离境修持，入境不免沾染。"○"制外养中，息心静气。"○"入定宜半饥半饱，遇昏沉时，频以手浴面，聚津咽之，则昏气自散。白果固精，青果去昏，核桃补肾，莲子补脾，皆可常食。"○"问：'如何不昏沉？'曰：'精神提起。'问：'如何不妄想？'曰：'念念在息。'"○"心内寻心，方是真心；心内无心，方成大道。"○"心本不动，动者识也。心归于炁，如明月当空，若浑然太极，则与杲日出照何异？但不挂一丝，要从操则存，无终食之间违仁做来。"○"本无所迷，因悟而迷；本无所悟，无迷即悟；本无迷悟，众生自执着耳。所以执着者，皆随境生心，起诸妄想，如云遮日，不见光明。太空如性。云雾如识，云遮日暗，识起性迷，作诸罪孽，堕诸苦海，所以大道难闻耳。世人若一心向道，三思此言，久久必到金仙地步。"○"能空其心，空其相，而后真理湛然。"○"人惟识见塞其本空，妄念障其灵体。"○"夫理具于人，本于天。未有性命之先，先有此理，悬之以待人。得此正理，则尽性至命之功有所着落矣。"○"正心者，去华就淡，轻名重实，崇本抑末，尚志寡言。乃令我绛宫真人，通明洞达，不因境顺而昏，不因境逆而苦，则一切境缘，俱是我成道之助。"○"太虚冥漠，总不着一实相，又不着一空相。着实者不灵明，着空者守枯寂。"○"世人憧憧罔所止足，试思未有我时，曾何如是，应为爽然。"（吕祖《清微三品经》）○"妍媸美恶，态度万千,自我观之,如梦幻然。"(《清微三品经》)○"人心不到一念不生地位,断断不能格天,盖天实无心而成化。人既有心,焉能造命?所得之理未诚,原作不得主,斯气数反为之主矣。"○"凡人之心,未见真体,万斛尘封,触物流连,如胶似漆。更兼旧习固执于中,无端忽来,无端忽去,一日之间,不啻万生万灭。即有勇者力行克治,而不知此刻治之心即为妄念,徒增憧扰,要无实获。惟见真心之体者,心体作主,一切妄念自然进消,如红炉点雪,略无踪迹。若以妄治妄,犹以贼诘贼,徒使狱讼充繁,何为克治哉(经曰:'了知性本空,知则众妙门。')?"○"众生不明本来,不知觉路,如行大荒之中,及至半途,后路忽陷,当前又有铜墙铁壁,无可着脚,左有深堑万丈,右乃悬涧千寻。何以说?欲障易化,理障难除。非认贼作子,即死木槁灰;非弄虚灵,即断种性。岂非一左一右丧身之地?须要仍放本辉,念兹在兹,一破疑团,自现觉体。若至于此,仍莫认着,一着总非,百无一是,所谓真尚不着,何况幻妄,觉尚不着,何况虚假?此中境界,非色非空,非显非微,只有疑机,无有信处,实有所在。当观念之所自,起于何所?了知起处便知落处,久久而见起念之始,久久而见念始之先。"(吕祖《救苦经序》。右四十四则出《吕祖全书》)

"内志清高,以合太虚,魂神不游,以绝梦寐。"○"心源清彻,一照万破,亦不知有物也;万感一息,亦不知有法也。忘物以还本来之象,忘法乃全自得之真。"(钟离祖《灵宝毕法》)

"如如不动,寂寂惺惺。"○"虚其心则神与性合。"○"一念停机,五行皆废。"○"五行不能盗,阴阳不能贼。"○"无极者,真中也。"○"心是地而性是王,窍是中而妙是一。"○"河图而虚其中者,先天也。老子曰'无名天地之始',释氏谓之'茫乎无朕,一片太虚'是也。洛书之实其中者,先天也。老子曰'有名万物之母',道家谓之'露出端倪,一点灵光'是也。"○"真心浩浩无穷极,无限神仙从里出。"(张三丰)○"未发之前心是性,已发之后性是心。"○"若人空此幻化身,亲授圣师真轨则。"（薛道光）○"空洞无涯是玄窍，知而不守是工夫。"（尹真人）○"中央神室本虚闲，自有先天真气到。"（刘海蟾）○"一息渐随无念杳，半醒微觉有身浮。"（罗念庵）○"不无不有不当中，外面虚无里面空。"○"任他一切皆幻，只我这些是真。"（尹真人）○"我法甚深深，妙用人难识。顺逆两俱忘，虚空镇常寂。"○"行则措足于坦途，住则凝神于太虚，坐则调丹田之息，卧则抱脐下之珠。"○"两脚任从行处去，一灵常与气相随。有时四大醺醺醉，借问青天我是谁？"○"随时随处，逍遥于庄子无何有之乡；不识不知，游戏于如来大寂灭之海。"①

"未成心则真性混融，太虚同量；成心则已离乎性，有善有恶矣。"②

马丹阳曰："无心者，非同猫狗蠢然无心也。务在存心于清净之域，而无邪心也。故俗人无清净之心，道人无尘垢之心，非所谓俱无心而与木石同也（当知有觉灵在）。"

"以物为药，疗身之病；以法为药，疗心之病。即以其人之心还治其人之病。③"○"时时保此七情未发之中，时时全此八识未染之体。"○"世间万物本一神也，神本至虚，道本至无，易在其中矣。"○"天位乎上，地位乎下，人物居中，中融自化，气在其中矣。"○"中天地而立命，本虚灵以成性，真而立命，神在其中矣。"○"命系乎气，性系乎神，潜神于心，潜气于身，道在其中矣。"○"学道先须识自心，自心深处最难寻。若还寻到无寻处，方悟凡心即佛心。"○"父母生前一点灵，不灵只为结成形。成形罩却光明体，放下依然彻底清。"（太玄真人）○"灵台湛湛似冰壶，只许元神里面居。若向此中留一物，岂能证道合清虚？"（三茅真君）○"闲观物态皆生意，静悟天机入杳冥。道在险夷随地乐，心忘鱼鸟自流行。"（王阳明）○"坐久忘所知，忽觉月在地。泠泠清风来，蓦

---

① 引自《性命圭旨》。
② 出宋褚伯秀《南华真经义海纂微》范无隐之语。
③ "心还治其人之病"七字原脱，据《性命圭旨》补。

然到肝肺。俯视一泓水,澄湛无物蔽。中有纤鳞游,默默自相契。"①

"要使此心与太虚同体,则妙于神而不窒于形矣。"(郑常清)

"一真澄湛,万祸消除。"○"神以无生,形以有见。"○"念起是病,不续是药,不怕念起,只怕觉迟。有发朝朝思理,有心有身,胡不如是?"(吴玄纲)

"欲得身中神不出,莫向灵台留一物。"②

"宫室虚闲神自居。"○"照体长存空不空,灵鉴涵天容万物。"(曹文逸仙姑)

马丹阳曰:"断情、除欲、降心,休与亲戚相见。行住坐卧,乃至搬柴运水,或上茅去,也要心定念止,湛然不动,名为真心。莫生念,念是孽根。若外不入,内不出,常少语,自然心定气调。若不澄心止念,如何得静?人心只是一座空舍,出者便为猿马。自古一切过去神仙,不敢越过'澄湛'二字。"○"或问:'如何是应物不昧?'答曰:'耳目虽是见闻,口内虽是言说,只要心不着他。'"○"或问:'如何是见性?'答曰:'只是那无心无念,不着一物,澄澄湛湛,孤然只显一性,此乃是见性也。'"○"问:'静时或念起昏睡多,如何得念不起昏睡少?'答曰:'只是里头神气怯细。若里头实不着物,自然无念,昏睡少也。'"○"不得专打坐,只要心静定,行住坐卧皆是道。"

"修心要作长生客,炼性当如活死人。"③

○"经曰:'澄其心,如神自清。'心何以澄?只是一念不生,性体真空,似天澄虚,不别有澄心也。无心可澄,是名澄心。且夫灵源妙觉,本来清静,因万尘污其定水,尘多则水浊,心多则性暗。功浅者,动则尘生;功深者,波摇不动。故博大士云:'禅河随浪静,定水逐波清。'"○"在众人之中,如在深山之内。"○"性虽无修无证,尘心日要损消,到

---

① 引自《性命圭旨》。

② 此引张虚靖诗。

③ 此引陶弘景诗。

忘心忘性，方契无修无证。"○"自古学道之人，体到真空实际，得无心真定，才说自然。"○"夫体空者，心体念灭，绝尽毫思，内无所知，外无所凭，难住迅如奔马，惟静可以御之。"○"守清静恬淡，所以养道；处污辱卑下，所以养德；去嗔怒灭无明，所以养性；节饮食薄滋味，所以养炁。然后性定情忘，形虚气运，心死神活矣。"○"初学道之人，截自今日已往，俗事不挂心，专心致志，始终如一，莫中路而废。若有毫末不除，则道不固。已往之事不可思，未来之事不可念，一片空明，便是道者也。"○"日用外，大忌见他人过，自夸己德，妒贤嫉能，起无明俗念，欲心种种之过；内日用，真修真静，不染不着，调炁养神，逍遥自在，暗积功行，不求人知，惟望天察。诗曰：'大道人情远，无为妙本基。世间无爱物，烦恼不相随。'"①

刘长生曰："十二时中，只要内搜己过，方得神气内安，神气安为真功，不见他人非为真行。"○"一分尘尽则明一分，十分尘尽则明十分。尘心绝尽，则可全于性；色心绝尽，则可全于命；无明心尽，则可保于冲和。"

邱长春曰："修真慕道，须凭积行累功。若不苦志虔心，难以超凡入圣。或于教门用力，大起尘劳；或于心地下功，全抛世事。但克己存心于道，皆为致福之基。"○"道包天地，其大难量，小善小功，卒难见效。所以谓：刹那悟道，须凭长劫炼魔；顿悟一心，必假圆修万行。今世悟道，皆夙世之有功也。人不知夙世之因，只见年深苦志，不见成功，以为尘劳虚设，即生退怠，甚可惜也。不知坐卧住行，心存于道，虽然心地未开，时刻之间皆有积累。"○"功之未足，则道之不入。如人有大宝明珠，价直百万，我欲买之而钱数未及，须日夜经营，勤求俭用，积聚钱物，或三千、五千，或三万、五万，钱数未足而宝珠不得，其积聚之钱，且得应用，比于贫窭之家，云泥有隔。积功累行者亦然，虽未得道，其善根深

---

① 引自马丹阳语录。

重,今世后世,圣贤接引,方之无凤根者,不亦远哉!"〇"于清风问:'一意不离方寸,如何?'邱曰:'此真空也。难言难言,待汝心上除了一分有一分功,除了十分有十分功,除了九千九百九十分,只有一分不除,不名清净,直须除尽,圣贤向汝心上较勘,自有真师来度。'"

赤脚刘真人曰:"修行人须要情识两忘,渐归于道,识是生死种子。"〇"修行人,日用上有功处,一分也要争做,有过处丝毫即改,慢慢地换得孽少福多。"〇"九天之上圣贤,无一个无福;在地众生,无一个无孽。"〇"外色如泥,一身如藕,真性如莲花,清净如水,万缘万境,如红炉来逼,逼他不动,方名个了事丈夫。"〇"解得千经万论,又于言句上甚有所悟,止是一点莹光,有多少明处?若是自己本性上悟得的,如百千日月放大光明,宇宙乾坤无不照彻。"〇"初下功,须要保守灵源。坐得且坐,如爱护春芽浮泡相似,难收易散,要人保惜。把世间万事艺术强弱、荣枯得失,一齐放下,如愚如痴,如枯木石头,把自己形体如四足相似,要在万物之下。"〇"修行人把自己光明,只可深藏不显。若于万缘境上,散了一分,无一分也。"〇"返朴还淳,一志保护真炁灵光,心存于道,虽少功行,来来往往,作个灵明之人。"〇"苦己利他,柔弱低下,积德作福,不肯空过日子,盖福广则自然心地安也。"〇"修行人制身如制大囚,不敢放令自在,故丹阳曰:'稍令自在神丹漏,略放从容玉性枯。'"〇"若肯念念降心,时时在道。如此勤久,不积功行,自有功行;无心进道,道自归身。"〇"道心浓厚物情疏,物上留心道上无。不悟色身犹是幻,休将幻境谓真如。"

王重阳祖师十论

论打坐一

坐久则身劳,既不合理,又反成病。但心不着物,又得不动,此是真定正基。用此为定,心气调和,久益轻爽。以此为验,则邪正可知。

若能心起皆灭，永断觉知，入于忘定。倘任心所起，一无收制，则与凡夫原来不别。若惟断善恶，心无指归，肆意浮游，待自定者，徒自误耳。若遍行诸事，言心无所染，于言甚善，于行极非。真学之流，特宜戒此。今则息妄而不灭照，守静而不着空，行之有常，自得真见。事或有疑，且任思量，令事得济，所疑复悟，此亦生慧正根。悟已则止，必莫有思。思则以智害性，为子伤本。虽骋一时之俊，终亏万代之业。一切烦邪乱想，随觉即除。若闻毁誉善恶等事，皆即拨去，莫将心受。受之则心满，心满则道无所居。所有见闻，如不见闻，即是非、善恶不入于心。心不受外，名曰虚心；心不遂外，名曰安心；心安而虚，道自来居。

论虚心二

经曰："人能虚心，虚非欲道，道自归之。"内心既无住着，外行亦无所为。非净非秽，故毁誉无从生；非智非愚，故利害无由挠。实则顺中为常，权则与时消息。苟免诸累，是其智也。若非时非事，役思强为者，自为不著，终非真学。何耶？心如眼，纤毫入眼，眼即不安。小事关心，心必动乱。既有动病，难入定门。修道之要，急在除病，病若不除，终难得定。有如良田，荆棘不除，嘉禾不茂。爱欲思虑，是心荆棘，若不剪除，定慧不生。此心由来依境，未惯独立，乍无所托，难以自安。纵得暂安，还复散乱，随起随灭，务令不动，久久调熟，自得安闲。无论昼夜，行住坐卧，及应事接物，当须作意安之。若未得安，即须安养，莫有恼触，少得安闲，即堪自乐，渐渐驯狎，惟益清远。且牛马家畜也，放纵不收，犹自生梗，不受驾御；鹰鹯野鸟，为人羁系，终日在手，自然调熟。心亦如是，若纵任不收，惟益粗疏，何能观妙？

论不染三

或曰："夫为大道者，在物而心不染，处动而神不乱。无事而不为，无时而不寂。今独避动而取安，离动而求定。劳于控制，乃有动静。一心滞于住守,是成取舍两病都未觉。其外执而谓道之阶要,何其谬耶?"答曰:"总物而称大,通物之谓道,在物而不染,处事而不乱,真为大矣,实为妙矣。然吾子之见有所未明,何者?子徒见贝锦之辉煌,未晓如抽之素丝;才闻鹤鸣之冲天,讵识先资于谷食。蔽日之干,起于毫末;神凝至圣,积习而成。今徒知言圣人之德,而不知圣人之所以德也。"

论简事四

修道之人,莫若简事。知其闲要,识其轻重,明其去取,非要非重,皆应绝之。犹人食有酒肉,衣有罗绮,身有名位,财有金玉,此皆情欲之余好,非益生之良药。众皆狗之,自致亡败,何迷之甚也!

论真观五

夫真观者,智士之先觉,能人之善察也。一餐一寐,俱为损益之源;一行一言,堪作祸福之本。巧持其末,不若拙守其本。观本知末,又非躁竞之情。收心简事,日损有为。体静心闲,方可观妙。然修道之身,必资衣食。事有不可废,物有不可弃者,须当虚襟以受之,明目而当之。勿以为妨,心生烦躁。若因事烦躁,心病已动,何名安心?夫人事衣食,我之船舫也。欲渡于海,必资船舫。因何未度,可废衣食?虚幻实不足营为,然出离虚幻,未能遽绝。虽有营求,莫生得失之心。有事无事,心常安泰,与物同求不同贪,同得而不同积。不贪故无忧,不积故无失。迹每同人,心常异俗。此言行之宗要,可力为之。

论色恶六

前节虽断缘简事,病有难除者,但依法观之。若色病重者,当知染色都由想耳。想若不生,终无色事。当知色想外空,色心内忘,妄想心空,谁为色主?经云:"色者想耳。"想悉是空,何关色也。若见他人为恶,心生嫌恶者,犹如见人自戕,引颈承取他刀,以害自命。他自为恶,不干我事，何故嫌恶？为我心病。不但为恶者不当嫌，即为善者亦须恶，何也？皆障道故也。业由我造，命由天赋。业之与命，犹影响之逐形声，既不可逃，又不可怨。惟有智者，善观而达识之。乐天知命，故不忧贫病之苦也。经云："天地不能改其操，阴阳不能回其孽。"由此言之，真命也，又何怨焉？譬如勇士逢贼，挥剑当前，群凶奔溃，功勋一立，荣禄终身。今之贫病恼乱我身，则寇贼也；立刻正心，则勇士也；恼累消除，则战胜也；湛然常乐，则荣禄也。凡有苦事来迫我心，不以此敌之，必生忧累。如人逢贼，不立功勋，弃甲背军，逃亡获罪，去乐就苦，何可悯哉？若贫病交侵，当观此苦由我有身，若无我身，患何由托？经曰："及吾无身，吾何有患？"

论泰定七

泰定者，出俗之极也。致道之初基，习静之成功，持安之毕事。形如槁木，心若死灰，无取无舍，寂灭之至，无心于定而无所不定，故曰："泰定"。庄子曰："宇泰定者，发乎天光。"宇，心也；天光，慧也。心为道之区宇，虚静至极，则道居而慧生。慧出本性，非是人有，故曰："天光"。但以贪爱浊乱，遂至昏迷，性迷则慧不生。慧既生矣，宝而怀之，勿以多知而伤于定。非生慧难，慧而不用难。自古忘形者众，忘名者寡。慧而不用，是忘名也，天下希及之，故为难。贵能不骄，富能不奢，为无俗过，故得常守富贵；定而不动，慧而不用，故得深证真常。庄子曰："知道易，勿言难。知而不言所以天，知而言之所以人。古之人，天而不人。"又曰："古之治道者，以恬养智；智生而无以智为也，谓之以智养恬。智与恬交相养，而和理出其本性也。"恬智则定慧也，和理则道德也。有智不用而安且恬，积而久之，自成道德，自然震雷破山而不惊，白刃交前而不惧，视名利如过隙，知生死如溃瘤。用志不分，乃凝于神，心之虚妙，不可思议。

论得道八

夫道者,神异之事,灵而有性,虚而无象,随迎不测,影响莫求,不知其然而然。至圣得之于古,妙法传之于今。道有深力,徐易形神,形随道通,与神合一,谓之神人。神性虚融,体无变灭,形以道通,故无生死。隐则形同于神,显则神同于气。所以蹈水火而无害,对日月而无影。存亡在己,出入无间。身为滓质,犹至虚妙,况其灵智益深益远乎!《生神经》云:"身神并一,则为真身。"又《西升经》云:"形神合同,故能长久。"然虚无之道,力有浅深,深则兼被于形,浅则惟及于心。被形者,神人也;及心者,但得慧觉,而身不免谢。何者?慧是心用,用多则心劳。初得小慧,悦而多辩,神气漏泄,无灵光润身,遂至早终,道故难备,经云"尸解",此之谓也。是故大人含光藏辉,以斯全备。凝神宝气,学道无心,神与道合,谓之得道。经云:"同于道者,道亦得之。"山有玉,草木以之不凋;人怀道,形骸以之永固。资熏日久,变质同神,炼形入微,与道冥一,智照无边,形超靡极,总色空而为用,含造化以成功,真应无方,其惟道德。

坐忘枢翼九

夫欲修道成真,先去邪僻之行,外事都绝,无以干心,然后内观正觉。觉一念起,即须除灭。随起随灭,务令安静。其次虽非的有贪着,浮游乱想,亦尽灭除。昼夜勤行,须臾不替。惟灭动心,不灭照心;但凝空心,不凝住心。不依一法而心常住。此法玄妙,利益甚深。自非夙有道缘、信心无二者不能。若有心倾至道,信心坚切,先受三戒,依戒修行,敬终如始,乃得真道。其三戒者:一曰简缘,二曰除欲,三曰静心。勤行此三戒而无懈退者,则无心求道而道自来。经曰:"人能常清净,天地悉皆归。"由此言之,简要之法,可不信哉!然则凡心躁竞,其来固久,依戒息心,其事甚难。或息之而不得,或暂停而旋失,去留交战,百体流汗。久久行持，乃得调熟。莫以暂收不得，遂废千生之业。少得静已，则于行住坐卧之时，涉事喧闹之所，皆须作意安之。有事无事，常若无心。处静处喧，其志惟一。如束心太急，则又成疾，气发狂痴，是其候也。心若不动，又须放任宽急得中，常自调适。制而无着，放而不逸，处喧无恶，涉事无恼，此真定也。不以涉事无恼，故求多事；不以处喧无动，故来就喧。以无事为真宅，以有事为应迹。若水与镜，遇物见形。善巧方便，惟能入定。发慧迟速，则不由人，勿于定中急急求慧。求慧则伤性，伤性则无慧。不求慧而慧自生，此真慧也。慧而不用，实智若愚。益资定慧，双美无极。若定中念想，则多感众邪百魅，随心应现。惟令定心之上，豁然无覆；定心之下，旷然无基。旧孽日消，新业不造，无所缠碍，迥脱尘网。行而久之，自然得道。夫得道之人，心身有五时七候。心有五时者：一动多静少；二动静相半；三静多动少；四无事则静，遇事仍动；五心与道合，触而不动。心至此地，始得安乐，罪垢灭尽，无复烦恼。身有七候者：一举动顺时，容色和悦；二宿疾普消，身心轻爽；三填补夭伤，还元复命；四延数千岁，名曰仙人；五炼形为气，名曰真人；六炼气成神，名曰神人；七炼神合道，名曰至人。若久学定心，身无五时七候者，促龄秽质，色谢归空，自云慧觉，复称成道，实所未然。

坐忘铭十

常默元气不伤，少思慧烛内光。不怒百神和畅，不恼心地清凉。不求无谄无媚，不执可圆可方。不贪便是富贵，不苟何惧君王。味绝灵泉自降，气定真息日长。触则形毙神游，想则梦离尸僵。气漏形归垄上，念漏神趋死乡。心死方得神活，魄灭然后魂强。博物难穷妙理，应化不离真常。至精潜于恍惚，大象混于渺茫。道化有如物化，鬼神莫测行藏。不饮不食不寐，是谓真人坐忘。（十论终）

重阳祖曰："心忘念虑，即超欲界；心忘缘境，即超色界；心不着空，即超无色界。离此三界，神居仙圣之乡，性在清虚之境矣。"

张紫阳见性颂

其一

妄想不须强灭,真如何必希求。

本源自性佛齐修,迷悟岂拘先后。

悟则刹那成佛,迷而万劫随流。

若能一念契真修,灭尽恒沙罪垢。

其二

法法法元无法,空空空亦非空。

静喧语默本来同,梦里何劳说梦。

有用用中无用,无功功里施功。

还如果熟自然红,莫问如何修种。

其三

欲了无生妙道,莫非自见真心。

真心无相亦无音,清净法身只恁。

此道非无非有,非中亦莫求寻。

二边俱遣弃中心,见了名为上品。

其四

对境不须强灭,假名权立菩提。

色空明暗本来齐,真妄休分两体。

悟后便名净土,更无天竺曹溪。

谁言极乐在天西,了即弥陀出世。

其五

佛即心兮心即佛,心佛从来皆妄物。

若知无佛亦无心,始是真如法身佛。

法身佛，没模样，一颗圆光含万象。

无体之体即真体，无相之相即实相。

非色非空非不空，不动不静不来往。

无异无同无有无，难取难舍难指望。

内外圆明到处通，一佛国在一沙中。

一粒沙含大千界，一个身心万个同。

知之须会无心法，不染不滞为净业。

善恶千端无有无，便是释迦及迦叶。

其六

见物便见心，无物心不见。

十方通塞中，真心无不便。

若生知识解，即成颠倒见。

睹境能无心，睹却菩萨面。

其七

佛性非同异，千灯共一光。

增之宁解溢，减着且无伤。

取舍俱为过，焚漂总不妨。

见闻知觉法，无一可猜量。

其八

如来禅性如水，体静风波自止。兴居湛湛常清，岂必坐时方是。今人静坐取证，不知全在见性。性于见里若明，见向性中自定。定成慧用无穷，是名诸佛神通。若欲究其体用，但见十方虚空。空中杳无一佛，亦无希夷恍惚。一切既不可得，寻之却成乖失。只此乖失两字，不可执为凭据。本空尚乃如空，岂着得失能二。但将万法遣除，遣令净尽无余。豁然圆明自现，便与诸佛无殊。色身为我桎梏，且任和光混俗。举动一切无心，争甚是非荣辱。生身只是寄居，逆旅主号毗卢。毗卢不来不去,乃知生灭无余。或问毗卢何似?只为有相不是。眼前叶叶尘尘,非同非异非亲。况此尘尘叶叶,个个释迦迦叶。异则万类皆鸣,同则一风都摄。若要认得摩尼,莫道得法方知。有病用他药疗,病痊药更何施?心迷须假法照,心悟法更不要。又如昏镜得磨,垢痕自成灭了。本为心法皆妄,故令离尽诸相。诸相离了如何?是名至真无上。若欲庄严佛土,平等行慈救苦。菩提本愿须深,切莫相中妄取。此名福慧双圆,当来授记天然。倘若纤尘有染,却于诸佛无缘。翻念凡夫迷执,尽被情爱染习。只为贪着情多,常在胎卵化湿。学道须教猛烈,无情心似刚铁。直饶父母妻儿,又与他人何别?常进一颗圆光,不见可欲思量。万法一时无着,说甚地狱天堂。然后我命在我,空中无升无堕。出没诸佛土中,不离菩提本座。观音三十二应,我学亦从中证。化现不可思议,尽出逍遥之性。我是无心禅客,凡事不会拣择。昔时一个黑牛,今日浑身总白。有时自歌自笑,傍人道我神妙。争知被褐之形,内怀无价之宝。更若见我谈空,却似囫囵吞枣。此法惟佛能知,凡愚岂解相表。兼有修禅上宾,只学斗口合唇。夸我问答敏捷,却元不识主人。尽是寻枝摘叶,不解穷究本根。得根枝叶自茂,无根枝叶难存。便逞已握灵珠,转于人我难除。与我灵源妙觉,远隔千里之殊。此辈可伤可笑,空说积年学道。心高不肯问人,枉使一身虚老。乃是愚迷钝根,邪见业重为因。若向此生不悟,后世争免沉沦?

呆吻道人语录

道人第一

道合先天,后天而浑包之。道无端仁也者,道之端也。仁者,仁也;人也者,仁之端也。未有人之先,先天也;既有仁,既有人之后,后天也。未有仁之先,中也,性也,天也,命也;既有人之后,义也,礼也,智也,信也。君子合道之根本,仁之华实而为人,则人身一道身也,故曰

"道人"。

释仁第二

问曰："孔子罕言仁,仁之道大,故难言也。请于难言处言之,何以谓之'仁'?"

对曰："仁者,元也。于时为春,《易》乾元亨利贞。未有仁之先,乾也。乾道浑具四德而一德未萌,从乾内露出元来,则谓之仁。老子抱元,抱此也。"

问曰："老子胡不于仁之先而早抱之,待露出端来才抱,不迟欤?"

对曰："未有人之先,杳杳冥冥,不可抱握,如何下手抱之?惟初初第一点真心,就抱之不放,使此一点真心,渐渐净,渐渐纯,养得真心圆满,如添清水注入浊水缸内,只管添清水,不必另有涤垢除污之功,但源头清水常常添人,而混汁自然淖净,便得真心圆满。孟子谓之'尽心知性',慢慢可入未仁之先,而中体见矣。若劈头就要守中,不有端绪,如何下手?且掩埋在情识之内,岂能遽然出观?要从情识内择得一点真心,就抱之不放。所以老子抱元与回之为仁择中,得一拳拳弗失,同一功夫也。"

释人第三

问曰："仁者,人也。未有仁之先,与未有人之先何如?"

对曰："上古天开于子,地辟于丑,人生于寅。混沌之中,虽有天地,只如果实壳子,若中间不有人,只如枇壳桃核内不有仁,天地亦成幻物。惟混沌中含得一点乾坤之髓,子会一阳,乃天地之始;丑会二阳,乃万物之母。一阳天开而乾为父曰玄,二阳地辟而坤为母曰牝。玄牝互相酝酿,乾坤之骨髓怀胎而已足,及至于寅而人生矣。人者,仁也。大德敦化里面,初初露出,仁之端也。如桃核绽开,核内落下桃仁,核之上半壳为天,核之下半壳为地,核之仁列于天地之中而为人。仁乃道之端,而人乃仁之端也。端复端,人复人,如义礼继起不穷,人遍天下,道遍天下矣。若不有人,则道亦虚而无寄。无端可见,非人则道几乎息,人存则道存而有托矣。"

问:"此元会混沌初分,初出一个人,如仁为五德之第一端,故曰元始天尊,乃仁之说也。及后来人已遍满,母胎产人,不知初产孩子是道之端否?"

对曰:"胎足未产,无声无臭,在象帝之先。人未出胎,乃未有人之先也,先天也,道也,未有端也。后来仁义礼智信,都含于先天内矣。及一产下,从大道无端中流出一个端来。人也者,仁也,道之端也。道才见端,就是后天。随之就有声臭,是从胎元未发处大中里面,流出声臭,发出外形之象,发出心内主宰之帝,而非先天矣,然先天就包在后天里面。无声无臭之人,就包在声臭之人里面;象帝先之人,就包在象帝后之人里面。以形视人则人小,不以形视人则人直与道准。能认仁作人,仁存则人存矣,人存则与天地并列为三。《皇经》曰:'与天齐并,则天地得人撑而不倾矣。'苟非其人,日月薄蚀,雨旸旱涝,而天不位于上,山崩川竭,而地不位于下。人存则天地包有形之人,人包无形之天地,是能仁矣。佛教谓之'能仁'。"

释中第四

问曰:"中与仁何所分辨?"

对曰:"仁是中之未发而初发处,中是仁之未发而不偏一端处。譬如莲池内莲叶莲花卸尽,遍池空空,不萌一芽,不吐一蕊,谓之中也。虽然未发,而后来盈眸绿绿红红者,悉浑具于污泥内矣。泥内藕根,包含未露,何尝偏在一芽一蕊乎?中为大本,以此拟之最肖。及初初涌出第一枝荷钱,谓之仁也;陆续出来荷叶,则如义礼之继起不穷矣;及绿色平铺,而一花不发,亦谓之中也。看看涌出第一朵菡萏,谓之仁也;陆续出来满沼,则亦如义理之继起不穷矣。"

问曰:"中处不露端,何以下手用功?"

对曰:"初下手岂能就到得中的地位?到了中的地位,无功夫矣。初用功,只是是在中之初发处下手把持,将照向外面的这志向收转向内,返观里面,觉得是一真无妄矣。便把持之,要常常存真,谓之存仁。真既久矣,则真之端化,而无端之真发。化而不发,方可见大中本体。故中上无可用功,只在仁上用功,到了中体既见,若自己觉得是中了,便流入知识,即是发即是偏,即是端而非中矣。中处有何功夫可用?若平常不发不偏,常常无端,就是守中。"

问:"世人多失之动,脚不停,手不住,无片时静坐。有形者迁摇,而无形者岂能安稳?颜子三月不违仁,功夫全在坐忘。要坐始能忘,能忘便不发,除非似母腹怀着一般,才是未发之中。自产下后,发哭发笑发机巧,竟到今日。一旦要他不发,坐到其间,数年数月以前所行之事、所说之言,都上心来,及童子骑竹马亦都想起,这便是发也,妄也。有何法可以顿忘而不忘,以至于中乎?"

对曰:"非法也,是道也,在于存仁而已矣。若将心逐夙尘夙障,而一一灭之,譬如恶影动摇,驰走避影而影愈动矣。只要本身不动,影自停住。坐忘的工夫,只要内观初起,这一点心才得不动,便是真心了。真心才发,便抱之勿放,故曰'抱元',则外妄自然停住而不能投入矣。程子曰:'无主则实,鬼瞰其室。'若真心不住,则内无主,而隔年隔月之障魔乘隙而入,窒塞吾中矣。程子曰:'有主则虚,神守其都。'真心则有主矣。元神固守坚牢,外妄无罅缝可入,总之存仁而已矣。《皇经》曰:'断障当生大悲。'大悲,仁也。仁作主,则疑惑贪嗔杀害等障自绝。及心若太虚,则无端无发而至于中矣。"

释性第五

问曰:"性与中何所分辨?"

对曰:"张横渠曰:'寂然不动者,心之体也。'性也,仁亦性也。仁是性之初发处,中是性之未发处,性是仁之中而至于寂静处。既从仁而得中矣。《中庸》云'致中',致不是用功夫致之,功夫全在不有,只要常常不发,才得不发,就叫做中。不发稍久,到寂然不动处,则见性矣。释教曰'见性成佛',是见这个性。若认有思有虑者为性,非大中之性也。虽见大中之性,是性也,未至于天也,岂遽然就能成佛?由性而进,性境递深,必至命至天,才是佛之圆觉。"

释命第六

问曰:"性与命何所分辨?"

对曰:"仁之中而至于寂静处为性,仁之寂静而至于息深处则为命矣。母腹中胎息绵绵,于穆不已,天之命也。命之万理浑具,一理未萌,则谓之性。未生前,先有命而后有性,及一产下,于穆不已者,忽已不叫做命,只叫做性。后来性发为情,而性被情识掩住,惟摄情归将发处。收归未发,见出性来。见性后要养性,养性不有工夫,只是常常寂然不动,忽忘忽助。忘则前功弃置而火冷,助则欲速成功而火燥。要温温,不寒不热,故谓之养。忘之而不持,则不动者动;助而急持,则不动者亦动。惟温养则常常不动。养得尽性之量,满足十分而至于命,依然似母腹怀着一般,胎息绵绵,于穆不已,其息深深,故《易》曰:'尽性以至于命。'"

释天第七

问曰:"命与天何所分辨?"

对曰:"命是天之行健不息处,天是命之自然圆满处。如元了亨,亨了利,利了贞,贞了又元,无有间断,谓之命也。'命'字从令从口,此不音口乃音围。天之时令,一周又一周。诚者物之终始,终了又始,始了又终,自然而然,一团环绕。天之所以为天也,能由性至命,由命至天,则圆天怀于身内,是怀道于身,怀佛于身。仁之诚是结果,佛谓之菩提果位。"

释义第八

问曰:"仁而深造以进于中性命天,是仁之从本至根,归根成道也。由仁而发处为华为实者,何如?"

对曰:"大中首出曰仁,次仁而中出者曰义。仁若无义,多流为小惠。如生子爱而不劳,不有义之教之,虽是爱他,实是害他,无义并仁亦无矣。偏于仁则失大中之体,仁不是偏于爱而乖舛的。仁之恰当处曰义,义乃成其大仁者也。老子曰'天地不仁'、'圣人不仁'。天地之大仁,化而不见;圣人之大仁,无恩有义在。则仁不见恩而仁大矣。以内功言之,功夫不偏在精上,不偏在气上,只在玄的玄上。用功用得恰当,而得其平曰义。"

释礼第九

问曰:"礼与仁何如?"

对曰:"礼乃为仁之天,则仁不是旷荡的。仁之范围曰礼。孔子曰:'复礼为仁。'先儒曰:'心要在腔子里。'心在腔子里,则不出范围之外而仁存。如非礼而视,则心荡检逾闲而仁坏矣。孰非礼?孰是礼?只因界限严明,则尺寸不越,乃真心之有节制也。礼一复,即此是仁。"

释智第十

问曰:"智与仁何如?"

对曰:"仁不是昏暗的。仁之觉照处曰智,智无体,以仁为体,非仁则智为浮慧。仁非外智而另为体,乃合智而共为体。有智则仁能返观内照,乃智以观之,分辨孰为妄?孰为真?既照得,是真心矣,就抱之勿放。所以《心经》曰:'行深般若。'般若,智也。开首'观自在',就是用智观之。及定后慧生,虚中生白,养成大觉,大觉乃心之太阳。仁之透亮放光,佛教谓之'佛日',斗姥谓之'大智光中'。"

释信第十一

问曰:"信与仁如何?"

对曰:"仁,真心也,信亦真心也。'杳杳冥冥,其中有精,其精甚真,其中有信。'其中之未发而初发一点真心叫做仁,又叫做信。信与仁,一而已矣。信从仁贯入义礼智,如线穿珠,自首穿到尾,总是仁以贯之。贯毕易仁之名而言信,信者实也。若非信,则义礼智皆为空花,故仁不是虚假的。仁之体曰信,有信以成之,则敛华就实,仁义礼智才有结果,释氏谓之'佛果'。"

释君子为人第十二

问曰:"仁者,人也。单是一点真心,可完得人否? 就称得君子否?"

对曰:"人之道大,单是一点真心,才是一曲之仁。仅以此做,仁不大矣。君子不然,《中庸》云'致曲',自一曲之仁,至于全体之仁,体全用大,而人始完,故曰'君子。'"

问曰:"全体之仁如何?"

对曰:"由一点真心,逆溯仁之源,中也,性也,命也,天也,仁之根本也。中为大本,而至于命,至于天,直彻根底,立起天根,谓之'立命'。形虽倾败,天命立而不拔矣。由一点真心,顺循仁之流,义也,理也,智也,信也,仁之华实也。《皇经》云:'玉树仙花,蒨灿珠实。'接引佛足踏莲花,手捧明珠花托身,而果在手矣。此果佛称'圆觉',道称'金丹',儒称'明命',乃仁之全体。合先后天而为人也,似此为人,君子也。程子曰'弥六合',程子之为君子也;孟子曰'塞天地',孟子之为君子也;子思曰'天下莫载',子思之为君子也。这君子是个无上道人。

问曰:"仁固贯义礼智信矣。仁亦贯中性命天乎?"

对曰:"义,仁之宜也;礼,仁之矩也;智,仁之光也;信,仁之果也;

中,仁之本也;性,仁之寂也;命,仁之运也;天,仁之圆也。先天就有仁,从首贯到尾,又结果在信,果又合着圆天,如环无端,谓之道也。此道乃至尊无上之道也。道尊则心天尊矣,谓之天尊;道尊则世尊矣,谓之世尊。能知而行之,以诣其极,曰圣人,即天尊也,世尊也;如此而行之纯,未诣其极,曰大贤,即真人也,菩萨也;知此而行之未纯,曰贤者,即神仙也,罗汉也;知之而不行,曰志士,即圆觉也,人仙也。此道玄门得之养身,空门得之以养性,贤者得之以养民,圣人得之以养天下。人人得之,人人长生不死,不死者,仁也;人人金刚不坏,不坏者,仁也。仁不死,则人不死矣;仁不坏,则仁不坏矣。人而不死不坏,故曰'道人'。"

【卷三】

释

"达摩西来,直指人心,见性成佛。"○"非心非佛,即心即佛。"○"本心妙心,常住真心。"○"不离自性,即是福田。"(五祖宏忍大师)

"念念空诸,爱欲情识,亦是现在福田。深种则深收,浅种则浅收,总总终不相赚也。"(六祖)

"若人欲识佛境界,当净其意如虚空。"(《华严经》)

"若能放下空无物,便是如来藏里行。"(宝志公)

"一念动时皆是火,万缘寂处即是春。"(佛印)

"古佛之音超动静,真人之息自游丝。"(《青莲经》)

"举足下足,皆从道场来;昼心夜心,常游法苑去。"(《维摩经》)

"若十日工夫无间,乃悬崖撒手时也。自然言语道断,心思路绝,能所两忘,色空俱泯,无滞无碍,不染不着,身似翔鸿不可笼,心如莲花不着水。"○"心体能知,知即是心。心本空寂,至虚至灵。由空寂虚灵而知者,先知也;由空寂虚灵而觉者,先觉也。不虑而觉者谓之正觉,不思而知者谓之真知。"（荷泽）○"空寂体上，自有本智能知。即此空寂之知，便是达摩所传清静心也。"○"心常寂是自性体，心常知是自性用。"○"修此戒定慧，断彼贪嗔痴。"

"性体本空，心体本定。无空无无空，即名毕竟空。无定，无定即名真如定。虽修空不以空为证，不作空想，即是真空也；虽得定不以定为证，不作定想，即名真定也。空定至极通达无碍，一旦天机透露，慧性通灵，乍似莲花开，恍如睡梦觉，忽然现出乾元境界，充满于上天下地而无尽藏也。此是心性常明，炯炯不昧，晃朗宇宙，照彻古今，变化无方，神妙莫测，虽具肉眼而开慧眼之光明，匪易凡心，便同佛心之知觉。"①

"求自然智，破无明壳，则无名变成慧炬，嗔火化作心灯。"（《宝积经》）○"智者于苦乐，不动如虚空。善观察烦恼，我我所俱离。"○"无障大悲，观诸众生，所有烦恼，皆从虚假妄想而生，知诸烦恼，体性自离，如是随觉，即是菩提，烦恼之性，即菩提性。"○"烦恼境界即佛境界，观烦恼性空是正修行。"

"一切烦恼业障，本来空寂。"（四祖道信大师）○"以智慧剑破烦恼贼，以智慧刀裂烦恼网。"○"对治烦恼魔，清净常欢喜。"

"谛观四大本空，烦恼何处安脚？"（庞居士）

"凡夫即佛，烦恼即菩提，前念迷即凡夫，后念悟即佛，前念着境即烦恼，后念离境即菩提。"（六祖）

"我从本来不得一法，究竟定意，始知所谓无念，若得无念者，观一切法，悉皆无形，因此成无上正真之道。"（《璎珞经》）

"慧光生处觉花开。"②

《金刚经》曰："应无所住而生其心（有着沾滞无住，虚灵活泼其心，觉灵自在。）"○"不依一法而心常住（法尚应舍）。"

---

① 引自《性命圭旨》。
② 引自《性命圭旨》。

"不依有住而住，不依无住而住，如是如住。"（金刚齐菩萨）

"心无所住，住无所心，了无执着，无住转真。"（《了心经》）

"住无方所，故名无住，无住者是为真心。"（《净名经》）

"一切万法，不离自性。自性自知，自性自见；自性自悟，自性自度，悟性还易，了心甚难。"（六祖）○"了心则心无其心矣。"

"真空不空，空无所空，即是了见本心也。"①

"大道本无证，迷人苦要修。谁知向上事，只在脚跟头。"

"无他想念，惟守一法，然后见心。"（《大灌顶经》）

"但存心一处，无有不得者。"（大慧禅师）

"若论第一义，此时正好席卷而散，直得老僧口挂壁上。"（永明禅师）

"此中第一义，本来无实句。开口即二三，举意千万里。任运现腾腾，咬嚼没滋味。不许众人知，只堪自默会。诸佛难把捉，是个活关掠。"（永明禅师）

"天上地下无如佛，十方世界亦无比。世界所有我尽见，一切无有如佛者。"○"这个分明个个同，能包天地运虚空。我今直指真心地，空寂灵知是本宗。"○"菩萨从来不离身，自家昧了不相亲。若能静坐回光照，便见生前旧主人。"○"佛在灵山莫远求，灵山只在尔心头。人人有个灵山塔，好向灵山塔下修。"○"心本绝尘何用洗，身中无病岂求医。欲知是佛非身处，明鉴高悬未照时。"②

"恰恰用心时，恰恰无心用。"③

"佛境界即当人自心现量，不动不变之体也。'佛'之一字，向自心体上，亦无着处，借此一字以觉之而已。"④

———

① 《性命圭旨》作"太上云"。
② 引自《性命圭旨》。
③ 此为唐法融禅师语。
④ 此为宋大慧杲禅师语。

"若拨去因果,莽莽荡荡,以为无心于事,即是悍然不顾,若如醉如痴,混混沌沌,以为无事于心,即是冥然罔觉,皆是闭塞迷心,非复本空无心也。"

初祖云:"外息诸缘,内心无喘。心如墙壁,可以入道。"

"莫谓无心便无事,无心犹隔一重关。"○"不是有知,有知是识;不是无知,无知是妄。"○"除妄而不灭照,守静而不着空,行之有常,自得真见。"(自在禅师)

"真我本有,迷之而无;妄我本无,执之而有。(通智禅师)

"若要了心,无心可了,无了之心,是名真心。"①

"诸人之心不停,念念无住。若不能停处停,念处无念,自合无生之理。"(开先照禅师)

"道本无心,无心为道;若了无心,无心即道。"(本净禅师)

"菩提本无树,明镜亦非台。本来无一物,何处惹尘埃。"(六祖)

"有物先天地,无形本寂寥。能为万象主,不逐四时凋。"(善慧禅师)

"水中盐味,色里胶青,毕竟是有,不见其形。"(傅大士)

"如随色之摩尼,众相见而本体不动;似应声之山谷,群响发而起处无心。(永明寿公)

"但愿空诸所有,慎勿实诸所无。"(庞蕴居士)

"雁过长空,影沉寒水。雁无遗影之意,水无留影之心。(天衣怀公)

"佛为无心悟,心因有佛迷。佛心清静处,云外野猿啼。"②

"有为虽伪,弃之则佛道难成;无为虽真,执之则慧性不朗。"(智慧禅师)

_____

① 此为唐朝慧寂大师语。
② 此为广慧禅师语。

“悟心容易息心难，息得心源到处闲。斗转星移天欲晓，白云依旧覆青山。”（宝持禅师）

智常求见性，一日参礼师，师问曰：“汝从何来？欲求何事？”曰："学人近往洪州白峰山礼大通和尚，蒙示见性成佛之义，未决狐疑，远来投礼，伏望和尚慈悲指示。”师曰：“彼有何言句，汝试举看。”曰："智常到彼凡三月，未蒙示诲。为法切故，一夕独入丈室，请问：‘如何是智常本心本性？’大通乃曰：‘汝见虚空否？’对曰：‘见。’又曰：‘汝见虚空有相貌否？’对曰：‘虚空无形，有何相貌？’彼曰：‘汝之本性，犹如虚空。返观自性，了无一物可见，是名正见；了无一物可知，是名真知。无有青黄长短，但见本源清净，觉体圆明，即名见性成佛，亦名极乐世界，亦名如来知见。’学人虽闻此，犹未决了，乞和尚开示。”师曰：“彼师所说，犹存见之，故令汝未了。吾今示汝一偈：‘不见一法存无见，大似浮云遮日面。不知一法守空知，还如太虚生闪电。此之知见瞥然兴，错认何曾解方便。汝当一念自知非，自己灵光常显现。’”常闻偈豁然。一日问师曰：“佛说三乘法，又言最上乘，弟子未解。”师曰：“汝观自本心，莫看外法相。法无四乘，人心自有等差。见闻转诵是小乘，悟法解义是中乘，依法修行是大乘。万法尽通，万法俱备，一切不染，离诸法相，一无所得，名曰最上乘。是行义，不在口净，汝须自修，莫问吾也。一切乘中，自性自如。”智常礼谢。[①]

“佛说一切法，为度一切心，我无一切心，何用一切法。然学者不能无一切心，则佛亦不得不说一切法。是以为说最初方便，则曰止观静虑；为说三决定义，则曰摄心为戒。因戒生定，因定发慧。又为学者心意不息，业识不断，则说种种心咒，令学者一心持诵，不生知见，不作思议也。皆方便学者，契自一心本觉之因地耳。学者若能依自一心本智，不令心外一法涉入，则合不究竟清静涅槃，本妙明心，妙明寂照，则佛说

---

① 引自《坛经》。

一切种种法,原未曾说着一字也。"

再问:"心识何法能拔?"曰:"汝但直捷提举一则公案,如圣从何来、灵从何起之类,不得无语,不得下语,不得作知解,一切种种总不得,但心心口口,只提此二句,不拘行住坐卧、饮食动作,心心口口,直与圣从何来、灵从何起并成一团,不暂离舍,行不知行,坐不知坐,乃至夜不知眠,口不知餐,何况色声香味,种种外境,入得我根,贪嗔痴爱,种种内缘,上得我心。若能如此,则不惟于此可以人悟大法,即合下如此,一心一念,凡属教中权顿渐法门,莫不一一在是矣。"

"但二六时中,看个'无'字,昼参夜参,行住坐卧,着衣吃饭处,心心相顾,猛着精彩,守个'无'字。日久岁深,打成一片,忽然心花顿发,契悟佛祖之机矣。"

"学人须是意绝无妄,心不异缘。或疑一段公案,或提一个话头,念念不离,心心无间,竭尽智力,不杂不移,直到水穷山尽,自然有个转身处,囫地一发,如梦忽觉也。"

"惟此智慧本心,固不是见闻知觉运用施为,亦非不是见闻知觉施为;固不是心意识,亦非不是心意识。是以凡于诸法,但专一法,而以智慧究竟焉,皆可为契心顿法初因。无法之法,无门之门,无方便之方便也。"

问:"我相人相,皆不能除,不识如何用功即能除得?"答曰:"汝于一切时,一切处,不论有事无事,不拘在静在闹,但一心念,只觅一个谁是我。若谓四大一身是我,四大未有时我在甚处? 四大若坏时,我又在甚处? 若谓缘起一心是我,诸缘未有时,我在甚处? 诸缘若灭时,我又在甚处? 即今现在有四大,有缘起时,毕竟我在甚处? 如此觅来觅去,左觅右觅,前觅后觅,上觅下觅,内觅外觅,中间觅,两头觅,根尘觅,明暗觅,随所合处觅,一切无着觅,一一觅我了不可得,乃至觅此四大一身了不可得,觅此缘起一心了不可得,至于心如冷水,心若寒灰,忽然有所触发,而真我已觌面相逢矣。那时汝即踊跃趋来鉴里,恰好与我相见

也。"

"古来尊宿教人提举极不可解公案。如大慧禅师，令学者参'狗子还有佛性也无'。若透得这一个'无'字，一时都一切透过，不用猜量，不用注解，不用要得分晓，不得作有无之商量，不得作真无之无卜度，不用向开口处承当，不用向举起处作道理，不用堕在空寂处，不用将心待悟，不用向宗师说处领略，不用掉在无事甲里，但行住坐卧，时时提撕'狗子还有佛性也无'。'无'提撕得熟，口议心思不及，方寸七上八下，如生铁橛，没滋味时，切莫退志。得如此时，却是个好的消息，忽然打失布袋，不觉附掌大笑矣。"○又曰："茶里饭里、喜时怒时、净处秽处、妻儿聚头处、与宾客相酬酢处、办公家职事处、了私门婚嫁处，都是第一等做工夫、提撕举觉的时节。"○"但时常心心口口，念此梦中得宝醒来无，不待醒来无，梦中本无，作一话头提举，久久应能了却生死，蓦地证入不生不灭、常乐我静去也。"○问："参公案、提话头，不能不用识心？"答曰："经言'依于智不依于识。'又言'直心是净土，直心是道场。'汝但直心参公案，直心提话头，不偷不驰，不曲不粘，悄然而不茫然，久久触着磕着，昡然公案爆开，话头落地，斯汝本心顿见矣。"

问："某提举不是心、不是佛、不是物，是个甚么，已经一年，如何不能悟入？"答曰："汝一向如何提举？"曰："是法非思量分别之所能解，某只口头提举，不敢心中思量分别。"答曰："汝原来一向只坐在无事甲里，如何得悟？是法非思量分别之所能解，即须大起疑情，穷极思量分别，纯令此心打并话头一线道上，如铁橛相似，又如吞了栗棘蓬在膈间相似，上不得，下不得，出不得，入不得，忽然迸破话头，则已不得思量分别，已是一了百了矣。即如汝所提举话头，既不是心，不是佛，不是物，毕竟是个甚？于此大起疑情，疑来疑去，方寸里七上八落，凡于一切时，一切处，茶里饭里，在静在闹，心心疑着，只在此一线道上，一切五欲八风，尽牵引不动。如此做工夫去，乃有汝到家之分也。是以古德云：'参禅须起疑情，小疑则小悟，大疑则大悟，不疑则不悟。'"曰："承闻有言,因疑而悟,只是有个省处,不是真悟,是以学人不敢起疑情也。"答曰:"古有所谓因噎而废食者,正汝之谓也。佛无实法与人,只是因病发药,何得执于呆方,滞于实法耶?"○"念念不忘自心,念念常忆自心,虽不可以心见心,而念念不离,念念相继,已去本心不远,纯净不染,至于即念无念,必能于此本因心地,忽得心开,以入无生法忍。"○"但学无心,久久即得。因汝力量小不能顿起,但得三五年,或十年,须得个入头处,自然会也。"

问:"如何即能入得不可思议解脱法门?"师乃弹指云:"只恁么入。"曰:"恁么可入,即不必需于清静因地否?"师曰:"汝若合下一念相应,如梦忽觉,豁开正眼,则现在尘劳污染,便是本来清静因地矣。汝若不能恁地荐入,即不可不需于清静因地法行也。"○"昭昭灵灵,六七八识,聚影于内,谓之内欲心;见闻知觉,缘起尘境,发现于外,谓之外欲心。妙觉真心,不在内,不在外,不在中间,非有真悟,不能契也。悟者一超直入,本慧本定,妙湛圆澄,大地一切莫非妙心所现。视此众生,莫不具有如来智慧德相。蠕动含灵,皆我一体,遍满虚空,无有不是佛者。"○"若契自心本觉般若,即知般若种种取喻究竟矣。苟自心般若不契,一任聪明知见,驰求附会,谓有则堕于常见,谓无则堕于断见,谓亦有亦无、非有非无、即有即无、不有不无,又皆堕于外道见。不知般若性体,离一切法,具一切法,离一切相,具一切相,必悟自心本来,方契无断无灭,盖般若性体不可以有无知见商量凑泊也。故曰:'太末虫处处能泊,而不能泊于火焰之上;众生心处处能缘,而不能缘于般若之上。'"○"般若性体,离相离名,亘古不动,无去无来,无生无灭,无净无染,无增无减,无实无虚,以至无可学,无可取,无可得,无可求,无可修,无可说,即诸佛之本心,众生之本源也。"○"本妙明心,如澄湛海水,昭灵业识,如风浪波涛。一旦波平浪静,即此波浪海水已为澄湛海水矣。非待去彼波浪而另获澄湛也。"

问:"将一切放下,兀兀待悟,可否?"答曰:"若兀兀即是一切放倒,非一切放下也。汝若待悟，即是有所住而驰其心，非无所住而生其心。"〇问："未契本心，可于三玄三要讨消息否？"曰："未契本心，于此用尽业识，亦无入处。须知蠡终不能测海，萤火终不可烧须弥。若能合下放下，回光返照，已觌面相逢矣。"〇问："大法已明，光未透脱，可于三玄三要讨究竟否？"曰："于此须自悟转句，不为句转之机用而盖天盖地，只从自己胸襟流出，切莫死他句下，被他一句转倒，倒翻筋斗，无有了期也。"

僧问赵州禅师："如何是玄中玄？"师曰："汝玄来多少时耶？"曰："玄之久矣。"师曰："阇黎若不遇老僧，几乎玄杀。"

僧问临济禅师："如何是真佛真法真道？"师曰："佛者心清静是，法者心光明是，道者处处无碍净光是。"〇"不为种种摇夺，是定力也；不为种种惑乱，是慧力也；定慧具足，是谓觉也、空也、法也。"〇"试自回光返照于当身一心，心若不为种种污染，即已清静虚灵，于虚空无二。"〇"空者，谓一切无心，心如虚空，非世人勘破勘空之谓，非落常见，即堕断空。"〇"若着于空相空见，即谓之断空断见。"〇"才有所重，便成窠臼。"〇"即无是心，即心是无。汝若以心无心，已非无心矣。"〇"或疑离却心意意识，即同于木石之无知。"答曰："《道行经》云：'般若无所知，无所见。'有所知，则有所不知。圣心无知，故无所不知。不知之知，乃云真知。"〇"道不属知，知是妄觉。不属不知，不知是无记。"〇"不是茫然无知，须当悄然不识。"

问："学人善恶都不思量，如何不能悟入？"答曰："古德言未得之人，直须悄然，汝却茫然去了，如何得悟？"

六祖云："善恶都莫思量，正恁么时。"〇"平常心是道，然此平常心不属知解，稍涉知解，早不是平常了。"

玄妙云："饭罗边坐饿死汉，水里没头浸渴死汉。不知通身是饭，通身是水，然从何处得这消息来？"

《楞严经》曰："知见立知，即无明本；知见无见，斯即涅槃。无漏真净,夫岂同于木石之无知无见乎?"

六祖云:"功德在法身中,不在修福田。福田因果,谓之福德;心地因果,乃为功德。福田有量可量,故福德有尽时;心量无量可量,故功德亦无量也。"

"诵咒及提举不可解公案,原是令人穷尽攀缘业识,至于聪明无处可聘,心思无路可用,生灭缘累,都无着处,直如冷水寒冰,方是不思善、不思恶,正恁么时也。此时冷灰豆爆,雷震春开,乃得蓦然见自本来面目矣。故曰:'生灭既灭,寂灭现前。'心如枯木,始有少许相应。"○"赤肉团上有一位无位真人,常从诸人面前出入,诸人还能见否?"

六祖告众曰:"我有一物,无头无尾,无名无字,无背无面,诸人还能识否?"

"如何即得拔尽识根?"答曰:"识本无根,只为知见所据耳。若欲拔尽识根,须是去尽知见。"○"人之有生,因于过去世之无明,缘于过去世之结业,而一灵妄明之识,因而投托于现在世之胎矣。识灵住现在世之胎,因而有心之名,有色之质,又因而成六根之体,具六入之用。又因而色身完全,出胎于现在世,而六根乃与六尘有触也。色身渐大,六根乃与六尘有受也。色身长成,遂发根尘之爱欲,色身壮盛,乃实其爱欲。于以驰求恣取,因而积聚三界之因,成就三有之果,而现在世之因缘尽矣。复受生于未来世之四生六道,起因于尽,尽缘于起,皆由当人,即今现量,如如本体,不自知觉,而起妄明。妄明既立,空性即障,遂逐诸幻,以为实有。乃有过去心,因有过去世;有现在心,因有现在世;有未来心,因有未来世。三世业根,依空安立,而有成坏之劫。"

问:"识灵投胎之说云何?"曰:"无识即无胎可投,有识则随业流转。"○问:"此处识灵性往他处投胎,空性亦同去否?"答曰:"既云空性,复何去来? 盖空性无一刹不具,无一尘欠缺。如将空器盛空,处处皆同,随地具足,随器充满,性亦如是,故曰'本空'。"○问:"毕竟生从何来、死归何处?"曰:"汝梦中得宝时,宝从何处来? 梦醒之时,宝归何处？不待醒来无，梦中本无，生死亦如是。"○问："众人同一空性，是各一空性？"曰："悟者即同，迷者即异。"○问："如何即能脱得生死？"答曰："是甚么人受他生死？"○问："究竟是事，利钝皆同。古德悟地又多不齐，何也？"答曰："同者性也，不齐者材也。是以悟性，人人能了自己。虽夫妇之愚，可以与知。若说承当佛祖大事，须是大丈夫始堪胜任。小根劣器，每域于材，亦不易造就也。然学者不为根器所局，能几人哉？"○问："如何是大丈夫？"曰："一切贪嗔痴爱、荣名利禄之利，都摇他不动，所谓'白刃可蹈、爵禄可辞'，乃云'大丈夫'。宋贤陆子云：'大丈夫事，么麽小家相者，不足以承当。'"

永嘉玄觉禅师《证道歌》
（节录）

君不见，绝学无为闲道人，不除妄想不求真。无明实性即佛性，幻化空身即法身。法身觉了无一物，本源自性天真佛。五阴浮云空去来，三毒水泡虚出没。证实相，无人法，刹那灭却阿鼻业。若将妄语诳众生，自招拔舌尘沙劫。顿觉了，如来禅，六度万行体中圆。梦里明明有六趣，觉后空空无大千。谁无念，谁无生，若实无生无不生。唤取机关木人问，求佛施功早晚成。放四大，莫把捉，寂灭性中随饮啄。诸行无常一切空，即是如来大圆觉。决定说，表真乘，有人不肯任情征。直截根源佛所印，摘叶寻枝我不能。摩尼珠，人不识，如来藏里亲收得。六般神用空不空，一颗圆光色非色。净五眼，得五力，惟证乃知难可测。镜里看形见不难，水中捉月拈争得。无价珍，用无尽，利物应时终不吝。三身四智体中圆，八解六通心地印。上士一诀一切了，中下多闻多不信。但自怀中解垢衣，谁能向外夸精进？从他谤，任他非，把火烧天徒自疲。我闻恰似饮甘露，消融顿入不思议。观恶言，是功德，此则成吾善知识。不因讪谤起冤亲，何表无生慈忍力。游江海，涉山川，寻师访道为参禅。自从认得曹溪路，了知生死不相干。行亦禅，坐亦禅，语默动静体安然。纵遇刀兵常坦坦，假饶毒药也闲闲。我师得见然灯佛，多劫曾为忍辱仙。入深山，住兰若，岑崟幽邃长松下。优游静坐野僧家，阒寂安居实萧洒。觉即了，不施功，一切有为法不同。住相布施生天福，犹如仰箭射虚空。势力尽，箭还坠，招得来生不如意。争似无为实相门，一超直入如来地。但得本，莫愁末，如净琉璃含宝月。既能解此如意珠，自利利他终不竭。江月照，松风吹，永夜清宵何所为？佛性戒珠心地印，雾露云霞体上衣。不求真，不断妄，了知二法空无相。无相无空无不空，即是如来真实相。心镜明，鉴无碍，廓然莹彻周沙界。万象森罗影现中，一颗圆明非内外。豁达空，拨因果，莽莽荡荡招殃祸。弃有着空病亦然，还如避溺而投火。舍妄心，取真理，取舍之心成巧伪。学人不了用修行，真成认贼将为子。大丈夫，秉慧剑，般若锋兮金刚焰。非但能摧外道心，早曾落却天魔胆。震法雷，击法鼓，布慈云兮洒甘露。一性圆通一切性，一法遍含一切法。一月普现一切水，一切水月一月摄。诸佛法身入我性，我性还共如来合。一地具足一切地，非色非心非行业。弹指圆成八万门，刹那超却三祇劫。一切数句非数句，与吾灵觉何交涉？不可毁，不可赞，体若虚空勿涯岸。不离当处常湛然，觅即知君不可见。取不得，舍不得，不可得中恁么得。默时说，说时默，大施门开无壅塞。有人问我解何宗？报道摩诃般若力。或是或非人不识，逆行顺行天莫测。吾早曾经多劫修，不是等闲相诳惑。真不立，妄本空，有无俱遣不空空。二十空门元不着，一性如来体自同。心是根，法是尘，两种犹如镜上痕。痕垢尽除光始现，心法双忘性即真。圆顿教，没人情，有疑不决直须争。不是山僧逞人我，修行恐落断常坑。非不非，是不是，差之毫厘失千里。是即龙女顿成佛，非即善星生陷坠。吾早年来积学问，亦曾讨疏寻经论。分别名相不知休，入海算沙徒自困。却被如来苦呵责，数他珍宝有何益？从来蹭蹬觉虚行，多年枉作风尘客。亦愚痴，亦小呆，空拳指上生实解。执指为月枉施功，根境法中虚捏怪。

不见一法即如来，方得名为观自在。了即业障本来空，未了还须尝宿债。在欲行禅知见力，火中生莲终不坏。勇施犯重悟无生，早时成佛于今在。四事供养敢辞劳，万两黄金亦消得。我今解此如意珠，信受之者皆相应。了了见，无一物，亦无人，亦无佛。大千沙界海中沤，一切圣贤如电拂。假使铁轮顶上旋，定慧圆明终不失。日可冷，月可热，众魔不能坏真说。象驾峥嵘谩进途，谁见螳螂能拒辙？大象不游于兔径，大悟不拘于小节。莫将管见谤苍苍，未了吾今为君诀。

三祖僧璨大师《信心铭》

至道无难，惟嫌拣择。但莫爱憎，洞然明白。

毫厘有差，天地悬隔。欲得现前，莫存顺逆。

违顺相争，是为心病。不识玄指，徒劳念静。

圆同太虚，无欠无余。良由取舍，所以不如。

莫逐有缘，勿住空忍。一种平怀，泯然自尽。

止动归止，止更弥动。惟滞两边，宁知一种。

一种不通，两处失功。遣有没有，从空背空。

多言多虑，转不相应。绝言绝虑，无处不通。

归根得旨，随照失宗。须臾返照，胜却前空。

前空转变，皆由妄见。不用求真，惟须息见。

二见不住，慎莫追寻。才有是非，纷然失心。

二由一有，一亦莫守。一心不生，万法无咎。

无咎无法，不生不心。能由境灭，境逐能沉。

境由能境，能由境能。欲知两段，原是一空。

一空同两，齐含万象。不见精粗，宁有偏党。

大道体宽，无易无难。小见狐疑，转急转迟。

执之失度，必入邪路。放之自然，体无去住。

任性合道，逍遥绝恼。系念乖嗔，昏沉不好。

不好劳神，何用疏亲。欲取一乘、勿恶六尘。

六尘不恶，还同正觉。智者无为，愚人自缚。

法无异法，妄自爱着。将心用心，岂非大错。

迷生寂乱，悟无好恶。一切二边，良由斟酌。

梦幻空花，何劳把捉。得失是非，一齐放却。

眼若不寐，诸梦自除。心若不异，万法一如。

一如体玄，兀尔忘缘。万法齐观，归复自然。

泯其所以，不可方比。止动无动，动止无止。

两既不成，一何有尔。究竟穷极，不存轨则。

契心平等，所作俱息。狐疑尽净，正信调直。

一切不留，无可记忆。虚明自照，不劳心力。

非思量处，识情难测。真如法界，无他无自。

要急相应，惟言不二。不二皆同，无不包容。

十方智者，皆入此宗。宗非延促，一念万年。

无在不在，十方目前。极小同大，忘绝境界。

极大同小，不见边表。有即是无，无即是有。

若不如是，必不须守。一即一切，一切即一。

但能如是，何虑不毕。信心不二，不二信心。

言语道断，非去来今。

唐山玉清观道学文化丛书

董沛文 ◎ 主编

证道秘书

道教济一子傅金铨内丹修炼典籍

【下册】

傅金铨 ◇ 原著
周全彬 盛克琦 ◇ 编校

🖼 宗教文化出版社

目　录

下　册

【第三编　顶批】

【附录】

炉火心笺

傅金全 汇辑

题 解

　　《炉火心笺》，三卷，傅金铨汇辑。金铨学道于江西星霁堂时，已经有烧炼外丹炉火之志，事见《度人梯径》。因古来修人元丹道者，共叹入室无资，故而才精究黄白，亲临炉火，冀点化而助内修。至于地元、天元神丹，非内修已到一定程度，则不能为之。本篇系傅金铨隐居赤水流云丹室，研究外丹时，手抄丹经，"遂成卷帙，乃次而汇之，分甘同志，名曰《炉火心笺》"。虽然傅氏对外丹学有探索，但因为财力缺乏的原因，未能深造实践，故面对自身的境遇而不无感慨地写道："他日移炉，再亲丹鼎，虽不废衣食而生死异于常流，共处人群而脚力超乎凡众。行将登山临水，遍海宇以寻缘。倘谓斯世无人，何前代著书之贤，当时之人胡汩汩也？"

　　《心笺》三卷共分为为九节：依次为选铅、选砂、池鼎制度、配合斤两、阳池采炼、灰缸养火、庶母传神、过关超脱、生熟接制。从所列目录可以看出，傅氏把外丹学的节次厘定得很清楚。每节中都大量抄录外丹典籍，实际上傅氏是尝试对外丹烧炼的全部过程内容作一次梳理。如在"池鼎制度"一章里，他把历代论述的池鼎作了汇集和分疏，特别是绘制了各种外丹烧炼的鼎炉图，是历代外丹典籍比较罕见的，这能让我们更直观地对外丹学中说得玄之又玄的鼎池有一个更真实的了解，也更有利于我们对外丹学的理解。

全篇中，傅氏广引外丹派丹经，如《火莲经》、《浮黎鼻祖金药秘诀》、《明镜匣》、《承志录》、《洞天秘典》、《秋日中天》、《黄白鉴形》、《黄白破愚》、《金匮藏书》、《三元秘范》、《地元真诀》、《渔庄录》、《丹元》、《石函记》、《铜符铁券》、《三种金莲》、《金火直指》、《铅汞章》、《黄白镜》、《天台呎尺》、《竹泉集》等外丹学名篇佳作，可概见傅氏在外丹学上的造诣与博学。

但傅氏对外丹的理解，是有他自己的见解，因为外丹学至明朝陆西星分为黄白、地元、天元三类以来，这种分类法几乎成为明清外丹学的准绳，陈撄宁就坚持陆西星的分类法，说黄白术只能够点化，不能服食，而地元丹法既能点化又可以上接天元神丹，陈先生在为翼化堂重新刊刻的外丹学黄白术名著《琴火重光》撰写的"读者须知"第四条这样写到："仙家丹法，大别为四：天元谓之神丹，言其神妙莫测；地元谓之灵丹，言其夺造化灵气；人元谓之还丹，言其还我固有；黄白谓之金丹，言其点石成金。地元能点金又能服食，黄白术止能点金，不可服食，此乃二者不同之处。"天元神丹虽然是最直接、最能达到外丹学目的的炼丹方法，但它对外界物质的要求条件太高，几乎不能满足，所以自古以来能炼天元神丹的是特少的，因此多以炼地元丹法起手，起手既可以达到黄白术的点化金石，解决道粮问题，又可以服食丹头，达到延年益寿的效果，关键是还能在此基础上继续进一步炼天元神丹，遂成为外丹学中方法最善的一种。但外丹学如内丹学一样，派别不少，各有所见，如精通外丹学的伍冲虚，就只认为外丹学的目的是点化金石，作为道粮之用，即便服食，也只是食其清炁而已，只能健身，而不能得天元神丹的神效。而多数的外丹烧炼者还是相信外丹学的最高境界是吞服神丹而白日飞升。

在外丹学分类上，傅氏就不认同黄白术只能点化之说。傅氏在《炉火心笺》中序言写道："黄白者，非点化之谓，乃以上接乎天元，为超神太清之本，点化特小试百日之灵，淮南、旌阳非以往之验乎？"在傅氏眼中，黄白、地元、天元都是一体的，也就是说黄白术也能上接天元丹法，作服食之用。傅氏此说，也非无据，因为这是对外丹学许多经典的融合，如被陈撄宁认为是地元丹法名著的《渔庄录》、《承志录》是点化金石之道，而非能上接天元神丹的地元丹法，且有的版本《渔庄录》还说外丹学主要目的是点化世宝，要成就仙道，还必须靠内丹之力。《承志录》也只谈点化，但经过清朝陶素耜的修订，就认为《承志录》是能上接天元的丹法。又如明朝李文烛的《黄白镜》，解释"黄白"一词说"黄白之术，非雕虫末技之事也……所谓黄白者，皆指火药金丹色象而言也。"傅金铨认为外丹学黄白术非小道而是通于天元神丹的基础，所以在《炉火心笺》中的外丹烧炼节次引用诸外丹学的要藉语句时，是没有黄白、地元、天元之分的，在《炉火心笺》"选铅"、"选汞"章节，就把天元神丹、地元灵丹、黄白术各家的选铅、选汞诀法罗列出来，因为他是要把外丹学的各派经典融会贯通，这就是《炉火心笺》一书的价值所在。傅金铨继续了明朝李文烛、清朝陶素耜的外丹学路线，并在引经据典中加以深化。

　　本篇据清咸丰年间蜀东广达子萧智灵《天仙大全》第九集整理。《大全》系重订《心笺》，无傅金铨自序，今依清抄本补入。《心笺》所摘抄外丹经，有的注明了出处，也有没有注明出处的，还有的误题了出处。整理时，校者尽可能查阅文献，一一核对，凡未查阅到所引原文献时，则标明"此段不详出处"，俟将来广读丹经，再作校勘。

炉火心笺

金溪济一子傅金全汇辑

蜀东广达子萧智灵重订

乾阳蒋希元校字

克庵萧诗俊校字

焕亭萧诗章校字

长伯董正宗校字

序

　　黄白者，非点化之谓，乃以上接乎天元，为超神太清之本，点化特小试百日之灵。淮南、旌阳非已往之验乎！其理与内丹不二。天机在水尽金生月正圆，只此便是造化，百池赤色，紫粉成尘，简易不烦，初无难事。古之圣真，假此为内丹之助，非为富贵谋也。

　　铨以薄德，幸承天眷，得闻至道，入室无资；而精选砂铅，制器工整，亦复须财。故蒐辑群经，广寻丹友，寒暑不辍，以尽至诚。登录既多，遂成卷帙，乃次而汇之，分甘同志，名曰《炉火心笺》。经曰："丹精生金。"又曰："金可作，世可度。"然则不能作金，则世不可得而度矣。法虽隐秘，事实非虚。世人学道，志既不切，行又不坚，悠忽一生，因循自堕，心甚伤之，愈加自惕。他日移炉，再亲丹鼎，虽不废衣食而生死异于常流，共处人群而脚力超乎凡众。行将登山临水，遍海宇以寻缘。倘谓斯世无人，何前代著书之贤，当时之人胡汩汩也？

　　嘉庆二十五年岁次己卯六月书于赤水之流云丹室济一子金溪傅金铨

【卷一】

选　铅

太极圣铅为上，太阳红铅为中，太和矿铅为下。铅虽分三，成丹皆一。太极圣铅，乃天造地设，生成一斤十六两之数，内含阴阳二气，经火一煅，自分一半为太阳，一半为太阴。太阳即白金，太阴即黑铅也，但千百年，难得一遇。下此则太阳红铅，乃波斯铅也，形如燕子窝，声似琵琶，色如白玉，千百年不得一遇。下此者太和矿铅，所谓"真山泽"是也，南幹者佳。

太极圣铅，乃铅最上一品丹材，与一切迥别，俗呼"鸡子铅"。其铅乃天地之灵气，乾坤未辟，混沌未分，一元之始，太极之初所结成也。形如鸡子，故曰"鸡子铅"；内含先天太极，故曰"太极铅"。其色青黑，其质坚脆，阴阳相半，混而不分，每重一斤，然亦有大小不等。但只在一斤之外，不在一斤之内。或云包含金砂，其质如豆，三稜四稜者真，质大稜多者假。其出处，一出山西太行山上，有铅处，冬不落雪，夏不长草。阳气旺，所以不落雪；金气旺，所以不长草。往往掘之，深者八十一尺，浅者三十六尺，便见。一出江西鄱阳湖底，有铅处，虽狂风巨浪，此处无波，别处皆深，此处独浅。常若水泉翻出，盖金生水故也。子藏母腹，故出于水底；属先天太极，故波浪不兴。生于沙泥之下，浅而不浅，沙流则随沙而滚，沙泛则随沙而出。渔翁尝有得之者，有巨眼者买而收之，希世之珍也。

太阳红铅，乃丹中第二品丹材也。太古时，有女娲氏，炼五彩石以补天，所炼之余气，结为五彩霞光，落于波斯国内，化为倭铅，一倭玉，为五金之领袖，八石之翠帏，产于波斯高山峻岭、鹅卵石中。珠珠粒粒，土人取之，连石搥碎，经火一煅，铅汁坠底，即成倭铅。较中国福建所产白气铅、函谷所产青气铅、扬城所产黄气铅，大不相同。其色白，有似乎青丝银子之色，其鑪乃流米鑪，烧试则白烟缭绕，亦中国之上宝也。

又曰：其色洁白，如十呈银子，打开其鑪，圆如珍珠，美如燕子窝，以手摸之，却平而不突，化开倾成薄片，敲之俨若琵琶声，清亮出群，铿然可听，海船或有带之，作定风石，以其能定风也。

太和矿铅，乃丹中第三品药材也，所谓"真山泽"也。《渔庄》云："世无真山泽，虽有而不可得。"煎出世宝，其气不杂，较之世上凡银为有气而壮，炉火用之为乳母。（上出《三元秘范》）

凡炁铅收贮宜严密，不可见太阳，恐先天之气飞奔日宫而去①。

出山铅是大丹基，内隐先天世罕希。下手先须去沙土，土沙净尽始为奇。（《承志录》）

谁知矿石是真铅，识得真铅是半仙。嚼试甘如黄蜡腻，看来色似紫泥鲜。中含金水难分辨，内隐阳华极妙玄。要得水乾金炁足，晄珠一昧莫轻传。（《洞天秘典》）

选砂

砂出辰州卧石床，芙蓉花面赛红妆。异人采得生天地，炼作神符化紫霜。（《铅汞章》）

透明箭头如无，则石榴子亦可。于黑夜灯上照之，透亮者为阳砂，可用；黑者为阴砂，性烈不堪用。②

欲求子胜选阳砂，嘴带砂床箭镞佳。宝色鲜明神气足，修之端可达仙家。

精选砾砂，箭头、石榴，紫映墙壁，色莹珊瑚，方为上品。若用阴砂、劈砂、土峦头，必然偾事。（上出《承志录》）

---

① 此段不详出处。

② 此段不详出处。

炼丹须要选阳砂,若用阴砂事决差。铁脚黄英为下品,神州勾漏是仙槎。紫泥凝壁精神爽,色润珊瑚气象佳。求得此砂方下手,莫教火燥损河车。(《洞天秘典》)

池鼎制度

择其福地,置灶为匡。炉通一窍,窍运阴阳。形如锅釜,圆厚相当。中安金鼎,造作有方。如鸡三足,橐籥舒光。

筑坛三层,坛上安灶,灶上有炉,炉中有鼎,鼎有神室,室有胞胎,悬镜挂彩,镇符驱祟,而炼金丹。

鼎象日中金乌三足,裹包神胎,无有丝毫走漏,是谓橐籥。所谓"圆三五,寸一分,口四八,两寸唇,长尺二,厚薄均,腹齐三,坐垂温"是也。

以己身中内道合之,开化混沌,运用坎离,主执阴阳,使二景舒光,五灵相合,添水运火,暗合符节。

(上出《浮黎鼻祖金药秘诀》)

三五与一,规范鼎器。其口四八,其唇寸二。尺二身长,准其绳墨。定鼎则难,铸鼎不易。白金铸身,黄金铸腹。月圆鼎白,月缺鼎黑。黑白若解,黄白内得。(《火莲经》)

产出庚黄,铸作金庭,金庭异室,戊己真形。

神室者,藏神之宅,乃神气出入飞伏之所。其中窍妙,有阖有辟。盖呼之则神应而来,吸之则神随而往。

拟乾坤之橐籥而铸神室,象日月之升沉而运药物,效寒暑之推迁而行水火,夺天地之神气而成金丹。

无形之金,非无形之火不能升而入;有形之金,非有形之火不能采而出。此有无互相制伏之妙,借此空器之灵,藏我虚器之神。

金水交媾之玄,玄关橐籥之秘,灰池炼气之真,不传于竹帛。

土池用厚扁砖深,灰铺池底上围屏。(《渔庄录》)

金水池,自有阴阳。

八块砖先太乙炉,烟筒中起铁条铺。周围瓦匣钉须活,退火藏风两得之。

把条砖直起,更有扁砖砌成炉,烟筒中起,铁条绕铺。铁条四边抽动,扁砖上瓦匣周箍。钉活者,退火疾速。更于烟筒上加以窑器,庶使金水池得以安居。

坤鼎模范翕藏,作为转巧,即质之于窑丁,亦须一一指示详悉,不过借其套护火煅之勤劳耳。

妙手精修金水池,胶泥配合各须知。造须依式为宽窄,宝盖玄机世罕知。

造池炼铅,造鼎采汞。

坤鼎端然要正模,胶泥配合莫教差。粉须细腻还经晒,陶冶修为巧胜多。

乾鼎分胎世罕知,阴烹阳溉总相宜。试来陶冶修持妙,七返于中用更奇。

脱胎阳溉。

阴烹一节,必须作为精密,运火停匀。设或少欠精神,龙性易于鬼匿。付之铁鼎,用亦无妨。

固口端须瓦作灰,封时光熟缝难开。藏于坤鼎须泥釜,五转中央是紫胎。

瓦灰罗细,卤醋调研,固时温热,缝始胶粘。

丹砂自五子以臻九子,不亲磁鼎,须假汞胎,铸成神室。中间约虚三寸三分,龙睛[①]灿灿,形如太乙灯毬;凤卵团团,象似混元模样。内贮

---

① 睛,原作"精",据《承志录》改。

金晥,中生玉笋。

金水添光将去燋,丹砂伏性外盘硗。胎分初子无妨事,四转三回紧似胶。

金水添光,总兵出锈,净鼎之妙法也。若还鼎熟,不用斯为。烹砂伏性,外假天盘,内须罗格。庶火不上炎,砂不沾鼎,但须防渗漏,故必三回五转紧如胶。

始炼铅池着圣灰,金精木液按时栽。欢情片刻交云雨,俾得真铅结圣胎。

(上出《承志录》)

炼铅用釜乃土池。(《渔庄录》)

玉池制度不寻常,坚硬焚烧造作良。两味土增经既未,一升泥入济柔刚。和时散散如沙块,干后铮铮似铁铛。试着炉内居九日,中间炼出锦连黄。

外施间隔防阳燥,内设天罗束体城。

造作悬胎相煮制。

(上出《洞天秘典》)

出山之银为鼎器。

造成踵息池数个,以铅浇淋,坚厚如铁。

内鼎者,黄金、白金是也。苟无此白金为之鼎器招摄于中,安肯等闲住于杂物之上哉?故用白金八两,如法停对,入混元池内、逍遥炉中,九九数终,砂汞成真,白金不伤。

池中径三寸,深五分,入灰池中坐定,上架条炭,如煎银之状,以铅一斤,斫作一两一块,煎化一块,又投一块,煎尽为度。

造硬池,土六、磁三、刚定一,和为细末,水调,用臼捣熟,打筑成池。晒干,入金粟火煅三五日。叮当响亮可用,若不响再炼。

飞仙池即空硬池也,但有盖耳。

凡脱胎子银,必须过此池中,以补不足之神;伏过砂汞白金之鼎器,亦要过此池中补炁;接砂接汞,亦要过此池中。上水下火,以超阴长阳。薰蒸之法,书曰:"真炁薰蒸顶上来,婴儿时闻乾在釜。"

（上出《金火直指》）

白金黄金为鼎器,专炼水银这一味。

金银为鼎兮,黄白相配。若无城廓兮,难招真炁。神鼎真正兮,玄白自契。

内鼎金银兮,勿谓可做。外鼎铁土兮,诚然坚固。

有鼎有鼎何有鼎,说与世人都不醒。分明内鼎用黄金,水银一味为纲领。造池密密采真铅,造鼎采汞为金粉。土池下面布灰池,灰池上面安铅鼎。此鼎式高一尺二,周围三五君须记。四八口宽不可余,分明唇厚一寸二。一寸二,厚薄均,中心神室鸡子形。包藏两层上下釜,层层窍妙通虚灵。土六磁三刚炭一,造成内外鼎神室。极扦通红煅三日,再入灰缸养一七。说有鼎,其实无,只因难得先天釜。圣人演象窥天巧,只求一味水银孤。首尾武,中间文,中间文火温温煮。学人要识火调停,三十文爻七十武。三百六十分明数,文爻文爻温土釜。首尾武爻逐旋补,首尾诚能炼汞铅,铅汞首尾求真土。造池要坚且要厚,诚然决然不虚谬。学人依法识行持,真铅真汞依法就。只因池鼎无人指,可笑迷人妄猜举。须要依法制将来,经久坚真尽终始。

（上出《地元真诀》）

炉中三才天地人,蓬壶尺寸要均平。(《观华经》)

蓬壶收焰,断命补炁。○蓬壶安砂,悬鼎取炁。(《金匮藏书》)

应玩丹局,覆盆九孔,五气更通灵。(《青霞子》)

鼎器有两般,有磁又有铁。铁鼎燥而炎,磁鼎温而热。

汞未死,先用铁鼎降之,磁鼎养之在后。砂先用磁鼎,铁鼎伏之在后。

赤凤无毛磁鼎伏,青龙有尾铁笼降。

（上出《黄白鉴形》）

煎白银,铸凤团。通身转,一指坚。双子口,二分数。紧紧扣,无缝绵。高厚纽,便提揭。盖底外,十字痕。铸成器,备紫缠。神室内,真土沾。银晄砂,和间填。煞顶满,银晄圆。固外口,熟矾盐。吃紧处,在弥密。赤紫土,茇浆炼。通身护,一分绵。干密贴,下灰垫。一顶火,漫灰遍。温温养,神气全。莫急燥,半月仙。开煎宝,应同羡。室被阴,须再炼。精髓填,封虚养。汞冺干,火七日。仍抱煎,节次次。如法演,成宝捷。此灵丹,甚不难。较营求,却快闲。或火炉,或香炉,皆可煨。或居家,或远游,随带显。仙银贵,十倍凡。再铸鼎,结汞砂。须恢扩,鹅蛋养。结砂药,铅金土。天晄间,版砂阴。体魂坚,火日足。烧无烟,有七八。入小室,增银卷。十五圆,分煎分。自不差,银母壮。砂子汗,结胎室。投新土,火虚养。抽阴冺,补神全。亦七日,再结痊。法照初,室如泉。养子母,增新银。入银池,加铅煎。新熟制,母气全。肯如此,不彻炼。到久来,自圣贤。银粉匮,亦绝鲜。

罐炉形式未画。

造方厚铁梁一根、阔匾铁梁一根,鼎口缝打磨得高疏坚厚,内外打磨镜光,内外底亦镜光,内可盛四十两。通身一指厚,口上内口边吐出二分。上口边放出二分,顶心铁上放开些,下收尖些,入深鼎口下去要三分。凡口边内外,深处浅处,俱要打错得严密之至。

(上出《玄机丹髓》)

池用覆盖,留一口,以看银中消息。

要自然风吹通红,明炉尽一日之功。或将栽花小瓦盆,或用砖砌,下留风门,若窝样,宽窄方圆,只许安大铁,打作燎火盘,盘上周围砖砌。

釜不是铁鼎,以磁缸细粉、干紫土二物为之,即混元毬,形如鸡子也。

(上出《真诀歌》)

神土河沙并炭灰,无名异末四般为。火中炼过通红色,白水调和造作池。

神土不拘多少,入火煅通红色;白桑灰不拘多少,淋去咸水;无名异不拘多少,极红色者佳。各另细研,重罗筛过听用。如造池配合,用神土六两、河沙四两、桑灰四两三钱、无名异一两,以白水调稠浆,倾入灰炉内,用竹篾刮四面,刷药,以新笔涂过。下铅八两,种池炼母,万无一失。刷药,用煅过无名异五钱五分、煅过食盐二钱五分、飞过明矾二钱五分,用蜜水调化,以新笔涂于池内一层,其心口不能躲池,所谓"铅不漏,气不泄,采天地,成栽接"。

造灰池法:荞灰为上,去苦味,四圣灰,八石灰,围一尺五寸。

（上出《雷霆金丹》）

阴阳二池实稀奇,池外炉高有作为。上下火安十六两,巽风橐籥显神机。

神炉铸作有规模,风气须教上下晓。个里调和真火候,自然龙虎两相扶。

用好极磁黄泥,外用铁丝编成,内用纸筋和黄泥,筑令极坚。炉高一尺二寸,上下相停,中空可安鼎,余剩寸许,好添炭,下安炉底,中安三足,坐定。下取风门通气,外用悬壶,添水而已。

试验灰缸神火法:试验神火九日间,须将生煴二十钱。将来为饼入鼎内,封固严密紧又坚。埋入灰缸排插火,九日如前火候篇。此是乾坤交媾理,如鸡抱卵自天然。

用煴二两,冷水和做一饼,纳鼎中固济严密,坐入灰缸中养,排插火九日。若饼燋则火大,煴生则火小,须要中和,方知养砂真火消息。

（上出《铅汞章》）

一气炉中,下横铁条七根,上悬铁盂。

太乙炉中,三山之上,安铁釜四通八达。铁釜之上,四枝铁管冲于炉顶四方,以验水火大小,沸之盈虚。铁釜之中,又安铜鼎,铜鼎四方通水银,汞鼎即安铜鼎之中。三山之上,釜下用火。

（上出《金匮藏书》）

炉灶:九池重楼为地元,九转混元盒为人元,九鼎神室为天元。法虽分三,炼丹皆一。

地元九池式:造太极炉一座,高三尺六寸,以象周天;上圆六尺,以象六合;下方八尺,以象八卦。炉中作灶,以象太极;灶隅安四足,以象四维;足上安池,以象太阳;池上覆盆,以象太阴;盆顶有孔,以象天门;孔上有管,以象地户。管腰火盘,防火上炎;管上重楼,以招天魂;楼上宝塔,以摄地魄;楼顶水盆,以接甘露;悬挂水瓶,以定既济;炉外柱梁,以扶楼塔。此太极炉之规模也。

人元九盒式:造混元炉一座,高二尺四寸,以象二十四气;横一尺五寸,以象十五月圆;内安圣灰,以象戊己;灰为混元,以象包含太和;盆口子母如二碗,相扣相擒。

天元九鼎式:造铁鼎一个,上有水盆,下有火盆,鼎顶有一天心,鼎底有三足,立地高一尺六寸,以象丈六金身,横空五寸,以象五行。内安神室一座,高八寸四分,以象天地上下八万四千里;上半节四寸二分,以象天覆;下半节四寸二分,以象地载;上、中、下平分,以象春秋二分两停,不偏之中。

太极炉:上乾炉圆形,下坤炉方形,各高一尺八寸,共三尺六寸。高炉中间作灶,周围空一尺,管中腰安隔火盘,纵横一尺,管安盆顶,盆扣池上,池架足上听用。楼塔九层相接,楼圆塔方,上楼横九寸,高三尺,上下有口,柄各一寸。塔高三寸,横六寸,上下有口,柄各一寸。楼母塔子,楼五塔四,上下口口,相吞相擒,各入一寸,故曰子母口也。水盘纵横五寸,水瓶贮水一斤。诀曰:"盘架楼顶,瓶悬盘上。定滴一日,不多不少。"其妙在孔之大小,悬挂梁上。

混元炉:用干泥打造,盒用磁,下深二寸。盖深一寸,子母相扣,封固严密。用纸筋泥,粗铁丝十字勾缠牢稳。

九鼎神室:鼎高一尺六寸,横空五寸,内安神室,高八寸四分,周围用金粟末填实。鼎上水盘,鼎下火盘。

（上出《三元秘范》）

　　《三种金莲·地元做手》:用紫泥六升、绝细磁末三升、铸锅铁屎极细末一升,用陈醋调匀,杵千余下,做成乾鼎三具,高一尺二寸,经四寸,厚五分,底如鸡蛋,图形,听用。(《三种金莲》)

鼎　式

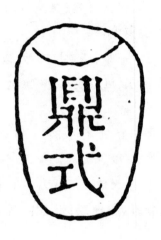

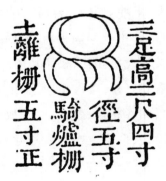

（三足高二尺四寸,径五寸,骑炉栅五寸正,土离栅。）

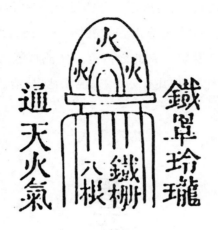

（铁罩玲珑，铁栅八根，通天火气。）

（炉高二尺五寸，用砖命巧匠砌之，又备风匣，如火寒，即用雀息火。）

如此布置停当，鼎将红透，底无黑影，自寅时起，投出山铅十二斤，至巳时，铅面合了。至午时午刻，将八门闭二刻，铅又开面。如不开，用雀息火三十六下，其铅面即开。至酉初，又合六刻，行雀息火三十六下，又开。如此三开三合完，看内景象，红霞满面，将上等石榴子硃砂一斤，用铁丝编成篮儿一个，高六寸四分，将昆仑布包砂入篮内，中立一铁条，扎缚如法。急投铅内，用一人将手提住，不令得起；一人速抽铁条退火。其铅渐渐凝住，包砂在内，其砂有声绝了，将鼎底用瓦铺起，灰缸养排插火七日，取出，打破土鼎，其砂色白，颗颗不破为妙。又换一鼎，如前炼铅一日，将砂插入三池，亦同，名"三种金莲"。三次该铅三十六斤，三次之铅成腻粉，留作飞仙池，以作匮火。其砂名曰白金，似松花，外黄内白，名曰水银，为仙宝也。一两干汞十两，十两开铜一百钱，成至宝也。

飞仙池炼黄金：玉蟾祖曰："土池下面布灰池，灰池上面安铅鼎。"铅鼎即白金也。做蓬壶九具，下池二寸四分，蓬壶及上天池四寸，盖子一寸七分，自下筑灰池。将前铅粉，同无名异，准作圣灰池，入内令匀，筑至天池上下皆灰好，将白金安上，先入法铅八两种池，见铅花尽，金花初现，笼罩宝月，将白金八两炼之。分铢投爻，文武温煮，当与地元炼白金火候相同。炼完，就将天池用盖合住，严密封固，温养一夜，次日开看，"洁白见宝，可造黄舆"，正此之谓也。换池再炼，如此九池毕，原条八两，至此法铅得炁八两，共有一斤，入混元池，分清浊为妙。

混元池式

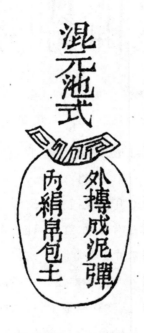

（外抟成泥弹，内绢帛包土。）

踵息池

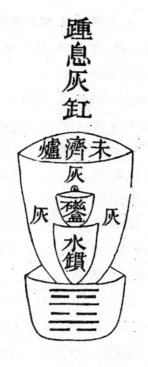

踵息灰缸

濟未

爐灰

灰盦

灰 水鑵 灰

　　用绢帛包土,约一斤,扎紧,外用紫泥合蜡烛,捣千杵,不软不硬,包绢土在内,抟成圆弹,候干,用绢口先倾尽土,后抽出绢袋,晒极干,入火煅过心,然后将九池炼出者,入神火二两四钱,拌匀,入混元池,封固严密,炼三十六时。冷定开看,上面赤金,下面白金。上黄者养砂,二抱一,上火下水,名未济炉。以一罐盛水,放入灰缸底,将黄金抱砂入磁盒内,将赤石脂合泥,遍身固济,待干,坐水罐上,用泥固罐口。又以灰埋含罐,不见入缸内,灰高盒子五、七寸。初七日只用炭基一两,离盒三指许,至二七,加炭基二两,三七加至三两,四、五、六、七加炭四两,共四十九日足,冷定开看,取砂一钱,干汞一两,开铜十两成宝。其下面白金八两,入盒内,将硇砂四两,入内白金之上封固,养三方一顶火,每方二两,共半斤也。初七日,离盒四、五指;二七日,近一指;三七,近盒一指。三七日足,硇砂点犁铁一两成宝。养雄黄,脱黑铅之皂;养雌黄,铜点成金。

白玉池:十足净母八两,入罐化清,用好西硼半斤,投于母上,化成清汁。提起,用底火薰蒸一夜。作土池一个,深三寸五分,横经五寸,将前硼砂半斤入内,用火化开,搪于池内。

飞仙池:金铅半斤,神火二钱四分,共研末入罐,三方一顶火养三日。提出,上八卦炉,水盏打文火一香,武火一香。破罐取出,复配无名异末四两,枯硼四两,共合一处,作土釜一个,高四寸,宽径六寸,上有盖扣定。将前药一斤,入罐化清,搪于釜内,一指厚,即飞仙池,又名晥金池。有盖,飞仙池;无盖,晥金池。

圣灰池:造土池一个,高四寸五分,径六寸,用无名异、淋过荞灰铺池底。此三味等分,平对拌匀,以水润湿,筑于土池之内,上开一塘,深一寸,径三寸,上炉用文火薰干,然后加大火,一名踵息池,一名铅池,即灰池也。

硬池:用好坚固紫土六斗,罗过缸砂三斗,顶细磁灰一斗,三味合一,入臼捣合成剂,打匀,筑成池。晒极干,入金粟火煅三日,用指敲之,得叮当响者可用,不响再煅一日,以响为度。

自风炉:一名太乙炉。其炉天圆地方,下层高一尺二寸,中空,横径一尺二寸,开四门,各六寸高,五寸宽,上安大铁炉条七根。上层高一尺五寸,内空,横径一尺二寸,厚薄在人,变通活法,不必依旧。

造蓬壶:蓬壶三层,每层高六寸,横径六寸五分,如鸡卵之状。上有一盖,高三寸,扣定仍有子口,每层上开三孔,如元眼大,以好坚固紫土为之。

蓬壶式

（阴阳鼎，左三右四下二）

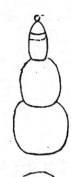

式孔三

祖匮式

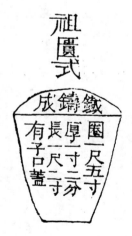

（铁铸成，圈一尺五寸，厚一寸二分，长一尺二寸，有子口盖。匮内用六一泥糊二三分厚，用晄池内天晄铅底生硃砂布成，待干方用。）

阴阳池炉式

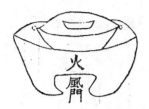

水鼎式

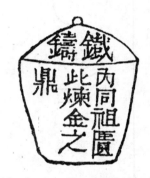

（铁铸，内同祖匮。此炼金之鼎。）

飞仙池

（一名玉阳池，又名逍遥池。）

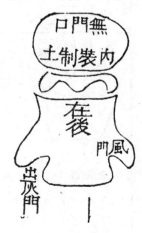

神炉式

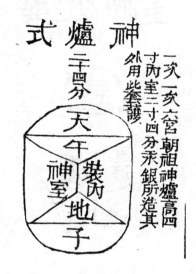

（一次一次，六宫朝祖。神炉高四寸，内室二寸四分，汞银所造，其
外用此套护。）

沐浴薰蒸罐式

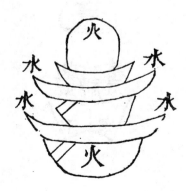

药造内神室

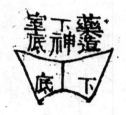

养火灰炉式

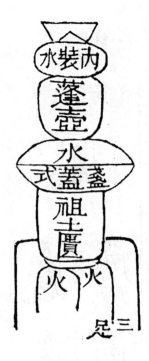

太乙神炉

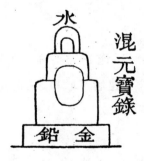

镇丹宅符

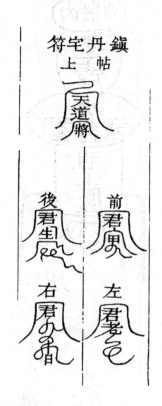

修丹忌日:开危闭辰巳,逢亥大不祥。午未戊戌子,寅破也无光。最忌辛酉日,庚申惹祸殃。建满平收黑,出危定执黄。成开须作用,闭破不相当。

(上出《三种金莲》)

丹房器皿,有阴池、阳池、土池、灰池、华池、玉池、晄珠池、飞仙池。又有乾鼎、坤鼎、银鼎、铅鼎、金鼎、晄金鼎、硃砂鼎,种种异名,无非譬喻。总而言之,药灵不在池,丹圣岂在鼎?不过是银、铅、砂、汞四件物事,而变出许多名色,愚夫执文泥象,智士得理忘言。

注:池鼎,器皿也;坛炉,鼎灶也。阴池者,结丹之池也;阳池者,炼

铅采药之池也。土池，是土六、磁三、刚炭一造成；灰池者，是土池中铺圣灰，是名灰也。将此灰池炼铅采药，名为华池。铅内有珠汞，是名玉芝。炼而流走不息者，是谓晛珠池也。炼铅之时，铅中黄晛飞而焰上者，是名飞仙池也。乾鼎者，砂鼎也；坤鼎者，铅鼎也；银鼎者，白金也；铁鼎者，以铁铸成也；铅鼎者，黑铅鼎；金鼎者，神室也，即晛金鼎也；硃砂鼎，是种砂之鼎也。种种异名，不过砂铅两件物事，此之谓池鼎耳。

（上出《外金丹·黄白镜》）

【卷二】

配合斤两

两：二十四铢。

铢：十累，四分二厘为一铢。

累：千黍，一斤三百八十四铢。

黍

（上当为傅金铨之文）

《金火歌[①]》曰："四斤黑铅水，八两汞银配。四九三十六，方得半斤气。"[②]古歌云："一斤水银十七两，多余一两是金精。"盖炉中铅一两，火内汞三铢，乃丹道一定之配合，非谓一池之中即入八两汞砂也。若砂铅气结，以八两投四斤，则阳强阴弱，必致水枯灵散，而胎元不结矣。

四斤，六十四两。

每两三铢。

四斤加八两，七十二数，上弦之气全；

---

① "金火歌"，原本误作"金谷歌"，据《金火歌》、《承志录》改。

② 原顶批云："每铅一两，配汞三铢，四斤铅该一百八十四铢，正合半斤八两之数。"

二七,百四十四,金水之功备;

三七,二百一十六,两弦之气足。

六十四两,乃铅用四九之机;七十二数,合金水同宫之妙;终一百四十四两之数,而水火之气方全;尽三百八十四铢之称,而终两弦之气始足。

以四九之金,合三十六斤之水,分池煎炼,数足九阳。

一百四十又四星,寻来方得一斤金。三十六宫春意足,翻来卦象要分明。

一百四十星,采金总数也要足。金花三百八十四铢之称,必从金水一百四十四数烹来。

七返功成金水佳,初传母气长灵芽。看穷五百七十六,半井莲开白玉花。

五百七十六数既终,而八还之功始尽;三百八十四铢之半,而上弦之气方全。故曰:"半井莲开白玉花。"

八两先天配后天,玉池封盖入炉煎。生寅库戌须加慎,踵息凝和勿骤寒。

（上出《承志录》）

一斤水银十六两,三百八四不虚言。八两癸水炼一两,一百四十四数终。①

白金八两黑铅同。

八两癸水炼一两,二百一十六数终。此是真机不敢说,炼如明镜似秋月。菡萏花从水面开,自然真炁产出来。产出来,重八两,玲玲珑珑不敢讲。神仙呼为出世宝,一回炼了一回好。

始初筑基兮,铅用四九。炁得半斤兮,口吞北斗。用武七十兮,诚能下手。计金八两兮,真汞实有。红铅若识兮,西江一口。三十文交

---

① 按:"一斤水银十六两,三百八四不虚言。"此句不见于《地元真诀》内。

兮,数合奇偶。二百六十兮,调匀保守。守城野战兮,毫无差谬。四九三十六兮,火候足有。

（上出《地元真诀》）

黑铅四九银八两。〇戊土半斤己八两。〇阴阳池内两平均。〇药物两般都要均。〇一次金花投一次,二次金生投半斤,三次花生半斤数,四斤黑铅都炼尽。（《渔庄录》）

法用硃砂八两,金铅半斤,月上庚方。譬之首经,龙虎金精,砂粉宝匮。

天晩八两真真土,配养阳砂共四斤。金母四斤相间隔,脱胎得汞号仙银。

总得天晩十二两,务教制过伏天晩。

（上出《洞天秘典》）

用出山铅三十六斤,分九池,每一池铅四斤,入逍遥炉中,炼至红光满面,投之木火,追出水内之金,取出,再投铅采炼。

法以制铅半斤,凡银八两,共入白玉池中,逍遥炉内。

砂既脱胎,将砂皮积得一斤,子银约有三斤。

初生二子,取头子砂皮一斤,成紫粉,为内匮,子银三斤作母为外匮。一进一摘,共接养至四斤。

（上出《金火直指》）

黑铅四斤,白金八两。黑铅四斤是铅之朴质,白金八两是铅之精华。三十六斤,故得半斤之精华;而四斤之铅水,亦有半斤之精。以清气而助精气,合成二八之数。譬之煮肉于原汁之中,则其味愈佳,而其汁亦厚矣。《虎铃经》曰:"二八佳人二八郎,巫山神女会襄王。这翻云雨交欢后,桂子兰孙满玉堂。"佳人,砂也;郎君,真铅也;二八,十六两也。一斤砂投于八两白金之内,砂用一斤,故为二八也。白金八两,又何以为二八?正谓四斤黑铅之内,有半斤之清气,合成二八十六两之炁也。（《天台咫尺》）

砂汞各八两,真铅用半斤。(《竹泉集》)

真铅足半斤,八两汞相连。入鼎牢封固,神炉运抽添。一月三旬足,三日火连天。子母分胎后,池鼎要固坚。圣母紫金色,灵汞号涌泉。一胎至九鼎,火侯都一般。

四斤黑铅髓,八两是先天。

(上出《火龙诀》)

四斤八两汞银添。

四斤水铅本为真,八两母兮是水银。

(上出《观华经》)

前弦八两后弦八,金水同宫炼八还。(《地元真诀》)

取铅三十六斤,每池四斤,入白金八两,九池足,则半斤白金重至一斤。

每铅一斤,内有二两先天真一之炁。四斤黑铅,共有八两真炁。彼此八两,故曰:"铅八两,汞半斤。"以象二八之数。每池该八两,九池该七十二两炁,以象七十二候之气。八两水银配者,乃是三品丹铅也。炼定八两,池池不可缺少,缺者补之。九池一法,更无增减。

白金八两,入地元九池,配真山泽三十六斤炼之。

(上出《三元秘范》)

八还者,即上弦兑数八,下弦银亦八两,八八六十四两。用铅四九三十六斤,分池煎炼,陆续投铅。铅借母炁,母摄铅精,积成金炁,共七十二两,所谓"三十六斤铅,方得半斤炁"。每银一两,用铅九两。六十四两合六十四卦,三百八十四铢合三百八十四爻,此河图配合之法。八还者,八八也。(《坎离秘传》)

九池配炼,用先天一炁铅三十六斤,每池四斤,分为三百六十五铢,以合周天三百六十五度之数。池中下铅八两,待铅化时,即将坤母投入铅汁内,武火炼煅,混而相合。一浮一沉,互相吞噬。直至铅花乾金花初现之时,就行七十武火之数。(《雷震金丹》)

三十二斤黑铅水,六十四两汞银配。水火成团药祖宗,煅炼功完天地位。甲壬乙癸何所成? 西家少女为姻对。五百七十六数终,方得八两真铅气。(《秋日中天》[1])

阳池采炼

寻祖宗,矿石未破河车形。阴池封固武火煅,留铅去渣分清浊。仙铅取出阳池炼,吞精感炁自然真。真正药,甚分明,滚滚黑花阴满形。过此青红紫绿现,才是阴消阳精动。阳精动,用意寻,两眼光芒莫转睛。闪得西南白气生,恰似秋月在天心。紧紧看,用心侦,白中一点黄金星。黄金星,火枣形,红光碧紫产铅英。速将铅铢投入坎,如猫捕鼠兔逢莺[2]。兔逢莺,交战争,采得先天色更青。退火速将土釜盖,文火悠悠亦须薰。砂得先天成凡圣,弃铅不用火功烹。到此再把庚辛乳,炼度过关要老成。

死砂妙法铅中寻,采得金花砂自结。

神火煅炼如灰尘,万化不镕刚似铁。养砂干汞任施为,再寻乳母归西舍。砂汞成银丹立基,生生化化任栽接。接至清真不受煎,自然点化无休歇。

铅池种母有一说,却与炼铅全各别。

铅池种母非炼母,将砂配合成戊土。

日红月白是真机,几个聪明几个知。

母气得此便通灵,硃砂借炁不借形,关节法窍都在此。一次金花投一次,二次金生投半斤。四斤黑铅都炼尽,金木浮沉从此分。

此先天,须意会,发付癸水何处去,只此便是炼铅诀。

金铅再入灰池煎,此际又有追金药,不离前番那一着。那一着,用

---

① 按:《外金丹》之《秋日中天》无此诗。
② 莺,当作"鹰",下同。

心投，先投黄金第一筹，再投庚辛又一筹。初时认作桃花蕊，捉住金蟾在此举。这金蟾，朗似月，庚方初现光皎洁。池中景象亦如前，上弦下弦中秋月。投药采取有分两，自少渐多不用说。

丁公消息妙难言，池中亦似半轮月。红云捧出天边悬，一轮宝镜照秋波。黄金渐产中央土，朵朵莲花映水红。只此便是真父母，多亏朱雀海边飞，衔出西方金佛祖。天魂地魄隐先天，两家之妙自天然。地魄为戊天魂己，流戊就己是诚言。地魄原是水中金，天魂乃是砂之液。一斤砂隐不多儿，妙在心法识端的。

识得炼铅休再问，贯彻丹经千万篇。

制伏飞砂金水沉，真火制死水中金。水中金，若体顽，再上明炉母上薰。再飞炼，经三日，轻似窗尘体自坚。

真火炼真金，才把砵砂煮。砵砂煮片时，死浮金水面。炼士取将来，号曰真黄土。此是阴池中，自把阳池补。

要死砵砂先死硫，死硫便是大丹头。天硫不是寻常药，识得炼铅便罢休。

朔日怀胎望日完，先将铅汞作初关。关中透得真消息，消息分明在此间。

砂盗铅兮铅盗砂，砂铅相盗药方佳。还须盗尽又不盗，方是丹房老作家。

未炼阴池先筑基，筑基要识癸生时。钱塘潮里君知否，金在高兮水在低。

红白相投是筑基，东西两伴①结婴儿。只将四象合为一，指日成功不用疑。

真金体面黑如漆，坚刚似铁砂汞并。砵砂既死号真土，硬子硫儿皆异名。

---

① 伴，当作"畔"。

砂到清真不受煎,自然点化无休歇。

阳池片时间,结就丹砂玄。复入阴池鼎,须教神气全。

投砂采真种,取药去枯阳。更养阴池鼎,升结紫金霜。

炼出纯阳真土来,便将砂向此中栽。玉炉凭火温温养,炁足神全自结胎。

汞死如铅衣可脱。

铅初镕时,红黄青绿,各色备陈。以其初时火小而有此象,及火稍大,而铅气大放,其五色已藏,青黑朦面,如昏鉴一般。及火又稍大,而铅开矣。铅花四放,各边流动,自外而入内。及火又稍大,而白光闪灼,忽出忽没,此正是癸生之时也。急用白金,依法采投完,而蝴蝶依然四边流动,其花自内而出外,入边而没。及火又稍大,而白光闪灼,较前更明,花下如月光之有云雾,不比从前花月,如昏鉴然也。此时正是阳气初生之时,切勿忙乱,将全付精神都用在心目之上,再往前看其光景,斯时正是阳花已尽,金花将生之时,此际正是天人交界之候,不可不留心也。

当天人交界之时,而青花变为红花矣。红花老正金花欲生之兆,必须红花自小而大,自短而长。忽然合住龙口,不见花流,一开一合,如交战然。少时,忽见五色霞光,奇怪异常,真如凤凰转翅。此时金花已生,其质尚嫩,少时金光忽隐,一片红光遮慢慢,内有小小圆花,如金蟾灿烂,上下分飞。此时金花正及其时,先天欲现,急急退火,以砂投于太阳之上。经曰:"急退丁公张罗网,灰培踵息莫教差。"如此温养一息,方谓之得药,方谓之三姓一家居也。

点点滚红砂,四边明洁净。葡萄花滚来,如是多圆镜。芝麻花又生,三开三合应。此处始安金,着目要真正。

铅受铅中精,我夺先天炁。铅生五彩光,我在光中戏。

土池用厚扁砖深,灰铺池底上围屏。却用凡铅来先种,文武加功要煅清。精透体,闪先生,拨炭离池远顾身。精选冷砂投入去,自然欢合尽烟清。

随投离火精炼汁,正如秋蝉初作声。炼铅用釜乃土池,热火冷铅为薰蒸。

热火冷铅,乃取气之方;上水下火,乃薰蒸之法。阳池只在片时之间,阴池有一日之火。胎未结,用体交;胎既结,用气交。

红白相投,以水制火,火生真土,土生金。子母相抱,子大成人,可以入圣作母。

汞死作母超脱,驯至通灵。

砵砂先感铅气而结胎,后得铅气薰蒸而胎老。

神水铁城加沐浴,气全体厚在炎蒸。汞传金气非金气,银孕银精非世银。水火烹调三昼夜,方知此着妙通神。沐浴功完药已佳,还须三次采金花。浮沉谁识真铅体,开合忙铺得气砂。

虎啸龙吟声正美,文薰武采却无差。分胎离母仙凡隔,从此蓬莱路不赊。

真母乳母,同一采炼。

仙师至紧说真铅,口口银铅煎又煎。可笑丹门皆敞口,如何伏得这晄烟。

金花原是有先天,识得先天火候玄。妙在这些真炁液,仙师明说一溜烟。

水中有真金真银,一黄一白是也。

三翻炼就九阳数,朱雀又与龟相争。

三次金花坚幻体。

三次交情胎始结。

佳人煞重叠三夫,嫁过三夫似漆乌。只因两家拼死着,再嫁再配莫模糊。

脱去红袍换紫袍,红炉火内走三遭。炼成阴尽纯阳体,似铁坚刚任化销。

尽道浇淋难上难，须知容易片时间。

神仙妙诀无多语，全在阳池炼赤虬。

渔庄正派，只用水铅，池内多煎，炁足为得用耳。

或一制、二制、三制、五制，或一制而可，或三、五制而犹不可。天盘砂有制，凡鼎浪虚匡。

黑铅烹伏化为灰，只候形黄再碎擂。三十六时炎火灼，百千万亿药蕊垂。三虎制一龙，当分嫡庶；一树生两花，各插根基。接制者，子母重逢；超脱者，铅汞各体。三十六时，方为一池；九十日终，方为一鼎。

百日功完四鼎砂。

十八功完已十旬，便堪分却验晥灵。

神火者，即砂中之丁火。恍恍惚惚，杳杳冥冥，明入其体，暗进其神，几经翻腾煅炼，而阴气始能全消。次次取出，其色自青而白，白而黄，黄而紫，紫而见风返粉。将指一捏，如灰尘土色，轻清细腻。及上明炉，轻易不镕，其性至刚如铁。必得如此，然后方可作母，再与灵父交姤，而始胎孕。

灵母既煅炼如灰尘矣，然后作匦养砂。砂中真汞即扦，汞扦则真死，砂死又扦汞，汞死又死砂，任其施为。

经曰："灰池铅金翻浪走。"又曰："灰池炎灼。"又曰："腾铅倒制入灰池。"又曰："灰池煅炼白金液。"灰池之说，不离神水华池之真炁，故曰："华池神水。"白金所由生也。

炼铅中之真金，制汞中之木液，故必猛烹极炼，铅精在灰池中，如波翻浪滚，火逼金行而生造化。腾铅倒汞入灰池者，升腾也，颠倒也。先升后降，先顺后逆。

（上出《渔庄录》[①]）

铅中之魄，非汞中之魂不能追；汞中之魂，非铅中之魄不能制。

---

① 按：傅金铨所录《渔庄录》，比寻常抄本多出不少内容，故非常珍贵。

招摄传变,化化生生,必合用后天兑母,方全其功。

始焉子母交炼,终焉金水互烹。[①]

先感先天真一之炁,以立其胎;再施炼气烹精之法,以伏其性;然后吸戊己之精,以固其形。

阳池插骨,阴池追魂。汞如是,砂亦如是。

木载金浮魂系魄,日红月白见真宗。

癸水未除,以银炼铅,所谓阴也;阳气未充,以铅炼银,所谓阳也。

华池一会,则离火与兑金贴体,中女和少女同宫。

直将神火煅灰尘,坎兑相函烹又烹。万化不镕龙甲赤,无边金谷此中生。

诱会太阳之气,归于太阴之中,先天一炁交合,结出一点妙有。

姤精若不清真,丹砂决然无孕。

炼丹只是银、铅、砂、汞四件,不过多寡先后之间、生熟轻重之际,变出许多名色,换出许多作用。

阴阳叠炼,接气成尘。○九池投炼。○池鼎叠炼,神气互融。○炼母炼铅,原非二事。

水中金气为黄金,水中银形为白银。

去癸三番子母烹。

兑金为母,坎水为子,子母同宫,三番煎炼,数足九阳,才可配砂,以制己土。

二抱金郎胎可立,三吞神水浴奇葩。

仙妹浴罢色尤鲜,相抱金郎帐里眠。三候洞房春意足,请归东海啖龙涎。

仙姬嫌燥衬罗衣,满沼琼浆溅玉肌。养得性驯青彻骨,阳池神水浴尤奇。

---

① 原顶批云:"水子金母,银母铅子。"

丹砂入汞防浮泛,若还火燥,必损河车,内用天罗束缚,外凭土隔施为。烈焰不得上升,即为文候;漫火微从下发,乃是武符。文武齐行,是硃砂炼阳气之妙;阴阳交媾,为水银烹金精之玄。

(上出《承志录》)

水枯金现,定火行符。

要得铅枯经一日,欲将池换待三朝。

煮用桑精降燥性,炼须霜粉退绯衣。

造作悬胎相煮制。

离宫仙妹配金郎,花烛辉煌入洞房。一日锦帷恩爱足,起吞银海活琼浆。

(上出《洞天秘典》)

识得铅晞,路路可通;超得砂汞,头头可做。大丹只是头难倒,倒得头来即圣基。

黑铅相伴白铅煎,二气交加铅炼铅。

炼丹所以伏土也。真土乃虚无之体,无位无形,实乃先天无始之祖,万劫不坏之元神。炼丹若无此土,则造丹无地,造化从何而生?

造成踵息池数个。以铅浇淋,坚厚如铁,投以制汞四斤,微火上炎,池中真炁初生,此是他家消息,扒炭离池,以离配坎,将红入黑。又栽又烹,三三九数,离实成乾,坎虚成坤。及炁足神全,烧之不走,清真老死,体如刚铁,封入三叠炉中,金母鼎内,文烹武炼,反为紫金晞,又曰"金砂粉土",实称乾父,又名"金砂祖土宝匮"。斯土既成,则丹基立矣。

汞自砂中产出,砂为母,汞为子,欲要死汞,先须死砂。坎离一交,铅之精气泄于砂腹之中,含而有孕,结成圣胎。制伏之法,仗金鼎而伏气,三翻九次,烹至纯阳,色似硫黄,体如黑漆,脱胎分鼎,由此而始,子母分离,以法制之。分头诞子,要明接制之法,自然步步入圣。

脱胎砂皮,名曰河车。圣母初结,脱壳必竟不灵,全在金火也。既得金火之炁,又要生熟相制,将此河车之晞同子银,仍以黄母共养七日,名为补气。天晓摘出，空养子银，入踵息池内，先铺白灰一层，一分厚，次下子银，以盖合之，炼六时。此子银过池，名为"铅火紧关"。而子银阴柔之气方退，被池中真薰蒸而死，方无返粉之弊。又将子银如法封入晓珠池中，上水下火，薰蒸一日，冷出，形如淡金，此中关金火通灵。然后又将前河车天晓，同子银入飞仙池中，密封炼至六时，冷出，形如赤金，天晓如枣，二物归真，两家成圣。

（上出《金火直指》）

黄者为药，白者为丹，一丹一药，是谓黄白。

砂铅气结之后，砂中一点神火，走入铅中，再加凡火煅炼，上浮者为黄，下结者为白。黄者是神火，又名己土；白者是辛金，又为戊土。所以云："黄者为药，白者为丹。"

黄白之术，先要洞明母气。母气者，即铅中之一点妙有，即真土也。圣人借此一点生炁以为丹母，乃干汞之圣药。

母气者，就铅中一点白金而言。铅为坤，其体本空，原无白金，因砂铅气交之后，砂中真炁走入铅中，与铅先地真土混合，才有白金。白金者，即是真母之炁也。

一炁铅中，已含真炁，真炁即金胎。再得砂气一照，方才成形而含英矣。

"乾坤交媾罢，一点落黄庭"。只此黄庭一点，乃砂铅二物之中精神命脉凝结而成者，才是大药。

铅有池，而砂有鼎。将铅炼到水清月白之时，即将汞鼎合而为之。寂然不动，感而遂通，二气交结，自然丁壬妙合。

顺去者，结丹也；逆来者，采药也。所谓"顺去逆来，各有门户"。一点红光射于铅内，即是"太阳移在月明中"。

砂盗清汁，汞采灵英，谓之沐浴。清汁者，白金也。

砂铅气结，谓之筑基，即是炼己。

（上出《黄白镜》）

关节妙处,在于死砂,用铅亦不过借气而已。

水中金,乃真银也。而西方之兑金寄位于此,抽出真金,即是西方之物,又何必入一种凡银在内。

以铅作汤,入汞烹煮,汞死铅内,烧试不跳。

(上出《黄白破愚》)

若悬砂而无薰蒸之法,则砂不能升;若投砂而无媒妁之通,则砂不能结。

砂体坚厚,丕不易入。阳池采花不一而足,所谓“一翻采取一翻神”。

采炼数次,将砂烧试,立成己土。

铅金即先天的水银,木汞是后天的水银。

一言妙诀,只在盗尽不盗。

(上出《天台咫尺》)

识息火之机关,潜盗元神。九池功毕,狮头高露,始为刚母。炼白反赤,朱橘隐现,号曰黄酥。

《金火灵篇》曰:“但将水铅淹离焰,自有天魂制水金。”陈自得云:“铅为池沼砂栽藕,银作园篱汞种瓜。”

金情恋木,猛烈极炼,随木气而上浮,是为真铅,又为真银。乃水中之火,大丹起手之要药也。

(上出《师正百法》)

用在坎宫,黄白交加可取。(《竹泉集》)

送入阴阳池,蓬壶高挂悬。四斤黑铅髓,八两是先天。(《火龙诀》)

百池生赤色。

离宫抽去半斤是,名曰玄天火是真。直上大罗天上去,以神招气道方灵。○百日火候为四鼎。

轻移天鼎下入水,明月中秋火满胎。如此薰蒸一夜后,仍安原鼎上天台,一鼎工夫九鼎同。

（上出《观华经》）

　　氤氲祖炁号黄房,达者须寻太白娘。父在沧海为活计,母形复献短和长。圣胎黄液还魂药,神室金酥换骨浆。万派千真从此出,九阳功业紫金郎。(《无碍子》)

　　入池配炼,初如红梅绽露墙角,用大扇搧之。若火小则银面结英,必须大扇大火逼之,至红光满面流射,方是的真火候。(《九转神丹》)

　　要用同心三人:一人看火,一人运铅,一人巡炉。寅时起火,戌时止火,闭炉温养一夜。

　　投砂须眼明手快,太早则金乌未出海,如迟恐玉兔伤神,全要看的火候,一箭正中红心也。

（上出《三元秘范》）

　　黑铅炼出白金来,白金炼极金花开。金花朵朵是黄金,返本还源真水银。水银便是长生药,不是凡间水银作。朱雀炎空飞下来,摧折羽毛头与脚。水银从此不能飞,化作金丹成大药。

　　一池踵息炼金花,一鼎求汞生丹砂。颠倒取来顺逆炼,阳关三叠实堪夸。

　　白金为鼎黑铅配,踵息炼炁采真铅。

　　白金八两黑铅同,三元池鼎列雌雄。颠倒取来顺逆炼,三十六时运火功。

　　金乌飞入广寒宫,朵朵金莲水面红。水面红,发神火,文武机关要细剖。三开三合产金铅,露出芙蓉花万朵。花万朵,是金花,献上西池王母家。

　　真汞产在黑铅内,非得白金气岂传。

　　能盗水银一味真,不劳费力走天涯。

　　白虎分明藉震龙。藉震龙,乾坤鼎。○至妙分明两个圈,圈中一窍真玄妙,内隐金丹一粒圆。

赤乌飞入北溟海。

前弦八两后弦八,金水同宫炼八还。

上下釜,合乾坤,好把中宫着意寻。外边武煅六时足,一百四十四数终。

东照生木,西照生金。○先于灰池,腾倒精英。秋月皎洁,明镜无尘。金花闪灼,内长黄灵。洁白见宝,可造黄金。造混元鼎,件件分明。台起品级,滴露层层。台上有灶,排列八门。灶内有釜,郭落最深。釜内有鼎,理按君臣。鼎内神室,鸡子之形。上下二釜,合为乾坤。一吐一纳,一降一升。升为至阳,降为至阴。神室之内,径寸中心。其中窍妙,白气腾腾。下有坎水,内含阳精。华池神水,神水真金。闪灼先天,发泄乾金。乾坤橐籥,故有数成。八两地魄,半斤天魂。天魂无质,地魄有形。炼无生有,配合均匀。黄白鼎器,有无主宾,龙虎风云。进水有数,进火无零。水数既终,真汞乃生。二转配合,丹砂乃成。三转分胎,祖宗器尘。发泄天机,铜散红云。八石听令,五金归真。

时当午夜中秋节,径上南楼玩月华。

赤凤飞归混沌窝,白龟趱入昆仑穴。

(上出《地元真诀》)

铅汞虽在外,全在池中月。直到九九数,此物纯阳绝。(《铅汞节要》)

癸尽自然金现象,何劳人去费精神。

周天度数分老嫩,五次三翻一样同。

四斤黑铅一斤倭,火龙安入紫云窝。媒聘不须求别药,全凭一味水银多。

土为黄婆,黄金即黄婆。○亲疏全在黄婆牵合之妙、制法动静之神耳。○鼎器招摄乾金,所谓"攀倒玉葫芦,进出黄金液"。

(上出《坎离秘传》)

龙蟠虎绕金花灿,此玄关急忙退火,交媾罢,产金莲。○灵父九胎分,向逍遥府内温。○癸水尽干,抽炉退火真堪羡。○五彩现,抽炉退火要师传。

金汞龙霄汉,水火沉炉伴。仙,止是水银干,有何难?些子玄微,如隔万重山。

（上出《青霞子》）

坤母投入铅汁内,武火煅炼,混而相合。一浮一沉,互相吞噬。直至铅花乾金初现之时,就行七十武火之数。

采毕,封炉养一夜,次日再炼,如有池换更妙。水火相同,九池已毕,得炁半斤。

以前炼出圣胎灵母,悬于生气炉中,用火直符,神功自生,故曰:"水火未动,丹华隐于白金之内;水火既动,月华吐于白金之外。"形体轻清,如花之蕊,名曰先天真一之水,汞见立灯,砂遇即死,乃虚灵之炁也。铅华不折,金炁不耗,乃火之金华是也。水无火而不旺,金无火而气绝。火候数足,金化为火,火化为土。借气化形,形化精,精化炁,炁化神,此乃外金丹炼炁化神之妙用也。

（上出《雷霆金丹》）

互相混融,风从顶降,火自下燎。

砂盗先天炁,铅青又白红。

北海水无情,西山虎幽深。八十余一度,潮罢自生春。

子得母液青皮,又去见银母过气。

（上出《玄机丹髓》）

七升七降定浮沉。○谁知简易无难事。（钟离祖《歌》）

"铁板铅兮用意行,空中铸琴空中弹。"又曰:"空中铸印空中擒。"（《倭铅的旨》）

铅借母炁,母摄铅精,如此吞金足,惟有进火而已。炼母用水铅煎彻,金铅罩盖。炼白金,用水火铅,金铅封池暗炼,此大法也。大抵炼铅,必预备蓬壶。凡炼铅有黄焰飞起,结成灵英,此真精之炁,急宜招

摄。(《坎离秘传》)

池用覆盖，留一口，以看银中消息。时至，移池出炉口，去盖，取前汞髓，囊篇覆入其上，池口周围用灰按实，其银中阳气上升。金情恋木慈仁，髓中金液下降；木性爱金顺义，龙吞虎啖，龙虎盗尽，戊己乃成。

死汞必求先制母，擒砂须用伏晼烟。

太上老君分明说，炼铅如粉又如尘。

一时夺取玄中刀①，方入池中炼白金。白金透体黄金色，九九纯阳功最深。

要识真铅真汞理，全仗黄婆匹配恩。

鼓动乾坤真囊篇，掀翻离坎走雷车。水火烹煎腾紫雾，龙虎交媾产黄芽。明窗尘舞昆仑顶，太素烟凝霜雪华。

火里飞来水里浮，求之不见寻无迹。

一物称呼作两名，虎口中涎龙骨汁。

大药胎胎将此配，筑基先伏龙八两。四斤铅水要相停，圣胎从此方成就，四九方全气半斤。

火龙牢系在西川，水晶宫里施文武，偃月炉中炼汞铅。

（上出《真诀歌》）

云散时皓月当空，海枯了明珠出现。即采药火候，先天一见，急以扣其上。(《丹元》)

露落青霄，黄金生丽。本乎玄水，始先天炁。黑变白金，化为黄帝。

朱禽直入玄龟穴，飞入青霄月。蝴蝶四边飞，吸尽金乌血。炼出真黄金，三种嫦娥殿。

铅枯自有真金现，三次薰蒸三次佳。

（上出《三种金莲》）

再制再炼，魂凝魄坚。铅气半斤足，汞液八两全。凑得一斤数，木

---

① 刀，《外金丹》作"力"。

龙水虎蟠。三日进阳火，九夜退阴符。三九九，八十一，火功数始完。

此一采来形质黑。

红取浮兮黑取沉，取红名为真火神。

（上出《铅汞章》）

若人识真汞，黄金内神火。若人识真铅，白金内神水。二气结成丹，不愁水银死。（《明镜匣》）

神火者，砂中真液，非汞非砂，砂中之神。此药能细金母，能补眊神。

夫神火为丹房游神，庶母乃丹房副帅。〇用铅不用形，须向形中觅。薰蒸为第一，交体亦不失。

起手先用其神，次用其形。用神之法，惟蓬壶薰蒸为第一，其壶形在鼎池内中。

先天用炁不用形，后天用形不用炁。用炁者，以炁合炁；用形者，以形合形。

二土为圭，圭者匮也，可匮诸药而没也。不论投铅海底，不论架上薰蒸，八石抱接，庶母庇荫，皆要入二土。可泄原种之杂气，可补砂中之正气。二气交度，三七之关，无返还之患，所以长生，为丹房之良田也。

蓬壶下用母一斤，铅九斤，上砂一斤，磁石吸之，薰蒸铅气九池。

蓬壶安砂，悬鼎取炁，倒头之法，薰蒸第一。用紫黄二土造三叠阳关，上安砂子，下置银铅，中列八门，八卦生焉。以火炼铅，九九八十一斤，三百六十五铢，按银铅中间庚月之象，投铅一铢，紫炁自然升于砂上，安排离铅二尺四寸高，以磁石末四面围之，炼足再用金铅抱养，待炁老，又炼一池。如此九池毕，炼期二十七日，看砂有八分死，即用沐浴之法，将砂薰蒸一日，取出金铅不用，将砂独安罐底，以文武火，复养三日，后用水笔提盏三时。砂中阴气制尽。砂死之后，是水火之炁为土，尚未金木交炁，不为天眊，必四象全备。金水取形中之炁，木火取炁中之形，形炁相合，大药可成。砂子死，黑如漆，烧无烟，过剪有口如线，方才过关,过关是明炉断命也。明炉断命,不是泛泛而化,当用羊角小池。池小而深,以砂入内,上用金铅盖面,化清冷定,即是死砂过关也。砂子实死,过羊角池之后,砂脱壳为晄。用上好兑母一两,用铅九两,煎足投神火,照《十诀》炼成黄酥。金母砂成块而母成粉,不可混杂,入盒养火七日,然后取出摘去母,进神火返粉。成粉之后,每晄一两进砟里汞三钱,研匀一家,又养火七日,汞入晄里一家,将黄母入炉打火三香,复入晄汞之内,三家相见,养火七日,打武火三香,明炉分胎,晄上汞中母下。每照前功,只投神火返粉,其晄亦照前神火返粉,将中间死汞子银用黑铅白金入池镕化,三开三合之际,以汞用鸡卵裹之,青布二层包之,黄土为毯,投入铅里,煎三香,取出,将汞又进神火返粉,返粉之法,与返天晄同。返粉毕,取生砂一两,汞粉三钱为衣,外以先胎的天晄,抱养一日而汞毕死。砂烧试无烟,色白烟黄,是真死也。然以汞晄各摘出,将砂虚养三日,打火三香,冷定开看,将一钱过明炉,看耗不耗。又开铜看青不青,认不认。如砂一钱过明炉不折半厘,开铜即认,如此是无病实死,不必过炉泄气,只以闷鼎加神火穿衣,打通天火十二时,开看,若化饼,是阴也。再进神火返粉,若成粉可爱,是头子无病,竟抱二子。用生砂二抱一,不用穿衣,土鼎温养四七,实死无烟,照前头试,作法制实死,照《十诀》三子浇汞,以一抱一,如法炼至实死成芽。汞芽必用穿衣,再炼为紫粉。四子又进汞,以一抱一,养火二十六日;五子用生砂,每钱粉二抱一,养火二十一日;六子浇汞,以一进一炼死,照《十诀》再炼即扞成紫粉;七子以一抱一,养火十八日;八子二抱一,养火十六日;九子二抱一,养火十二日。取九子砂一粒,生汞一两,微煨一伏时即干。

（上出《金匮藏书》）

上安丙火温三两,下注壬水泉一瓯。○以汞投铅如种谷。（张三丰）

绯衣脱却皂帏里。（《师正百法》）

丹术玄妙简而易,世人不解真难事。（《雷震金丹》）

天汞本是砺砂精，莫把砂皮认作真。有人识得死砂法，便是蓬莱山上人。

熟砂成土，名曰天汞。

黄天汞乃天汞之火、至真之汞、木火之精、健阳之神，性类一团火，情如[①]一溜烟，不受制炼，非得坎阳之神真一炁，焉得能制伏飞腾之物？然青天汞为体，黄天汞为用。用乃体之生成，体乃用之父母，故曰："汞伏汞兮汞伏汞，汞伏砂死弃却汞。汞善养砂砂奸汞，养成白雪作丹头。"先将青天汞制死后，将黄天汞听用。

（上出《渔庄录》）

天汞与白金，两样性情。天汞其始不得戊土配合，不能结胎。结胎之后，去戊土而不用，只是以进火退阴，以求复还纯阳。即或金气不足，宁炼黄酥黄母，或炼九阳金汞，以乳哺薰蒸，传神补气，决不可再向铅金交炼，损伤灵气。若白金则最喜戊土，初不以戊土养炼，不能断魂了命；继不以戊土抱养，不能气足神全；终不以戊土久炼，不能通神变化。所谓"愈炼愈添其精，愈炼愈长其神"也。

白金尽可吞金，尽可进火。天汞只可进火，决无再去吞金之理。倘白金与天汞混合，必要分去天汞，将白金去吞金乃得。

（上出《坎离秘传》）

伏则为汞，飞则为汞，仙师取其汞而去其汞。

龙衣脱下即天汞，为产灵苗气转柔。欲养精神俾充足，须从坤兑育方优。

天汞初脱，气弱性柔，必须真母伏性，庶母补气，气壮性灵，接汞养药。

（上出《承志录》）

总得天汞十二两，务教制过伏天汞。

---

① 如，原作"加"，据义改。

阳砂炼取天硫出,却把前硫伏此硫。伏后更教金母制,玉池封炼到中秋。

此硫砂出妙如神,金母名为不坏身。试把一分将汞点,立时灯得汞成银。

天硫八两真真土,配养阳砂共四斤。金母四斤相间隔,脱胎得汞号仙银。

(上出《洞天秘典》)

砂中之火为黄硫,实乃砂中之灵英。书曰:"真火无形,遇物而现。"

天硫转制到清真之地,纯紫黄金,方可提灵返粉,养砂死汞。

(上出《金火直指》)

所谓天硫者,实非砂皮、石壳,乃黑铅之中,一点先天真一之炁是也。此炁铅中本无,只因与砂交,砂中一点神火流落黑铅之内,结成一粒黍米之珠,此即谓之天硫也。若能以火逼出此硫,真乃死汞之圣药矣。大抵此硫,其色正黄,其质干燥,其形坚刚,其性猛烈。

始而借黑铅之中一点壬水,养死黄硫,谓之养砂。继而硫养实死,才去转制水银,谓之炼铅。

黄硫出自砵砂之中,则为神火,实无形象,一落黑铅之内,方能成象。

砂黄即硫○黄芽即黄硫。

黄硫实死之后,是名燥土,万化不镕,如粉如尘,才能灯得后天砂汞。

(上出《黄白镜》)

凡硫为黄婆。

砂得铅金,配合三周,升出清气,反复老成,名曰天硫,乃砂中精液,非砂皮也。此物号曰真母。

(上出《黄白破愚》)

硬池九次驱晄液,只伏晄皮母上栽。(《师正百法》)

五九火候晄四两,胭脂颜色一般同。(《观华经》)

火铅、水铅之中,各具一黄一白。黄者黄晄,白者水银;黄者黄烟,白者白烟;黄结归黄,白结归白。玉葫芦即白金,黄金液即天晄也。(《坎离秘传》)

硬子晄儿,那个推得转?地覆天翻会者难。(《青霞子》)

丁与壬合,谓之天晄。(《丹元》)

真土即天晄神火。(《铅汞章》)

砂死为红铅,结形为天晄。(钟离)

先用水铅以盗其气,次用火铅以炼其形。魂凝魄住,真汞乃生,形如琥珀,状若硫磺,乃名天晄。

灰缸养火

戊土半斤己八两,二家配合灰缸养。养足三四七火候,己土全神诚可奖。青龙伏性养霓裳,难逃戊己同黄房。三家相见火功养,温温三七何须忙。工夫日足始传神,到此方才用母银。戊为铅土己为液,先天一炁同亲母。二三七后丹砂熟,浇淋砂汞扶元神。火符三候闷鼎中,团团排火周围轮。此回出鼎退青衣,还须乳哺来相依。火符三候汞离娘,听过铅关一味详。过关之后名超脱,砂中精液渐渐长。始为初子号黄芽,一粒丹砂初解脱。自此丹砂转转灵,黄芽名曰是根宗。相扶二子为亲眷,一样施为超脱同。

杵捣晄如泥,浮滚美金花。装入玉鼎中,封固勿泄气。前三火用文,后四火用武。渐加一七日,脱出清真晄。天晄再抱砂,砂死令母乳。乳母养丹砂,一转砂成粉。二转粉抱砂,三转砂干汞。四转号黄芽,只此无穷尽。神室再养砂,玉池水中金。一味美金花,都来三两字。了却大丹砂,砂汞来相亲。日久性情住,研合做一家。水火鼎中取,粟知百日功。翻覆精气老,须用庶母乳。喂过一七去,退阴一候期。明文通武火,取出研如霜。乳汁拌砂体,配合一相停。层层种金蕊,养至四七完,超脱还如始。接制九转功,汞见立时死。

铢铢两两总属愚,火候分明妙在心。武怕寒兮文怕热,若无伤损便通神。

文武工夫用不同,旋文旋武鼎内功。只将土釜温温养,进武方知满鼎红。

若不吞足炁,只是诈死,纵然烧试成珠,脱出子银,终有返还之弊。今将养过青砂四两,玉液为衣,入真土一两,养火三七足,取出,退去阴符,进汞传神以超越,故曰:"不超不越终不神,任君火候千百春。直待五子三孙后,不须超越自含真。"

进汞有方,退阴有度,鼎行三候,乾坤颠倒。

黑铅烹伏化为灰,只候形黄再碎擂。三十六时炎火灼,百千万亿药蕊垂。

三虎制一龙,当分嫡庶;一树生两花,各插根基。接制者,子母重逢;超脱者,铅汞各体。三十六时,方为一池;九十日终,方为一鼎。

灵汞养出之砂,归母砂以补其气,不可忘本,转转皆依此诀。不然,则气弱而神不足,何以栽接?

只缘初子工夫大,三胎四子共同机。

砗砂虽死,不脱衣衫,则凡气不尽,故用初胎脱下子银,将子银炼作白雪,砂衣亦能制灵。其制之法,全藉金母传金气也。遇此灵砂,用白雪作匮,此灵砂穿衣,养其子也。其二三子,照此穿衣,匮养火日足,其砂实死,必超脱。超脱不止于去皮,汞虽成银,其神已亏竭,必用先天补之。

(上出《渔庄录》)

真母既成,胎生初子,而超脱之间,节节要资真母。

九子必须归母,一气相传,精神始灵。以其转运不已,而真母为河车，时须补养，勿令母衰，使河车断绝。

先沾玄元始脱衣，活汞上升皏在下。

浮阴升尽方堪炼。

（上出《承志录》）

假先天以配砂母，水火打升，皏液去尽，浮阴收下，清药方可栽接。（《黄白破愚》）

升阴之后，静养三朝。

欲成神火如灰样，须赖三朝水火周。金母同培紫赤色，方堪寄气养新皏。

古歌："砵砂变赤色，方是真水银。"由是而胎生初子，即成圣体。

亲娘贴①体育婴孩，三七重围始揭开。丁公试看无亏损，方送西邻乳母怀。

弱母抛儿自养神，神全复为养儿身。

脱胎子银，得来母气纵足，使不以先天之气煎炼，终是神气不全，难以炼阳诞子，故曰："过关为第一策，接胎为第二策，升药为第三策"也。

真铅功完插骨，内怀金液琼脂，然后入阴池封炼，水火兼行，日足开看，池中红黄金紫，形如玉蕊金莲，升上灵英，胞胎为妙。

玉蕊真铅，抱养阳砂，连经七七，火足功多，离母虚养，如前归祖。归祖者，非祖气之谓，乃真母也。归祖之后，神稀为三子之胞胎，皏母作诞生之亲母。

白雪栽砂，火行一月。收归虚养，黄芽渐出。功完四七，仍付超脱。

玉砂入神室，同黄芽金皏配养，火足出匮，熟砂虚养，俱成金蚕，衣甲自卸。

第四先将真土固，亲娘第五育英华。匮中浊气先烹出，六七三翻乳足夸。再归母，再会祖原。

---

① 贴，原作"贻"，据《承志录》改。

但调神处全凭缓，到脱胎时心用刚。

务教母似红绫饼，更令又如紫金泥。

离宫仙妹配金郎，花烛辉煌入洞房。一日锦帷恩爱足，起吞银海活琼浆。

硃砂出土绝纤尘，炁结银胎尚嫩新。又要将砂烧试看，无烟方可见慈亲。

（上出《洞天秘典》）

制法：以汞投入踵息池中，重楼叠叠，仔细封完，三方顶火薰蒸三十六时，阳文阴武，抽退汞中之阴癸，盗出坎户之真金。

其轻而上浮者为圣汞，重而下浊者为胎银。其灵者能补砂中不足之元神。

硃砂入鼎，共烹三日，砂脱红衣，内添汞髓。

以黄母四抱一，乳养二七，其砂实死，烧试无烟。再乳再炼，方敢超脱过关而后生后嗣。如法接养至四斤方止，再行超脱。

分刚决之妙，将乳初胎黄母，先于鼎中关一次，将鼎冷定，母化鼎底，开鼎，方将三子灵砂入销母上，封鼎严密，上水下火，半肚之文火，勿使母化，使子腹之浊气，归之于母，母腹之灵气归之于子。冷定开看，三子光明赫赫。

（上出《金火直指》）

养砂须用死汞，砂必先制，然后入汞养也。死汞喂乳得宝，俱要过关，若不过关，终是含阴，难为栽接。栽接又要子母不混，勿使牵缠，节节次次，终令归祖。归祖非祖气之谓，乃母砂死也。若不过关，则不能离祖。此外更不用铅气，九一、二八、三七、四六乃接法也。更有一种助药最大，一黄一白，炼铅不可无此。或乃疑其凡杂，不为杂也。

干汞只要清真火。三日成胎，五日养气，七日乳哺。三日明炉，五日乃灰缸耳，百日过关。

（上出《黄白破愚》）

铅池采花为阳，未济罐中为阴。砂既含胎，入罐养火，一鼎三方，卯酉互进，宁可于微莫过于大。天以三六十时为一周天，丹以三十六时为一变炁。炁变之后，又要采花，复当加功。剑池子云："昨夜结良缘，今朝闭户眠。莫教风火急，惊醒洞房天。"

炼家之诀全在养火。或燥心欲速，不顾初孕之微，妄加排插之火，化烟而出，竟废前功。独目子云："重泉冥冥砂欲死，六丁逼我走阳关。"又或火小用灰不松，以犯"孤灯寂寞"之句。经云："一入洞房阴信隔，絮被生寒眠不得。"

（上出《天台㖞尺》）

知死汞养砂之法，点化可坐而得。（《师正百法》）

文武煅炼，白金出现。配合硃砂，一鼎封坚。朝增暮减，子午抽添。三五数足，二八周全。代母养子，子即母焉。再配再炼，无量无边。

未济炉中养三周，水火鼎内升半日。清者为真，其浊者不用。

砂汞各八两，真铅用半斤。坤鼎牢封固，阴炉火薰蒸。先以文长养，后以武短升。火功半个月，砂汞总成形。四六三七数，二八一九称。都来铅匮内，匮用卷鼎盛。一顶三方火，三旬一月程。依吾法度炼，管教汞成银。贫者立见富，富者家便兴。谨依百个字，细说与君听。

（上出《竹泉集》）

初产婴儿气未纯，仍归母鼎复原精。仃看三五薰蒸透，送入离宫去炼神。（《火龙诀》）

混元池内不通风，此是神仙向上功。上下四围光闪灼，赤龙绕顶炼蟠龙。（《地元真诀》）

阳火如春温，阴火如夏热。阴炉之火无分两，昼夜添之；阳炉之火有分两，卯酉加之，并茂似春气之温和也。

硬汞全凭火，砂青要日深。

母二汞八数，晚铅匮内安。火功三七满，汞死过铅关。

养足三七火，母子自分别。圣母金砂养，子入闷鼎烈。五日分造化，插骨真白雪。火足四大围，直到消足色。我得过关法，方可浇淋接。（《铅汞节要》）

以炼母八两细研，将前打过灵砂四两，小块层层间隔，入罐封固，养三方一顶，三七日，开看，砂青色，不折。（《坎离秘传》）

将前伏过砂一斤，与母层层间隔，入罐封固。灰缸养三方一顶火，每方火重三两，离罐三指。三七日，冷开去母，将砂入罐，盖硼砂一斤，要飞过，入阴池打火一日，冷开去硼，其砂化成一饼在下，似桃花色，或天青色，名曰真土。有此出世之宝，听候九转之功。（《祖土传砂》）

一月六候，薰蒸之数，其用法初则由少至多，至望而止。后十六日减起，至三十日，仍复初一之数。此盈虚消息之理也。

第一候，初一一两，初二二两，初三三两，初四四两，初五五两。

第二候，初六六两，初七七两，初八八两，初九九两，初十十两。

第三候，十一十一两，十二十二两，十三十三两，十四十四两，十五十五两。

第四候，十六十四两，十七十三两，十八十二两，十九十一两，二十十两。

第五候，二十一九两，二十二八两，二十三七两，二十四七两，二十五六两。

第六候，二十六五两，二十七四两，二十八三两，二十九二两，三十一两。

（上出《雷震丹经》）

炉中生圣子，鼎内脱衣衫，青皮见素体。

衣作涌泉匮。

（上出《玄机丹髓》）

进阳火诀：养成熟砂，其色黑，一经生砂在底薰蒸，上熟砂体变纯阳,成赤色,再入土釜养十二时。必须三进三养,将熟砂头一次进神火,又养一昼夜。如此三进三养,九阳功到,自然干汞。

凡抱养,必将母捣罗为末,火候不过三、五、七日,令汞吞①于砂中,入土匮拌匀,土匮即前真铅圣母。脱胎子银,作二转之头,以后脱胎转变,子不可离其父,孙不可离其祖。

（上出《真诀歌》）

未济炉中养三周,煅炼池内立分开。

火候歌:火起寅时只五钱,到于卯上倍加添。辰时交加一两五,巳时加添重五五。到五加倍十五钱,未宫还来原加二。在申一两五钱边,到酉退火只一两,戌上退还寅位前。此是天机消息火,如鸡抱卵自天然。②

火候之法,始终八两,到午比前三倍加之,添一两五钱,其火共四两是也。火生于寅,旺于午,库于戌。所以进火九,亥、子、丑不用火,故曰"退阴符"。

"火候中殊首尾同,始终八两自从容。归除折算来九十,夺尽三周造化功。"此乃三方一顶火之秘旨。到寅时,每方五钱;至午时,倍加四两;到戌时,依然五钱。九十日共计七百二十四两,故曰"大周天火候"也。

（上出《铅汞章》）

十一二三两,就里知端的。骨十要粉碎,铅三同细擂。汞与母相制,成胎着意配。乳汁拌一番,万亿精捣碎。砂即是真土,固济另晒干。收入盒内养,三七要周全。冷定开盒看,一似雪花鲜。红炉煅炼后,一要软如绵。再入灰池内,用铅仔细煎。铅尽成至宝,此事最深玄。秘之又秘之,非人勿妄传。

———————————

① 吞,原作"天",据《真诀歌》改。
② 原顶批云:"五钱、一两、一两五、二两、二两五加一两五,合四两;二两、一两五、一两、二钱。"

入灰缸养排插火二十一日,每次打火五香,再入灰池,上明炉倾成宝。

(上出《华山碑》)

神炉内,武火煅三十六时;灰缸内,文火养四十九遍。三文三武灵光现。(吕祖《一枝花》)

养砂只用文火,过关须用武烈。炼铅之火亦如是。(《倭铅的旨》)

【卷三】

庶母传神

婴儿壮盛母身赢,乳母之恩从别之。共把灵苗栽接法,工完十月见希奇。

银晓与汞共合均,三家相见结姻亲。送归土釜牢封固,一顶三方火半斤。周天火,要调停,温温养火莫粗心。八十四时文武足,自然变作雪花银。

三家相见汞银晓,闷鼎严封要密周。八十四时文武足,游魂变作白狮头。

制成之砂,先要烧试,可有几煎? 如有八煎,可以有望。不然见火必飞,将何以为转制? 必得九煎十煎,然后返粉养砂,从此漫漫向前,正有未艾。

须先把砂摆弄得八、九煎,实能焰去八、九,不致伤母,才把他去采花。弄了又为转制通灵,方可大用。不是一经起手,便以生砂去采花。

砂自采花之后,将来烧试,约有八、九煎,是砂结矣。结聚而尚未死,还有多少转制,方得真死。

死砂惟用庚金,辛金不过借为乳哺,以备一时之用。

将金水之旺气,乳木火之游魂。砂得四象五行全体,变纯阳而脱胎,去母离铅,则神气足,蓬莱近矣。

（上出《渔庄录》）

银中阳满,自外赤而内黄。

砂既结形,方施乳哺之功,以足其气。乳而复乳,务使神全,方可炼神,勿以煎足而遂止也。炼神之后,形体坚凝,欲令脱胎,难开金甲,须用补之以真精,谓之死中用活,使之透彻肌体,而衣衫易解也。

金母外赤内黄,盖晄本离魂,体变纯阳,转成赤色。

婴儿初产未精神,庶母来施乳哺恩。三七锦帷相眷顾,温存抱养莫粗心。

（上出《承志录》）

初产婴儿气未纯,仍归母鼎复元真。亻看三五薰蒸透,送入离宫去炼神。（《竹泉集》）

长男离母始成形,庶母还同慈母恩。但愁体质沾阴浊,一样阳烹两样评。

初子出真母匮,以生汞烹之。乳足之后,以金母度汞烹之。两样沐浴虽殊,祛阴之意则一。

庶母体未酥黄,用之无益。

兑金之大用非一:真金用以去癸,用以成尘;真火用以炼阳,用以化土;长男用以见宝脱胎,用以过关;七返用以并伐祖匮,用以补养。其用甚多,其功甚大。

（上出《承志录》）

庶母不过借以伏气,乳而复乳,才得气足。先去晄焰,入匮养至七、八呈色,乃可用庶母乳之。

凡银亦能夺铅中金气,以乳木汞。

（上出《黄白破愚》）

烧试无烟,则阴气灭矣,然后纯阳可乳。

石庵曰:"砂死如灰又如土,体轻有窍为丹祖。凭君烧试坚且完,方借凡银为庶母。”

所谓乳者，以成其宝。砂死色如青灰又如墨，体轻而又有孔窍，烧试不折分毫，如铁之坚，正所谓“砂若灵时刚似铁，唤名硬子真异绝”。如是真死，方名真土，方借乳母传炁。诀云：“今宵招鼎子，明日得真儿。”所谓鼎子者，凡银也；真儿者，汞银也。真银须鼎子招出，汞银须凡银引之。乳者，乳哺汞；乳汞，即乳子也。

凡银入铅池煎炼，亦如采花，浮沉于铅水之中，令其饱喂铅精，炼完凝定，金花满面，以土碗覆盖，久之乃开。金花凝结累累，如释迦头上之金珠者，所谓“得炁之庶母”也。

砂死①名晄，庶母乳晄，三日之后，取出庶母，将晄炼于既济罐中，炼过，称其多少，复候庶母之新者，亦如晄数，取砵里汞，或打灵砂，亦如银数。三家和匀，养于未济之内，三方一顶，中间母铺消息，外覆副瓶。七日之后，汞见晄而干，其银自凝，捻如脂如锭，可转制成宝。《虎铃经》云：“观娘抱子身干燥，小娘乳子雪如肌。”正谓晄去死晄，汞去死汞。

分胎，母抱子过明关。

庶母乳儿，但与气交，若同炼，是以形交。

明炉分胎之际，先用制母于底，使其自镕，镕后渐置晄汞于上。彼晄汞始终有质，见火但能成汁，而庶母在底，已莹洁无滓矣。成汁者浮而清，莹深者定而沉，炁实相通，形实不合。冷定取出，面如漆，晄上汞中凡母在底，三才分别，不染不污，莹然可爱。《捷径》云：“要度明关难上难，两娘护子在中间。”两娘，正指晄与庶母；子中间者，正谓汞在中，上下两娘护之。有人识得此过关之理，则一转制而成大丹矣。

（上出《天台咫尺》）

试问乳哺养育功，朝朝抚恤在中宫。自从三五薰蒸透，化作西方白虎雄。（《师正百法》）

---

① 死，原作“元”，据《外金丹》改。

三家配合，一鼎封坚。朝进暮增，子午抽添。三五数足，二八周全。（《竹泉集》）

炼神者，取砂摘去母，入前鼎，排插火养三日，其砂纯黑，烧试无烟，真死矣。（《火龙诀》）

结丹之后，只是进火退阴，将汞复还纯阳，即或白金不足，宁炼黄酥金母，或炼九阳金汞，以乳哺薰蒸，传神补炁，决不得再向铅金交炼，致阳气损伤，灵气泊没。（《坎离秘传》）

池中煮母诀，外黄内里白。此是真铅色，将来产子孙。硃砂配以足，煅炼分刚决。定养三七火，子母自分别。圣母金花奇，子入祖匮歇。五日分造化，插骨长白雪。火足四大围，直到销足色。（《铅汞章》）

黑铅可以单制汞，庶母不可独眠儿。

经庶母后，方可进生砂。每两三钱，共研封固，养七日，薰蒸九香，武火三香，如此五次，方上明炉过关，再用庶母传神。神火返粉，任去栽接。

补炁者，每药一两，进汞三钱浇之。先以药炒热，汞投上，金箔为衣，养五日，薰蒸一日夜，武火三香。如此三次，再以神火返粉。

抱砂抱不得，死汞亦不奸。若知补过后，头头可作丹。

（上出《金匮藏书》）

砂既脱胎，将砂皮积得一斤，子银约有三斤。将子银夹碎，晫皮为末，以白芨为丸，金箔穿衣，同黄母三家相见，养火七日，名曰"传神"，又名"补炁"。天晫摘出空养子银，入踵息池中。（《金火直指》）

初子赖凡母乳成，务要消释凡胎气净。借太阳之液，而行薰蒸之法，以立其体；假先天之炁，而施乳哺之功，以足其神。（《师正百法》[①]）

取头子砂皮一斤，进神火三次，水火烹打成紫粉为内匮，子银三斤

---

① 按：此则《炉火心笺》列于《金火直指》之目下，但"初子赖凡母乳成，务要消释凡胎气净"一段，不知所出，"借太阳之液"后一段，出《师正百法》，故视为《师正百法》语。

作母为外匮。先进生砂一斤，以紫粉穿衣，养火七日，将砂摘入二土匮中养之，其子银匮内，又进砂半斤，照前穿衣，养七日，又摘入二土匮内养之。一进一摘，如此七次，共①接四斤，取出匮外入鼎空养，仍以生砂汞烹三日，又入匮中养七日，以传金之汞，烹三日，仍配黄母，乳养七日，照旧过关返粉，后生三子，黄母许炼头子一次。凡乳过砂汞，内含头子灵气在内。（《金火直指》）

过关超脱

请问过度却如何？转转归来煅炼多，专凭归祖炼须多。任他生砂与生汞，同步瑶池上大罗。

砂过铅关成宝，若不过关成宝，则根基未立，有何物栽接？必以宝慢慢栽接，渐接渐清，渐清渐真。

过关全赖周天火，过度须寻过海船。关者是仙凡之界，阴阳之根。

（上出《渔庄录》）

诸子成形之后，务令转转归祖，一气相传。

初子过关，名为真铅，倘神未纯阳，欲化金液以诞二子，其可得乎？

（上出《承志录》）

金丹即白金，朱雀即黄㶑，黄㶑出自黑铅之中，黑铅即铅关也。须从铅中生出黄㶑，是名过关。若以硃砂取神火而为黄㶑者，不知过关者也。

度者度数，即周天三百六十五度有奇之数也。夫药亦有三百六十五铢有奇之数，四分二厘为一铢，一铢谓之一度。炼铅采药，分爻定铢，按周天度数而为之，是为过度。

（上出《黄白镜》）

过关者，三才过明炉也。

汞死，与㶑判然有别。㶑死如土，其色黑；汞死如铅，其色青。㶑死

---

① 共，原作"其"，据《金火直指》改。

坠底作饼,汞死凝于硫面如石糕。或抱伏于中,硫轻汞重。汞可煎宝,硫可为药。然后以明炉分胎过关,汞方真死。如不过关,断难栽接。半死之汞,一见未死之砂,气味相感,招魂引魄,死而复醒,乃一定之理也。过关之后,自有清浊。清者当留,浊者当去。留清之后,方可栽接。栽接之法,必主十而宾五。汞能栽接,次次要传金炁,节节要过明关。接至再三始通灵,砂铅汞变如白雪。即称白金,又名黄芽。前可煎宝,后可点铜。丹功至此,其妙尽矣。

过关之后,去浊留清,才至圣地。"转制分胎三次后,却嫌宗祖是嚣尘。"

（上出《天台咫尺》）

将所炼九阳金母,大火三香,五彩盘旋,霞光到,急将吐出未尽之真土,投入池中,以熟硼厚盖之,三香退火。（《师正百法》）

一点明星开鼎药,半炉明月出天飞。丹成夺尽人间物,始信神仙不我欺。（此初次养砂）（《无碍子》）

过了铅关转转成,神龙脱化自然灵。汞养砵砂砂脱汞,汞灵砂死大丹成。（《长命金丹》①）

初生三子过铅关,不过铅关不诞三。如斯清浊分天地,从今以后不须烦。（《铅汞章》）

三子光明妙若神,不须脱胎自然真。（《火龙诀》②）

头一要过铅关,节节全凭神火。〇汞入铅关,谓之过度。砂汞过关之后,为仙银,非凡物也。（《渔庄录》）

超者,超出汞中之灵气;脱者,脱去砂上之绯衣。古云:"汞死必超,砂死必脱。"（《金火直指》）

超脱之功,在死砂汞之后、转制之前也。

---

① 原误作"《青霞子》",今改。
② 原题在《铅汞章》目下,据《火龙诀》改。

脱胎子银,有红黄紫绿,异状奇形,与世上凡银迥别。必炼至白雪,灵生造化。渡者,渡汞之水性。

（上出《渔庄录》）

四子超脱之后,将胎银造成神室,黄芽金㻬,配砂入养,火行七七,方离黄芽,接制于后。

脱胎之后,三关已毕,圣㻬亦成金液,则长子清真矣。步步金液,故曰"金液还丹"也。转转相承,都成圣嗣。

（上出《承志录》）

阴符阳火即超神,猛炼雄烹脱锦裙。神若不超终欠骨,胎须脱壳始成银。

汞离砂腹胎方脱,汞即灵儿衣即㻬。㻬弱汞柔难作用,复将银母养方优。

仙银出鼎十分奇,又要同铅入玉池。中间结就金莲蕊,此是神仙第一等。

（上出《洞天秘典》）

书曰:"砂不经超脱,到终是拙子;汞不分刚决,到底是凡儿。"节节归宗,切勿混杂。（《金火直指》）

超者,超出汞内之灵英;脱者,脱去白金之皂衣。不超不脱,不成真铅。

汞死必超,砂死必脱。不超不脱,不成变化。

（上出《黄白镜》）

砂汞要超脱得清白,第一过关藉先天以煎炼;第二接胎,阴渐磨也;第三升药,取气已离形也。砂则必脱,脱则不止于去皮;汞则必超,超则不止于去火。阳池以插骨,阴池以追魂。（《黄白破愚》）

试问如何是脱胎,死中用活火中栽。更施既济频频炼,自有青娥出世来。

试问婴儿立圣基,还随亲母赴瑶池。更须老祖关前过,始是真铅绝妙奇。

（上出《师正百法》）

脱却青衣着练袍，碧天云净月轮高。昨宵同赴瑶池会，阿母乘鸾下九霄。（《竹泉集》）①

明得超脱，何愁不臻圣域？识得栽接，何愁不至清真？（《丹元》）

生熟接制

死砂若要接生砂，先把生砂制倒佳。若要生砂先去焰，还从真土觅金花。

汞接汞兮世罕稀，仍从母腹求真液。九一二八真妙用，三七四六合圣基。

汞接汞兮砂接砂，子归母腹实堪夸。养得婴儿稍有力，方才别母去乘槎。

生接熟，不用疑，分枝分派任施为。浇成玉笋逢时采，养就金吞火道机。

次次栽接，将阴邪逐一退尽。一味清真，正是孙不离祖，子不离母。倘凡阴未尽，必愈煎愈折。若到清真，不受煎炼，便圣灵神妙矣。

又曰："水银接至清真，以圣育圣，以灵育灵。"

凡接一次，必过关煎一次，以成宝。然后再接，接了又煎。故次次有仙银作乳母，不必再用凡银。

清真至极，接养婴儿，迥别前体。以之入铅煎宝，与铅两不相入，所谓"清真不受煎"也。

清真之极，不惟丹头扞汞无已，即其中仙宝栽接，愈广愈灵，更无休歇。

接砂之法，必要母砂实死，然后接养。接养之后，必须子母分别，不

---

① 按：《外金丹·竹泉集》无此诗，见《上阳祖师火龙诀》内。

致混杂。将子砂应过度者过度,过关者过关。超脱之后,或再接养,必接至清真,方才住手。

(上出《渔庄录》)

三胎九转接制之法,自初子炼子银作白雪作匮,将初子之衣,练缠二子之身,亦养七日火功,汞死复行超脱,以生接熟,数按河图。

祛尽浮阴,凝神静养,方堪转炼。

《水心篇》曰:"汞若奸时即白金,白金犹自怕含阴。炼成紫赤真金体,留在丹房捕赤禽。"

分胎转炼,数足九阳,金成紫粉。

祛阴炼阳,栽培博厚,华池再会,紫粉成金矣。

始初炼铅,惟投木火;分胎转炼,方配后天。

九子俱要用彻骨青砂。○进汞接砂为子。

(上出《承志录》)

三转神符生白雪。○转转积来成博厚。(《洞天秘典》)

欲求栽接,必至清真。

接晄接汞之法:如得二两天晄,足矣。共研入鼎中,养一昼夜,鼎色紫红为度。次日早,连鼎打微火三香,冷出,又入罐,打文武三香。其砂死于晄内,有汞取出,又进新砂一两,照前入鼎养打。如此三次,入晄珠池中,用金母水火薰蒸三日夜,寒声玉漏,滴尽阴符,封入飞仙池内,盖炼六时足,取出,照前再接。如要作匮,每晄一两,进砂二钱,生碙三钱,共为末,入罐,打火三香,冷出,每两进生硫黄一钱,金箔为衣,养火一夜,打降火三香,取出,又进又养。如此三次,直至赤子成虚虚之粉,方称先天金晄宝匮。任养砂汞,照前分刚决。○子银要接制,每两进砂汞三钱,入鼎关作一家,归晄珠池中,斫作米大,以生黄晄为衣,金箔固之密封,上水下火,养七日,取出,入鼎再关,文武三香。或用黄金,铅乳养五日,封入踵息池烹六时,再入飞仙池炼一日,照前接法,如此接或三斤,或二斤。如要返粉作匮,三关炼过后,斫作米大,每两进神火二钱,金箔为衣,金㷉鼎中,养一日夜,炼一周天。如此又进又炼,至三次成一色细腻粉,每钱开鈌一两,红黄色过即成宝,此汞银之效也。

(上出《金火直指》)

炼出二子,只将二子配砂,用灰缸养之。初旬火每方五钱,计四十五日,冷定取出。炼出三子不必脱胎,而自光明。

将三子作母,配砂养之。初火每方五钱,一日加至十五日,减火五钱,至①十八日。三十日取看,炼出四子。

四子配砂,养三九日足。○五子配砂,养三七日足。○六子配砂,养半月足。○七子配砂,三日足。○八子生熟等分,朝种暮收。○九子九转骸髅聚,一年细研如粉,又加研粉霜一两骸髅一,同乳成霜作一丸,收入鼎中养七日,一厘点铜一两煎,此是神仙长生禄,留与修行积善人。

(上出《火龙诀》)

接砂必用先天匮内伏过炁,得精得法乃可。(《观华经》)

死砂十六两,为之纯阳匮。添新换阳煎,便是长生路。

灵砂死汞汞死砂,砂灵汞死最为佳。其色犹如紫脂②样,此药能养白硃砂。

(上出《黄白鉴形》)

若要纯阳老,晬熟接生晬。

火候日足,而为初子。

煅死砂为天晬,天晬又去死砂,即真土制真铅,一子诞一子,通灵妙入玄。

(上出《玄机丹髓》)

一转灵晬抱砂:将灵砂八两,抱制过好神砂四两,养火五七日,每一七翻腾一次。火用三方,每方火三两。一七四指,二七三指,三七一指,

---

① 至,原作"五",据《外金丹》改。
② 脂,原作"腊",据《黄白鉴形》改。

四七帮盒。取出烧试无烟，将前庶母，进汞传神，一七空养，七日如此，伏母进汞传神三次，空养三次，听接。

二转死砂进汞：将前一转死砂入匮，磁盒内进生砂四两，硃汞一两，养火一七，火用三方，每方二两，离盒三寸。养毕，其汞进入砂中，取出祖匮，养火三七日，三方一顶。

三子仍前，名为三胎仙子。

（上出《九转神丹》①）

将前祖土，共有二斤，用生砂一斤，醋煮一日，晒干，乳拌湿，入二土匮内，层层间隔，入神炉，养三方一顶火，三十二日足，取出看砂实死为度。若不足，再养七日，砂死外黑如铅，内白如银。此初子出世，空养一日，再用得氽乳母，养三日，火候同前，用硼盖过关，与前同。只研细末，照前进硃里汞，三进三养，用黄晓神火反粉，每两加黄晓一钱。

初子传次子：将前初子汞土名曰转转生戊已，转转有夫妇。或成紫黄红粉色，为之上品仙土。汞照前抱生砂一斤，养火三十二日，其砂实死。又养一二日，又乳三七日，同前盖硼过关，研末，进汞三钱。养火三日，看砂汞对停，又进黄晓，每两加黄晓一钱，照前返粉，名次子出世。

次子传三子：将次子二斤，照前抱生砂一斤，养火二十五日，取出，不用空伏气，亦不用乳哺。"三子始光明，只用朝祖匮。"又初子匮三日，取出，硼盖过关，扞汞一斤，"三子成人，又有夫妇。"又可生子也。

节节次次，俱要朝祖匮三日，硼盖过关。

（上出《祖土传砂》）

二转灵芽三转砂，灵芽颠倒吞汞花。产下无数婴儿出，个个抛金会种瓜。

三转灵砂妙若神，不须超脱自然真。工夫到此知音少，试点红铜变白银。

---

① 原本误题为《观华经》。

四转灵芽变化多，如龙初出白云窝。任教大地尘砂变，万劫英灵永不磨。

五转灵芽多变通，消磨虎气一团龙。谁知鼎内温温火，取出其中紫变红。

六转工夫气转灵，霞光射出鬼神惊。明珠万斛应无价，留得些儿养性情。

朝种胡麻暮即收，功成七转复何忧？等闲莫与时人说，独对仙娥笑未休。

子产孙兮孙又孙，红铅黑汞魄归魂。好将玉钥开金锁，跳出长生不老门。

九转工完妙更玄，一粒能教汞立焊。造化岂知全在我，任教沧海变桑田。

（上出《长命金丹》）

丹家接制，全在"吞金进火"四字，要分理明白。如白金尽可进火，尽可吞金。天晄止可进火，决无再去吞金之理。设白金与天晄混合，必要分出天晄，以白金去吞金则可。（《坎离秘传》）

晄珠岂有珠，却是先天火。为汞又为砂，为父又为母。形殀何可留，有金自安土。一呼与一吸，纳入刀圭锁。转制配硃砂，日夜常看火。初入一鼎兮，如花初发朵。二鼎三鼎兮，如花娇袒裸。百日四鼎兮，如花方结果。五鼎六鼎兮，色如胭脂样。七鼎八鼎兮，红光圆陀陀。九鼎殀足兮，碎如金粟颗。（《铅汞章》）[1]

先炼丹头，后去砂血。砂血既去，骨名斯得。与骨传神，安魂定魄。九铅一砒，五香升彻[2]。生熟相制，如此九接。灵药升盏，其形墨黑。

其砂配合，百两为则。依方配炼，一斤定额。牢固封口，如前火色。

————————————

① 按：此段也出陈自得《金火歌》中。

② 原注："清香五炷足阳春。"

一七一煨，三七勿迫。日足开看，形如白雪。明炉镕化，坚刚似铁。

浇淋栽接法：将抱死之砂，劈作小块，每两浇淋生汞三钱三分，微火炒片时，入鼎封固，神炉打火九个时辰，倾出，再用生汞三钱三分，微火炒入白金祖匮封固，灰缸养火七日，取出，入神炉煨炼六时。又装入黄酥母鼎封固，灰缸养一七，薰蒸六时，开鼎拣去母，栽接，用金银花药，将生砂三钱三分入前砂，同入鼎中封固，灰缸养一七，取出入神炉，打火九时。如此浇淋三次，栽接三次，生熟相制，前后共入白金鼎中六次，黄酥母六次，煨炼六次，始行超脱。

提灵返粉法：将炼出子银，斫作小块，每两用透明砂三钱，清真红铅五分，共研碎，将汁抱子银拌匀，二味与子银穿衣晒干，再用金箔二十张，白芨磨水，将穿衣之子银拌湿，再以金箔穿衣晒干。用鼎一个，上以磁盏盖口，盏底用鸡子青磨好墨，涂厚，再帖金箔十张，候干，入鼎，将盏封鼎，口用捣烂蒜拌赤石脂泥封固，将鼎坐神炉内，上悬蓬壶一把，底上针小孔，滴水盏中。凡盏中宜满不宜浅。蓬壶离盏二寸高，炉内用薰蒸头一七火，至药之中腰，第二七火与药齐，再不可加，只候三七足，其药升于盏底，轻轻打开扫下，名为灵英。五分点铜，一两成宝。将此灵英，养砂干汞，自然神妙。其坠底之子银，仍归黄酥母乳过，再入红铅匮养过，每两抱五钱，养七日，砂自死，然后超脱。

（上出《华山碑》）

前后接制总一般。〇九转工夫总一般。（《青霞子》）

一卷一炼经七七，炼成一味真干汞，请君转制贮神室。贮神室，养砂晼，变化无穷永不休。玉笋金蚕从此有，到此方是大丹头。大丹头，且收贮，转制抽添分嫡庶。配养须依宗派行，莫教中途差节度。神仙妙诀水中金，又要使金返成土。土长金枝并玉叶，分明指出神仙路。[①]

---

① 此诗原本未注明出于何处。

顶

批

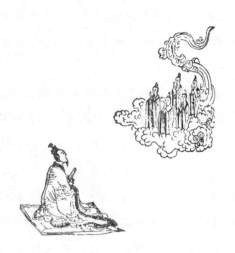

顶批《金丹真传》

孙汝忠 著

题　解

《金丹真传》，不分卷，明孙汝忠著，傅金铨顶批。汝忠，字以贞，山西长治人。《真传》一书，系汝忠本其父师孙教鸾之嫡传而作。《真传》将丹法分为九层，依次为筑基、得药、结丹、炼己、还丹、温养、脱胎、玄珠、赴瑶池。每层皆以孙汝忠诗、张崇烈注、李堪疏，发挥九节功夫颇尽。后附以葫芦歌、明道歌、修真入门、修真大略、金丹五百字、扫邪归正歌诸篇，以补九层诗注疏未尽之蕴。

《真传》丹法，专在人元丹法。九层之诀，筑基用橐籥三关，补血补气；得药全凭后天鼎，采壬不用癸；结丹清静身心，谨防六门渗漏；炼己不离阴阳，先后两般药物；还丹须觅先天鼎，阳丹点化阴汞；温养不离抽添，沐浴防危虑险。脱胎、玄珠、赴瑶池三节，则乃神圣莫测之事，皆不可究诘也。

《真传》一派，自安师传后，即由隐而显，盛行于士大夫之间，有明相国何芝岳、翰林汤宾尹、进士汪苍衡、举人张崇烈皆亲此道；至清少宰仇知几、台谏陶存存，为《真传》嫡传。殆傅金铨顶批《真传》后，更是风行一时，清末方内散人著《南北合参》，视《真传》为南派真传。今人张义尚更云："道宗金丹之重要书籍，惟是《参同》、《悟真》，与吕祖、丰祖之作。但皆只言其理，从来举出首位层次者，惟此《真传》打破陈规，历历指示，故为金丹一途已得真师口诀者之唯一印证要籍。即未得口诀者，如能熟读深思，亦可作为访道寻师之指南，不致陷入盲师之胡乱指引而无法自拔也。"①又说："《参同契》、《悟真篇》、《入药镜》、吕祖、三丰著作，这些著作大都满纸铅汞水火，比喻说理的多，而未谈实事，且节次不明。惟孙汝忠《金丹真传》，把整个金丹功夫如画龙一般将全龙画出，只欠明师口诀指出实事，作最后之点睛而已。所以此道高明的老前辈说：'若能经高人指示，了解《金丹真传》的内容，许你是人元金丹功夫的真知者。'"②

《金丹真传》自明万历年间刊刻后，即鲜有重刊本。至清乾隆五十年（1785）年，江西文锦堂将《真传》与《悟真三注》、《参同契分章注》、《规中指南》合刊，但已非《真传》全本。嘉庆十四年（1809）广陵程芝秬聚锦堂本又重刊了文锦堂本。道光二十一年（1841），傅金铨顶批本刊行，《金丹真传》流行始广，翻刻甚多，成为修真者必究之书。但金铨顶批本当据文锦堂或聚锦堂而来，故仍非《金丹真传》原本。本次整理，参校为嘉庆十四年（1809）聚锦堂本，简称"嘉庆本"；又参考了同治十二年（1873）郑观应《道言精义》本。

---

① 张义尚：《丹道薪传》，第355页，社会科学文献出版社，2012年。
② 张义尚：《中国丹道真正筑基法》，《丹道薪传》，第17页。

顶批《金丹真传》

长冶孙汝忠以贞 著

应城张崇烈衡麓 注

应城李堪任之 疏

济一子金溪傅金铨顶批圈点醒要

悟明子荆沙徐立先参订

乾阳子麻城俞慕纯参订

定阳子彝陵熊怀善参订

贞阳子临川李拱辰参订

《金丹真传》序①

明 汤宾尹

　　韩昌黎平生倔强，不信仙佛。其记梦诗曰："我宁屈曲自世间，安能从女巢神山。"子瞻所云"退之性气虽出世间，人亦不能容"者也。予后先世路，世所争向，醒神子、彭道人、王玉峰之流，率来啖予。予笑谢曰："我从未生世，或思一游世间。今我已生长岁，若许身世之味，颇已尝熟，欲久久延年，无为也。"傍一人曰："神仙飞升往来，天宫游行，上下无碍，子有意乎？"予笑曰："天上犹如楼居，我但安隐住楼下，何不乐？"遂相与大笑而别。

---

　　① 据明汤宾尹《睡庵稿》卷六增。

及斥处楗门数岁，友人何芝岳以所序《金丹真传》与其人孙君来谒，予率率不暇问，第勉馆之月余，而孙君意殊婉眷，若有不能释于予者。昔一老僧谓子瞻曰："贫道好药术，有一方能以朱砂化为精金，当传人而患无可传者，知公可传，故欲一见。"子瞻曰："我不好此术，虽得之不能为。"僧曰："此方知而不可为，公若不为，正当传矣。"孙君之意庶其如此。予愧无以谢孙君也，聊识之。

乙卯夏孟朔日

自 序

《金丹真传》，余衍父师之绪作也。余师父，故称父曰"父师"。父师世居齐登黄，生于弘治十七①年甲子。髫年好道，历访名山，调息运气。弱冠得秦野鹤先生守中采药、结胎出神之法，迄王云谷先生胎息玄关、抱一无为之旨。因与李若海结为丹友，圜坐岁余，莹彻几先，道未来事，历历如烛照。若海以为道在是矣，而父师以为非阳神冲举之道也。（顶批：仙贵有形。）跋涉六年，遇石谷子真人，授以金鼎火符、玉液炼己、金液炼形口诀，乃返若海庐，重整圜室，毕力修持，然未登卓尔，每怅一纸千山之隔。

一日，有安老师者，扶杖而来，形枯神爽（顶批：真师至矣。），谓父师曰："可惜此公向上之志，以此修持，恐终弗克。"父师异而问曰："何为大道，超出生死？"师徐曰："金液还丹，修仙作佛，更无别说。必先明真阴真阳、真铅真汞、逆来顺去之理，方敢言九转金液还丹之道。"父师请竟其说。安师曰："物无阴阳，安得自孕？牡鸡自卵，其雏不成。我本外阳而内阴，为离为汞。非得彼之真铅，逆来归汞，何以结圣胎而生佛、生仙？彼本外阴而内阳，为坎为铅，非得我之真汞，顺去投铅，何以结凡胎而生男生女？故顺则人，逆则丹，有旨哉！"（顶批：彼之真铅，我

---

① 嘉庆本无"十七年"三字。

顶批

689

之真汞。逆来归汞，顺去投铅，生人生丹，味此可以了然。）

丹经中每每言：此丹房中得之，非御女采战之事；家家自有，非自身所有。（顶批：不是御女采战，却又是房中得之；家家皆有，又非自身所有，可以省矣。）法财鼎器、赤县神州、外护善地、侣伴黄婆等语，而父师犹未豁然也。

一日记游华山，时遇一神卜头陀。问曰："何时得师闻道？"（顶批：古人心中绝不自是，志在寻师，即此一问可见。）陀曰："安为汝师。"三问而三如是答。且曰："师寻徒易，徒寻师难。"今日安师之访，适谐卜语，遂与若海殷勤恳作用诀。（顶批：古先圣真助师成道，力薄则代募助师，昼夜勤劳，护财护法，同为侣伴，殚力竭诚，功成则授以口诀，是谓法财相济。）师曰："善哉问！汝能为我了生死，吾不靳汝发泄。修仙之节次有九：一筑基，二得药，三结丹，四炼己，五还丹，六温养，七脱胎，八得玄珠，九赴瑶池。初三节可为人仙，中三节可为地仙，后三节可为天仙。大率三候三关，明三仙之口诀；九琴九剑，行九转之工夫。故称九转仙丹也。然筑基不完，不敢得药；炼己不熟，不敢还丹；功行不满，无得玄珠。"凡丹药火候、爻铢斤两、老嫩浮沉之旨，一一备悉指示。父师乃恍然悟，与若海执弟子礼，愿卒业焉。退以所言，质诸丹经，无不吻合。因速置丹房器皿、虎龙琴剑，奉安师入室。若海虞丹财不足，复拉其友道轩陈子助不逮。（顶批：看他备办丹房器皿，奉师入室，复拉别友丹财，以助不逮，是护法三人矣。）五月而体貌异，九月而得药，二年余而炼己、还丹、温养事毕。（如此其捷也。）

安师辞去，父师寥寥湖海间二十余年，未获同志。（顶批：得诀二十余年不能行。同志者，护法也。）六十始至潞安，以初节工夫却垂死病甚验，遂被缙绅绊留，不得去，时年六十有八，（顶批：现身说法，即己悟人。）不得已而始娶吾母，七十岁生余，七十三岁生余弟，八十八生余妹。惟仅仅服后天炁以延其年耳。而外护未获，大药未得，（顶批：仅服后天炁以延年，大药未得，未遇外护，力薄之故耳。）安忍斯道之泯泯乎？乃进余而嘱之曰："道禁父子相传，虑非其人也。然汝乃法器，不可使斯道失绪。"命卜日焚香，盟神毕，授其所为术。（顶批：真实至诚，慎重之至。）每授一节，必痛哭流涕，明其不获已之故。复曰："汝之为我，其必若我之为安师乎！"（顶批：谓必如我之为安师，力不足代慕以助之也。自安师授诀，至此数十年，老来无用，方得儿子代慕，可怜。）余受教毕，怀白周公过访，以语省庵白公，荐诸京师缙绅，会芝岳何公、苍衡汪公辈，助所不给，（顶批：乃得何公、汪公，助所不给。）粗备鼎炉、琴剑。行未几，而体貌顿异，慧灵渐启，飘飘有出尘风味。迨年百有六岁，遂厌梦嚣，思超凡境，而余兄弟恳恳留也。复留居数月，乃进余而示以细微，嘱以勇猛，（顶批：自古授受，未有一口吐尽，临去乃授全旨。）叹曰："吾今远辞汝去矣，我未了之愿，俱托之汝，道不可轻泄也，汝命岂重于古仙师乎？当鉴之，平叔三遭天谴矣。"（顶批：戒以不可轻泄，严天律也。）遂仙去，时危坐一榻，顶有白气，郁郁浮空，异香四彻，乡缙绅及士民，咸惊讶而罗拜焉。

余杜门慕演者三年矣，不欲以父师之传，为淮南、旌阳室中物也。遂北游京畿，广求同志，得以道全形者五、六人。（顶批：以道全形，是道非道。）形全之后，翩然逐名利去，卒未有求延命术者。（顶批：接命之术，是术非术。）壬子抵汴，坊间见《玉洞藏书》，索其人，则李楚愚笔也。因邂逅于藩史公署，为莫逆交，而楚愚退不敢当，拜而问曰："修仙有次第乎？"曰："有。初为人仙，次为地仙，终为天仙。人仙者，地仙之因；地仙者，天仙之自也。"曰："敢问何以修人仙？"曰："补完气血，复成乾体，复得外药，结成内丹，此人仙也；（顶批：补完气血，复成童体，成仙作祖，于此起程。当知非草木金石，乃与人补人、以气血补气血耳。）采铅炼汞，凝而为砂，真阳外来，圣胎脱化，此地仙也；玄座虚浮，悬一黍珠，饵之升仙①，上朝金阙，此天仙也。然结丹与还丹有异，癸铅与壬铅

---

① 仙，嘉庆本作"迁"。

不同。（顶批：壬阳癸阴也。）结丹之法，由我而不由人；还丹之功，在彼而不在己。（顶批：还丹者，由彼而还于己。）药论癸壬，癸不采而壬可采；丹分二四，二得丹而四合丹。铅汞两家，半在彼兮半在我；雌雄二剑，一伏虎而一降龙。此丹药之辨也。"

时衡麓张公留居邸署，余日与楚愚累成帙括，发挥九节之功颇尽。而楚愚请付剞劂氏，以公海内。余虑道未成，难以示人也。因述父师得道颠末冠诸首，名曰《金丹真传》，就高明者正焉。父师讳教鸾，号烟霞散人。

万历四十三①年乙卯清和月，男汝忠、汝孝同顿首拜书
（顶批：弘治十七年甲子，至万历四十三年乙卯，百十一年）

筑基第一

若问筑基下手，须明橐籥玄关。
追他气血过丹田，正是填离取坎。
血辨爻铢老嫩，气明子午抽添。
功完百日体成乾，到此人仙不远。

（顶批：欲知取坎填离者，请看自古圣人，谁肯如此直说？都认真了心肾为坎离，皆谓取肾填心，又岂知是追他气血？又岂知玄关橐籥，是追他气血之具？）

注曰：筑基者，身为丹基，筑之使固也；橐籥者，筑基之具也。古云"筑基先明橐籥，炼己须用真铅"是也。玄关者，丹之门户也。血属阴，气属阳，俱从外来，必须追取，乃过丹田。己为离，离之中爻虚而为阴；彼为坎，坎之中爻实而为阳。追彼气血，入我丹田，是为填离取坎。血之老嫩，关乎时日，故当辨爻铢；气之抽添，防其寒燥，故当明子午。百日功完，则离得坎之中爻，实而成乾矣。此人仙之事也。

---

① 嘉庆本无"四十三年"四字。

疏曰：人禀父精母血以成身，絪缊之后，渐次成形。成形之际，父精藏于肾，母血藏于心。心肾脉连，随母呼吸。精血互生，积至十月，精满一两，血周遍身，脱离母腹矣。既生之后，所哺者，母之乳也。乳本应①月潮，载气上升，变红而白，则阴变为阳矣。乳含阴阳之精，故婴孩哺之，而精逐阳长，血逐阴生。积至一岁，则精满二两，至二岁则精满三两，至十五岁则精满一斤之数，而男道成矣。斯时也，精气充盈，是为纯乾，是名上德。若得至人点化，则基本自固，无事补气补血、得药还丹等事，自然"提挈天地，把握阴阳"，使心合气，气合神，神合虚。寿敝天地，无有终时。《契》曰"上德无为，不以察求"者，此也。（顶批：筑基者，便是逆筑。到此若童男子得至人点化，便不须行此百日之功，直超圣地，然此旷劫难有之事。）

自是知启情生，精满不能自持，神完不能自固，以妄为常，以苦为乐，日用夜作，皆损精损血之事。而纯体遂亏，乾之中爻走入坤宫，虚而成离，是名下德。虚则当补之使实，走则当追之使还，故必藉修补返还之法，然后可以复成乾体，立就丹基，以为修仙之根本。而修补返还，其事不一，《契》曰"下德为之，其用不休"者，此也。

然补阳必用阴，补阴必用阳。竹破竹补，人破人补，取其同类。故《契》曰："同类易施功，非种难为巧。"（顶批：人与人同类，物与物同类，人破人补，用以施工得其类矣。）修补者，补气补血也。气与血原非两物，气周荣卫，融而为血。血行胞络，复蒸而为气。惟气损则不能生血，血损亦不能生气，故皆须用补。然气之运也虚，虚则随呼吸以出入，故补气之功用多；血之行也实，实则一入不复出，故补血之功用少。必气以其虚者补之于先，使吾气既足，然后可以补血之实，使血有所归。气不补，未有能补血者也；气血不补，未有能完基者也。（顶批：细看此段，便知筑基之理矣。）气者，后天鼎中所生先天之气也。补之有琴剑

———————

① 应，嘉庆本作"十"。

焉，须明日时符火可也。血者，或先天鼎中，或后天鼎中之所自降也。补之亦有琴剑焉，须辨老嫩爻铢可也。补之之时，神交体不交，气交形不交。虽交以不交，却将彼血气用法收来，与我精神两相凑合，而凝结为一。（顶批：发露至此，愚人犹执杀清静一身，至死不悟，哀哉！）然后虚者不虚，损者不损，而丹基始固，可以得药。此修仙中第一事也。（顶批："用法收来"四字，此法即在世间，当寻遍天下，必有知此法者，何也？道不绝于人间。必有继道统之人，非有大功德不易遇合耳。）

得药第二

若问如何得药，采铅制伏阴精。

黄婆侣伴要同心，才去安炉立鼎。

虎坐山头有应，龙眠海底无声。

铅珠滚滚过昆仑，到此名为丹本。

注曰：得药者，得后天鼎中所产先天之外药也。铅即所得之药。阴精难固，须得铅以制之。黄婆者，外黄婆也；侣伴者，同志三人也；炉者，彼也；鼎者，我也。（顶批：学人欲识鼎炉，千万年无人道破，请看。）虎本难伏，如《易·履》之不得其道，则反噬人。坐者，受龙制伏也。《易》曰"同人先号咷而后笑，二人同心，其利断金"是也。（顶批：二人同心。）虎坐山头，即"华岳山头雄虎啸"也；应，即"天应星"之应，药生之时也；龙者，变化不测之物；眠者，定静之意；海底，即《契》所云"深渊"，《悟真》所云"潭底"也；无声者，"兑合不以谭"也；铅珠滚滚者，药之景象也；昆仑者，人身最高处，与《悟真注》下峰之顶为昆仑不同；本者，丹必本此而结也。

疏曰：太始之初，资于父母以有生；（顶批：凡父母生身。）修补之后，资于真母以得药。（顶批：真母产药。）药者，后天鼎中所产外药也。得药者，采取后天鼎中外药，收入身中，（顶批：药采后天鼎中，收入自己身中。)与我补完之气血，两相配合，使点制阴精，化为真汞，然后形神乃全，寿元坚固，可为仙佛之阶梯。故曰："采先天中先天，可以成仙作圣；采后天中先天，可以益寿延年也。"

然后天中先天，有壬有癸。癸者，阴中之阴，不堪供药；壬者，阴中之阳，乃可言药。故采药者，不取癸而取壬也。然得药之鼎，既称后天，而药属先天者何？太极虽分，阴阳未耦，犹然混沌之初也。癸未可用，故先以雌剑摘去之；壬乃可取，故后以雄剑采取之。然非预设黄婆，先置琴剑，则药生之时，何以措手？故言"要取鱼时先结罾，莫待临渊空叹羡"也。

惟外来真药，本属先天之精，一点元气，浑然纯全，未经挠动。而我以后天之质，骤受此先天之药，阴为阳驱，阳为阴斗。阴欲退舍，尚为形包而未能脱驾；阳欲为主，然犹稚嫩而未能即安。故欲消者，不能即消；欲长者，不能即长。以迁以延，以贪以恋，浑身上下，如醉如痴。（顶批：杳冥恍惚，常饮仙家酒。又曰："壶内旋添延命酒。"）不有侣伴、黄婆扶持，何以行符运火？（顶批：所以用侣伴黄婆之故。）其制伏阴汞，全凭这段工夫。得此数度，则三田宝满，丹基坚实。即未还丹，亦可久视长生，称人中仙矣。此修仙中第二事也。

结丹第三

若问如何得丹结，六门紧闭存神。

却教真主坐黄庭，梦寐元阳谨慎。

木性金情配合，水升火降休停。

翩然住世保真形，必待阴符退尽。

注曰：结丹者，采外来之药，聚我真炁，结而成丹也，非还丹而结圣胎之谓；（顶批："采外来之药"，这句是求铅；"聚我真炁"，这句是炼汞。）六门紧闭者，"耳目口三宝，闭塞勿发通"也；存神者，抱元守一，温养内丹也;真主者,己汞也;黄庭者,藏精之府也;坐者,不动之义;坐黄庭者,已得外药,化精为汞,而归落黄庭也;谨慎元阳者,隄防渗漏,谨慎梦遗,排遣昏沉,节省言语,屏除妄念而调息绵绵也;木者,东方震木也;金者,西方兑金也。性在我,属木;情在彼,属金。配合者,木性爱金顺义,金情恋木慈仁也。(顶批:隄防渗漏,谨慎梦遗,排遣昏沉,节省言语,屏除妄念。细审此"性情"二句,便解得《参同》"金来归性初"五字。)水本润下,载气上升;火本炎上,得水下降。休停者,河车转运不息也;阴符退尽者,丹结之后,阴气渐渐自然消灭也。合前二章,人仙之事毕矣。

疏曰:吾身之气,原自散乱,不受钤制,不肯凝结,谓之阴精。惟外来之药,收入身中,与我这点阴精,两相凝结,聚而不散,谓之结丹。(顶批:将外来之药,收入身中,与我阴汞而相凝结,如此明白,愚人犹向自身索之,可谓有目无珠。)

结丹有定位焉,一名气海,一名下丹田。与脐相对,脐上二指,脐下二指,中间一寸二分,豁然空虚,众水所归,众气所聚之处。古仙云"气归元海寿无穷"是也。然丹何以结?借此外来之药,擒制五脏之气,使不散乱,结而成丹也。(顶批:借此外来之药,擒制五脏之气。丹从内结,药自外来,说得如此明白,启千古聋聩,发万古秘藏,未有如此书者。)

盖丹基初立,未经制炼,必须隄防渗漏,谨慎梦遗,排遣昏沉,节省言语。子前进火,午后退符。余时调息绵绵,似有似无;屏除妄念,如愚如讷。如鸡抱卵,暖气不绝;似龙养珠,蛰伏不动。火功既足,内丹自成。一颗灵明,宛如丹橘,结在丹田,英英有象。至是则血化为精,精化为汞,本性圆明,如如长照,阴魔退尽,止留得半斤活泼泼的真汞,是谓内丹,故曰:"内丹成,外丹就。"内丹者,己之真汞,名曰"己土";外丹者,彼之真铅,名曰"戊土"。内丹既结,即为人仙。(顶批:阳土阴土,二土成圭,"只缘彼此怀真土",细参。)

此章谓养性立命之功，非还丹结胎之道。此修仙中第三事也。

炼己第四

若问如何炼己，鼎炉琴剑无差。

弦前弦后采金花，火用既未两卦。

九六周天度数，龙头虎尾擒拏。

以铅烹汞结成砂，方许还丹造化。

注曰：炼己者，炼身中之己汞，使变而成砂也；鼎炉琴剑，与前得药、后还丹之鼎炉琴剑不同；无差者，在欲无欲，居尘出尘也；弦前弦后者，金花发生之候也。炼己之火，亦用既、未两卦，分子午而辨老嫩，凭伴侣以定刻漏也。九六者，阴阳卦爻之谓也；周天度数者，炼己之火候也；龙头虎尾者，进铅火之门户也；擒拏者，令其住而不令其去，取于人而不失于己也。将身中的活汞，炼成一块干水银，故曰"成砂"也。功夫到此，方许还丹。

疏曰：炼己者，己身中之真汞，炼而成砂也。虽用鼎炉琴剑、侣伴黄婆，必须端谨诚肃，敬若神明，爱若父母，怀之以德，惠之以仁，心无杂念，意绝妄想，方得鼎炉之用，合炼己之规模。（顶批：抱朴子曰："敬之如母，畏之如虎。"总只"至诚专密"四字，怀之以德，惠之以仁。虽属炼己之功，实为调鼎之事。）盖丹房既立，炉鼎器皿，一应俱全，自成仙丹。倘一念少差，群①魔并起，炉鼎器皿，俱归无用矣。故曰："还丹容易，炼己最难。"不可不慎也。（顶批：嘱咐叮咛，有履冰之惧。）

其必在欲绝欲，居尘出尘，洁净坛墠。安排琴剑。看铅花而行火候，托黄婆而定浮沉，凭侣伴而分刻漏，照子午而备抽添。用飞灵剑采铅于虎尾之中，用通天剑进火于龙头之上。依法度追魂制魄，凭匠手捉雾拿云。使神冲气，气冲形，薰蒸百骸；火炼铅，铅炼汞，配合三家。赶

---

① 群，原作"药"，据嘉庆本改。

退三尸①九贼，销磨六欲七情。精津血液，一点化为琼膏；唾涕汗泪，半滴不生诸窍。血液变白②脂髓，真③汞骨气，俱是金精，肌肤皆成玉质。④（顶批：脂髓汞全，骨气皆金，此时炼己功纯，乃可还丹以求大药。）盖炼己功纯，方有此效，非可一蹴至也。到此地位，方可以求还丹。此修仙中第四事也。

还丹第五

若问还丹作用，须明阳里先天。

晦朔前后正无偏，夺得金精一点。

二候功夫在彼，四候我用机关。

婴儿姹女正团圆，门外丁公呐喊。

注曰：还丹者，还此先天真阳之金，使复归于乾宫也，非结丹及黍珠之说；阳里先天者，先天中之先天，不谓之铅而谓之阳也，故有"阳产于铅中"之说；晦朔前后者，日与月交，正在晦朔两日之中，合体而行，同出同没，喻阴阳不相离也；金精者，二八金水之精也。先天真气，故曰"一点"。二候者，外丹作用，得丹之时也，其用在彼不在己也；四候者，内丹作用，合丹之时也，其用在己不在彼；婴儿者，真铅也；姹女者，真汞也；团圆者，配合之义；丁公者，真火也。此火是炼丹之火，小则丹不结，大则恐伤丹。火自外来，至于吾身，薰蒸透彻，发泄有声，清响不绝，故曰："门外丁公呐喊。"（顶批：邱祖谓："昼夜清音满洞天。"）

疏曰：丹者，先天一点真阳之金也。非外得之药，亦非癸中之壬，故曰："铅生于癸后，阳产于铅中。"还丹者，还此先天真阳之金，使复归于

---

① 尸，嘉庆本误作"月"。

② 白，嘉庆本作"曰"。

③ 真，嘉庆本作"皆"。

④ 按：据嘉庆本，此句当断为："血液变白，脂髓皆汞，骨气俱是金精，肌肤皆成玉质。"其义胜于傅金铨顶批本。

乾宫也。故曰："依他坤位生成体，种向乾家交感宫。"盖鸿蒙混沌之初，太极未判之始，此先天之阳金，元属于乾，谓之乾金。乾交于坤，遂奔入坤宫矣，故谓之"坤中金"。坤得此金以实其中，遂成坎象，坎居北方癸水之地。金藏水中，又谓之"水中金"。此金为先天之宝，不能久居于后天之坎，因化为兑。兑自坎户而居西天之酉方，又谓之"兑金"。若求此金，不求之乾，不求之坤，不求之坎，专求之兑。兑与坤月同类，故能代坤行事。又，坤者，乾之配。兑为坤女，与乾为同类。《契》曰"同类易施功，非种难为巧"者，此也。（顶批：逐层转出，乾之配坤之女，这便是同类易于施功矣。）是乾之阳金流转，而归于兑。以此金复归于乾，乾乃得还此本来之金以为丹，故曰"还丹"。

结丹者，采取外来之药，擒制吾身之气，使不散失，聚而成象，结内丹也；还丹者，彼之真阳方动，即运一点己汞以迎之，外触内激而有象，内触外感而有灵，如磁吸铁，收入丹田，还外丹也。

丹从月生，月有圆满之义。八月十五日，夜半子时阴魄于此消尽，阳魂于此全满，谓之纯乾。正合一斤之数，正当采取之时，故曰："月之圆，存乎口诀；时之子，妙在心传。"月之阴魄属水，阳魂属金。初八之夕，阳魂半满，阴魄半消，谓之上弦，阴中阳半，得水中之金八两；二十三夜，阳魂半消，阴魄半满，谓之下弦，阳中阴半，得金中之水半斤。

上弦者，晦朔之坤，一变而为初三之震，再变而为初八之兑也。兑为少女，有代坤之责焉；（顶批：坤老阴不生，故借兑以代之也。）下弦者，十五之乾，一变而为十六之巽，再变而为廿三之艮也，艮为少男，有秉乾之责焉。以下弦之弦后，合上弦之弦前，则阳与阳相凑，魂与魄相成，二八共成一斤，是为满月，是为纯乾，而丹道成矣。故曰："铅八两，汞半斤，合成一块紫金丹。"紫阳曰"阴阳得类归交感，二八相当自合亲"者，此也。

还丹之时，须知阴真君论，其言曰："欲修此道，须假资财。如无资财，则修金丹不成。"（顶批：无财不可以为悦，得之惟有财。）又须三人为侣,方可修炼。三人同心,一志之良友也。(顶批:"三人同志谨防危"。)密当八月首望之宵,一阳初动之际,当先主者,禹步登坛,左手擒龙,右手擒虎,精调气候,数按周星,匹配阴阳,息符刻漏。故得金水交并,龙木孕英矣。一者坐幄运筹,经文纬武,而记其中间、首尾之所施,不使毫发差忒,(顶批:首尾武,中间文。)故仙翁曰"大都全藉修持力,毫发差殊不作丹"矣。一者潜窥刻漏之的,密整抽添之用,准备火工,无失爻卦,逾时过刻,丹必难成,(顶批:号令一出,时刻休违。)是云:"求之不失其时,必有天仙之分。"此时男儿怀孕,圣胎方结。此修仙中第五事也。

温养第六

若问如何温养,屯蒙水①火抽添。

寅申子午用心看,卯酉临门勿炼。

念动悉归紫府,魔来慧剑常悬。

丹成十月圣胎完,自有真人出现。

注曰:温养者,火气不寒不热而调养之谓也;屯蒙者,朝暮直事也;抽添者,进火退符之义;寅申者,金火生旺之乡;子午者,阴阳发生之际。须要用心看守,勿令泄气,恐减神丹之分数。卯酉者,阴阳之门户也。此二时为沐浴之候,即宜罢功。若加添炎火,则反倾危矣,故曰"勿炼"。紫府者,真气归藏之所也;慧剑者,觉性也。十月胎完,真人出现,即阳神出户也。

疏曰:温者,不寒不热之义。寒则火冷而丹不凝,热则火燥而丹易烁,故须不寒不热,若养砂汞者然,是之谓温养者。从容涵育,俟其自化。若天之泽物,雨旸以时;母之孕子,寝食有节。然后自成自生,是之谓养。古云:"采铅止一时,合汞须十月。"一时者,知雌守雄,四候之

① 水,嘉庆本作"太"。

前,二候得丹也;十月者,知白守黑,一年之内,九转功成也。故温养之时,必用鼎器。辨屯蒙,朝进阳火,屯卦直事;暮退阴符,蒙卦直事。屯,震下坎上,坎之中①爻,即所还之丹;震之初爻,即所进之火。谓丹在上,而阳火从下以温之也。蒙,坎下艮上,艮之三爻,即所退之符,谓丹在下而阴符从上以养之也。一日十二时,一时三十爻,合十二时,共成三百六十爻之数。朝屯暮蒙,进火退符,法十二时而行事,亦协三百六十之数。然朝曰进火者,朝属阳,阳主进,故三十之数进而加六,自子至巳,每三十加六,合之得二百六十一数。卦应复、临、泰、壮、夬、乾。暮曰退符者,暮属阴,阴主退,故三十之数,退而减六,自午至亥,每三十减六,合之得一百四十四数,卦应姤、遁、否、观、剥、坤。

　　阳生于子,进阳火者,宜子时行事矣。乃不于子而于寅者,火生在寅也,故进火乘生旺之时。阴生于午,退阴符者,宜午时行事矣。乃不于午而于戌者,火库居戌也,故退符待库藏之际。然进火、退符之时,含沐浴一节在内。沐浴者,住火停工,洗心涤虑,而防危虑险也。木旺于卯,卯木二月节气,木旺则火相,进火者宜二月沐浴矣。乃正月上元,便当知止者,正月卦属泰,三阳在下,三阴在上,阴阳停匀,与上弦之月、水中金半相类也。金旺于酉,酉本八月节气,金旺则火足,退符者宜于八月沐浴矣。乃于七月中元,要识持盈者,七月卦属否,三阴在下,三阳在上,阴阳亦停匀,与下弦之月、金中水半相类也。《度人经》曰:"璇玑玉衡,一时停轮。"言沐浴也。

　　温养之功,本是十月,但除两月沐浴,止得八月温养。故须一年工夫,方足十月之数,而圣胎始成,婴儿自现。紫阳翁曰:"婴儿是一含真气,十月胎完入圣基。"又曰"一载生个儿,个个会骑鹤"者,此也。

　　修真之士,运火行符,须要精调气候,斡运天罡。顺阴阳四时代谢之机,明天地五行生克之理。呼吸默默,息用绵绵。庄子曰"众人之息

---

① 中,原作"孕",据嘉庆本、同治本改。

以喉,真人之息以踵"者,此也。玉蟾老仙曰:"闭极则失于急,纵放则失于荡。"真一子曰"定刻漏,分暑时,簸阴阳之神鬼,蟊三百六十之正气,回七十二候之要津,进六十四卦之阴符,鼓二十四气之阳火,天关在手,地轴由心,天地不能匿造化之机,阴阳不能藏停毒之本,致使神变无方,化生纯粹"者也。无名子曰:"火候过差,晷刻不应。金宫既砂汞之不萌,玉鼎乃虫蟆之互起。大则山崩地圮,金虎与木龙飞腾;小则雨骤风飘,坎男共离女奔逸。"慎之,慎之!此修仙中第六事也。

脱胎第七

若问脱胎造化,这般景象谁知?

绛宫已住几多时,又到泥丸三日。

顶门忽然雷响,怀中抱着婴儿。

神兵百万来护持,上帝已知名字。

注曰:脱胎者,人间希有之事也。凡胎以顺结,故其脱也从下;圣胎以逆结,故其脱也从上。胎结于下丹田,男与女同其容受宜也。至绛宫则狭矣,泥丸又狭矣,而可住可到,何也? 神者,无方无体之谓,即金石可穿,而何绛宫不可住、泥丸不可到也? 顶门迸裂,正龙子脱胎之时。阳神出现,号为真人,则阴魔鬼贼,化为护法;三部八景,化为神圣;三万六千精光,化为神兵矣。黑籍除名,丹书注字,上帝岂不知名字乎? 合前二章,地仙之事毕矣。

疏曰:大造之内,乾父坤母,二气氤氲,万物于是乎生成,故曰"广大①"。惟人亦然,人有先天、有后天。先天者,灵父圣母也;后天者,凡父凡母也。凡父凡母交,汞来投铅,阳施而阴受谓之顺,顺则人胎结而生男生女;灵父圣母交,铅来投汞,阴施而阳受谓之逆,逆则圣胎结而生佛生仙。结圣胎之理,与结人胎之事,浑无差别,但有顺逆之异尔。

---

① 嘉庆本作"大广"。

（顶批：顺生逆生之理。）

十月胎完，霹雳一声，顶门迸裂，婴儿出现之后，又有调神一节工夫。阳神才现出三、五步，随即收回；出十余步，又随收回；出半里、一里外，又随收回；出二、三里外，又随收回。恐迷失路途，不知返还，久久纯熟，千里万里，如同展臂。此调神之事也。神者，变化不测之谓。神既调熟，则聚自成有，不一于有；散自成无，不一于无。不一于有，则阳不足以囿之，超乎阳之外矣；不一于无，则阴不足以限之，超乎阴之外矣。阴阳两超，有无不拘，则一化十，十化百，百化千万，周游三界，去来自如。《大洞经》曰"万气齐仙"者，此也。修行至此，称陆地神仙矣。此修仙中第七事也。

玄珠第八

若问①玄珠妙用，神仙复做神仙。

广施阴德满人间，勅赐金书玉简。

玄座宝珠一颗，吞来羽化翩跹。

潇然脱迹武夷山，飞入蓬莱阆苑。

注曰：玄珠者，玄座虚浮，去地五丈，悬一宝珠，大如黍米，圆陀陀，光烁烁，佛家所谓"牟尼宝珠，龙女所献世尊"者也。神仙复做神仙者，由地仙而天仙也。必片念不留，纤尘悉化，人我无异观，恩仇不两视。远近亲疏，联为一体；鸟兽虫鱼，浑为同气；道高德重，上与天齐。然后冥冥之中，默相感孚，赐以玄珠，霞光灿烂，其贵重莫可称述。饵而服之，身生羽翼，脱迹武夷，飞入仙境矣。蓬莱隔弱水三千里，阆苑在西营，去中土二万里，皆神仙所居之地。

疏曰：玄珠者，非后天中先天之药，亦非先天中先天之铅也。得玄珠者，非采壬于癸后，亦非得阳于铅中也。乃五千四十八日，时刻无差，

———————

① 问，嘉庆本误作"门"。

先天鼎中所产黍米珠也。此鼎千万中不得一二,百余年不一再逢。有
道之士,即雅志玄珠,而妙鼎难值,(顶批:妙鼎难值,即妙是鼎,认得
么?)亦安得而饵之?盖是玄珠也,其赐在天,其感在人。必三千行满,
八百功圆,道高德重,如虚靖所谓"上天陪得玉帝,下地陪得乞儿",乃
是世间真男子者。(顶批:"上天下地"二句,谓气心平等。)然后冥冥之
中,默相感召,降生龙女,(顶批:降生龙女,其赐在天。此感彼应,其用
在人。感之必候五千四十八日之期,合藏经之数,始得分辨壬癸,玄珠
成象。)按五千四十八日之期,正合一览《大藏经》之数。(顶批:《大藏
经》五千四十八卷,《金刚经》五千余言,《道德》五千余言,《黄庭经》五
千余言,《参同契》五千余言。《一枝花》曰:"五千日近坚心算,三十时
辰暗里盘。"又曰:"五千四十八而最妙。"吕祖《百句章》曰:"觅买丹房
器,五千四八春。"学道诸君,也曾参究此五千四十八为何事乎?)天地
日月之精会于斯,阴阳五行之粹聚于斯,标灵呈瑞,结一宝珠,现空悬
中,霞光耀日,其贵重莫可称述。《度人经》曰:"玄座虚浮,悬一宝珠,
大如黍米。"释名大乘般若、九品莲台、光明藏、大如意、妙法灵感、牟尼
宝珠者,此也。修真之士,饵而服之,身生羽翼,位列仙班,玉女侍前,金
童导侧。食天厨之馔,不餐人世珍馐;服六铢之衣,不曳人间罗绮。飙
车可驾,鸾鹤可骖,天仙成矣。此修仙中第八事也。

赴瑶池第九

若问瑶池快乐,其间受用无边。

上朝金阙玉京山,出入鸾车凤辇。

食有天厨仙脯,六铢羽服飘然。

众仙齐至贺新仙,到此平生志满。

注曰:瑶池者,昆仑之圃,阆风之苑,西王母所居之地也;金阙,即通
明殿也;玉京山,即萧台也;鸾车凤辇,飙车羽轮也;天厨仙脯、六铢羽

衣,即天然化生衣食,所谓"五厨仙馔无缝衣"也;平生志满,上阳所谓"大丈夫功成名遂时"也。

疏曰:瑶池者,昆仑之圃,阆风之苑,王母所居之境也。天地之初,原未有人,东方木炁,结一天仙,名曰"木公";西方金炁,结一天仙,名曰"金母"。二仙既降,诞生二十八女,而人类由兹以繁,仙凡由兹以判。是二仙者,古今人物之大父母也。修仙之士,功满三千,行圆八百,中扶桑大帝之选,膺方诸帝君之录,赴瑶池以锡晏,谒金母以受图。上朝玉皇,获授仙职,司九天之造化,为皇人之真宰,功成名遂,大丈夫平生之事毕矣。彼区区圭组,石火耳、电光耳、浮沤尔,安足羡哉?而羶慕之何为?

嗟嗟,瑶池虽非俗骨可到,而释迦如来不从地涌,广成老子岂自天来?总之,凡父凡母之生成气血精神,以无异巍巍大道,个个圆成,烨烨金丹,人人可饵。患志不立,立志不坚耳。(顶批:俗言:"神仙还是神仙做,那有凡人做神仙。"余谓:"神仙本是凡人做,只是凡人心不坚。")能坚厥志,更接真师,指示三候三关,授以九琴九剑,阐明得药、得丹、得玄珠之次第,详勖人仙、地仙、天仙之功夫。则羽轮不必升二万里之瑶池,近在寻尺;罡风不必御九重天之通明,顿回目睫。张、葛、钟、吕为我同侪,兜率沕寥为我家室矣。此修仙中第九事也。

葫芦歌

(有序)

安师祖为父师所作,并葫芦一具,付于父师,一名雄剑,为入室下工、修丹得药之器。器非其人不敢传,为传其歌,与学道者共识之。汝忠志。

(顶批:此器即子、午、卯、酉四正之宫。修丹下手必用之物,一名没弦琴,一名无孔笛。《西游记》之独木桥、渡流沙河九骷髅中之葫芦。

《阴符经》曰："爱有奇器,是生万象",即此器也。余昔咏此器曰:"仙人遗我上天梯,九鼎烹云必用之。昨夜偶逢青鸟使,为言开宴在瑶池。")

葫芦巧,葫芦巧,两个葫芦来回跑。

葫芦里面有金丹,服者长生永不老。

又不大,又不小,寸口乾坤都装了。

坎离颠倒凭葫芦,长男夺取少女宝。

明老嫩,知昏晓,火候爻铢休错了。

龙虎交媾在黄庭,妄作三峰命不保。

铅中癸,隐先天,采得铅癸不成丹。

火文火武明六六,弦前弦后识三三。

竹要敲,琴要鼓,三百七五从头数。

铅来投汞结仙胎,我返为宾他作主。

拜明师,求口诀,不动法财不肯说。

安炉立鼎用法财,备办法财买金液。

修行人,要识货,赤县神州选九个。

离山老母整坛堆,无生老母登宝座。

赐灵丹,珠一颗,吞入腹中命在我。

混沌七日死复生,全凭侣伴调水火。

阴渐退,阳渐长,返老还童如翻掌。曾闻丹药可驻颜,始信神仙不说谎。

行着妙,说着丑,惹的愚人笑破口。

直①指单传这葫芦,不得葫芦难下手。

这葫芦,价千金,自古仙佛不敢轻。

有缘若遇真传授,共作龙沙会上人。

---

① 直,嘉庆本作"只"。

明道歌

（四首）

其一

道道，要人苦好。早求师（顶批：必苦心好道，乃能苦志求师。），速备药。器皿丹房，虎龙炉灶。同心侣伴难，服伺①黄婆妙。三关三候分明，九琴九剑细造。方敢入室采真铅，说与时人真可笑。

其二

道道，玄玄妙妙。先筑基，后得药。炼己纯熟，还丹应兆。铅汞合三家，性情归一窍。火候仙胎结成，十月婴儿怀抱。天门进破显神通，龙沙会上书名号。

其三

道道，龙吟虎啸。竹要敲，龟要叫。水火阴阳，雌雄白皂。凿开混沌门，劈破鸿濛窍。认得老嫩爻铢，参透浮沉颠倒。顺成人去逆修仙，不遇知音莫与告。

其四

道道，一理三教。不二门，虚无窍。涅槃妙心，玄关橐籥。为作有功夫，色相无名号。识得凡圣同居，打破仙佛共乐。玄玄玄更更玄玄，道道道成成道道。

修真入门

夫一阴一阳之谓道，偏阴偏阳之谓疾。纯阳而为仙，纯阴而为鬼，半阴半阳则为之人。阳气盛则百病不生，阳气衰则诸患侵体。盖阳衰

---

① 伺，嘉庆本作"手"。

者,皆因精气神不足。不足者,必须补之。《契》云:"精不足者补之以味,形不足者补之以气。"①精从内守,气向外生,补阴必用阳,补阳必用阴,皆言补气之法。然补气之法,理出两端,有清净而补者,有阴阳而补者。

夫清净而补者,必须定心端坐,调息归根,候一阳之初生,采先天之正气,聚于丹田。(顶批:信乎,是否赖有此既漏之身一转?)久则丹田气满,充于五脏;五脏气足,散于百骸;百骸气全,自然撞透三关,由前降入黄庭。以身中之坎,填身中之离,结胎脱体,功用固神。但既漏之身,难以速补;已放之心,不能遽收,不若阴阳相补,有所凭藉,不大劳神,入门为易也。

必用鼎器,(顶批:"鼎器"二字,知道么?)先开关窍,然后补气补血。鼎器者何?即《悟真》云"灵父圣母"也。其用之时,神交体不交,气交形不交。男不宽衣,女不解带,敬如神明,爱如父母,寂然不动,感而遂通者,此也。(顶批:千万年不泄之秘,那许你和盘托出?三丰祖曰:"人见贪情欲,我看似亲娘。"果老祖曰:"白头老翁相对那红颜娘子,巧因缘内会神仙。")夫己者,外阳而内阴,其卦属离,在内者精神而已;彼者,外阴而内阳,其卦属坎,在内者气血而已。将彼气血,以法追来,收入黄庭宫内,配我精神,炼作一家,名为四象和合。故云:"气不散乱精不泄,神不外游血入穴。攒来四象进中宫,何愁金丹不自结?"此为筑基之功,复成乾健之体。功夫到此,图子者,必生聪明端正之男、长命富贵之子。保守无漏,可作人仙。(顶批:以之生子,必产长命富贵之男;以之修仙,必作霄汉飞腾之客。)再行炼己还丹、调婴面壁、现出阳神者,为天仙。此道至简而不繁,至近而匪遥,其效如立竿见影之速。经云:"倘非慈悲利物、济人阴德之士,万世难遇也。"

---

① 此引自元陈致虚《参同契分章注》。

修真大略

　　窃闻还丹大道，原非兀坐单修。阴阳龙虎必双全，玄牝汞铅须两配。（顶批：龙虎双全，铅汞两配，是金木交炼，不是兀坐单修。）《参同》原有明训，《悟真》已注真诠。顺去成人，禀凡父俗母之真气；逆来成道，借灵父圣母之元阳。我之物为汞、为离，本外阳而内阴，非铅投何以结仙胎而成圣？彼之物为铅、为坎，本外阴而内阳，非汞合何以结凡胎而生人？（顶批：结仙胎成圣，结凡胎成人，皆从彼我生出。）汞向己生，故云"我家原有物"；铅从彼出，故云"他家不死方"。古传入室下功，岂曰蒲团空坐？才说三峰采战，便教九祖沉沦。（顶批：是入室下功，不是蒲团枯坐。虽是房中得之，却非三峰采战。）"见之不用，用之不见"，谁道御女？"寂然不动，感而遂通"，何至损人？（顶批：有益于我，无损于人。）道有三候三关，法用九琴九剑。筑基须进气补血，炼己则烹汞成砂。采后天中先天，延年益寿；采先天中先天，证圣为仙。丹本一乘，药分九品。结丹与还丹有异，癸铅与壬铅不同。结丹之功，不在彼而在己；还丹之法，不由我而由人。药论癸壬，癸不采而壬可采；丹分内外，内结丹而外还丹。丹药玄珠，休猜一种；铅汞火候，不离三家。修人仙不过筑基得药，修地仙必须炼己还丹。行满功完，玄珠始得；御空绝景，天仙乃成。口诀不载于丹经，火候难书于竹帛。（顶批：不存纸上，必待师传。）得之者，即愚夫蠢子，立见丹成；（顶批：至简至易，蠢子能成。）昧之者，虽上智大贤，难凭臆度。细微节次，非真师不明；蹊径错杂，恐正法难遇。瞿昙不从地涌，钟吕岂自天来？（顶批：今日天上神仙，昔时人间凡庶，勿信人言有仙骨也。）电中光，石中火，何可久也？蜂之蜜，蚕之丝，焉用为之？夜来枕上细思量，春去花前忙警醒。读《仙佛同源》论，始识正途；玩吕祖《敲爻歌》，庶知序次。若差一纸，应隔万山。谨布片言，用规同志。

金丹五百字

金液还丹道，从头说与君。入门初下手，先须固命根。进气开玄窍，补血养元真。精须从内守，气还向外生。精神共血气，四象会中庭。取他坎位实，点我离内阴，复成乾健体。（以上筑基事）

去采药苗新，山头雄虎啸，海底牝龙吟。离门喷玉蕊，坎户吐金英。上弦金八两，下弦水半斤。金公配姹女，汞液合铅精。专心看火候，癸尽采真金。全凭匠手法，送过鹊桥局。丹药初入口，乾位鼓金声。掇来归土釜，铅汞结成亲。三百六十五，方完百刻勋。如醉又如痴，侣伴要同心。昏昏与默默，七日死复生。才觉精神爽，遍体异香薰。（以上得药事）

筑基得药毕，时时闭六门。百日内丹结，保命全其形，到此人仙位。（以上结内丹事）

虎龙又再更，别安炉与鼎，重置剑和琴。做起地仙事，炼己辨分明。虎猖须伏虎，龙奋把龙擒。黄婆整金鼎，剑挂水晶瓶。云收明月现，准箭射金星。铅龙神火发，汞虎紫光生①。防危而虑险，日日炼真精。涕唾津汗泪，炼作干水银，水银烧成砂。（以上炼己事）

等候一阳生，后天火数足，岁月莫空轮。速采含真气，峰提第一登。金须十五两，水应求二分。今年初尽处，明日未来辰。火候分文武，金水辨浊清。铅生于癸内，阳产于铅心。三百七十五，用意要虔诚。太过则伤彼，不及丹不成。二候丹已得，蹬开赤色门。架起通天剑，催药上昆仑。降得重楼下，明月照乾坤。四候合丹毕，真主坐黄庭。（以上还丹事）

万神来拥护，固守紫金城。进退行水火，沐浴按时辰。十月火功足，六百卦爻匀。忽得天门破，报道婴儿生。调养纯熟后，稳驾五云軿。

---

① "紫光生"，原作"紫英全"，据嘉庆本、同治本改。

众仙来接引,乘龙谒太清。行满功完日,逍遥上玉京。

扫邪归正歌

自入玄门四十春,天涯海外访知音。
只从我祖亲传后,行遍天涯不见人。
这个道,谁肯要,愚徒财色迷心窍。
偶然有个说长生,跟着盲师胡炒闹。
或是坐,或睡觉,闭目双手将脐抱。
咽津纳气至三更,摇头摆尾鸡儿叫。
假开关,空展窍,眉光认做玄珠兆。
口中液水作醍醐,腹内肠鸣龙虎哨。
或休妻,或绝粒,吞日月华餐霞气。
集神叩齿枉劳形,按摩导引空费力。
八段锦,六字气,行他空把工夫费。
不知真种是还丹,水火空铛虚滚沸。
讲阴阳,用鼎器,九浅一深尾闾闭。
咬牙睁目吸精回,采得红铅当宝贝。
圣人只是用先天,用之不见谁能会?
论外丹,夸伶俐,服饵点化咱都会。
汞铅二物认不真,五金八石作同类。
说下手,临炉去,砂汞将来一处配。
不知火候与抽添,枉受人间烧炭罪。
不明戊己坎离交,炼到老死终无益。
念佛人,早回避,下手寻个安身处。
看经建寺及斋僧,大限来时谁肯替?
我的言,不隐匿,吐胆倾心说几句。

有人依我此歌修，教君躲出无常去。

学道人，听我说，急早投师把命接。

访求大道问根源，须得神仙真口诀。

（顶批：孰是真师？何从印证？此《试金石》之所由作也。）

斩贪嗔，爱欲绝，休待油枯精髓竭。

人生百岁水上萍，富贵功名火中雪。

掌朝纲，治邦国，官员卿士公侯伯。

幞头象简紫罗袍，凤阁龙楼为贵客。

轻裘肥马隐高车，难躲阎王这一着。

鸟疾飞，兔不歇，光阴似箭催英杰。

一口真气不回来，空有黄金何处撒？

心中悔，口难说，积玉堆金空置业。

儿女妻子属他人，万顷良田尽抛撇。

有人目下肯承当，同赴蓬莱三岛客。

劝大众，早回心，识破真铅炼甲庚。

凿开混沌求丹药，劈破洪濛采清真。

铅将至，汞方迎，二物配合入炉中。

上升下降行水火，温养十月用屯蒙。

调神面壁金丹熟，白日飞升驾火龙。

我得口诀原无多，只要金来归性初。

坎离颠倒凭吾手，龙虎交媾托黄婆。

姹女乘龙求赤凤，金公跨虎配青娥。

婴儿送归土釜内，玄关窍里迸金波。

阳神一出超三界，行满功完上大罗。

只因尘世光阴短，留劝人间傻汉歌。

《金丹真传》后序①

郑应钧

《金丹真传》者,汝忠先生昆仲述其父孙真人成道之妙旨也。先生夙植灵根,法器中人,且父子相传,细微备悉,渊原有自,际会尤奇,故其所论修仙节次分明。一筑基,二得药,三结丹,四炼已,五还丹,六温养,七脱胎,八得玄珠,九赴瑶池。凡丹药火候、爻铢斤两、老嫩浮沉之旨,无不毕露。又得张、李二公注解,发明其意;傅公金铨顶批,以醒至要。至此可谓金丹之道了无余蕴矣。慕道者积德立功,丹诀已明,得此书而读之。下手速修,置丹房器皿、龙虎琴剑,何难超凡入圣哉!惜是书板付劫灰,爰付手民,以公同志。复体先生发挥九节之功,成己成人,并掇数语于后,以期自省焉。

时同治癸酉先立秋三日香山郑应钧序

附录:《金丹真传》要旨略释

西蜀 同尘子撰

读者须知

一、《金丹真传》从明朝万历四十三年印行后,首次为之传播者,便是清朝康熙年间仇兆鳌、陶素耜二位丹道大家。仇、陶皆孙教鸾一派法脉,仇著《参同契集注》和《悟真篇集注》、陶著《参同契脉望》和《悟真篇约注》②,在二人丹道专著中,泄漏不少孙派真传口诀。仇、陶以后,《真传》一书受到历来丹家的重视,遂成丹家之重要经典著作。

二、研究《真传》之书,首推仇兆鳌、陶素耜之《参同契》和《悟真

---

① 据《道言精义》增。

② 仇兆鳌、陶素耜著作,参见拙编《参同集注》(2013 年 1 月)和《悟真抉要》(2010 年 12 月)二书,宗教文化出版社。

篇》注解。次清嘉庆年间傅金铨顶批《金丹真传》，清末华阳山人、方内散人意译《真传》作《南宗九律》。此之古人，皆视《真传》为南宗阴阳法诀之真传，以其九律详备南宗修法节次，得未曾有，故被视为丹家之枕秘。及至现代，蜀中张义尚先生首云《金丹真传》系龙虎三家丹法之真旨，而所谓南宗的旨，也以三家龙虎为归依，且数数为文痛斥阴阳丹法（彼家）之邪淫、不实，以至阴阳丹法受到根本动摇。研究《真传》者，近年还有刘化冬氏以清修丹法解《真传》，四川申自强的主阴阳，署名竹溪的《金丹真传讲解》，其讲解完全根据《真传》的张注与李疏，主阴阳丹法。

三、但凡读本篇《要旨》者，因其广博、精深，骤然读之，势难全部领会，而作者往往在言中又暗含真机，故读之必要反复涵咏、玩索，以识言外之意。若徒执清静和三家龙虎、拘拘于门派之见以视《要旨》，则不堪读《要旨》矣。

2005 年 11 月 20 日再识

《金丹真传》要旨略释

西蜀 同尘子撰

引　子

《金丹真传》者，丹家最重要著述之一也。《真传》原传于孙教鸾，教鸾得异人安先生之秘传，在其子汝忠、汝孝的襄助下，实修效果昭然若揭，而汝忠、汝孝也因此而得教鸾之嫡传，遂著成《金丹真传》一书，羽翼圣经，垂示万代，受到历代丹家的重视。

《真传》一书，以南派阴阳人元丹法为大旨，所作丹诗歌论，俱能发挥人元丹法之秘要微言，此点即便古人也未尝有异论。如得此派嫡传的清康熙时的存存子陶素耜、仇兆鳌，以及晚清的方内散人、郑观应，还有著名的仙学泰斗陈撄宁先生等俱作如是观。降及现代，蜀中张义尚老提出《真传》之大旨系龙虎三家相见的金鼎火符之道,张义老此说得闻之于其师周明阳先生,著有《东方绝学》之作,惜未能得见,但从其长篇累牍宣传《真传》为龙虎三家相见之说的文字,则能识其旨矣。

余略说《真传》九节功夫之要旨,倘若读者能虚心玩索,摒除偏一之见,或能首肯余言,然后知我不欺人也。余玩索《真传》一书,至少有15年之久,虽于《真传》一派别无师授,但能师友古人,熏闻圣言,智慧增上,得识脉望于丹经秘箧。不闻《参同契》云"千周灿彬彬兮,万遍将可睹。神明或告人兮,心灵忽自悟。探端索其绪兮,必得其门户。"余于《真传》,庶几近之。又,马一浮云诗云:"吾生非我有,更何有于书,收之似留惑,此惑与生俱,书亡惑也尽,今乃入无余。"又云:"古之外道,无不读书,神仙家若葛洪、陶弘景,皆极博雅。今不独儒书束阁,即好外道者亦只是单传口诀,不解读书,故无往而不自安下劣,真可慨也!"

《真传》九调,陈撄宁先生曾经判为"繁琐无当,不如《悟真篇》之简易"①。说《真传》繁琐,的为确论;然说无当,恐未尽然。所谓繁琐者,因为《真传》丹法之手续的确复杂、麻烦,盖因《真传》九调已经包囊了南派种种修法,内容之丰富,除清初铁鞋子及汪启贤、汪启圣昆仲著作之外,实难有与之比肩者。今略释九律,未尽之意并附己见,并抄录清末华阳山人、方内散人与民国符阳道叟丹诗,以作《真传》功夫之印证,用知源流渊源有自,非徒托空言也。并以见此书的价值,非一般泛泛丹经道书可以比拟耳。但为慎重起见,论述时也借用丹道术语,不作彻底的道破,明眼人当能默会于言外之意也。

筑基第一

此节即丹家所谓"开关展窍"之法。开关之法,有阴阳和清静两

---

① 陈撄宁《中华仙学》,第134页,台湾真善美出版社,1978年。

种。清静之法，即一般所言的清修方法，而阴阳开关，《修真大略》云"筑基须进气补血"，即进气之法也。仇兆鳌云为"聚气开关法"，陶素耜称之为"吹铁笛"。考明朝丹书，大抵流行此法，如《道元一炁》就有此法(新出版的《道元一炁》以此法是糟粕为理由，删除了此节，《道书集成》所收是全本。)，明朝大医学家李时珍巨著《本草纲目》中也略涉及此法皮毛，汪派之进气法最详，令人叹为观止。关于此法，可考仇兆鳌《悟真篇集注》之"聚气开关"一节，仇谓得自孙派口诀秘传。

附识：进气之法，系补气补血、救老扶衰之术，故丹家多有用之者。而陆西星却痛斥此法于《七破论》之"破邪论"中，但陆氏在《三藏真诠》居然阴行此法，可见此道盛行之不衰。至清季傅金铨、方内散人等，俱知此术，作丹家添油延命、开关通气之秘术。为读者能知悉此法，今将孙少庵《开关诀》及清康熙年汪肇开、汪希贤所传《添油接命金丹大道》筑基功夫等附录于后，用作参考。

附录1：孙少庵《开关诀》
（自仇兆鳌《悟真篇集注》）

孙少庵《开关诀》云：若问开关一著，须明琴剑两般。惟将一穴透泥丸，蹬开九窍三关。一气周流复始，顿教改变容颜。往来上下任盘旋，从此河车运转。

李堪疏云：开关者，进丹之路，使外药引入中宫也。吕祖云：开关须用鼎，熏蒸透祖基。此气非采癸中之壬，非取水之金，乃先天鼎中后天之气。以法得来，归于身中，周流不息，以助我元气，自然撞透三关，熏蒸百骸，热遍九宫矣。琴剑者，丹房之器皿，兑艮两象是也。彼呵我吸，气交而形不交，气至关开，则百脉流通，风寒暑湿，宿疾顿除矣。

补注：五品咸有，先期净口(忌葱蒜姜烟并牛羊烧酒。)滋味调和，饮馔丰厚。呵以二十，四兑居首(各持二十钱，每一进投一钱于盆中)。五轮缩半(惟缩故合周数)，一艮殿后(艮只一回，不必裁减)。迭用周天,子午卯酉。日新无间,气凝斯久(如间断,须重起)。如雾亦如烟,七日透丹田。仿佛鱼吞吐,呼吸顺自然。依前又七日,腹内温温热(彼若气虚,以补中益气汤助之)。三七关开后(三七初,不用婴)。剑锋钢似铁。齿牙虑侵陵,露顶裹其茎(制成紬套十具,津湿便于更换)。呵自脐间起,气暖谓之生。吹从口中出,风冷杀气乘。取生而避杀,临事切叮咛。含光潜密室(用功时避风寒),塞兑寂无声。通关诸疾去,得药永延龄(一管中藏两窍,水窍居前,精窍略后。气冲入窍,膀胱发胀,须审小便虚实而行之)。

明时弘治间,山西孙教鸾,遇异人安先生,授以金丹大道。其子汝忠,著《金丹真传》,而开关一法,系入门要诀,有口传而无笔记。

附录2:《添油接命金丹大道》
(筑基二段功夫)

夫筑基者,身为丹基,筑之使其坚固也。橐籥者,是筑基之法器也。古云:筑基先明橐籥,炼己铸剑为先。夫筑基者,当补气血为先,然虚则补之使实,走则当追之使还,故必藉修补返还之法。药饵兼施,然后可以复乾健之体,立就丹基,以为修仙之根本。而修补返还功夫,种种不一。《参同契》云:"下德为之,其用不休"者,此也。然补阳必用阴,补阴必用阳,竹破竹补,人损人还,取其同类。《悟真》曰:"同类易施功,非种难为巧"。修补者,补气血也。气与血原非两物,气周荣卫,融而返血;血行经络,复蒸而为气。惟气损则不能生血,血损亦不能生气,故皆先用补气。然气之运用也虚,虚则呼吸以出,故补气之法须多用;血之行也实,实则一入而不能复出,故补血之功略少。必以其虚者,补之于先,使吾之气已足,然后可以补血足。实使血有所归,气不补未有能补血者也。气血不补,未有能筑基者也。

夫补气之功,每日不拘子午,凝神端坐,塞兑垂帘,一念归中,万缘放下,以面朝东静坐,却以鼻引清气入于口中,随以舌抵上腭,存想华池一穴,自然津生,就而漱之。待津生满口,却猛然咽下,务令谷谷然有声,随以意存想送至脐内一寸三分,安置既定讫,此所谓:"龙行虎自奔"也。随即紧撮谷道,以意贯想前所咽下之气,极力吸之,从尾闾提上夹脊双关,遵循而直上至于泥丸,入明堂,复落华池口中,如前谷谷然有声咽下,送至气海,安置定讫,此一次也。复又以鼻引清气漱咽如前,提至泥丸,入口,送至气海,此又一次也。第一日如是行七次于子时行起,第二日于午时行起。一日行功一次,以升七咽为一次;二日行功二次,二七一十四;三日行功三次,三七二十一。如此行七日,其功加至四十九。至四十九为止,第八日用囊籥固济,再于卯午酉三时,各进气一遍。先进口气十五次,进鼻气十五。第九日于三时内,各进气一遍,先进口气二十次,进鼻气二十。第十日于三时内,各进气一遍,先进口气二十五次,进鼻气二十五。第十一日于三时内,各进气一遍,先进口气三十次,进鼻气三十。第十二日于三时内,各进气一遍,先进口气三十五次,进鼻气三十五。第十三日于三时内,各进气一遍,先进口气四十次,进鼻气四十。第十四日于三时内,各进气一遍,先进口气四十五次,进鼻气四十五。无论口鼻二气,俱要送窍中之窍。

功夫纯熟,上下透彻,使心息相依,此为凝神入气穴,乃得称还丹。始得以神入气,终则以气入神,久则神凝气聚,返息为虚,使精气聚于此中不散,不可间断。久久行持,时时注念,渐演习熟,内阴阳自然交媾,身中夫妇、壶中乾坤、任督自合,玄牝自开,铅汞凝结成一刀圭。未炼真铅上药还,进中药积气为先。如孤阴筑基,积气不得先天,老阳终难成就,则亦何益之有哉?行之三七,即见奇效,不知其然而然之妙。看火候何如?再行三段功夫。

附录3:华阳山人《玄机妙诀》

第一筑基

(进气补血 取坎填离)

既漏之身筑补宜,栽培须入水银池。

外求内应根基固，午后子前橐籥施。

不许龙涎空唾地，但寻凤髓密添肌。

复完乾体康而健，方向西山采嫩枝。

妙妙，两孔法窍。橐籥须施，个中深奥。取坎填离，复完大造。精从内守气外生，补足丹田老还少。

附录4：方内散人《南宗九律》
筑基

功资同类莫猜疑，橐籥开关首筑基。

赏月拈花须辨鼎，鼓琴敲竹为填离。

爻铢老嫩明真候，子午抽添补旧亏。

下士闻言休大笑，接梨寄柳也应知。

附录5：符阳道叟《金丹指南》
建筑丹基

筑基事业后天功，颠倒阴阳要执中。

二气往来游内苑，三元升降住深宫。

气虚气补先明窍，血损血培多化工。

取坎填离经百日，丹田温暖壮如童。

得药第二

丹家关键在于得药，若关不开，则无以得药。南派丹法，又特重鼎器，"后天中先天"，即后天鼎器所产者，此步一月只有一次，用壬阳而不用癸阴。

附识：李堪疏释的得药景况，描写太过形容、夸张，不可尽信。

附录 1：华阳山人《第二得药》

（太极虽分，阴阳未耦。）

采药西山事若何，全凭侣伴与黄婆。

调和预备逍遥散，说合同眠安乐窝。

恍惚迎宾来作主，分明任我且由佗。

真铅一粒归乾户，制死阴精伏内魔。

妙妙，这非常道。西土芽生，新鲜药料。上柔下刚，龙眠虎窝。子母相逢金水方，不是知音莫与告。

附录 2：方内散人《得药》

采铅制伏此阴精，侣伴黄婆共矢盟。

虎啸山头潜有应，龙眠海底寂无声。

两弦配合金和水，七日醺酣死复生。

遍体香熏神氤爽，谁知采药本源清。

附录 3：符阳道叟《采取药苗》

气既充盈血自全，兑宫有药采来煎。

水清月白须精察，云散星红要细研。

光透帘帏忙下手，潮翻海底快摩肩。

真铅一粒吞归腹，制我流珠入妙田。

结丹第三

张崇烈云："结丹者，采外来之药聚我之真气，结而成丹也。"此步即第二步所得之效验，惟清修功夫与阴阳所占的比例是九比一也，非徒恃后天鼎器之药，否则欲望结丹，不也远乎？

附识：得药、结丹虽分两步，但原是一串功夫。因为得药只在一时，而"六门紧闭、真主坐黄庭"的功夫却要行而不辍,否则,如何能将己汞炼得活泼圆明通神呢?

（抱元守一,聚气凝神。）

住世延年第一方,金公不放性颠狂。

无为端拱天平治,大定安详自主张。

紧闭六门神内守,严防五漏圀潜藏。

黄庭稳坐丹凝聚,结颗明珠献玉皇。

妙妙,凝精聚窍。默默相持,神莫散耗。紧闭六门,防闲外盗。丹田有宝寿无穷,那怕阎罗天子到。

附录2:方内散人《结丹》

保全精圀养元神,六六宫中别有春。

水性金情方恋配,水升火降漫停轮。

灵明一颗珠旋朗,烹炼多番汞愈纯。

却喜内丹初结就,阴魔退尽已仙人。

附录3:符阳道叟《结成丹品》

采得铅来好结丹,六根清净自心安。

语言节省元阳抱,窹寐提防真种渗。

调息绵绵无间断,存神默默怕伤残。

河车运转时升降,百日功完可耐寒。

炼己第四

此步是采弦前弦后之金花,即一月有两次得药的机会。此步最为关键,凡丹家所谓斗柄、铸剑、玉液诸功夫具在此节。此节功完,则玉液功成,小药已得,炼心已死,己汞亦干,活汞炼成死汞,方许求先天大药、还丹一步也。

附识:玉液功夫,一种是专修清静功夫,其实际的证验至少能达到胎息(1、非彻底的胎息功夫,只是能使呼吸绵绵若存,小药已得小周已通。2、清静功夫的大周天已经完成,即清修的大药已得,是真正的胎息功夫。此二者的差别是,1只是得小药,因此还需要得彼家金水累结而成大药。2是自己本身通过艰苦卓绝的修炼,最后只是借彼家的铅气点化自己本身大药的阴质之性,然后才能变化成真正的大药。),方才许事鼎器之功,这是因为南派用鼎,真息特为重要。若无真息,岂能采药点化?明朝曹元白著的《道元一炁》一书里面讲到的,就是这个意思,可以参看。另一种是全部凭借阴阳鼎器而补元,来完成玉液还丹,见效虽比较清修更为迅速,但条件不容易具备,《真传》即是第二种修法。就两种途径比较来看,清修功夫虽然下功全赖自力,但却是自己辛苦、一步一个脚印走出来的,功夫上得了自己身上,不易退去。而阴阳修法,借假修真,见效来得快也去得快,而且最大的困难是炼心不易如清修来得纯正,化城光影,亡羊歧路,往往因此而进修还丹一节,导致丹散鼎寒,功亏一篑,桶底脱而至于性命之虞。所以玉液功夫的修炼完成后,要仔细勘辨是否真的达到了其指标,宁可多迁延岁月进修此步功夫,也不可轻易冒进还丹一节。

附录1:华阳山人《第四炼己》

（朝朝花酒,夜夜生歌）

三年试剑要防危,炼己非空古训垂。
春去春来须醒悟,弦前弦后细思维。
火分既未翻爻象,源辨清浊判速迟。
虎尾春冰施匠手,砰砂满鼎最灵奇。
妙妙,安炉立灶。竹要轻敲,龟要长叫。六六真机,三三诀窍。逐日花街柳巷眠,功纯方有还丹兆。

附录2:方内散人《炼己》

自昔丁宁炼己难,重安炉鼎别开坛。
水金八两刚柔配,九六周天度数完。
布德俟时铅易采,防危虑险汞方干。
渐磨倘见砂凝后,更欲殷勤了大丹。

附录3:符阳道叟《炼汞成砂》

难莫难于炼己功,鼎炉琴剑备房中。
居尘不染嚣尘气,在欲常离色欲风。
火进龙头分子午,铅抽虎尾别西东。
肤成玉质血冰白,汞变为砂语不空。

还丹第五

先天之大药,是最难寻得者,五千四八只此一日,一日只此一时,一时又分六候,六候只用二候之真,历来能在此步功夫讲求完成者,寥若凤毛麟角。

附识:还丹功夫,因为要用先天鼎器,这是南派丹法不变的成例。但是时移世变,古人能行得通,现在的人却是行不通的。而且即使在古人的社会环境,也是不容易达到此步功夫的要求的,这是因为对还丹中的先天鼎器的要求十分的严格,基本上是可遇而不可求的。因此用我们现代人的目光来看待"还丹"一节,应当用存而不论的态度才是最明智的。若要在修炼法门上的选择,还是清静丹法才是最务实的、最可行的、最稳当、最安全的。当然,读者若能于南派修炼的法诀能活用变革,因地制宜,量体裁衣,且又能结合现代生理学、心理学、性学等各种现代科学知识,作一番探索、研究(美籍华人张绪通有若干著作是研究房中之学,也是一种尝试,但太过泥迹、粗重是其不足。)则又未尝不能得琴瑟夫妻、在欲出欲之实效哉!

附录1:华阳山人《第五还丹》

(月圆口诀,时子心传。)

阳里先天一品丹,铜壶滴滴漏声寒。

迎之不见黄裳吉,逝者于斯赤水滩。

二候工夫潜虎穴,三家会合透鱼竿。

蛾眉月出金初旺,只有庚方最的端。

妙妙,丁公喊叫。月出庚方,只此一窍。今日方终,明年未到。太阳移在月明中,三百七五莫贪好。

附录2:方内散人《还丹》

阳里先天迥不同,候生黄道判鸿濛。

二分水火机关密,一点金精夺取工。

白虎青龙交战斗,婴儿姹女两和融。

三车运入昆仑去,全赖丁公呐喊功。

附录3:符阳道叟《还复真阳》

真阳一点号先天,流于兑位复于乾。

他家活子须详察,彼月圆辰要细研。

六六无淆文武火,三三有准后前弦。

一符得气归玄窍,四候成丹好自煎。

温养第六

先天大药得手,还丹已成,续当温养,仍用鼎器。此步一月有六候,为金为水,朝进暮退,防危虑险,此中最可注意者即卯酉沐浴之讲究也。

附识：南派功夫中，清朝的仇兆鳌认为：温养一节，除卯酉沐浴一节须特别注意之外，其他的手续基本与前面炼己功夫一样。在这里要说明一点的是，虽然陶存存、仇兆鳌得孙派真传，但递相传授，修者都会因自己的接受程度和实际的修炼体验而有所变化，所以仇、陶二人的著作都并非是彻底的原封不动的把孙派丹经抄下来的，而是经过他们自己的淘炼与实践撰写出来的。就比如《真传》之《修真入门》中说"补气之法，理出两端。有清静而补者，有阴阳而补者。"但孙氏经过比较说"不若阴阳相补，有所凭借，不大劳神，入门为易也。"仇兆鳌就认同这种比较的结果，而陶存存却说："学道之士，能以清静通关，是上乘之法。"而补气的方法只能用于"年力就衰，不能即应"之人，所以同是一派嫡传，所见有如此不同。再就是后来崇拜陶存存的傅金铨在《金丹真传》中对孙用清静补气的文字下一批注说"信乎？是否赖有此既漏之身一转？"很显然，傅金铨又是彻底否定清静补气开关之说，与此他同时，他也否定了他崇拜的陶存存的清静补气之说。

附录1：华阳山人《第六温养》

（子午浇培，卯酉沐浴。）

屯蒙两卦运无穷，温养还须细用功。
兔遇上元时便止，鸡逢七月半为终。
先机而作通玄化，应候无差彻太空。
六百卦爻调水火，胎元现出日头红。

妙妙，温养符效。二虎周旋，十月怀抱。子午寅申，出入玄窍。沐浴工夫亦防危，日月停轮鸡兔叫。

附录2：方内散人《温养》

温养工夫较谨严，屯蒙水火慎抽添。
寅申要识滋生旺，卯酉休忘沐浴潜。

昼夜六时防恣肆,朝昏十月戒寒炎。

丹成胎熟须超脱,定有真身现仰瞻。

附录3:符阳道叟《温养仙胎》

冷热均平调养丹,水怕干兮火怕寒。

进退屯蒙休惮苦,降升子午莫辞难。

防危虑险忧炉裂,罢战停工畏鼎残。

密密绵绵过十月,真人出现自坭丸。

脱胎第七

此步完全不用鼎器,功已大还,修出神之事。

附录1:华阳山人《第七脱胎》

（霹雳一声,超出三界。）

天门迸破显神通,切莫忘归失主翁。

时放时收随照顾,步三步五渐飞冲。

功勤抚养婴儿壮,体合虚无境界空。

生子生孙千万亿,自然变化在其中。

妙妙,飞雪出峭。霹雳一声,有人报道。婴儿成形,脱离怀抱。稳步虚空莫浪游,升遐自迩传真诰。

附录2:方内散人《脱胎》

白雪漫空景自知,中宫温养几经时。

雷声忽破天门顶,霞彩争围臭袋皮。

抚养渐成无滞碍,坐眠随意任行持。

功成直入天仙列,百万神兵谨护随。

附录 3：符阳道叟《调神护婴》

顶门迸裂现灵童，放出收回有妙功。

十步即招还旧苑，片时随唤转阳宫。

三年乳哺殷勤护，万里神游瞬息通。

陆地神仙今已就，再行面壁炼虚空。

玄珠第八

仙家功夫，不在乎出神变化，而在于能即身成就，得形神俱妙之极致。功夫起首不离彼家，而终焉也不离此。唯所讲求者，百世罕睹，万世莫求。盖因世间做功夫能至出阳神者既稀，而神仙复由神仙做，故要得龙女之玄珠之后，方许真正的成就。唯此说只能存而不论可也。

附识：天元神丹，系服食天元之丹头而得仙家最终之结果，而所谓天元丹头，先以真铅、真汞烧炼而得真土白金，再以此白金铸鼎，招摄虚空精妙之物质，无中生有，妙质凝结，即所谓天元神丹也（可习玩《铜符铁券》、《三元大丹秘范》、《金匮藏书》诸书）。而《真传》之龙女玄珠，即当修士本身之功夫已经是功致出神（是阳神，非阴神），方能得感应之机，方能得此玄珠（藏传密宗往往倡言得空行勇母、勇父之助，或疑此即所谓龙女玄珠之说，但实则有天壤之别，不可同日而语。）《度人经》曰："玄座虚浮，悬一宝珠，大如黍米。"此珠即妙质凝结之物，其功效等同天元神丹。李堪云："修真之士，饵而服之，身生羽翼，位列仙班。"此即得白日飞升之果也。

附录 1：华阳山人《第八玄珠》

（大藏真经，五千四八。）

唯有玄珠不易求，人间积累彼苍酬。

空悬宝座窥天巧，钦赐莲台据上游。

物我齐观成大觉,高低平等验纯修。

神仙复造天仙业,羽化翩翩过十洲。

妙妙,丹书下诏。行满功圆,蓬莱共乐。玄座宝珠,神仙复造。跨个青鸾访紫微,沧海桑田如幻泡。

附录2:方内散人《玄珠》

九年面壁大功完,天上神丹降一丸。

龙女献珠成佛体,鸾舆拱驾访仙官。

置身蓬岛形神妙,俯首尘寰眼界宽。

待到三千功行满,金书玉简下云端。

附录3:符阳道叟《饵珠神化》

地仙成就炼天仙,广建功行满万千。

远近亲疏无异视,恩雠物我可同眠。

纤尘不染常清静,片念皆空乐妙玄。

得饵宝珠龙女献。乘鸾直上昆仑巅。

赴瑶池第九

功成而群仙庆贺。

附识:余昔读《金丹真传》,于第七、第八、第九节作有眉批,说道:"作书人、传书人、注书人,疏书人,他们的功夫都未能达到这三步功夫,都不是活神仙,他们又是如何对天界的事情晓得如此清楚呢,大概是得自古人的想象而信以为真吧。"按,古人炼丹,精修虔诚,所以得人、神之交会,而幻想变成幻象(即我们所谓精神异常之人),故益信仙家之瑶池琼宫仙班之真实(冯川编《荣格文集》第306页《心理学与宗教》一文,可资参证研究。)。如白玉蟾真人,智慧绝顶,得仙家之正脉,苦修勤炼,但数数祈祷上仙哀悯,能位列仙班,又因久无天诏而垂泪暗伤。又如近人郑观应，一生笃信仙道，访求明师真人，晚年身衰，于是屡屡为文祷告上仙能赐丹药救老。这些都是实修家之佼佼者，以普通俗眼观之逐渐变成幻想家、幻像家，若从他们的眼光来看七、八、九三节功夫，又岂能说不是真实不虚的？

附录1：华阳山人《第九瑶池》

（归家认祖，膺箓受图。）

> 宴赴瑶池列上仙，叨陪王母御筵前。
> 身从太极寥无极，量覆三千及大千。
> 羽服霓裳随意化，琼浆玉液本天然。
> 丈夫名遂功成日，洞府逍遥不计年。

妙妙，霞光万道。会赴蟠桃，王母喜笑。新列天厨，酥陀特造。鸾车凤辇任逍遥，曲奏霓裳众仙到。

附录2：方内散人《飞升》

> 虚空粉碎与天符，羽服飘然着六铢。
> 丹诏下颁朝玉阙，紫云遥逐赴琼都。
> 众仙同有霓裳咏，万劫终无堕落虞。
> 从此飞升天上去，也教鸡犬入云衢。

附录3：符阳道叟诗

> 飞上蓬莱峰，神仙携手笑。
> 邀约拜瑶墀，自得天仙号。
> 出入跨鸾车，教人修至道。
> 得道寿同天，方壶时笑傲。

跋

本文以《金丹真传》为依据，尝试对仙家丹法中最敏感的人元丹法作了一次粗浅的论述,这也是我多年研究仙学人元丹法的一期总结。在约 5600 字的文字中,仅说了我要说的十分之二三,将来或者能够在此基础上作进一步的发挥。本文偏向说理而少谈法诀,至若此中之火候,更是罔及,张伯端《悟真篇》云:"契论经歌讲至真,不将火候著于文。要知口诀通玄处,须共神仙仔细论。"若世间有知音同志阅之,当能相视莫逆,而"共相细论"也。

2005 年 5 月 4 日同尘子跋于同尘斋

再跋

此文作于十年之前,本当藏拙,但盛兄以整理傅金铨《证道秘书》之便,嘱将此文附录于书后,以助读者玩索《金丹真传》之旨。故将旧文略为修订,补充了华阳山人、方内散人、符阳道叟的丹诗,以与《金丹真传》互相印证发明。《金丹真传》一书,极为傅金铨所重视,为之顶批圈要醒秘,提撕此道颇力。但是《真传》专言延命之术,却忽视性功之基,不免是其所失。傅金铨著作累言性功之学,读者可索而阅之,可悟性命双修一贯之道矣。

2014 年 3 月 31 日夜同尘子再跋于同尘斋

顶批《九皇新经注》

纯阳吕祖 注

傅金铨 顶批

题 解

《九皇新经注》,分上中下三卷,傅金铨顶批。全书原名《太清紫微中天北斗九皇七元救生济死至真妙道尊经》,题为吕纯阳注解,实系乩坛笔录。此经初演于雍正七年己酉(1669)汉上公善堂①,至乾隆四年己未(1739),由寿阳子蔡一尊、元根子杨常富、元枢子吴静恭、元机子刘常顺、秘书子魏常仙、明月子贾常圆等,再演于汉上紫气院。汉上即湖北荆门一带。而早在康熙四十一年(1702),在湖北武昌一代的涵三宫就开始扶鸾吕祖演化经文,一时甚为风行。乾隆九年(1670),刘体恕于刻出了汇集诸多吕祖著作的《吕祖全书》,但其中未能收入乾隆四年刊版的《九皇新经注》;乾隆四十年(1775)邵志琳在刘体恕本的基础上,广搜题名吕祖的著作,共计六十四卷之多,依旧未能辑入《九皇新经注》。其后《吕祖全书宗正》、《吕祖全书正宗》、《吕祖汇集》、《吕祖汇集》、《删订全书》等吕祖全书,皆未收《九皇新经注》,可见此著流传不广,或未能引起吕祖信仰群体的重视。而《九皇新经注》自从乾隆四

---

① 按:康熙八年(1669)、十八年(1679)即己酉、己未年,雍正七年(1729)、乾隆四年(1739)也是己酉、己未年。前“雨田真人引”谓再演于乾隆四年己未,那么己酉年即是雍正七年己酉,而非距离七十年前的康熙八年之己酉。傅金铨后序谓初演于康熙己酉年,当误。

年刊后,嘉庆九年(1804)、二十五年(1820)都迭有重刊。所以道光十三年癸巳(1833)年傅金铨再次刊刻时,才有借雨田真人之口说是经"即解亦不能重其刊",或者即指《吕祖全书》之不能辑录是经。至清咸丰九年己未(1859),《九皇新经注》续有增辑,题名《吕注九皇丹经》,增加了女丹部分及《吕祖全书》中部分内容。清光绪年间贺龙骧重刊《道藏辑要》时,辑录了《九皇新经注》,但与傅金铨刊本略有不同。我们今天看到的是光绪三十年甲辰(1904)江南宣善阁的重刊傅金铨顶批本,现影印收录在台湾新文丰出版的《九皇新批注》、黄山出版社《三洞拾遗》中。

《九皇新经注》一书,内涵极富,凡南宫斗法、内外黄庭、玉液还丹、金丹液还丹、导引却病、祈祷符咒皆已括尽,而以中卷金液还丹之法为最要。其用词浅显通俗,直泄真机奥诀,故傅金铨读之有"真实稀有,旷古奇闻"之赞叹、"手舞足蹈,叩首顶礼"之欢喜,因此"疏为顶批,易于悟彻,录板以行"。

本书以黄山出版社《三洞拾遗》第3册影印本为底本,校以《道藏辑要》本(简称"《辑要》本")、《藏外道书》第22册《吕注北斗九皇丹经》抄本(简称"抄本")。

顶批《九皇新经注》

孚佑大帝纯阳吕祖注

皈依门下弟子寿阳子蔡一尊敬刊

皈依门下弟子元根子杨常富敬刊

皈依门下弟子元枢子吴静恭敬刊

皈依门下弟子元机子刘常顺敬刊

皈依门下弟子秘书子魏常仙敬录

皈依门下弟子明月子贾常圆敬录

济一子金溪傅金铨顶批

宣善阁下弟子重校刊

九皇新经注解卷上

雨田真人引

是经乃登天之灵梯,度人之宝筏。人徒口诵而不能会其解,即解亦不能重其刊。至乾隆四年始刊,嘉庆九年重刊,二十五年刊于潭邑。道光癸巳,江西陈吉庆又刊于渝城,代天宣化。后之人见是经、学是经,宜重是经,慎勿亵是经、秽是经,则身后厥昌,获福无量矣,是为引。

玉清左相丹阳抱一马真君序

"天命之谓性,率性之谓道。"古圣贤言之详尽矣。盖人自含生赋性以来,五官百骸、知觉运动,无一不受之于天纵。清浊纯驳,万有不齐,而阴阳五行,化生万物,莫不各有其命。此即道之所由寓也。迨为物欲所蔽,征逐于靡丽纷华,自欺罔知自慊,束缚于声色贷利,心逸转为心劳。任其意之所之,而性与道日汩没于无何有之乡而不知返。此固世道人心之大变,求其尽人以合天,修身以立命者实鲜。吁,可悲也。

今观是经,阐元蕴,演灵文,探斗宫之真传,抉九皇之奥旨。所以主持造化,掌握阴阳,明生死之由,通天人之理者于是乎在。而世人不察,或为幽渺而难行,或日诵读而不知,无怪至真妙道隐于庸俗耳俗目而真不出也。

兹值妙一诸生重刊广布,但冀闻此妙法语者,即存专一心。明以察其几,勿趋左道;健以致其诀,勿废半涂。庶性与道常明于天下,即驯至于知命达天而无难焉,岂不甚幸,岂不甚幸!

臣马钰顿首撰

玉皇赦罪大天尊

先天一炁,

宝典未开,先阐元偈。一偈包罗全部,几言道破真机。夫先天一炁者,乃天仙、神仙之先天也,乃铅汞、阴阳之一炁也。

化生万物。

有此先天,方能化生;有此一炁,方有万物。

太极一理,

太极从无极而来,即天仙、神仙炼成之太极也;一理自元元肇端,即天仙、神仙合并之一理也。

包涵群生。

必是太极,方可包涵;必此一理,方度群生。

图书既现卦数之灵文,

此先天太极,皆在图书之内;此一炁一理,皆寓卦数之中。如无此灵文,焉得化生万物、包涵群生?《河图》、《洛书》既将此先天太极之一炁一理,现于灵文之上。

河洛复阐龙马之精义。

故河洛复阐龙马之精义者,此也。

胎息大道,开化圣真。

若夫胎息大道者,天仙无胎息,安能使铅汞交媾而生黄芽?神仙无胎息,安能使阴阳颠倒而结婴儿?两者得此,大道可成,自然立功累行而开化圣真也。

一颗宝珠,夺尽乾坤之造化;

此宝珠原是乾坤二炁结成之宝珠,天仙、神仙如不下手夺尽来,安得先天太极中这造化成就一颗宝珠而生光也?

一粒金丹,采取日月之精华。

金丹原是日月合明凝成之金丹,天仙、神仙如不下手采取来,安得先天太极中这精华发出一粒金丹而成胎也?

终而龙跃虎伏,始而心猿意马。

有此夺尽、采取功夫,方得龙跃、虎伏。要此龙跃、虎伏,必先锁住心猿,拴住意马。

动则裁成天地之有余,辅相天地之不足;静则正性命于一身,保太和于九窍。

有这般始终功夫,得却先天中之一炁,养却太极中之一理。自然动则裁成天地之有余,辅相天地之不足;静则正性命于一身,保太和于九窍。但有余与不足,必按上下二弦,方知裁成辅相之宜。但一身九窍,必按上下二桥,方知性命得正,太和得保。

分阴阳之对待,运刚柔于上下。

如是知之,则阴对阳而成圣父灵母,阳待阴而行子午抽添。阴即是柔,阴中有一点纯阳又却至刚;阳即是刚,阳中有一点纯阴又要至柔。阳不柔,安得在上之阴运于我?阴既至刚,又当柔以济之,方得阳安于下。此皆先天太极之至妙，一炁一理之精微，乃天仙神仙一大略也。

清宁不外元始之安镇，

乃人、地两仙总语。人仙不知先天何物，不识太极何理，仅陈前世根缘，福田广种，今生方落乐土。福、禄、寿三者俱全，富与贵两端安然。不入于邪径，不起乎奸巧。怜贫恤孤，植善种德，自反无一过尤，自入于万灵之中，此从元来一点始生之炁，便安镇于此。地仙不透彻乎先天一炁，不贯通乎太极一理，仅知一段修心养性，或运水济火，或运肾朝心，清静自应，内观心，外观物，心无心，物无物。生则费此一番苦炼阴神之功，总是他从元来一点始生之炁安镇在此。故死则三魂不散，七魄不飞，一种灵性、灵光自入于万灵之内。此二者皆禀天清、地宁之纯德而来也。

生死皆系虚灵之存亡。

人生从虚灵中来，其元本如如自在。自后为人欲气禀拘蔽，便有生死存亡分关。亦有生不负乎虚灵者，或忠贯千古，孝钦百世，节标千载，义重人伦，将"生死"二字丢开，只顾虚灵不昧，此虚灵自复还本来的如来。土官、真官、城隍、社令自然堪让一席，此鬼仙又次乎人、地者也。总之，天、地、神、人、鬼五者，皆有紧要亲切处，注入尊经中此不过大略耳。

今开宝笈，口咏灵章，天启十二元瑞照世界，地发二十四应护真元。

乃纯阳因五仙失传，欲透漏天机，超化群生万物，方开演九皇之宝笈，始以口咏七元之灵章。不意天启十二时辰之元瑞照映宇宙世界，地发二十四气候之灵应护乎真元仙人之宝笈。乃先天一炁之宝笈灵章，乃太极一理之灵章。此宝笈、灵章从天姆十二时辰中来，自地父二十四气候中结。

妙道通梵炁，至理费真思。彩气旋绕于尘宇，琳琅震响于中天。

是颠倒之妙道，通乎先天之梵炁；是交泰之至理，费乎太极之真思。有此运用得来，方有彩气旋绕于尘宇；有此彩气充足，方得琳琅震响于中天。

剖秘奥,扬精微,瑶池群仙皆降驾,紫府列神咸护持。

吾乃纯阳,为度众生,不得不今日剖先天之秘奥,扬太极之精微。自纯阳一剖一扬,瑶池玉女、一种群仙皆来降于群生之中,谁知为仙驾紫府? 金童列神,咸来护我身躯在万物之内,谁知为天持?

普消一世之氛秽,溥济万方之灾魂。

此能普消一世氛秽之气,只有先天一炁,溥济万方之灾魂之理,总是太极一理。

恩光远大,慈悲靡穷,大量元元,弘仁恢廓,开经演说至真妙道大天尊。

这种恩光慈悲,自然远大靡穷,皆因纯阳元元之真有此大量,故而发恢廓之弘仁,开九皇之新经,注五仙之灵文,演七元之真机,说拜斗之秘诀。众生有能体贴者,方日日不离至真,时时修炼妙道,焉有不感大天尊之弘恩大量也哉!

天枢上相纯阳演正警化孚佑大帝序

大道浑沦,无名无形;

此即先天一炁也,有何名形?

大道显微,有象有声。

此即太极一理也,岂无形声?

谓之有形有名,非大道也;

故有形有名,则不为先天一炁之大道。

谓之无象无声,非常道也。

无象无声,岂为太极一理之常道?

道在天地未判之先,乾坤依此而清宁,日月依此而光明,风雷赖之而变化,人物藉之而成形;

此先天一炁之道，本在天地未判之先，浑浑沦沦。所以乾坤依此一炁，而清者清，宁者宁；日月倚此而光者光，明者明。风之一呼一吸，雷之一阖一辟，皆赖此一炁而变者变，化者化，变而化，化而变。人之一动一静，物之一枯一荣，皆藉一炁而成者成，形者形，成而有形，形而必成。

道在太极既分之后，两仪奠定者此也，四象阖辟者此也，八卦分列①者此也，九宫呈现者此也。

若道在太极一理，既分天地之后，两仪赖此而奠定，四象赖此一理而阖辟，乾、坎、艮、震、巽、离、坤、兑之八卦藉此一理而分列方位。天一地二、天三地四、天五地六、天七地八、天九地十之九宫，本同戴九履一、左三右七、二四为肩、六八为足、五十为腹，两相表里，皆藉此一理而呈形现象。

圣人得之而为圣，贤人得之而为贤，神将得之而为神，天仙得之而为仙，愚昧背之而为愚，鬼邪反之而为鬼。

自有此一炁一理，圣人得之一贯而为圣，贤人得之一豁而为贤，神将得之一正而为神，天仙得之一粒而为仙，愚昧背之一窍而为愚，鬼邪反之一心而为鬼。

固有方土之不同，亦关气数之有异。清可以浊，清者自浊也；浊可以清，浊者自清也。

此圣贤、神仙、愚邪固有刚柔、燥湿，方土之不同，亦关上、中、下。末气数之有异。得乎方土气数之清者，可以教乎浊者。清者如不能得其清，亦自浊也；浊者有能得乎清者，浊者自当可清，乃浊者自反于清也。

为仁由己，善由乎自。

自清者之圣贤、神仙，皆是由己为仁，由自为善，非由仁也。

逃乎五行之数，出乎二气之外。

---

① 列，原作"别"，据《辑要》本、抄本改。

自浊者之愚昧鬼邪,皆不由己。为仁,不由自为,善亦非由人也,岂方土气数之所能囿哉?能如是,反浊为清,便逃乎五行之数,出乎二气之外。如不能反浊为清,自安于浊妄,心欲逃乎五行之数,出乎二气之外,岂道也耶?

吾今怜尔凡夫之强持,不由大道之自然。

吾今怜尔凡夫,不知一炁一理而强持,东摸西捉,总不由先天太极之大道,一点自然之一炁一理,始混终忽,死而后已。

体太上好生之德,演元始恩慈之意,不惮木铎之震醒而摇金铃以唤发。

纯阳方体太上好生度人之德,演说元始阐法恩慈之意,唤发愚昧,不啻摇木铎之金铃,以震醒醉汉。

阐元蕴,抉秘语,继千秋,垂万古。

总是元蕴未透,秘语未彻,阐之抉之,演于经上,注于经中,使千秋之仙脉得继,使万古之口诀常垂。

既启方便之门户,何敢隐其程途?

吾于此既念群生万物,启度人方便之门户,何敢欲吐不吐,隐其五仙之秘诀?人能照秘诀之程途,一步一步走来。

是经也,探斗宫之元奥,出九皇之秘密。

方得是先天之经、太极之经,庶可探心中七窍、北斗宫分之元奥,庶可出面上七孔,参九皇之秘密。

人有一心,心有七窍,面有七孔。孔应乎窍,窍应乎斗,受南宫之熬炼,取北方之温养。

后得南宫炼度而成五仙,先得北方养元而朝上帝。

人无此窍而迷,窍不应斗而死。

愚人不知此窍而迷惑,则必不能应斗宫而死也。自然为鬼、为邪,为愚、为昧。

元始哀悯众生,故垂教法。

元始天尊哀悯众生到此一步，故垂救生济死之教法，以设慈航普度。

孚佑姑念群魂，故演奥义。

孚佑姑念群魂到此一步，故演至真妙道之奥义，以临坛劝戒。

下方蒸民，各各自凛；身中主人，时时若存。

尔等下方天生之蒸民，各各当自凛然，把身中灵台上一个主人翁，时时存察，不使他出入无乡。

符乎元始之炁，感乎七元之星，庶几乎与大道合一矣。

便可与元始先天之炁合符，便可与七元包在太极中之星相感，安有不与浑沦显微之大道合一也哉？

乾隆四年九月初六日演《九皇新经注》序

张大真人序

吾想太初之古，太上亲自度人，无人得度，入函关，始化西胡，尹喜望紫气而得圣传。此已后太上无法，方注灵文，欲人向文精进。世人愚昧，不省察其意，认为诵读之篇。又不得已，授先天正传。吾方演科文，亦欲度世也。不意日趋日下，世人皆以为"科文"二字，可以超生死、济吉凶、招福禳祸。孰知先圣苦心寓于内，人不向里参求，随口唱念。自后诸真一出，各著道书行世，隐隐显显，显显隐隐，欲吐不吐，不吐又吐，使人难摸难捉。是以天仙无人，神仙少种，地仙失传，人仙不真，鬼仙杂出。今幸有纯阳开化，将己酉所演《九皇新经》一部，复于已末，又阐元蕴，细注精微。五仙口诀，一盘托出；朝斗延年诀，一口说尽。使后世得所归宿，将修炼有所的指，全无朦混一语。并可以证诸天之宝经，亦可以识诸真之道书。将太上开化之心始全，而后世度人有传，仙脉庶可以不绝矣。吾本开教一老慈，为纯阳度尽凡夫之愿，不觉一叙。

葛大真人序

"夫道也者,不可须臾离也,可离非道也。"此见大道不远于人。根于性,人不可一日离性,则不可一日离道;修于教,人一日不可离教,则人一日不可离道。但是道也,放之则弥六合,无物不有;卷之则退藏于密,无时不然。此不可离者,一大注脚也。惟吾道有天仙正理,不离乎铅汞交媾;有神仙正传,不离乎阴阳颠倒;有地仙正派,不离乎清静常应;有人仙功夫,不离乎"福善"二字;有鬼仙凭据,不离乎功行一端。此五者皆难离乎戒慎恐惧、动静互为之功。如无此省察涵养之学,则道即离我,我即离道。何也?人欲一起,铅不能投汞,阴不能际阳。即此两途,尚不可离此纯乎天理之正,而况地、人、鬼乎?

今有《九皇新经注解》一出,则修天仙者不难吞金进火,修神仙者不难行符得药。至于人、地、鬼三者,自不难勇猛精进而成。吾忝天仙正途,炼丹于真明之天,修持于三元之所,兹为纯阳度尽凡夫之愿,只得略叙大意,以为注中一引云。

许大真人序

自斗姆从西竺国静怡以来,修元始大道,以金莲九苞化生九子,主持造化,掌握阴阳,其为天之枢纽,人之司命。此理浑然,未传下世。至永寿元年,太上化身坐玉局,授天师北斗秘诀,下方始知人有斗为之主持。此理又未透彻,迨汉明帝在昆仑山遇斗姆化身,开方便门,说北元统章,一星吐一理,一元演一道,后世方知七元各有所掌,九皇各有所拜。及诸真无法度人,又从斗中精微之理,阐出拜斗之法七十二家,或为奇门,或为默朝,或为运用,或为唱念等类,皆未吐出天机,使人各授而行,死而后已。若夫"笔录"与"梵音"二斗,虽一以降性,一以觏光。自青田删乱,将梵音之字音失真,将笔录之符诀失形,遂有颠者颠而魔者魔,何益之有哉?惟吾天枢上相广化度人之纯阳子,为度尽凡夫之念不得遂,设法阐教,耐烦临乩,于己酉年四月,演《九皇新经》,内寓本命斗诀,仅以引证,未曾讲明。今又于己未岁九月,复演注解,以本命斗诀,阐出所以然之理。功夫效验,无不指点,使门下各认本命,依诀而行,七日顿见本命,星官降驾,何灾不灭,何福不臻?此亦千古难遇之奇缘也。如所演五仙等诀,吾不必复赞,且聊为众善诚信,略叙斗法一端,以为万世鉴之。

萨大真人序

宇宙之内,混混茫茫。万物之中,济济跄跄。浑然大道,行持有方。惜乎失传,精微隐藏。百家杂出,碌碌忙忙。不得一正,端绪汪洋。人多忽为,沉沦无常。永难流转,怎上天堂?虽曰上古,经典煌煌;虽曰中古,真文彰彰;虽曰下古,科教成行。隐显莫测,蕴奥未扬。惟有慈悲,莫如纯阳。大阐元风,宏立道场。处处方便,人人有相。不辞辛苦,医救多方。己酉演经,焕乎文章。又虑不测,特奏玉皇。奉勅下界,复临楚江。是原弟子,吴刘蔡杨。诸等善士,各力共勷,设乩坚念,演说灵章。五仙大道,炯炯煌煌。本命斗诀,浩浩荡荡,起手成功,示我周行。吾今奉命,上帝勅相。身乘紫云,来赴乩厂。特叙一二,万世津梁。

太清紫微中天北斗九皇七元救生济死至真妙道尊经

夫太清者,乃元始说法之宫,在金丹为第一点先天炁;紫微者,乃元始聚会之所,在金丹为紫红精微黍①米;中天者,乃真一不二正中之天;北斗者,乃在人心却是天之枢机,在金丹无此心火枢机,安能得真铅归我?九皇七元者,即是人之本命,在金丹无此九皇七元,安能接命?救

---

① "黍"字据《辑要》本补。

生济死者，虽元始元座说法救生济死，在金丹其实得来，自然救生而住世长年，济死而解脱飞升；至真妙道者，成了至真，自显妙道；尊经者，此欲至真，以显妙道，非元始之金丹尊经不可也。此乃经名第一注脚，人当潜玩，必见元机。

是时，元始天尊，

四字已托出金丹总领。

在清微天宫，

元始天尊本是清微元炁，自在之清微天宫说法。

八景元苑，

此八景在天宫，乃郁罗一景，萧台一景，森罗一景，净霭一景，梵相一景，神通一景，真元一景，趋类一景；在人身，乃泥丸一景，玉枕一景，夹脊一景，双关一景，尾闾一景，元关一景，绛宫一景，太和一景。元始天尊为度众生之八景，自在元苑之八景也。

金童侍侧，

此童在元始天尊之处，乃混元一炁凝成金液之童。

玉女扬烟，

此女在元始天尊之处，乃先天一炁凝成玉液之女。侍侧者，因①侍于天尊之侧也；扬烟者所扬何烟？即扬清微中之妙烟，即扬八景中之元烟也。此烟就是一粒黍米透出者是矣。

宝花倩烂于诸天，

是宝花也，皆金童手植之宝花。花而谓之曰宝，自必有颜色倩烂于诸天所在也。

异香喷吐于瑶池。

是异香也，皆玉女所放之异香。香而谓之曰异，自必有瑞炁喷吐于

---

① 因，《辑要》本作"同"，抄本作"固"。

瑶池水内。此二语已隐透^①金丹。

正值己酉元旦之期，

此己酉元旦，本属天尊开南天门，放宝光之时。按道则甲己化土，丹非此土不结。虽曰流戊，其实就己。己酉丑合成金局，酉有辛金，必是己酉丑一点辛金之局，方是西方来的一点真金。且庚金生在己，庚辛会成，自见先后两天之分。元为会始，旦为交初。在用己土者，就必须交会酉家一点始初的真金，才叫是流戊以就也。

一阳初动之会，

此一阳还属己，还属酉？答曰："己也有，酉也有，己无一阳初动，何以能刚能柔？酉无一阳初动，何以为药为焉？天尊开天门，放宝光，正此己酉元旦，一阳初动之际也。"

诸天神王，飞天大圣，日月二曜，满天星宿，玉府群真，瑶台列仙，普皆来集。

都见己酉元旦，一阳初动，有宝光大放，俱来叩光，而朝至尊。在道则一身之天，百节之圣皆同。己酉元旦，一阳初动，而聚集于精、焉、神三宝之宫，以听天尊说法也。

是时也，

乃一阳初动之时。

龙飞天瑞，凤舞瑶阶，鸾鸣锵锵，麟戏紫焉。

龙、凤、鸾、麟，在天则为四大灵物，在道则为四大灵性。龙本淫性，凤本动性，鸾本养性，麟本静性。天宫有此四物，天尊方登座；道中有此四性，圣灵方演元。凡夫未知，惟真能明。

天尊于是开南天之门，

天尊因在己酉元旦，一阳初动，有此大吉之时。于是集者集，飞者飞，舞者舞，鸣戏者鸣戏，方开南极丹天之门户，在天则如此说。按人则

南天之门,即绛宫离火之天也。

放百宝祥光,彩色烁烁,赤气煌煌。

祥光自必有彩色可爱,赤气可观。是百宝者,在天则为天家之百宝,在人则为那百宝?即为百节生荣,百宝之祥光也。此百节生荣、百宝之祥光,有彩色,却是五脏所生之五彩。而赤炁却是心家,为五脏之神君总领,然后生出五脏之彩色,聚成祥光,而烁烁电掣,煌煌赫耀也。

照见山岳河海之内,天下万国九洲之地,迸射三十三天,透开一十八重地狱。

惟其是百宝祥光,方是溥天溥地诸境,有彩色赤炁也。在天则如此说,在道则有此祥光,自然得之者,必出乎山岳、河海,天下万国,九洲之上。神入三十三天之处,法度十八重地狱之鬼。总是道高龙虎伏,德重鬼神钦也。

是光也,即玉帝一十七道之宝光,

光即百宝之祥光。当日玉帝三千二百劫,修成一十七道之光,然后有此发于外。此一十七道之宝光,皆是所修所炼、所断障、所本行集来,故有此奇特。

即斗姥之紫金光,即牟尼之百千亿万之神光,即帝乙之混元光。

紫金光乃从华池中、龟台上修炼得来,神光即从波罗蜜舍利子炼成,混元光即从太元元始元修出。是三大修炼者,皆不外元始天尊,此百宝祥光也。

天子得见是光,而国祚兴隆,皇道荡荡;臣庶得见是光,而爵禄亨达,声名彰彰;学士得见是光,而聪明智慧,睿哲文明;

此九句乃前世有元根者,见此宝光,如是效验,得此百宝,如是灵应。至若下此者,则不然。

凡夫得见是光,而福寿绵绵,永除灾殃;

此凡夫非等闲之凡夫也,亦广种福田,宿有道缘之凡夫。得见是百宝祥光,必然多福多寿,灾殃永除。何也?有此宝光在身,尚可住世,解人之厄,安得自己犹无福寿,并除灾殃也哉!

求功名者得见是光,而功名遂愿;求子孙者得见是光,而子孙盈庭;保父母者得见是光,而孝心以动天地;祈君恩者得见是光,而忠义以贯斗牛。

夫百宝祥光,乃自金丹炼成,百节生荣而来。求功名者,欲仁施万类,化及百姓,先有此炼成宝光,灵性自是如来,安有功名之不遂愿?此如许旌阳是。求子孙者,欲不做无根无后的神仙,先有此宝光充足百节,余炁一洒,安有子孙之不盈庭?此如彭祖是。保父母者,一有此宝光能得见之,九祖尚且超升上界,与天同休,父母自然魂灵常存。祈君恩者有此宝光得见,君上尚且圣德无疆,本身焉有不忠不义之理?

一切有缘得见是光,而缘益接缘,洞洞彻彻,朗朗明明。

一切乃自天子以至于庶人,皆本元始之一炁而生,太极之一理而成。凡有缘得见是百宝祥光,而缘益接缘,永远不绝如缕,洞洞彻彻,毫无遮蔽,朗朗明明,毫无隐藏。此皆一种真光发著于外者,由真宝诚于中也。

天尊观见众生,亿劫轮回,继续漂沉,

此众生皆是亿劫中未得见是光者,故有轮回漂沉之苦,继续不已。

嗟叹良久,抚几哀悯。

乃天尊放光之后,照见这等无缘之众生,欲说法超度,故先发嗟叹哀悯之声。

臣孚佑是时在侧,识天尊慈悲之意,稽首长跪而请曰:

此时孚佑正在朝元之会,停立放光在旁,见天尊如此嗟叹哀悯,有超度说法之意。故孚佑亦觉念起,不得不逢天尊之机,而请超度说法之旨。

"天尊大圣,天尊大慈,祈开洪恩,广启方便。既怜众生,复合拯提。"

此孚佑识意跪请之言。

天尊良久默然，注目下方，而叹曰：

此天尊为孚佑跪请，存神良久，哀悯蕴含，不得已而叹，方启奥言以发挥。

"哀哉众生，不知大道。

此天尊哀悯未得见宝光之众生，不知固精保气凝神之大道。

迷迷沉沉，死死生生。

于七情六欲迷之又迷，于三灾八难沉而又沉，于刀山血海死而又死，于四生六道生而又生。

吾今为汝说此良因，汝当敬授，汝当谛听。"

乃天尊呼孚佑，为汝说此众生所以轮回在亿劫之中难脱，所以漂沉有继续之故，难断这等良因，发为哀悯。今特宣说，孚佑当敬以授之，当谛真听之。

于是招集雷神，勒命斗宫，会聚九皇，说《太清紫微中天北斗九皇七元救生济死至真妙道尊经》。

此己酉元旦，一阳初动之时，雷府诸神、斗宫诸真、九皇七元，皆在宝光会中。天尊欲说良因，故招集者复集两班，勒命者复命敬侍，会聚者复聚座下。是法宝未阐，先聚至真，方说《太清紫微中天北斗九皇七元救生济死至真妙道》一部尊经也。

元始曰："天开以来，地辟而后，人在其中，物育于内，百千万劫，靡有穷止，生而又死，死而复生。

单按元始"曰"，不按"天尊"，当看"元始"二字，有无许精味，为全部纲领，人当深思"元始"二字。天开地辟，言此可知其先为混沌，正先天太极之初，言此又可知其后为杂气，故有人生物育之繁。一开一辟，便有劫数无穷；一生一育，便有生死在内。

一气循环，一理流行。

此一炁在未开未辟，为先天之一炁；在既开既辟，为后天之一炁。惟其落于后天，故有循环无端。此一理在未生未育，为太极包藏之一理;在既生既育,为两仪分形之一理。惟其分于两仪,故有流行不已。若夫在先天之一炁,混沌未见循环;在太极之一理,浑然未见流行。

清者圣,浊者愚,修者仙,失者鬼。

此一炁一理,自得其至清者为圣人,万世垂教;自得其至浊者为愚顽,一时不惺。有清者稍得,而心得开悟,知为一炁本乎先天,一理原乎太极。用功修复,必然成仙。浊者稍失,而心又牿亡,丧却一炁一理,全无先天,毫昧太极,魂魄散荡,自必为鬼。

圣有大成小成,

因得一炁一理,而有最上与中之分。得其上乘,自是大成,如尧、舜、周、孔是也;得其中乘,自是小成,如伊尹、柳下惠。各得其一端是也。

愚有遵道背伦。

此一炁一理,主持日用大道,贯乎一身。五伦日用之间,在天理之正,合人事之宜,此愚民能于浊中求清,可谓遵道者也。五伦之内,如有一不兼尽,或五伦①皆未克行,此愚民于浊中更浊,安得非背伦乎?此总是源头上不清,故气禀物,欲内多浊。

仙有天、地、人、神之别,

仙有五等,仅别四端,以天地为清浊源头。天之轻清,得之者能修,自为天仙,白日飞升,以其轻清也;地之重浊,得之者能修,自为地仙,脱壳尸解,以其重浊也。人、神为清浊源流,人之中有清有浊,或前有源远,后必流长;或自能降本,自必流末。神则有清有浊,皆能修持。清者仍归于至清,浊者亦可以返于清,故能阳神出现,天地两大皆可游行,此其别之不混也。

鬼有灵爽、邪魔之分。

五仙之中亦有鬼仙。此鬼抽出,分灵爽、邪魔。以灵爽即为清,可

---

① "伦"字据《辑要》本补。

入鬼仙之列；以邪魔即为浊，乃在鬼趣之内。故另抽出分言之。

夫圣何以圣？本道以成。愚何以愚？昧道而行。仙何以仙？道炁常存。鬼何以鬼？道大不凝。

此数句承上而来，略分所以为圣、愚、仙、鬼之故。犹未指出，真实皆在卷内。

宇宙内，理不外伦常，气不出浩然，

此二句见上道字中有此两端。人皆把道看难了，不知即两大之中，一行理炁，只在伦常中含住，本来浩然内寓著，道何远人？

直养无害，尽性合天。

此二句正是人去循理持气的功夫。上一句属炁讲，下一句属理说。有直养无害之功，炁自浩然常充于天地之间；有尽性合天之能，理自偕伦克尽大道之本。故吾观众生以下，便以伦常分言之。

吾观众生，不孝父母，不知父母之恩与天同大；不敬君王，不知君王之义与天同体；不恭师友，不知师友辅我尽伦；不和兄弟，不知兄弟手足至情；不睦夫妇，不知夫妇关乎阴阳造化。

此父母、君王数端，皆伦常也。我之炁既本天地之浩然，理应先尽此伦常大纲，何得有不知之事？总是众生皆在细事上著脚，忘乎大纲，故多有不能直养、不能尽性，以希圣学仙，皆每安于愚，堕于鬼，天尊安得不哀悯也乎？

大纲不尽，细事难言。

此二句乃结上语。

非关气数，不由姿质，总观此心，七窍不明。

言这等不知伦常大道之人，亦禀天地清气而生，亦负阴阳之妙理而成。囫的一声，便有道寓于形色之中。而兹大纲不能尽者，岂为气数所束？又岂为资质所缚？总是将天理牿亡，人欲蒙蔽，此心之七窍遂迷惑大道，不明伦常，而顿失人身也。

故尔一念差忒，念念差忒，见诸身口，彰诸形象。

心本至虚,能具众理;心本至灵,能应万事。一段在细事上著脚,不在大纲上起念,时时刻刻皆是人欲,无一天理,自必将念头无不差忒。如此存于中,定然形于身口形象,皆是背理灭伦之态,无不发现彰著也。

天地昭然,善恶报定。

念一动,鬼神尽知,何况所见、所彰者,皆是天地自以善恶之报,昭昭不爽。《道德经》所谓"天网恢恢,疏而不漏"者,此也。

尸神奏之,游神记之,三官检录,北斗注藉,司命对簿,上帝降临,东南双岳,酆都幽冥,考其罪过,察其匿隐,

尸神,即魄也;游神,即魂也。不须天地鉴察善恶,而自己魂魄便先将所行所存,奏记三官、北斗。三官虽在云台,却属身中三丹田;北斗虽在梵天,却属身中七窍。有善恶归入三官之三元府,检录已定,赍上北斗,然后注籍。不知家中司命,先已定簿,以簿对籍,毫无半爽,方呈上帝。于腊月二十五日,降临察考之后,将善恶一一发下。东岳斟酌赏罚,南岳校定生死。东岳南岳,于是善恶之人死后,拘魂束魄,遣在酆都。命十殿阎罗大王,有罪者考罪,有过者考过。还有一等奸猾鬼魂,阴行不良,鬼神不能测其机者,更仔细察夺,将匿隐之病一一针出。

善者赏善,恶者怒恶。

匿隐之中果是善,则一善能解百恶,赏之以为作善者鉴;匿隐之中果多恶,则恶重难为善解,怒之以为作恶者镜。

刀山血海不顺人情,铁锁铜枷岂容逃遁?百千万状,一一搜寻。四生六道,轮回漂沉。人类物类,走兽飞禽,男女妖童,贫贱困窘,任尔投奔,永堕红尘。

此皆作恶者的报应,怒恶者的形象。人当回头仔细思量,还是恶者象、还是善者不象?

吾今垂恩,汝等谛听,授训凡夫,演此妙经,传布人间,依此惧恶怕行。

此以下乃是天尊单为作恶众生说法,今于己酉元旦放光之时,大垂

凡夫普度之恩。命孚佑诸臣，谛听妙音。将所演救生济死之妙经，授而训之凡夫，传而布诸人间。使背伦灭常者惧恶，有此的的报应，悔而生怕不行，自必改过从善，以体天尊之心。

究其渊旨，何为在心？

此恶皆从心生，天尊究竟此恶之渊旨在心者，何为也？

心为天君，百体从令。

心一正，万心皆正，五官百体皆从之无不正；心一歪，万心皆歪，五官百体皆从之无不歪。以心为一身主宰，即是天君百体，一身卒徒，自当从令。

心乃血肉，只在七窍之灵。

七窍即是本命七元，即是真汞天君。此最灵通，要泄就泄，就得不正；要正就正，就得不泄。至如心，不过血肉耳，总是七窍维持。

窍窍虚灵，窍窍光明，窍窍理道，窍窍性命。

一窍有一窍之虚灵不昧，具众理以应万事；一窍有一窍之光明透彻，照本身而映万物。一窍有一窍之道理，含蓄本然自然、当然、所以然四者；一窍有一窍之性命，贯通水、火、铅、汞、精、神、炁七宝。此窍亦大矣哉！为人身之根①本，为智慧之法门，为金丹之运用，为采取之斡旋。

不混不迷，不嫉不淫，不贪不嗔，不妒不争。勿损勿害，勿怒勿憾。乐莫乐于知足，贪莫贪于多欲。

人一生下，脐带一剪，灵性一贯，心中窍个个通灵。自后不知足，便为多欲遮蔽。故天尊于此处，力为蔽窍者施开窍一法。人能不混沌而为非理之事，不昏迷而为作孽之徒，不嫉毒而为有恩之事，不淫乱而为清心之贤，不贪求而为安分，不嗔怒而为平和，不妒狠而为善良，不争竞而为静逸。勿损人之心，勿害人之意，勿迁怒于甲乙，勿怀憾于隐微。则是人之天君泰然，无时不有天理之乐。此乐莫不从知足中来，岂为多

---

① 根，原作"相"，据《辑要》本、抄本改。

欲内生乎？噫，人难得一个真乐，难去一个真贪。

多欲欲以生欲，知足足无不足。

如不能去一"贪"字，则窍终为欲蔽。欲多，欲上生欲。反转来，窍不为欲蔽，一知足，足中无有不足。可见这窍开也容易，蔽也不难。

窍本空虚，窍原寂静。

这窍又从足无不足中得来。空虚寂静，乃是去了"贪"字，有了"乐"字的景象。

空无可空，此窍方空；虚无可虚，此窍方虚。寂而更寂，窍自寂寂；静中养静，窍必静静。

此八句正解"窍本空虚"二语。其中却有无许功夫。何以言之？要得真空，必先从实处下手，做到无彼此相、无人我相，这般如来自在，所以才是一空，才是一个无可空，此窍方得真空。要得至虚，必先从真处著力，做到浑然一理、泛应曲当。这般贯通田地，所以才是一个虚，才是一个无可虚，此窍方得至虚。要得正寂，不是寂灭那般，乃是从真实至极的地位，源流融洽，本末浑化，此窍所以不求寂而自寂寂也。要得常静，不是清静那等，乃是从真实至极的地位，到了寂然无累的境界，则万天敛迹，百神归静，无思无虑，一派真灵，观乎世音，不求静而此窍自必静静。此以上当看"无可而更中养"几字，又当着眼在"方"字、"自"字、"必"字上，才知这了性的学问。

窍一静，万事皆静；窍一寂，万物皆寂；窍一虚，万欲皆虚；窍一空，万理皆空。

此八句又是上八句的效验。何以言之？惟其用无可空、无可虚的功夫，才得万欲万理，从窍一空一虚后，无不空、无不虚也。惟其用更寂养静功夫，才得万事万物，从窍一寂一静后，而无不寂无不静也。此总见自在不是容易观得，一得观自在，便无往不观自在矣。可见禅家一旦顿悟，可见炼性家忽然通慧，有如此妙用。

致柔专笃，抱一守中。

此二句方是上一节见性的正功夫。何以为柔？乃绵远不绝之意，非刚柔之柔。徐徐渐进，不燥弛、亦不躐等。如锐进，其必退速，所以绵远不绝之意，切勿错看。何以为笃？乃确乎不拔之意，非笃实之笃。坚以行之，信以守之，不畏难，不苟安，以是为的，总不思迁，所以为确乎不拔之意。如是而推致其极，则得其一而紧抱不失；如是精专其功，则得其中而谨守不放。日积月累，念兹在兹，自不觉一旦豁然贯通焉，而灵虚寂静，从太无中来也。此"一"字、"中"字，切莫学近日习清静者，看心肾两家；谈金丹者，认做铅汞两途。

内系于脏腑，外系于官骸，象悬乎南宫，体应乎北斗。

此又将"一"、"中"二字推而言之。言此"一"与"中"本在乎内，乃脏腑之所系持；发现乎外，为官骸之所系；映在脏腑中，其象专注南宫，却非实受其实；虚悬在官骸上，其体排列北斗，却非虚假，其实有应。故圣贤学问，允执厥中，一以贯之。世人不识其理，徒以己见，那知灵明大关系处。

夫北斗为万星之枢纽，七元为万星之领首，左辅右弼，共成九皇之体。

此紧承北斗为体应说下。天尊为众生说法，原在北斗九皇尊经，必先从存理遏欲、明心见性，元元说来，方到此正讲。可见斗即在人身，不见真性则斗不降。厄何能解、生何能延？必以心窍合斗，以性灵生光，厄即自解、生即自延，又何用天尊说法超度？特人不知惺惺耳。故天尊说到此处，谆谆曰：北斗为天之枢纽，七元为星之领首，而万星无不朝拱。加以辅弼有象，左右无缺，九皇共成至大至尊之体，其斗之功用无穷，故能解厄延生，人当于此猛然一醒。

心乃万身之纲维，七窍乃万身之宰制，左龙右虎，共成九窍之真。

此即配上北斗九皇而言。天尊说到北斗九皇处，正好接著实发，如何又说到人之心处？此直是天尊叮咛愚昧处，使人知心即北斗，万身即万星，九窍即九皇，合并为一，方好下手救生济死。故必于此处反覆谆谆言之,总见天尊一种婆心处。

窍以合斗,斗即是窍;斗来应窍,窍即是斗。

此四句中上二句承上,下二句起下。何以见窍即是斗,斗即是窍?天一大天,人一小天,天无心成化,人有心成能,都皆是七窍配成九,可见天人合应之理。

一曰贪狼。

此北斗第一元,即人心第一窍。此窍正在那心上第一个,名为天元窍,得北斗之青炁,应东方甲乙之木,为肝炁相绝。人能通肝炁以开此天元窍,则可以上明天文之理。

贪者贪,狼者狼。

人生来此窍皆开,自后贪心一起,狼心一纵,便将此窍遮蔽。此窍最怕的是这般杂欲。

我若不贪不狼,贪自不贪,狼自不狼。

人若不贪不狼,谨守心和,则灵元自舒,贪狼在本命,亦不使我贪狼也。

宜用柔以克刚,故曰阳明贪狼。

欲去贪狼,柔以克刚,则阳明大现,便是原来阳明贪狼。总只此窍根子在贪狼,只分个好歹。开则便是北斗之贪狼,蔽则便是我之贪狼。

此窍属阳,

故为子,生人之本命者。子乃天一生水,水以生东方肝木,木炁旺,则能生此窍之阳火,使毫窍通灵,当用何功?默朝当用静坐北室,面向东方,以嘟嘟唏唧口诀功夫,运起肝炁,方得朝入心家。此窍才能电彻通体,合我本来神光,致阳脉大长。

可阳以炼阴,不可阴以搏阳。

但嘟嘟唏唧七七四十九遍。之先须在子元宫用一"唵"字,提起肝家母炁朝拜,方叫著阳以炼阴,非阴以搏阳,然后得本命第一星君,降驾于青衣青冠之中。

二曰巨门。

巨者大也,门者户也。

巨有长短,门有翕辟。

此二句正解"巨门"二字,正是形容此窍之象。

北斗第二,心窍次一。

此窍上应地元,即名地元窍。通此一窍者,能明地之精微。何以能通?此窍属脾家,中央戊己之数,人欲运此脾炁,只在中主摄灵。养得中宫精气足,自然葆得元神通,方使利走裔黄而通窍也。其用脾气,以通此心窍之功,只在秉乎正直,用"刚刚"二字之诀,七七四十九遍,先必用一"唵"字于脾家妻宫提起,才得水来济火,致丑土十数,合乎中央亥水六数,合乎祖气之一。

道心精察,人心自退。

本命特朝,然后道心精于察理,人心退而听命。

此窍属阴,耦数成文,故曰阴精巨门。

所以属阴者,以丑、亥居乎阴命;所以为耦者,以十六在乎双数。故曰"阴精巨门",降于黄衣黄冠之中。

北斗第三,真人禄存。

此位星君,明在命门。

三阳乾元,万物含生。

命门者,肾家之门也。有一点真火,故为三阳乾元。上应北方壬癸之炁,有黑炁存乎其中,万物皆藉此真一之水而滋润化生,人身之五官百骸,皆赖此元阳之炁而流通养脉,心肾相交,则灵通无二。其功在日月金轮处,用升降运用,不待言也。却在"挤挤"二字功夫,七七四十九遍,先必用一"唵"字,在本宫一寸三分灵明处运起,才使寅戌本命得水生木,木克土,土被木克而求火生。

心窍灵通,惩欲窒忿。

方得此窍灵通,而得明白元窍中精微,其实在欲当惩、忿当窒,方能行此功、运此炁。

自得真人禄存，司此丙丁炼魂。

而见是禄存真人于黑衣黑冠之中，禄存司此窍。丙丁炼魂者，必须"赤赤"两字真炁，配合"刚刚"二字口诀，方得北液上升，而使那黑衣黑冠到命门中盘旋不已。

北斗第四，文曲元冥，此窍难言，

亦为北方壬癸之候，有无许妙用，有无许功夫。

诚为元元太冥。

此窍乃坎精，乃胞元，不是坎精，何为玄元？不是胞元，何为太冥？

有感皆通，鬼神凝灵，不待握持，大化谓神。

此四句内，系透彻功夫运用，方得如此效验。何功夫也？其功在"休休意意"四字，一气运用出来，此窍才得使卯酉沐浴，生人本命。提此运用四十九遍，于任脉处提起"唵"字元神，上朝此窍，大通光明。然后实结娃娃之形，现于黑衣黑冠之中，凝成一团梵炁，便是月元象中，外明而内暗也，可以晓月殿嫦娥之形矣。

过此以往，丹元廉贞。

此位星君，大矣，至矣。在天为北斗之中，在窍为一心之灵。凡人皆得此窍不闭，只是难得真炁入窍，必须用"箴箴、森森、源源、晶晶、健健健健、光光光光"，此十六字口诀方得。

罡炁朝斗，万邪灰尘。

此窍不在别处，即在本心绛灵宫。

修仙者得此罡炁，而保体卫真，驱遣雷霆。凡夫心一正，罡炁来临，招使万神，位列五斗，窍居元灵。

故得此本宫真炁而修仙，可以呼遣风云雷雨。至若凡夫，有辰申本命，能运用上十①六字，加一"唵"字，四十九遍口诀，默朝此窍，便能使

———————

① 十，原作"下"，据上下文义及《辑要》本、抄本改。

南方丙丁之真炁降于我身，招元灵宫廉贞丹元星君，降驾于赤衣赤冠之中也。

贵乎廉洁，守其利贞。

但凡夫平生必须廉洁，凡事无不利贞。

一尘不染，鬼魔遁形。

一毫尘贼不染，又能行持此诀，自然鬼魔遁形。此窍总在"午烈"二字真妙用处。

六曰北极，武曲高真。

此星乃居心窍第六，应西方庚辛之炁，为元乙北元①之宫。上映肺②俞二穴，左为金吒，右为金钵，号曰"白虎二眼"，实映真铅虚盈，此窍亦斗中之难开者也。

经纬万端，纵横群星，居所不动，枢纽天心。

此四句不过形容此星为北辰之象，不过拟合此窍为一身之极耳。

斩妖灭爽，刚毅莫并。

此二句才有功夫在内，其功尽在"俺"。先从金生之子宫提起这口梵炁，方有"蹈蹈蹈蹈"四字从肺俞二穴、金家吒钵门户运来，降入此窍。则四大无不扩充，妖爽从何而来？此等功夫，非下刚毅狠手，难得开通。

故曰北斗第六，北极武曲纪星君。

"蹈蹈蹈蹈"，七七四十九遍，然后北斗第六，北极武曲纪星君，降于白衣白冠之中。一团吒然梵炁盘旋不已。凡己未生人，可不知此火生土、土生金之本命也哉？

六窍合符，怀抱乾坤。

乾乃我身之首，坤乃我身之足。上而泥丸，下而涌泉，只用此六窍，

---

① "元乙北元"，《辑要》本作"天乙北斗"，抄本作"天乙北元"。
② 肺，原作"脯"，据《辑要》本、抄本改。

默运乎“唵蹈蹈蹈蹈”的真诀，自然合符而怀抱矣。

七曰天关破军。

此星有内垣、外垣之分，有天罡、帝座之尊；此窍有优钵娑诃之妙，有北元北液之降。大矣，至矣，功亦难言矣。

窍开天关，奚有鬼门？主宰一立，大破三军。

此窍二句，正形容“天关”二字处。在斗为天关，在心为守窍，故如是言。此“主宰一立”二句，正是说此窍有功夫处。其功乃“纪纪纪纪”四字，先提“唵”字有声，后运“纪”字无音，七七四十九遍，方得西方庚辛之金气。午命主此要知金浮，肺家妙用方得乾元。“振振”两字，入此窍之门，何有一心之主宰不立、三军之万魔不破也哉？

鬼从此灭爽，妖从此亡魂。

正是“纪”字效验。有此肺家金炁，被午火克发，入于此窍，合并为一，始能制三百六十骨节之鬼爽，降一万二千大数之妖魂。此窍非天元、地元、日月以下诸元俱开，本宫怎得那白衣白冠，几种三百六十降入朱陵天宫之中？人能如此默朝，无不效验，无不通元，无不成真，大哉妙言！

七窍同度，万欲不侵。

有人能万欲抛开，不染一尘，精心默朝此七元，用七窍全功。先用肝导肾炁而上朝于心，接用肺传心液而下降于肾，中用戊己勾合，将吱、吠、哒、哩、唧、唵、嚤、唎、唧、咜、娑呵运动魁、魁、魑、魊、魌、魈、魒，罡炁来临，则七窍无不闪开，自与北斗七元同其天度也。此能保命延年，此能南宫炼度，人何不照吾诀而力行之？

至哉妙道，此理浑然无形，千古无人打破混沌。

此数语乃赞上斗诀妙处，又叹万世罕得此言，故天尊于此处说“妙道”二字，言此功夫亦可以为真妙之大道也已。

我今告汝谛听，

乃天尊复叮咛之意也。已下又将左辅右弼二星，以应肝肺二窍。

另有一段大功夫,开通此二窍门户。

左有天皇大帝,右有紫微大神,为辅为弼,羊陀二尊。

此总只一辅弼名号也。

人能见此,道炁合真,主世长年,胎结圣成。

人怎能得见此二星?人怎能得开此二窍?夫肝乃心之母也,母窍不开,怎使子窍能开?肺乃心之妻也,欲开夫窍,先开妻窍。此生克之理,一定不移。人如用"铃、铃、铃、铃、壮、壮、壮、壮、升、升、升、升",此十二字,在肝家盘旋四十九遍,则龙雷之火一发,而肝窍开,上而薰蒸子府,心窍同开。如能用"里、里、里、里、宁、宁、宁、宁、平里、平里、宁里、宁里"十六字,运用于肺家窍中,则金液降而肺窍开,下而流滴于心,则夫受而窍俱齐开。此以先当用"唵"字,从肝之母、肺之子宫中提起一口真炁,方得有如此妙处。此斗母大法语,乌可忽焉!

上有三台,映我一身,三宫合之,光照昆仑。

三台,即虚精六淳曲生也;虚精者,映我泥丸宫;六淳者,映我百合宫;曲生者,映我玉枕宫。此虽俱在我颠顶,此为昆仑光照,其实却自华盖上肺俞两穴而来。此两穴不开,三宫怎开?要他开,只一"唵"字长长提动起来。

圣即以此而圣,神即以此而神,小人反是,愚蠢不省。

此四句以上,有如此功夫效验。反覆这四等人指明,愚人省之。

大哉此理,包乎一心,心窍理明,斗注长生。

此四句总接上文,收于一心之内。天尊复加"大哉"二字赞美之。

授汝指点,流传警人。"

此二语,天尊又复叮咛于孚佑也。

臣孚佑方作礼欢欣,稽首而歌曰:

> 天清地宁,日照月临。
>
> 生人生物,万类咸亨。
>
> 上帝仁爱,元始弘恩。

大慈大悲，超度群生。

千古以后，此理阐明。

人能醒此，乃圣乃神。

天罡在手，北斗居心。

理以制欲，一以合精。

保我身体，锡我康宁。

纲常皆持，性命各正。

太和周身，与道长存。

　　尔时法筵会中，有一真人，名曰长春。越班而出，稽首作礼，而请曰："仰惟天尊圣慈，加悯苍生劫数。

　　此时光中，孚佑闻说经法之后，长春真人又出班请旨。说"劫数"二字者，有大小之劫数、有一日一时之劫数不同。下方发挥此二字。

　　或为水火漂焚而死，或为刀兵残戮而亡。凶灾流行，或疫疠瘟瘴；天灾默传，或饥馑虫荒，或水旱饿莩。天下众生，遭此大厄，值此磨难，固十恶不赦之罪，当发哀悯之心，

　　此俱是劫数中事，以此求天尊哀悯，说法济度也。

　　引诱开导，劝戒警觉，使改恶以从善，令忏罪而除殃。

　　此系长春求天尊说法，改过修善处。

　　更有众生，或为毒药所害，或为横恶所伤，或为虎狼噉食，或为郁闷忧亡，或为吊颈悬梁，或为枷锁械死。一切冤枉，孤魂游魄，酆都铁围，幽冥地狱，一切罪众，永难解脱，

　　此亦众生遭劫数中事，从生至死，求天尊说法超离诸苦。

　　当为超度。伏望天尊广开方便，大展弘恩。垂立教法，为近世众生救生济死；设值科律，为末劫群庶脱难超魂。"

　　此是长春求天尊说法超脱处。

　　天尊凝神遐想，定气啸朗，良久沉吟，辗转悲悯曰："汝今言念末劫众生，而请问于我，岂不善乎？

此天尊开口说法处。

近世众生，三涂五苦，九灾八难，皆是前生不舍业垢，今生受其罪障；今生不舍结习，来生受厥牵枉。

此天尊以"业垢结习"四字，说众生所以遭劫数处。

吾今啸命，汝当谛听，传布众生，改恶归仁。"长春真人于是再拜稽首，而请曰："先请除业之法，次请救业之策。"

此天尊叮咛长春听法，长春复请除业、救业之所以然处。

于是天尊复吐紫炁，重放祥光，口咏洞章，宣说宝法：

此正是天尊开口说法处，便有紫炁祥光从元始口中而来，可见这洞章宝法，不可不听。

言彼众生，日用常行，多背大道，业垢重生。

此言众生之所以正遭劫数处，以"大道"二字加上"多背"二字，可见下文之所以背大道而遭上许多劫数也。

妄言绮语，诽谤大乘。欺凌圣贤，毁渎佛神。辱骂父母，败伤天伦。舌毒兄弟，伤损至性。

此先从口业说起，可见口为遭灾惹罪之门。

扬人之恶，短人之善，多造口业罪过，有犯天庭。口乃祸福之门，言为休咎之程。生造口业，死则苦受舌刑。报应不爽，迟早分定。

此将口业说尽，复以报应昭彰。可见古圣先贤，三复白圭之诗，不可不留连致咏也。

若知口业除法，只在敬谨。心发乎言，言为心声，心敬口谨，言自合心。

此天尊以"敬谨"二字，为众生作除业第一法门。

或讲大道以尽五伦，或说仁义以劝化行，或注报应警醒愚昧，或立功过重戒贪嗔，或演说灵章恢宏大化，或诵持宝经体贴天心。勿出淫辞，勿启邪论，勿发妖言，勿传怪行。

此一段方指出口中脱劫离数之诀，以使人照此力行。"或"字俱活，"勿"字却死。

口出一切清音法语，人所乐闻，鬼神尊敬，上帝遥听，吉神敬重，凶恶逃奔，获保天年，与道长存。

此首一句归总，上讲大道等类，俱是人所乐闻之清音法语。"鬼神尊敬"云者，乃是口中有如此清音法语，便有如此效验。人当推开一层看，不可执著明有这些了。

夫此一身，关系匪轻。

是天尊将口业除法说毕，又从身之元来，说至遭劫难处。

父母凝质，天地赋形。

乃说身之生成处。

头似乾元，上住三清玉皇宫殿。泥丸昆仑，瑶台琼府，神室黺庭，俱在颠顶。下布三宫九府，脏腑群神。

乃形容头之一处为身之至大，与天同体。可见身业第一不可为也。

足履坤元，柔顺合溟，涌泉宝穴，上注天庭，尾闾关口，直入黄庭。

此以足为身之至极处，亦是形容之词。可见足与地同体，业之不可为也，如是夫。

节节有神，神神有名。

此虽接上文，从头至脚，皆有神有名，不可轻之。却又起下文耳、目等类，益见业之不可为也。

耳本天聪，聪无不闻，巽气风贯，两肾穴门。自人好情，多闻邪声，声以乱耳，败我聪灵。

此又分说身之节节神神处。配卦言之，即配道言之也。此耳为肾家之门户，坏在一个"情"字，故有乱泛出来。

目本致明，明无不视，慧眼天生，三魂永久，魄无丧倾，兑金克木，青龙绕睛，肝府元冥，黑白分明，上耀日月，下照太溟，中注丹田，童子推轮。自人多欲，损其本明，邪视淫色，坏我精神。

此又说目之所以然处，将神名与魂，日寓于目，夜含于肝，无不指出与人看。坏在一个"欲"字上,便有损坏出来。

鼻系乎肺,白虎大神,中藏呼吸,出牡入牝,天地正气,定息结凝,伏气服炁,兑入坎吞,精液周流,玉柱胎成。自人好恶,嗅香避腥,香以累鼻,腥以污金,散我妙香,丧我息音。

此又说鼻之所关系处,内寓呼吸大道,人当著眼。亦将神之名与所以去累去污,无不指出与人看。此坏在一"恶"字上,故有"散丧"二字出来。

口乃丹朱,吐秽除氛,齿神罗列,白玉森森,能刚能柔,驱邪含真,舌神活命,千口液津,华池涌濯,丹田水升。左有阳精穴,右有阴精门。源头正伦,乾液死门。灵台心苗,离火腾腾。朱雀赤光,南宫飞升。自人嗜味,业累口神,败我元阳,伤我命门,酸甜损脾,胃伤甘辛。

此又将口中招业处,一一指出。其神之名与所以招业者,无不指点出与人看。此之有败伤元阳命门者,皆人不知其味,且多去好世味也。此以上内有大道存焉,可见这些业,断不可为也矣。

五官排面,百体系身。

上一句以"五官"二字结足上文耳、目、口、鼻等,下一句以"身"字揭起下文身业一段。

内而周天之甲子,外而营卫之五行。

未说生何如有业与除业之法,先说身之内外有如此实处。

不灭不沦,可保长生;一伤一损,促寿倾命。

此又说学道修其身者,有长生之妙;嗜欲而不修其身者,有促倾之祸。先以此四句提明,下方畅言之。

人不爱身,贼毁彝伦,父母遗体,天地骸形。或凿于淫欲,或靳于酒色,或为靡丽所扰,或为富贵攻侵,或为贫贱饥饿,体肤骨筋,皆为业累。

此一段正说人之所以为业累其身者,皆不自爱之过也。

生则人面兽心,死落枯骨,化土一顷。

此种人既不自爱,可见有身之名,无身之实。自然无恻隐、是非、羞恶、辞让等心,非禽兽而何?到了一死,固然圣皆不免黄土一坯。此却枯得、化得更快。吾想天尊这样警觉,人还不惺,奈何?

若知身业消净,修善避恶,积德累行。

是天尊开除身业大法门,要得清净,只在"修、避、积、累"四字上看,又只在"善、恶、德、行"四字上斟酌。

如保赤子,似爱良金,不染淫秽,不粘色群,不蹈罗网,不落火坑,不立岩墙,不犯非刑,毫无身业,方是知命。

此数句正是人自爱处,先有善与德行三端为纲领,次以如保等类为条目。此方是知命之人,焉有业累于一身哉?

更为参道修身,炼魂捉魄,采阳化阴,先天炁足,后天补精。精以养炁,炁以生精,精气充足,自现元神。鬼妖丧胆,精怪亡魂,呼风吸雨掣电,驱使雷霆,证仙超道,保万炁长存。

乃是天尊进一层说法。能如此清净行持,在生自无业累,死后自是鬼仙。何也?炼魂则魂不散,捉魄则魄不走,采阳则阳炁上升,化阴则阴炁常降。此二句一路功夫,不外子午运用周天之甲子,总在卯酉沐浴营卫之五行。先天居乎命门,后天存乎黄庭。有能炼之采之者,自使元炁足于命门之中,元精补自黄庭之内。精一补,而先天之炁得其养;炁得养,而精更生其精。两者充足于一身,则水火常得既济于中宫,心肾常得交感于神室。日复一日,月复一月,绵绵不已,而一点元神自从充足之精炁中化现出来。元神得现,便是真人有像,一切鬼妖精怪见之,遁形亡迹,安能搬弄?元精、元炁、元神也,这种不是外来的,却是自身中九幽八地里藏伏的。人能于此常清常静,一声呼吸便成风雨,一点灵光便成神电,一阵罡炁便来雷霆,故大宋元城有炁化为长虹之说。总是养得足也。既能参道如此,修身如此,则一身之万炁,自长存于宇宙,不随影逐形。这般灵性炼就,是仙可证,道可超,而身虽死,精、炁、神则万古不死。人乎,人乎,其力行之乎!

至若众生,言必有行,行亦从身。

又是天尊降一等说法，为众生开一身中的内外之法门。

既有形象，难免死生。

言人一落后天气质，便有生死，但"自古人生谁无死，只要留得丹心照汗青"。

父母生我，行在家庭，顾复劬劳，罔极深恩，冬温夏清，晨昏定省。

此言为子者，当自思其身从何来？如此行孝，便无业累于家庭。

君王养我，行在朝庭，位列三台，身为大臣，靖共厥职，忠心主敬，鞠躬尽瘁，成仁杀身。

此言为臣者，当自致其身于彤殿。如此行在"忠"字上，自无业累于朝廷。此二者乃人生一身之大行也。勿论凡人，不可不尽心竭力在此。即修仙者，当要尽此二端，方得大行无亏。故俗言"那有不忠不孝的神仙"？

子死孝，臣死忠，史贯乾坤，名声万古，魂超帝廷，罡炁变像，红光炼形，神王大圣，皆是此人，驱魔降鬼，保护群真。

此又是天尊极言子臣之忠处，一片赤衷丹心，浩然之炁，充塞天地。有如此魁罡，自必为神为将。观十七史与诸神传，多有此类。

行仁行义，行礼行智，行道德，行性命，行经典，行飞升，行方便，行功行，广种福田，广结善缘，怜孤寡，恤贫贱，饥馑癃残，疾痛颠连，排难解纷，损事灭言。

上之死忠死孝，人所难为。天尊故又以此人所易行者，指出此皆人性分之所固有与职分之所当为者。

皆善行也，非恶行也。

乃总结之语，又点醒之词。

善行而不行，终不得善根；恶行而强行，终久落恶魄。

又是加一层点醒处。

不进天堂大路，走入地狱无门。恶鬼拏恶人，恶神审恶人，恶将杀恶人，恶魔磨恶人，恶地生恶人，恶家载恶人。

此又是天尊以强行恶行者抽出,狠狠提醒人处。

想来不可作恶人,还是为善人。

又虽是从恶转到善处,亦点醒之词。

不骄不谄,不杀不盗,不图财害命,不惹火焚身,不刁唆讼非,不暗箭伤人。

此又是天尊接著还是为善人,当于此推行处。

一心行正道,那怕恶鬼神。

又是天尊将善行与恶行总归在一心,更从一心指出为善人的好处。

阎王见我齐拱手,无常见我让道行,牛头马面远远遁形,童子夜叉个个逃奔。只见选仙桥上选亡魂,仙童仙女幢幡来迎无量佛、太乙救苦大天尊、阿弥佛、慈悲救难观世音。离地狱,上天堂,参三宝,谒玉皇,脱鬼趣,列仙行。岳府曹官俱是善人职,土地社令总是善人乡,仙卿真官皆是善人类,城隍部将总是善人郎。

此正是为善人的,有这般善报。千古以来,凡为鬼仙者,皆不外一"善"字。外又能炼魂捉魄等,做清净许多功夫,自加上一等,为地仙也。

尔等下方,善男善女,善有善报,缓待休忙。

此总是一个"善"字加在男女上。天尊怕他望求速报不至,有埋怨退悔处,故又以此提醒之。

虔诚拜金刚,志心礼虚皇,自无地狱,必得天堂。

此是为吃素诵经念佛者说法。

更有修真之子,怡神凝想,修持妙道,参透元纲。

此又转到正为地仙上,先有无许之善,更有勤修之功,能得清静妙道,精晓元家的大纲,此等人可谓修真之子。

静中养静,忘里寻忘,静无不静,忘无所忘,为无可为,自然而然,功成圆满,神化无方。

此正说修真者,修持参透之处。既已静矣,何为静中又去养静?既已忘矣,何为忘里又去寻忘? 此正是金丹下手两口诀。乾坤颠倒,地天交泰。如若不静,则颠之倒之,难入元关一窍;如若不于静中养静,怎能以汞知为接铅的景界? 如若不忘,虽铅来投汞,则鼎必有迸;如若不忘里寻忘,怎能铅汞际会,运入中宫? 此皆是无为而为,自然而然,才得静无不静,忘无所忘,出元入牝,到回风混合田地。百日功灵,三年有成,面壁圆满,阳神出现,变化无方。总皆从静中一"养"字、忘里一"寻"字上得来。此中有火候,有抽添,皆在中卷上细玩之。

仰朝玉帝,勅封元皇,登证仙果,永佐帝乡。

此乃得道之后,上而神为玉帝之良臣。

祖宗解脱,六亲拔出地网,子孙元嗣,继续仙榜。

此亦得道之后,下而神为三代之津梁。

天地同体①,太极包藏。

此见修真而得道者,有金丹为不坏法身,有阳神为先天真炁。故而千劫万劫、千会万会,能与真元一体也。

净此三业,总由一心。

此三业上边皆是人所自造之业。总来人心最坏,譬如先信大乘正教者,而后走入岔路,反生毁谤大乘正教,即此一端。可见日用寻常之间,一切五官百体言行等类,无往不是业山业海。所以天尊指人欲尽除其业者,俱关乎一心之内。噫,人当于清夜平旦时,向腔子里摩一摩,问我虚灵含愧否?

别业易除,心业更见难行。

乃足上语。

心有五使:一曰志、二曰意、三曰念、四曰魂、五曰魄。志为帅气使,意为人鬼使,念为在兹使,魂为阳神使,魄为阴神使。

此从心业中分出言之。

---

① 体,原作"休",据《辑要》本、抄本改。

志在心窍,气之帅,吾之使。志衰吾衰,志弱气弱,委颓不堪,纲常难持,大道难为。

此见志为心之第一使,必要先竖起,方好做事业。

譬之树木无根,花果从何而生、枝叶从何而扶?譬之三军无主,万将从何听令、百卒从何听使?军无主而自散,虽有大将之材,无主罔然;树无根而枯,虽有雨露之恩,无根罔然。

此系天尊加一譬语,欲众生醒悟处。

人无志而无根无主,虽有学道之心,欲前不前,欲后不后,半上半下,将信将疑,大道虽叫我而为,只恐能说,难以力行。

此正讲到"志"字不立弊病处,先从学道者不立志说起,可见此经重在学道处。

是故为乱臣,为贼子,为奸党,为恶人,皆是此志不立,因而此心败坏。志之所系于心,夫何大焉?

此一段又将坏人说他不立志处,方有此等坏心大恶大奸出来。

为圣贤,为神仙,为忠孝,为节烈,皆是此志坚立,确乎不拔。虽有鼎镬加身,刀斧劈头,此志不衰。心之所贵乎志,岂曰小哉?

此一段又将好人说他能立志处,方有此等真心大善念出来。天尊以此两段,好的也指人看,坏的也指人看,看人还是愿做那一种是?如一台戏,人当见岳武穆而生敬,见奸秦桧而生怒,方是一点本来真灵明处。

意之在心,机之微、动之萌,善恶此时而分,理欲此时而别,祸福自此而始,欺慊自此而辨。人所不知,我所独知。鬼神不能测其机,天地不能窥其微。

此一段又丢了志说到意上,称意有这般微处,可见这匹马儿,人当仔细拴着。

于此时而不察,能察而不守,随其意之所之;直任一己之情欲,不顾理道之安危;直图一心之快乐,不计所为之非理;直恋一日之遂愿,不虑后来之忧患。则我即非我,心即非心,禽兽奚择焉?

此一段先以"察守"二字,示人除心中意业之法,人当细玩。自不察而不守者,便有无许任意处,到了禽兽的田地,才知此人鬼关,第一要过得去。过得此关方是人,过不得此关便是鬼。所以《大学》于"诚意章",说到至精至微处。

是故过此是人,著此是鬼,一慎其独,自无厌然之丑。

此是圣贤大学问,天尊提出,重在一慎独处,下面方指出慎独当这般这般。

若尔众生,不欺暗室,不惧衾影,不行私事,不起机巧,吉神护持,恶神远避。

天尊先于众生当诚意除心业说来。以"不欺"四句,指意当如此诚,方得"吉神护持"。二句妙处,自"诚"字中致神,向真意里感通而出。

更有修真之子,一意不苟,意意不苟,心若太虚,意若明镜,

此五句有大讲究,乃金丹正下手处。合前"静中养静"二句摘来一齐看,方得精微处。何也?正在那空中色、色中空之际,必如对上帝,如吾父母敬,领元中妙趣。意一苟,心便不若太虚之空了,只当一个昏镜子,照见男女的形像。认不真,怎得这元中灵丹入我宝藏库里来?果能意意无半点苟且,此便是明镜高悬,照见太虚中无一毫氛尘,此何愁认不真?

坦然无碍,廓然大公。

又是上意言此心之意,能如皓月当空,自必坦然廓然,那有罣碍、那有私念?便如阿罗汉得了舍利子,定无半点著相处。

则心广体胖,有如芝兰之秀,冰玉之洁。玉液凝体,金液还丹,默朝上帝,五色紫氛,常覆顶焉。

此说的无苟且处景象,内著玉液凝体、金液还丹,人正当于此着眼。上帝紫氛,皆是自身中的,切不可看做另外的。

至于念头,最关于心。

天尊又将心中之念使,大大说来。总见学神仙者,不可不先有个念头。不惟此也,凡人在世,皆要有个好念头,才是个好正品人。

一念差,万念皆差;一念善,万念皆善。

天尊先要人从"善"字上起念头来,一著便罢了。譬如走路,三条路,略只一差,便要走了许多路。

念头即是金丹头,绵绵常存,乾乾不息,念兹在兹,允厥在兹,行居坐卧,不离这个,语默动静,常有一定,毛猿不狂,烈马不奔。

此是天尊著力在学神仙的人头上说法。金丹出来时,要他念头真,出来者才真;金丹归来时,要我念头正,归来者才正。这念头不是凡念头,正是生死的关头。学神仙者,只要传授真,念头真,纵是海底寻针我也去。才是绵绵乾乾,念兹允兹,一番苦念;才是行居坐卧,动静语默,一段诚念。那怕道不得成,那怕海底针摸不着。有这样十分念头,猴儿沿山走,走不出我这念头;马儿放蹄跑,跑不过我这念头。只人认不真,一时是这个念头,一时是那个念头,世上人还不将念头拏稳,等待死后转念说"这苦海无边,回头是岸",则迟矣。

三魂常守其舍,

此"魂"字虽从心使中说,却根念头一真来,才有"常守"二字。

昼不外驰,夜不外游,日寓于目,夜含①于肝。

此正是魂之常守其舍也。但此三魂者,一曰天魂、二曰地魂、三曰人魂。天魂属阳主乎昼,地魂属阴主乎夜,人魂主乎阴阳二气。阳则日寓于目,司五脏之精华,瞳仁儿即魂也;阴则夜含于肝,为心肾之子,母梦神儿即魂也。修真之子,能把念头拏在三才上,三魂自无驰游,定然常守虚灵中。那有搬弄者,能敌这一把降魔剑。

提元阳,伏真炁,存真神,炼真精。

---

① 含,原作"舍",据《辑要》本、抄本改,后同。

　　此是常守三魂的正功夫，全在一"真"字上。首一句乃下三句之纲。精、炁、神俱从"元阳"发来，伏、存、炼俱从"提"字中捉来。将他命门中一点元阳，提在我命门中，会合我之元阳，则我之后天精、炁、神皆变为先天之真精、炁、神。才可以伏得住、存得著、炼得到。这搬提法，不是醍醐灌顶之提法，却是如傀儡儿，我要提著一根真消息，方得唱旦便是旦、妆生就是生。伏不是伏藏之伏，却是内呼吸盘旋于三田之伏。只看夏天三伏，何曾藏著真炁不生不长？虽曰伏天炎酷，却真炁在天地中盘旋，做一团子不散。"存"字是存养之存，推得动的，不是死死在著那一块，无所转移。如是这般，何以叫做"大而化之之谓圣、圣而不测之谓神"也？"炼"字有沐浴、有抽添，不是死死只在我身中一块出精处去炼，却在造化炉中常常炼，方得偃月里一点真精，炼来成就我的一日轮中真精。如此念头只在命上著脚，那有三魂之不常守其舍乎？

　　魂不归阴，常朝命门，

　　此是言上有这真功夫，魂自有这真归阳处。天尊提出"命门"二字，这命门不是脐下三步的命门，却是我生我死的真命门。魂之所以常朝者，岂魂去朝生我之门、死我户乎？乃是我擎稳念头，在生我之门、死我户上，则一点真魂，自不离脐下一寸三分之命门中也。人当活看为妙。

　　时会黄庭。

　　这才是我身中得他真魂处，来会我真魄地。我之魄原不真，一得真魂魄亦真。他往那里走，这黄庭真处在何地？黄庭也，有比为中宫者也，有比为神室者。其名多端，何名是真？此正藏药处、结胎处。人将一"黄"字认为中央之色，便比做脾胃。殊不知脾虽土母，凡胎元固从脾家元炁，提住一经络而另有一地。此地即在脾胃夹中处，离外肉皮有三寸三分，单分一经络，结为妇人之子宫。男子①欲怀胎，将何处是子

---

　　① 男子，原作"女子"，据义及《辑要》本、抄本改。

宫？却此地一经络，实通住男子之阳龙。故常人泄精时，心必一痒，非心痒，乃此一点真炁走泄，带牵母之心酸。此理渊微，道书不传其真，恐泄天机。吾今既尽大愿，只得一一指出真理。庭以"黄"名者，不过因脾家取号黄；而有"庭"者，却实是夹居脾胃，上通心液，下通肾水，左通肝汁，右通肺液。人能修持神仙者，自于清夜中回想夫妇交媾时，那一点精从何来、从何去？便知这黄庭真口诀也。妙哉，天尊洪慈普度；妄①哉，孚佑婆心济人。人当体贴，神仙何难？

纵有七魄，搬弄其人，为好为歹，魄是祸根，名为尸神，姓则三彭，随地作弄，便是死门。

此又因魂说到魄上，亦心业之一使也。夫魂属阳，而魄为阴，魂最怕人死，魄最乐人死。魂怕脱生，入于妇人血海苦地狱中，故怕人死。魄怕人之所以常在者，人一死则魂散，而独有魄守其尸，只徒享祭祀，故乐人死也。能用提伏存炼之功者，使魂修为至真妙道，纵有心之赤魄，肝之青魄，脾之黄魄，肺之白魄，肾之黑魄，头之上关魄，足之下关魄，安能以好歹搬弄我之一身内外？此一种尸神，常为我之三昧火、七曲水烹炼做一团，随魂听用。故老子云："三魂永久之后，七魄自然丧倾。"以此死门变为生门，则三彭必变为老彭。这其中都要一番降龙伏虎的手段，方得真魂归于结成之婴儿内，七魄亦随附于阳神之外，听我调动，他那能随地作弄为祸根也？凡修道者，先于此魂魄上下狠狠功夫，仗真真降魔剑，方可斩尽六贼，安魂而定魄矣。

每日子时，奏我善恶之情；庚申甲子，启我祸福缘因。一朝告准，他去脱身，我则亡魂。

子时者，阴极阳生之时也。心肾正交，人在贪眠之际，忽有一醒，便有无许欲念。此时阳一旺，这个东西他便来搬你，做一段好快活事情。你去做，他却去说，便将精也损，神也伤，炁也耗。更于庚申甲子，此二

日子时，正上帝提阴曹内一些阴魄阳魂，发在五殿点卯过数。人于此日此时，最难躲脱此一卯也。如修持，有三魂永久、七魄丧倾之妙者，到了手便无此等。若未到手，而欲躲此卯者，或静坐挐住念头，或诵经典灵文，或拜本命星君，或行金玉还丹，则尸神远远谨守，他岂敢弄我而去，自说其善恶，自说其祸福？纵有大意之时，他或去告奏，阴曹察对亦不准也，他那得脱身、我那得亡魂？故诸子丹书有云："命之寿殀，俱在我自为之。"又吾师云："我命由我不由天。"总是从金丹中真真下手，降住七魄，我命自在我也。堪笑世之愚人云："阎王注定三更死，定不留人到五更。"此言可对愚昧，坏了五脏六腑者说。若是修道者，能使元阳中精、炁、神妙运于脏腑之内，则可道炁常存，焉有此哉！

若尔众生，当力为善，切莫起恶心，急早回头，还有后程，若是终久为恶，永坐地狱之门，不得超升。

此系一总束语，仍转到当为善莫为恶上。以一"善"字，为修道之始，进德之基。以"急早回头，还有后程"八字，为平素不知修省者，开一法门。人当斟酌此八个字，想超升不想坐地狱，便向回头是岸上走一走。不想回头，只想为恶，地狱也要人坐。堪笑俗人云："只见活人受罪，那曾见死鬼带枷。"此二句，真可为地狱中无间的种子。

若要超升，当诵此经。

此则正转，乃天尊无奈人何，说此妙经，为救生济死的一杯甘露水。

长春真人闻此妙义，不觉欢然稽首，作礼再拜，而请曰："天尊真大慈心，真大悲心，惟愿众生，人人向善，个个成真。敢启天尊重展洪恩，再呈秘法，普救众生。使末劫众生，生当何以消灾？死当何以解脱？"

此又是长春子闻天尊说到无许造业除业处，更进一步求天尊使众生消灾解脱，只重在"人人向善，个个成真"。一"愿"字此八个字上，人当看到此处，著力体贴神仙们度人的心肠。

天尊于是重宣宝经："吾今告汝，汝当谛听，非人勿传，切勿轻亵，敬之慎之，宝之重之。此乃妙法语，实是秘密言。以此超生、消灾、解厄，永除冤愆，大劫大难，皆得脱离。以此济死，酆都铁围，长夜九幽，孤魂野鬼，六亲宗祖，一切罪众，皆得解脱，超证仙境。"

此一段乃天尊闻"惟愿众生，人人向善，个个成真"等语，不觉又大发慈悲，以消灾解脱之法，实实说于后。先以郑重其词，使万世欲上超宗祖，下拔幽魂，中成已道者，好去向后妙语秘言上行持也。

长春真人欢喜踊跃，稽首顿首，静默而听。一切法筵清众，皆诚敬拱闻。

此长春子闻天尊如此慈悲语，便遂意而不觉欢喜踊跃。长春子尚且静默而听，诚敬拱闻，后世看此注者，到天尊救生济死处，亦当静默参悟，诚敬行持可也。

天尊曰："人人皆可作仙，人人皆可长生。不知本命，自丧天年。

此以"人人皆可"十二字提出，人当梦中一惊，呵，我的本命原长生可作仙，何自向苦海中去，把天年丧也？天尊于此开口时，便说"本命"二字，可见人当向本命中寻北斗七元，要一个真把柄。

各有本命，掌于七元；各认本命，各守一元。斋戒礼诵，虔诚志心。每逢三七庚申甲子，每逢朔望三元五腊，面朝北方，心注斗口，酌水献花，焚香然灯，随力建功，尽心恳愿，始终如一，历久不变，惟竞惟业，不怠不惰。每逢子时沐浴凡体，洗濯凡心，广呈凡仪，特尽凡礼。

此天尊将本命的源头，并朝本命的星君与日子时候，一切行仪，尽和盘托出。人只照此行之可也。但其中妙用机关，只在一个"每逢子时"上。这子时，真真正是我本命星君，当要认得实在。

子生人，口诵，志心朝礼，北斗一宫阳明贪狼太星君；

"子生人"一段，先将"口诵、志心、朝礼"六字讲明，以后便不复说。有"志心"二字，便不徒口口唱诵；有"朝礼"二字，便不徒心心谨志。此乃默朝运用之功也。口乃内气出入之门户，口开神炁散。欲要口中真诵字，必须四门紧闭，将一团真炁养定于我本命宫中，然后才好用志心朝礼之功。"心"字加一"志"字者，神寓于心，志乃心之所之之谓也。

心神欲往本命宫去,必随心之所之之志而去。人能将呼吸欲出不出、欲入不入,舌抵上腭,心注斗口,以自来津液,一口一口送下本命宫去,便是朝礼也。此一个"志心"内,有七十二个"唵"字,默运肾炁而起,必须有一点心痒处,才是此本命星君。所管一个窍开,活活现出一个北斗来。此六字如此行持,先生后熟,有无穷的妙处。子生人必朝北斗第一者,何也?别生庚不在此第一分中,而必以阳明贪狼属之。岂别生庚不能朝,或此第一星君不能管乎?非也。其中有奥理存焉。夫心之为窍,左三右四,左三窍经络各有所管,右四窍经络各有所系,其精、其炁、其神各有专注处。且天下子生人亦多矣,岂尽为此一位星君斡旋造化乎?但此子庚乃十二地支第一,本天一地六,合为七数,乃真天一之水,正在坎宫,一点真阳,正属命门一点真精处,所谓"两肾中间一点明"是也。如人驳云:"命门中乃一点真火,子属水,何以为命门中之真精也?"殊不知,相火虽在命门,乃后天之火。真精之在命门,乃先天之水。人能知火里寻水,水里寻金,便得坎卦中间一阳真机,便是大罗天仙也。阳明贪狼,此第一星君,即在我心左第一个窍中。这窍一根系通乎肝之血海。一窍肝之血海,一窍却与命门正相通连。子生人,欲见此位星君,降我本命,须静养心神,静伏肾炁,静存真精,则"志心朝礼"四字都向我,一个个"唵"字,在舌抵的舌根下,不觉一阵阵的,正朝于此一窍中去了。七日来复后,忽然青衣青冠,现光于我本命斗牛宫中也。

丑亥生人,口诵,志心朝礼,北斗二宫阴精巨门元星君;

"丑亥生人"一段,运朝口诀前已注明。但此第二星君,居心左第二窍中,必丑亥生人属之。以亥乃肾宫正位,丑乃脾土寄旺,经络俱通此窍。能照前诀运朝者,亦得如前见光。

寅戌生人,口诵,志心朝礼,北斗三宫真人禄存真星君;

此位星君,属心左第三窍。以寅戌生人,默朝感格更快者,以寅乃肝家正位,戌乃脾土正旺,经络互通此第三窍。能照前诀讲究行持,亦得如前见光。

卯酉生人，口诵，志心朝礼，北斗四宫文曲元冥纽星君；

此位星君，又在心窍右第一宫。有能感格者，卯乃肝家辅位，酉乃肺家弼位，经络各有相通。只照前诀运用，便见光照形现。

辰申生人，口诵，志心朝礼，北斗五宫丹元廉贞罡星君；

此位星君，正在心窍右第二，其实却居心窍略中，则六窍略略团住他。凡人虽别窍或间有未开者，此窍定然不闭。凡人一派应事应物，皆是此心窍为之主宰。但此窍虽常开，此窍中一种真罡炁，除非是真真忠孝节义决烈汉，方得一时流露，即我之先天一点真性是也。必辰申生人感格者，以辰乃天罡正位，属脾土中宫；申乃白元正座，属肺家天蓬。经络无不联贯。此窍一得前诀，将一种真罡炁即时现象于红光之中。

己未生人，口诵，志心朝礼，北斗六宫北极武曲纪星君；

此位星君，属心窍右第三，下正映六腑，上正总五脏。此窍轻易难开，必己未生人乃本命者，以己为地二之火，未为地十之土，经络度数，各各相通，依前诀亦得前验。

午生人，口诵，志心朝礼，北斗七宫天关破军关星君。

此位星君，总握金①星，上督雷门。此窍一开，成道不难，便有南宫护卫。必午生人属之者，以午为在天之真火，在人之三昧，在罡为正步，得七阳真数，至刚莫敌。依前诀行之，不独此一位星君降驾，连七窍无不开矣。

此乃斗宫妙法语，元始密紧言。

斗宫虽曰在天，实属吾心七窍；元始虽曰在天，实属吾身祖炁。此以上七星默朝，总要七窍中一点真灵炁收摄，祖炁中一点真灵元提起，方得各人本命，生庚做各人。如前所说功夫，才是妙法紧言。

题于白玉龟台之上，录之中天梵炁之中。

白玉龟台，即我之肾家也。一个灵龟，有七座宝台，都是白玉森森

---

① 金，原作"全"，据《辑要》本、抄本改。

装成。中天梵炁，即我之心家也。一个中天，有生生梵炁，都是赤赤结成为像。题即题于此，录即录于此。

人间稀有，古今未闻。

此种真台真炁，本是稀有未闻之事。

吾今授汝，汝当谛听。

乃叮咛之词。

设法演义，教导群生。

乃申命之词。

昔者斗姥元君在西竺弥罗之国，圆明清净之天，修持元灵妙道，勤奉三宝天尊。

此处说出斗姥元君虽是七星之母，实是七窍之主。西竺弥罗，乃是肺罩心之上，中间一点梵炁盘旋之处。真真的圆圆明明，到极清净地的一国中天，才叫做斗姥所居之处。世人乌知，方有"元灵"二字出来，方得三宝天尊归上，故下云"修持元灵妙道"二句，人当体贴此"修持、勤奉"四字为妙。

怡神养颐，凝精结炁，

怡神即志心朝礼之功也，养颐即口诵之功也，凝精结炁即口诵志心朝礼之总功也。

充满旋绕，结一宝台，金光燎亮辉煌，覆一华盖。

即口诵志心朝礼内功夫纯熟，做到无为田地得手处，不独斗姥有宝台华盖，即我之真精炁充于身、满于体、旋绕于脏腑，金光出现，则一团真灵结覆，自然下有宝台座我，上有华盖遮我真神也。

身坐七曲华池之中，光吐混元紫府之上。

此身乃真元阳得来炼就之身，毫无前面一点业障。当日斗姥虽曰有七曲华池，而人之身孰无此也？我能捉定真魂，如如不动，即时在七曲华池之中，则如来自在其身坐之，焉有不如斗姥之莲花宝座也哉？特人认错此华池耳。混元紫府，即先天一炁之府也。得却七曲华池而身坐之,其自然光明透于混元紫府之上。可见元君之身,非凡身也,光为神光也。

现七真彩炁,自然成文,结为七元真君。

此总是真身、真光所现、所结也。

前有天罡,名曰魓魓。

此天罡乃在雷城十二门之前,观《雷经》自知其妙,在人为十二经络之总。凡志心朝礼者,如不先运起天罡之炁,纵有前功妙诀,七窍却难一开。此诀即前七十二个"唵"字,一口气到底也,故名曰魓魓。夫魓魓者,一炁至之云尔。此可为之一①解,使智愚皆明。若论其实精微,则此二字在祖炁中藏,又于十二时辰寓于脏腑,各有所运所主,方是此魓魓真名号也。

正气充塞天地,左辅右弼,光如车轮,精彩真贯斗口。

"正炁充塞"一句,乃足天罡语,见此罡为七元护卫,作七窍关头,其炁甚大,不可藐视。左右辅弼,此说到擎羊陀螺,为七元内外之隐光,洞明此二星,把持婆罗,帝座上座二宫,其光甚大,无不贯彻,雷城皆为洞洞灼灼,能见之者便可长生。此精彩之光,如何得见?内在肝肺真窍通七窍处见,外在我两目车轮连真元处见。若得此见一见,必须先要炼一炼。

凡彼下方天子侯王、学士大夫,皆是七元主持,神化溥博,德润苍生,道高千古,恩施万物。可以超难超之众生,可以拔难拔之穷魂,可以修自己之妙道,可以证最上之仙品,功德无量,不可思议。可以使天下太平,王道兴隆,致国家享万年有道之福,使家庭和顺,人物康宁,获②百世庆衍之祥。

此乃天尊极赞七元主持人身处,先自天子,以至于庶人,壹是皆以

---

① 一,原作"亦",据《辑要》本、抄本改。
② 获,原作"护",据《辑要》本、抄本改。

七元为本。

或遭水旱虫蝗，持念七元宝号，水旱即平，虫蝗即灭；或遭兵戈盗贼，持念是七元宝号，兵戈即退，盗贼自安；或遇疫疠瘟瘟，持念是七元宝号，疫疠鬼散，瘟瘟神灭；或为疾病生产，持念是七元宝号，而疾病皆痊，生产无恙。或为星辰迟留运限凶恶，或为妖怪鬼魅所侵，或为吐血蛊毒疮疥痈疽所害，持念是七元宝号，皆得解厄除殃，消灾散毒；或为牢狱枷锁冤枉难伸，或为邪师败圣搬弄作殃，持念是七元宝号，皆得永清大定。一切口业、身业、行业、心业，持念是七元宝号，皆得永无罪业。

此乃天尊极赞持念七元效验处，重在"持念"二字上。此持念非行持之持，非口念之念，即前志心朝礼之大持念也。天尊于此处，将前所说一切业障，俱在持念七元宝号中，一并消除，真救业之大法也。

一善解百恶，一念消百过。

天尊又将前所说无许处尽归到一个"善"字，一个念头上来。故于此叮咛不已，总欲世人先拿稳念头行善，方好做多少工夫。

此经至大，此经至妙，吾今所说，即是《太清紫微中天北斗九皇七元救生济死妙经》。

此天尊说毕，又以此经指明即是所说之本经也。玩味一"大"字，两"妙"字，此第一卷尊经，果大也，果妙之又妙也。人当时时念念，方得妙经之妙处。

授与下世，教化众生，非道根深重，夙有善缘，不能得睹是经。汝当遵之，切勿泄漏于匪人。"

此天尊叮咛请说经人处，重在"道根、善缘"四大字上，又重"切勿泄漏"四字上，人当于此著眼。

天尊于是重宣妙经，而说偈曰：

大道在一心，泰然座天君。

包涵诸天象，浑然化无形。

我今说妙法，尽在此一经。

消灾并度厄，济死又救生。

亡魂得超度，万民皆遐龄。

灭去万种众，锡我吉祥临。

求子可得子，保命即长命。

生产无灾难，冤枉可自伸。

富贵皆如愿，证仙得归正。

虔敬拜七元，必不负诚心。

此经故难遇，永载此乾坤。

北斗咒曰：

北斗七元，本命星君。

紫微天皇，辅弼二星。

中天大圣，号曰七真。

贪狼巨门，禄存元冥。

丹元廉贞，武曲破军。

上有三台，天罡听令。

魖魖魖魖，魖魖大神。

魖魖七将，请降来临。

金光覆护，保卫身形。

三十六节，节节生荣。

百千万孔，孔孔氤氲。

惟我七窍，窍窍通灵。

七元合一，道炁长存。

魁魖魖魖魖魖魖，急急如律令。

此一偈词，一咒语，俱各有所重处。偈重在"大道在一心"上，咒重在"急急如律令"上。一起首，一煞尾，皆有极妙奥至理存焉。人只将此偈起句，此咒煞句，仔细玩味，便晓得首尾应合，与此一卷尊经所说地也。

长春真人与诸天神王、飞天大圣、日月星宿、官将雷神、一切会众，闻说宝经，皆大欢喜，舞蹈瑶阶，稽首紫庭，齐声遥唱，而作颂曰：

> 大哉此经，万世沾恩。
>
> 天地同休①，日月合明。
>
> 拔救众生，超度鬼魂。
>
> 元座说法，元始天尊。
>
> 宝光百道，透出天门。
>
> 消愆赐福，大显威灵。
>
> 孚佑演义，慈悲仁心。
>
> 拯提趣类，拔济漂沉。
>
> 监持邓辛，上将雷神。
>
> 监察无私，责罚不诚。
>
> 主坛将军，木兰之神。
>
> 都督号令，谁敢不从。
>
> 代天宣化，普救众生。
>
> 大哉此经，大哉此经。

《太清紫微中天北斗九皇七元救生济死至真妙道尊经》上卷终

此乃长春子闻说而喜，以一颂词作一卷大总结。重在三个"大哉此经"上。首一个"大哉此经"，先天之大哉此经也；后二个"大哉此经"，乃后天之大哉此经也。人当著眼。提出邓、辛二君来监持，可见大道中少不得这二脏真炁，真经中少不得这二将监察。吾注至此而毕，不觉欢然而说歌也②：

> 大哉此经，先天无形。
>
> 大哉此经，后天有名。

人欲修持，先培善行。

除业消罪，拜斗通心。

默运真炁，唵提罡临。

念头拿稳，保固本命。

依诀朝礼，子时志心。

虽曰斗法，能延长生。

中有大道，即是仙京。

首卷如此，中卷可并。

合而参之，五仙自分。

天尊慈悲，人当猛省。

万世之下，恩顶此经。

若要识得，寿阳玄根。

首善立念，永远刊行。

天地同体，日月长明。

张大真人偈曰：

法中有施，施中有法。

大道起手，先从心家。

借斗默运，祖炁生发。

一为锁猿，二为拴马。

三为内观，四为采霞。

五为坐照，六为提撒。

七为升降，八为抓挐。

九为运用，十为搬踏。

从此起手，炼就丹砂。

红光耀体，真人护咱。

故有孚佑，于此实发。

人能体贴，立证仙家。

道陵垂偈，留万世下。

欲求真一，翘首天涯。

葛大真人赞曰：

大罗大罗，谓之大药。

培德在善，行善要乐。

植本以心，养心在确。

心中有斗，起手一著。

运用习熟，好采大药。

如不默朝，节节不过。

如能志心，节节得药。

孚佑演注，全重此处。

明明透彻，字字当咀。

其味无穷，指人如如。

照此行之，金丹自许。

万世之下，当思葛语。

许大真人赞曰：

道无烦言，只一先天。

首在默运，北斗七元。

次在炼剑，慧剑斩缘。

三在补筑，借用后天。

四在还元，子午抽添。

末后一著，默契先天。

即是斗诀，真火绵绵。

熟之又熟，终始同炼。

孚佑大慈，人当著眼。

萨大真人颂曰：

此经名为尊经，却自元始口生。

此注名为仙注，实赖孚佑洪仁。

一字皆为金玉，一句当作大乘。

上卷起首之卷，先斩六欲七情。

次立善念一端，专行默朝用运。

梵炁祖炁元炁，纯熟节节生荣。

先从此地起手，后好行持吞金。

万世有缘之子，一得真一法门。

力而为之不怠，顷刻可见三清。

己未大种此德，名扬寿阳元根。

九皇新经注解卷中

孚佑大帝纯阳吕祖注

大道无形，元理幽深，一粒金丹得飞升，补还成至真。道德真经，降生大天尊、

宝卷开，金丹层层透出来。阐口诀，洗仙怀。丹经子书皆皮毛，惟此妙注多自在。万世下，看悟者各自安排。一得天机，请上琼真台。

顶批：道祖阐出金丹妙理，我祖师及诸真复注出金丹妙用，天机口诀，发泄无遗。现在世及未来世，积德累功之贤，得见此书，庆幸何极？虽然玉蟾祖万里求师，岂其智不若哉？纸上系言，终必圣师一诀。知之彻，乃能行之至也。

玉皇赦罪大天尊、元穹高上帝，

凡修天仙者，能时时持念此宝号，神丹必成；凡修神仙者，时时持念此宝号，金丹必成。人、地、鬼仙亦然。故此卷首放此宝号，非徒然也。乃欲修此五仙者，或临炉火，或运鼎器，或采先天一炁，或取后天至宝，或行清静水火，或修善德因缘，皆当时时如对上帝矣。

顶批：开首便说炉火，次乃说运鼎器采炁取宝。鼎器者，阴阳也。古经云："金可作，世可度。"然则不能点金，则世不可得而度矣。炉火所以助行阴阳之工，终之为拔宅之大用。奸人假为骗局，不知为真实不欺之事。《参同契》曰："炉火之事，真有所据。"阴长生云："黄白已成，贵财千亿。"邱祖点金助国，事载《元史》。铨著《修道备览》，已将上古及今诸真炉火丹经篇目备载，以备有志者搜求，共八十一部。〇后天宝，先天炁，都在运鼎器之中。当知鼎是鼎，器是器。鼎是妙，器是窍，所以谓"知妙更要知窍"。《道德经》开首即说"观妙、观窍"，此非遇真师，虽智过颜闵，徒劳猜想。

臣今稽首，统领坛下弟子，百拜丹墀，宣说《心印妙经》之精蕴。恐泄天机，请祈恕赦。臣无非为世众生多迷大道，多入邪径，以讹传讹，不得其真。

此乃请演之序，只重在"《心印妙经》"四字上。

今演奥《十品妙经》，救生济死，超升众生上天庭。臣孚佑再拜稽首，敬说《太清紫微中天北斗九皇七元救生济死至真妙道尊经》。

卷中提出十品，便为此卷一大纲也。

尔时，法筵济众，一切在会尊仙尊神，朝过元始，闻过妙经，复谒玉清圣境太上道君。是时，道君坐琼台，登紫府，放混元百千亿万变化之祥光，凝结混元百千亿万层次之宝盖。玉女奇特，金童庄严，彩衣翩翩，妙香勃勃。奏钧天妙乐，歌八景洞章。文仙班列端拱执圭，而凛天颜于咫尺；武神飞扬舞蹈瑶阶，拜丹墀以谒圣。

乃序此己酉元旦，一阳初动。朝会元始之后，又朝道君，复请演《至真妙道尊经》，以度修玄之众生也。

顶批：此经至尊，此道至妙，非妙不成道。一阳初动是即元始茫无朕兆之前，谓之先天无极。露出端倪，便是后天太极。〇此云"一阳初动"，当知未动是无极。〇将动未动是太极。〇一动之后分阴分阳。〇便是两仪非太极矣。此图人知为周濂溪太极，不知为陈希夷所授也。

然则希夷何不画太极而画此两仪？曰："前此皆在罔象中，不可画，只得从兆形处画。此阳中含阴、阴中含阳交互之象，由于河图，阳一、三、五、七、九左旋，阴二、四、六、八、十右转。○儒以人道设教，首重伦常，仙实基之。欲学神仙，先为君子，人道不修，仙道远矣。然则出世之学，基于入世之根。○虚无，性也；氤氲，命也。一心清静，一身火热而采药，继以命宝圆成而得丹，终以太虚合体而成道。始以性而修命，继以命而全性。万卷丹经，不言孤修静坐，而有时略言清静者，用无为之心，行有为之事也。

但见班中有一上帝，名曰昊天；有一真人，名曰萨公。俱鞠躬而出，稽首作礼，向道君前而言曰："今日朝元之期，有元始天尊在清微天宫放百宝祥光，开南天之门，照见众生，近世末劫，难以解脱，而说救生济死之妙经。

此处提出一昊天上帝，见大道本之昊天。凡修炼到得手时，丹必归于昊天宫方成，故此宫里有个上帝主宰。提出萨公真人，见得大道本证真人。凡修炼自起手时，必须罡炁护法，此萨公得天罡大法之正传，故此真人必学萨公。有此二位，请演至真妙道之经，道君方大阐玄蕴，为众生证果法门。

顶批：罡炁护法，馘妖之剑也。妖由人兴，果是决烈丈夫，妖反为福而不为祸。保你不死，扶你上天。

仰惟道君阐玄扬教，复说《至真妙道尊经》，使近世末劫之众生，皆入玄门，俱守道法，不至为恶失善，永遭劫难，永堕地狱。伏祈宣说，使修真之子，得炼金丹，得证仙果，岂不善哉？"

此只重"得炼金丹"四字，启道君传诀之旨。

顶批：真诀得传，是生生世世难逢难遇之事。

道君曰："尔等臣工，在清净之天，处琼瑶之府，寂淡逍遥，快乐自在，度尽凡夫，固尔大愿，凡夫难度，无如之何？"

此序道君开口说法，却重在"清净、琼瑶，寂淡逍遥，快乐自在处"，何也？必是一身清净之子，有琼瑶之富，能自寂淡逍遥，快乐自在，方可修金丹之大法也。

顶批：纵然得诀，无此琼瑶之富，也是枉然。○"得诀无财事不全，法财两足便成仙。丹阳祖是东州富，去了家财万万千。"上阳子曰："求财求侣炼金丹，财不难兮侣却难。得侣得财多外护，做仙何必到深山。"《黄鹤赋》曰："方其性命以双修，须仗法财而两用。先结同心为辅佐，次觅巨室以良图。"又曰："必依富势一家，以为内助外护。"阴长生真君曰："若无资财不能成道。"《归金策》曰："我欲复归于朴，力微事大难谋。"葛玄仙翁曰："昔吾得此诀三十余年，叹无法财了兹妙道。"抱朴子自谓得诀三十年，无以为之，但有长叹耳。《流珠歌》云："三十年内，日月长吁。吾今六十，忧赴三途。"又曰："世有积金盈柜，聚钱如山者，乃不知有此不死之法。就令闻之，万无一信。"《无根树》曰："好结良朋备法财。"张三丰《未遇外护词》云："金花朵朵鲜，无钱难修炼。不敢对人言，各自胡盘算。访外护未遇高贤，把天机怀抱数十年。昼夜告苍天，可怜助俺。"《一枝花》曰："也是我出世因缘，幸遇着仗义疏财沈万山。又奈他力薄难全我，只得把炉火烹煎。九转成，向丽春院采药行符经五载。入武当山，出神面壁又九年。"张紫阳得马都运而后事就。昔石仙翁授薛紫贤云："可往通都大邑，依有力者为之。"其后紫贤得张环卫而丹成。皆有作有为之事，枯坐愚夫，欲何为者？

其班中长春真人，闻说及此，亦越班作礼而进曰："承道君慈悲，仰玉帝法旨，赐天仙状元之府，演龙门玄静之教。下方众生，凡在道者，孰非吾徒？出吾正派，皆是支派。天下寺观楼阁之中，诸山岩空洞之内，道貌道体，道形道像，俨然以道自居，究竟不得真道。

此又提出长春真人者，以长春为七真之首、天仙之元。凡修道得道者，无论寺观楼阁、山岩空洞，皆为长春收摄，故此云云。言"道貌、道体"等说者，乃是言一派假修道之人，未得金丹正传，徒向丹经上捉摸，自矜自张，终归于死，空当修道、讲道之名者说法。

今既承恩光,悬想宣扬。"

正长春继昊天、萨公请演之秘意也。

道君曰:"修炼宝法金丹大道,

道君开口,便说"修炼金丹"四字,乃一卷纲领,为万世之注脚,作五仙之慈航,立死生之关头,故开口下此二句。

亘古亘今,自混元之始,以至十二万年甲子之末,孰能过乎《玉皇心印妙经》?药品全备,奥旨无穷,持法栋梁,修炼秘旨,莫过乎此。

此将《心印经》提出,作金丹一证。将混元与十二万甲子,提出作修炼者一柱。

顶批:玉皇上帝《心印妙经》为道之祖,自上古心心相印,口口相传,直至今日,还是此印,印印相符,今不异古。若无此印,便无把柄、无门户可入,无功夫可做。

心体力行,

此四字至重,乃全卷修炼金丹大道者竖一法则。照此四字向前行之,自是仙缘有分。

何患大道不成?除此之外,有何他说?"

此是足上之词。

长春真人再拜,而进曰:"《玉皇心印妙经》,妙道无穷,蕴含莫测,凡夫愚昧,孰能省此?祈我道君宣说宝音,大慈大悲,引度众生。明白显豁,浅近味深,使人易晓,淡而弥永。"

此是长春子闻道君言《心印经》为道之祖,恐凡夫不知深奥之味,恳求道君明言浅旨,以使贤智愚不肖众生,同登道岸。此等此处说个"心印"二字,要修炼金丹者,与玉皇之心相印,方是真经。

于是道君欢然颜悦,大阐妙道曰:"吾即抽《心印妙经》之精味,以阐大道金丹之真传。

此道君闻长春子说得度人之心,到十分慈悲处,不觉发欢然之悦颜,而大阐妙道,以度众生。妙在一个"抽"字,真有意味,两个"真传"

字最的确，人当默识，方可心通。此以下便将《心印妙经》首尾源流，一层一层向金丹真传上实发，将玉皇天尊一派、玄穹高上的仁恩，字字宣扬。

顶批：抽者抽铅，抽铅所以益汞也。阐大道之真传，惟金丹方是大道，惟金丹要遇真传。

夫大道不外精、炁、神之三品，而必本先天之祖炁，始末源流，总在人之一身。

夫人身有精、炁、神为三宝，藉先天祖炁为本。脑为精海，故修炼者有补脑还元之说；心为炁海，故修炼者有补心养炁之说。神即寓于精炁之中，实本命门祖炁而有丹。不先由祖炁补足精、炁、神三宝，安能得还先天一炁？此始末源流，总在人之一身。可见人身即大道之天根月窟也。

顶批：先天炁乃接命之大药，真人长生根也。○精、炁、神三宝，精生炁，炁养神。初关炼精化炁以筑基，接命之法也；中关炼炁化神而成仙；上关炼神还虚以合道。初关欲界天之事也，中关色界天之事也，上关无色界天之事也。○天有根，月有窟，邵子云："乾遇巽时观月窟，地逢雷复见天根。"此是借卦显象，实有根有窟，惟得遇圣师者心知之，并可眼见之也。

身内是道，身外非道，要得身外道，必本身内道。

此四句即投汞采铅之说，故曰"道贵同类"者此也。

顶批：投汞采铅，必阴汞先投，阳铅乃起，此际专赖同类。所谓同类者，牛与牛同类，马与马同类。《参同契》曰："同类易施功，非种难为巧。类同者相从，事乖不成宝。"《指玄篇》曰："同类铸成驱鬼剑，共床作起上天梯。"慈悲至此，唤不醒愚迷及欲入山修静也。

其理不外乎无极太极之一理，其数不出乎九宫八卦之大数。

道必有理可凭，理必有数可据。道不合理则不正，理不合数则不大。至若无极太极、九宫八卦之理数，皆在其后，自见妙用。

莫逃动静，难出五行，阴阳二气，道焉常存。

此动静、五行、阴阳、道焉，皆在无极太极、九宫八卦之内。观后自知。言此以足理数之用耳，虽然大体亦在其中矣。

顶批：不识阴阳二焉，何由而一？父母精血何由而合？

五脏六腑，必有至真。功夫年月，岂无一定？下手得手，皆有途程；结丹还丹，自见分明。

此五脏六腑乃金丹之室宅，功夫、年月乃金丹之运用，下手、得手乃金丹之始末，结丹、还丹乃金丹之源流。其精微俱在后，人当细玩。

顶批：再言总要得真传，盖真师难遇也。此天上法，世人所说，皆世上法。经曰："真诀必要真师授。"世人说者有谁真之？请看起手必须有为，丹熟火化，方始无为。当然者理，自然者事，皆在阴阳造化、日月运行之中。世人修道，不讲有为，未生头先生脚，可怜此辈。

恐讹传讹，不求真名而宗假名。烧丹炼汞，皆自强名；烹药煮草，皆自强名；丹砂水银、赤汞黑铅、黄金黑锡，皆是强名；闭谷缩龟，采战吞丹，皆是强名。旁门小道，切不可宗。

此拨三千六百旁门之一枝也。

外丹大道，怎能得成？

乃道君言此神丹非三世天子福、十世状元身不可也。总见只是有金丹一途，为神仙简易法门也。

一切非我身中所有，一切不是天理至正，一切不是父母所种，一切不是天地所凝，皆是异端邪行。

此提出身中天理、父母天地等项，可见此外皆不是大道，怎能成仙？

惟我大道，廓然至公，泰然至正，本乎父母所生，本乎天地所凝，岂是强持，总要力行。

此提出"至公、至正"四字，乃见万世无弊之道。道离天地，不是阴阳二焉之理；道无父母，不是精血会合之数。此所以贵明乎"至公、至正"之大，才去力行，方不强持，总要人得其真传耳。

从有为以至无为，从当然而到自然，关乎阴阳造化，合乎日月推轮。

此正隐隐渐渐说到行持金丹处了。起手必须有为，一熟方到无为；下功必自当然，一真方得自然。此有为无为、当然自然，俱是阴阳造化之理，为日月推轮之数。此处如演戏，已有一影子矣。

有象可指，有形可名，象归无象，名复无名，便是上乘，天外有天，身外生①身。

此形象就是阴阳日月之有为当然处，此归无象复无名乃即无为自然之本。阴阳日月处，始而形象可据，终而象名无实。虽言不是空，却是色中一个真空。此便是天外天、身外身之最上一乘也。人当从有为想到无为，从当然做到自然，方得见天外天、身外身矣。

顶批：直讲出色中真空，便着意言此便是天外天、身外身最上一乘天仙之道，然则色空之外，便无道矣。旁门万端，于此叱却。

明明白白，朗朗明明，未得难得，一得永得，此是至道，特说汝听。

此结上起下，以一派难得永得之明白处，俱在后句发挥。

顶批：千难万难而得，既得之后，万劫不坏，与天无极。

世上抛父母，撇妻子，忘兄弟，背君臣，神仙岂逃五伦，总是凡夫强为。吾今细论，其源却深，不指迷途，此道终久难明。汝等复位，敬听良因，从头说起，层层推论，打破千古疑团，说出万载仙径。

此又将世上一种无五伦的释道，不明大道正理大数，动辄入山归洞，以为除俗尘，不知皆强为也。故天地生人于五伦之中，总要人不离阴阳二炁，方是大道成仙。道君以后层层阐明，人有缘而得参悟者，自是仙径，总无疑团。此处便将叙到至正至公，一一交结矣。再看下文精深处，才好下手得手。

顶批：入山修道者请看！世上一种无五伦的释道，抛父母，别妻子，忘兄弟，背君臣，彼岂知道在家中？离却伦常，便不能成道。○直说大

---

① 生，《辑要》本作“有”。

道是阴阳二炁结成，非孤独静坐所有。然必归之于缘，缘是凤根，有缘便遇真师，有缘便肯苦求，有缘便易参悟，有缘便不疑团。经曰："若无功行难遭遇，纵有师传未免疑。"此圣神之奇事，下根人闻之，不但不信，且生诽谤。《道德经》曰："下士闻道大笑之。"非虚言也。

无极而太极，太极本无极。

此二句即先天后天之说，即先天中有后天，后天中可复先天之义。观下文分解便知之。

无极者天地之根，万物之母，正乃元始之先，空洞之中也。

此在洪濛未判，天地未分，一团元炁浑沦，故曰"天地根、万物母、元始先、空洞中"也。譬如一个十四、五岁的处女，经未见，关未破，纯乎一团元阳，真是夫妇之根、儿女之母。一点元精、元炁、元神，只当元始之先、空洞之中也。观此譬如，自知无极之理。

顶批：这一譬真令天地震惊，鬼神号泣。○"昔仓颉造字，天雨粟，鬼夜哭。"引此泄造化之妙，已破未破，纯乎元阳，天地根，万物母，大矣哉，空洞之中实生混沌元始之先，无极之表，精、炁、神皆从此出。铨体祖师慈悲，天不见罪，为之咏曰："小髻戴花发未浓，鸿濛未判有谁同？蛾眉忽现青霄月，一指端详万化中。"○最难得此母，最难明空洞。空洞者，无极也，元始之先也。

无声无臭，无形无名，浑浑噩噩，混混沌沌，即先天之精、炁、神，胎息氤氲。

此"无声"四句，乃正形容以足上语。"即先天之精、炁、神"二句，正解无极之精微。可见修神仙者，最难得此一根、一母之空洞中元始天尊也。欲明此理此数者，当玩"胎息氤氲"四字。

顶批："胎息氤氲"，即是养火。

太极者，天地之始，万物之祖，有炁有理，有数有文，形形色色，变化生生，亦是先天之精、炁、神。

此太极本无极之混沌而来，天地从此而始分，万物从此而初成。故祖炁盘结,开化两仪,真炁凝成,推移四象。凡人物之大数皆从此见,凡宇宙之大文皆从此出。形无不成形,色无不有色,此太极化生变动之至理也。如此譬之十四已后处女,天癸已至,金水二星已判,明月犹未配合,犹未生育,其实一团元阳真炁凝结,有上弦、下弦之分。能识此譬如,便知此太极之理,亦是先天之元精、元炁、元神也。不将俗言譬说,怎能教醒愚人? 若真修炼之子,能将无极太极两大柱脚,诚敬参悟,便可神游玉京矣。

顶批:前譬先天中先天之妙用,此譬后天中先天之妙用。两譬字字金针,当知正大光明,切勿猜入邪路上去。○先天元炁无象,后天渣滓有形。

失此则是后天之精、炁、神。先天弗违,后天奉行,裁成天地之有余,辅相天地之不足。造化在手,运御乾坤,超仙位真,何道不成?

自初太上垂教,著《道德》五千言,无句不是生死关头,无句不是修炼至言。无奈凡夫仙缘浅薄,功行不到,使自迷自愚,将先天正理,以讹传讹,将后天培筑,以假作假。不知从古得道者,皆有仁慈,惟愿众生个个俱离地狱苦海,人人都上天堂乐境。那知得失之理,如先天已过,便是后天。修真者能知五千四八归黄道而弗违乎先天之一炁,能知三十时辰两日半而奉行乎后天之一阳。此先天后天,非上下两弦之说,即无极太极之理。有能作上天梯,偷得蟠桃一枚;有能造铁船儿,过得西海一回。便是造化在手,运御乾坤,何愁天地间、地天上,有余不足,不尽为我所裁成辅相乎? 噫,人要超仙位真,须当先明太极之理,再进而明无极之理,何患乎起手、得手之大道,不为我一大成也哉?

顶批:大藏经五千四十八卷,《百句章》曰:“觅买丹房器,五千四八春。”黄道者,日月所行之道,先天一炁。后天一阳产于月而还于日,两日半正三十时看经之候。○“上天梯”、“铁船儿”,一物也。造作乃成,若无此物,偷不得蟠桃,过不得西海,此阴阳之门户,乾坤之把柄,造化之枢机,丹房之秘器。《阴符经》曰:“爰有奇器,是生万象,八卦甲子,神机鬼藏。"即此物也。有此然后可行地天泰之丕,不然天地否矣。

无极动而为阳,真水存焉。

此非无极,就有一动一静出来,乃是无极中含住的真动真静。当看一"存"字,便知此含住之理,下面火、木、金、土皆然。夫此之谓阳动而即有真水存者,以水为天一所生,乃真元之炁,先化成此水,故属无极中之阳也。

顶批:"真动真静",太极动而生阳,静而生阴,一动一静,互为其根。金丹只是采此动机而成。此动在何处寻踪、何处探讨?不遇真师,空谈罔象。吾愿学道者,积累阴功,庶几一遇之也。

夫此真水,何水也?即元精、元炁、元神也。

乃正解"真水"二字。

名为太易,而生玄光。九皇上真之炁,生于天一壬子之方,而成于地六癸亥之乡。

太易者,正混沌之先。又混沌一点玄光,从此太易而生。玄光者,即元精、元炁、元神。合成真水,一团玄元之光也。故此炁无形无名,居于九皇上真之处,而谓之"九皇上真之炁"者,乃一团九九纯阳,上上真宰。此在何处生、何处成?即生于天一壬子,即成于地六癸亥,即位北方玄武混元之真乡也。愚人乎,就是浑浑噩噩的肾家处,尔可惺否?

顶批:无名天地之始,九九纯阳,上上真宰,北方混元之乡,产壬水癸水之地。愚人乎,唤汝不苏,直指出与汝看,就是那壬癸水乡,即汝家处也。

无极静而为阴,真火存焉,名曰太初,而生元命。天皇上真之炁,生于地二丁巳之方,而成其天七丙午之乡。

此由无极所存天一之水,说到地二之火上。水内有真阳,故为动之阳;火内是真阴,故为静之阴。此火在无极未形之时,亦属混沌之先。又混沌一点太初真炁凝住而生元命者,此真火为真真的元命。此火一熄,人便归阴,精、炁、神三者皆从此绝,非元命而何?此炁为天皇上真之炁者,天皇在至静之处,内有上真主持,此真火方有此元命之炁。何处生来?从丁巳地二宫生来。何处成来?从丙午天七宫成来。此二七亦合为九数也,分之则有奇耦,与上一六合七分之者然。愚人乎,尔可知人生原有个朱陵洞否?尔不知,当看丙丁是何如之天火?巳午是何如之地火?又当看地二丁巳所生之火,必要天七所成之火。从此参透自见,水、木、金、土四者亦如是看来。

顶批:命门真火,生人之根,即生丹之本。○愚人乎,唤汝不苏,可知你那身中有个朱陵洞,为水火之宫否?

静极复动,而又为阳,真木存焉,名曰太始,而生太炁。太乙上元之炁,生于天三甲寅之方,而成于地八乙卯之乡。

此又根静极说到复动之阳来。真木本在太始,此太始所生之太炁者,亦在混沌之先,又混沌方名太始太炁。太乙上元之炁,即肝家浑沦之一团真炁也。生在何处?生在天三甲寅之方。成在何处?成在地八乙卯之乡。此天三又自天一生之,此地八又自地六成之。有壬癸方有甲乙,有子亥方有寅卯。此等木虽①曰水生,而天地合一,木自为真木也。愚人乎,尔可知此静极复动之阳,在青华长乐界内,有东极妙严宫乎么?

明月子云:"太乙救苦天尊,即太乙上元之炁者。太乙天尊,本属混沌无极之先。加了'救苦'二字圣讳,则是救太极分开以后众生之苦了。吾着此凡道一答,使万世参此注中之青华东极,在混沌之先便有。"

顶批:天地合一,玄门牝户始通。木性爱金,金情恋木,不相克而相生,金丹可成。愚人乎,唤汝不苏,汝可知东极有妙严宫乎?

动而复静,而又为阴,真金存焉,名为太素,而生梵炁。太真九光轮之炁,生于地四辛酉之方,而成于天九庚申之乡。

---

① 虽,原作"木",据《辑要》本、抄本改。

此又由动极复静、阳极复阴说来，亦是无极中所存者，并未说到太极已分后。此真金何以为阴？因地四辛酉耦数所生，天九庚申奇数所成，故为阴。"名为太素，而生梵炁"者，此太素亦混沌之先，又混沌方有此梵炁，为太真九光轮之炁。

寿阳子云："梵炁即真一之炁者，仅说其统名，五行之炁皆可通，那未说出此真金中真梵炁也。吾存此凡善一答，使参此注者，知'真一'二字可移，'梵炁'二字不可移。何也？此梵炁必是西天竺国方，是太素月光王所生，故太真有九光轮满之炁，凝成一团真金，寓于肺家华盖之下，正居大智光中，为真空妙相，为无上玄元。愚人乎，尔可知圣慧先天在盘古祖劫之先，便知此无极中动而复静之理？"

顶批：梵炁即真金。东土到西天取经，月月有经，经经有金，妙相空空，无上玄元。

四炁已备，形质俱成。

此二语乃道君总上无极中水、火、木、金四炁全备，则形质方得俱成。此四炁仍是九皇上真、天皇上真、太乙上元、太真九光轮混沌之炁。先有此炁，方有水、火、金、木之形质具成，寓于无极之内，存于动静无象之中。有此二句，足上作一小结，方好结下。

生人之本，生物之根，必然赖土而生。

此"本、根"二字，虽自水、火、木、金四炁，而两"生"字却紧赖乎土之一炁，故下"必然"二字。

顶批：五行非土不生，金丹非土不成。土者，吾心中之真意也。

人得土而成形，万物得土而长养，大道得土而上乘，金丹得土而聚凝，精得土而入黄庭，炁得土而归神室，神得土而座牝门。各极其位，是曰太极。

此又是从无极说到太极来了。如玄根子拨问曰："水、火、木、金既属无极中所存，难道土不属无极中所存乎？"吾教之曰："土为寄位，如仁、义、礼、智之信。然水、火、木、金皆不离乎土，言水、火、木、金，便有土在。何也？土克水，是水不离土；火生土，是火不离土；木克土，是木不离土；土生金，是金不离土。土在无极中之正中，浑沦无形，为水、火、木、金四炁之主，又为水、火、木、金之寄。若无极中之土必曰无，何以有太极出来？故土一随水、火、木、金四炁，而一动一静，则人物、金丹、大道、精炁神三宝，皆赖之而成形长养，并得之而入、而归、而座，以聚凝乎上乘也。此土之所以为根、为本也。"玄根子闻此，拜而请问："黄庭、神室、牝门，各极其位，是曰太极之理。"吾又教之曰："黄庭居脾胃之中，神室居脾胃之上，牝门居脾胃之下，故土皆入归座。"比玄根子复敬驳问曰："丹经谓黄庭即神室，牝门即生门。道祖何以谓精入黄庭，炁归神室，神座牝门俱不离土？所教弟子者，俱与丹书相异，恐为后世驳。"吾正容教之曰："丹书多不明指，仅言其名目，未指其实地，至使后人认不真，以此为彼、以彼为此，讹中传讹。如吾既设慈航普度，便指人一个的的明处，方不致人在黑暗中坐。夫黄庭，亦混沌之名也。故道君以'黄庭'二字为一经名，司周身百节。何得以'神室'二字？亦在周身百节之神名中乎，乃人不自参求耳。如知参求者，便晓此'黄庭'为流戊就己之祖，此'神室'为炼精[①]化炁之所，此'牝门'为采药行符之宫。三者各得土而极其各居之位，会而为三宝合一，便曰太极。故太极有水、火、木、金、土。又精、炁、神，从水、火、木、金土而出。一团先天充足，欲要发挥出来，是以分阴分阳、生人生物，皆自太极中开化也。子其知之乎？但愿万世下，皆明此太极本无极之至理也矣。"

顶批：流戊就己，金来归性，铅来投汞也。

太极纯阳，总领四象，中冲五灵。

上既出了"太极"二字，此便根太极说出所以然之理来。此太极，即是上流戊就己，合成一太极也，故曰："纯阳。"四象为水、火、木、金之四象。此皆为一太极之所总领，存于无极之中。中能总领，则合四象而

---

① 精，原作"金"，据《辑要》本、抄本改。

为五灵。但先天一粒黍米、后天一点真炁，皆从此五灵冲满冲合而来。若五灵之炁不冲，眉光必无彩色，牝门焉得真一？人当从此参透"总领、中冲"四字，便知此道非常道也。

顶批：三丰祖诗："念念谁家女？眉端彩色光。人见贪情欲，我看似亲娘。一点灵光出，浑身粉汗香。飒时干我汞，换骨作纯阳。"抱朴子曰："敬之如母，畏之如虎。"

生于天五戊辰戊戌之方，而成于地十己丑己未之乡。

此虽配合天干地支而言其理，其实戊己皆有本位，辰戌丑未总是煞炁，能除四金之煞炁，便得土子①之真炁也。故中黄老人，独立镇②星之位，而为北斗南极东公、西母之所对待矣。此理本属至理，打得穿，便是黄婆勾引之景象也。

顶批：东王公对西王母，便是阴阳配合。勾引之法，必用黄婆。今略举丹经③之言黄婆者："托黄婆，媒姹女。"、"黄婆侣伴同笃志"、"黄婆巧弄千般舌"、"黄婆匹配得团圆"、"更须仔细托黄婆"、"回头问取黄婆看"、"等闲寻取旧黄婆"、"黄婆劝饮醍醐酒"、"全仗黄婆勾引"、"全仗黄婆在两下缠"。黄婆者，丹房之副帅，必不可少者。

一动一静以互根，分阴分阳以合形。一粒先天，开天立地，化生品类。人人统体一太极，物物各具一太极。人能修持太极，仍还于无极。

此互根之动静、合形之阴阳，皆从太极中分来。有这真阴真阳，为之一动一静，方有一粒先天出来，开天立地，使清浊定位，然后化生品类，结成性命根蒂，此皆是太极本有之理。合而人人统一太极，原无二致；分而物物各一太极，本同一原。人能参透此理，精心修持，这太极中真阴真阳，久久纯熟，道归自然，体复如来。则太极仍还于无极之元精、元炁、元神也。此由始反终、扼流溯源之学。

---

① 子，《辑要》本作"字"。
② 镇，原作"真"，据《辑要》本、抄本改。
③ 经，原作"种"，据义改。

顶批：有有形之阴阳，有无形之阴阳。具体者，有形之阴阳；动寻者，无形之阴阳也。阴阳合形，阴阳合气，阴阳合道。阴阳隔，情性乖；阴阳合，性命立。"寄言学道诸君子，不识阴阳莫乱为。"打坐愚夫亦知阴阳是何物？采阳在何处？伤哉，此辈愚得可怜。

无极合虚而生炁，炁生于空，空生于始，始生于元，元生于玄。

无极本无形无名，浑沦一太虚也。即合虚而生先天之一炁，此一炁虽生于太虚中，却生于太虚之空处。空无可空，又有一始；始有自始，又为一元；元极无元，又名曰玄；玄之又玄，方曰无极。此五句，正说无极之所以为无极者也。故道君从无极说到太极上，又于太极上追到无极之无极处，阐发此理，使凡人知无极又非无根之无极也。

混沌太原无始之炁，九万九千九百九十亿万炁；赤混太元元之炁，九万九千九百九十万炁；冥寂通玄太元之炁，九万九千九百九十万炁。

此三种炁，都是无极之先、玄之又玄时一派真炁。道君于讲无极的源头下，着此三种九万九千等炁者，欲起下文三丹田也。故混沌太原无始之炁在上丹田，有九万九千九百九十亿万炁盘结于此；赤混太元元之炁在中丹田者，有九万九千九百九十万炁盘结于此；冥寂通玄太元之炁在下丹田，有九万九千九百九十万炁盘结于此。此皆三丹田中，父母未生前即有此炁，混凝于太虚无之中，为金丹之祖，为玉液之宗。人不知此三丹田有这等玄之又玄炁在，空讲采药炼丹，徒说长生道炁，总在枉然。故仙不易为，故道不易传也。道君此处提明，欲修炼天仙者，必先得此三种炁，方成至宝；修神仙者，必先复此三种炁，方证灵通。至若地仙，不先明此三炁，空为清静，死而后已。

顶批：修仙是炁，祖师慈悲，直指出此炁来路，根于父母未生前。不经圣师传授，不知采炼之法，亦是枉然。末又说"空为清静，死而后已"，言清静徒劳，必顺行造化而死，不能逆行造化而长生也。

人能存养上田，涵养中田，温养下田。

问玄枢子曰："上田在何处？中田、下田各在何处？"玄枢子敬请曰：“愚昧不识真三丹田口诀，虽看诸家丹经所载，恐有讹处。此三丹田乃修炼紧要处，祈师明指。”吾教之曰：“上丹田乃泥丸宫，司上部之元炁；中丹田乃绛神宫，司中部之真炁；下丹田乃命门，司下部之梵炁。周身百节，皆为三丹田所管；营卫经络，皆为三丹田所总。即曰：前从任脉，至①后尾闾督脉与两肾，并夹脊双关玉枕以上颠顶，百合玉皇宫太和宫同十二重楼，乃美女口、黄庭、神室等，更及三车、三桥，并下鹤膝臁根、鞋带涌泉等，一派穴道关节，皆不离此三丹田领属。故精、炁、神三品，为一身之圣药；上、中、下三田，为三品之宫殿。勿论金液、玉液，不以存者存，涵者涵，温者温。问他药从何来？丹从何结？神从何出？道从何成？”

于是玄机子进而问曰：“三丹田同一养也。何以上田之养曰存？中田之养曰涵？下田之养曰温？道君下此三字，必有真口诀，祈师明指，以惺愚昧。”吾又教之曰：“上田乃神所居，只存神以养其神；中田乃炁所凝，只涵炁以养其炁；下田乃精所主，只温精以养其精。此起手之所以存涵温之养也。至于得手时，三田皆有至宝。且下田之宝，可移中田；中田之宝，可升上田。虽养有存、涵、温三者之分，其实精、炁、神到此得手时，三已会一，道至得一，万事毕矣，故曰：'炼精化炁，炼炁化神，炼神还虚。'只在雍雍存养、涵养、温养而已。是说非将大清静、一部周天运意存用，不能得知此三田所养之妙用也。”

一生三，三生九，

此“一”字乃丹田所养之精、炁、神，会凝为一之一，即一阳也。既有一阳，久久则生三阳；三阳久久，则生九阳；到了九，便是纯阳。其中有加进功夫，非白白生之。此一阳不是一阳初动之一阳，乃是精、炁、神变化之一阳。未有功夫则为阴，既得真功夫，行持到地，则阴即化为阳。由此参之，三阳亦非三阳开泰之三阳，乃是阳渐生阳之三阳；九阳不是

---

① 至，原作“主”，据《辑要》本、抄本改。

亢龙有悔之九阳,乃是阳渐为纯之九阳。人当悟此妙用,方得一生三、三生九之至理也。才好向金丹中下手得手,不然终亦必亡而已。

九生万炁而凝神。则精华遍体,炁散寒琼,神充溢盈,心广体胖,晬面盎背,返老还童。

此根九九纯阳之体说出效验来。有此纯阳,则无极先一种九万等炁,便仍复生,而凝先天之元神,则元精、元炁,皆充足于内,发著于外,一身无不复还,始初生来本面目也。故曰:"返老还童。"此可见三田之功,乃一大功夫也。

有复于无,始归于元,元归于玄,玄归于太无。则生生不穷之道具矣,而金丹圣胎成矣。"

此"有复于无"四句,即炼精化炁、炼炁化神、炼神还虚三言也。修到归虚之时,得道炁常存,而生生不已,金丹圣胎焉有不成者乎?此自无极而太极,太极本无极。玄①纲至此,其中虽多阐发,修来修去,只是由无极而太极,从太极仍返于无极,才是一个神仙、天仙的境界。道君于此一大讲,句句不脱太极,处处皆含无极。看此注而悟此经者,当焚香静坐,默识心通可也。

顶批:以上发明无极太极之理、祖炁金丹妙用。学人当精研细味,异日得师,因法悟理,因理彻法,法精理透,"吉人乘负,安稳长生"矣。

斯时,昊天上帝默然不言,萨公真人缄口敬凛,惟长春真人再拜而进问曰:"道君为开天辟地道德之祖,万仙百帝成证之师,发五千之秘言,成八十余度之教化,

又是一大叙头,虽是再加请问,却是更求精深。发明起手、得手功夫处,俟有仙缘者依之而成。

顶批:此下起手、得手、了手工夫,层层发出,隐隐显显,不露而露,露而不露。有志者,急急寻师,自能举头天外,万法皆通。不尔终是隔

---

① 玄,《辑要》本、抄本作"立"。

纸观灯,难同烛照。

握太极而开天地,浑一炁而化三清。

虽亦在叙头之间,此二语实为修金丹者大题目,人当嚼此两句,自见精味。

伏望哀怜苍生,慈念末代,祈将至真妙道,透露勿秘,恢廓明扬。敢启大道如何必要三品?如何必当九转?如何必从九宫八卦而成?如何必由二炁五行而结?如何谓之先天、后天?如何谓之金液、玉液?如何谓之龙虎、水火?如何谓之铅汞、黄芽?如何谓之黍米、圣胎?如何得至百日飞升?如何得至尸解脱壳?如何谓之天仙、地仙、人仙、神仙、鬼仙?

此亦叙中语也,却乃长春子将道中由始至终,一一呈于道君之前,请说详序,为后面道君发挥的地步。

人间未尝无书,书中未尝无言。非颠倒错乱,必传讹假借,不得真传,怎证大道?

此数句便将后世一种隐隐笼笼的道书丹经说吊了。

天机固难尽泄,程途何妨指点?露而不露,不露而露。

此四句乃长春子口虽言不敢求道君尽泄天机,意中却实欲道君将天机从程途中一一泄出。妙在“露而不露”一隐,又妙在“不露而露”一显。长春子真善启问人也。

人人易晓,个个可行。道根深重者,就是智者易悟;分薄缘浅者,就是昧者难行。上智明此而顿悟,下愚见此而亦不敢为恶人。仰惟道君,臣等稽首,敢不敬听?敢不宣行?下方众生,敢不尊敬?敢不宝慎?”

此一段虽是叙中语,却重在“道根深重”、“分薄缘浅”两语上。才见得易悟与难行者,之有缘无缘。

道君曰:“大道无穷,一字难言。汝既哀众生,而必欲吐出。吾当发仁慈而亦宣说,以使末代蒸民、末劫众生,虽不能超度天界,个个飞升,亦可保养身体,脱劫延年。且先论工夫之准绳,次谈修炼之药物,再宣得手之效验。定为十品，即是《十品妙经》。汝等复位，敬听吾言。

此乃道君开口说法，先叙出"十品妙经"四字，为后一部大主宰。却看首二句八个字，真真有味。

顶批：道祖垂慈，祖师悯世，小子敢体圣恩，不避愆尤，洗净此经，伏惟圣慈，赦过宥罪，惟愿来贤，多积阴德，广种福田，志之所在，自有神仙作汝师。今特指之曰："经者，赤龙也。产于西蜀涧底，三藏法师往返十四年而得遭溺于晒经山，晒干其五千四十八卷无字真经。从古万仙万佛皆从此出，有此方有洪濛混沌，有此方有造化根基。天根于此立，月窟于此兆，真人长生根也。'度人须要真经度，若问真经癸是铅。'《真经歌》尤宜细玩。"

经者数之体，数者经之用。经乃大道之大路，数乃大道之坦途。

此四句中，道君提一"经"字、一"数"字，正金丹之紧要先明白处。明白此"经、数"两字，则大道都穿了，下手也易，得手也不难。纵任丹经子书，说来说去，支离烦解，都不能说破此两字，叫世上人不得真传者怎样修炼？吾为度尽凡夫之愿不能了，只得将此二字说穿与人看。经者，虽在诸经典上，有曰"尊经"、有曰"妙经"、有曰"宝经"，其实不讲出所以然之经，怎见得是尊、又是宝、又是妙经也？必以此"经"字为无字经，方得见是先天第一点真经。能救生，能济死，能脱劫，能证至真妙道才算得。这经的的有五千四十八，一藏之数足来，为一粒黍米，又为一颗明珠，圆陀陀，赤灼灼，活泼泼，在造化窟里含住。只待真人掐指算得真，见那红光闪耀，一口念来，即到我身中，化成无边法界，现出三十三天诸位真仙菩萨，此才叫做是一部尊经、宝经、妙经也。故道君以此"经、数"二字而为体用，指人以大路坦途，使合掌向西天去取真经者，好往前进。想世人只痴思见活佛，不知活佛即在目前。故圣人云"道不远人，人之为道而自远"也。

顶批：数者，一定不易。掐指算之，其时将到，便光彩射人。《采金歌》谓"铅光发现三日前"，到期候之，不可当面错过，所谓"依时便见黄金佛，过后难逢碧玉仙"。凡此皆要真师口授，不将真诀著于文也。○右"经数"二字是修金丹一大关键，天机在此，神工在此。

天地以数而运，人物以数而生。生成也以数，败坏也亦以数，神仙隐括而不言，百姓日用而不知。

此数语特证其数之不可不明耳。

不知理可合数，数不可合劫。数可合气，而不可称大。有劫无数犹可以逃，有数无劫亦可以生。劫数共一，大数以定，理不能解，气不能化。

此数语中，因一"数"字，透出"理、大①、劫、炁"四字来，亦以证数在道。有若是之大，本乎先天，而为真经之用。到了后天，便有劫数、炁数、一定之理数、大数。若修金丹者，不能透彻真经一藏之数，便难逃乎劫数、气数、大数也，尚能知理数乎？此一段，正道君提醒修炼人处。

故劫不要数，数不要大，人能明乎大数，何惧劫数？

道君以是之故，特足上文耳。

数即太极、阴阳、动静之理，数即河图、洛书之文。天数五，地数五，五位各有相得，五位各有相合。

此道君又将先天之数发出，明所自然来。说个"太极、阴阳、动静"，便有个无极为本，上已发明所存五行之数矣。又说个"河图、洛书之文"，其理在下文一一解出。天地之数，各有五者，相得相合之理，俱在下文发明。

得则生，不合则死。

此二句乃数之大要语。道君言修金丹者，得先天元始真经之的数，则生生不已；如行之不合五千四八大藏之数，则死死不已。此大藏之数，已有天五、地五之二五矣，人当惺之。

顶批：经要真，数要的。

---

① "大"字原无，据《辑要》本、抄本补。

天数二十有五,地数三十无五。五十五数,交相变化,交相交感,而生先天之精、炁、神。

此五十五数,亦真经中五千四八内之一数也。阐真经者,有此天地五十五数,交相变化、交感,将五五叠之又叠,将五十五数重之又重,从天属之天、地属之地,一一算来,便是生先天之精、炁、神也,此非用归算不可。

顶批:叠之又叠,重之又重,合之又合,妙之又妙,玄之又玄。

五十五数,交相络绎,交相错综,而复先天之精、炁、神。

此系念真经者,的的认得是五十五数之络绎错综,便可复自已失了之先天精、炁、神。此何妨又用小九九也。

奇阳轻清之数,一、五、七;耦阴重浊之数,二、六、十。

此又将一五七、二六十提出与人算这五千四八之数,加减成文,方得纯是奇阳,毫无耦阴,才叫做是先天元始的一部真经大藏数也。

为乾元资始,我以纯阳资身;为坤元资生,我以纯阴资肾。

此言阐经者有资始之乾元,我藉来为纯阳资身;有资生之坤元,我借来为纯阴资肾。此是道君配合而言其理,大总只在一个“经、数”二字上。

五配二、三、四,五合八、九、十。

此二句又叫人藉乾元之六个九、坤元之六个六,合著两个五,加上二、三、四、八、九十,合盘算来,看五千四八之数中有一藏真经否?

顶批:“二五之精,妙合而凝。”

为两仪分象,我以两肾分脏;为四象分八卦,我以五脏生腑。

此四句又是合配言之,亦接上之词,亦要人从阐经者,照我身中两肾,与五脏六腑算,算这五千四八大数,可的的否?此以将数说毕,又下面从“数”字说到真经处,故出出一字来,一即经也。人当善看、活看、侧面看、正面看、折散看、合来看。

九宫万炁,八八六十四卦,三百六十周天,不外乎极中一点理。五官百体，三百六十骨节，皆起于中间一点明。

　　此道君把"一"字当真经"经"字言，经从元始祖炁上演出，即是一从九宫万炁、八八六十四卦、三百六十周天与五官百体、三百六十骨节中生来。一点理与一点明，同一也。只在"极中"与"中间"四字内分别。此要讲"一"字真诀，须在下文，又当俟寿阳子来同听，方是玄根人，才有明月当空，照住枢机。

　　顶批："一"即先天祖炁，道也，金丹也，天命也，太极也。《道德经》曰："得其一，万事毕。"修道得一即圣神矣。

　　是一也，本乎父母未生前，原于天地未分先。性命之本，生死之原，圣神之门户，仙佛之橐籥。

　　此乃道君根上"一"字，说明"一"字之理，是"一"即先天一点真炁，无形无名，恍恍惚惚，杳杳冥冥。在圣父则为一颗真汞，在灵母则为一粒真铅。此铅非凡铅也，亦非后天三三弦弦之铅也，乃是混元结就之铅。所以谓之在父母未生之前、天地未分之先，正人身性命之本，生死之原。这种偃月门户，乃圣神出入之处；这种玄牝橐籥，乃仙佛往来之地。谓之门户者，即生我之门，死我户也。谓之橐籥者，即地上天下之橐籥也，非世人所说有形有象之门户，亦非世人所说用金用银之橐籥也。门户中有龙[①]入虎跃之象，橐籥中有抽铅添汞之法。如此认得印堂中一点真炁现出，方可取得虎穴中一个虎子。先不明此"一"字，安能明六十四卦卦炁、三百六十周天天度？又安能明极中一点理即是三百六十骨节中一点明乎？道君说到此地，真令铁石点头也。

　　顶批：请看真铅出自灵母之身，真汞出自圣父之心，铅汞出处，直说无隐，慈悲慈悲！○汞即性本，铅即命本，玄牝是阴阳。橐籥者，采取之具；门户者，阴阳之门户也。进退在此，抽添在此，《契》谓"此两孔穴法，金炁亦相须"，即此是也。○世人妄猜，用金银作管，何不看《参同

───────────────

　　① 龙，原作"能"，据《辑要》本、抄本改。

契》？《契》曰："旁有垣阙，状似蓬壶。"即无孔笛、没弦琴也。宁有用金银为琴笛者乎？愚矣。〇印堂中现出一点，经曰："明月堂，玉蕊芳。"又曰："月圆时，玉蕊生；月缺时，金花卸。"此《黄庭》外景，又色可取，不遇真师，终难指实。〇天不爱道，流传世间，且为后贤再一剖白："天应星，地应潮"，星即月也。如来见明星而悟道，即此。月现于上，潮应于下，圆缺不异太阴。张三丰云："说与你真口诀，指与你天边月。"造化玄机，当面即见，来贤勉之。

失此一点则为鬼，散此一点则为魔。能变化婴儿而突出，能脱现元神以游天。保养乎此而延年，凿丧乎此而殀^①亡，充满乎此而却病，轻薄乎此而刮骨。一之所系，大矣、至矣、蔑以加矣。

此是道君把"一"字第一赞叹也。言"一"字有如此利益、如此大害。

帝道从一而化生诸天，

帝乃开天之祖，正五行之宗，即无极也。有此"一"一字，而化生诸天，皆是从无极中一点先天真炁。

金丹从一而超升上界。

金丹即一也。又何以言"从一而超升上界"乎？金丹乃一总名，一乃金丹骨髓。金为西王母之至宝，丹为西王母之大药。不从先天真一之炁炼成至宝，焉得为长生大药？怎使修炼者超升上界乎？此以金丹配帝道言之者，金丹亦不外无极中九万九千九百九十等炁矣。

孕玄胎元，诞始传真。

此二句根"金丹从一"来。金丹有是一，则玄元精、炁、神即孕胎于此处，亦可以生诞。此始之一炁，而传于修真之子也。

天得一清，地得一宁，人得一生，物得一亨，性得一尽，命得一致，心得一养，意得一诚，念得一专，魂得一守，魄得一留，精得一复，炁得一

① 殀，原作"妖"，据抄本改。

充,神得一化,圣得一贯,佛得一证,仙得一升。一之所系,大矣、至矣、蔑以加矣。

此又是道君把"一"字第一赞叹法,人当惺豁此许多"一"字处。

顶批:化生诸天是此一,化生人物是此一,化生金丹是此一,化生佛仙神鬼、洞天圣境皆是此一。历算之原,律吕之根,万数、万理、万事皆原此起,所谓"天得一清,地得一宁,神得一灵,谷得一盈,万物得一以生,侯王得一为天下贞"。○可以顺而生诞,可以逆而修真。愚夫愚妇知之,贤人圣人却不能知也。

所谓精因形生,形以炁立,炁以神充,神以一盈者此也。先天在此,后天何如? 得丹则灵,不得则倾者,岂非此即回风混合之所哉?

凡人之精皆后天物也,金丹之精乃先天炁也。后天精将混元破失之时,即当依先天炁,于抽添时生之。精一得生,而炁、神无不立、无不充。要得炁立神充,非一盈于身中不可也。此系先天在此。而谓"后天何如"者? 即用一者,将自己之后天去得,丹便通灵。不得,便连一也倾也。曰"回风混合"者,此即将后天接先天之时,以玄关、玄牝两相混合,用吾巽风鼓起,运动离火,转过真铅,回于巽风、离火交会之处,便叫做"得丹则灵"也。稍有一失,便倾至宝,堕于地狱,永无人身矣。

顶批:振先天炁补后天已破形体,到得炁足神完,基成无漏,乃可还丹得丹,自通灵矣。《心印经》谓:"回风混合,百日功灵。"欲知此"回风混合"么?《入药镜》"起巽风,运坤火"便是回风,迎铅过鹊桥便是混合。○稍有四句,警戒真切,示人当戒慎恐惧,有履虎尾之危,稍有一失足,地狱即在此下面,慎之慎之!

自男子二八一泄,混元破而先天失,元阳走而生死分。

此道君将先天真炁一字说过,又说到修炼者之失却本身先天,只有后天,来从男子二八一十六岁混元时说来。吾想男子当二八以前,能如韩湘子知道绿英,色中空、空中色,拿稳念头修来,何愁不成天仙乎? 无奈世上男子,当一晓得知识之时,便欲火烧心,将那一团真精走泄出来。

可怜如一的的水晶石，又如一真真珀琥丸，把此至宝丧于无用之地，把此真汞失如梦昧之中。或又从指头上放出，或又从骷髅迸走，此元阳一失，生死便分。如有道根玄冞者知此，去做回风混合功夫，那消炼甚么真汞，此便是一个活活的西方如来佛也。

顶批：即以绿英小姐说法，湘子能知即色是空，孚得念头稳。三丰祖曰："不羡他美丽娇花，只待他甘露生泉。"凭此天罡正意，入虎穴，寻虎子，吸虎酥，可以接命，可以长生，可以证金仙，可以超现在之九祖，可以拔历劫之种亲，决烈于一时，证圣同无极，仙宫富贵孰可以比？人世荣名，斯须立尽，夫何如乎？

先天既失，当用后天以补之；元阳既走，当用真阳以复之。

此自男子二八一泄，到后皆是道君单就男子大丈夫决烈汉身上说法了，故曰先天之精，既已向一切骷髅场中失了，却当静养后天以补之。元阳之冞既已向本来夫妇头上走了，即当访的真阳以复之。此中有真功夫，在后注出。

顶批：天地间此事至大，非么么小丑所得承当，必须大丈夫、大英雄、大豪杰，真决烈汉尚要奋刚断杀谓猛，庶几有济危乎艰，或必也临事而惧乎！

亦不出乎九宫之数，亦必关乎八卦之文。

此是炼精补精、炼冞复冞人之九宫八卦也，非比前说。

在先天则一乾、二兑、三离、四震、五巽、六坎、七艮、八坤。老阴老阳，生我之尊；少阴少阳，养我之神。

道君以此先天伏羲卦，配合人身之老阴老阳、少阴少阳说也。原先人本一个乾体，自后二八一泄，混元破，元阳走，便虚其上而为兑，虚其中而为离，又虚其上中而为震，渐渐到了五十已后，他又自下而虚乎上，则为巽、为坎、为艮、为坤，一团纯阴，毫无一阳。此在配合人身者如此说，非比伏羲当日画卦之理说也，不过是借来与人看。

我之一身，所关匪轻，乾圆象头，足方合坤，身体如艮山，呼吸似巽风,声音符雷霆,精液同兑泽,营血坎水合,卫炁离宫同。

此系道君即跟先天八卦配做一个人说,从生来就是如此,可见人之为八宝罗汉者,亦不小矣。

八卦既备于我,我既备乎八卦,从此童体,捉一握元,蓄精养神,保炁合真,何患乎百日不功成?

此道君以先天八卦为人身之童体,教人从此童体一团真汞捉得紧紧的,一点真元握得稳稳的。精以葆之,神以养之,炁以保之,将一派真清静功夫,用存涵温于三丹田中,则通身节节生荣,窍窍光明,自然百日功成。如此一下手,安得不有回风混合之妙哉?惜乎人当不省事时,真不省事,如禽兽也已。此注一出,如后世倘有贤父兄,见子弟有些仙风道骨,将此经此注,与他读书时偷闲教训,不至迷本丧失人身,一得觉悟,便可明了。惜乎世之为父兄者,见子弟有些聪明智慧,便追他向功名路上走,反止他休参神谒佛,恐误正事,此等人舍正路而不由,哀哉!

顶批:祖师慈悲教人,若有骨清神秀好子弟,于习举业之暇,便教以养静修心,谨戒他指头上骷髅里丧失。明达其理,精行其事。倘得功成,超我九祖,拔我同伦,何如其大也?功名富贵直腐鼠耳。

若在后天,乾居西北,坤居西南,已具三男三女之象,宜退休于无用之位。

此以下皆言破过体者,道君将后天八卦来配说,亦指与人看。西北者,金水之乡也,而乾反居之;西南者,金火之方也,而坤反居之。一乾坤皆居于西,只分南北,此老阴、老阳配合,已有生三男育三女之象,到了生育,便精、炁散神散矣,可见宜退休于无用之位也。故下文又言"已具三男三女"二句。

顶批:未生育之先,三宝完全;生育之后,真元涣散。月或有之,其力微矣。

坎离正居中宫,才用子午正位。

此是一正南、一正北、一居子、一居午,皆得其正,此一男一女配合得真真好看。何也？一虚中，一实腹，人若到生过男女后，能虚其心，实其腹，便可学得取坎填离之法，便可学得子进阳火、午退阴符之理。

顶批：男女配合，真真好配对也，交合也。好者，女与子并也。《金丹七篇》曰："两体对坐，二景现前。"交以不交之交而神丹结，当知交以炁不交以形，交以神不交以体。有等愚人，隔帘相窥，妄哉！何不寻师指破水中铅，便知端的矣。○"虚心实腹义俱深，只为虚心要识心。若谓无心便无事，水中无故却生金。"

震乃阳交之始，宜居东方生长之乡；兑乃阴交之初，宜建西方媾凝之场。

此震为东方之木，一阳初动，其炁足而生长不已；兑为西方之金，一阴在上，其炁越而媾凝无厌。于子午抽添后，加此卯酉沐浴之卦，可见到了后天者，便少不得此抽添沐浴、筑基炼己之事也。

艮巽驳杂，难交无感，偏居一隅，伺我修炼。

艮有一阳在上，巽乃一阴在下。不当在上而上，不当在下而下，乃驳杂难交之时也。故八卦于后天中，把此二卦偏虚^①一隅，以伺我静养神炁而修之炼之矣。

出震齐巽，劳坎入坤，悦兑成艮，必当使离火文明，以复乾元用九。

此系道君教后天人修炼者，当于一阳初动之时，读《易经·系辞》，从出乎震起手，一步步做到，依然还了，乾元用九止。其中虽曰"齐、劳、入、悦、成"五字，内有无穷精义包涵，总在一个"离火文明"。无火难修炼，无火难复乾元。人能玩味，自见用九妙处。噫，万不可使亢龙有悔也。

顶批：九妙者，生九阳之九鼎，必用之物也。无鼎无火，无火无药，无药无丹，无药不长生，无丹不成圣。○"亢龙有悔"，炉残鼎败也。

九乃阳数，非阳不生，九九八一，还丹方成。

———————————

① 虚，《辑要》本作"处"，抄本脱此注。

此系道君说复乾元者，须当用九阳补筑之功。要得破①乾体者复还乾元，须用九九真炁，将此一点阳丹还于我身。用九九八十一回之功，丹无不成矣。

顶批：补完其漏，筑固其基，方可还丹而成圣。

丹母真阳，真阳者，铅产于坤方；丹父火王，火王者，汞种在乾乡。

此六句明明将大药说出。一个"母"字、一个"父"字，譬如人间夫妇，只见阴阳会合，生男育女一般。吾想道君以一"铅"字说在丹母身上，必定这坤方实载有个真阳，方叫是铅；以一"汞"字说在丹父身上，必定这乾乡实载有个火王，方叫是汞。不然这铅乃金银之类，何以比做真阳？这汞乃流利之物，何以比做火王？必定铅中有一点真炁，在癸来须急采之时；必定汞中有一点真机，在心火一阳动之时。才能如此以乾坤至大者配来。人当玩"产"字、"种"字，自有妙义存焉。

顶批：此一注发泄无余，有志斯道者，当细味之，便知道药从何产、丹从何出？○《指玄篇》曰："欲觅汞根寻帝子，访求铅本问仙姑。"阴阳父母，只此便是。○癸生急采，明明语时子，真传果不讹。"产"字、"种"字，《入药镜》："产在坤，种在乾。"《无根树》曰："产在坤方坤是人。"

夺天地为炉鼎，采日月为药粮。黄婆欢合，木公金母入房，雌雄混一，交合阴阳。

天炁下降，地炁上升，或生万物，或死万物，皆此一升一降之炁也，只分一顺逆耳。顺则生人生物者，世俗法也；逆则成佛成仙者，道中法也。欲要逆，除非把地反转来做天，把天反转去做地，然后才叫做一个"逆"字。不如此，怎夺得来？谓之炉鼎者，炉为偃月炉。我道中将此一顶黄冠做为此象，顶在头上，可谓太上至宝也，切不可轻视此物。鼎为三足鼎，在我道中，炼丹时，用一足，将一为朝屯，一为暮蒙。守看宝

———————

① 破，原作"彼"，据《辑要》本、抄本改。

色时候，方得不断功夫。想此一鼎，必定天造地设，神完炁足，方好用造化功，烹炼性命根，不然何以谓之"夺天地为炉鼎"乎？炉鼎即是天地，药粮必是日月。日有赤黄二道，月有晦明两期。日行黄道，则月必圆而应之；日行赤道，则月必缺而应之；若日行黑道，月则一线皆不现矣。譬如人中男子，即一太阳当空，要光足，方照十方；女子如一太阴当空，要光足，方得普照万国。故男有日精之象，女有月信之说。不譬些俗语说，则天高地厚、日月照临之理不能明矣。此"采"字当配"夺"字讲。有此炉鼎药粮，必须黄婆这个意土，方得东方木公、西方金母，一雌一雄，一阴一阳，混合于流戊就己之时。故道以心肾相交，水火既济，必须脾胃中宫两相欢合也。不欢合，又焉得炉鼎中一药粮自虚无中夺之采之耶？

　　顶批：顺生人物逆成仙佛，《无根树》曰："顺为凡，逆为仙，只在中间颠倒颠。"世俗行顺道，神仙用逆机，同是一件，并非两物，在知用与不用耳。知用则逆追造化之源，不知用则顺趋死亡之地。○天地顺行，地天逆返。顺为否，逆为泰。用一"夺"字，夺造化之机也。道士以黄杨木为冠，用以束发，有偃月之象，阴象也。顶在头上谓何？上之事在头上用功，不似世俗在下边取乐。○时候者，候其时之来潮有信、宝现光，圣师传授时刻真正，不可迟缓。此千金一刻，急急合炉鼎，按黄道，运日月，探造化，握性命之根，端在此时此刻之一息，夺尽天地三万六千之气数。天上太阴太阳，人间少阴少阳，其理不二。男有日精，女有月信。○两相欢合，乾坤配日月也。何以配之？专在黄婆。○天地不交而万物不生，男女不交而孕字不成，日月不交而金丹不结。夫谓之交，岂必入女之身根？请以物论，鹤交以声，鸡鹄以目，鸳鸯以颈，鱼盖白，鳖传情，惟龟蛇则蟠其身而含其尾。

　　肾炁直上冲心府，心液直下媾元阳。

　　此二句正混一交合之功也。

　　黄芽生而胎结，黍米成而神升，婴儿突现，大道顷刻而成。

此正混一交合之效①也。

追二炁于黄道，合一元于三清，浑是太极，何有五行？

此正混一交合之大成也。此一功、一效、一大成之精微，俱在后面经中，故不繁注。

我观众生，好欲多损，骋性驰情，散了真阳，何处觅真阳？散了元神，那里寻元神？

此系道君将复乾元一段功效说毕，又警②戒劝勉破了乾体之众生，急早复还，切莫只是散真阳、丧元神。速把六欲断绝，五性莫骋，七情勿驰。"何处觅、那里寻"六个字，真真有味。

吾今哀悯尔等众生，死里逃生，阐出后天，以补真阳元神。

此又是天尊将后天之理，叮嘱众生，速补真阳元神。有能如此依行，自然死里逃生。

少年顿悟，可以一纪飞升；中年醒觉，可以二纪长春；老年豁阔，可以三纪复源。

此又叮嘱众生中三等人，自少至老，皆可通行，以复乾元。

顶批：工夫之多寡，视年之老少。《黄庭经》曰"百二十岁犹可还老亦可行"，但多费赀财、多费工，多费日时、多费黄婆力、多费侣伴心，及其成功一也。

精固是先天精，精亦有后天精；炁固是先天炁，气亦有后天气；神固是先天神，神亦有后天神。

此言寻后天中一点真阳元神，来复还我身之真阳元神。将精、炁、神三品药，说这后天中亦有先天。此须详"癸生须急采"一语，便知月出庚方之时，后天中亦有先天含住也。

顶批：《采金歌》曰："知癸生，晓癸现，三十时辰两日半，采取只用

---

① 效，原作"象"，据《辑要》本、抄本改。
② 警，原作"曰"，据《辑要》本、抄本改。

一时辰。"天上每月初三月出庚，人间少阴亦犹是也。速觅真师指示，方能现出与汝看。

失了先天精，就寻后天精，后天精补精，自然复还先天精里精；失了先天炁，就寻后天炁，后天炁长炁，自然复还先天炁上炁；失了先天神，就寻后天神，后天神壮神，自然复还先天神中神。

此道君急教人复还也。

要得精补精、炁还炁、神益神，却向土府问元音。

此将精、炁、神三品，欲要补、还、益功夫者，只在土府内有元音。提出"土府"二字，开下文张本。此土乃真土，非生万物之土，亦非属脾胃之土，乃真意是也。精无此真意，何以运来补精？炁无此真意，何以行来还炁？神无此真意，何以往来益神？故意为元关、元牝之至元。凡一切玉液还丹、金液还丹、阴还丹、阳还丹、阴阳两还丹，三千六百傍门，七十二品丹法，除了真意，便不是皇天大道。即如书符咒，用祖炁、用罡炁，少真意，焉能用乎？

顶批：意到神便到了。

是土府也，戴九履一，三七作腹，以配九一之阳；二四以合，六八之阴，为肩为足，以成九一之形象。而独土府位列中宫，扼五以贯九一、二四、六八之络脉。

青城丈人云："是土府也者，即运用先天之真意也。意由心神凝聚而发，意由灵机闪灼而动，意到神到，意动炁动，意留精留，上至泥丸宫，下至涌泉穴，前至任部六脉，后至督部六脉，非一己真意，不能上下前后周流。非搬运之意也，乃神交之意也；非有为之意也，乃无为之意也。故道君以九宫大数配合言之。总在九一中正理参，参无许精微俱从'戴'字、'履'字中出。修炼者欲安身立命，当先知真意为金丹之媒妁也。"

纯阳子曰："青城丈人将此一段土府真意，明透元机，使万世修真之子，起手、得手皆有把柄，不至东摸西捉，荒芜岁月，至死无门可寻。"

顶批：极静中发出一念，便是真意。《金笥宝录》云："忘里觅，觅里忘，忘中见，见中忘，阳生矣；忘里升，升里见，见里变，铅成矣。铅合汞于内，精会神于外，交会矣。"○"把柄"者，起手必有之物，有凭有据，就是那过西海的船儿，《西游记》渡流沙河的葫芦、孙行者走来走去的独木桥。

一十五数，通乎五十五数。变化错综，以成三才之大道；经天纬地，而结丹田之真炁。

正阳妄注曰："此一段系道君从河洛大数，透出'真炁'二字，十分慈悲，人当体贴。此数即五千四八中一段小数。我有真意一出，则真汞即随真意而出，半留于元关之地。则是真意。不独一人要运，当西南得朋之时，朋亦有真意也，方是变化错综之理。故曰天、曰地、曰经、曰纬。天有真意，地亦有真意，方是经纬之道。然后出元入牝，真炁从真意中得来，始结丹田至宝。此道不明明透出，焉得使众生人人向善、个个成真？吾本金丹正宗，特将一十五数、五十五数，酌酌出'真意'二字，运用真炁一点，庶后天者不费大力，复还先天也。"

纯阳子曰："思吾当日悟道之时，从黄粱一梦，大地皆醒。吾师始口口相传，方将地天大数颠倒，指出真意斡旋之功。今道君垂此法乳，吾师又明透真汞随真意而出、而留、而收、而放[1]，此亦天地中之一大造化也。"

顶批：西南得朋，新月上弦，兑数八之候，乃与类行，得同类而施工也；东北丧朋，残月下弦，艮亦八之候，乃中有庆，谓"继体复生龙"，复又有可喜可庆之事也。

水从真炁而肥，火从真炁而瘦，金从真炁而炼，木从真炁而发。

果老妄注云："此金、木、水、火，水、火、金、木四种法象，配合身中肺、肝、心、肾。人自有生以来，被一切粉面油头，遭踏身中三宝灵物。

---

[1]　放，原作"启"，据《辑要》本、抄本改。

则五脏之真炁，皆为他枕上床间，用一把无形剑，向有情中尽行杀得我枯骨成堆。我这肺里金液、肝中木汁、心中火焰、肾里水源，都被他一一消耗。道君怜悯，著此《九皇七元救生济死至尊妙道》灵文，救一切苦，度一切人。把'真炁'二字跟'真意'二字说来，直要人端然正坐，口对口，窍对窍，你运去，我运来，肺入肺，肝入肝，心合心，肾合肾，体一隔，神一交，呼一呼，吸一吸，那怕神仙做不成？此是的的语，真真言，万世下，行方便，度尽众生无为天，出苦海，脱尘缘。讲甚么天为地、地为天；用甚么鼎中器、器中鼎；入甚么炉中火、火外炉；行甚么阴配阳、阳配阴。靠甚么骨肉，言甚么顷刻天堂地狱，道甚么业海无边。"

纯阳子云："这老果然是老，乃上古真仙中一大老也。说这些天语，果有趣味。但有根深蒂固者，欲证果成真，须当用此确确的清静真一不二法门。"

顶批："粉面油头"，刮骨利刃。虽然能杀人，而后能生人；能养人者，而后能害人。○自"端然正坐"至"脱尘缘"二十一句，万古不闻斯语。学者当拜读千遍，依此行之，便能足下生云，上朝金阙。

木克土，土旺而又生木；火生土，土润而湿以克火；土生金，金被火克而又生土；土克水，水遇木生而又克土。

皓翁妄注云："此系道君一段颠倒五行生克之理也。生中有克，克中有生，夫妻对待，乾坤定位，五行生成，八卦有象。此道正是玉清中一真道也，非吾祖所垂《玉枢真经》中云'以诚而入，以默而守，以柔而用'三句不可行也。"

纯阳子曰："此五行系一大关节处。有《玉枢宝经》上三句行持口诀，人当遵之钦之。如有违此正理者，便打入阿鼻地狱矣。"

水不得土克，而邪秽何以除？真水何以凝？火不生其土，而火何以得土而勾引真水、上生下克？

达摩子妄注云："此语水火一段真功，俱要土生土克。是土也，即嗒哩唧吒娑婆诃，即南无叱咤吽喃哚。人能明乎此理，打得破这意中无形的乾坤，便可以打得氺过长江大河也。只怕力量小，难得勾引真水入乒乓中来也。"

纯阳子曰："此达摩先生一段，又言真意，即佛法中真景象空哆啰。欲学金丹者，须要三教通达，方可识这一水分开、一兵合形之运用也。能合能分，才得勾引的真消息出来。"

顶批：氵匕丨两人各一边，中间勾引之而合。左丿是金石、是水也。金水同宫，乒乓相配，金丹通长江大河来也。当中真消息□候之，黄婆知之。

生克交加，夫妻对待，方可俱藏土而媾精；上下相求，阴阳合辟，方可俱入土府而含孕。

丹阳马子妄注曰："道君于洪濛未判之先，只将此土为无极之真，二五之精，左来右去，总以是土作主。可见炼己筑基不离乎土，起手得手不外乎意。意之运用，全在呼吸一窍，故曰生克之夫妻，俱入土府之中宫。两下媾凝，上下之合辟，俱在中宫之土府，两下含孕。此一点真土，能生克万物；此一点真意，能生死人命。欲以性就命者，当于此处抓拏，方有个真南海中一普陀岩也。"

纯阳子曰："个中人方说个中话。马丹阳乃从真意中得道，方透出此真意语。不然，谁说得如此活泼泼地？"

顶批：《黄庭经》曰："出日入月呼吸存。"又曰："呼吸元气以求仙。"〇在心为性，在肾为命；在男为性，在女为命。性在天边，命沉海底。以性就命，流戊就己也，金来归性也。全在呼吸之运用，真意之主持。知得窍中窍，便游天外天。

使其上生下生，生生不已，各去投生，谁肯向中宫而问信？使其上克下克，克克交战，各去寻克，谁来入中宫而讲好？

重阳妄注曰："妙哉此经，妙哉此文！反足乎上，正起乎下，天造地设道君一管好笔，写来头头是意，字字是金。人生世间，凡日用动静，语默行持，五官百骸，有形有象者，孰不从意中运动？凡一饮一食，一绵一丝,一草一木,谁不是土中造化?使其只有生没有克,天地内只该有个春夏,便不该有个秋冬;使其只有克没有生,天地内只该有个女人国,便不该有个丈夫乡。何以自乾坤、日月、山水,以至昆虫、草木,皆有阴阳配合之一生一克也?可见这点真意,要拿来做生意,便生生不已;要拿来做死意,便克克交战。人当体之。故长春真人说出唐三藏以东土和尚,向西天取经。东本木焉,有生生之意;西本金方,有克克之理。以东土人往西方去,岂不为西克乎?所以处处生妖,时时遭魔,便是一段生克之理寓于其中。若非有个孙行者这一点真三昧火,怎能除得这些妖魔?若非有这一匹白马儿是一点通明意,怎能把三个五千四八藏中大和尚走得这些路?西既有克东土之意,怎么到底东土和尚必然取得西天真经来也?可怜那白白的丧了多少妖魔,却终为真经超化。人当体贴这土是个真耐烦的长久意思,不然那千百年的一个大团团的鱼儿,便把这真经闪在爱河打湿也。"

顶批:此道必配合阴阳,调停水火。《契》曰:"阴阳配日月,水火为效征。"○《西游》是邱祖证道真诠。人能降得妖魔,便取得真经。"三个五千四八",是三藏真经矣。"三人同志谨防危"、"三人同志互相守",自古无一人独行者。○酉金既克东木,卒被东土人将真经取来,决烈故也。○"真经闪在爱河打湿",所以有晒经山。

惟其一生一克,又遇上生下克、下克上生。

壶公妄注曰:"口吐道德自然之香,敬献玉清太上之前,虔念《九皇七元新经》内几句真言云。是一生也,五行中真意之一生;是一克也,五行中真意之一克。上有真意者生我,下有真意者克他。只可于此颠倒五行,切不可学世俗法顺去五行。又敬读曰:

中有生者、克者,枢纽于中。向生者说生,向克者说克。

是中即五行中中宫也。正是生水、火、金、木,正是克金、木、水、火者。有此无极内真土,合成刀圭,在婴儿姹女之中,自然一炁贯成。生者由我说生,克者由我说克。若非此真意从流戊就己中用得停当,安能水火既济、心肾相交也乎哉?"

顶批:"用得停当",调停火候无差也。

久而生与克合,克与生合,自然既济成文。

长桑公妄注曰:"此生乃无极中水生木、木生火、火生土、土生金、金生水,此克乃无极中水克火、火克金、金克木、木克土、土克水。又是还丹内隔旁相生相克、颠倒复生复克。久而三年五载,自然水火之相克者而会合,金木之相克者而交并。可见一团生意,只在土府中盘旋。故黄庭为还丹之宗,真意为交媾之祖。此一种大文,本乎自然而然,却也非识可识。此处已结完'生克'字面也。下文又说脏腑中之归宗于脾胃也矣。"

是故先有两肾而后生肝,肝生心,心生脾胃,胃生肺,肺复生肾。

桂花子妄注曰:"此由先天讲来,人生先生两肾。肾天一水也,肾炁旺而接生肝。肝,天三木也。肾中一神,名曰桃康君,主管一身祖炁;肝中一神,曰无英君,主持一身血炁。此系元中紧要处,先把真意于桃康君,复还祖炁,方得无英君不发龙雷之火,烧干一身之血气也。肝既天三之木,心亦天七之火。心中有一神,名曰丹元君,司一身符炁,能通修真之意。此火乃君火也,使任督二脉之总经,能刚能柔,知取知舍,故曰:心为肝之子女、肾之妻也。心既天七之火,脾胃亦天五地十之土。此土为肾之夫、肝之妻、心之子女,其神名曰黄庭君。这点真脾胃乃后天之祖,欲先天复还正位以归神室,非是黄庭君上命美女口接甘露,下命田大帅捉祖炁不可也。脾胃既曰中宫,其实无形无象,非停饮注食之口袋比也。故肺为天九之金,以生地六之水,合为一十五数,又是中宫成数也。金为水母,水中有真金,水又复为金母也。此中设若无戊土,以与癸水化合,焉得一粒水中金出来?人当思此为先天正五脏也。"

顶批:"接甘露"、"捉祖炁"、"运周天",虽有工法,实属无形。○本是金生水,丹道用递,即是水生金。《契》曰:"金为水母,母隐子胎;水为金子,子藏母胞。"

青龙左辅,白虎右弼,朱雀上卫,元武下护。

白云子妄注曰:"此在清净法门,则青龙属肝,白虎属肺,朱雀为心,元武为肾,脾胃即为勾陈、腾蛇也;在金液还丹,青龙乃东方青衣郎君,白虎乃西方素练玉女,郎①为左辅,女为右弼,中有黄帝居焉。雌一、雄一、帝一,三一之道,是为金丹之祖。故朱雀口吐真火,烧断无情欲念;元武翅动真水,搅起无形法象。上卫黄帝,下护黄帝,总不使真元下泄。道君将此四句配合六神说来,虽赞叹有味,其中实将大道明明合盘托出,人当细玩。"

土处其中,坐黄庭,卧神室。黄帝之尊,中央之位,上系血海,下注气海。

麻姑妄注曰:"医书云:心为血海,肝为气海。总是脾胃,上系下注二脏,方得元神周流。至若肝导肾炁而上朝于心,必须黄庭神室枢纽中央。欲下手者,先须脾胃运足真土,贯彻五脏六腑,然后得丹辟谷,自有路径,不难也。吾今几句略言,人当体贴道君仁恩。"

气海足,必要脾胃足;血海充,必要脾胃充。脾胃乃后天之根本,正土府之源头,为五脏六腑之大关,作百骸千窍之枢机。

魏伯阳妄注曰:"此在八卦震巽之木,内有元汁充周,则震上之二阴、巽上之二阳,两相交会而成血海。离之火中有元液聚凝,则中之一阴、外之二阳,合成虚实而为炁海。此一血一炁,为一身之营卫。欲得充焉、足焉,必须肝得艮土,心得坤土,一生一克,两下充足,方使足无不足,充无不充。若非此艮坤之真土,一寄于西南,一寄于东北,安得此还丹从西方正位金乡而来入东方本位之地乎?"

食入散液于五脏,而真炁生焉;饮入洒汁于六腑,而真水生焉。关乎性命之大,系乎死生之会。

费长房妄注曰:"数句单说脾胃中宫为一身之本,饮食皆为雷火薰

---

① 郎,原作"即",据《辑要》本、抄本改。

蒸，五脏六腑皆为此把持。真炁者，修真之元炁也；真水者，修真之神水也。性命生死，皆所关系。故谈大道者，先用侣伴补足后天之说，其实侣伴者，调理之功也。人当省之，休入迷途为妙。"

顶批：侣即同类，伴我行工、裁成辅相，外侣伴也；补我气血、助我长生、扶我证圣，内侣伴也。

谷化则昌，谷滞则亡。一日不食则饥，七日不食则绝。四时以胃炁为本，八节以脾神为寄。

采和真人妄注曰："道君谆谆只在脾胃上叮嘱。以凡做神仙、人仙、地仙、鬼仙四种仙人，先当补足后天，方好运动一身，以真意采取行持也。故将凡人饮食、不饮食说来。生死关头打破，使修持四仙者，好做后来地步。至若天仙，先要固脾胃，后得神丹，可以拔宅。一粒饵之，何用长将①饮食讲求也？"

纯阳子曰："自壶公以至采和子，八家说来，一理同原，总在真意上着脚。可见真意是金丹第一祖宗，是修炼第一法门。后世欲得真传，起手先向真意中来。故曰：'念头即是金丹头。'"

顶批："念头真"三字，不特炼丹采药时要真，起手俱要真。始初念头不真，便不肯苦志，若有若无，不肯求师，贡高自满，不肯参阅万卷丹经。纵遇真师，不肯用力深造。知其法，不达其理。此理渊微，不易得彻。古人云："侍教久而入道精。"铨荷天恩，授诀以来，今三十余年矣。昔时自谓了达，今岁月寝深，计此二十余年中，昼夜切切于斯，心无间断，自觉此心了了，大殊于昔，待缘来川，又十四年。往来之侪，皆贪恋利禄，无一前缘。间有一、二习静黄冠，皆牢不可破，天刑之疾，吾且奈何？我思古人，时增浩叹。

结丹田者此也，盖神室者此也，送黄庭者此也，传牝门者此也。先天不足，补以后天；后天不足，补以味食。

---

① 将，原作"讲"，据《辑要》本、抄本改。

拐李妄注曰:"丹田中能生无形黄芽,神室中能居无象灵光;黄庭内能收彼我真炁,牝门内能出虎口金液。此皆有先天,方可结之、盖之、送之、传之。如有不足,养道者当养后天以补足一身血炁,使运用有本,不至枯槁,难以修炼。故道君以'味食'二字跟脾胃之后天说来。虽然仙子又有一种至甘至洁之味食,在华池中寻神水也。"

顶批:彼我真炁,合炼成丹。○养道须资,若无资财,不能养道。如或不足,先养后天。抱朴子云:"大药急切难得,今须且御小药以自支持年岁。"华池神水,玉女精英,至甘至洁。此物先天地而生,得而食之,后天地而老。

味必淡食而益肾,味必宁静而寡欲,味能生精,味能补炁,味能壮神。

李青莲妄注曰:"此肾在卦为坎,内有一阳;在天为水,内有真金。形如刀圭①,有日光月华之象;灵似剑环,有龙飞凤腾之势。中藏一点真明,与天地合其德;外敷虽有方生②,与四时合其序。鸡③无肾而却得巽上之二阳,只下一断;龙淫肾而却本乎乾元之三阳,故多生亢。山有肾而生玉石,水有肾而生明珠,人有肾而生命门。如此而可以不益之乎?益④必淡泊宁静,方至肾中有鸣高致远之美也。可见交梨火枣,为心中之真味;龙肝凤髓,为肾家之佳肴。饮石浆者,寿可无数甲子;吞玉汁者,算可添至海屋。至若曼倩盗蟠桃,而伐毛退髓,又作一异味解也。尔凡人得乎鹿脯以足肾⑤脉、菊泉以换肌肤?但欲生精补炁壮神,非寡欲之餐云食霞不可。此五句系道君以苍松古柏,烹为元霜冰藕也。此一段系鄙陋之语,倘有后世高明,自知捞月非空景象也。"

---

① 圭,原作"豆",据《辑要》本、抄本改。
② "外敷虽有方生",《辑要》本作"外敷万有火生",抄本作"外敷方直大生"。
③ 鸡,原作"火",据《辑要》本、抄本改。
④ 益,《辑要》本作"盖"。
⑤ 肾,《辑要》本、抄本作"督"。

顶批：斯道亦是水中捞月。

精不足者补之以味，炁不足者补之以味，神不足者补之以味；神得味补而神亦生神，炁得味补而炁益和炁，精得味补而精益添精。精添而精则补炁，炁和而炁则生神，神生而神则炼精。精得神炼而复还先天之精，炁得精生而复还先天之炁，神得炁生而复还先天之神。

翠元子稽首妄注曰："此一段文章，从虚无中做来，实有着脚处。将精、炁、神三宝，俱在'味'字里添补，说得亲切清激至极。可见这味非凡味也。虽难得先天之味，却要后天之味。得却后天之味，亦可复我先天之精、炁、神；复足再寻先天之味，来化我复足先天之精、炁、神，亦不迟也。这味果然在甚么地？此味即是乌肝八两、兔脑半斤。有此一斤乌肝、兔脑，用黄金买来，放在造化炉中，用文武火烹炼出，添些油，加些水，合做一个铁馒头。将四门紧闭，用真意吞下，咀嚼到一百二十分田地。吃时用蟠桃好酒一咽，吃得薰薰大醉，犹如死的一般，则肾里桃康君、心中丹元君、神室内黄庭君、血海中无英君、华盖下白元君五君，问我：'此般佳肴从何处得来？可常有否？'我对曰：'此般佳肴，从一个黄婆婆擎十万贯钱，去向赤城县一个高门大户人家，是那无情无欲的姹女儿蓄藏的珍馐。过了三伏，检了三冬，藏得紧紧的一团好酱油。被黄婆婆甜言蜜语买得来，我方能如此受用。你说常有，只要有钱便有缘，有缘便有铅。是这般得此真味，方得精、炁、神三宝复还先天。故道君哀我生死，出此法语，只在生字、和字、添字、炼字上着脚，何愁性命没得好饮食养之，虽然杏林亦妄言也。'"

顶批：先寻后天中先天接命，再寻先天中先天成仙。工分两段，任人行止。○八两、半斤，等也。日中金乌肝、月中玉兔髓，长生之药也。○"用黄金买来"，可见无钱难得此药。经曰："欲求天上宝，须假世间财。"又曰："凡俗欲求天上宝，寻时须用世间珍。"○此一句弥漫天花，非希世之文，乃希世之珍也。学道之士，宜拜而读之千遍，再求真师字字指说。一旦豁然透真消息，方算得知。经曰："知至道者天不灭，复元炁者地不杀。"得服元炁方谓之行。其贵如此，世俗只知趋利禄，求荣显，瞬息消灭，愚矣。〇"有钱"二句使人读之欲哭。青霄有路，阻我行程，护法无缘，空挠白首。龙眉子中秋有感云："手握天机六六秋，年年此夕不胜忧。神护妙去三人就，黍米灵无二八修。信道龟蛇须福地，要知骑鹤上扬州。谁能假我扶摇力，同举同迁十二洲。"以上三段自"黄金买来"起，须合前有"琼瑶之富"顶批同看。

总要尔等众生不泄元阳，不破混元。不得子，难免夫妇之理；既得子，当保父母之体。何必常把元阳耗散？何必常把真精走作？纵无情之欲，只图一时之乐，过此以往，淡而无味。不知情欲之胜，便是地狱之门，阳尽精竭，丧无日矣。

翠虚子稽首妄注曰："此道难言，非难言也，说不出口，故难言也。经无一字，非无一字也。经在混元，故无一字也。但尔等众生，须要明道君所说'不得子，难免夫妇之理；既得子，当保父母之体'这四句。虽曰劝勉之词，实系重戒之语。吾想人自婚姻以来，一种元阳真精，都为那一片白舌头、两块赤红肉，夺去夺来。可怜枕边柔媚，白骨生涯，镜里娇姿，黄粱公案。日间费尽千辛万苦，投衣投食，夜间一上一下，抽骨抽髓。无子者既向三十时辰两日半中交媾，以接祖宗之禋祀，故曰：'不孝有三，无后为大。'或得一子，便曰独子不如无，又去交媾，或生二子、三子，以至六、七、八、九子，亦云足矣。还向乐中寻乐，三妻四妾，今夜抱此，明夜眠彼。人有几多元阳、几多真精？或劳或蛊、或痰火、或痢疟，皆从此元阳一泄，真精一走，或四十、或五十、或六十，难免无常之大数也。死后还要问过到底有何好处？且而未交媾时，欲火一动，其乐无涯；既交后，真水一败，四肢酸软。有何搭撒？到不如反转来看，虎项金铃谁人系？解铃还是系铃人。不入虎穴，焉得虎子。他得我的便生男育女，我得他的亦可成佛为仙，何乐不为？是必要临死方悔前非乎？人生在世，如一鸡犬。知惺悟者，鸡能听经闻法，犬能随修伴炼。不知惺悟者，鸡遭一刀而死，犬被一棍而亡。吾但愿后世之下，脱却陷阱之中，出乎罗网之外，不为美人栅住，而为色空法象，是吾之大愿也，亦道祖纯阳之大愿也。"

顶批："反转来看"是一"逆"字，成佛成仙就是得他。然世之地狱种子，便猜入闺丹采战，好好钻入地狱，不知此回土事也。非遇圣师诀破此神机，亦恶得而行之乎？末以鸡犬为比，苦口苦口，慈悲慈悲，芸芸之众，吾知其终不悟也已。

凡彼众生，当知脏腑之理，可识保养之功；不知脏腑之理，为鬼为蜮；不知保养之功，乃禽乃兽；能知脏腑之理，可神可仙；能知保养之功，永寿永年。

紫贤道光子稽首妄注曰："此一段'有知'与'不知'数句，知即孔子云：'朝闻道，夕死可矣。'不知即孟子云：'人之异于禽兽者几希。'人谁无五脏六腑？都是淫脏、色腑。如有保身养命功夫，便是道脏、元腑。鬼蜮坏了脏腑，禽兽细小脏腑，神仙无为脏腑，寿年长久脏腑。此只在阴阳中分一个天堂地狱，便是死生关头。可怜哉，人为男子身，八宝罗汉体，一入粉面里，丧却前世根。今奉帝敕降注真经，道君赦罪人当宜惺。"

顶批：此言顺去生人，何不逆去成仙。生死关头是愚迷，可悯弃却八宝罗汉体，丧了前世积善根。何苦不向五行中逆追造化，反去粉面里顺泄真元？

人之初生，固是此人；人之未生，岂易成人？母血先进而父精后行，为男；父精先进而母血后行，为女。元黄未兆，形色未分，而两肾先立。一点元阳，一身之本，万形之根。资之以为造化，藉之而为性命。修仙者修此，保己者保此。

紫阳张子稽首妄注曰："道君言父之精、母之血、先进后行、为男为女，总是元黄之始、形色之初。先有两肾中间一点元阳，从虚无中立人身之本，作万形之根。缅想道君此言，要人从父交媾时、从母怀胎时，仔细思量到伤心的田地，原来我身即父母之身，不该遭业琢踏，理应返本还原。知此造化，籍此性命，保之而为仙家修行妙道。则父母生成之恩，不惟报之，并可以超之，且与天地同体，日月同光，鬼神同其吉凶，四时同其节度。亦不枉在阳世之间，把灵光灵性来一回也。何苦不向五行中寻造化，反去顺泄中坏了性命？今有道祖纯阳，开演法注，以垂万世，欲遂度尽凡夫之愿。吾于《悟真篇》中，已透金丹要言。今又神赴乩沙，继续一注，以为骥尾之附。愿后世修仙者，思父精母血而成此身不易得，可也。"

纯阳子曰："此自少阳以至紫阳诸家，前后口说，皆是叫人做性之根、命之蒂，炼其己，筑其基，妙用功夫。总欲万世下，有缘子，也觉便醒，好向虚无中寻舍利子也。"

顶批：太极兆形，万物一炁，事事一理。

命门之火，腐熟五谷，烹炼粟①水。此火一动，真水一泄。

始青天大觉子注曰："火为相火，由于木生；水为元水，由于金传。水火共居，火水同源，可谓克中求生也。人当保此水火内一点真明之炁，于夫妇未交已媾之际可也。"

此水一泄，相火必腾，万邪蜂起，百病丛生。人而无此，炁尽神飞。由于真精损丧，故而龙雷难当。

太青天大悟子注曰："水随火泄，火亦随水灭。故一身空干，六淫之炁入，而百病生焉。若修炼人学得孙行者，过得火焰山，入得东海宫，便先保此水火，做运用真意法，活泼筋骨，成一个通天教主，何难为金液真人也？"

顶批：这火焰山虽孙行者都烧了一身猴毛，炼道者就是难过此山。

吾今所垂，众生当养，目多邪视，精以视耗，炁以视散，神以视伤；

始素天大元子注曰："此道君于木本水源后，示人以断六贼之法。先于目视洞明象，故将精、炁、神三宝先归洞明君，不使泄于盗元贼伙中

_____

① 粟，《辑要》本、抄本作"真"。

去。"

耳多乱听,精以听耗,炁以听散,神以听伤;

"此又于耳示以洞空象,欲人把三宝次归洞空君,不使入于盗聪贼伙中去。此耳、目二者,最是弄人的坏猴尿也。"

心多邪思,精以思耗,炁以思散,神以思伤;身多邪劳,精以劳耗,炁以劳散,神以劳伤。

太素天大明子注曰:"此二段道君继耳、目示以洞元象、洞清法,欲人于心寻灵台君,于身寻太无君,把三宝接飯无为天,不使堕入三途五苦中去。此一思一劳,乃人日用之常,当以思神炼液,不可以劳形费躬也。"

如此之类,皆是耗精、散炁、伤神。精耗而走,炁散而损,神伤而困。

始丹天大灵子注曰:"此乃警觉语、清净言,人当推而看之。玩'耗、散、伤'三字,诲人一行一止,无时不然,无处不有。"

更有色欲过度,斧铖相加,凶暴横行,刀锯着身。

太丹天大动子注曰:"此进一层说法,人当血气方刚,莫不好色。色虽床间芙蓉,粉涂牡丹,人人爱之。但二八佳人,腰藏巨剑,暗割人头,胸怀火车,暗烧人髓,是何如之斧铖刀锯有若此之凶暴乎?人能躲得此锋快刀山,看破得此月月血海,便是个清净法身。"

顶批:"二八佳人体似酥,腰间仗剑斩愚夫。虽然不见人头落,暗里催君骨髓枯。"世之庸人,皆能诵此诗以为警戒好色之词,岂知此诗出丹经《指玄篇》,意不在警戒,当知大机大用在于是也。但当敬推之耳。

若尔众生,以美色为枷锁,以膏梁为刮剔,以脂粉为牢狱,以暴气为桁杨,明哲保身,下愚蹈网。

大真子居始元之天下降注曰:"若此一段,以'明哲保身,下愚蹈网'作一大结,内寓大戒大劝,人当留心。"

大洞子居太元之天下降注曰:"大真明来王所注道君戒劝一段,仅说其大要，未透其精微，吾细而论之。此即酒、色、财、炁，少一'财'字，却含于中。明哲者知此理，一味诚意正心修身，自可保父母之体，而走道中径路。常清常净，无染无著，自号人中圣，即人仙一分也。下愚反此，仰有愧，俯有怍，暗欺室，幽欺影，自为人中禽兽，永入四生六道也。可见圣人教人，先在一心正，一身修，一意诚，乃大关键也。"

更有修真之子，明乎我之一身，心为液之源，肾为炁之根。液中生炁，炁中生水。肾传肝炁，肝导肾炁，而真炁朝心；心传肺液，肺导心液，而真液入肾。液中正阳之炁，会合炁中真元之水。

始梵天大元子、太梵天大妙子，并出臆见，合注曰："此一段正讲玉液源头，地仙本领。先有此玉液源头，然后方有金液本领；先有此地仙本领，然后方讲神仙源头。心、肾、肝、肺，在玉液中为紧要功夫地也；液炁在清净中，为紧要药物也。修真之子，欲学金液神仙，先从玉液地仙起手。用一部大周天，运肝炁、运肺液。此功先从任脉，用真意运动脐下一寸三分，九九八一，使热炁动于肾，肾中以盘旋绵绵之象，传于肝炁，以周回修修之象。动静引导肾炁，过黄庭，越腕中，出美女口，一点真炁，如有龟蛇头而朝心家之上帝也。此前一周天也。又从督脉用真意，运九九八一，在尾闾上一寸三分盘旋，刚刚送上夹脊双关，九九八一周，回升升直入肺窍。此入要从风门入，入了肺，肺一暖而液从火里自生，引导心液，过绛神宫，越神室，从文昌宫透入两肾，而耳忽一响，目忽一亮，便是心液到肾景象也。此后一周天也。是方教前升后降，至于头足，皆为此四脏所管。四脏之真炁动、真液动，则中八景生神，而上八景、下八景无不生神矣。炁原通天彻地，液原周流一身。至于送上顶，而用耸肩法；降下泉，而用伸足法。皆糊言也。吾本中央教主，不得不以黄庭真景现身说法，指人用玉液好寻金液也。"

用年中之盛衰，而养液炁之盛衰；用月中之递迁，而行液炁之递迁；用日中之子午，而保液炁之周流；用时中之分刻，而养液炁之添减；观天地升降，而知液炁升降；观日月晦明，而知液炁晦明。

赤脚子妄注曰："道君以液炁配合年、月、日、时、分、刻,极其明省。欲人知天一大天,人亦小天也。不须揭遍丹经子书,只观天地升降、日月晦明,而悟金丹正理。依持玉液功夫,皆是自然而然,何有一毫勉强?搬运枯坐,皆非正途。有天即有一地配之,天亦帝也,而何尝离乎地而孤行周天度数?有日即有月配之,日亦阳也,何尝离乎月而孤行赤黄二道?人亦天地之正炁所生也,人亦日月之精华所成也,怎么便不照天地大父母?修持而必讲静坐孤修,而配合一身独立之孤阴孤阳乎?怎么不照日月大光明行为,而必讲空修盲炼,而运用一个臭皮囊之独阴独阳乎?人能省此,可悟无为大道。则一身之液炁,何难复还本来自在菩萨矣?"

顶批:只要专心效法夫天自地配,日有月配,男有女配。《契》曰:"物无阴阳,违天背元。牝鸡自卵,其雏不全。"静坐愚夫,孤阴寡阳,盲修瞎炼,奈何不一悟也。

春生夏长,秋收冬藏。生则培之,长则充之,收则保之,藏则敛之。天地年年循环,液炁年年周身。何以天地阴阳,年年如是?何以吾身液炁,年年非常?

"此将液炁单根上天地升降说来,醒人于迷雾之中,陡见天地循环正理。春如人少年时,液炁正是圆明;夏如人中年时,液炁还可充足;秋如人老年时,液炁便渐衰朽;冬如人临死时,液炁皆难发生。颜子三十二岁死,岂曰非保养之人,耗散炁液乎?乃父母种植之天元薄,故大数与炁数合休,其精、炁、神三者,至今犹浩然常存。人当思此少年亡一理,切莫把那轻薄少年短命自死,即来比彭祖八百岁终,岂曰能保养如是足乎?却有四十九妻,独非耗散真元者乎?而却不为大数所拘,不为炁数所迫,而独脱壳尸骸而去,至今犹有仙中往来。人当思此老夫娶少妻,名曰'枯杨生稊'者一理,切莫把那老来色心不断者,抱着十七、八岁女子,滚来滚去,良心何在?天理何存?这种地狱种子,休得一比。如有回头,真心向道里参求,看破庄周梦者,须把天地春、夏、秋、冬正理，一一思到鬼神通的田地。自将三丹田摩一摩，实在否？自将泥丸宫摇一摇，可晕否？自将涌泉穴揢一揢，可空否？若是不实在，常常晕，已有空，只恐后面粘着无常。此时要悔自己做错了多少事，便迟矣。倘能稍明一、二层元家之理，或早晚闻一、二元家讲究，或每夜在演经解注台上侍立如木偶人，便当自己活泼一活泼，睡到一阵醒时，回头一想，光阴有限，祖师这番慈悲，还不回头，等到棺木一盖，休矣。"

顶批：请看说的都是脏腑气血边事，并非空寂无为。玄门是法天象地，工夫全在有为。○恐惧恐惧，急急寻师，到盖棺时，则休矣。

月受日魂，而何以为上弦？月受日魄，而何以为下弦？又何以月满而盈为望明？何以月缺而损为晦朔？

"此又将液炁单根上文日月晦明说来。上弦下弦，凡丹经子书，皆未明言。不过指出两弦之气，以教人认先天、后天耳。吾今欲遂度尽凡夫之大愿，明透真机，以惺万世迷途。夫上弦者，月光之金、水二星，将生而出之时也；下弦者，月光之金、水二星，过身落后之时也。上弦在癸生之前，下弦在壬足之后。上弦为未来，如草木将萌之际，正是先天一点元叶在月宫丹桂枝上盘旋；下弦已过又清时，如草木开过花又逢春发芽之际，虽未见芽，其实浊过反清，七日来复之时也，亦是后天后一点先天。人当明此二弦之炁，便有朝屯暮蒙之理，故曰：'三足为鼎，不可缺一。'却观蟾宫形象，打破筑基炼己关头。先固要运动周天骨节，豁落世界，好寻真人，看摩尼宝珠。若不吹此无孔笛，鼓此没弦琴，焉得关节俱从两弦真液之炁而开也？若有此一筑一炼，然后方好向先天无为中寻一藏真经，得西天如来之骨髓也。不然何以月中有唐明皇之一游，而张大真人之设上天梯乎？故此处道君先将天地升降，比一身液炁，又将日月晦明，比同类之液炁乎，方足二句云。"

顶批：天机在此，世无能达，得圣师真传者自知。○此无孔笛、没弦琴，便是上天梯。铨著《赤水吟》有咏此器诗云："仙人遗我上天梯，九鼎烹云必用之。昨夜偶逢青鸟使，为言开宴在瑶池。"○日月晦明，同类液炁,世有能知者乎? 即神人也。

明乎此理,何虑大道不成?

人当急进可也。

液中真一之炁,名曰阳龙;炁中真元之水,名曰阴虎。虎跃真水而得真铅,龙腾真炁而得真汞。汞以炼铅,而铅中生铅;铅以烹汞,而汞中添汞。阳以炼阴,而阴变为阳;阴以养阳,而阳纯制阴。阴无阳而丹不结,阳无阴而丹不成。抽铅须添汞,不添汞而正阳之水不能生铅;添汞须抽铅,不抽铅而真一之炁不能加汞。

三丰妄注曰:"此一段道君透出龙虎、铅汞、抽添,正要后世有根有缘,从此下手。虽曰'神仙还是神仙做',吾却偏曰'凡人亦可做神仙'。只怕不明金丹理,方入地狱为兽员。此龙属阳,自阳一失,却是一阴;此虎属阴,自阴有实,却是一阳。龙即我之元关也,虎即彼之元牝也。龙却好淫,我却不泄,一水添一点土,偏要成一个'瑶'字,成为玉液至宝;虎却好吃人,我却不泄真火,加一'柬'字,偏要成一个'炼'字,收为金液至宝。虎虎虎,那怕你张口漏牙,把人亡魂丧胆,我却有伏虎手段,将你为空中色、色中空。用龙一戏,把你为龙虎风云会,不怕你不为我。把你虎穴中虎子得来,入我三田之中。龙龙龙,纵任你是淫欲之物,我却有降龙手段,那怕你变化无穷,我用一哪咤金刚圈降住你,抽你筋,做为一条养性接命的金带,时时系着。那怕你不去向太极真人前,请一点真一不二法门,来与我为混合之大道也。铅即两弦之铅,汞即我身天地之汞。有日月之光明,天地才成地天泰,不为天地否。人身自父母生来,原有一汞一铅、男女交媾之理,故曰:'乾为父,坤为母。'男女媾精,万物化醇,易为先天之太极。人不明此一理,只把汞去投铅,生男生女;不把铅来投汞,成佛成仙。这个铁馒头打得破,何难为三丰中之三丰也?"

顶批:太极动而生阳,阴终也。龙是我,虎是彼,当知即色是空,养性接命有神工。○"用龙一戏",招引之西也。《金丹四百字》曰:"龙从东海来，虎向西山起。两兽战一场，化作天地髓。"又曰："龙虎一交相眷恋，坎离才媾便成胎。"○顺生男女，逆成仙佛。○人何不及早寻师，得知顺逆之理、栽接之法，将这铁馒头咬破也。

保肾必要养心，不养心而心火常炽，肾终不能保之；蓄精必要固炁，不固炁而炁常散，精终不能蓄之；养神必要添精，不添精而精常泄，神终不能养。还先天必要补后天，不补后天而先天终不能还；补后天必要健脾胃，不健脾胃而后天终不能补。养肾家必要培壬水，不培壬水而肾终不能养；正心家必要收意马，不收意马而心终不能正。

此一段道君明明指人，不须烦注，功夫在后还返之中也。

心不正而丙火见色而起欲，见情而发风。下则真精泄，两肾伤，命门损，元阳走，真炁耗，阳神散。因而脾土弱，饮食不能以保身；肝木衰，而邪火常来冲顶门；肺金钝，而痰喘常来入绛宫。若能不耗不损，不伤不斲，苦海无边，回头是岸。

此一段道君明明戒人，不须烦注，功夫在前土府之中也。

一心向善，万欲撇开，拿稳心火，紧闭命门。动里养静，静中寻静，阳时炼阴，阴时补阳。养成白玉之体，炼就金精之质。

此一段先要"善"字根源，方得养静补阳，养成炼就大事。不然后半仙家元宗功夫效验，从何做、从何得也？

向子至卯，而用阴中阳半之功；向卯至午，而用阳中阳之功；向午至酉，而用阳中阴半之功；向酉至子，而用阴中阴之功。

汉武侯妄注曰："此一段系道君将炼己筑基真诀，用在三鼎分足之象。一个为朝屯子卯时用之，一个为暮蒙午酉时用之，一个守他金花现于子午进退用之。沐浴则在屯蒙之生①。向子至卯，子至卯正在水生木时，故有阴中阳半之功夫；向卯至午，卯至午正在木生火时，故有阳中阳功夫；向午至酉，乃火尽金生、阳极阴来，故有阳中阴半功夫；向酉至

———————————

① 生，《辑要》本、抄本作"上"。

子,正是金尽之中、癸水又生,乃阴尽无阴之时,故有①阴中阴功夫。此由一子循环无端,凡为修炼金丹者,安可一时无鼎使火熄也?必是阴中有阳、阳中生阳之鼎,方足补我阳中阴、阴中见阴之体也。不然焉得为仙,又焉得为仙中之神乎?"

顶批:他的金花其现有时,一个守之,个个守之。不遇真师指示,知得守何处?守何时?《敲爻歌》曰:"花花结就长生药,花酒神仙古到今。"《无根树》曰:"打开门,说与君,无酒无花道不成。"○有鼎有火,阴中有阳。癸水又生,阴尽无阴。天机跃跃,凡眼难寻。

子时一阳生,心肾相交,端然正坐,定息伏气。竖起脊骨,运动涌泉,阔开泥丸,不使神昏外游,梦寐希有。日日如此,神完炁足。午时一阴生,剥卦欲变坤。端然正坐,闭口吞津,运动神室,吞入黄庭。心无毫念,静里养元。日日如此,补老还元。卯酉二时,推轮自见。

紫阳张子妄注曰:"此系采药行符之功也。如无孔笛吹尽之后,没弦琴弹尽之时,便岂空空无功以运用乎?道君为金丹天仙之始祖,尚且至今犹在采药炼丹,以为十二万年会会不坏之功也。凡夫乌知,仅为一笑。殊不知此理自混元之始,以至复混沌之际,皆难脱此真一法门。此一段不须烦解,只用两语尽之,诀曰:'玉枕泥丸常寄信,夹脊双关每流泉。'参此二语,打通关节,自好向先天一粒中下手也。"

顶批:"采药"二字,人不能知;"行符"二字,空世莫晓。此皆天上之法,必得圣师逐节指授,乃能知行符之工、采药之法。然必藉琴笛,非此则隔绝。阴阳无门路可通、无工夫可做。○"玉枕"二字是吹尽弹尽之后运用工夫。

此是秘密语、精微言,妄传获罪于天,谨慎自保长年。有能从此年用年、月用月、日用日、时用时、刻用刻、分用分,丹结丹田,上舍下舍②,

---

① "有"字据《辑要》本、抄本补。
② 两个"舍"字《辑要》本作"含"。

金液玉液,龙交虎媾,黄芽颗圆,九转七返,脱质升仙,超凡入圣,拔祖归天。

此一段正从上许多功夫说来,叫人不放年、月、日、时、分、刻做去。先有玉液,后有金液。获了神仙境界,脱质超凡,入圣拔祖,归入天仙之景象。故下文又将九转七返,细细言之。"何为九转"一段,系道君亲嘱传教大真人总注,口诀在"何为难言"四字之中也。

"子时一阳生"至"拔祖归天"止,希夷陈子妄注曰:"智者秉天地之清炁,能悟太清静起手,可以行周天之运用;愚者受覆载之驳杂,须悟真搬运起手,可以活筋骨之贯通。行居坐卧,皆有龙虎腾跃;语默动静,不离水火升降。是功也,先将两手交拔两肩头,站立脚根颠来四十九,一起一顿尾闾动,太潮下降脊骨通,又将两手叉腰摆,摆动双腰两腰开,前后任督皆通窍,四十九次休放倒。即用左手向右,右向左,如同开弓势相当,左右各分四十九,双关可开通泥丸。开了此关,又托天,两手上升四十九,托天夹脊,一路俱已开。扬颈泥丸宫,尽得自在,玉枕也从此处开。做过此,点头点脑运下来。从此端然叉腰坐,坐下凝精定神,真意注中宫,中宫一注百节到,一呼一吸数天然。如此以后来睡下,一足伸来一足缩。左手托着玉枕骨,不落枕头是天然。用意只在泥丸上,泥丸百节都有神。如此日日不放闲,玉液不泄在小便。又能运化骨节去,关关开通是真言。此又简,此又便,愚者行之活活现。坚心百日如此用,再接阴阳炼已圆。吾平生只会养一牯牛儿,先是又放又要收,自后熟来不放也不收,常在家园同卧处,不觉人间四十秋。"

顶批:再接阴阳,是移炉换鼎、大周天起手。牯牛,真意也。

何为九转,九转难言;何为七返,七返难言。三阳聚顶,五气朝元,先有层次,难逃月年。

关尹子妄注曰:"此一段人之未生也,无精无血;人之有生也,父精母血;人之已生也,我精我血;人之婚姻也,妻精妻血;人之交媾也,夺精夺血;人之生育也,传精传血;人之常淫也,散精散血;人之行洗也,耗精耗血;人之中年也,败精败血;人之将老也,枯精枯血;人之耳聋目盲、手酸足软也,堕精堕血;人之炁断神飞、魂散魄走也,干精干血;人之欲修性也,保精保血;人之欲修命也,养精养血;人之清净一身也,运精运血;人之筑基炼己也,采精采血;人之子午抽添也,摄精摄血;人之炼火还丹也,屁精积血;人之点化阳丹也,还精返血;人之怀胎出神也,凝精聚血;人之超凡入圣也,开精化血;人之面壁九年也,一精一血;人之脱壳尸骸也,精无其精,血无其血;人之谒玉帝封仙也,精神其精,血神其血。如此始终,无非精血;起手得手,不离精血。打破精血,自见精血;精中有血,血里有精,精包乎血,血包乎精。三丹田之三阳随精血而聚有泥丸,五真脏之五炁随精血而朝于元海。照吾注精血之层次,自难逃炼精、炼血之年月。此段吾师自李下腋生以来,皆著于竹帛,以垂教愚智。明者可以顿悟,返者亦宜猛省。《道德》五千言,句句不脱补还精血;《黄庭》一卷书,字字皆含骨节精血;我今一字经,经经俱向精血中化生。万世下负阴抱阳者,皆当于此精血中,作一只慧眼观看,自可见龙复为龙,麟复为麟,复龙复麟,更当复还元根。”

顶批:此一段全注,唤醒愚迷不少。慨自前古至今,无论贤智愚昧,皆以无为养性为修道。今得关大圣人,指点出采精血,自始至终,都由有形之精血炼成。又指人读五千言及《黄庭经》之法,又指人一字经经本无字,即从经出也。经经者,不止一经,俱是精血化生。祖不云乎“自古仙佛赖真经”?此个造化能收能度尽阎浮世上人。

一月生胞,金丹一还。想人始生,父母媾精。二炁化醇,悬入元宫,会于脾土,土能生物。因结胞元,凝形于己,六阳纯全。先有壬水以生,次有丁火相合,更有己土寄旺,自然丁壬化木而结胎元。诚能修炼,卦用豫随,火候抽添,而用丁丑戊寅,周天自得东方九阳之木炁凝成,必获帝真胞命元,一正潢之炁而生胞元,宫主泥丸,天号郁禅无量天。

纯阳子曰:“凡修大还丹者,于筑基炼己之后,要修此十月怀胎功夫,须用先天无为之鼎,当作先天自然之功。妇人受精而怀孕也,先于一月生胞,此胞非胞里之胞,即人之泥丸也。故人生先生鼻而为鼻祖,此鼻即从泥丸生形,所以鼻之窍通乎肺筒十二重楼,其根实通乎泥丸之百节。道君于此经中讲出生胞之理,无非阐明此理,以省世人。其真言只欲修大还丹者,先于无为中夺此一点精血,收入元宫,用脾土真意炼成一胞,长就泥丸,好为下步成胎之地岸也。此一月功夫,只在注意于自己泥丸上,其胞自成一泥丸也。故螟蛉子有似我似我之说。

顶批:百日功成,行炼己还丹之工,当用先天妙鼎。一如妇人怀孕。修大丹者,于无为中夺此一点精血。曰"夺"、曰"精"、曰"血",可以知养清修之非矣。○温养工夫在注意自己泥丸宫,自己不注意于他人也。以我之神,摄彼之炁,无中生有,大似蚖螂转丸、螟蛉咒子,似我似我,以成其形矣。

二月生胎,金丹二还。想人始生,精入血凝,含入胞元,亦会脾土,土能生物,因结胎形,却属戊土。戊乃阳中藏阴,先有癸水成壬,更得戊来化火,故而始生命门,而成胎气。诚能修炼,卦用蛊临,火候抽添,而用己卯、庚辰。周天自得南方三阳之火气凝成,必获帝真胎命元真一之气而生胎根,宫主明堂,天号上禅无量弥寿天。

此已生胞,便有成胎之气。妇人怀孕,先于一月,已生小儿泥丸之形,即将自己精血盘旋,又于泥丸生出明堂宫之象,有明堂宫,方成胎形。道君于中说法,此理照此醒豁。欲修大还丹者,如此成胞生胎之时,凡自先天无为之精炁真血,夺一点于命门成胞之处,用真意炼就,自成明堂宫之象。明堂宫,即玉皇宫也。有此宫象,便有上帝真元附也。此第二个月,只用意注明堂宫处,自亦得似我似我之理也。

三月生魂,金丹三还一返。想人始生,一道灵魂,就是这点灵性。人生魂存,人死魂升。先从门户而入,次从门户而出,出入无时,莫知其乡。生从灵性而来,死从灵性而去,去来有定,不可耗伤。操则存,舍则亡。诚能保灵性,透灵光,三魂炼就纯阳,要脱壳必先变象。当以西方七阳之金气凝成,自得帝真魂命元长灵明仙之炁,而复三魂,宫主上丹田,天号梵监须延天。火候主乎辛巳、壬午,还当观与噬、嗑抽添。

此中正理,道君已明言于上。但妇人怀孕成了胞胎之形,便有灵魂盘于胎中。只将自己精血气始为一无为之象。修大还丹者,到此便加进一层功夫,于先天炁①为之精血运来,招我台光幽精爽灵之真魂,用一步呼之法,将灵性含于此真精真血之内,把一个上丹田成完一形,自顶以至两眉间,左右前后,无不是灵光透彻。此第三个月,虽曰将先天精血还于自身无为之中,却自己本来之精血已得一返矣。此从生胞、生胎、生魂,乃一部大还丹,乃三天大仙鼎成就。到此功夫,接接不断,自必似②我者真矣。

三丰张子妄注曰:“一月一月,都是少连花里真精血。不须安炉立鼎,只用无为抽彻。也不候两弦炁到,候只候印堂星关③;也不候八两半斤为活子午,候只候五千四八正当月。不用神交与体隔,只用上呼下吸两口说。一来浑身暖,二来囟门彻,三来天目开,便见大千世界。此等效验处,方是生胞、生胎、生魂的的来。分咐世上修仙子,须向云中跨鹤,切莫沙土中埋。”

紫阳张子俯囟作礼而妄注曰:“三月功夫三个丹,丹丹不离钓鱼竿。真精血真宝筏,撑来会合精血了大还。不须三三又三三,但用盘盘又盘盘。何曰应星应潮?宜运圆陀圆团。丹田中鹤息绵绵,绛宫内火炁联联。泥丸宫第一仙,明堂宫第二仙,上丹田第三仙。此一部乃修仙之首着,为大罗之妙天。道君明言,孚佑恩无边。张三丰直透真言,我紫阳敢曰知薄识浅,不将《悟真》骨髓垂留万年。”

顶批:这是以神驭炁,以炁归神。○这是内无为而外有为,形有作而心无为也。○月月花开月月新,少莲花里产真金。○“印堂星关”,如来悟道之所。○不论五千不五千,只问当月不当月。呼吸两口,日月

---

① 炁,《辑要》本、抄本作“无”。
② 似,原作“是”,据《辑要》本、抄本改。
③ 关,《辑要》本、抄本作“阅”,《张三丰全集》作“阙”。

往来也。〇无钓鱼竿，取不得北溟之渔；无此宝船，渡不得血中之炁。“又三三”、“又盘盘”，《大洞经》曰：“千和万合，自然成真。”

四月生魄，金丹四还二返。想人始生，恨有七魄，引人作祸作善。一块纯阴归室，只在午时，出门则在子时。午时正阳，阴见阳而惧。故修炼者，于午而用武火。子时一阳初动，纯阴乘一阳而游，奏我心意，告我常行。故修炼者，于子而用文火。诚能拘制七魄，保肺金而生真阳之水，养心火以克肺金七魄之阴，自获北方五阳之水气凝成，必得帝真魄命元，砀冥潢由之炁而复七魄，宫主洞房，天号寂然兜率天。火候岂外癸未、甲申，抽添难少赍、剥周天。

张大真人注曰：“妇人家一块纯阴之体，便是十二时中女一魔障。自受夫精而怀孕成胞成胎、生魂生魄，则阴中一阳凝聚，化成男儿形象。在妊娠中，便有九灵真炁入窍。是九灵也，在《玉枢宝经》中召之一段内参详有此九灵召入。修炼大还丹者，这七魄之一名尸狗、二名伏矢、三名雀阴、四名天贼、五名飞毒、六名阴秽、七名臭肺。此七魄从三尸之蹻，踞蹶搬弄而作祸作善。又有三尸中之三虫，一曰青姑，作人之耳目六贼虫也；二曰白姑，作人之嗜味嗜欲之五脏虫也；三曰黄姑，作人之好淫好贪之六腑虫也。人死都为此三虫生九虫，九虫生一万二千虫，孔孔有虫，窍窍有虫，死则虫飞，虫飞则尸神散，尸神散则真魄走，真魄走则阳魂飞。了大还者，必须务炼阳魂，以伏七魄。伏七魄以助阳魂，则真炁不散，精血凝成，而为先天一点。欲行此功，肺金当为心火炼入洞房宫中。此宫在明堂宫入一寸三分内，名为寂然兜率天，即人之脑海也。真魂常在泥丸，阴魄常寓脑海。此理不可不透彻参悟，以了大还。修天、神二仙者，先不于两个魂魄，炼就一个真魂魄，如同婴儿，怎成为大罗也？”

元元孙紫阳张子，继老祖稽首而妄注曰：“七魄七魄，听我分说，源从肺金流自脑澈。人之好善好淫，皆尔作业。道君制度，慧剑斩灭，胎形化解，阴转阳铁，不生亦不灭。先天采来配日月，炼成一团万万劫劫。

常存宇宙,道炁挥阅,紫阳特说万世当为金刚不坏老祖爷。"

元元孙三丰张子,继老祖而妄注曰:"老祖名为降魔护道祖,贯通七魄制于酉。酉内有真金,金能保长生。帝真魄命元,从此妙元元。洞房花烛夜,对景忘情耶。嗒哩哪嚽哩哪,唅吒木吒咜南哪。奄似我也,似我也南无般若波啰密哪。"

纯阳子曰:"七魄为第一魔王,非龙虎山大真人出现,用雌雄二剑,急急如律令,法水一口,不能制也。老祖有真魄制度之说,紫阳又有慧剑斩灭之说,三丰又请观音从南海中来,观世上一切音,可谓说之尽矣。纵任万世下有大罗出焉,未敢于画蛇处添一足也。"

顶批:对境忘情,是炼金丹自始至终必要之法。○人自有生以来,便带有雌雄二剑。无此剑,便对不得景,忘不得情,炼不得神丹矣。

五月生五脏,金丹五还三返。五脏以心为主,心之神曰司命,肝之神曰无英公子,肺之神曰白元尊神,脾之神曰黄帝主宰,肾之神曰保命。修炼者诚能以心神而生五神,以肾神而运五神,便得东北之炁凝成,而获帝真五仙中灵之炁以复五脏,宫主绛宫,天号波罗弥尼不骄乐天。火候则在乙酉、丙戌,抽添必由复、无妄周天。

妇人怀孕到了五月,小儿便有心、肝、脾、肺、肾,则五脏之真神皆付焉。修大还丹者,如此一月内,采先天无为之精血,保护婴儿之真体。以心为主,三昧真火蒸之。蒸之故宫主绛宫天,号波罗弥尼不骄乐天。绛宫如一帐然,乃心之真包络是也。司命之神寓于此宫,故天亦有是号也。其功务俯视五脏,仰呵真炁,使五脏精华变为四象,归于中宫,以为养命之元也。

六月生六腑,金丹六还四返。六腑为五脏之使,胃有运化尊神,胆有决断将军,大肠有九曲文昌,小肠有七元郎宫,惟膀胱津液之府神曰导引童子。修炼者诚能不绝胃炁,不滞隔肠府,不竭胆汁,不耗民火,自得西北之炁凝成,而获帝真腑命元高蒸冲融之炁而生六腑,宫主中丹田宫,天号洞灵元应声天。火候不免丁亥、戊子,抽添难少大畜、颐周天。

妇人怀孕到了六个月，小儿便有六腑生焉。六腑皆有神名，寓于经上。修大还丹者，于先天无为之精血，生成婴儿有象之六腑。此功当从泥丸一齐做下，自上丹田以至中丹田，将洞灵元应声天，时时不放，则天耳通、天目通、他心通、我性通、宿命通、如意通。举此六通力，放大光明。此六腑自辅五脏，而成似①我之真焦矣。

七月开心七窍，金丹七还五返。人有此心，而虚灵具天地造化之理，应无极太极之真，惟赖七窍含北斗七元之灵。修炼者诚能以窍开窍，以心炼心，惟见红光照体，白气冲顶，必得帝真廓然灵元之焦，以合东南梵宝之焦而开心窍。火候不免己丑，抽添难少大过与坎周天。宫主元谷宫，天号灵元梵辅天。

妇人怀孕到了七个月，小儿心便有七窍俱成。此七窍上应北斗之生焦，自②应一己之七孔。修大还丹者，以先天无为之精血，用为一己之心血。心见此先天之精血，不用些须力，七窍之心血便不觉自开，能知过去事、未来事、古今人物相。故道君曰："诚能以窍开窍，以心炼心。"彼此两个窍、一对心，将彼窍开此窍，将彼心入此心，心无其心，窍合其窍。心家之红光自照胞胎之魂魄，肺家之白焦自冲脏腑之真液。要得此七窍生成于婴儿之体中，当把腕中元谷宫，开通我身之七窍。故《玉枢宝经》有"慧光生"三字，从忘形、忘物、忘我中来也，方得与道为一，始叫做道在天地。天地不知，有情无情，惟一无二矣。

紫阳张子安注曰："脏腑有真焦，五老焕元神。无极中含象，原是道常存。清③静为寂静，金丹专炼金。人能识三一，元牝自通灵。庆云与祥烟，死户合生门。三十六节处，脏腑焦来荣。欲修大还丹，拏稳白心猿。心能透三昧，七窍合七星。天聪与天明，天虚并天灵。天元与天玄，天真降七真。此为七窍名，北元斗有圣。借人精同血，返我心无心。

---

① 似，原作"俟"，据《辑要》本、抄本改。

② 自，原作"日"，据《辑要》本、抄本改。

③ 清，原作"寂"，据《辑要》本、抄本改。

一旦真皇临,恍惚智慧生。了性又了命,双修号丹成。"

三丰张子妄注曰:"道君座太微,降生大天尊。垂此真法语,引人上玉清。一个珺字诀,七个月象形。左二右三名为五,太极浑然有五灵。五灵方得七窍开,须把天目运此来。叫人修真的的是,穿破机关上琼台。此为元关天根子,火炼真金不坏体。能将壁直有刚柔,便得谷神真不死。"

顶批:"彼此两个窍、一对心",两个窍非圣师指示,断不能知。心无其心,所谓"藏心于心而不知,藏神于神而不出"。心对心,人知之;窍合窍,终古无人知得。或有问此窍于余者,即举《金丹四百字》①以答之:"此窍非凡窍,乾坤共合成。名为神炁穴,内有坎离精。"○此窍相通,窍窍光明。

八月八景生神,金丹八还六返,神即先天元神。先有此元神而生炁,炁以生精,精复生此元神以足炁,炁以化精。修炼者诚能复还元神,必得帝真自然元照之气,以合东北正阳之气而生神。火候岂少庚寅,抽添不免离、咸周天。宫主极阴宫,天号高虚清明天。

纯阳子曰:"此段即是炼精化炁、炼炁化神、炼神化精,循环炼化,还于虚一之地也。妇人怀孕到此,已有形象完成,只少一口气、囤地一声也。修大还丹者,到此精、炁、神皆借先天无为之精血,而复返先天也。神为元神,精炁皆归于元神之中,合而为一,其功犹在命门之极阴宫,时时用真精血盘旋,这高虚清明天主,降于此天。盘膝而坐,请问明堂宫之玉皇上帝演说,一十七道大光明,照彻无极世界,一如同琉璃玻璨,便于元神之后,九窍通时,化为阳神,出现于泥丸之宫,以朝三清矣。"

九月九窍开通,金丹九还七返。修炼者最难九窍开通。九窍通,万窍通;九窍开,万窍开。现出九头狮子,身座九朵莲花宝台。金液炼成

---

① 《金丹四百字》,原作《复命篇》,误。

金体,玉液炼成玉质。阳还阴丹而返老转童,阴还阳丹而换影脱形。元神常现,真阳常出,即是神仙境界。犹少聚顶飞升,朝元脱质。修炼者诚能以中央戊己之气,而得帝真上皇仙境之气,以开通九窍,则宫乃下丹田宫,天号波黎答光天。其火候至此而辛卯、壬辰,抽添至此而恒、遁周天。

妇人怀孕到此九月,便有瓜熟自落之机,却少圆通佛一段圆光来。修大还丹者,到了上八景生神、中八景生神、下八景生神,三八二十四景,合乎二十四炁,成为一大周天,合乎黄帝九鼎之象。则金液充足,玉液浑化,神仙已是我了,我即是神仙了,此身此体已为劫劫长存。但犹有功夫,在下丹田焉。九窍即在下丹田,有九个门列为九宫象,有真精真血,九九八十一回数。则此九窍开通,横身之万窍无不开矣。贼窍开则六贼去,情窍开则七情散,苦窍开则五苦除,涂窍开则三涂灭,幽窍开则九幽之七祖升天,天窍开则三十六天之天尊降,虫窍开则一万二千之虫皆去。此无数光景,皆难逃乎心中七窍之一开也。

十月形神坚固,脱质升仙。金丹十还,圣胎成丹炁满,元阳聚顶,贞炁朝元,指日飞升,超入仙界,拔祖出幽,救宗脱冥。修炼者诚能以黄芽而变为白玉①,以黍米而长为元珠,则大道成而宫主黄庭,金丹就而天号极至尊。火候犹有癸巳、甲午,抽添只在大壮与晋周天。

妇人怀孕至此,而生者多多矣。故修大还丹者,到了九个月是神仙,十月满足是天仙。此也不用鼎,不用月,只用面壁开通泥丸穴。泥丸正照黄庭处,胎移黄庭要出穴。至于一尺到一丈,一丈至十丈,试试阳神胆何如?到了此,名为极至尊,便有玉旨下天门。传玉符,授金箓。功夫②满足,百日升天,鹤跨飞在十二金楼,扫却一切前面苦行,收了一切无边法界。便是自在如来南无佛、南无僧、南无法。只有玉皇大天

---

① 玉,原作"土",据《辑要》本、抄本改。
② 功夫,原作"功名",据《辑要》本、抄本改。

尊,那有十殿与泰华真人。

紫阳张子妄注曰:"自纯阳道祖阐教以来,真元已泄七八。今于此十月怀圣胎之时,又将天机十分透彻。只在好道求命者,知十月月月不离先天精血,知我身身身不外梵炁。总是'忘中寻忘,静里养静'八字、真窍以通乎元牝之二窍也。"

三丰张子妄注曰:"弄玉仙姑吹玉箫,声声吹入元关窍,此窍名为天地根。先天足来,八景自生神。八景生了二十四,诸天九窍自通灵。圣胎原借真一炁,王母瑶池泛金液。莲①花心,心心含著黄芽,生香在里锦乾坤。夺得真香妙氤氲,保我劫劫常存。自我纯阳道祖一泄,此万世贤良细用心。蓬莱岛当留名,瀛洲会须效许真君,白日间拔宅飞升。三丰今日苦叮咛,但愿人人俱有寿阳合元根。"

顶批:药熟火化,端拱无为。○问汝世人好道不好道、求命不求命?月月有精血,身身有梵炁。出自人身,得由我得。月月者,不止一月;身身者,不止一身。○玄牝者,阴阳也;二窍者,阴阳之二窍也。二窍合,则天炁通于地,地炁通于天;二窍离,则天炁散于天,地炁散于地。空窍而非通窍矣。○"圣胎原借真一炁",借谁家的?就是借王母娘娘的。莲花朵朵,心心含著黄芽。人莫知,若遇圣师,授以秘诀,采得花心心里真妙香,氤氲结成圣胎自通灵,保我劫劫自常存。

凡彼众生,在道之子,欲得修持,必如妇人怀孕,次第年月,方可成就。若不得真传,妄执一见,泛滥群书,不谋真本,而依假借,徒费岁月,死而后已。

此一段再叮咛欲得修持者,必如妇人怀孕。上又再切戒妄执一见者,不可依定假借。

吾今所说,即是《至真妙道尊经》。

以了此一卷经名也。

---

① "莲",原作"液",据《辑要》本、抄本改。

定为十品，以为众生入道之门，进德之基。第一品九还七返，超证天仙；第二品炼丹结元，脱质神仙；第三品保炁固液，寿永人仙；第四品养心益肾，魂归地仙；第五品修善积德，夺胎鬼仙；第六品功深行大，广种福田，生为帝子；第七品修身方便，普济孤穷，生为王子；第八品博施济众，哀怜癃残，生为宦子；第九品解事分难，正直无私，生为富子；第十品持斋诵经，向道归元，生为贵子。

此将五仙分明，又示人以归著之路也。

除此十品之外，生在中国，上有父母，下有妻子，左有兄弟，右有朋友，六亲不至于鳏寡孤独。犹是前生善念，但善不能始终如一。或一念好善，又一念行恶之人，多招如此。

此乃叮咛好善者当乐善不倦，始终如一，为来世根本。

或生在困苦，又属子立绝嗣，短食少衣，或生在边地苦寒之地、或生在无人荒僻之乡，皆是前生十恶等众，不好善行，不存善心，诽谤正教，大斗小秤，明瞒暗骗，遭踏谷米，损坏五伦。大则雷击、火烧、水淹、刀砍，小则为孤、为苦，更有胎生、卵生，变禽、变兽，皆是因前生为恶造罪。更有男变女身，或作娼妓，或作乞婆，皆是前生色欲过度，遭踏人家儿女，生则不见报于妻女，死则亦现报以还宿债。此理一定，断不爽失。吾今垂此教法，由尔受下宣行。”

此一段乃说遭踏尊经，迷惑大道，一味为恶者，有如此报应不爽，正老子云“天网恢恢，疏而不漏”是也。

长春真人闻说及此，不觉欢然鼓舞，稽首作礼而谢曰：“道君真大慈悲，真大恩泽，立此教法，浅而易明，简而易行，人虽至愚，皆可以为。

此一谢恩语，又一指人语。在“浅而易明、简而易行”八字中参求，真是大道，不费些须力，真经原无一字求也。

如有不从者，真永堕地狱，无出日矣。”

此三句乃戒执着，并一世为人者，又为结足上文之词。

如是而作颂曰：

妙哉此经,妙哉此经。

超度众生,可出幽冥。

智者易悟,愚者可行。

大道活现,修品广呈。

谆谆告诫,循循诱人。

提耳面命,棒打脑心。

从此前进,罪灭福生。

孽消愆除,福禄来临。

修真之子,此理一明。

大可飞升,小可长生。

却病驱疾,保体固身。

道君说法,大慈悲心。

妙哉此经,妙哉此经。

赞莫能穷,赞莫能尽。

如是作颂,在四句"妙哉此经"上,参一颂字真味。

斯时,昊天上帝、萨公真人皆作礼而退,与一切法筵清众,俱大欢喜,皆叹此义而作偈曰:

太上功德大,宝台说妙经。

道味无穷尽,元理最幽深。

九宫八卦数,层层阐元蕴。

九转七返诀,一一透光明。

坦视一大路,指人向前行。

无隔亦无碍,可仙亦可神。

不论圣合智,从此皆可成。

此经真难遇,六月不炎冰;

此经真难遇,冬天加葛巾;

此经真难遇,黄河年年清;

> 此经真难遇,东海波日平;
>
> 此经真难遇,日出南北分;
>
> 此经真难遇,月向南北行。
>
> 既得遇此经,前缘亦非轻。
>
> 我今说偈辞,万古放光明。

"斯时"一偈,在几个"此经真难遇"上参这一偈中真诀。

《太清紫微中天北斗九皇七元救生济死至真妙道尊经》中卷终。

又找完经名,可见这先天之尊经,本自太清发于紫微,存于中天,合乎北斗九皇七元。人能于九皇真炁上,用七元神窍真功夫,念动真经入我神会中,能救生于长生不老,能济死脱壳升天,岂非至尊妙道也乎哉?

吾于此注一毕,不觉掀髯而大歌曰:"经兮经兮,实为西方真金兮;道兮道兮,实用南方火盗兮。一粒兮一粒兮,实是亘古永历兮;圣胎兮圣胎兮,实乃精血结胎兮。道君慈悲兮,立为万古长生之碑;纯阳广化兮,又作费伟辛鹤之画。设此渡凡夫兮,凡夫只须根基;有能真体贴兮,体贴当要着力。一言难尽兮,静里乾坤须参之;叮咛不已兮,口含真窍入希夷。"

又偈曰:

> 中卷一部,大道满载。
>
> 金液次得,玉液先在。
>
> 清静起手,打通灵台。
>
> 先天得手,无为安排。
>
> 中有后天,炼筑所待。
>
> 年老修法,全倚月胎。
>
> 此注一演,候有缘来。

张大真人偈曰:

> 开辟以来,混沌之后。
>
> 先天大道,无为居首。

能度生死，能超枯骨。

此一先天，名为首经。

元气未破，常存灵宝。

含入虎口，吞自龙腹。

脏腑皆春，骨①节皆灵。

觅之最难，得之最易。

不须采取，只须呼吸。

三昧火到，来自虚无。

有缘得此，金刚不坏。

可与三清，同证天台。

道陵留偈，万世蓬莱，

借吾慧剑，斩断尘埃。

葛大真人颂曰：

妙哉天尊语，仁哉孚佑言。

字字传口诀，行行吞先天。

欲少以至老，皆有妙元元。

由男以致女，皆有真汞铅。

人能体贴为，立证通明天。

如有不知悟，永堕狱无间。

许大真人偈曰：

白虎首经至宝，华池神水真铅。

火文火武煅炼，采取铅内先天。

先将水银死过，次用硃砂成元。

不用白铅黑铅，不须硫黄砒仙。

---

① 骨，原作"破"，据《辑要》本、抄本改。

只用①金鼎温养，独取丹田三元。

人能明此至理，白银黄金皆全。

一粒吞入中宫，可为大罗天仙。

孚佑仁慈演正，恢弘大德无边。

萨大真人颂曰：

一朵金莲并头开，却向瑶池火种来。

莲台先为斗姆座，默朝功夫先自裁。

莲花却为王母踏，一驾铁船天②灵台。

万世有缘修真子，可上莲舟会蓬莱。

帝德浩深，敕令群真，十律十条戒蒸民，森严胆战惊，修善悔过，可保无丧倾。

九皇新经注解卷下

尔时，九天应元雷声普化天尊，统领五百雷神上将，仰朝玉帝。玉帝曰："时有元始天尊，在清微天宫，说《救生济死妙经》；太上道君在玉清上宫，说《至真妙道尊经》。吾已敕令按法宣行。尔既主宰雷府，赏善罚恶，霹雳无私，雷光惊透人心，雷声震动天地，十恶五逆，决不饶恕，邪魔外道，胆战魂惊。平日有一念差恶者，闻雷声战战兢兢；平日有一事欺心者，见电光躲躲藏藏；平日有不孝父母者，闻雷声而皆悚栗；平日有不敬公姑者，闻雷声而皆遁形；平日有图财害命者，闻雷声而皆束手受死；平日有奸淫邪盗者，闻雷声而皆惶恐。人心本有良知良能也，有怕恶悔善，如何雷过，依然如旧？不知天地本有好生之德，太上皆有仁慈之心。百姓不知其故，皆妄意施为。今既垂此二经，汝当监察人心，倘有不顺，按律施行。"神霄雷祖帝，于是命邓、辛二天君，监察此经。

---

① 用，原作"因"，据《辑要》本、抄本改。

② 天，《辑要》本、抄本作"采"。

　　尔时,三元三品三官大帝,统领七十二曹、三百六十感应天尊,上朝玉帝。玉帝曰:"时有元始天尊,在清微天宫,说此《救生济死妙经》;太上道君,在玉清上宫,说此《至尊妙道尊经》。既有此经,吾已勅令宣行。汝既统掌人间生死,执典天下善恶。平日有为恶而遭天厄者,一念回转,讽诵是经,当命天官以解天厄;平日有为恶而遭地厄者,一念回转,讽诵是经,当命地官以解地厄;平日有为恶而遭水厄者,一念回转,讽诵是经,当命水官以解水厄;平日有为恶而遭火厄者,一念回转,讽诵是经,当命火官以解火厄。"三元皆稽首奉命而退。即差女青真人护持是经,倘有不顺,按律施行。

　　时有五方煞神,统领部下煞兵煞将,瞻礼金阙。玉帝曰:"尔等煞神,执掌刀兵杀戮之厄,典守剖刮砍剔之灾。权衡巍峩,法令森严。今有元始天尊,在太清上宫,说《救生济死妙经》;太上道君,在玉清圣境,说《至真妙道尊经》。吾已勅令,汝等敬听。倘有下方众生,平日有为恶而理应斩戮者,一念回向是经,汝当削去斩罪;平日有为恶而理应剐剖者,一念回向是经,汝当削去剐罪。吾今命汝,汝当谛听。"于是五方煞神即时稽首奉命而退,即差煞兵煞将,检察煞刑,倘有不顺,按律施行。

　　时有卫房圣母与痘麻夫人,统领催生娘娘、送子仙姬、痘公痘母、痘哥痘嫂,参谒玉帝,欲领法旨。玉帝曰:"汝等执掌生产之事,权守天花之衡,代天宣①化,决不徇私。今有元始天尊,在太清天宫,演说《救生济死妙经》;太上道君,在玉清圣境,演说《至真妙道尊经》。吾已勅令,汝等谛听。倘有下方众生,平日有为恶而理当绝嗣者,一念回转是经,汝当降赐贵子,以传后人;平日有为恶而子孙当于痘麻而亡者,一念回转是经,汝等当令善神护持,保其痘麻平安,以得酬谢。"于是卫房圣母、痘麻夫人,闻说即时作礼,奉命而退。即差催生送子列神,布种天花

---

　　①　宣,原作"官",据《辑要》本、抄本改。

诸仙，检察天下，倘有不顺，按律施行。

时有瘟瘟大帅、疫疠魔王，统领瘟兵瘟将、瘟神瘟鬼、疫兵疫将、疫神疫鬼，参谒金阙，欲领法旨。玉帝曰："汝等瘟疫之神，执掌瘟病疫灾。今有元始天尊，哀悯众生，在太清天宫，说《救生济死妙经》；太上道君，垂念苍生，在玉清圣境，说《至真妙道尊经》。吾已勅令，汝等敬听。倘有下方众生，平日有恶积而理应瘟瘟者，一念转向是经，汝当削去瘟病，而喝退凶神；平日有恶累而理应疫死者，一念转向是经，汝当削去疫病，而斩退疠鬼。"于是瘟瘟大帅、疫疠魔王，叩首奉命而退。即时命部下瘟鬼瘟神、疫鬼疫神，检点天下，瘟疫之厄，倘有不顺，按律施行。

时有东岳天齐仁圣大帝，统领十殿阎罗，仰朝玉帝。玉帝曰："汝等执掌幽冥，权衡生死。今有元始天尊，在太清宫中，演说《救生济死妙经》；太上道君，在玉清圣境，演说《至真妙道尊经》。吾已勅令，汝等谛听。倘有下方众生，有平日为恶而理应短命恶死者，一念转向是经，汝当削去罪簿，增延上寿，赐善病而终；平日有为恶而理应永坐地狱者，一念转向是经，汝当削去地狱，升入天堂，重复人身，生长中国。"于是东岳大帝、十殿阎罗，作礼稽首而退。即时命掌簿判官、轮回法王、牛头马面、童子夜叉、催命无常、诸大鬼王，检点生死簿籍，考核罪孽轻重，倘有不顺，按律施行。

时有文昌七曲开化梓潼帝君，与大成至圣文宣王，统领文昌宫中群仙诸将、上圣高真，仰朝玉帝。玉帝曰："汝等文星，执掌天下俊秀禄秩，典守古今英才寿算。今有元始天尊，在清微天宫，演说《救生济死妙经》，内贯儒理；太上道君，在玉清圣境，演说《至真妙道尊经》，中含儒学。尔等谛听，吾已勅令。下方众生业儒者，倘有平日损心败德而理应削除功名者，一念回转，敬受是经，汝当削去原罪，增上功名；有平日诽谤大乘、欺忏神将，理应减算短寿者，一念回转，敬受是经，汝当削去原罪，增上寿纪。"于是梓潼帝君与文宣王作礼奉命而退。即时命复圣鲁公、桂苑真人，检录功簿，考核罪册，查点天下，如有不顺者，按律施行。

时有南瞻部洲,普陀岩中,紫竹林内,观世音大士菩萨,参谒玉帝。玉帝曰:"汝乃千变万化,以救苦救难为心。今有元始天尊,在清微天宫,演说《救生济死妙经》,以拔众生而出苦海;太上道君,在玉清圣境,演说《至真妙道尊经》,以拯提趣类而超正果。吾已勅令,汝当授之。下方众生,倘有经历三灾八难,起心诚诵是经,汝当念善慈而救苦;倘有孽债三途五苦,起心敬领是经,汝当哀痛切而救难。"于是观世音作礼奉旨而退。即时命善财、龙女,捧杨柳清静之水,以洒人间浊垢之魂,如有不顺,按律施行。

时有东厨司命府君,仰朝玉帝,欲颁善恶之法旨。玉帝曰:"汝执掌善恶,典守功过。汝在天为北斗之喉舌,在佛为准提之化身,在人间为司命之主宰。大矣,尊矣! 凡彼下方众生,一家之善恶、一年之善恶、一月之善恶、一日之善恶、一时之善恶,莫能逃汝。汝逢庚申、甲子、三元、五腊、本命、生辰,又于腊月二十五日,统领尸神,上奏吾庭,领吾法旨,下传阴曹。赏善者赏善,罚恶者罚恶;增福者增福,降殃者降殃;延年者延年,减寿者减寿;赐子者赐子,绝嗣者绝嗣。惟令是从,毫不狥私。今有元始天尊,在清微天宫,演说《救生济死妙经》;太上道君,在玉清圣境,演说《至真妙道尊经》。倘有下方众生,一家信受是经,汝当赐一家之福;一人信受是经,汝当赐一人之福;合门尊敬是经,汝当降合门之吉祥;若有始信而终疑者,始降之百祥,而终降之百殃;若有诽谤而并妄言者,汝当即时奏吾,按律施行。"司命府君于是稽首作礼,奉命而退。护持此经,严察此人。

时有北方元天上帝荡魔天尊,统领十二雷神、二十四大天君、三千神兵、五百灵官,仰朝玉帝。玉帝曰:"汝威镇北方,神化无边。今有元始天尊,在清微天宫,演说《救生济死妙经》;太上道君,在玉清圣境,演说《至真妙道尊经》。吾已勅令,汝当敬听。下方众生,倘有平日为邪魔妖魅所缠者,一念回转,诚诵是经,汝当遣神兵为此人以除之;有平日为恶而为山魈魍魉所害者，汝当遣神将为此人而灭之，以报一念回转诚诵是经之功。"北方元天上帝于是稽首，奉命作礼而进曰："玉帝慈悲，敢不奉行？玉帝法旨，敢不奉命？但此经既演，以救众生。今仅录于上馆，未传于下方。仰惟玉帝敕旨，当令何臣传授何方，宣布天下，流传万古，以使下方遵而行之？"玉帝曰："汝既威镇北方，汝当领此妙经，以为宣传。"元天上帝复稽首而进曰："玉帝既命，小臣敢不奉命？但望圣慈，敕命班中何卿下界演说灵章？"时班中闪出一卿，名曰"天枢上相纯阳演正警化孚佑帝君广化天尊"，稽首作礼而进曰："此经功德，让于小臣，敢领法旨，下界宣行。"玉帝曰："汝领吾法旨，下界宣行，以救众生，以度凡夫。固大慈心，固大悲心。汝当设何法宣行、当在何处阐扬？"时北方元天上帝稽首而进曰："臣化身威镇木兰，有唐朝得道，忠心报国，孝心感化，烈性超古，已蒙玉帝慈悲，敕封忠孝烈女驱邪降魔都督崔将军，今在阙下已谒玉帝，敢启圣恩法旨宣示？"玉帝即下敕旨，都督将军即时稽首阶下，俯伏而进曰："敢领法旨，宣臣何示？"玉帝曰："汝性禀天地清刚之性，气赋天地浩然之气。只顾忠孝，不顾刀斧；只计君亲，不计利害。抱此大志，方享血食于千古。吾既敕令，永镇木兰。尔即木兰之王，威镇此山，广行方便，多开利益之门。功德如山，可谓神中之帝也。今有元始天尊，在清微天宫，演说救生济死之《妙经》；太上道君，在玉清圣境，演说至真妙道之《尊经》。已录于紫府，未传于下界。吾已敕令，仰加法旨，命尔保护孚佑下界演传。有功之日，特赐帝号。"斯时都督崔将军敬领法旨，跪受敕令，再拜稽首，俯伏而进曰："领此法旨，授此敕令。小臣下界，愿择清净之地，愿检霜洁之所，保护孚佑帝君演说灵章。愿竭心力，不敢惰弛。"斯时北方元天上帝，不胜欢喜踊跃，作礼而退。玉帝复曰："木兰之神，镇山之王，既愿保护，既愿演传。吾赐尔十律，锡尔讳号。汝掌此经之权，伺吕嵒演经之后，垂示下方，流传人间。讽诵者畏此一律而坚心改恶者，即得一方之福；有畏此十律而坚心从善者，即得十方之福；有得见是律而宣传戒人者，吾即敕令十方善神拥护其人；有得见是律而写录流传者，吾即勅令三界吉神保持其人。勅令第一律，雷击电掣，以定忤逆父母，凌辱公姑，粪污谷米，谋杀孤客之罪；勅令第二律，火焚水漂，以定欺心欺天，害人害物，投财夺财之罪；勅令第三律，刀斩兵戮，以定恃强恃暴，行恶行凶，唆是唆非之罪；勅令第四律，瘟病疫灾，以定白口咒诅，瞒心昧己，奸盗邪淫之罪；勅令第五律，刑害绝嗣，以定欺孤凌寡，辱鳏骂独，倚富欺贫之罪；勅令第六律，减寿削名，以定为官不清，为士不仁，为民不良之罪；勅令第七律，妖精魔缠，以定鬼眼鬼心、邪肝邪肺、淫肠淫肚之罪；勅令第八律，妻淫女贱，以定淫人妻女，夺人姜幸，奸人奴婢之罪；勅令第九律，急症暴死，以定挟赃舞文，擢讼翻事，作媒拐骗之罪；勅令第十律，缺衣短食，以定奢华银钱，过费口味，作塌丝绵之罪。勅此十律之外，或疥、癞、痈、疽，或损目、聋耳、缺足、跛手之类，皆前生大秤小斗，挟私害公，无许口过、身过、心过、行过之罪所致。汝受此十律，下界施行。倘有犯令者，决不容情；倘有悔过者，即时削去，不待消停。"于是都督崔将军奉命作礼而退。

时有紫光金尊、摩啊吱天大圣、圆明道姥，统领九皇、三台、二十八宿，聚会东斗、西斗、南斗、中斗，普皆来集，仰朝玉帝。玉帝曰："汝等斗宫，冠君天象，职在星曜，掌人间功过之事，判死生善恶之期。今有元始天尊，在太清仙宫，所说与北斗宫中九皇星君《救生济死之妙经》，以超拔下方众生；太上道君，在玉清圣境，所说《至真妙道尊经》，即是辅汝九皇救生济死之经下行。吾已勅令，许布人间。吾已颁法旨，命天枢上相，下界演说；命木兰将军，下界护持。汝等斗宿，当从吾法旨所颁十条，下界主宰。各各众生本命，以逃劫难，以消灾厄。勅令第一条，命北斗第一阳明贪狼太星君，护好善子生人，以解一律之罪；勅令第二条，命北斗第二阴精巨门元星君，护好善丑亥生人，以解二律之罪；勅令第三条，命北斗第三真人禄存贞星君，护好善寅戌生人，以解三律之罪；勅令第四条，命北斗第四文曲元冥纽星君，护好善卯酉生人，以解四律之罪；勅令第五条，命北斗第五丹元廉贞罡星君，护好善辰申生人，以解五律之罪;勒令第六条,命北斗第六北极武曲纪星君,护好善巳未生人,以解六律之罪;勒令第七条,命北斗第七天关破军关星君,护好善午生人,以解七律之罪;勒令第八条,命北斗第八洞明外辅星君,护好善始终如一者,以解八律之罪;勒令第九条,命北斗第九隐光内弼星君,护好善年深月久者,以解九律之罪;勒令第十条,命北斗三台,护好善修正成真者,以解十律之罪,并解众生前九律之罪。吾今勒令汝等斗宿谛听。

此一段,落后说到斗姆并北斗九皇七元身上,将上、中二卷尽行收过,仍说到是经源头上去了。但凡讲金丹大道者,不先体贴北斗九皇七元,从斗姆莲花九苞化生处,安得谓知道者也?是金莲九苞,乃从华池中涌出,即在西天结胎生竺国之处也。明月子当场一问,后世理当体贴圣母于西天结胎生竺国之地可也。至若玉帝将十条付九皇星君,救人生、济人死云者,虽曰解十律之罪,实为十二时辰生人,运动华池中神水,默朝心家七窍中之元辰者说法也。故曰:"神水华池。"非舌下,实为命门祖炁根。神獬宝座托猪辇,亥宫天一地六神。白玉龟台能净怡,大梵天宫座元君。人能知此真妙诀,宝月光中现长生。

寿阳子又当场一问曰:"知此斗窍即知金丹乎?"吾正容答曰:"金丹原是三一道,大药本从玉兔捣。七元方能降真炁,北斗原从西天生。"

元根子又当场问曰:"三一道何名?"吾正容对曰:"帝一、雌一、雄一,名为三一。修元灵妙道者知此三一,定明金丹。故曰:'雌是阴中阳,雄是阳中阴。能为默朝者,帝即七元君。'"

斯时寿阳子默默不言,吾则指之曰:"是元君也,即从金莲九苞化生也;是金莲也,即金汁所结之莲也。内有真香氤氲,种子不坏。人能得是九苞莲馨,亦可顷刻见斗姆于白玉龟台之上也。"

惟元枢、元机二子,欣欣然有喜色而相问曰:"是白玉龟台,在何处实落?"吾亦开妙颜而答曰:"是白玉龟台,在大智光中,是即黄庭上一美女口是也。能修元灵妙道,到节节生荣之时,便能结此白玉龟台之形。"

秘书郎①又注目而问曰:"黄庭则为中央正色,美女口亦系脾胃关口,如何谓之白玉?"吾则明指之曰:"宝楼阁即肺腑也。肺液下降于心,心中真火炼结是真液到美女口上,聚成于洞房宫中,故成为龟台,则名白玉成也。"

明月子复稽首俯问曰:"三十九节,师何以止言三十六节?是此三节于是经注中,何以隐而不言?三一之名已闻,三一之地何所指实?"吾复哑然笑而答曰:"雌一即灵母也,雄一即圣父也,帝一即混合之帝一也,即元关、元牝、元窍,用七元真炁运来,回风混合之三一也。如所谓三十九节,止名三十六节者,是三十六节,按'三十六宫尽是春',即尧夫所云是也。外三节乃玉枕一节、泥丸一节、明堂宫一节。此三节聚一头上,前于谈金丹注中,已明指实处,故只统言三十六节,不言是三节也。子其知之乎?道在目前一节所言,只一心中真形也,故曰魁魓等九字。若非心中真火出现,焉得罡炁来临?若非心中真元生光,焉得节节生荣?子当省之,愿后世观此注者,反到自身上,细心体贴也。"

顶批:非明月当空,何以得回风混合之妙?○明月、寿阳、元根、元枢、元机、秘书,虽曰人者而涵妙义者,须心领会意可也。

惟愿众生讽诵时,各各信心,不徒口头念过,必当见之于行。若能口诵心维,身体力行,汝等即时按此条示,奉命而行。于是斗宫诸宿,皆领法旨,稽首作礼而退。

于是玉帝复召崔将军曰:"以此十条,合同十律,下界宣行。"于是崔将军不胜欣喜踊跃,稽首作礼而谢曰:"玉帝大慈,玉帝大圣,万物之主,万天之师。敢领法旨,愿在下方施行。"重宣此意而作颂曰:

太上弥罗主,玉皇高上尊。

垂此大法旨,勒赐我小臣。

①　郎,原作"籍",据《辑要》本、抄本改。

仰赖恩光远，愿及于众生。

善恶报①不爽，人心感帝心。

天律真可畏，森严似雷霆。

天条不可犯，犯之遭天刑。

倘有善男女，信心诵此经。

上帝自赐福，九皇保本命。

我今领法旨，执法不顺情。

但愿皆行善，和合得康宁。

玉帝复下勅旨，宣命雷府，复召铁笔邓上将、欻火辛天君。二神见召，一时赴命，舞蹈玉阶，稽首阙下。玉帝曰："仰尔二将，保护此经，下传十方。倘有不信心者，尔可按律施行。差经漏字，阴杖八十；床榻不净，便将安置，阴杖八十；污手触犯，秽衣瞻礼，阴杖八十。睹此是经而诽谤讥笑者，阴杖八十，阳降瘟瘟；有睹此是经而妄言绮语、嬉笑常言者，阴杖八十，阳降嚼舌。吾今勅令，汝等谛听。"于是邓、辛二将拱手俯伏，作礼而歌曰：

玉帝慈悲主，玄穹至上尊。

妙相冠诸天，玄化总十方。

帝今垂法语，儆戒世众生。

贤智超正果，愚昧亦惊醒。

消罪并度厄，永劫无漂沉。

如有不知务，邓辛不顺情。

即时请法旨，按律迅火霆。

说此歌毕，稽首而退。一切法筵清众，叹未曾有，皆稽首而作偈曰：

至道无敌，玄理幽深。

智者易悟，昧者难行。

---

① 报，原作"根"，据《辑要》本、抄本改。

今日大吉，帝发音纶。

垂此戒饬，普救众生。

苦者得乐，悲者得伸。

可拔七祖，能超三魂。

诵持一遍，万罪灰尘；

诵持十遍，百祸不侵；

诵持百遍，松鹤遐龄；

诵持千遍，永年长生；

诵持万遍，大道必成。

超证仙果，拜谒玉京。

仰朝上帝，赐仙三品。

尔等众生，何乐不为？

尔等众生，何不修行？

有此功德，如何逃遁？

我等说偈，体贴帝心。

惟愿众生，个个长生。

惟愿众生，人人善人。

诸仙诸神说此偈毕，不觉天花乱坠，妙乐齐鸣，龙飞凤舞，麟戏鸾鸣。臣孚佑见此希有，鞠躬上伸，稽首复请曰："有此效验，有此奇特，臣愿领敕旨，愿受法戒，愿统领邓辛二将、木兰崔神，愿率诸城隍社令、真官土地，下界演说。"即时作礼而退，方同木兰共议。木兰崔将军曰："我有门徒，乃太上之弟子，乃玉清之郎君。而今二百余年，未复原根，愿求帝君，赴乩随感，演说灵章，判断真经，使此子得复根原。更愿演经功德，普及于众生。更愿天尊慈悲、道君仁圣、玉帝恩光，普及于众生。"孚佑帝君于是下界临坛，统领善信弟子吴、傅、马、任诸士，演说于公善堂。其经功德不可思议。吾发十愿，一愿君王万岁，二愿国土清平，三愿官清吏明，四愿人物康宁，五愿五谷丰登，六愿父母长龄，七愿富贵充盈,八愿子孙盈庭,九愿七祖解脱,十愿十方超升。愿以十愿,普及于众生。坛下弟子,闻此妙经,皆灰百念,坚心信从;闻此十愿,皆大欢喜,皆大踊跃,皆稽首顿首,诚惶诚恐,作礼而赞曰:

> 元始天尊,哀我众生;
>
> 太上道君,哀我众生;
>
> 玉皇上帝,哀我众生。
>
> 元座说法,救济生灵。
>
> 玉清演教,至妙玄文。
>
> 上帝勅令,发示宣行。
>
> 诸神护持,群仙卫真。

慈悲普及于遐方,恩光远照于海滨。愿九皇真君,愿七元大圣,常照我生灵,常主持我本命。

孚佑帝君曰:"吾发十愿,乃天下万古之公愿;此一赞,乃天下奇缘难逢之一大赞也。人能常如吴、傅、马、任,何愁时时无真人下界演说灵章?人能如蔡寿阳、杨玄根,又何愁时时无纯阳祖师临世恢宏正化也?奈世人皆为七情六欲所迷,不能一心清静;因而不能一身清静,因而不能一世清静;不能一世清静,因而不能世世清静也。吾于己酉岁,即临汉上公善堂,演此尊经,以度凡夫;又于己未年,复临汉上紫气院,演说《尊经》大注,中藏五仙灵文,朝斗真诀,金丹大道,玉液口诀。吾之心,即天地生成万物之心也,惟愿个个成真;吾之身,即众生自在之身也,惟愿人人超证。吾对万世发一誓,倘有虚言,定复降尘世。如万世执迷,不体吾心,亦当永堕无间地狱,不复轮回。吾今留此,惟愿有根缘者,复还根缘;有道本者,仍归道本;有福田者,仍获福田;有仙种者,仍得仙种。三清在上,鉴临吾心;上帝在上,斟酌吾心。吾心亦婆心,度尽凡夫之愿,从此奕奕翘望,不执著,不迷惑,不堕毁者,皆上蓬莱仙岛,与诸仙诸真同为云侣霞友也已。"

张大真人偈序

斯时，高明大帝对小葛而言曰："夫下卷者，有辟邪卫真之法也，有诸天现象之妙也。故首以雷祖为主，将玉清圣境、神霄天界，打通一个光明世界，现出麒麟当空，如意悬虚九天，亦得其得慧光生，何愁诸天法界不从此而照彻大千也。末以斗姆作结，以斗姆为人一身之主宰，乃心肾相关之司命，故七元合乎七窍。经中教人先默朝七元，以开七窍，使人好用'唵'字作大还丹运用也。"

吾闻高明大帝此言，不觉拱手而敬答曰："妙哉，真人之法乳，诚为万世之慈航。必先要大真人雌雄二剑，法水一口，急急如律令，方呼得十界通灵，万象朝真也已。"

葛大真人偈曰：

上卷劝善，鬼仙地仙；

中卷演道，天仙神仙；

上中二卷，内藏人仙；

至于下卷，诸神诸天。

报应惩戒，其实通玄。

宝剑三口，内寓未言。

一无情剑，北方玄天；

一神通剑，神霄九天；

一摩利剑，斗姆西天；

有此三剑，安入三田。

得道神仙，先朝三元。

文昌检录，司命取结。

三官保举，方引朝谒。

先见王公，次见王母。

方见四相，始朝玉帝。

帝发勅旨，东岳启奏。

毫无过愆，纯是善德。

然后发牒，检选洞天。

加号授箓，始曰真仙。

如此证果，下卷难言。

妙哉大哉，玄之又玄。

许大真人偈曰：

经传妙理师传诀，好事宁堪容易说。

若果因缘得遇之，自然现出天边月。①

萨大真人偈曰：

此卷为辅，中上不离。

三卷合一，成为尊经。

经在元始，道在玉清。

法在上帝，注内诸真。

可度生死，可超妙真。

有缘一遇，劫劫常存。

韩真人偈曰：

一部新经藏妙诀，难为讲明其中穴。

果然参透至真机，对境还须心猛烈。

正阳真人偈曰：

太极大道，内藏至要。

七元轮转，上下通窍。

北斗丹经，甚深精妙。

---

① 按：《辑要》本、抄本此偈作“先阐妙道后阐法，万世度人上仙槎。何用赞叹多言语，注中行行是仙歌。”歌，抄本作“家”。

垂之千古,用救沉漂。

采和真人偈曰:

> 无根树,却有根。
>
> 斗中诀,辨先天。
>
> 真炁运,要周旋。
>
> 日满足,自成仙。

东华帝君而作偈曰:

> 本命星连北斗中,龙虎推运大洪濛。
>
> 阴阳颠倒成耦接,掣电轰雷上九重。

果老真人偈曰:

> 众生蠢蠢如蝼蚁,自谓聪明谁可比?
>
> 都在帝天悲悯中,何不学道超生死?

曹元君偈曰:

> 欲识金丹炼子午,一阴一阳是宗祖。
>
> 先天一炁号真铅,海底莲花依月数。

何元君偈曰:

> 炼己功纯心是主,汞铅交结凝土釜。
>
> 自可乘鸾跨鹤飞,偈垂千古并万古。

己酉演经,己未奏演注解,弟子等蒙祖师天高地厚之恩,稽首顿首,俯伏而献颂曰:

> 善哉元始,妙道之祖。
>
> 太上道君,尊经拔苦。
>
> 上帝勅律,书于紫府。
>
> 玄帝朝谒,请颁下土。
>
> 己酉三春,孚佑演主。
>
> 临乩公善,众生得睹。
>
> 中天北斗,左辅右弼。

救生济死,仁慈恩溥。

愚昧难醒,请勅演注。

己未季秋,复临汉土。

紫炁道院,天家云护。

斗示默朝,玄生脏腑。

五仙修习,智愚皆悟。

恩同天地,覆载父母。

德并日月,运行寒暑。

斯注流传,普度万古。

八极静谈,九华任住。

皇图帝道,绵远巩固。

九皇新经后序

　　九皇圣经者,乃我吕祖孚佑帝君发洪度愿,于康熙己酉元旦,启请元始太上玉皇上帝所演。越数年,太上洪慈,复命吕祖,逮玄宗历代祖师,彻为注解,俾金丹大道万劫一传者,得传于世。真实稀有,旷古奇闻。天上之至宝,下土愚迷,何幸得睹是经、得见是注?当拜读千遍而精思之,庶几有得。虽然不遇真师,终属隔膜。当知道脉不绝于人间,安得忠孝之伦、阴功之士,具大志量,苦行苦求?志之所在,皇神相之,终必遇师以成其志。若也悠忽居诸,视为不急,是自堕沉沦,莫可救药。人身难得,四生六道,不一其形;水火刀兵,不一其死。亿兆蠢蠢,惟知贪利禄,求荣显,如蝇扑晓窗、蛾趋夜火,死不知悔,苦海屈伸,轮回辗转,无有了期。上圣垂慈,金口宣说《救死济生至妙真经》,分为十品,功之大小皆有归宿。

　　铨承师命,待缘来川,今有十八年矣。不遇知音,难行大用,垂空文以见世,藉作嘤鸣。著有《一贯真机易简录》、《杯溪录》、《涅槃妙心录》、《西来和尚心灯录》、《女金丹》、《丹经示读》、《试金石》、《天仙正理读法点睛》、《阴真君诗注》、《吕祖五篇注》、《六注阴符经》、《金锁钥注》、《感应篇独解》、《修道法程备览》、《赤水吟》、《炉火心笺》、《批点抱朴子》、《批点三注参同悟真》、《批点此事难知集》、《批点指玄篇》，校正《玄微心印》、《易筋经》、《洗髓经》、《樵阳经》，复注《心印经》、《胎息经》，万二十余万言。

伏读此《九皇新经》，深叹道祖天慈，各祖师度人无量至意，不禁手舞足蹈，叩首顶礼，疏为顶批，易于悟彻，录板以行，俾后来学仙子人人成真，个个作佛，体我祖师如天之量，度尽众生，是余之愿也夫。

道光十三年岁次癸巳正月济一子金溪傅金铨序于古渝之吟湘阁

附：

阴阳得类图

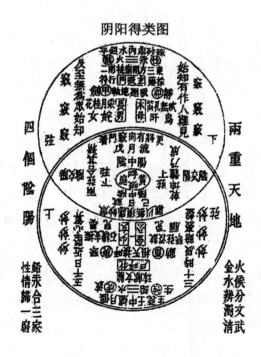

汉以前谓之道,汉以下谓之丹。道者,生人之理;丹者,日月相交。

配阴阳,投铅汞,刑德临门,生杀反复,事至捷而功至神。欲得还源,先用补筑之法。补精用精,补气用气,补神用神。锅破铁补,衣破布补,人衰人补,各从其类。

吾师著述虽多,总以积德修心为本,首先忠孝,其成仙作祖之基欤!欲为归根复命之真,必假北海初潮之水。斯人妙矣,斯事奇矣,天律至严,世罕闻之。言之泄天宝,不言闭天道,不言而言,其惟图乎形而上者矣。

觉阳子吴宜左宾敬图

第四编

选刊

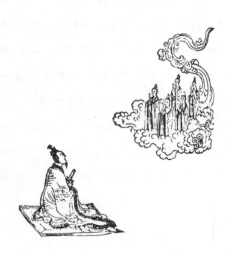

外金丹

【卷一】

金谷歌

太上著

题　解

　　《金谷歌》，一卷，旧题太上著。此篇为外丹黄白之名篇，明清以来，备受推崇，视为明清黄白外丹之经典著作。明抄本《真仙上乘》题名"《太上老君金谷歌注解》"，并序及是书源流云："真人许逊飞升之际，恐道泯灭，故将《金谷歌》凿于石鼓之上，留于后。后张太守掘出，假名《石鼓歌》行于世，使同修之。"其正文注解后，《真仙上乘》尚辑有"许子"、"葛鲍"注文。许子，即为许逊；葛鲍，当为葛洪、鲍靓。据明嘉靖年间任拱辰《金丹先天纂要》之"《太上金谷歌》"注解所引，则径题作"旌阳曰"、"抱朴子曰"。此外尚还有明人卓体乾注解。清代西派李西月云："《金谷歌》者，明种药之法也。大丹如黍米，先种于玉田之中，耕耘收获，即得金谷而食之。其要在铅中作，其用在水银一物耳。"今据《藏外道书》第九册影印《真仙上乘》抄本（简称"《真仙上乘》"）、抄本《金丹先天纂要》、明彭好古《道言内外》、李涵虚《太上十三经·金谷歌》校勘本篇。

金谷歌

太上著

炼丹诀,炼丹诀,

炼丹诀,炼丹诀,无限天仙从此越。达人悟此寿延长,愚迷不省夭还折。此诀相传有万年,予今料得徒饶舌。我哀丹士空高慢,不肯低头谁肯说?

仔细对君说。

宝丹非凡物,一味分两穴。空告木头人,枉把天机泄。良言告戒耳边风,吐玉鲜红不当血。

母炁初传子,

石中有宝天然理,逼出水中真汞体。精凝气结长黄芽,运化功成感戊己。

初子性初①拙,

子幼痴迷母炁绝,欲待峥嵘难辨别。温温惟恐失寒泉②,轰轰又怕身枯竭。

次子亦如然,混沌难分别。

家传二代生子孙,柔性难凭立祖业。阳火韶光不度秋,焉敢与弟分优劣。

三子始光明,点化分刚决。

离兄次弟自优游,一点芳心启阀阅。火运灵旗法王严,虎奔龙跃都除灭。

一子诞一子,九子性猛烈。

---

① 初,诸本作"方"。
② 寒泉,《真仙上乘》作"温泉"。

祝融烧竭水晶宫，龙女随夫朝玉阙。**擒下骊珠耀日辉，万劫之中尤**难说。

清静步太虚，天仙来迎接。

炁化神真体更轻，血化白膏三虫灭。名列紫府注南宫，自有群仙下降接。

此丹传圣道，莫与非人说。

丹宝相传惟圣贤，丹经莫对愚顽阅。**参①同煨炼止三人，市井尘②**凡须隐密。

丹丹丹一粒，遐龄千万劫。

一粒朝生一粒接，从微至著何曾歇。始知天地尽黄金，处处产砂超亿劫。

一生二二生三，三生万物无休歇。

水火均平无③自生，化生遍地④物芸芸。子识一毂三十辐，上下轮环岂暂停。

无缘难遇此丹经，此是圣人真⑤口诀。

分浅缘悭一个人，觌面相逢话不真。**侥幸千生才一遇，圣人真诀有**谁明？⑥

良⑦无头，釜无耳。庚为表，辛为里。

————————

① 参，《真仙上乘》作"恭"。

② 尘，《真仙上乘》作"临"。

③ 无，《真仙上乘》作"惟"。

④ 遍地，《真仙上乘》作"遍遍"。

⑤ "圣人真"，《金丹先天纂要》作"太上真"。

⑥ 此注《真仙上乘》作"缘薄分浅一生人，睹面相逢话不说。幸千生一遇逢，契合丹经千万帖"。

⑦ 良，李涵虚作"鼎"。任拱辰虽也作"良"，但其注则云："良无头，山泽中银。"《易经》艮为山泽，所谓"山泽银"，任注即指艮卦而言，故任注"良无头"即作"艮"字。彭好古于"良"字注云"水中银"，于"釜"注云"水中金"。

黄金须向赤中求,白银还从黑里取。① 玄黄相抱返阴阳,内外刚柔铅汞体。

别②无别药直下取③,惟有水火相配对。④

都来一味水中金⑤,莫听狂徒用杂类。水汞将来合火铅,均停盛化成既济。

燕雀不生凤,狐兔不养马。⑥

物因类聚必从徒,牝马焉能产兔狐。燕雀不生鸾凤子,五金非类岂能枯。⑦

若无真父母,所生都是假。

金公木母两相依,玄女黄男暗约期。无质有形是真母,先天原不是凡躯。

种禾当用粟,无粟谷不生。

嘉禾玉稻非草子,丹宝金母岂金银。多因愚迷无特见,使我疏狂要注经。

炼宝须用宝,无宝丹不成。

不是硃砂及水银,只用神气结丹成⑧。堪笑狂徒炼草木,徒劳八石与金银。

若用凡杂类,总是不成真。

草木金银总是形,愚迷执着炼丹程。逢人先说十分会,及到临炉枉

————————

① 此句《真仙上乘》作"子良还向赤中求,金银由从黑里取。"

② 别,诸本作"更"。

③ 取,《真仙上乘》作"制"。

④ 上二句,《金丹先天纂要》作"良无头,釜无耳。庚为表,辛为里。结圣胎,藉戊己。不用药,直下制。惟有水火相配对。木鸡抱卵乌不飞,结成圣胎在其里"。

⑤ 金,《真仙上乘》作"银"。

⑥ "狐兔不养马",《真仙上乘》作"狐儿不乳马"。诸本"养"作"乳"。

⑦ 此注《真仙上乘》作"物因类聚必用徒,牝牡乌能马附狐。燕雀不生鸾凤子,五金徒炼八石枯"。

⑧ "只用神气结成丹",《真仙上乘》作"只因神炁结丹匀"。

费神。①

用铅不用铅，须向铅中作。

此铅不是凡铅作，权用凡铅作匡郭。自有真铅里面生，须赖天铅成②鄞鄂。

及至用铅时，用铅还是③错。

真铅真母三拘体，化作尘器药无比。用罢真铅尚弃捐，变化之时难比拟。④

若要水银死，先须死水银。

湿汞须凭干汞擒，汞干实化⑤水银真。不知先使⑥铅干汞，白发终年只受贫。

水银若不死，如何死水银⑦？

谩说八石与金银，草木灰霜理不亲。脆汞结砂将铅煮，不明阳火⑧总为阴。

生熟自相制，相制自通灵。

天生铅火号为金⑨，抽出晛珠熟水银。金木并时为自制，调和子性自通灵。

黑赤丹砂汞结成，明知此理最幽深。

黑赤熟生两相因，汞虎铅龙是的亲。炼药须凭金里水，丹成还是水

---

① 此注《真仙上乘》作"世物滓质是有形，愚迷执作炼丹成。逢人先说十分会，炼到百年枉费功。"

② 成，《真仙上乘》作"主"。

③ 是，原作"不"，据诸本及义改。

④ 此注《真仙上乘》作"真铅老母三旬体，化成尘器俱零落。用罢真铅两弃捐，况他黑锡与银砾"。

⑤ 化，此注《真仙上乘》作"死"。

⑥ 使，此注《真仙上乘》作"死"。

⑦ 水银，原作"水死"，据诸本及义改。

⑧ 阳火，此注《真仙上乘》作"汤火"。按：《黄白破愚》有"铅汤论"，谓"以铅作汤，入汞烹煮"，故作"汤火"似更洽。

⑨ "天生铅火号为金"，《真仙上乘》作"自生铅火号为生"。

中金。

不离男女生男女,生下男女更长孙。

阴阳二八变成三,父变坤兮母变乾。八卦六爻生万物,金丹一粒五行全。

水银一味无别物,先作肉兮后作骨。

同出异名非二物,华池神水恁漂没。表铅里汞分离坎,红化肉兮黑化骨。

骨肉相离化作真,从此河车任反覆。

刚柔表里返阴阳,结成一粒大如橘。矻矻河车不暂停,还丹终坤始而复。①

此药无炉只有鼎,一鼎化为千万鼎。

太乙神炉亦有准,火中真鼎水中金。金光照出神龙影,好把真铅里面寻。②

金化金兮银化银,何曾别有外神灵。

水里藏龙子化银,子银化作满堂金。庚辛气化凭神火,何用他家异物亲。

转到③分胎三次后,却嫌祖宗是嚣尘。④

季子英豪性最灵,三翻数足转光莹。光莹后代增枝叶,谁念当年老母恩?⑤

药即是金金是药,母能养子意偏深。

———————————

① 此注《真仙上乘》作"飞过太阳关,刚柔表里返阴阳。结成一粒大如橘,矻矻河车不暂停,还丹终坤始由复"。

② 此注《真仙上乘》作"太乙神炉亦有准,火中真鼎配客明。金光照定土龙子,好把真胎分石金"。

③ 到,诸本作"制"。

④ 《金丹先天纂要》后尚有"三万五百周天火,三文三武妙神通"句。

⑤ 此注《真仙上乘》作"季子英豪益子兄,数足三十转匀明。元荧后代增枝叶,谁念当年老母恩"?

铅气谁知药是金，汞干子隐母铅因。汞成芽子凭铅母，子母相亲是的亲。

姹女牢藏神室内，深闺养之自坚心①。

娶嫁归于黄婆舍，愿与金郎自合亲。门户阖辟因戊己，炎天谁敢出黄庭？

玉田金谷随时种，吾今细说甚分明。

玉粒频收天地金，一斛结熟万石梗。不得中秋真种子，万般作用枉劳心。②

得之守之宜秘隐，不秘不隐遭天嗔。

得意须知后水银，师真弟信两恩诚。若将此道为常语，自有天雷斧劈形。

---

① "深闺养之自坚心"，《金丹先天纂要》作"深闺养子气志坚"。

② 按：原本脱"一斛结熟万石梗不得"九字，据《真仙上乘》补；"万般作用枉劳心"，《真仙上乘》作"土牛徒费万年心"。

明镜匣

太上著

题　解

　　《明镜匣》,一卷,旧题太上著,但伍冲虚《仙佛合宗语录》称"彭晓真人之《明镜匣》、《识一歌》",则伍真人又视《明镜匣》为彭晓所著。明万历年间彭好古辑《道言内外》、清李西月《太上十三经》均题为"太上著"。李氏云:"《明镜匣》,发明黄白细微,有如宝镜出匣,光明清亮。其要在水银一味,其法在先死水银,其本在先炼真土。太上慈悲,直将大丹要旨形于竹帛,人能至诚格天,必有太清真人为之诀破微言,则万法皆通矣。仙律甚严,不敢妄注,谨将真经要妙,略吐于圈点之中。"今据《道言内外》及《太上十三经》校勘,李西月圈点之处,则用注重号标出。

明镜匣

太上著

　　世人不识一,一气生万物。若人知一趣,得一万事毕。

　　一乃水之基,继续东方木。癸铅生辛金,白净莹如玉。

　　二乃火之精,不失庚方父。壬水生黄金,金作中宫土。

　　黄金硃砂父,白金水银母。壬癸水中精,识得为戊己。

　　黑铅非真铅,内有先天水。硃砂非真汞,内有玄元火。

　　水火能既济,不失坤方土。真母不通灵,须用正阳补。

取坎复还离，万物归元祖。坤母育婴儿，乾父有①姹女。

姹女嫁婴儿，却配为夫妇。水火结成团，夫妇自相顾。

男女却媾精，媾精生男女。无父不成母，无母不许父。

父母全真形，不失真龙虎。龙虎是黄芽，黄芽是真土。

真土为至药，至药不离祖。离祖不成丹，成丹真道理。

牝鸡不能雏，有母缘无父。空自单卵抱，气散不成子。

若要水银死，先须死其母。母死会玄元，方配砆砂父。

父母媾真精，方死水银子。水银死为铅，相类坤方土。

坤土育婴儿，化作水银母。水银只一味，不离南方火。

乾宫有朱雀，坤宫有玄武。玄武产坤银，朱雀化黄土。

禀会在中宫，方得水银死。北斗天之枢，内含中宫水。

四象会中宫，南北为戊己。真精生乾坤，铅汞为父母。

父母是庚辛，实禀西南数。识得庚辛精，才炼中宫土。

真土产其中，方镇中央水。若人识真汞，黄金内神火。

若人识真铅，白金内神水。二气结成丹，不愁水银死。

水火不能识，安知乾坤理。湿土水难干，干土能制水。

吾知生死机②，便是还丹理。黄金是真火，白金是真水。

多少炼丹人，都做迷魂鬼。己土非天晩，戊土非天癸。

若将此作土，不识其中趣。水银要相生，水银须先死。

要得水银死，须先死其母③。先天乾坤精，便是真戊己。

乾黄坤体白，黄白药无比。只用黄白精，不用黄白体。

黄白精何得，只用砆砂配。砆砂死变赤，方得水银死。

水银不能飞，成药在于此。神仙得此精，盗夺天与地。

世人得此精，堆金成富贵。一转至九转，九九八十一。

---

① 有，校本作"育"。
② "吾知生死机"，校本作"若知生杀机"。
③ 《太上十三经》原注云："此是紧要处，故重言之。"

若人知此理,密密深固济。收藏不可言,方证①神仙位。

得之广济人,不得空浪费。知此如轻泄,天神亦不喜。

慎之复慎之,千言并万语。

---

① 证,校本作"跻"。

浮黎鼻祖金药秘诀

广成子 著

仙翁葛玄 注

题　解

　　《浮黎鼻祖金药秘诀》，一卷，旧题广成子著、仙翁葛玄注，而紫阳真人张伯端一序，极言天元神丹之理，造诣尤精，陈撄宁列为天元神丹必读之篇。清仇知几谓紫阳真人"《悟真》诸诗，内外兼举者，凡十四章。初谓道原一贯，故说可相通。及读此一序，方知仙师洞彻丹理，确有秘授渊源。厥后紫清白真人，亦序此秘篇，因作《地元真诀》，以广度后人。盖信宗派相传，言不虚设也。"据此可悟内外丹理之一贯矣。题名葛仙翁注解多引《参同契》文，又以《参同契》"鼎器歌"为淳于叔通语，此实为明《古文参同契》之称述，又引崔公《入药镜》"天应星，地应潮"句，故可断定所谓"葛玄注"者，实属伪托。葛注中又有"当斯之时，运动阴炉阳鼎之法象，以己身中内道合之"一说，可知以内丹之学，合于外丹之道。

　　或又有疑"金药"乃"金华"之误，蒋惠觉云："此经原名《金药秘诀》，'药'字的是'华'字之讹，向来相沿，未加详考。因关系经名，不敢不辩。试观《参同契》云：'古记显龙虎，黄帝美金华。'又云：'卒得金华，转而相因。'旌阳祖师《石函记》'太阳元精论'内云：'奇哉大道如是，孰能结金华也。'孚佑上帝纯阳道祖有《金华宗旨》，阐明'金华'之义甚详。即本经亦云：'开鼎视之，金华射日。'其为金华非金药，万无可疑矣。此经为万古丹经鼻祖，真传秘诀，尽寓其中。得葛老祖注解精微，直泄天机之秘，后之学者幸宝之。"此辩端在以《金华宗旨》内修见性光之要牵合《秘诀》神丹之法，虽不免唐突前贤，惟推许《秘诀》之意则同。

　　本篇初见收于彭好古《道言内外》，伍冲虚亦云及是书，清蒋元庭易名"浮黎鼻祖金华秘诀"收入《道藏辑要》。今据《道言内外》本相勘，并录彭好古题辞，以见是篇之渊源。篇末附陈撄宁《读〈浮黎鼻祖金药秘诀〉书后》一文，可作《浮黎鼻祖金药秘诀》之一助。

浮黎鼻祖金药秘诀

广成子　著

仙翁葛玄　注

题　辞

　　《金药秘诀》，旧传有葛、王二注。细味王注，不识药物，即言言解折，终属未同。惟仙翁注与紫阳序，深得广成之秘。故诸经不列注，独入此注；诸经不列序，独入此序。而于王注，则删之。知我罪我，惟此一书矣。

己亥仲夏一壑居士题

序

　　慨自天地未判，日月未明，阴阳未立，五行未分，混沌恍惚，杳冥絪缊，内有灵光，隐藏真精。一生壬癸，二生丙丁，丙丁火发，照耀玄冥。产出庚黄，铸作金庭，金庭异室，戊己真形。故古先大圣，知大块中有物，矿土中藏铅，铅中产银，银变成金，金中产砂，砂中生汞，汞吐三华，名曰黄芽。乃天地造化之根源，阴阳日月之精华，皆本于此。圣人知此消息，先用水以盗其气，次用火以炼其形，水火交炼，以育其神，始得形神俱妙,与道合真,人得服饵,改形如仙。

夫白金隐于黑铅之中,阴胜阳微,必假圣灰池,腾尽阴癸,而见壬水真形,即煨以阴阳池鼎,投红入黑,方变为金,内黄外赤,五彩鲜明。铸作神室,形滞于形,滋以金水,同类相亲,金水吸受,真汞乃生。故铅一变而为壬水,二变而为丙火,三变而为龙汞,四变而为真金,五变而为戊己土。太极两仪,四象五行,莫不由之,莫不本之。采其灵根,制为神室。神室者,藏神之宅也,乃神气出入飞伏之所。其中窍妙,有阖有辟。盖呼之则神应而来,吸之则神随而往①。日复一日,渐凝渐结。内有胞胎,为神之依;外主鄞鄂,为神之护。其来也,不疾而速;其往也,强而后伏。孰使之然哉?盖因水火之功也。故古歌云:"火者药之父母,药者火之子孙。"水火之功,大矣哉!故拟乾坤之橐籥而铸神室,象日月之升沉而运药物,效寒暑之推迁而行水火,夺天地之神气而炼金丹。金丹之名,岂虚语哉?盖金乃水中之金也,铅中之金也。铅中之金,有形之金;水中之金,无形之金。以无形之金,合有神之金,神随形住,气逐形灵。

"同类易施功,非类难为巧。欲作服食仙,宜以同类者。"非特②金有二金,而火亦有二火焉。有有③形之火,有无形之火。有形之火,乃日时所加之火;无形之火,乃木中之火。无形之金,非无形之火不能升而入;有形之金,非有形之火不能采而出。此又有无互相制伏之妙。古圣仙师,秘而未发,而仆独暴露者也。药自虚无,岂出自空无者哉?盖无本于有,有生于无,有无互用,器用者空。借此空器之灵,藏我虚器④之神。凡金销金,金伐木荣,真土兆形,真水澄清,清真合处,百日通灵,三胎九转,十月丹成,凡磁瓦砾,尽皆成金,刀圭入口,白日飞升。药物

---

① 往,《道言内外》作"住"。
② 特,原本作"时",据《道言内外》改。
③ 有有,原本作"有二",据《道言内外》改。
④ 器,原本作"气",据《道言内外》改。

真正,火候调停,霞光满室,云路①填庭,此药生之景象也;升而复降,降而复升,入之有路,出之无门,此药伏之关键也;遇水解化,遇火坚凝,化之若水,凝之若冰,此药成之效验也;马齿琅玕,凤翅龙鳞,钟乳黄舆,化明窗尘,此药成之形状也。神室内外,除却胞胎,惟有金水往来。金水者,乃得金气之玄水,又号神水,并非凡水井水②,又非方诸星月之水。炼丹之诀,但能引神水入华池,万事毕矣。

广成子于崆峒炼丹,度黄帝上升,授以金丹秘诀《金药十二篇》,此书药物火候,鼎③器坛炉,俱已吐露。但金水交姤之玄、玄关橐籥之秘、灰池炼气之真,秘而不言。天律甚严,不传竹帛,天不爱道,地不爱宝,我亦岂敢自私?仆体太上之心,欲使人人成道,个个归真,以此书泄未发之秘,条陈无余,使世之留心性命,专心道德者,有缘遇师,得此书印证,方肯诚心下手为之。虽未面传,亦我之徒也。呜呼,凡夫满眼,决烈谁与?

仆以有缘,荷天垂庥,已得火得药,但功行未备,未能上升。尝恨道未得④,遇人为难;道已得,成道尤难。有缘得睹,是必信而行之,方知师恩难报,而造化神功大矣,可忽之哉!紫阳张伯端序。

采金定水章第一

混沌杳冥,杳冥生灵。灵光一点,诞育群精。采一之水,除一之癸。定一之数,配一经纬。感得灵父,方成圣体。

葛玄曰:太上重玄一之道,本于混沌太极,浮黎虚悬,分霞逐彩,布气成光,彻上彻下,始生曰灵。灵生真一,一生玄水,水生二,二生三,三

---

① 路,《道言内外》作"露"。
② 井水,《道言内内》作"井泉"。
③ 鼎,原本作"具",据《道言内外》改。
④ 得,原本作"德",据《道言内外》改。

生万物。作金液神丹，湛然常住之法，莫不由之。且黑铅以母隐子胎，白金以子藏母胞，内含先天真一金水之精华，炼尽阴癸，壬水自现。用火采出，炼成一块五色真土，置为鼎器，作二十四品大丹之父母、七十二石之祖宗。自然使婴姹和偕，龙虎蟠结于玄关窍中，乌兔会行于黄道室内，感灵父圣母之气，以成万劫不坏之躯也，神哉，神哉！

求真踵息章第二

黑中有白，天地炼形。黑尽白见，号曰真金。金水①得类，火数无更。炼成乾道，脱凡为真。安金益水，砂汞凝神。

葛玄曰：黑者阴也，白者阳也。以阳炼阴，雄里怀雌，淡中有味。其②制之法，将黑铅入于灰池，发火久久而炼之。铅尽水干，银体自露。其中有水银，形如白雪，状若马牙，乃名辛金，号曰水中银，是谓丹砂之根。将此一味之金，送入阴阳池鼎，配以庚金，炼如鸡子，外白内黄，变其体为轻，黄以象乾卦，谓之黄芽，以成圣母，为丹之基，百汇之根，万灵之祖，天地之精。中有真砂真汞，为仙家之天宝。修炼得此天宝，则药在此，鼎器在此，火候在此，丹砂无别蕴矣。而世人将凡砂凡汞修炼者，岂能神异而变化乎？③

神室变化章第三

室象鸡子，黄白一家。上下两釜，中虚寸窝。骨肉金玉，开就琼花。五星攒会，万灵赞嘉。神通广溥，感应无差。

葛玄曰："法象莫大乎天地"，天地者，道中所生之一物耳。"天地

---

① 金水，原作"二水"，据据《道言内外》改。

② 其，《道言内外》作"欲"。

③ "而世人将凡砂凡汞修炼者，岂能神异而变化乎？"一句，原本无，据《道言内外》补。

设位,变化于中",故神室以金母铸就。上釜象天,下釜象地,上下两釜,合成一躯。如同鸡子,黄白混沌,大衍之数,五十有五,其用四十有九,中虚一窍,惟许寸余,以象太极变化。是为阴阳合德之符,号曰明堂,又称天心,又曰祖土,而为中黄。爕理阴阳,出入之玄牝,众妙之门,虚而能灵,乃化生万物之所也。外以金鼎包裹神室,关固严密,防有不测之患;内以胞胎产生神物,光明赫奕,能为万物之灵。俱得水火升降之气,透入二八空器物中。玄乌皎兔,一呼一吸,魂魄凝和,同声相应,同气相求。交以天精地髓,激出云龙风虎,一颗明珠藏于九光宝苑之内,万象在其中矣。此珠譬如北辰,居其所而不动,在于黄室,五星旋绕,万灵敬仰,神通莫测,开出芙蓉美金菊花。求之者,俱得遂意,去病除灾。是乃无质生质,化为金粟,满鼎金砂,红光灼灼。人得此金砂服之,升入无上清虚之境,不为地、水、风、火所拘,超出阴阳易数之外,卷舒造化,移星易斗,无施不可。咦,借尔胞胎,养我形骸,尔灵我圣,跳出尘埃。

坛炉鼎灶章第四

择其福地,置灶为匡。炉通一窍,窍运阴阳。形如锅釜,员厚相当。中安金鼎,造作有方。如鸡三足,橐籥舒光。

葛玄曰:仙佛祖师,为大丹因缘,出见于世。择选灵山福地,盖造丹室数椽,筑坛三层,坛上安灶,灶上有炉,炉中有鼎,鼎中有神室,神室中有胞胎,悬镜挂彩,镇符驱祟,而炼金丹,以显冲举,不生不灭,开化后人。鼎象日中金乌①三足,裹包神胎,无有丝毫走漏,是谓橐籥。淳于叔通所谓"员三五,寸一分,口四八,两寸唇,长尺二,厚薄均,腹齐三,坐垂温"是也。

当斯之时,运动阴炉阳鼎之法象,以己身中内道合之,开化混沌,运

---

① 金乌,《道言内外》作"鸥乌"。

用坎离,主执阴阳,使二景舒光,五灵相合,添水运火,暗合符节,超凡入圣,以保身形。

水火化育章第五

提携日主,并羽月宸。水流亲下,火燥升腾。养形三五,合法晨昏。金水十六,万物化醇。旋箕历斗,策役鬼神。

葛玄曰:日中之主曰郁仪,月中之神①曰琚璘。欲得日月二君合璧,生灵于乾坤窍内,养出夜明宝珠,须假凡水火,烹煎真水火以成胎,受气既足,则光溢无极。盖凡水中有火,火中有水,水火既济。阴在上,阳在下,妙合周天,璇箕历斗之度,烹炼玉芽黍米,结成胎仙。《易》曰:"形乃谓之器,制而用之谓之法。"故以符攒爻,爻攒时,时攒日,日攒月,月攒年,年攒世,世攒运,运攒会,会攒元,总乾坤二卦之策,运周天一年三百六十日当期之火,夺尽天地生成之数。反复杀机,在于一日之内,不使符候乖张,阴阳失序。知其无,守其有,则大药精神百倍。"乾坤交媾罢,一点落黄庭。"玄珠成象,全仗日月二君,金液玉液之真,养形于三五一都太极之中。自十日至百日,铅汞化为金丹。世间鬼神,无不敬仰,可以任吾驱使矣。

浮黎清浊章第六

无极之土,本产黄白。毋摇其精,乃得久长。百日泮涣,清浊自张。流戊就己,八极光芒。金光射彩,灵簇中央。

葛玄曰:黄白者,药物也,丹母也,先天乾坤之精也。药本资于丹母所生,从虚无而来,名曰金液,号曰真土。此土终始万汇,体物而不遗,实无定位,举世皆迷。乃无中有象,空中有色。至理行于无为,真机在

---

① 神。《道言内外》作"宸"。

于水火。的于六十日内，依空中有象，黄帝中主，万神肃从。既见于^①体，勿劳其形，勿摇其精。再行百日火符，抚养嫩弱，以神驭气，自然通灵。轻清上升，重浊下沉。感圣日圣月，照耀金庭，乾坤万象，皆安舒于威光鼎内，则甲乙之炁化青龙，丙丁之炁化朱雀，庚辛之炁化白虎，壬癸之炁化玄武，戊己之炁化勾陈腾蛇。五行四象，合而成丹。复子鱼鳞甲鬣，姤午马齿如霜，壮卯琅玕钟乳，观酉羽翮摧伤^②。有此景象，则三五一都太极之中，发泄精粹，玲珑晃朗。开鼎视之，金华射日，霞彩冲霄。服之，驱寒除暑，聚精敛神，万病无侵，转增天福。经曰："人服死水银，保命得长生。"自此可为陆地之仙，不受生灭之苦。

接气生神章第七

形若不足，补之以气。西南得朋，东北无类^③。上以三开，下以三闭^④。紫粉如霜，黄芽满室。窗尘飞虚，寿算无计。

葛玄曰：金丹之道，无过是炼形补气。气壮自灵，灵而为宝，方敢名神。"神也者，妙万物而为言者也。"且充塞天地间，俱是浩然之气。运是气者，皆神以主^⑤之。无物不有，无时不然。大抵补气之方，不必远有所慕，如"天应星，地应潮"之类是也。故以西南阴方，东北阳方。若能从其有而背其无，三接神胎，何忧至药不灵？学者宜当勉力，勿可怠缓。未铸室之先，龙居虎穴；既铸室^⑥之后，汞出铅中。故二物不会，各藏真一之炁弗露；二物既合，则交真一之炁为丹。犹草木花果，得阴阳

---

① 于，《道言内外》作"其"。

② "伤"，《道言内外》作"扬"。按："羽翮摧伤"，语本《参同契》之"摧折伤毛羽"，《道言》作"扬"，义似未洽。

③ 类，原本作"头"，据《道言内外》改。

④ 闭，原本作"开"，据《道言内外》改。

⑤ 主，原本作"王"，据《道言内外》改。

⑥ 室，原本无，据《道言内外》补。

二气交感,自然各正性命,畅茂条达。炼丹之士,须要洞晓阴阳,深达造化,无不效也。

点化分胎章第八

制器为房,丹生其内。弄丸成象,造化自异。真中之神,出类拔萃。积行绵绵,立登仙位。

葛玄曰:神室者,形而下之器也。圣人制器尚象,以法太极。一物而有两体,体虚形实,故静则为一气,动则成两仪,使神物兆生于有无之间。其质似黄蜗,是谓三才。一呼一吸,闲往闲来,合成刀圭。如弄日月二丸,弹于天地之中,运行造化相似。人能妙合其机,参乾坤而为互用,使水火升降于其外,砂汞判形于其内,是为金丹之房,真中之神,长生大君居于此焉。故丹虽真一之气所成,须假天地交合,龙虎两弦之气相交于造窟中,使水火之精互藏其宅,而后日、月、星、辰之华悬于上,金、木、水、火、土之气结于下。悬于上者,在天成象,生如鸾翔凤翼;结于下者,在地成形,凝如雪柳霜花。二物能重能轻,能神能灵,能白能赤,能暗能明,此无中生有之妙也。服之身体金色,毫窍光明,吐气为火,丸姹成丹,何其神哉!至此数可夺,命可活,天地亦可以反复。其凡砂凡汞、五金八石,闻炁而死。更能积功累行,绵绵不绝,升入金门,岂不大自在乎?

十月丹成章第九

丹成九还,胎化黄釐。金砂成雾,母产玄珠。苍胡颉宝,钟乳珊瑚。犬牙参错,马齿何殊。神精万状,圣人自知。

葛玄曰:万物之理,以虚而受。天地从虚无中来,虚无天地之德。故用神室修炼仙丹妙宝,亦自虚无中而生有也。天一之水下降,地二之火上升,三才成位,四时顺令,五行化生。鼎中一刻之火符,夺世上一年之节候。胎神藏九气,化为紫金丹。丹见有为之范相,亦自无极之神通也。一个月生如马齿琅玕,二个月长如鱼鳞甲鬣,三个月犬牙参错,四个月苍颉攒叠,五个月菡萏灵芝,六个月钟乳倒悬,七个月婆罗松花,八个月宝塔玲珑,九个月日月悬象,十个月婴儿成圣。变化出神,如之不动,妙道真身,紫金见象,身骑孔雀,神彗无量,难以言述。且腐草得天地自然之气,亦化为萤。况此神室为太虚之体,有阴阳屈伸相感之机,往来于其中,变化无穷,岂无至药所产乎?经云:"天宝玉皇之气,结一黍米玄珠。"根本皆由玄中正位,以成圣胎是也。

金鼎通玄章第十

金丹神室,自变铁渣。鼎化为庚,可种仙葩。光明赫奕,制以凡杂。匦至涌泉,三界为家。

葛玄曰:圣人立象以尽意,今以神室内炼而成丹,丹化成金液,金液到口,白日登天,自然之妙。若夫外炼铁鼎,化为金鼎,此之神妙,非药如何?只可以智者论,不可以凡夫言。古人贯金透石不为难,信哉是言也。有诸内者,必形诸外,所谓借假修真,全资水火。故曰:"鼎器药物并火候,看来尽秘于玄关。"又曰:"鼎即药,药即鼎。"鼎药者,丹也。故曰:"灵宝毕集,簌于后土,久而成丹。"具大藏法眼者,自知出有入无之妙,则逍遥三界,与道为一,何所往而非安居之家乎?

妙香普济章第十一

天香满鼎,霞映三台。沉疴痼疾,俱得和谐。龙神拱服①,岳渎迎随。祖玄解脱,后裔蕃昌。俱闻是香,普释灾愆。返魂立起,白昼飞升。

葛玄曰:四时顺气,一岁丹成。天地之机,日月之衡,阴阳之数,五

---

① 拱服,《道言内外》作"拱敬"。

行生杀之权,三千七百二万正气之数,俱已夺尽。会于乾坤化育之舍,产出许多景象,无限奇观,馨香遍满,上通三天,下彻九泉,所谓拔宅灵梯,升上①药祖,蕴蓄自然之香。是香起死回生,无量功德,度一切死苦,能解幽魂长夜之②网,能启门户后裔之光。经曰"亿万高③祖,历劫种亲,游丧滞鬼,俱得更生者"是也。惜乎世人,功微行浅,攻乎异端,专行有形硃砂水银五、金八石杂类之邪法,实不曾闻金液还丹、白昼冲举之妙道,又安能得见三清太上乎?

服食登真章第十二

刀圭入口,人化为仙。飞形拔宅,隐显无干。梵气合体,与天长年。秘行真妙,勿泄心笺。

葛玄曰:神丹之药,本号刀圭。刀圭者,乃刀头圭角,些子而已。人能观天之道,执天之行,运化阴阳。以壬水生黄金,黄金造华池,华池会两弦真一之气,凝结神水。神水化为金液,金液变成至药,至药返还为丹。除去婴儿胎毒,醮谢天地,以清流水吞服一粒,则身生羽翰,如轻烟薄雾,顷刻冲霄,以朝太姥,证无上九极上品天仙,至尊至贵,出入造化,隐显莫测,万化生身。若欲拔宅,只以清泉研洒三粒,不时门墙屋宇,尽皆升举于巫山云雨之程,御乾坤于不竭,制劫运以无穷,岂得虚说,以诳后人!昔吾得此道三十余年,叹无法财,了兹妙道,以报无上之本,后得为之,无不遂意。后学无生疑惑,有为者亦若是也。

---

① 上,《道言内外》作"天"。
② 之,原本作"一",据《道言内外》改。
③ 高,原本脱,据《道言内外》补。

【附】

读《浮黎鼻祖金药秘诀》书后

陈撄宁

　　此书《道藏》未收，《道藏辑要》列入斗集，标名为《浮黎金华秘诀真经》。此外尚有彭好古《道言外编》、傅金铨《外金丹》、李保乾《金火大成》中，皆已收入。伍冲虚《仙佛合宗语录》，尝推重广成子此书，谓为外丹真传。冲虚子于炉火一门，素有研究，言当可信。张紫阳序亦称广成子于崆峒炼丹，度黄帝上升，授以《金丹秘诀金药》十二篇，则知此书传世已久。其文虽非广成之文，其法或是黄帝之法。张序首尾共计千余字，括尽神丹法象。世徒知紫阳《悟真》专讲人元，然而炉火之事，在《参同契》已见明文。紫阳得丹道之全，岂有不知外事者？即如《悟真》所云"铅遇癸生"、"金逢望远"、"送归土釜"、"厮配流珠"，以及"潭底日红"、"山头月白"、"地魄擒汞"、"天魂制金"各等语，皆属炉火之事。

　　《悟真》虽借地元名词，以喻人元作用。然必先明其法，方能借用其名，不待智者而后知也。葛仙翁一注，殊不类晋人手笔。考葛仙翁名玄，字孝先，即葛洪之从祖，得受仙术于左元放，再传至郑思远，稚川复从郑学，尽得其秘。今观《抱朴子·遐览篇》，历数其师所藏古道经目录，不下二百种，未曾见此书名。抱朴子最喜表扬祖德，果当日葛仙翁有注，何忍听其湮没无闻耶？

　　又凡自古仙家所传拔宅飞升之说，盖言神丹成就，全家眷属服之，皆羽化而登仙耳，非谓住宅真可拔起也。葛注乃谓"若欲拔宅，只以清泉研洒三粒，不时门墙屋宇尽皆升举于巫山云雨之程。"无论其屋宇能升举与否。试问仙体清虚,不居贝阙琳宫,而恋此人间敝宅何用?

再者,"浮黎鼻祖"四字,人多不识其义。盖浮离者,乃先天真土之名。浮者虚浮,黎者黎黑。当劫初混沌未开之际,浮黎真土,遍满太空,历几何时,方能凝结而成世界。以其虚而不实,故曰浮;暗然无光,故曰黎。天地万物莫不由此而生,故曰鼻祖。

——见《扬善半月刊》总第八十五期

火莲经

西汉淮南王刘安著

题　解

　　《火莲经》，一卷，题淮南王刘安著，《北京大学图书馆藏李氏书目》著录又称：“《淮南王五行火莲经》三卷，清抄本”。李盛铎《木犀轩藏书题记及书录》记载：“《淮南王火莲经》三卷，旧抄本书衣题《绛云楼书目》著录旧抄秘册，为张月霄所书。”此篇亦收入《道言内外》、《金火大成》中。今所见《火莲经》，共分六篇，文字不多，疑非藏书家抄本三卷之旧，或三卷本系注解本，因《火莲经》四言为句，既称之为经，有人为之下一注脚也未可知。且文中有“火数七篇”，今仅有六篇，似有脱漏。通观全篇文词结构及内容，系据《参同契》、《龙虎经》而立言，专言神丹之学。而“六鼎器”一篇，全据《参同契》，如“吾甚伤之，乃撰斯文”一句，全袭《参同契》，故知出于后人手笔。又，今尚存有火烙书《火莲经》一册，惜未得见。本篇整理时，校以《道言内外》本。

火莲经

西汉淮南王刘安著

一

　　太始生灵，太初灵明。太素生气，太易氤氲。氤氲动荡，号曰洪濛。太极始判，阳生其中。金色象赤，赤文泄魂。轻清上升，重浊下沉。中气结灵，生一尊神。名曰盘古，天地始分。天气结日，地气结月。万象悬明,日明气结。东升西没,才分昼夜。日光射地,地生灵质。灵质一生,七十二石。月光射水,水生灵体。灵体一生,二十有四。日月共射,化生万物。

二

龙马负图,象帝演文。仰观俯察,乾坤位分。震纳六庚,金木媾精。金华生木,花灿黄金。兑纳六丁,少女代坤。金藏真火,火炼兑金。兑得丁火,乾体乃成。乾纳甲壬,真水①中生。乌②宿扶桑,木乃敷荣。汞流神水,先天至真。日魂木液,流珠日精。增出龙光,九气澄明。月盈则亏,阳极阴生。巽纳六辛,水旺金沉。木魂藏金,金唅木精。艮纳六丙,丙火生土。土又生金,金库归丑。坤纳乙癸,乙癸生质。埋没金精,复命归根。知白守黑,坎离合壁。一阳来复,黑中生白。

三金火

金生在巳,火父生③子。子藏母胎,消息难睹。燧人昔钻,质号红铅。光中生焰,发泄天机④。称作无名,烁石流金。一名朱雀,二名天魂。三名流珠,四名乌精。在天悬象,在地成珍。石中生宝,乌精生⑤魂。紫霞红粉,无根美金。红离透景,硃砂之称。神人采取,服之上升。

四金水

水生在金,金母水女。母藏女胎,五行逆理。女娲采炼,号曰黑铅。

---

① 真水,《道言内外》作"真汞"。
② 乌,《道言内外》作"鸟"。
③ 生,《道言内外》作"金"。
④ 天机,《道言内外》作"先天"。
⑤ 生,《道言内外》作"泄"。

黑中取白，质兆后天。玄元圣祖，称作物母。怀紫纡金，啖龙吞虎。一称琅玕，二称马牙。三称钟乳，四称丹砂。五称水精，六称河车。深①白其体，住世铅精。凿开混沌，黄里②色明。至人得此，性命之根。

五药石真伪

二十四品，七十二石。银石铜石，铁石盐石。礵石金石③，汞石雌石。雄石硝石，砑石锡石。矾石硫石，青石翠石。砂石硃石，砒石玉石。万草千方，其名不一。天生神农，能辨药石。留与后人，分石真伪。乾金定④坤，坤得乾精。坤变成坎，坎水藏金。金须舍坎，其家在兑。至人取此，有形有质。既得形质，求通消息。浮丘八公，一一指示。金出人世，名曰世宝。出世日久，精气神少⑤。不堪作丹，焉能却老。未出人世，名曰天宝。去癸存壬，方为命宝。火炼三年，化成火枣。大山小山，口口相传。坎中采兑，兑炼成乾。水取虚宿，其数六六。火取爻翼，三百八四。药采水金，上弦半斤。知之修炼，号曰天人。

六鼎器

三五与一，规范鼎器。其口四八，其唇⑥寸二。尺二身长，准其绳墨。定鼎则难，铸鼎不易。白金铸身，黄金铸腹。月圆鼎白，月缺鼎黑。黑白若解，黄白内得。求通消息，火记六百。招下朱雀，戏飞五色。顿遭罗网，剪其羽翼。落入波涛，其声悲泣。刻漏未终，化鳞甲鬣。马齿珊瑚，犬牙参错。琅玕钟乳，紫玉朱柯。六百卦数，三千日足。先白后

---

① 深，《道言内外》作"洁"。
② 里，《道言内外》作"黑"。
③ "铁石盐石。礵石金石"，《道言内外》作"金石铁石，盐石礵石"。
④ 定，《道言内外》作"交"。
⑤ 神少，原本作"神丹"，据《道言内外》并义改。
⑥ 唇，原本作"辱"，据《道言内外》改。

黄，从黄变赤。紫霞紫寿，紫霞紫极。鲜似日轮，红飞绛①雪。朱粉赤霜，色夺日光。神光射日，九彩光芒。刀圭入口，遍体馨香。如锡如蜜，如蔗如浆。顿生羽翼，飞入天乡。悯叹世人，夺利争名。岁月如流，难再青春。鬓点秋霜，疲若精神。一失人身，万劫难逢。孤魂滞魄，如堕幽冥。吾甚伤之，乃撰斯文。名曰火莲，火数七篇。其中秘诀，字字相传。解破玄理，即见刘安。出尘之事，侣结有缘。共获大药，心志诚坚。择寻福地，虎伏狮眠。朝山叠水，方建炉坛。一年一鼎，服之长年。二年二转，寿增三千。三年三转，名列地仙。四年四转，顿作神仙。九年九鼎，位列天仙。遨游八极，跨鹤骖鸾。经遗②世人，名曰火莲。

---

① 绛，原本作"降"，据《道言内外》改。
② 遗，原本作"贵"，据《道言内外》改。

金匮藏书

东华帝君 著

题 解

　　《金匮藏书》，不分卷，题名东华帝君著，当系托名。《金火大成》未见收录，其它书目也未有记载，而仅见收于《外金丹》中，殊为可贵。全篇首以金、木、水、火、土五论并死砂、死汞诸诀，而建立纲要；继以"万法归宗十诀"，论黄白外丹之要义；复注"十诀"，发挥死砂干汞之秘奥，而鼎池之法则也及之；末则述地元、天元服食之诀，备陈神丹之法。总览之，前主要在于言理，后则具全于法，三元之道于兹大备。究心烧炼之学者，此篇至为重要，尤其论死砂干汞的种种弊端，不惜反复辩析，颇具苦心。而黄白外丹死砂之难，为炉火家之所同叹，故而明清外丹经多着意于此。近人陈撄宁在其遗稿《业余讲稿》第十二章中，本其亲身经历，为文述之，深觉有味，故摘录其文，以见真实炉火家烧炼之轶事：

　　清咸丰年间，江西隐士老古怪，传授外丹术于安徽白云谷先生；光绪年间，白云谷传授外丹术于南京郑君①；民国初年，郑君又传江西黄君②。所谓老古怪者，隐其名不欲人知，弟子辈讶其师言动拂于常情，戏以"老古怪"三字拟之，彼不以为忤，反乐以自称，人因从而名之。老古怪能点铜为银；白云谷止能干汞成银，而不能点化，术远逊其师；郑君仅做到死砂，不能转接，亦不能干汞，是又逊于白云谷矣；及至黄君，虽死砂亦无把握，更不如郑。黄君为余家座上客，有十年之久，亲密异常，

---

　　①　按："郑君"即郑鼎臣。
　　②　按："黄君"即黄邃之（益斋）。

言谈无忌。余尝笑谓黄君曰:"贵派所传点金术造诣之程度,可谓愈传愈坏,一代不如一代。"黄君叹曰:"此术将来只好让外国人去发明,中国人环境恶劣,阻力太多,实无办法。"余当时颇不以此言为然。

民国十年以前,郑、黄二君合租屋于上海虹口三角小菜场相近,专门烧炼。二房东乃广州卢君,出资者乃香山郑君。经过两载,止炼得死砂半斤。后郑君因事返里,黄君迁住余家。暇日黄君启篋出死砂十粒示余,并用吹火管就火酒灯上,将一粒死砂吹化,黑皮退落,砂中死汞滚跃而出,俟其冷结,即成一粒白银珠子。然此死砂,乃郑老先生所留下者,黄君却不会做。余谓黄君曰:"此砂虽死,恐有盗母之病,所以不能通灵。"黄君大惊曰:"此是内行话,多年以来,未听他人言过,郑老先生当日亦注意到此,苦无补救方法。现今国内通此道者,不过数人,且又多年不见,此刻实无人可问。"余曰:"丹经云'毒在腹中须用泻,泻毒还须毒作媒',请郑老先生将那半斤死砂重行入炉,如法炼过,即可望转接矣。"黄君遂驰书与郑,郑得信喜甚,急欲在南京重安炉鼎,以诸事皆不顺利,复作罢。余嫌正法用戊己二土死砂,手续麻烦,难期速效,乃以旁门之法,代替造土。民国十五年,在沪寓同黄君小试其术。池鼎大如酒杯,皆自己动手所做。开炉未久,幸其事半而功倍。药成,将新电灯线红铜丝剪下寸许,烊开,以药点之,得绿豆大白银珠子一粒。虽无用处,然因此可以证明丹经点铜为银之说,并非虚妄。惜环境障碍重重,万难再向前进,耗五、六人之精力,费十余载之光阴,所得仅此而已。可知黄君前说"环境恶劣,阻力太多",实不为无见。我辈所能证明者,乃点铜为银一事,而古人所谓点金术,则真是点化黄金,较后世炼丹家仅能点银者,更为神妙。

金匮藏书

东华帝君 著

序

太上老君、河上丈人言:乾坤之内,六合之中,惟五行定天地之根,立八石之廓，匡维宇宙，经络洪荒，五行之功司焉。土为五行之中，而运四化；金之炁居首，道家所谓大觉金仙者此也；木巨而生火，火发而反克木，是谓不胜金也；火燎原而焰天见水扑灭，是火不胜金也；水春夏泄尾铅之阳，河泊百川四渎忙焉，有提防之，有山镇之，水不敢獗，是水不胜金也。金之一子①，其义无穷；金之为功，其德不尽。乾为天，西北之金位也；坤为地，西南之土位也。天之阳，不过金水之炁成之；坤之阴，不过土火之炁成之。坤得离火而成土，乾依兑金而成金。

金有二金，火无二火。斯金也，生于天地未分，隐于大块窟内。五行初判，身居北海之中；万物注灵，含光太极之表。有形无质，亘古不淫②。天无金，月不盈；地无金，土不疑③；山无金，土必崩；水无金，水必滥。神仙所以用金，鬼神所以喜金，帝王所以用金，庶士所以行金。《易》首先乾，不过兑金，次之以土，其义则明。所以修道之士，务明此金。此金不老，此金长存，此金能变，此金能神，大觉金仙首用其金。此金义理难以尽云。

举世修行，不闻至道。此乾坤理，是性命根，是金丹秘。况予八达腑心，岂可默而不宣，为后学式乎？但此道、此言、此理、此法，藏之金匮，万不得见，姑且叙之。

金论

金有二金者，何也？一黄金，一白金。黄金之炁本于土炁而成，白金之炁本于水位而成，故黄金之丹与白金异焉。黄金乃神人所炼，白金乃仙子所炼，其详可得申明。白金者，用于五金而非五金，同于银而非凡银。五金有形则不变，白金无质而生质。斯金也，西之鸡足，东之云

---

① 子，疑为"字"字之误。
② 淫，疑为"湮"字之误。
③ 疑，疑为"凝"字之误。

开，北之恒嵩，南之岳彬。采而服之有法。近铁山者，以铁为媒化汁；近煤山者，以煤为媒化汁；近铜山者，以铜为媒化汁。近八石者亦同。此取实之方，西北为上，东南次之。修丹之士，预求此金为丹药之主，黄芽白雪，俱从此中生。如舍此母，隔却万重山矣。此丹房紧要一味也。

火论

火者，砂也。硃砂属离为火，其卦外实内虚，故砂皮、砂液两端异焉。若取液而去皮，无家可奔，炼之病也；取皮而去液，有宅无人，炼之病也。犯木而吞盗不清，炼之病也；遇丹而反为伤，炼之病也。蓬壶取焰而无神，无神而不坚，不知乳哺，炼之病也；无根惹阴而不阳，不知脱胎，炼之病也；草木死诈亡，不知断命补炁，炼之病也；八石制死而入重毒，五行不全，不知接制，炼之病也；砂汞不清而同形，父子交体而不辞知，炼之病也；母子合形而不知，上、中、下分三才，炼之病也；软而绵，烧之烟，见之则溜，遇母则返，炼之病也；金铅有阴，砂尽盗之，壬丙两亲，何以制开，炼之病也；枯铅为末，同研为丸，死之则易，接之实难，炼之病也；从汞而倒砂，从砂而进砂，木炁难亡，火炼不透，炼之病也。种种病根，学者细思之。

水论

水有二铅，先天后天。先天之铅，产白金而为金液；后天之铅，用白金而不用其炁。先天用炁不用形，后天用形不用炁。用炁者，以炁合炁；用形者，以形合形。形炁有两种，同母而不一鼎也；形有四形，一黑铅、二红铅、三金铅、四枯铅。黑铅止可用凝神，金铅坚体为第一，枯铅断命而除阴，红铅炼己为刀圭。二炁乃金液之功夫，四铅乃砂汞之道路，不可缺也。

木论

汞属木,甲木也,真铅之炁也;砂属木,乙木也,所以生亥死亥,其中别焉。汞之性,善飞而不凝,强凝之而不灵。修丹之士,或以草死汞而不玕,炼之未到也;或以木制而炼煮,形亡而神存,炼之未到也;或用砒硇硫砠,制死而不分,炼之未到也;或有灵雄死硝而克之,不受接制,炼之未到也;杏核可暂亡而未亡,虎骨可作粉而不受煎,炼之未到也;三十六龙茅草、七十二小灵丹,俱死未死,俱灵未灵,炼之未到也;砠矾可以死汞,明接制者,汞可黄芽,硫可伏汞,能使汞可白雪,不明二关,死物不灵,炼之未到也;汞入铅而不分,则有飞仙池内,母连汞而不开,则有晄珠老铅,不明二窍,炼之未到也;黑铅可以单制汞,庶母不可独眠儿,不明此诀,炼之未到也。

不论五行,金丹远矣。草木死者,当继之以金石;硫磺伏汞死者,当补之以铅。母死者,当返之以火;天晄死者,当接之以炁。头一要过铅关,节节全凭神火。不明诸诀,何以通灵而产九子乎?

土论

二土为圭,其法难哉!圭者,匦也,可匦诸药而没也。铅中真炁凝,癸尽壬乾。造炼红铅,谓之铅土;硃砂实死无烟,过神火,谓之砂土;二土用金炁而炼纨,谓之刀圭。二土无金子不圣,孤金无土母不灵。所以造土为上,四象要入中宫,五行全赖戊己。不论投铅海底,不论架上薰蒸,八石抱接,不论庶母庇荫,皆要入二土。可泄原种之杂气,可补砂中之正气。二气交度,三七之关,无返还之患,所以长生,为丹房之良田也。

死砂诸诀

白金一斤,久久阳池,炼之如珠粟,万化不熔,取来养三七而亡。有
用蓬壶,下用母一斤,铅九斤,上砂一斤,磁石吸之,薰蒸铅炁九池,即将
地池铅母,炼出黄母。砂入鼎,空养三日夜。金箔为衣,关母养二七,取
出,烧无烟。有用铅多斤,将砂用布裹,投于铅中,阴阳混死;又用炼庚
月之时,将砂为粉,投于铅上,独采砂皮而死;又用庶母养砂,砂母相盗,
而不成砂而亡;又用老铅养砂,无母干汞,如绵如亡;又用死砂养砂,不
知进砂①补炁,炁足神亡;有用死晛,或以铅死,或以草木死,死晛不灵
而亡。种种死砂不灵者,当寻"十诀"而便通灵耳。

死汞诸诀

有用汞与母合而不死灵者,有用水银独关成银难经火者,有用黄金
互死不灵者。种种死汞,难以枚举,当寻"十诀"而通灵矣。

万法归宗十诀

神火论

夫神火者,砂中真液也。非汞非砂,砂中之神。此药能细金母,能
补晛神。天晛有病不回阳,三进砂精阴气亡;天晛有病不成粉,二②进
砂精研作尘;天晛有病色纯青,五进老砂精。天晛不成土,配合打日午;
金铅不成珠,二十四铢临时投。八石不灵,此是灵根;八石不圣,此是圣
因。凡圭③不灵,当接此程。丹房少此,不是知音。神火有二,老嫩当

---

① 砂,中原本作"母砂"。
② 二,原作"三",据后文义改。
③ 圭,后文作"匦"。

分。只此一诀，不可少矣。

庶母论

夫神火为丹房游神，庶母乃丹房副帅。何也？神火天晄，母共庶母，汞晄同眠。天晄有毒，即用母而消阴。不论铅石诸毒，子汞难亡。即用补气，不拘①未分未老与清真；炼非容易，要见天上庚方；投之神火，须凭池②内阴消。投药不见月，空有珠玑月不歇；投铅不投火，依旧熔化不成颗。炼得如粉又如尘，打火九日再不形。阴砂见之奸，阴晄见之灭，阴汞见之凝，方可言传神。天晄死后不传神，万劫不成真。子汞乳晡不曾全，返粉如何得自然？八石要灵要圣，非母不可以为神。不论草木死砂死汞，万万要经母。此一诀也。

祖铅论

火者，乃造金液之宝筏也；一炁铅者，乃死砂之至药也。砂无铅炁，虽死不灵，纵到百次，开而难点。用铅不用形，须向形中觅。薰蒸为第一，交体亦不失。若离铅上来，工夫多一次。即经铅上来，次第不能易。若经铅起手，则不用投铅之法；不经铅来，则必用金铅枯铅方灵。二铅抱过，方无返还之病。用铅起手，用铅过渡。若不过渡，前途不美，丹士知之。此一诀也。

过渡论

不论诸般一切死砂汞石者，要上明炉。用硼化清，先薰蒸一日夜调炁，方过明炉。阴阳两别，不过明炉，不敢前接，恐宿气未除，阴气难灭。必上明炉，方可言接。此一诀也。

---

① 拘，原作"俱"，据后文义改。
② 池，原作"地"，据后文义改。

补精补炁补神论

补精者,每药一两,进生砂三钱,共研一家,养七日,薰九香,武火三香补其精。如此五次,方可全精而圣。补气者,每药一两,进汞三钱浇之。共养五日,方薰蒸一日夜,打火三香,如此三次。补神者,神火也。经砂不经火,连生俱不灭;经汞不经火,真汞亦不亡。死浊不经三,万万不可行。抱砂抱不得,死汞亦不干。若知补过后,头头可作丹。此一诀也。

接制论

砂已成晼,而不浇汞。到三子不能前去,浇汞不凝不细,又不能前去。砂转三次必用汞,汞死必要升①黄芽。以汞浇汞,万不能行。凡用汞抱物,非黄则紫粉。成大块与夹细,俱不可用。此一诀也。

三子全章

（无文有注）

七子全章

（无文有注）

金铅枯铅论

从来死砂汞,必经金铅为主;草木所死之砂汞,必用枯铅为圭。金、枯二铅不用,头子不全,匣内不消②。从过金铅,方可见庶母,无侵盗之患。从黑铅之金起手,亦在头上加功,死后方可入明炉,不然神火无用。砂子不经二铅,到底不坚不老;水银不过铅炼,到底无炁无神。所以先取炁,后取形。除了阴气,脱了阴凡,有半死之砂汞。断命惟二铅最妙,

---

① 升,原作"身",据后文及义改。
② "头子不全,匣内不消"一句与后注原文异。

丹士当知。此一诀也。

鼎池论

圣人传药不传火，传火不传池，其法最妙。鼎有数鼎，池有数池。铅灰、矿土，合泥造之，谓之三炁池、三炁鼎；土龙混元造之，谓之先天池、先天鼎；砵砂、陀参、死铅合成池，谓之晛珠池鼎；砂铅灰土、混元土、土龙土、老铅土、砵砂太乙禹余粮土合之，谓之飞仙池鼎；雄、雌、矾合之，谓之八将池鼎。犯其病，用其池，入其鼎，养砂扞汞，无有不宜，是谓得鼎池之方。此一诀也。（十、九终，后有注。）

金匮藏书十诀注解

《神火论》注解

神火能补神。

解曰：凡一切死天晛无色，是砂皮砂壳，故不能灵妙。法当取神火，每两天晛进神火三分，以蜜穿衣，金箔贴之，入罐，文武火五香，取出，又照前进神火。如此九次，任诸般不灵天晛。此为上品匮药也。

天晛有病不回阳，三进砂精阴气亡；

解曰：天晛有病不回阳者，以手捻之如黑土，内有银色点，不经夹剪，是天晛有阴气也。不论诸般死的天晛，如有此象，法当以砂精振之。砂精即老神火也。造神火法：用砂一两为末，青布裹之，入罐底加灰，上用水盏提打，文火九香，凝盏底者，即老神火。每阴晛一两，用老神火三分，以蜜穿衣，金箔贴体，入罐薰蒸十二时，后武火三香，取出又进。如此三进三打，天晛无染银点，色有神光，任造匮药。

天晛有病不成粉，二进砂精研作尘；

解曰：不成粉者，是天晛一交即到底，有口色白，将成银也。成银可为匮。其法用嫩神火、老神火救之。每晛一两，老神火三钱、嫩神火三分,同穿衣,用火薰蒸一夜。二进老嫩神火,天晄可研为尘,任造宝匦也。

天晄有病色纯青,五进老砂精。

解曰:天晄色纯青者,色无银星点者,多是染铅炁而死。砂故如是,草木金石所死之砂必不纯青。其法只以老神火共研一家,养文火三日,薰蒸九香,武火三香。如是五进老神火,每晄一两,老神火三钱。五进毕,加通天文火三香,冷定取出,过飞仙池,加硼炼六时造匦耳。

天晄不成土,配合打日午;

解曰:天晄上品者,其色如灶心土,淡黄银点,染一线口为真土,乃上品天晄长生匦也。不如是,只恐染银点,尚功夫未精。其法用嫩神火,每晄一两,用嫩神火一钱,穿衣照前,打武火日半,其晄自然成土色造匦。

金铅不成珠,二十四铢临时投。

解曰:金铅是黑铅,合银所炼,其详在"金铅论"内。但金铅不老,难过抱养除阴之匦。用嫩神火,每铅一两,入嫩神火三分,共研,打文武火十二时,又进又打。如此火毕,方成铅匦,任造匦药也。

八石不灵,此是灵根;八石不圣,此是圣因。

解曰:凡一切八石,配砒死晄等项,不灵不圣,是死时泄气。要以点化,其气不存,安能灵圣?不论金石草木等所死之八石,只以老嫩神火。每一两,老神火三钱穿衣,照前打火,如此三次。

凡匦不灵,当接此程。丹房少此,不是知音。

解曰:凡一切砂圭、铅圭、五金圭、八石圭,养砂不死,养汞不灯,养石不灵。每匦一两,用神火二钱四分,穿衣毕,又用嫩神火三分穿衣,打火照前,文先武后。如此三次,诸匦皆灵,可以前去。

神火有老嫩当分。

解曰:老嫩神火者,嫩是硝升三分是也,老是火逼三钱是也。若天晄诸匦,阳不灵者,必用老神火穿衣打火补之;若返粉转接,必用嫩神火。惟神火有补转之力，丹士详之。

《庶母论》注

天硫有毒，即母而消阴。不论铅石诸毒，

解曰：天硫原来中了死药毒恐痴不灵，中了银毒即不分，中了石毒即不受，中了铅毒即不坚，中了草木毒即不变。其法只以庶母入八宝池熔化，上加硫末于金母上。火炼一日夜，安盖不令泄气，冷定摘出，分开任抱砂进神火，返粉为匦。

子汞难亡。即用补炁，不拘未分未老及清真；

解曰：天硫至返粉者，�21 汞不死，即�21 不分，即分于子汞不坚，是起手天硫，未曾经庶母补之。天硫炁弱，就粉至汞，难亡不死、不分不坚。种种汞病，仍用庶母同均分两，入鼎封固，养火七日，再薰蒸九香，武火三香，冷定，加硼。明炉分胎后，神火返粉，任意转接。

炼非容易，要见天上庚方；投之神火，须凭池内消阴。投药不见月，空有珠玑月不歇；投铅不投火，依旧熔化不成颗。炼得如粉又如尘，打火九日再不形。

解曰：庶母变黄酥金母，其功实有玄妙。先造一炁土池母九两，铅八十一两，九两一池，炼至九池，炁足神全，凤凰舞翼，紫气笼笼，花止银沸，金粟初来，庚月一现，预备嫩神火二钱四分，配母之数如此。上加土盖，四围加火煨一日夜，冷毕，母已成粉，中间一颗红菊，但四围黄色，未纯阳耳。复以九两，每两用神火九分，共八钱一分，配母入罐封固，打文武火九日，其母万化不熔，颗颗金砂方为至宝。若不投神火，或过投神火，其母不细，投后不养火一日，丹仍不细，味之。

天硫死后不传神，万劫不成真。

解曰：母到黄酥金母，任意抱砂，三七而亡，返粉转接，任意抱汞三七而亡。返粉转接，此乃见母之妙也。若砂实死，即号天硫，天硫无毒、无阴等症。果然清真，方用此黄母。二隔一硫，入罐养火一七，摘死硫，方进神火，返粉圩汞。

子汞乳哺不曾全，返粉如何得自然？

解曰：硫既返粉抱汞，二抱一养火一七，复入黄酥母。三家相见，又养二七，不打火，只薰微火一日，冷定，分出母，汞圩成饼在中。若硫补炁不足，则后面点化难行。子汞乳哺不全则成块，经火不返粉，所以天硫、子汞，二者俱用。

八石要灵要圣，非母不可为神。

解曰：硃砂成硫，先经黄母，而后神火返粉，八石实死。先经神火返粉，而后黄母方神。八石返粉之后，方用黄母。层层开隔均平，养火一七，摘取黄母，将八石任意抱砂作匮。

不论草木死砂死汞，万万要经母。

解曰：凡一切草木金石所死之砂汞，八石必要经母传神，方可点化，不然有返还不成之病。

《祖铅论》注

火者，乃造金液之宝筏也；一炁铅者，乃死砂之至药也。砂无铅炁，虽死不灵，纵到百次，开而难点。用铅不用形，须向形中觅。薰蒸为第一，交体亦不失。若离铅上来，功夫多一次。即经铅上来，次第不能易。

解曰：一炁铅者，即黑铅也。要出山铅更妙。起手先用其神，次用其形，故曰："用铅不用形，须向形中觅。"用神之法，惟蓬壶薰蒸为第一，其壶形在鼎池内中。如薰蒸每池九斤，共九九八十一斤，每斤三百八十四铢，先要安金银母一斤在底，后加投铅。上安砂子一斤，受铅金之炁，九日足，方入鼎养火，后将地池母炼为黄酥母，同养砂七七而亡，任意过关转接，故曰："交体亦不失。"若离炁死的，不从铅来，或草木死的，或八石起手死的，仍用黑铅熔化，用青布五重紧包，铁丝缚之，入铅中煮一香，后方进母神火，次第而行，故云"多一次"。

若经铅起手，则不用投铅之法；不经铅来，则必用金铅枯铅方灵。

解曰：凡一切草木金石所死之砂汞，不曾经铅来者，则用金铅。每砂汞一两，金铅二两抱之。养文火一七，取出，打火三香。又用枯铅二抱一，养火一七，打火三香，方可进母补之。神火返粉，任意转接。

二铅抱过，方无返还之病。用铅起手，用铅过渡。若不过渡，前途不美，丹士知之。

解曰：用铅起手至浇汞，用铅过渡之汞。死砂与暅，俱不用铅；无根之炼，俱不用金、枯二铅。养火之功，只浇汞死，方用铅过渡。草木金石所死之砂汞，必先以布包入铅中煮，后加金、枯二铅，养火打火后，过母神火，方无返还之弊。若只二铅抱养，不经入铅炼，亦不妙也。

《过渡论》注①

不论诸般一切死砂汞石者，要上明炉。用硼化清，先薰蒸一日夜调暅，方过明炉。阴阳两判，不过明炉，不敢前接，恐暅未除，阴暅难灭。必上明炉，方可言接。

解曰：凡死砂汞石，要过明炉，方尽未死之暅，何也？明炉为过渡，不过关，前途生熟相混，不曾断命。要过明炉一日，薰蒸打火，用硼化清，金铅盖面。若砂汞过关，是初到匮，药过明炉，必要用金铅盖面，方不耗失。若单过炉，又有不足之患。如二、三子，不必用金铅盖面矣。

《补精补气补神论》注

补精者，每药一两，进生砂三钱，共研一家，养七日，薰九香，武火三香，补其精。如此五次，方可精全而圣。

解曰：补精之法，种种不灵之暅，先过铅渡，二铅抱过，又经庶母后，方可进生砂。每两三钱，共研封固，养火打火薰死，又进。如此五次，方上明炉过关，再用庶母传神七日。神火返粉，任意转接。

补气者，每药一两，进汞三钱浇之。共养五日，方薰蒸一日夜，打火

---

① 原脱"注"字，据义补。

三香,如此三次。

解曰:补炁之法,先经补足,后用药配汞。先以药炒热,汞投上,以金箔为衣,养五日,薰蒸一日夜,武火三香。如此三次,再以神火返粉。

补神者,神火也。经砂不经火,连生俱不灭;经汞不经火,真汞亦不亡。死浊不经三,万万不可行。抱砂抱不得,死汞亦不炓。若知补过后,头头可作丹。

解曰:汞炓插骨,方可入神火。若汞不插骨,是补精不足,仍又重插。若汞入骨一家,方以嫩神火三分,穿衣,金箔固体,薰蒸一日,武火九香,返粉,任意转接。若死的浊砂汞,接之不效,更以抱砂,一步难行。砂不死,汞不炓,是精神不足也。凡养砂丹士,多不知此关,可详察也。

《接制论》注

砂成晀而不浇汞,到三子不能前去。

解曰:砂已成晀,是砂脱壳,方谓之死砂。若是光砂,又不为晀。是死砂死晀,必有秘诀,实死无烟。砂从铅炁死,必经庶母传神,神火补炁之后,方为死砂。若是死砂不为晀,又何称之有?既天晀已成,必用汞。每两三钱,共养七日,再加母,又养七日。若不经天晀,先养七日,若一路共进,则犯汞母相盗之病。二七日足,明炉分胎,晀上汞中母下。后又用汞过渡而进神火,天晀仍进神火,二药任意前去。

浇汞而不凝不细,又不能前去。

解曰:既以母浇汞而不凝死,何也?晀阴母弱,仍将母煮一次。煮之之法,用母以青布包砂之象,投入铅内一伏时,取出听用。若久炼则去了神火黄精,故止一伏而不令熔。天晀仍虚养,打神火三日,又进神火一次,打火十三香,仍令晀浇汞,七日而以母进之,自然汞死。若汞又成银形,神火返粉不细,是汞之阴未尽,当过一次,又一次,每两进神一钱,打通天火十二香,自然细矣。若汞成粉,任意转接。

砂转三次必用汞,汞死必要升黄芽。以汞浇汞,万不能行。

解曰：砂到单传三次，是火生火，必有返还之弊。即至九转，不过煎银而已，难以点化。所以三次又要浇汞，此长生也。汞传三次，若不升芽粉，仍是大块，汞抱生汞，亦有返还之弊。故以汞传汞，必要生芽粉，方可前去。若只以汞传汞，万万不死已矣。

凡用汞抱物，非黄则紫粉。成大块与夹细，俱不可用。

解曰：汞传汞不可大块，不可夹细，其用黄芽紫粉者佳。只用死汞过渡，后不用神火返粉。安于鼎上，铁盏封固，提水盏打武火一日夜，冷定，汞一两，升黄芽三钱，此黄芽可扞十两汞。若紫粉之法，以汞过渡后，养排插火三日夜，取出，以砂三钱，穿衣，下加神火九封固，排插火七日夜，打通天火十二香，冷定，则成紫粉，任意抱砂扞。不如法，万万难行。

《三子全章》注

解曰：三子之不死而返远者，固气数然也。任五金八石草木所死之砂汞，必须先制二子，将金母在罐底，是庶母不是黄酥母。若是黄酥母，无凭不能升。将二子用一银楄楄安孔，以银丝纽之亦可。底火薰蒸三日夜足，砂变白黄色，取出，将原匦芽子，抱养四日夜足，然后扞汞为三子。扞汞之法，每二子一两进汞一两，将二子砂炒热，浇汞为衣，外以神火加衣，入罐养火七日，薰蒸三日，临时外武火三香，汞死离疏不染，三子升为紫粉，任意四子无患。

《七子全章》注

解曰：砂至七子，又有返还。其法用原匦二子，将六子死汞二钱为粉，穿衣，以原匦二次抱入罐，每六子一两，圭二两，二子一两封固。先薰蒸十二时，后打通天火四时，以水提盏十二时，功完变成紫粉彩霞。去圭，只用六子紫粉彩霞，任抱七子硃砂，二子浇汞，七子传砂，万世不易之理，学者至此自知。

《金铅枯铅论》注

从来死砂汞,必经金铅为主;草木所死之砂汞,必用枯铅为圭。

解曰:必用金铅为主者,金铅有金炁,故以为主。养七日打火,而后继之以枯铅,又养七日打火。若草木金石所死之砂汞,必以枯铅为主。七子打火,而后继之以金铅,七日后又打火。金铅有金炁,枯铅有壬水,故草木先水而后金,砂则先金而后水也。

金、枯二铅不用,头子不全在匮内消阴。从过金、枯二铅,方可见庶母,无侵盗之患。

解曰:金铅、枯铅可为匮。若天晭已成,过庶母而无病,浇汞而汞凝,则二炁铅无用。用二铅,则天晭有病,乳汞,汞有病则用之。若配砂汞至头子、二子,再不用矣。故云:"在匮内消阴,而不用之于头子。"若天晭有病,犯阴毒者,有母救之;犯阴炁者,有老神火救之。不然二铅再无他用也。然有一法:天晭实死有毒,则庶母方可消阴;天晭实死有阴,则神火可以救阴;若天晭之半死半活,则二铅可以断命。且二铅火工之法用之者少。若草木金石所死之砂子,必用二铅主过,方可见庶母传神。不然,母与砂炁不合,空传乳哺。

从黑铅之金起手,亦不在头上加功,死后方可入明炉,不然神火无用。

解曰:从黑铅之金起手来,或砂经薰蒸,或经金母来,或是无根投来,或是五金起手来。必砂一刻可死,则当以金铅养之,加薰蒸九池,三日一池,则用金铅,养三日,又薰蒸九日。砂得炁,而又以金铅抱之,至死为度。若无根,乃用三日一池,则用枯铅①养三日,共九池,砂大半死。砂中阴炁则以枯铅抱之,而制出铅中阴炁,何也?枯铅是壬水,砂中阴气是癸水。壬癸本同根,尽制出矣。世间盲烧瞎炼,砂只以母炼,

---

① 铅,原作"锋",据义改。

此为胡行也。砂犯母毒,则以母炼制之;砂犯铅毒,不可用母,当以枯铅制之,故曰:"俱在头上加功。"若砂断命,过明炉之后,二铅不用矣。明炉过关,方可进神火返粉。不曾过关,阴砂未断,即神火多倍亦不能返粉,故曰:"神火无用。"

砂子不经二铅,到底不坚不老;水银不经铅炼,到底无炁无神。

解曰:凡八石草木及半死之汞,若不经金、枯二铅,到底不坚。不坚者是游精,未死过身也;不老者是砂皮,未黑如漆①也。若无少皮液,只要二铅抱养。夫水银不过铅炼者,是半死的水银。若以母炼之,则合体不分,只以金铅为衣,入鼎养七日,薰蒸十时,自然有炁有神,不可用枯铅汞死如绵,丹家所谓"毫发差殊不成丹"也。

所以先取炁,后取形。除了阴炁,脱了阴凡,有半死之砂汞。断命则二铅最妙,丹士切莫妄为。

解曰:先取炁者,或薰蒸,或投铅,或蓬壶,或大招摄,是先取铅炁也。后取形者,是砂断命,取金、枯二铅抱养断命。一乃坚体,二乃老嫩,三乃制收铅中阴炁,故曰:"除了阴炁,脱了阴凡。"草木诸品半死之砂汞,又先金铅而后枯铅抱养,惟此二铅是砂汞断命之上品药也。

鼎池全章法则

一炁池鼎配土分两,

铅灰一两,矿土四两,三合土五两,谓之"一炁池鼎"。

先天池鼎配土分两,

土龙十三两,混元土二两,三合土六两,谓之"先天池鼎"。

晄珠池鼎配土分两,

硃砂二两,陀参二两,老铅土五两,紫土五两,谓之"晄珠池鼎"。

飞仙池鼎配土分两,

---

① 漆,原作"添",据义改。

矿铅灰二两,混元土三两,公龙土二两,老铅三两,余粮土三两,紫土五两,谓之"飞仙池鼎"。

八将池鼎配土分两。

雄黄一两,雌黄一两五钱,白矾一两,紫土五两,谓之"八将池鼎"。

犯其病,用其池,入其鼎,养砂砂死,干汞汞烊,各有所宜。详在口诀,难辨其中矣。

金匮藏书万法归宗始末一贯序

序

昔钟离祖正阳子于终南山,遇少阳帝君于云溪洞,授以一贯丹道,曰:"子有大缘,得遇于予。予昔在太上门下,与尹真君同在函谷关,炼五品神丹,乃得形神俱妙,与道合真。子原天仙下降,今宜修炼,复汝原神。不修失落,无穷气界,原神日散,转多一劫。子已得吾玉匣内宝丹书,道成之日,宜往昆仑谒谢西王母,是吾昔日内道之师源也。外丹《金匮十诀》,授自太上,故自书而佩焉。"正阳再拜求览《十诀》,曰:"弟子万幸得遇帝师,不敢全冀五品,但望授其一二,他日丹成,上可不负帝师慈爱,下则凡骨有赖矣。"少阳帝师笑曰:"大道深远,神丹福大,子能立心如石,遵我法戒,当授子神丹二品,丹砂一家。此道代代相传,口口相接,能遵能行,方可求吾道。若其不能,道不虚行。"正阳顿首再拜曰:"愿终身矢道,若半途而废,负我师传,自甘坠落。"少阳帝师笑曰:"内外二道,丹砂二品,吾今传子,太上所赐'阳'字之派,二代即子也。子其清心静听焉:

"铅属水,砂属火,银属金,汞属木,四象成炁属土,前之《五论》明矣。但丹砂多家,品汇七十二名,大者服食延年,分钱点化;小者除病延年,分两点化。炁归本象,千年不易。至若神丹,不言点化,复之立步瑶池,道遥海外。子初入玄墙,且以点化千年不易之理传子,子其悟之。

　　"丹砂多家,用铅第一。取炁之法,有以孤铅、枯铅招摄炁而抱砂者,有炼铅安砂而用蓬壶者,有悬鼎者,皆取炁制砂倒头之法也。三家倒头,薰蒸第一。薰蒸之法,用紫黄二土造三叠阳关,上安砂子,下置银铅,中列八门,八卦生焉。以火炼铅,九九八十一斤,三百六十五铢,按银铅中间庚月之象,投铅一铢,紫炁自然升于砂上,安离铅二尺四寸高,以磁石末四面围之,一日九斤足,冷定取砂,用金铅抱养三日,待炁老,又炼一池,金铅抱养三日。如此九池毕,炼期二十七日,看砂有八八分死,即用沐浴之法,将砂薰蒸一日,取出金铅不用,将砂独安罐底,以文武火,复养三日,后用水笔提盏三时。如是砂中阴炁制尽而亡也。砂死之后,是水火之炁为土,尚未金水交炁,不为天晓。要造天晓,必要四象全备。金水取形中之炁,木火取炁中之形,形炁相合,大药可成。砂子死,黑如漆,烧无烟,过剪有口如线,方才过关,过关是明炉断命也。明炉断命,不是泛泛而化,当用羊角小池。池小而深,以砂入内,上用金铅盖面,化清冷定,即是死砂过关也。砂子实死,过羊角池之后,砂脱壳为晓。用上好兑母,每一两用铅九两,煎足,投神火,照《十诀》炼成黄晓金母。砂成块而母成粉,不可混杂,入鼎封养中,火七日,然后取出摘去母,进神火返粉。成粉之后,每晓一两进砂里汞三钱,研匀,一家入鼎,养火七日足,汞入晓里一家,将黄母入炉打火三香,复入晓汞之内,三家相见,养火七日,打武火三香,明炉分胎,晓上汞中母下。每照前功,只投神火返粉,其晓亦照前功神火返粉,将中间死汞子银用黑铅白金入罐熔化,三开三合之际,以汞用鸡卵裹之,青布二层包之,黄土为毯,投入铅里,煎三香,取出,将汞又进神火返粉,返粉之法,亦以返天晓同。返粉毕,取出生砂一两,用汞粉三钱为衣,外以先胎的天晓,抱养一日而汞毕死。砂烧试无烟,色白烟黄,是真死也。然后以汞晓各摘出,将砂虚养三日,打火三香,冷定开看,将一钱过明炉,看耗不耗。又开铜看青不青,认不认。如砂一钱过明炉不失半厘,开铜即认。如此是无病实死,不必过炉泄炁,只以闷鼎加神火穿衣,打通天火十二时,开看,若化饼,是阴也。再进神火返粉,若成粉可爱。是头子无病,竟抱二子。用箭头生砂二抱一,不用穿衣,土鼎温养四七,实死无烟,照前头试作法制头死,照《十诀》。三子浇汞,以一抱一,如法炼至实死成芽。汞芽必用穿衣,再炼为紫粉;四子又进汞,以一抱一,养火二十六日足,烧试不走,实死无病;五子又用生砂,每钱粉二抱一,入罐养火二十一日,五子实死,又照前返粉;六子浇汞,以一进一炼死,照《十诀》再炼成紫粉;七子以生砂同紫粉,以一抱一穿衣,养火十八日,实死无病;八子又以生砂二抱一,养火十六日,实死无病;九子又用生砂二抱一,养火十二日,实死无烟,光华满月。如是九子毕,取出九子砂一颗,生汞一两,微煨一伏时即干,可造服食小神丹延年。九转丹砂一颗,能干汞一两。是药力到一钱干汞一两,一两矸汞十两,将此所矸之汞,造成服食神丹。”

服食神丹

少阳帝师曰:“干汞十两,当先用矸汞二斤,打一厚鼎,将所干之汞,神火三钱置鼎底,方安汞银在上。又用金盏封固,下加薰蒸火养七日夜,水笔提盏七日足,盏上芽收存,将鼎底汞银另抱砂汞七日,打武火九香,自然分胎。”

正阳问:“砂从铅死,经过庶母,其故在四象全以收正炁,但不从母死砂者,继之何药?”帝师曰①:“铅砂已死,不再用铅,当继以金铅,同养七日,打武火三香,冷定,不可混,恐犯拙也。当用母养火三日,羊角闷鼎内,明炉分胎。”

正阳又问曰:“师云晄与母合,欲成土也。倘晄母合会,不肯分胎,其晄病乎? 其母病乎? 其可进汞否?”帝师曰:“晄与母合,但晄原有阴炁未绝,而母的分两又不经营,所以相会不分,只管进汞。时汞晄母相盗之际,打火一日,然后上明炉,先下凡母对配熔化,然后着药在上,上

---

① “帝师曰”三字原本无,据义及后文加。

用枯铅盖面,炼三时,冷定分胎。"

正阳再拜,问曰:"《十诀》内云:'砂中铅毒,以金铅、枯铅制之。'砂中母毒,敢求指示?"帝师曰:"中铅毒者,是砂中有阴炁,手折成粉,色黑,内有银点,见火有烟。大抵其原从投铅来,故染此毒。法用枯铅抱过,复加金铅,又抱过,然后打火,照《十诀·神火论》,天晚有病之方殆之。中母毒者,或起手以母抱过,传神不分者,其砂内含银形,体重不清,研之如珠而不成粉者,是中母毒也。其法照《十诀·庶母论》中,以母对配,入羊角罐底,将砂安入中间,上以金铅盖之,入明炉三时,自然分清去毒矣。"

正阳再拜问曰:"砂不认铜,何法可救? 若不认铜,可前去否?"帝师曰:"砂不认铜,是丹家大拙,如何去得? 此不关不认铜事,是传神之母炁未足,而神火之少进也。法当再以母仍伏传之。若汞抱头子,不认铜者,亦是乳汞之母炁未足也。仍以汞母养之,二母之炁传神。又恐头子砂未实死,原未断命,故先经明炉试耗不耗,看铜青不青。若耗与不青,乃是砂未实死,有阴炁耳。未死再养还青,法当沐浴之。"

正阳再拜问曰:"沐浴投水之法,乃天晚中之用,今头子若沐浴,不犯阴炁乎?"帝师曰:"为其阴炁,所以沐浴。沐浴之法,是制阴炁,何犯之有? 如砂不足,须用金铅、枯铅。若不用此二铅,则犯炁不足之拙。砂死之后,不过沐浴。游汞不清,阴炁不掣,法当再用,无伤于砂。若砂沐浴,当于羊角池,金铅断命若不断命,是一拙也。法当造无害于砂,若砂过关后,庶母传神,母晚相恋不分,是一拙也。砂经沐浴,又过明炉,晚无病矣。其诀在母,或九池炼母,不足九日,或打火之日,火微火嫩,母阴未尽,故相恋不分,其诀要入晚珠池内,上用金铅盖面,再加硼砂少许,火炼六时,其铅、硼在上,晚中母下,自分矣。母又再炼,方可乳哺天晚。再进神火三次,神炁足,方可浇汞,养七日而汞仍活不死,此一拙也。大抵晚炁有泄,故有此焉。法用老神火二次,嫩神火返粉,再伏抱养,必死矣。汞母晚三家相见,同死不分。或砂壳另浮,汞与砂母三家并形。法用晄珠鼎，入三家在内，加金铅盖面，火炼六时出，另入飞仙池内，加生硫、生硼、生硝三味细末，投炼三时，各自分胎矣。汞入铅关，先师谓之过渡。汞不过渡，神火亦不返粉，内有癸水未尽耳。诀无他巧，神火不能返粉，必定只要过渡而已，无害于事。汞粉抱砂，原晄又抱，砂汞已死，头子、二子至于三子，若不浇汞，是一拙也。不浇汞而抱砂，砂必不死。盖三子炁阴浊无神，诀在补三子之神。补法详《十诀》中。七子之关，若不抱砂，抱之不死，是一拙也。诀用先炼六子，炼法详《十诀》中。一贯九子，可无拙也。"

正阳再拜问曰："敢问服食之中，用黄芽变粉，与老汞同研入室，如何作用？"帝师曰："夫老汞乃碌砂中真液也。汞至九子，约有九两，将鼎底汞银抱砂，养汞银一两，抱砂三两，三四一十二两碌砂，抱七日，闻炁而死。将死砂入银鼎，封固釜中，井水浸七日，又打火，又浸四日，又打火又浸二日，又打火一日。如是金盏上紫粉灵砂，约有九两，如少，再补足。共研入室，煮为灵丹。子可思之。"

正阳顿首谢恩，上言曰："蓬壶薰蒸一贯，至于服食灵丹，弟子已明白无疑矣。外有八石死砂接制之法，再求指示。"帝师曰："金母死砂，起手用母砂死，只用金、枯二铅。抱养打火过后，任行沐浴之法。过后法同八石死砂，再投入铅中，采炼三次，后用金、枯二铅抱之，照前法同，但多补精、炁、神三次，不然不灵。"

正阳再拜问曰："师之头子之妙，烧试无烟，不必过明炉，只在鼎中打火，弟子明矣。再云'在底成饼是阴'也，敢问成饼，何以救之？"帝师答曰："此拙少有。若是砂阳圭老，必无此患。倘有此患，药即是火，火即是药。再加神火排插养三日，打火九香，自然分矣。"

请问帝师云："师云《十诀》，弟子已知；师云《一贯》，弟子遵行；师云《十拙》，弟子谨领。再有神丹，敢求天恩指示，蒙准二派神丹，所示真文，弟子凡骨，得睹天真，既蒙指示太上一阳一之派，又赐内道《玉匣真经》。但内道法财，数千金不能了事。丹砂服食，延年有分，不能飞升海外，步谒昆仑。恳施法乳，为弟子明言。"帝师答曰："丹有五^①品，老君所命。"遥拜天阶，命金童于金匮中取二丹真诀书来。

于是正阳子撮土焚香，咬指滴血，朝天百拜，就帝师，启匮而得神丹二品，捧书此跪师前。帝师曰："一品乃金液大神丹，一品乃火龙二炁丹也。子有大缘，当清静身心，再来叩问。"

正阳百拜毕，清静身心，凝神定息，候师法旨。

太上火龙二炁神丹

地元秘旨

东华帝君曰："火龙二炁丹者，火乃衡山之阳，煤中铜丸是也；龙者，豫章之水所产黑铅矿是也。取二物来，铅取无银色之铅，研取圳土，取净矿二百斤，铜丸勿令见日，亦研二百斤，用铅煤合，丸弹子大，安一气炉中，下横铁条七根，上悬铁盂，将矿合成一丸，安于炉内，燃炭烧之。如是气升盂上，两傍炉边，扫下听用，名曰黄英。上加蓬壶，接取丸砂，如前数取完，看药有多少，收贮听用。预于彼池采净黑铅二百斤，每斤配上好硃一两六钱，共研极细，或三五斤配合入罐，盐泥封固，上水下火，打一日一夜。其盏上所升灵液，每斤约有一两六钱。将二百之数取完，看药多寡，收贮听用。预于黑铅矿中，炼取出厂生银，名曰白金。三斤黑铅炼过，九九之数足，不用投神火，将母炼之足，候听人元配合。此地元工夫毕矣。"

人元秘旨

东华帝君曰："金母已炼，灵液已升，黄英已注，三家相见。法取上好罐鼎一个，将黄英一斤，灵液一斤，配银母三斤，囫囵不动，将黄英、灵液二家配合，上下封固。于正法丹房一气炉中，养火一月，用武火大炼

---

① 五，原作"吾"，据义改。

三日夜,取出,周围药有一斤,为一鼎。又将黄英、灵液各入一斤,照前火候日足,取出一斤,又进黄英、灵液共二斤,照前火候日足,又取出一斤,将此抱砂转制点化砵砂,闻炁而死。砂一两,可炑汞十两。四鼎又加又抽,九鼎一样九个月,其母灵酥,共二气变为紫霞,将九鼎紫霞一两,死砂十两,将死砂十两,炑汞百两。做神室,如罐形,然后又将九鼎紫霞,又死砂十两,炑汞百两。将所炑之汞用上好土鼎,入汞银在内,每汞银百两,下神火三钱,穿衣,打文武火七日,上明炉,水笔提盏日足,两傍用罐之肩,有白马芽一斤,将此一斤神丹收贮听用。人元之配合毕矣。"

天元服食食服元

东华帝君曰:"将金母三斤,炼过九鼎,不过二斤余。入器中,将二斤圣母,以酥如粉,用模造成神室一个,口盖相合,外将前汞银升的神丹,合粉穿衣,入于神室。外又将前汞银造一大神室,装定内神室。其汞银神室,用井水或自然水注水银鼎内,悬圣母神室于中,煮一百日,用太乙神炉煮日足,盟天设醮,奏上帝,选生气吉日,面东,冠仙冠,服仙服,开鼎。圣母在鼎中,结成万朵芙蓉,金粟颗颗,于是用乳香洒服三分。服至一①钱,形中无形;服至二②钱,人不见形;服至三钱,身轻有羽;服至四钱,入水不溺;服至五钱,入火不伤;服至六钱,平空跨鹤;服至七钱,平地超升;服至八钱,眼见千里;服至九钱,海外遨游;服至一两,西见王母。神哉,圣哉!难述其妙,子静思之。因子初入吾门,故直说大道无隐,子勿怪视神丹。吾言简而不繁,丹理易简,缘法若就,此身可仙。天元服食毕。"

师真问答药物发微妙曰

"请问帝师:豫章之铅,乃水所产,此铅仍与陆地之铅同否?陆地

---

① 一,原作"于",据义改。
② 二,原脱此字,据义补。

铅矿亦可炼气否？"帝师答曰："陆地铅矿亦可炼气。但要在南幹者，何也？""请问帝师：弟子愚拙，不识大道，妄猜意度，求师指示。弟子思煤与铅乃气也，金色雌铅亦气也。倘二铅只有一气，配母炼人元九鼎，不知可否？"答曰："丹有大小、有全半。若以煤铅之气配母，尚可九鼎；若以金色之雌铅灵未配鼎，则不可九鼎。""请问，如何黄英可配九鼎，灵液不可配九鼎？"答曰："灵液乃铅中之壬水，见母则壬入母腹。若以黄英同炼，则可独入鼎则化矣。黄英乃火土之气，可以母炼，但只有些碎母耳。""请问黄英独入九鼎，不知力量可能与金气同否？"答曰："气足力洪大，气小力寡微。天以五行治世，地以五行化育，人以五行居宇宙之中，丹以五行得正气之本。黄英力薄，不能化金气也。""请问黄英力薄，金母九鼎之后，亦可造服食否？"答曰："金母九鼎，亦可服食，只要配老汞在神室中耳。""请问老汞既不可全用，但老汞入室，如何配治？"答曰："以圣母为神室，以老汞均分二两入中，照金气煮，水火一般法则。只是服食要五两折一两，多服则一同神妙。""请问金气煮水火百日，不知黄英仍煮火几个月？"答曰："黄英要煮一年，按四时符火，方得通灵。""请问一年符火，如何法则？"答曰："药以冬至日入炉，照地雷复卦一阳起火，即于太乙炉中，山三之上，安铁釜，四通八达。铁釜之上，四枝铁管冲于炉顶四方，以验水火大小、沸之盈虚。铁釜之中，又安铜鼎，铜鼎四方通水银，汞鼎即安铜鼎之中。山三之上，釜下用火。冬至复卦用火三斤，逐日加火半斤，加至春分不加。至夏至日，每日减，至秋分不减。如是火候方无差，不必拘定卦爻。其釜中之水，亦照火分两，不可太冷，亦不可太沸，适中而已。如此一年日足，仍照前服食，长生不死，永①为地仙。""请问符火不俱卦爻，只斤两为数，是弟子初入门，有据无惑矣。但太乙神炉，尚未通达，求师细剖示，弟子永不忘天恩。"答曰："太乙神炉诸丹皆用，吾侍老君之时，先服此品丹药。此丹神妙，不

---

① 永，原作"汞"，据义改。

可思议。此法派，吾师尝曰：此乃轩辕黄帝得广成子之道，今荆南多药，故轩辕炼丹于洞庭湖之君山焉。一品神丹，妙难尽述，今传于子，子可慎密秘藏，火龙上气法，于此尽矣，子其精心修炼。"于是正阳子百拜谢恩，朝礼而退。

金匮藏书一贯后序终

【卷二】

洞天秘典

灵阳子 撰

题　解

　　《洞天秘典》,分上下二卷,旧题名冲虚道人灵阳子撰,外金丹之名著也。依明人叶士盛序文,《秘典》系金窍子"授以灵阳祖师《洞天秘典》诗章三卷,六十四首"。之后叶氏又复加注释,即成今日所见之《洞天秘典》。《秘典》既流行于世,颇多注解,惜今所存不多,今国家图书馆尚存有抄本清代复阳子注解三卷。清末李保乾刻《金火大成》,收入此种,但是再刻时,已然抽去《秘典》,故除《外金丹》刻本一种外,世罕有刻本可寻①。但《外金丹》所辑《洞天秘典》,止有诗章四十首,不合叶序"诗章三卷,六十四首"之数,少二十首之多。陈撄宁藏有传抄本,亦谓《外金丹》本"残缺太多"。此篇既无它本相勘,而文字又多讹夺,故姑据其它外丹书所引者略作校正,聊发其端而已。若异日觅得善本,再图完善。题名伍冲虚所著《金丹要诀》及《承志录》中所引《洞天秘典》诗及陈撄宁传抄《洞天秘典》的序跋两篇也一并附录于后。

　　附言:校竟《洞天秘典》,不意在临印刷出版之际,忽得北京吴先生之助,得见抄本《洞天秘典》足本三卷,不觉喜出望外,手舞脚蹈,亟取而校之。唯抄本中不少字迹难以辨识,虽奋力为之校正一过,仍有不少脱落难识之处,故仅将与《外金丹》本残缺及诗句异处较多的篇章录出,附之

---

　　① 按:《扬善半月刊》第七十九期有陈撄宁批注《洞天秘典·序》云:"四川某种外丹丛书中有《洞天秘典》刻本,战前已不易得,此后更难觅矣。"此所谓四川刻本,疑即《金火大成》之初刻本也。

于末。读者若能认真研究,则《洞天秘典》之全部可以见矣。若假时日,再觅善本,继为校勘,而精校之《洞天秘典》必能指日可成也。

洞天秘典

冲虚道人灵阳子 撰

序

仆早岁读《易》,至"穷理尽性以致于命"、"精气为物,游魂为变"等章,反覆玩索,则知人伦修身,可以无死;至"西南得朋,乃与类行"、"一阴一阳之谓道",则知人能无死,必须同类。是以薄功名而留心玄旨,搜阅丹经,将以顺命之理也。

壬午岁,幸遇至人,指示长生久视之学,谓子必资货财,斯成仙业,否则抱道终身而已。因教以黄白之术,略而弗详。访求有年,历人亦众,卒皆妄谈,而非精术。至戊戌①夏,遇金窍子李公,谈及玄旨,授以灵阳祖师《洞天秘典》诗章三卷,六十四首。蒙其慈悯,无所吝秘,章章句句,面命耳提,心领神会之际,真机云雾而睹青天也。厥后炼试,一如所教,始知公不我欺。乃敢冒轻露之罪,道其遗训。分章句解,篇篇节节,都明②下手作用之妙,铅汞所以然之理,中犹未悉,予因证之,以见至粗之物,而寓至精之理。

夫黑铅属坎,禀壬癸之水,含酉兑之金,阴中有阳,戊土专之;硃砂为离,禀南方之火,隐甲乙之木,阳中有阴,己土值之。夫此金水混爻,木火交错,其故何哉? 盖以乾南坤北,先天之定位。后天太极既分,乾之金爻奔入坤宫,故遂成坎卦。坎者,水也,兑金藏于其中。坤之木爻走入乾宫,而为离卦。离者,火也,震木藏于其内。硃砂感得此炁,故体

---

① 戊戌,原作"壬午",据义及陈撄宁抄本序言改。
② 明,原作"背",文义不通,据陈撄宁抄本改。

属木,木而阳中有阴。若分阴分阳,则存乎其人也。金位西方,何以迁位于坎？盖以金之舍在兑,兑不能久舍其金,故生水而寄于坎宫,又不能居于后天之坎,以时而收,占居酉位,含虚无真一之炁,而为先天之宝,为天之至神者也。吾知丹道得金火相交煅炼,催火促水,水枯金现,然后定火行符。取此水中之金,接制砗砂,是为克离中之木,实离中之虚,变汞木之青,为兑金之白,点化铜铁,以成至宝。夫如是又何理也？盖铅属坎,金水寓焉,谓之子母同宫；砗砂为离,木火居焉,谓之父女同乡。砂铅共炼,是以铅之金母,而配砂之木父,铅之水子,而配砂之火女,金克木而水克火,互相克制而为夫妇。又火者,水之妃也。流戊就己,相为性情,五行攒簇,四象会合,此砂铅为黄白之理也。如此玄术,非格物穷理之至者,莫能窥其万一,而肆为妄作,亦独何哉！

予潜心于此,非图富贵,将并之以构求万物,而为进道之阶梯也。况内外理同,终成真趣,故急急于兹,形之楮墨,注释求道,继往开来,弗视为游谈,则幸矣。是为序。

洞天秘典金丹条例上卷

七言律诗二十二首

警愚

暑往寒来春复秋,霜花忽点少年头。

秦宫汉阙今何在,男士谋臣尽已休。

默想此身如梦电,何劳苦志觅封侯。

翻身欲脱樊笼去,奈乏丹财何处求。

志道

欲学长生久乏囊,可怜无路到仙乡。

四海遨游经几载,寸心讨论十分忙。

因求黄白为丹母,非慕金珠作富郎。

一朝幸领仙师教,恩重如山不敢忘。

注①:上天奉禄,神仙廪饩,为修真者设。典中载无上无极上品天仙之道,诚入道之阶梯,登真之经路,得之当宝爱珍藏,虽万斛明珠,切勿妄传匪人,戒之!

真铅

谁知矿石是真铅,识得真铅是半仙。

嚼试甘如黄蜡腻,看来色似紫泥鲜。

中含金水难分辨,内隐阳华极妙玄。

要得水乾金炁足,晛珠一味莫轻传。

注:烧试则烟起轻黄,收久则质随枯槁。

造池

玉池制度不寻常,坚硬焚烧造作良。

两味土增经既未,一升泥入济柔刚。

和时散散如沙块,干后铮铮似鈇铛。

试向炉内居九日,中间炼出锦连黄。

金母

铅炼凡银作药王,池中消息紧推详。

红霞缥缈笼秋月,锦浪翻腾浴太阳。

银里阴魔须战退,铅中黑魄尽潜藏。

若无采药临炉诀,万炼千烧母不黄。

黄芽

玉池月出太清霞,一樏能开两样花。

面似绛桃酣绛日,心而金橘裹金沙。

中含真土精华足,内蕴先天气味佳。

---

① "注"字为校者所加,后同。

若是九阳功不到，却从何处产黄芽①。

注：上三章言煎铅须假盆池，若不坚硬，难经煅炼。土当分松紧，修合济以刚柔，入火愈坚，始无渗漏。火煎金水，似秋月笼罩红霞；池沸铅银，如太阳翻腾锦浪。铅中癸水，凭火烧干；银内阴魔，仗铅战退。如此银夺铅中之阳炁，而阴炁尽消，铅内阴绝，而阳华自现。盖阴消必赖煎多，阳满须凭炼久，炼久则中黄似金砂而裹金橘，煎多刻，面赤如绛日而酺绛桃，如此铅枯而气乃灵。银方刚中含真炁，内蕴先天，此所谓"取水中之金，炼金中之水"。铅八两，汞半斤，入池共炼，金水平分。要得铅枯经一日，欲将池换待三朝。一日投一次之铅，添新除旧，九日炼九阳之母，炁足神全。

将砂同金铅制成紫粉为先天宝匮

人间炼士应无限，谁识铅枯见大功？

内隐兑金烹始出，中藏癸水炼方穷。

久沾灵液含灵炁，解与硃砂作首功。

若不配晄阴不灭，教君养汞总成空。

注：要如粉如尘，金从水出，必含癸阴，阴不尽绝，遗为后患。铅从晄制枯干，用铅擒驯伏。法用硃砂八两，金铅半斤，月上庚方。譬之首经，龙虎金精，砂粉宝匮。

造天晄

天晄原来硃砂脂，就里玄机达者稀。

煮用桑精降燥性，炼须霜粉退绯衣。

火从鼎底微微发，汞即腾腾顶上飞。

取出必须求戊配，更教入釜炼金辉。

制土造天晄次成真

硃砂脱壳即天晄，性烈猖狂同九牛。

---

① 黄芽，《承志录》作"丹砂"。

须令粉铅先制伏,次教母养丹温柔。

龙鳞片片黄金甲,凤羽班班锦石榴,

养至三旬功始足,无边金银此中收。

真土

谁人识得土中灵,铅汞精神共结成。

己土属离原有质,戊藏于坎却无形。

相为谋妁恩初重,结就刀圭炁始灵。

转转积来成博原,向兹栽接得长生。

注:既得真铅,当求真土。土从晎制,不外砆砂。砂用桑霜填,既焚桑木,慢慢火从下发,腾腾汞即上飞。砂退朱衣,晎居鼎内,种以丹砂,而收金谷。当知晎分灵拙,土有圣凡。

造铅精汞髓

铅精汞髓先天炁,加入晎中秘莫传。

媒合五行全仗此,神宫戊土彼为先。

矿石圣母方堪代,母弱天晎决不玄。

因念丹家浑未识,故违天戒每拳拳。

注:造土柜在得诀,炼先天真一之炁方升。

九转丹砂

汞传金炁号金铅,起手工夫不易参。

二转神符生白雪,四方药熟孕金蚕。

玉浆玉树难思议,琼笋琼枝莫过贪。

会得此中真妙诀,五云深处识骖鸾。

注:如得首池金水,方为根基。如斯宗派,切莫差讹。果得真传,立跻圣境。

火候

仙家火候不寻常,水火相资始自良。

或下或高分既未，有呼有吸合阴阳。

但调神处全凭缓，到脱胎时心用刚。

更有九阳神火烈，烧红赤壁迎周郎。

注：养炼金丹，全凭火候。虽拘分两，先试刚柔。要知高下，大注翻腾，乃变化神通。养炁宜缓，脱胎贵刚。若夫烹炼土池，不怕烧红赤壁，此其大略。更有玄微，知加三热，而减三寒。以四象分六时为准，欲教顶验，要在灰灵。安置中心，勿依四壁。先行胎息，烧顶须以紫色为期；后定元神，三方必以百刻为度。如是文火，号为初九之潜龙勿用。热则退而寒则加，须凭真意，谓之消息；退以离而加以簇，用抽添，谓之四时；度呼吸之去，加七加三之妙，须凭师指。在人为息定神定，呼吸自然。待满三朝，方行武火。如斯火符，三等乃足。温养规模，炼母脱胎，各有法度。

炼丹须要选阳砂，若用阴砂事决差。

铁脚黄英为下品，神州勾漏是仙槎。

紫泥凝壁精神爽，色润珊瑚气象佳。

求得此砂方下手，莫教火大损河车。

用汞补砂

先将砂入金铅匮，一七将来鼎内烹。

与汞共汞名补炁，感铅而炼号添新。

外施间隔防阳燥，内设天罗束体城。

文武不分先与后，腾腾慢慢一齐行。

注：既得真母，必选阳砂。送入土粉匮中，先感真铅之炁，后投青龙鼎内，补扶不足之神。砂入汞中，必吞金炁，方堪配养。烹炼制度，别有规模。即是硃砂炼阳气，阴阳交姤，名曰"水银烹金精"。如慢慢火从下发，乃号武符齐行。如是则炁足神全，阳盛阴消。又假天盘，内为修罗，使火不炎上，而砂不沾鼎。若是燥火，必损河车。炼士须虑危险。

神水沐浴

阴阳铅汞为神水,造作玄微在密传。

若问阳烹当落后,须知阴炼必居先。

丹砂不沐终无药,神水施为不离铅。

造作悬胎相煮制,有谁得解妙中玄?

注:谁识丹炉神水,乃为月魄金浆。变化玄机,不离铅造;作为奥妙,要在心传。若不阳烹,徒然阴炼。若非真水,难固砂形。砂必经炼,方有此土。此玄中消息不言,孰得而知之乎?

超神

阴符阳火即超神,猛炼雄烹脱锦裙。

神若不超终欠骨,胎须脱壳始成银。

欲寻阳火投铅粉,要退阴符作巨鳞。

似此玄机谁得会,不逢有得不轻陈。

脱胎

炼士都言会脱胎,此胎凝诀实难开。

不须解锁开缰术,只道通天达地才。

阳里阴投真妙诀,死中入活总奇哉。

要知此际真消息,试看村庄捣麦来。

注:丹砂养毕,须要超神。先投土粉匮中养七日进阳火,后入水火鼎内炼一日退阴符。进阳火养出白虎中之阳神,退阴符抽出砂中之阴癸。阴癸出而游汞绝,阳神足而骨内坚。似此阳砂,真为丹髓。投之于鼎,方可脱胎。阳内投阴,固用一男三女;死中入活,当防阴盛阳衰。青龙白虎交争,实借丁公之力;凤羽龙鳞齐脱,全资玉液之功。欲得玄微之精,请看村捣麦。

铸神室

神室须凭炉冶铸,规模制度莫教差。

圆如凤卵休令窄,光似龙睛始足夸。

里面欲求生玉蕊,中间光要贮金花。

火[①]行既未君须记,后武先文妙莫加。

注:炼至五转,丹砂不宜磁铁鼎器。用汞银铸成神室,中虚一寸三分,形如太乙灯球,龙睛灿灿,象似混元模样。凤卵团团,内贮金晄。玉蕊灵苗之药,自此结成;金粟黍米之丹,由兹产出。火行子午,久久方休。须当取出,再养丹砂。后武先文而降阳炁,养经三七。又进新汞,下火上水,而煅出阳精。汞进灵药,结就玲珑之玉树;汞灵药熟,当行初九之潜龙。养配铅金,方登九转。

真水真火

八转灵丹已结成,不须凡火共凡精。

火生宝鼎金乌列,水泄方诸玉兔经。

沐浴红莲明杲日,薰蒸金药灿星辰。

取出四品长生药,赤白青黄妙绝伦。

注:欲希服食仙人,岂用凡尘水火;修炼飞升大药,必须玉兔神炉。火取日中金乌宝镜,水求月中玉兔脑精。义理相通,万里一时而至;精神感召,千龄万劫可期。炼金花而生玉蕊,煅红霞而吐青英。灿如明珠,光如杲日。五彩焕发,四品希奇。火行八十一朝,炁足方登九转。

言作丹之由

惟恐丹家道路明,细将师指向前提。

务教母似红绫饼,更令又如紫金泥。

母弱岂能生圣嗣,晄灵方可作丹基。

诗中寄语知音者,好把诚言次第推。

注:金丹条例如此之详,逐一发明。用功甚密,不秘玄机。深见仁

---

① 火,原作"大",据义改。

厚之心，用醒愚迷之惑。学者[1]推之，庶几可得。

洞天秘典金丹条例下卷

绝句十八首

粉土养砂其一

离宫仙姝配金郎，花烛[2]辉煌入洞房。
一日锦帷恩爱足，起吞银海浴[3]琼浆。

用汞补砂其二

砂离铅体感金精，和汞将来一鼎烹。
补得就中神炁足，必须沐浴药方成。

沐浴丹砂其三

砂经阴炼神炁足，又要阳烹炁始坚。
神坚方有真灵药，不将土固不真玄。

真土固形入土粉再养其四

先将土把砂身固，后以硃砂入土中。
待池化成乾健体，方同金母入南宫。

其五

硃砂出土绝纤尘，炁结铅胎[4]尚嫩新。
又要将砂烧试看，无烟方可见慈亲。

其六

二八娇儿炁已全，能行抱在母胸前。

---

① 者，原无，据义补。
② 花烛，原作“花里”，据《炉火心笺》、《承志录》改。
③ 浴，原作“活”，据《承志录》改。
④ 铅胎，《炉火心笺》作“银胎”。

养成撞破烟楼势,送入金堂见祖先。

其七

青龙离鼎阳犹欠,送入西方伴虎眠。

武炼雄烹经七日,绝阴抽尽姤为玄。

其八

乾离虎穴阳神足,只恐砂身上带阴。

水火鼎中烹一日,自然抽汞出砂身。

注:今之炼士,既解金铅,又解真土,不知匠手作用如何?更不知铅盗银体,始则刚健而不亏,土固砂身,方坚硬而不朽。银盗铅金之炁足,则阳还赤色而添魂;砂银精之炁足,则阴消色白而抽魂。至此砵砂方死。犹恐阳神不足,送入铅土匮中,进阳火以调黄钟之律,退阴符而应蕤宾之候。

言生熟接制二首

(其九、其十)

死砂实可夸,生熟共一家。

一七火候足,取出色更佳。

新魂投旧舍,细雨晒干砂。

目是开鼎看,其色似乌纱。

胸中若无屠龙术,欲剥龙鳞万万难。

悟得死来还用活,自然箅退见琅玕。

其十一

汞离砂腹胎方脱,汞即灵儿衣即脫。

脱弱汞柔难作用,复将铅母①养方优。

---

① 铅母,《炉火心笺》作"银母"。

其十二

汞银成宝复何忧？点化玄微次第求。

总得天晄十二两，务教制过伏天晄。

其十三

炼士纷纷海①内求，不知何物是丹头。

其中简易无多语，只要将晄伏天晄。

其十四

阳砂炼取天晄出，却把前伏晄此晄。

伏后更教金母制，玉池封炼到中秋。

其十五

此晄砂出妙如神，金母名为不坏身。

试把一分将汞点，立时奸得汞成银。

其十六

天晄八两真真土，配养阳砂共四斤。

金母四斤相间隔，脱胎得汞号仙银。

其十七

仙银出鼎十分奇，又要同②铅入玉池③。

中间结就金莲蕊，此是神仙第一筹。

其十八

玉晄玉蕊共真铅，配砂旨趣立中玄。

七七火符行足候，圣晄干汞更无边。

---

① 海，原作"母"，据抄本改。

② 同，原作"铜"，据《炉火心笺》、《金丹要诀》改。

③ 玉池，《金丹要诀》作"土池"。

[附录]

1.补遗

其一

一娘生九子，此理实还虚。

养过砂应弱，还逢母有余。

涸河群水注，孤干众花舒。

九转工夫毕，黄金粪土如。

其二

砂汞阴霾重，休教见母银。

自须先制伏，始觉倍精神。

得诀调金鼎，移时握大钧。

独窥浑沌窍，千载有何人？

其三

铅汞贵吞吐，不吐丹不成。

朱砂饱母德，艮体夺兑①精。

岂有侵凌意，无非眷恋情。

凡银若相混，火火即同倾。

其五

丹炉谁作主，金丹是根宗。

能补婴儿气，兼华赤子容。

多来休浪费，留取要缄封。

莫作飞尘看，凭将御六龙。

以上五诗，人间失传已久，存此，可与前诀印证。

———————

① 兑，原作"兄"，据义改。

其六

金铅妙枯朽，活宝宜静观。

气味滋银液，精光灿金兰。

善调震龙伏，更使离汞干。

生象犹未灭，彻底难成丹。

其七

煎住胎银晥已灵，又同金母入池烹。

炉中半月文和武，一块纯阳紫土成。

其八

金花易得见，土气实难收。

若要元神住，忙将外药搜。

这些消息子，须向个中求。

——上八首出题名明伍冲虚著《金丹要诀》，"其一"等分节号为校

者所加，下同。

其一

三转灵砂药，分行路更多。

配砂成紫粉，进汞结金荷。

其二

谁会养天晥，制成田一坵。

水银朝若种，金粟暮间收。

岁岁无蝗旱，时时用火牛。

担头携此去，四海任遨游。

——上二首出清陶素耜校订明彭太华之《承志录》

《洞天秘典金丹条例》卷中

粉土养砂其一

离宫仙妹配金郎，花烛荧荧入洞房。

二七锦帷恩爱足，笑吞金液吸琼浆。

用汞补砂其二

砂离汞匮感金精，合汞将来入鼎烹。

补得砂中神炁足，必须沐浴药方成。

沐浴丹砂其三

砂经阴炼神虽足，又要阳烹汞始坚。

神足气坚方有药，不将土固莫通玄。

真土固形入土粉再养其四

先将土把砂身固，又把硃砂种土中。

待池化成乾健体，需开西阁见金公。

其五

硃砂出土绝纤尘，炁结银胎尚嫩新。

必要将砂烧试看，无烟方可见慈亲。

其六

二八娇儿炁已全。能行抱在母胸前。

养成撞破烟楼势。送入金堂见祖先。

其七

青龙离鼎阳气欠，送入西房伴虎眠。

武炼阳烹经七日，纯阴抽尽始为玄。

其八

龙离虎穴阳神足，只恐身中尚带阴。

水火鼎中烹一日，自然游汞上浸瑶。

注曰：砂在真土匮中养出，烧试无烟，方配金母，乳养二七。取出，而又入铅土匮中,复养七日者,使其气足体实,以便炼神脱胎也。夫炼神者,排火空养三天。凡火烹炼一日,烧试无烟,一分不折,方入其内,以见元神。撞破烟楼者,乃苏东坡答陈继长之书,盖言弟子之才能如此。仙师以丹砂异日有点化之功,故以此喻之。而今之炼士,竟以铅母养砂,以致形体相侵,母折砂耗,欲求丹就,岂能得哉?更不知铅盆银体,银始刚健而不亏,土固砂身,砂方坚而不损。若夫银盗铅精之气,显则阳还色赤而添魂;砂盗银精之气,兑则阴消色白而抽魄。至此砂方实死。如法养至四斤,方可用法脱胎,制炼天晄做匮。

其十四

欲要晄灵玄伏晄,金铅金母复何求。

鼎中半月兼文武,取出将晄制炼优。

其十五

硃砂养乳十分熟,先取此滇去脱胎。

若把胎银煎得住,天晄妙用始奇哉。

注曰:取银胎二钱,必池煎试,不折半分,熟砂方许脱胎,否则再用二土金母伏养,实 死方妙。

其十六

炼住胎银晄已灵,又同金母入池煎。

生寅库戊周天出,一块纯阳紫土成。

其十七

至此丹家事更奇,又将二土炼银池。

必须制到黄金粉,配养黄晄立圣基。

其十八

阳砂取冚黄晄液,却把前晄伏此晄。

伏后更教金汞制,玉池封固到中秋。

其十九

此晄制出妙如神,金水名为不坏身。

试把一分将汞点,立能干得汞成银。

注曰:用阳砂取黄晄神火八两,赭汁为丸,如桐子大。金箔为衣,入铅匮七日,又入真土匮七日,再入新天晄匮七日,又用金汞匮七日。取出,再配金汞入池炼一天,进神火返粉,名曰黄天晄,匮前后共有四土,慎要记清。前二土者,始初戊土,即铅土匮也。用戊死己,即真土匮也;其凡银炼成黄酥,即庶母匮也。后二土者,用戊己二土并庶母,制砂四斤,脱出汞银,为粉子金汞匮,其脱神火为子天晄匮。又将黄晄八刃制灵,反名新天晄匮大? 丹家有此四土二金点化如拾芥之易耳。

其二十

天晄八两为真土,配选阳砂共四斤。

金母四斤相间隔。脱胎得汞号仙银。

注曰:择阳砂四两,于每粒重一□□,将前新天晄土为衣,同金匮一七,死中用活照前。脱胎得天晄十二两、银三斤。其天晄用初子金汞炼一天,真土盖炼一天,黄晄匮炼一天,本身天晄盖炼一天,名曰二子金汞匮。三子、四子、五子皆如斯养炼。孙不得离祖,子不可乱父。

其二十一

三鼎硃砂入降炉,金莲紫粉各芳菲。

此中简易无多诀,两路分行达者稀。

其二十二

二子成人骨已仙,烹成白雪法如前。

炼同紫粉天晄匮,再养见系似种莲。

其二十三

死砂进汞不为难,再入铅金匮瑞安。

添进一斤干汞足,□森绝似玉琅玕。

其二十四

一斤白雪四斤砂,文武炉中次第加。

如此火功须一月,中间粒粒变黄芽。

其二十五

黄芽四转丹砂结,沐浴还须绝妙伦。

七日抽添养火足,谁知此诀号传神。

其二十六

五转金蚕复养砂,□汞神室如为佳。

养成玉笋玲珑药,点化勾庚实可夸。

其二十七

六转纯阳玉笋砂,预将铅母两交加。

六阳已极阳还返,足见铅金力量加。

其二十八

丹砂七转亏阳精,若缺铅精莫妄成。

沐浴抽添如法炼,昆中玉树自然生。

注曰:大丹至六转汞皆返,理之自然。盖属于阴六偶,纯坤之象,十月之卦。炼经一皆为初阳变为复,二皆为临,三皆为泰,四皆为大壮,五转为夬,六皆为乾,至此卦号纯阳,应七返,理当生阴则阳极当变为□矣,故预为提防□皆玉。玉笋之砂用铅土匮养三七日,庶母匮养二七,再养七子,而实死矣。

其二十九

瓔林八转砂无加,乌兔炉中配养砂。

真汞若无真水火,瓔林安得有精华。

其三十

四样灵丹为上品,结交神室养虚无。

九年长出长生药,跳出樊林是丈夫。

其三十一

九转璚浆丹药熟,重降八卦见三伏。

欲去火毒井中悬,服得之人仙岛宿。

《洞天秘典金丹条例》卷下

其一

多少炼丹士，谁能炼赤虬。

金花虽易见，土气最难收。

要得元神住，忙将外药投。

这些消息子，谁向个中求？

其二

铅汞相吞盗，不吞砂不成。

硃砂含母液，戾本夺金精。

岂有侵凌意，无非慕恋情。

若将凡砂母，养砂必然倾。

注曰：铅汞相吞，子母相盗，乃精神命脉感召，此自然之理也。汞不吞母，汞不死砂，不盗汞汞砂不灵，汞虽盗母非汞盗，乃母恋子情。砂虽吞汞非砂吞，是阻感阳气，故砂汞入火不走。大抵砂汞若不经铅土匦，并久炼之，凡母伏养，徒劳人力。见火即汞，盖铅金伏砂初死，名曰真铅，脱胎之后名曰真土，由此烹白雪而产黄芽。若非吞盗之妙，何以至此。夫砂虽盗母，若明超脱之理，何患之有哉！炼清真，自然点化。

其三

谁会死天硫，制成田一亩。

水银朝时种，金谷暮即收。

岁岁无蝗旱，时时用火牛。

携将此土去，四海任遨游。

注曰：天硫即砂之神也，将各转天硫，平配金母，各炼三天，令其真气合和。用法造成盆样子，口涂灰蜜，底盖完全，而有朝种砂汞，暮即收银之功。携此求师访友，四海遨游，或集仙朋，闭门养道，次之不穷，用之不竭，扶身之本，养道之源也。

其四

砂汞阴精重,休教见母银。

必须先制服,然后始精神。

若土经真土,何难脱巨鳞。

这点消息子,谁肯向人陈?

注曰:历物资土而生,则方有凭借。若不厚则不能承载,承载若不久则不能长养,长养若不灵则不变化,变化既厚久则自美。栽砂种汞,指日可成。若不经土中养过,竟去见母,则有侵盗之虑,飞走之患也。

其五

一娘生十子,此理有谁知。

养过砂虽弱,还经母即奇。

历流同此派,维干发干枝。

九转功夫毕,黄金四海滋。

其六

三转灵砂异,分行径路多。

配砂成紫粉,进汞结金荷。

腻粉虚虚白,玄霜片片皤。

五金归点化,真是比黄河。

其七

四转药尤精,分行各有名。

点茅并缩货,脱皂万句庶。

能制雌雄圣,还非礶砠成,

一言君即悟,不必细叮咛。

注曰:丹至三转,任意分行。或进汞而产金莲,或接砂而生紫粉,或养虚无而吐腻粉,或制玄霜而产灵芽,火足药成,而点五金成宝。

其八

丹炉谁做主,金母是根宗。

善补婴儿气,能养赤嗣容。

休教都费尽,留取要缄封。

莫作嚣尘看,将来御六龙。

其九

金铅虽枯朽,莫作等闲看。

气含银液精,药璨玉兰诞。

善调离汞伏,能使震龙干。

若是铅精短,难成九转丹。

其十

丹砂至七转,且勿等闲求。

内有青龙隐,当寻福地优,

凡山朝拱易,德厚行高寿。

相伴同心炼,埋名莫出头。

——上出清代三卷足抄本《洞天秘典》

2.《洞天秘典》序

明人叶士盛

仆早岁读《易》,至"穷理尽性以至于命"、"精气为物,游魂为变"等章,反覆玩索,则知人伦修身,可以无死;至"西南得朋,乃与类行"、"一阴一阳之谓道"等章,则知人欲无死,必须同类。是以薄功名而留心玄旨,搜阅丹经,将以顺命之理也。

壬午岁,幸遇至人,指示长生久视之学,谓予必资货财,方成仙业,否则抱道终身而已。因教以黄白之术,略而勿详。复访之有年,历人亦众,率皆妄诞,莫得精微。至戊戌夏五月,遇金窍子李先生,谈及玄旨,授以灵阳祖师《洞天秘典》诗章三卷,共六十四首。蒙其慈悯,无所吝惜,章章句句,面命耳提,心领神会之际,似拨云雾而睹青天矣。厥后炼试,诚如所教,始知我不我欺。乃敢冒慢露之罪,遵其遗训。分章注解,篇篇节节,都明下手作用之妙,铅汞所以然之理,诗中未悉,予因及之,以见至粗之物,而寓至精之理。

夫黑铅坎体也,禀北方壬癸之水,含酉兑之金,阴中有阳,戊土专之;硃砂离体也,禀南方丙丁之火,隐甲乙之木,阳中有阴,己土值之。夫此金水混淆,木火交错,其故何哉?盖以乾南坤北,先天之定位也。后天太极一分,乾之金爻奔入坤宫,破坤体而成坎卦。坎水也,兑金藏于其中,谓之水中金,故黑铅感得此气,体具金水形质,而阴中有阳。坤之阴爻走入乾宫,破乾体而为离卦。离火也,震木藏于其中,谓之火中木。故硃砂感得此气,体具木火形体,而阳中有阴。若夫分阴分阳,则存乎其人矣。金位西方,何以迁位寓于坎?盖以金之盛在兑,兑不能久含其金,故生水而寄位于坎宫,又不能久居于后天之坎,以时发现而居酉位,含虚无真一之气,为先天至宝。惟至人知此金神化之妙,能主行丹道,俾金火交炼,催火促水,铅枯金现,然后定火行符。取此水中之金,接制硃砂,是为克离中之木,实离中之虚,变汞木之青,为兑金之白,点化铜铁,以成至宝。夫如是又何理也?盖铅体属坎,金水寓焉,谓之子母同垣;砂体属离,木火居焉,谓之父女同宫。以砂铅共炼,是以铅之金母,而配砂之木父,铅之水子,配砂之火女,金克木而木恋金。流戊就己,相为有情,五行攒簇,四象会合,丹砂结焉。黄白之理也,如此玄微,非格物穷理之至,莫能窥其万一,而妄言妄作者,独何心哉!

予潜心于兹,非图富贵,将欲借之以购药物,而为进道之阶梯。况内外金丹,其理一同,中藏真趣,故恋恋于此。形诸纸笔,勉强注释,味道腴也。并籍以开后来学者,岂直游于艺焉已哉!同志之士,如获此书,以为助道则可,否则不祥莫大焉。

　　　　成化戊戌年冬十月上浣日淮阴安阳青畦道人叶士盛识

　　　　　　（——见《扬善半月刊》总第七十八期）

3.《洞天秘典》后跋

（不知作者姓名）

《洞天秘典》一书，其来远矣。至于曹洞清先生，已不知其巅末，况灵阳祖师哉！但旨甚玄而不至荒唐，法甚便而不及外药，固已可信。究此书之来，与夫得书成道之故，则又凿凿可证也。

松江有陆公者，号散斋，讳万钟。于万历年间，代按荆楚，征洞酋奏凯，公与诸法曹按其罪，而究其造谋之故，始知由于黄白。盖以金多而生僭心也。随以汞试之，俄顷而明干若干斤，诸曹及东西阶人，靡不为之咋舌。嗣后命医治酋疾而为献俘，诸酋竟以此书报医士之德。医士随试而随成，陆公知之而未敢行。俟任毕，拟与医士同为，意旋舍行其术，至芜湖，医士无故呕血卒，止遗此书，陆公未之竟也。因遗之与瑞兄，予今幸而得之。噫，洞酋召戮，医士卒亡，盖由于不谨故也。甚哉，此书不可漫传也，慎之，慎之！

撄宁按：《洞天秘典》一书，伍冲虚当日曾经见过。彼于《仙佛合宗》内，历数外丹书名，《洞天秘典》即其中之一也。又碧莲道人作黄白《承志录序》，亦提及此书。但此书世无刻本，《正统道藏》及《道藏辑要》皆未收入。济一子《道书十七种》，虽将《洞天秘典》列入《外金丹》门中，惜其残缺太多，殊不足以供研究。往年友人谢无量君，在北平琉璃厂书肆，购得破烂旧抄本《洞天秘典》，持以赠余，喜甚，亟读之。奈脱句误字，不可胜计，竟无法校正。后幸得黄邃之君抄本对勘，逐句逐字，细校一周，始臻完善。此篇跋语，仅黄抄本有之，他本未见。黄君之本，乃从郑君鼎丞处传抄而来，郑君则得之于安徽丹士白云谷，白君则得之于其师老古怪。所谓老古怪者，隐其名，不欲人知，弟子辈讶其师言动拂于常情，戏以"老古怪"三字拟之，彼不为忤，且乐以此自称，人因从而名之耳。老古怪、白云谷，吾不得见，惟识郑、黄。今者郑、黄二君，已先后归道山矣，此术殆成广陵散乎！

（——见《扬善半月刊》总第七十九期）

金火直指

题　解

　　《金火直指》,一卷,不题撰人。考外丹传抄本,有《梦觉新书》一种,其序与《直指》大抵相同,署名滁阳梦觉子朱玉撰,署时在明万历丙子孟夏望日,朱玉其人无考,《北京大学图书馆藏李氏书目》有题名朱玉撰的清抄本《金丹法藏》二卷,伍冲虚《仙佛合宗语录》亦提及是书。《新书》序谓"仆于玄门二十余年,求师访友几百余人……一日游淮南城东,遇栗阳子田公,讲论诸家丹法,贯通三教九流。仆遂拜投门下,授《黄白鉴形》一书,于砂铅起手节次、做手口诀,一一俱备……略试之,有效验,只是难得到清真之地。后来重谒门下,拜求口诀。师又抽出陈自得《黄白直指》一诗而言"云云,知《新书》序重在《黄白破愚》与《黄白直指》,而《金火直指》序则谓《洞天秘典》,其所引《黄白直指》诗与《新书》序相同。《直指》与《新书》传抄之不同,《仙佛合宗语录》著录《新书》时谓:"序文甚是正理,篇目散乱不真"。可知当日伍冲虚所见《梦觉新书》已经是经过辗转传抄,而篇目有所散乱了。另还有据说是傅金铨手钞的《梦觉法黄白破愚九转金丹诀新书》一种,其实是全部抄录《黄白鉴形》一书,可证后来炉火家在传抄黄白丹经抄本时,已经随意改易原著,以致于张冠李戴,越来越趋向混乱了。

　　《直指》全篇论丹法甚详,且博引黄白丹经作证。从山泽真铅真汞不易寻求,而代之用凡铅、凡汞、凡银制炼入手,一定程度上解决了执着用先天铅汞银的难题。其中"金精阳炁"一论,论述极精。全篇始终用内丹之理妙合外丹,也是其特点之一。近人张觉人在《中国炼丹术与丹药》一书中,称《直指》"所述操作方法比较易解,是采金著作中的一本好书"。校者以为,《直指》系黄白丹法入门必读必究之经,若有读者能深味此篇,必知吾言不欺矣。

金火直指

序

天与丹砂敢自夸,愿将此诀遍天涯。

铅为池沼砂栽藕,银作园篱汞种瓜。

瓜熟累累寻败叶,藕生簇簇觅残花。

大都两物精神老,解死①贫家作富家。

此诗乃黄白之骨髓,铅汞之根苗,一卷丹经,意尽于此,玄机泄尽。予昔得《洞天秘典》,临炉作用,栽接九转,吞金进火之法问于师,师曰:"识得铅晓,路路可通;超得砂汞,头头可做。大丹只怕头难倒,但倒得头来,明得超脱,何愁不臻圣域? 欲求栽接,必须清真,点化不难。书曰:'清而圣,圣而神,神而灵,自然点化。'但诸家之书,理实一致,法无二端。古云:'惟有一乘法,余二即非真。'尔复何疑?"

予从师数载,感师深恩,朝暮之间,谈说临炉下手、药物真假、火候窍妙、生克制化、颠倒玄机。谛而思之,于经万卷,诗赋词章,揭尽秘藏,惟是"金火"二物耳。苟明此金火之旨,则叩诸丹经,无不吻合。师嘱而珍之,无得轻泄。

遇徽友詹公施财,同予少试,如空谷之应声,明镜之鉴形也。玄哉,玄哉!

余②不避天谴,但愿举世成道,将师口诀,集成一书,名曰《直指》。

---

①　死,疑为"使"字之误。

②　余,原作"金",据中原本改。

其间细微关节玄妙,铺陈①于内。高明同志,切莫放过。字字有味,篇篇有诀。成功之后,庶见于心。贤人勿吝,匪人勿言。是为序并诗:

> 从师几载求真诀,字字黄金启后人。
>
> 四象池中颠倒啖,五行鼎内互相吞。
>
> 烧红赤壁黄芽长,水泄曹溪玉蕊新。
>
> 寄语同胞休放过,临炉下手识吾心。

制铅秘诀

黑铅者,乃玄天之神水,生于鸿濛之前,产于天地之先,中含五彩,内蕴先天,作金丹之鼻祖,为造化之枢机。内藏真汞,变化水银,故曰"先天真水银"。木体原无制造,缘炼丹之士,不知根本。斯铅出山,内有银精,被土人采而煎炼,搀和铜铁,煅成汁后,入灰池煎出白金,仍将铅底熔化成铅,倾销成块,贩卖客商。经二番烧烁,安得复存先天之真炁耶?若先天真炁泄尽,只留一味枯体,安能制伏砵砂?必须采出山真铅,安入造化炉中,神火煅炼,化成黄汁,补足先天之体。如此得铅,方遂修丹之士,才是丹门中药物。书曰:"火不正而违天,药不正而背元。"

因斯铅难得,后贤无奈,借用凡铅,只得以同类之物,补其真气。故取坎铅,倾成薄片,剪如掌大,再以上等无名异打开,内含紫青色者为妙,名曰"土精",乃日月雨露精华所结。将此药末与薄铅层层开隔,铺于大盆中,不拘三、五十斤,上亦以盆扣定,铁线十字扎紧,封固,于空室内,周围下谷糠六、七斗。如此火炼,三日冷定取出,铅如黑漆之形,内含五彩之色,才堪制伏砵砂。书曰:"若要铅灵,须凭火炼。"斯言得之矣。

---

① 陈,原作"炼",据义改。

制银秘诀

银者金精，铅者水基。水者道枢，其数为一。母藏子腹，子隐母胎。金水同宫，日月合璧。此是真铅产于黑铅之中，故曰"黑中有白"，谓虎向水中生也。欲作丹房之金鼎，必须出山之银为鼎器，招摄先天真阳之炁、日月纯粹之精，有中生无，无中生有。炼白返赤，作金丹之梯航；夫妇交孕，胜人间之鸳枕。

本无制造，因斯难得，后贤无奈，借用凡银，以法炼成金鼎，制伏砂汞，然后赖母仗砂，往往无成者何也？因不知斯银之出处根苗，而妄用之故耳。盖缘斯银在也，掺和铜铁，倾销万遍，真炁走失，精华枯竭，止存顽质，安得有灵？必须以法制之，方堪作用。书曰："圣人无奈缺真铅，穷取凡铅鼎内煎。"又曰："黑铅相伴白铅煎，二炁交加银炼铅。"法以制铅半①斤，凡银八两，共入白玉池中，逍遥炉内，如法煎炼。壬真癸尽，三开三合之际，急宜着意取起，以作丹房之鼎器。书曰："铅中癸水，凭火烧干；银内阴魔，仗铅载退。"银吞铅中之阳炁，铅克母内之阴精。银中阳满而阴癸自消，阳内阴绝而阳花自现。九九功完，兑金始净，中含金橘而若绛桃。又曰："若无采药临炉诀，百炼千烧母不黄。"凡我同志，留心于此篇之中，内藏真机。要知药生之时，急急采之，如夫妇交感种子之道一同。如经水未来，或经水过期，月信不准而行交感，安有受胎之理？知者细观池内，采取先天真一之炁，看如新月初生之景，阳光将萌之时，急以外药真精，投入母腹之内，先天后天，互相包裹，排火周天，倒池退符去火，冷定取出，似金橘而裹金砂，若明月而含红日。书曰："今年将尽处，明日未来时。"即采药之火候也。外药固中之物，天魂地魂是也，各为父精而非杂物。书曰："阳精不与阴精合，费尽家财总不成。"老则望远，嫩则无用，高明忌之。

---

① 半，原作"中"，据义改。

制砂秘诀

砂者,南离之火,外阳而内阴,中含真汞,号曰天晄,遇火则飞,逢金则伏。外阳者,南方朱雀之象,丙丁之位;内阴者,东方青龙之象,甲乙之位。欲制者,畏水中之金公,故砂有飞走之患,铅有制伏之力。其木逢金而必克,火遇水而绝烟。砂汞银铅,互相克制,水火既济,金木交并,会中宫而生真土,名曰"戊己"。乃青龙白虎两弦真炁,结而为圭,实乃乌肝兔髓也。

因初起难得此真砂,故圣人借用凡砂,入阴阳池鼎,以法制之,化为真土,转制砂汞,以为金丹,乃凡中取圣之玄妙也。制砂之法,先以黑铅投踵息圣土池中煎炼,癸尽壬真,金花初绽,庚方月现,一道娥眉,以红入黑,取坎填离。颠颠倒倒,片向时间,结为夫妇,聚为魂魄。金木通灵,水火既济。四候温养,二候得药,而成圭刀之黍米。离实为乾,坎①虚成坤,化作乾坤之鼎。乾育震男,坤生兑女,中宫交会而生真土,土产真金,号曰"舍利",为点化之灵田。智士若能知此坎离之交,金木之并,采药之真,则砂可制而汞可伏也。书曰:"圣人无别药,一味水中金。"今人以凡金凡银而炼砂汞,是以女妻女,不知道者也,又不知水中之金为真金也。此金有炁无质,安肯等闲住于杂物之上哉!

制汞真诀

汞者震木也,乃东方甲乙之象,居角亢之位,生于离也。有气有质之物,性善飞走,变化莫测,号曰"青龙"。其体滑似水,惟土可克;其色青属木,惟金能伐。若能降伏此龙,立可点化五金,堪以济贫助道之资。其所畏者,坎宫之戊土;所惧者,水中之真金。故圣人有"汞传金炁"之

---

① 坎,原作"坤",据义改。

说、"水银烹金精"之论。名虽有二,实是一理。

　　缘初起难得此金汞,故借凡砂汞,以法制之。古云"水银死时水银死",正此谓也。制之之法,以汞投入踵息池中,重楼叠叠,仔细封完,三方底火薰蒸三十六时,阳文阴武,抽退汞中之阴癸,盗出坎户之真金。其轻而上浮者为圣汞,重而下浊者为胎银。其灵者能补砂中不足之元神,能去砂中阴浊之尘垢。浊者能点铜铁为金,能养活砂成银。此又分派之应验也。书曰:"若要圣母生圣嗣,先将去夺先天。"又有辛金之鼎,传庚金之祖炁,以金制汞,以汞投金,传金之炁,盗金之精。如此产出精华,转制凡砂,亦名过关。砂之旸焰,赖此而息;离之真火,仗此通灵。乃丹家之要法,炼道之枢机,味之,味之。

金精阳炁要法

　　金精者,铅中之乾金;阳炁者,砂中之阳神也。乃金火二物是也。紫阳翁言:"水银烹金精,硃砂炼阳炁。"人皆言是一串话头,毕竟分解不清。且有烹金精之说,而无炼阳炁之方,使学者如盲人寻路,岂知南北东西?瞎摸胡猜,以为浑然之说也。

　　余谓金精阳气,乃两般之做手,实一样之工夫。理则一同,法则二端。知者大丹可造,迷者远隔于山。法曰:"水银烹金精",人以活水银入黑铅之中,谓之水银烹金精,可笑之甚!水银者,谓黑铅中之银,真水银是也。乃先天真一之炁,无质无形之物,实难擒捉。故以辛金为鼎,招摄归中,炼白返赤,化为黄酥,名曰"水银烹金精"之玄是也。乃以辛而烹庚金,无形而住于有形,二五妙合,同类相招,人皆末解也。"硃砂炼阳炁",今人亦多不明白,只言水银而硃砂,硃砂而水银,一个道理,两样话说,教人如何下手?如聋听管籥,那别宫商。苦哉,苦哉!法曰:金精既明,将制过水银,同煎金精之母,关作一家,升出清汞,配玄元之火,与硃砂入鼎,共烹三日,砂脱红衣,内添汞髓,岂不是炼阳炁之称乎?

若非后天之辛精，将何以烹先天之水银？非后天之木汞，将何以炼硃砂阳炁乎？

金火论

金火乃丹家之至要。知"金火"二字，则万事俱备，一举而成。今之炼士，有言以白银为金，砂皮为火，非也，是不知道也。金者，自水中而生，乃先天之真银也。此物生育天地万物，至神至灵，难擒难缚。故圣人以白金为鼎，运行水火，招住白金鼎中，攒年簇月，炼至九阳，凝成金鼎。金生火化为黄液，能擒后天，闻炁而死。圣人炼此金火，转至天晓。或制木汞，以金制汞，名曰"水银烹金精"之玄。或有以汞投铅，传出铅中之金而炼砂制晓。不知铅中之金，乃为庚金，辛金不在其内。铅中骨肉，何敢失也？又有砂中取火而为真火，非也。然砂中之火，乃为黄晓，实乃砂中之灵英，后天之有形。故将此物制砂制汞，乃生熟相制之意也。盖丹道妙在真火，书曰："真火无形，遇物而现。"非有形之物，知者味之。

造金铅先天祖匮起手要诀

土者，五行之真和，万物之老母，天地之祖炁，金丹之根基。土无正位，寄旺四季，万物类之以生成，日月类之以光明，金丹类之以变化。在天曰玄土，在地曰北土，在人曰圭土。天无土炁，则雨露不施而万物不生；地无土炁，则风云不作而万物不长；人无土炁，则阴阳失位而男女不育。二炁流行，三才六合，无不通灵。炼丹所以伏土也。真土乃虚无之体，无位无形，实乃先天无始之祖，万劫[①]不坏之元神。故炼丹之士，若无此土，则造丹无地，造化何从而生？

---

① 劫，原作"物"，据《炉火心笺》改。

制铅之法，用出山铅三十六斤，分九池，每一池以铅四斤，入逍遥炉中，炼至红光满面，投之木火，追出水内之金。取出，金水分离，仍投铅炼，取金精听用。每枯铅一斤，配灵砂四两，同研炒，入鼎养火既济炉中，武火半日，升出油汞，收贮。取出法铅为末，用踵息池，先入铅四斤，化开，候金花灿烂之际，将法铅一斤，陆续投之，待一清如水，名曰"踵息炼炁"。每法铅一斤，又进砂四两，照前养火、打火、踵息。共进砂四次，次次俱要换新铅，约得法铅五斤，足矣。枯母一斤，同法铅平对，封入混元池内，通天神火炼一日，冷定取出，将母退阴，再配法铅，照前炼。摘去其母，铅如琥珀，研为细末，每斤进虚无神火一两六钱，伴匀入罐封固，入灰缸，三方一顶火，养七日，提出，即成先天祖匮，能结砂汞之仙胎，驭七子之返还。丹书云"次次要归祖"者此也。炼丹之士，若无此祖土宝匮，是捕鱼而乏筌蹄也。

造金砂祖土匮要法

此即造天晓之法也。其做手虽不同，及其成功则一。法以出山铅，不拘多少，如法制成圣土，配以圣灰，安立先后二天两弦真炁，造成踵息池数个。又以铅浇淋，坚厚如铁，以坐金鼎而产真土。书曰："西地未营东地木，南园先种北园花。"又曰："有花须有种，五种亦无花。"池成鼎备，方可临炉。投以制汞四斤，微火上灼，渐渐通明。池中真炁初生，此是他家消息，扒炭离池，以离配坎，将红入黑。片向时间，结就金丹。二候采药，四候温养。又行金精阳炁之方，抽出砂中之阴气，添进阳精之骨髓，又曰"抽出砂中汞"。不将汞入砂，又栽又烹，三三九数，离实为乾，坎虚成坤。配以金鼎金铅，乳添不足之神，进火退符，火足胎完，炁壮神全，烧之不走，清真老死，体如生铁。封入三叠炉中，金母鼎内，文烹武炼，反为紫金晓，又曰"金砂粉土"，实称乾父。内蕴先天，又名"金砂祖土宝匮"。斯土既成，则丹基已立，大丹由此而进矣。

造二土先天祖匮要法

二土者,戊己土也。乃后天有形有质之物,内蕴先天无形真水真火。炼母金铅九两,与前清真天晄九两,对停为末,入罐,打通天火三香,又进金晄一两。如此九进九打,俱成一家。次次要进神火二钱四分,同行打火,方得如尘如粉,可做丹房祖匮。如接砂接汞,次次归祖养过。而神自足,则无返还之病矣。

养砂诞子要法

取上品神砂四两,以前先天祖匮一斤,与砂和匀,入釜,微火略炒片时,入鼎层层间隔,温养小火,先文后武,鼎色黄为度。七日取出,冷定,以砂汞烹养三日,其砂青白,仍复归匮,又养七日,方用传金之汞,又烹三日,冷定取出,空养一周天。其砂八分死,再以黄母四抱一,乳养七日,其砂实死,烧试无烟。又以传金之汞,重烹三日,摄尽砂中凡杂,止存一味清真,复投金砂祖土匮中,养七日而进阳火,方敢超脱过关而生后嗣也。如法接养至四斤止,方行超脱之法。

超脱法

超者,超出汞中之灵气;脱者,脱去砂上之绯衣。古云:"汞死必超,砂死必脱。"又曰:"超不止于水火,脱不止于去皮。"砂如是,汞亦如是,故圣人有"不止"二字。至今道人多不明白,砵砂虽死,胎银尚嫩,故有七煎八煎之病。如果实死,皮有四钱,银有六钱,分毫不折,未足为奇。故圣人知超脱之法,方敢望栽接之功。必须进清真神火,故用黄母薰蒸,养火三十六时,寒声玉漏,滴尽阴符,运周天火足,清真老死,气足神全,方可栽接,以生后嗣。因有接气超神之功,气足神全之妙,故有

"不止"二字。书曰:"真水真火行于内,凡水凡火行于外。"方敢超脱过关,以见元神。砂如是,汞亦如是。

过三关分刚决要法

砂既脱胎,将砂皮积得一斤,子银约有三斤。子银夹碎,晄皮为末,以白芨汁为丸,金箔为衣,同黄母三家相见,养火七日,名曰"传神",又名"补炁"。天晄摘出,空养子银,入踵息池中,先铺白炭灰一分厚,次下子银过初关,乃铅火初关也。其子银阴柔之气方退,池中真金之气以添,无返还之弊。又将子银封入晄珠池中,上水下火,薰蒸一周天,冷出,形如淡金,此乃中关,金火通灵。书曰:"养得晄儿形似母,又将子银同煎晄皮。"封入飞仙池中,煅炼六时,冷定取出,子银刚脆,浑似赤金,天晄实死,形如火枣,二物归真,两家成圣。书曰"藕生簇簇觅残花,瓜熟累累寻败叶"者是也。如法烹成金粉而生后嗣,各于接法而收无边之金谷,此三关之法也。

初子生二子要法

取头子砂皮一斤,进神火三次,水火烹打成紫粉为内匮,子银三斤作母为外匮。先进生龙砂一斤,以紫粉穿衣,养火七日,将砂摘入二土匮中养之,其子银匮内,又进生龙砂半斤,照前穿衣,养七日,又摘入二土匮内养之。一进一摘,如此七次,共接四斤。取出匮外入鼎空养,仍以生砂汞烹三日,又入匮中养七日,以传金之汞烹三日,仍配黄母,乳养七日,照旧过关返粉,后生三子,黄母许炼头子一次。凡乳过砂汞,内含头子灵气在腹,嗣得还元复真,黄母只可空养头子,并天晄亦空养,听补炁别用。

二子生三子至六子要法

养出二子畎皮子银，如七子法一样过关。七次养出熟砂四斤，寒声玉漏，滴尽阴符，方尽还原复正之法。盖因初胎之子，灵气入于母腹之中，母之浊炁传于子腹之内。世人只知查母不折为妙，岂知子母互相吞盗之由？故古人说还原复真之法，又分刚决之妙。将乳初脱黄母，先于鼎中关一次，将鼎平坐冷定，乳化鼎底。冷定开鼎，方将三子灵砂入销母上，封鼎严密，上水下火，半肚之文火，勿使母化，使子腹之浊气，归之于母，故曰"还元"。母腹之灵炁归之于子，故曰"复正"。若无此分刚决之法，金丹难超圣境。冷开看，三子光明赫赫，取出一钱，可点鈌一两成宝。将此三子号曰"灵田"。将此三子进火成粉，不须超脱，复养四子，进火成粉，照旧又生五代琼儿。五子丹砂，仍生六子，火候功夫，俱与四子相似。节节归宗，切勿混杂，务要明白空养，宗派分明，大丹可造。

六子返还要诀

丹砂至六转之地，如进生砂，则有返还之说。乃物极则返，理势必然。盖初转为复，二临、三泰、四大壮、五夬、六乾。乾之为卦，六爻纯阳，纯阳之极，一阴复生，则变为姤。恐陷纯阳，故必须直下起元，再进一阳之火为震，二阳为兑，三阳为乾，以臻九转金丹。若复生阴，则有返还之理，而砂汞俱活。智者无慌，将金母金铅，俱要存留空养，复养六子三日足，仍养八子至九子，同登圣域。

八子硃砂转制八石要法

初子丹砂生出二子，必须空养七日。养白砒四抱一，养二七日足，其砒实死，养粉霜点①茅助道，三分点鈌一两成宝。二子养出三子，二子又须空养七日，子银为内匮，二抱一，养黄晄二七日，其晄实死，三分干汞，以汞三分点茅助道。三子养出四子，三子空养三日，可养雌雄黄二七日，二抱一，取雄雌黄点铜成宝。五子养出六子，六子空养七日，可养硼砂，二七取出，点鈌成银。六子养出七子，六子空养七日，可接硇砂，二七硇死，点铜成宝。七子、八子任养八石，勾金点茅缩货。八子养九子，其药最灵，任从变化，活法为之。其先九转积聚，作后九转梯航。

池鼎要法

炼丹之士，先明池鼎。池鼎不明，丹道远矣。夫鼎有内有外，二鼎者，铅鼎、磁鼎是也；内鼎者，黄金、白金是也。人以白金，常言母炁，而不言鼎器，所谓"当言母而不言母，当言鼎而不言鼎"。是内鼎与外鼎无分，母炁与鼎器不别，故有耗火费财之患。况先天一炁，苟无此白金为之鼎器招摄于中，安肯等闲住于杂物之上哉？故取白金八两，如法对停，入混元池内、逍遥池中，九九数终，癸尽壬真，得太乙含真之炁，投以外药，煅炼成黄酥，能伏后天砂汞。砂汞成真，白金不伤，岂非"炼后而还先天成鼎器"之语哉！

虽识此鼎，必假盆池。池有数种：灰池，乃煎铅、洗鼎、腾铅池也；踵息池，乃炼精化炁、招摄先天真一之池也；硬池，乃退阴符、安精凝神池也；晄珠池，乃婴儿过关、分刚决、炼阳炁之池也；飞仙池，乃炼炁化神池也。

踵息池，以洗母铅底为末，水飞净四斤，加辰砂末四斤，入锅内拌炒一日，配炭灰末，对停水润，筑于硬池之内，晒干，池中径②三寸，深五分，入灰池中坐定，上架条炭，如煎银之状。以铅一斤，斫作一两一块，

---

① 点，原作"占"，据义改。
② 径，原作"经"，据义改。

分十六块,一块入池中,煎至铅尽,又投一块,如此煎尽铅为度。书曰:"先种凡铅入土池。"又曰:"西地未荣东地木,南园先种北园花。"

造硬池,用土六、磁三、炭一,为之三家,和为细末,水调,用臼捣熟,打筑成池。晒干,入金粟火煅炼三五日。叮当响亮可用,不响再炼。

造硫珠池,以干汞养砂之天硫,加炼黄酥母之金铅,二物平对,以白芨水和,筑于硬池之中,上造土盖。凡有脱胎子银,必须过此池中,以补不足之神;伏过砂汞白金之鼎器,亦要过此池中补炁;如接砂接汞,亦要过此池中。上水下火,以金超阴长阳。薰蒸之法,书曰:"真炁薰蒸顶上来,婴儿时闻乾在釜。"又曰:"砂不经超脱,到终是拙子;汞不分刚决,到底是凡儿。"分刚决亦要过此池也。

飞仙池即空硬池也,但有盖耳。

鼎器若不明,总为盲修瞎炼。

真母要法

母者,母砂也;汞者,子汞也。汞自砂中产出,则砂为母,汞为子,理甚明白。欲要死汞,先须死砂。砂母既死,汞子奚逃?死砂之法,必赖金铅。以铅为父,以砂为母。铅属坎卦,砂为离卦,故坎离之交,则铅之精气泄于砂腹之中,含而有孕,结成圣胎。制伏之法,仗金鼎而伏炁,三翻九次,烹至纯阳,色似硫黄,体如黑漆,脱胎分鼎,由此而始,子母分离,以法制之。分头诞子,要明接制之法,自然步步入圣,而点化通灵矣。

制天硫法

天硫者,有清有浊,有灵有拙。清者为真,浊者为拙。转制务要到清真之地,纯阳黄金,方可提灵返粉,养砂死汞。如脱硫砂皮,名曰河车。圣母初结,脱壳必竟不灵,全在水火也。既得金火之炁,又要生熟相制。将此河车之炁同子银，仍以黄母共养七日，名为补炁。天炁摘出，空养子银。入踵息池内，先铺白炭灰一层，一分厚，次下子银，以盖合之，炼六时。此子银过池，名为"铅火紧关"。而子银阴柔之气方退，被池中真炁薰蒸而死，方无返还之弊。又将子银如法封入炁珠池中，上水下火，薰蒸一日，冷出，形如淡金，此中关金火通灵。又取前河车天炁，同子银入飞仙池中，密封炼至六时，冷出，形如赤金，天炁如枣，二物归真，两仪成圣。书曰："大都二物精神老，解使贫家作富家。"二物各依后接法，而收无边金谷。此三关之法，切宜秘之。

接炁接汞返粉法

前段天炁，如得二两，足矣。共研入鼎中，养一昼夜，鼎色紫红为度。次日早，连鼎打微火三香，冷取出，又入磁罐，打文武火三香。其砂死于炁内，有汞取出，又进新砂一两，照前入鼎养打。如此三次，入炁珠池中，用金母水火薰蒸三日夜，寒声玉漏，滴尽阴符，封入飞仙池内，盖炼六时足，取出，照前法再接①。如要作匦，每炁一两，进生砂二钱，生硇三钱，共为末，入罐，打火三香，冷出，每两进生硫磺一钱，金箔为衣，养火一夜，打降火三香，冷出，又进又养。如此三次，直至赤子虚虚之粉，方称先天金炁宝匦。任养砂汞，照前分刚决。子银要接制，每两进砂汞三钱，入鼎关作一家，归炁珠池中，斫作②米大，以生硫黄为衣，金箔穿衣固之，密封，上水下火，养七日，取出，入鼎再关，文武三香。或用黄母同金铅乳养五日，封入踵息池烹六时，再入飞仙池内，老炼一日，照前接法，如此接三斤。如要返粉作匦，三关炼过后，斫作米大，每两两进神火二钱，金箔为衣，送至金炁鼎中，养一日夜，炼一周天。如此又进又炼，至三次成一色细腻粉，每一钱二次下开鋑一两，红黄色过即成宝，此

---

① 接，原作"持"，据《炉火心笺》改。
② 作，原作"木"，据《炉火心笺》改。

汞铅之效也。或养砂干汞,任意为之,如返粉雪,将死汞一两,进神火一钱,关作一家,斫米粒大,以山东坑,光洞疏珠,取白雪五分,枯汞体,入磁罐中,养火一夜,打一火,次日又进,又养又打。如此五次,化白腻粉,任意干汞,点化立基矣。

黄白镜

李文烛 著

王清正 注

题　解

　　《黄白镜》①,一卷,明李文烛撰。李文烛,原名李灼,字晦卿,号文里,为武学生,江苏镇江京口人。其《家传》谓:生于明嘉靖二十六年(1547)丁未四月二十八日,卒于明天启四年(1624)甲子四月二十九日,享年七十有八,葬于小骊山涧西,颜筱章为作墓志。文烛负义气,重然诺,有古人风。幼失怙恃,昭阳李文定公春芳携之京邸,抚若己子,遂业武。后归,谈性命之旨,为五岳游,遇异人授以口诀,海内名公巨卿之车马驻江干者不绝。晚年闭门读《易》,有所得,辄欣然自喜。言人祸福,多奇中。著有《阴符》《参同》《悟真》《渔庄录》注疏、《黄白镜》、《庭训语录》、《改正太极图》等书若干卷行世,俞彦序文烛《金丹四百字解》谓文烛尚注有《道德经》。夏之臣《黄白镜》"跋"说文烛对于自己的著作是"刻而藏之,非高足弟子不以示",高国《太极图指南》序也说文烛"著述甚富,其已行者,即为海内名家所宝",可见文烛对己著之自矜,及时人于其著之珍视。明文人林初文《赠李晦卿》:"君家道德旧经函,今日相逢得一参。十数年前过尹喜,曾言紫炁在江南。"颇见意于推重。

　　关于李文烛丹法之渊源,筐之玠序文烛《悟真篇直注》云:"壬午,南岳大师授先生修炼之术,于是和光同尘,深自秘密,人愈异之,然莫识

----

　　①　按:《仙佛合宗语录》罗列有"三十六照",当即《黄白镜》之别名。

其为神仙中人也。"壬午，即万历十一年（1582），李文烛时年三十五岁，而所谓"南岳大师"，熊位汝序称文烛"遭南岳魏夫人，授以内外金丹口诀"。按，南岳魏夫人，即东晋女冠魏华存，世称"紫虚元君南岳魏夫"。文烛生千百年后称得魏夫人之授受，在教相中自无可怪异，而所奇者，即魏夫人所传之《黄庭经》一书，未见文烛为之注疏。既承魏夫人嫡传，亦可视文烛为上清派之余绪。上清一派虽专在存思默祷，但也精治外丹烧炼。文烛既得传，首即试验外丹黄白之道，已证所传，复因故"遂中寝其事，而不复再为。"

文烛之撰《黄白镜》，其事出玄秘，笪之珩序称文烛因著《黄白镜》，得刘伯温之深交，后以伯温败亡，文烛受累，被逮入狱，"宾客皆散去，惟姑苏拙老独不去，已而事白，执侍如故"。姑苏拙老即周守全，文烛感念守全之护持，又作《续黄白镜》，以传周守全。

按《黄白镜》自序于明万历戊戌二十六年（1598），后跋于万历己亥二十七年（1599），《续黄白镜》则在万历辛丑二十九年（1601），前后四年间，而其自称深交刘伯温受祸，实属离奇，因刘伯温系明初人，距文烛有二百年之远，何能称其受累于伯温乎？四库馆臣干脆视之为"荒诞之谈也"。

《黄白镜》所论外丹之法，可与内丹相贯通，专在汞火一味，讲求砂铅气结，重先天而不论后天，用气而不用质，其法至简至易，而立言卓异。于当世之种种外丹炼法，皆予以摒弃。故陈撄宁在《读知几子〈悟真篇集注〉随笔》一文中，直接斥责说"凡李晦卿所作之书，无论讲黄白术或讲阴阳法，皆是杜撰捏造，自欺欺人。"今人化学史家王奎克也说"炼丹术到明代已经尾声，讲究服食求仙的人当时已经很少，这位姓李的末代炼丹家似乎对古代炼丹文献十分熟悉，然而生得实在太晚，恐怕连药池、丹鼎得样子都没有见过。再加受到内丹家的影响，所以他虽然迷信丹药，可是对古代炼丹设备已经怀疑而采取一概否定的态度。"然而丹家妙在口传，《黄白镜》止述于理，而未言及于法，其去繁琐杂法，趋向简易之论。但其论黄白神丹服食之工,竟然须在七百二十转后,又不可以简易而视之也。

按:李文烛之著述,一经问世,皆起当时之惊疑,如:洪都默守居士熊位汝序云:"仆在当时,初闻先生议论,未免狐疑。乃今闻允理贯,始知先生昔日所谈,一字一句,皆丹房指南也。"筌之玠序云:"先生尝注《阴符》,世之争者纷然,先生亦不顾也。"高国序云:"而此书方成,见者皆笑为凿空杜撰。"李一阳序云:"始读一过,似与宋儒传注两相枘凿,会而通之,实以二氏之旨而训儒书,理则一也。"可见文烛所著内外丹道以及儒家之学,皆能别裁心意,为常人所不能道。即就内外丹法而论,文烛内丹重乾鼎,外丹重汞火。迨今广为流传之书,唯只《黄白镜》一种而已。彭纯一、仇兆鳌、陶存存、朱痴伯等丹道大家皆不废其言;《宝颜堂秘籍》、《外金丹》、《金火大成》等丛书,也皆收录其中。今山西博物馆尚存文烛楷书真迹《黄白镜》两册,足见此书流传之久远矣。今人孟乃昌在《明代炼丹书〈黄白镜〉》一文结尾写到:"《黄白镜》产生于明末时期,以其实践和理论的知识,对一个具体反应作了比较正确的讨论,卓然独立于炼丹文献之林,成为明清时代这一领域代表作之一。"可谓允论。

《外金丹》所收本篇,有华阳子王清正注解,世所罕见,系傅金铨独见之稿本,弥足珍贵。整理时,校以《四库全书存目丛书·子部》第二百六十册影印明刻本,简称"明刻本"。此本有学者夏之臣"跋"文,谓"再为剞劂,公之同志"云云,可知是再刻本。明刻本无注,但多出李文烛"后跋"及《续黄白镜》,故据明刻本补入其后。附录诸篇,系了解李文烛其人其著的珍贵资料,可资参考。

黄白镜

京口梦觉道人李文烛晦卿 著

姑苏拙拙道人周守全完人 辑

洪都默守居士熊位汝正 删定

池州府华阳子王清正 注

黄白镜序

谨按黄白之术,非雕虫末技之事也。观夫鼎器方天地,药物方日月,火候方四时,归复方昆虫草木,其事亦费矣,其理亦隐矣。所谓黄白者,皆指火药①金丹色象言也。盖谓②炉火之象,以土为药,以金为丹,土以火返,金以汞还。土之色象曰黄,金之色象曰白,造土干汞,故曰黄白之术。吾又③闻黄白之为物也,非世间硃砂、水银、黑铅、白锡一切现成故有之物,乃阴阳池内、造化窟中,劈空立出两种物来。一种为鸿濛已前之天,一种混沌未分之地,有炁无质,有象无形,虽圣人亦无得而名其名,乃强名曰黄白④。黄白⑤既成矣,乃今而后,可以令水银洁白见宝,即以此宝造黄轝,种黄芽,黄而养白,白而养黄,更为子母,互作夫妻,返复接制,颠倒超脱,自然清真,自然点化,此黄白之大略耳,修真者勿谓“黄白”两字为细务也。

乾坤者,即阴阳之体;坎离者,即阴阳之用;坎中奇爻,离中偶爻,即阴阳之根。言及内事,则当于父母未生前用功;言及外事,则当于铅砂

---

① 火药,明刻本作“大药”。
② 谓,明刻本作“为”。
③ 又,据明刻本补。
④ 曰黄白,明刻本作“为黄”。
⑤ 黄白,明刻本作“黄”。

未有前贴体。①

自晋到今，一千二百余年，寥寥无闻，求此术者，岂止牛毛，而成此术者，竟如兔角，可见此事可遇而不可求。孔子曰："死生有命，富贵在天。"又曰："富而可求也，虽执鞭之事，吾亦为之，如不可求，从吾可好。"此人间富贵尚不可求，况此事乃天之鸿宝乎！实圣人之能事②，大率③亦不多此术，而常多此人。有此人，斯有此术；无此人，必无此术。此人者，圣人也。我果圣人，天自予此术。天地鬼神最厌者贪，天下之贪，莫大于贪此术。贪此术者，天之戮民也。天且厌而戮之，肯予若此术乎哉？世人必欲得此，吾与若求之之术，第一不可有害人心、利己心、狂妄心、贡高心、贪财心、嗜色心、务名心、好善心、恶恶心，凡有纤毫丝忽之心，不论善之与恶，皆属虚妄。既属虚妄，既失天真，既失天真，即是不肖天地。试观人间父母，喜其肖己，恶其不肖己也。天地为我大父母，又岂有两心哉？只要此心如天地之宽，如山岳之定，不出不入，不动不静，造次必于是，颠沛必于是。夫唯④如是，斯为不求之求也。司此术者，将舍此而谁与焉⑤？苟不如是，妄求此术，非惟不得，且干天戮。吾作是《镜》，不独照黄白，亦能照人心。人心能以此《镜》时一照之，亦足以见其本来面目矣。

　　　　　　万历戊戌元旦京口梦觉道人李文烛晦卿甫序⑥

一照黄白

举世慕黄白，不知黄白义。黄白之术，全在汞火变化。火灭化真

---

① "乾坤者"至"铅帖体"一段，明刻本无。
② "实圣人之能事"句，明刻本无。
③ 率，原本作"卒"，据明刻本改。明刻本此句作"大率天亦不多此术"，多一"天"字。
④ 唯，据明刻本补。
⑤ "将舍此而谁与焉"明刻本作"将舍若而予之谁焉"。
⑥ 序，原作"著"，据明刻本改。

土,土禀中央之气,色象故黄;汞死变真铅,铅禀西方之气,色象故白。黄者为药,白者为丹,一丹一药,是谓黄白。

注:举世好黄白。黄者为药,白者为丹,一丹一药,即是铅精汞髓。因砂铅气结之后,砂中一点神火,走入铅中,再加凡火煅炼,上浮者为黄,下结者为白。黄者是神火,又名己土;白者是辛金,又为戊土。所云"黄者为药,白者为丹"是也。

二照乾坤

"黄白之术,先立乾坤以为鼎器。"此言一留人间,未免惊世骇俗。殊不知天地乃天地之乾坤也,男女乃男女中之乾坤也,砂铅乃砂铅中之乾坤也。虽一禽一虫之中,亦各自具一乾坤也,何必限定天地才为乾坤。知此者,内丹可以修胎仙;知此者,外丹可以炼黄白①。

注:先立乾坤者,即是砂与铅也,称为鼎器。内丹以先天地为乾坤,外丹以硃砂黑铅为乾坤;修内者不离先天地,修外者不离硃砂黑铅。

三照四象

黄白之术,则②以硃砂为乾,黑铅为坤。硃砂之中③,所含者乙木与丁火。乙木即青龙,丁火即朱雀。黑铅之中,所含者庚金与壬水。庚金即白虎,壬水即玄武。青龙、朱雀、白虎、玄武,是谓四象。

注:四象者,青龙、朱雀、白虎、玄武,是谓四象。水银是谓乙木。乙木者,青龙也。乙木内有丁火,是谓朱雀黄睆也。铅中白金,是谓白虎。白金内含一点壬水,能灭丁火,是谓玄武。"五行四象全藉土,三元八

---

① "知此者,内丹可以修胎仙;知此者,外丹可以炼黄白。"明刻本作:"知此者,可以内修胎仙;知此者,可以外炼黄白。"

② "则"字据明刻本加。

③ 中,原作"子",据明刻本改。

卦岂离壬。"

四照母气

黄白之术,先要洞明母炁。所谓母炁者,就指铅中一点妙有真土[①]而言也。圣人借此一点生气以为丹母,乃干汞之药。盖方士以死银为母,独不知"燕雀不生凤,狐兔不乳马,若无真父母,所生都是假"[②]。大抵铅属坤,坤形六段,其体本空,何尝有此妙有?因与砂交,砂中一点阴神移过铅中,与先天一炁合而才有。太上故曰:"有名万物之母。"舍此母外,再无别药可以干得水银[③]。世间黄金白银,名虽至宝,其实还为凡质,独不闻"凡质从来不化真,化真须得真中物"。

注:丹道之中,先要认得母气分明。母气者,就指铅中一点白金而言。铅属坤,其体本空,原无白金,因砂铅气交之后,砂中真炁走入铅中,与铅先地真土混合,才有白金。白金者,即是真母之炁也。一炁铅之中,已含真炁,真炁即金胎。再得砂气一照,方才成形而含英矣。

五照父气

铅中妙有,固为母气,还有一种父气,更非众人所能知者。炼丹起手,不离砂铅,砂铅一交,结成一粒黍米玄珠,悬于铅内,此即谓之妙有也。但此妙有,感在阴分则为母气,感在阳分则为父气。譬如天上之太阴,人间之少女。太阴生明在初三日酉时,则为新月,在念八日卯时,则为晓月。新月之光便是父气,晓月之光便是母炁。少女怀妊,得乾道者则成男胎,得坤道者则成女胎。男胎便是父气,女胎便是母炁,砂铅中妙有之为父母气也,亦复如是。

---

① 真土,明刻本无。
② "圣人借此"至"所生都是假"句,明刻本无。
③ "舍此"至"干得水银",原本无,据明刻本补。

注：丹道之中，人人只知有母炁，不知有父气。砂铅一交，二炁混合，更加凡火煅炼，铅龙升而为阳，汞虎降而为阴。上浮者为父气，又为庚[①]金；下结者为母炁，又为辛金。所谓"庚[①]为表，辛为里"。庚辛金者，是为父母之炁也。

六照祖孙

汞死即真铅，真铅水之母。惟是水之母，故为汞之祖。汞日为晥珠，晥珠水之子。惟是水之子，故为铅之孙。

注：举世炼丹，皆以硃砂黑铅为铅汞，却不知砂中一点壬水走入铅中，借铅炁而为形，才为真铅，所谓"汞死为真铅"。上浮者，是为晥珠，晥珠者，从铅内生出，是谓水之子也。以铅为母为祖，以汞为子为孙是也。

七照气结

方外之士，孰[②]不会说"砂铅气结"？及其下手，则又不然。将铅炼出花色，以砂投于铅面之上，可怜砂中真气飞走殆尽，止存一味渣汁，愚人见而宝之，误认以为天晥，只望将此干汞。道人每见此流[③]，深笑之而又深怜之。丹书之中，明明点出[④]"乾坤交媾罢，一点落黄庭"。只此黄庭一点，乃砂铅二物之中精神命脉凝结而成者，才是大药[⑤]。砂皮、石壳，譬如一堆[⑥]死尸枯骨，乌足以比之哉！故曰："天晥原是硃砂精，莫把砂皮认作真。"

---

① 庚，原无此字，据《金谷歌》及义补。
② 孰，原作"就"，据明刻本改。
③ 流，原作"晥"，据明刻本改。
④ 出，原作"黜"，据义改。
⑤ "才是大药"四字明刻本无。
⑥ 一堆，据明刻本补。

注:今之炼丹者,俱讲砂铅气结,却不知此气结于何处?或将黑铅炼至花色以砂投于铅面之上者,或以枯砂枯铅而养砂者,或以铅上薰蒸砂者,或以母上薰蒸砂者,或以草木灰霜煮砂者,或以硃砂将青布包裹名昆仑布者,或将砂与枯铅俱捣为末打青天晥者,有以银铅砂汞有形之物为之四象者,有以砒、硫、硇、胆、盐、矾、硝、皂为八将擒龙者,有以南铅为火龙神丹,以八石为之助药而炼养者,皆云"气结"。如此混淆,不知砂之精神,走泄殆尽,气结何处?留下砂皮石壳,宝而藏之。《镜》中所谓"气结"者,砂为乾鼎,铅为坤器,是谓:"乾坤交媾罢,一点落黄庭。"黄庭者,即坤器也。知此一点真气,原是砂中一点元神命脉,落于黑铅之中,用火煅炼,采而取之,是名"砂铅气结"。

八照天晥

凡我同志之士,须要知夫天晥。知天晥者,金丹口诀已过半矣。所谓天晥者,实非砂皮、石壳,乃黑铅之中,一点先天真一之炁是也。此炁铅中本无,只因与砂一交之间,砂中一点神火流落黑铅之内,结成一粒黍米之珠,此即谓之天晥也。若能以火逼出此晥,真乃干汞之圣药矣。大抵此晥,其色正黄,其质干燥,其形坚刚,其性猛烈。呜呼①,人知②慕此晥者高人,知此晥者哲人,炼此晥者至人,得此晥者圣人。

注:同志之士,同心修道之人也。夫天者,砂铅之精华。炼铅采药之初,上浮者谓之天晥,下结者谓之地晥。所谓天晥者,日之精也;地晥者,月之华也。不是砂皮、石壳、青天晥之类可比也。天晥地晥,本无形象,只因砂铅一交,砂中一点先天落于黑铅之中,结而成胎。再加凡火锻炼,升而上者谓之天晥,沉而下者谓之地晥。将此二晥再为配合,天晥化为燥土,地晥化为赤金。既成燥土,方能干得凡汞。所谓"天晥地

① 明刻本无"呜呼"二字。
② "人知"二字据明刻本补。

晄无两样,须假凡铅作糙头"。得此晄者,超凡入圣,直抵玄关。

九照次第

丹法有次第,有去取,一些不可紊乱,差之毫厘,谬之千里。且如水银、黄晄、硫皮①,合而言之,谓之硃砂;分而言之,则水银为硃,黄晄为砂。砂皮乃渣质之物,古人炼丹,取其精华,去其渣质。始而下手,先借黑铅之中一点壬水,养死黄晄,谓之养砂;继而晄养实死,才去转制水银,谓之炼铅。水银一经转制,登时实死,化成一块纯阳乾金,惟此纯阳乾金②,才谓之真铅。既得真铅之后,此外必不再用黑铅。方士不知此妙,泥定"养砂"二字,动辄要把硃砂在铅上弄死,以为天晄,宁知天地无全功,圣人无全能,岂有一点黑铅而能令水银、黄晄、砂皮一起全死之理?况水银、黄晄轻浮之性,见火即飞,所存者不过砂皮、石壳,后天渣质之物。如此之类,车载斗量,不可胜数矣③。

注:次第者,有顺去逆来之别,不可紊乱。顺去是砂铅气结之初,逆来是炼铅采药之时,是为次第。砂中有水银、有黄晄,铅内有辛金(出砂中)、有壬水(不见不闻),是谓先天;辛金(在上)、黄晄(在下),是谓后天。先天水铅与壬水一交,才有后天辛金、黄晄。再以辛金、黄晄配而炼之,炼过辛之黄晄,谓之燥土,此土方能转制水银。水银实死,又化为白金。既得白金,此后再不用黑铅矣。今之方士,动辄将砂投于铅面之上,硃砂见火,神走炁尽,留下砂皮、石壳,已成枯骨,反将硃砂取出神火黄晄,与枯骨穿衣进神,所谓"提灵返粉"。如此谬炼,是不知道也。

十照药火

黄晄出自硃砂之中,则为神火。一落黑铅之内,登时化为大药。故

---

① 硫皮,明刻本作"砂皮"。
② "惟此纯阳乾金"原本无,据明刻本补。
③ "不可胜数矣",明刻本作"何足为罕"。

曰:"药即是火,火即是药。"

注:药火者,砂铅之灵炁也。黄㦬虽出自砩砂之中,而实无形体,一落黑铅之内,方能成象。所谓"识得药火,大丹了却"。真正神火,非追摄之神火也。

十一 照配合

天下尽有聪明之士,颇知其理,而用黄㦬,但不明制伏黄㦬之法,所以不能成事。砂中黄㦬,以阴阳考之,其性则属丁火。何不即以壬水配之?[①] 丁壬妙合,自然结成一粒黍米玄珠,故曰:"识破坎离,大丹了却。"

注:世之慕此道如牛毛,成此道如兔角。何聪明之士虽多,泥象执文,不得真传,安推此理?不知黄㦬是何物也,何以制伏?黄㦬虽是砂中之神火,实产于铅中,谓之丁火。如要制伏丁火,须得壬水配合,其水自灭。壬水虽出于黑铅之中,实是先天一炁元精,产在坤,种在乾。先天乾坤之交,才有后天坎离。离中为丁火,坎中为壬水,所谓"取将坎位中心实,点化离宫腹内阴",此为"水火交,汞[②]不老"。

十二 照壬癸

炉火之家,只为不识壬水,所以黄㦬不死;只为不识戊土,所以水银不干。壬水长生于坤,癸水长生于卯。卯即水银,坤即黑铅。求壬水须在黑铅之中求之,去癸水舍戊土之外,别无奇方妙药。大概黄㦬要死,不死不成戊土;癸水要干,不干不成白金。戊土者,大药之假名;白金者,金丹之实相。

---

① 此句明刻本作:"以五行考之,则属丁火。既属丁火,何不配以壬水?"

② 汞,疑为"永"之误,《入药镜》云:"水火交,永不老。"

注：世之炼丹者最多，成丹者全无，所以不成者，何也？皆因不识壬癸。不识壬癸，焉知丙丁？黑铅内有壬有癸，虽说癸水长生在卯，死于坤申。癸水一死，化为壬水。所谓"壬水长生于申"，申即坤位，坤位者，黑铅也。既得白金壬水，黑铅又代癸水，为嚣矣。将此壬水配以黄晄，登时实死。所谓戊土，戊土者，干汞之圣药也。水银既干，又为白金。

十三照铅汞

黑铅之中，内含一点壬水，其性属阳，在五行中，独与丁火相当；硃砂之中，内含一点丁火，其性属阴，在五行中独与壬水相合①。砂铅交媾之时，假如壬水先至，丁火后施，则阳包阴而成离，离中一画偶爻，乃先天之地也；万一丁火先至，壬水后施，则阴裹阳而成坎，坎中一画奇爻，乃先天之天也。只此一奇一偶两爻。先天乃天地之根，玄牝之门，才谓之真铅、真汞，其余凡砂、凡汞②与夫五金八石，皆属后天渣质，乌足以称其真。宋人故曰："时人要识真铅汞，不是凡砂及水银。"

注：铅即黑铅，汞即水银。黑铅硃砂，乃先天乾坤之体；壬水丁火，乃先天乾坤之用。因先天乾坤一交，才有后天坎离二卦。坎中二爻，谓之壬水；离中二爻，谓之丁火。丁壬本无形象，因乾坤合而成形。坎中为之壬水，又为戊土；离中之丁火，又为己土。若要丁火绝焰，须得壬水配合。丁壬者，先天之真玄真牝也。故砂铅者，乾坤之体；坎离者，玄牝出入之门，真铅真汞也。今之炼丹者，以银铅砂汞、五金八石有形之物为之铅汞者，是不知铅汞也。故《悟真篇》云："时人要识真铅汞，不是凡砂及水银。"

---

① 合，明刻本作"当"。
② 凡汞，明刻本作"水银"。

十四 照玄牝

玄牝二物,居于天地之正位,隐于坎离之中爻。坎中一画奇爻为戊土、为铅金、为玄阳、为真父,故曰"坎戊玄土为金父[①]";离中一画偶爻为己土、为木汞、为牝阴、为真母,故曰"离己牝土汞为母"。

注:玄牝者,是真阳真阴也,为万物化生之本,乃先天先地元精元炁也。所以居先天之正位,隐于坎离之中爻,坎中之阳,即铅中之白金也。白金属阳,是为戊土,又称真父。离中之阴,即砂中之黄晕也。黄晕属阴,又为己土,又称真母。万物生于土,戊己也,即真玄真牝也,故以玄牝为之真父母。

十五 照火符

坎中一画奇爻,名曰阳火;离中一画偶爻,名曰阴符。且如水银之中,进一爻阳火以象震卦,进二爻阳火以象兑卦,进三爻阳火以象乾卦。卦至上九,其阳亢矣,故当济之以阴符。退一爻阴符以象巽卦,退两爻阴符以象艮卦,退[②]三爻阴符以象坤卦。卦至上六,其道穷矣,故当又起阳火。周而复始,始而复终,六百火符,大概如此。宋人故曰:"本是水银一味,周流遍历诸辰。阴阳数足自通神,出入岂离玄牝?"

注:丹道之理,要明阴符阳火。火者,药也;符者,合也。起初下手,阳火施而阴符受,天一生水,地六成之,是谓符合之道也。此内火符也。又有外火符。外火符者,每日加添之火符也。子阳进火,进一爻阳火是谓震卦,进二爻阳火是谓兑卦,进三爻阳火是谓乾卦;午退阴符,退一爻阴符以象巽卦,退二爻阴符以象艮卦,退三爻阴符以象坤卦。阴阳消

---

① "坎戊玄土为金父","明刻本作"坎戊玄土金为父"。

② 三个"退"字,明刻本皆作"进"字,似误。

息,长于上下,周而复始,始而复终,是谓外火候也。金丹之道,全是汞之变化。汞之一子,在东谓之青龙,所谓木汞;在北谓之玄武,又为真铅,又为戊土;在西谓之白虎,又为白金;在南谓之朱雀,又为黄晆,又为己土。所谓"遍历诸辰"也。火候满足,自然变化通灵,岂有不通神乎?

十六照周天

《金火歌》云①"四九三十六,方得半斤气"之句。方士不知此中含蓄妙义,却将凡银八两,以黑铅三十六斤,分作九池,分铢定两,煎炼观花,以为得法。甚致造出一书,刻板传世,何其伪妄之甚!所谓"四九三十六"者,乃八卦总数。一月周天,且如乾一、兑二、离三、震四、巽五、坎六、艮七、坤八,八卦之数,算来共三十六爻,故曰:"周天度数要师明,不遇师传莫乱行。三十六宫翻卦象,千金莫与俗人评。"

注:《金火歌》,古歌也。"四斤黑铅水,八两汞银配(硃砂水银,水银硃砂,一个道理。)。四九三十六,方得半斤气。"半斤气,白金也;三十六斤者(原要此配合),按八卦之总数,合而成三十六数;八两水银者,按七十二候之总数(八九七十二,是四数。)。所谓起初生成之数,非以四斤黑铅、八两水银合而为之者,所谓"用水不用取出来"。若以黑铅水银,有形之物而配炼者,是破腹安胎,非砂铅气结之妙也。故曰:"三十六宫翻卦象(通关过渡),千金莫与俗人评。"四九三十六,言周天八卦度数足,非谓三十六斤也,亦要按此数用铅。

此金非凡金,先天真水银。不知倒头,是煮空铛也。此章有配合之理。

十七照烹炼

黄晆本为阴火,一经壬水配炼,登时化为阳土,故曰"硃砂炼阳

---

① 云,明刻本作"中有"。

气";水银本为木汞,一经阳土烹制,登时变为金丹,故曰"水银烹金精"。

注:烹炼者,有文有武,有前有后。始初交姤,砂铅气结,是曰烹;一交姤之后,炼铅采药,是曰炼。采月华添于离宫,取日精入于坎户。月华者,黄晡也;日精者,白金也。又将黄晡白金合而炼之,黄晡化阳土,白金化为赤金,故曰:"硃砂炼阳炁,水银烹金精。"砂黄即晡,配炼壬水之阳炁,砂存而体黄。(银是水中银,先天银也。)

十八照交感

《镜》内虽用砂中丁火起手,却又不可取出火来;虽用铅中壬水配合,却又不可取出水来。虽要丁壬妙合,却又不是将铅炼到水清月白之时,以砂投于铅面之上。虽不以砂投于铅面之上,却又不是砂铅全不合体,水火全不交光。砂铅若不使之合体,水火若不使之交光,更假何物而为之乎?金丹之法,交有时,合有法,顺去逆来,各有门户。得其门户者,升堂入室,直抵玄关;不得其门户者,耗火亡财,荡家破产。"与君说破我家风,太阳移在月明中。"

注:丁火壬水,本无形象,藏于先天乾坤之中。乾坤者,即砂铅也。砂铅气结之初,铅有池,而砂有鼎。将铅炼到水清月白之时,即将汞鼎合而为之。寂然不动,感而遂通,二气交结,自然丁壬妙合。非今之炼丹者,将铅炼至花色,以砂投于铅面上,去铅不用,留下砂皮、石壳,宝而藏之,是不知炁结之理也。所谓金丹之道,交有时,合有法。顺去者,结丹也;逆来者,采药也。所谓"顺去逆来,各有门户",总之要明砂铅炁结之理。一点红光射于铅内,即是"太阳移在月明中"。将此阳中之阴,移在阴中,配日是也。汞即砂,硃砂而水银,同一理,此炼度之真口诀。

十九　照神炁

方外之士,都在象中求象,所以不得真象;都在形中求形,所以不得真形。即如前《镜》内说用丁火起手,不免又落于象矣;说用壬水配合,不免又落于形矣。道人据师所传,玄元大道,无象无形,因而连火也不用,用火中之神;连水也不用,用水中之气。惟神与气,无象无形,神气相交,灵苗乃①结。

注:形而上者谓之道,道无象也;形而下者谓之器,器有形也。非有形之器,何以招摄无象之道? 丁火壬水,未免落于形与象也。若非有形有象,何以得先天无象之神气? 既得神气,象自不用矣,所谓"用了真铅也弃捐"。

二十　照火候②

黑铅本属坤申,坤申之地,有庚金建禄,壬水长生之地③。但庚金有一月一次圆缺,壬水故有④一月一次消长。二七而来,七七而去,惟其此金、此水有圆有缺,有消有长,有来有去,所以生人生物,故亦有生有死。虽然有此⑤,丹门又以圆缺、消长、来去为之火候。当炉者不可不知此候,不知此候,砂铅虽合,断不结胎,若不结胎,却将何物以为丹头? 故曰:"月之圆存乎口诀,时之子妙在心传。"

注:黑铅内有黄晄,是名庚金。庚金长生在巳,旺于坤申建禄。壬水长生在申,白金出自黑铅,故曰:"长生在申。"太阴者,金水之象也;

---

① 乃,原作"莫",据明刻本改。
② 原脱"火候"二字,据明刻本补。
③ 之地,明刻本无。
④ "故有"二字据明刻本补。
⑤ "虽然由此",明刻本作"然虽如此"。

太阳者,木火之象也。太阴本无圆缺,因与太阳交相射,太阳之光映于目①,三日为震卦,初八日为兑卦,十五圆满为乾卦;十六日月缺为巽,二十三日为艮卦,三十日为坤卦。月之圆缺消长,不过是晦朔弦望。是以有圆有缺,有消有长。故内外采药之际,按十四日亥末子初。若十五日则为金水过期,是谓望远,不堪采药矣。即如内丹神鼎,女子二七而来,天癸降,故曰:"二七而来。"七七而去天癸绝,故曰:"七七而去。"外丹砂铅炁结,金水交并,是谓日月合璧。炼铅采药,亦有消长圆缺之象。若不知消长圆缺,砂铅何以结丹? 故曰:"月之圆存乎口诀,时之子妙在心传。"

二十一 照池鼎

丹房器皿,有阴池、阳池、土池、灰池、华池、玉池、晄珠池、飞仙池。又有乾鼎、坤鼎、银鼎、铅鼎、金鼎、晄珠鼎、碌砂鼎,种种异名,无非譬喻。总而言之②,药灵不在池,丹圣岂在鼎? 不过是银、铅、砂、汞四件物事,而变化许多名色,愚夫执文泥象,智士得理忘言。

注:池鼎,器皿也;坛炉,鼎灶也。阴池者,结丹之池也;阳池者,炼铅采药之池也。土池,是土六、磁三、刚炭一造成;灰池者,是土池中铺圣灰,是名灰池。将此灰池炼铅采药,名为华池。铅内有珠汞,是名玉芝③;炼而流走不息者,是谓晄珠池也;炼铅之时,铅中黄晄飞而焰上者,是名飞仙池也。乾鼎者,砂鼎也;坤鼎者,铅鼎也;银鼎者,白金也;铁鼎者,以铁铸成也;铅鼎者,黑铅鼎;金鼎者,神室也,即流金鼎也;碌砂鼎,是种砂之鼎也。种种异名,不过砂铅两件物事,此之谓池鼎耳。

---

① 目,疑为"月"之误。
② 明刻本无"总而言之"四字。
③ 玉芝,疑为"玉池"之误。

二十二照沐浴

沐浴即洗濯之变名也。黄芽凝结于坤土池中,若不洗濯,何由得出? 纯阳先生曰:"地雷震动山头雨,洗濯黄芽出坤土。"①况此黄芽乃天地之心,丹经所谓"沐浴洗心"者,正谓教人洗出这点天地之心来。

注:沐浴之说,不过砂盗清汁,汞采灵英。清汁者,白金也;灵英者,黄芽也。若非烈火煅炼,不能分胎清真。煅炼者,即洗濯也。若得清汁之白雪、灵英之黄芽,是谓"洗出天地之心"也。

二十三照炼己②

水银出自砫砂之中,名为己汞。丹经云"炼己"者,正为教人炼此己汞也。盖为③己汞乃阳里阴精,不经真阴真阳煅炼一翻,断然不能坚刚住世,故曰:"炼己少欠,神明不来。"④所谓真阴者,即离中一画偶爻,名曰姹女也;所谓真阳者,即坎中一画奇爻,名曰婴儿也。只此一婴一姹,才为真男真女。道人丹法,不论内外,皆用男女。然虽用⑤男女,岂世上之男女乎? 即此婴姹者是也。

注:炼己者,即筑基也。筑基即是砂铅起初炁之时也。己即水银,水银出自砫砂之内,是名阴精,易散而难收。若不得真铅配合,用火煅炼,不能成宝住世。砫砂中阴汞,是名姹女;铅中白金,是名婴儿;婴儿姹女,是谓两弦之气。将此两弦之气,合而为一,温之养之,才能断魂绝命,胎成圣体,是谓炼己。内丹之道,以乾坤为鼎器,以坎离为药物。乾

---

① 明刻本作"地雷震动山头雨,要洗濯黄芽出土。"
② 炼己,原作"己汞",据明刻本及义改。
③ 为,原作"未",据明刻本改。
④ "故曰……不来",明刻本无。
⑤ "虽用",明刻本作"所用"。

坤者,非世间之男女也,乃先天地,灵父圣母两弦之气也。

二十四 照筑基

水银实死,洁白见宝,才可造黄轝、种黄芽、铸神室,故曰:"砂汞成银丹立基,生生化化任栽接。"

注:水银未死谓之晛,汞既死谓之白金。白金虽则成宝,不能变化,须用黄芽烹而炼之,化为庚金。黄芽即黄晛,庚金即黄轝,即河车,名为筑基,故曰:"砂汞成银丹立基,从此河车任返复。"

二十五 照过关

金丹之术,妙在于死黄晛。不到铅关走过一番,黄晛断然不绝命,故曰:"硃砂不过关,如隔万重山。"

注:金丹者,即白金。丹即朱雀,朱雀即黄晛也。黄晛出自黑铅之中,黑铅即铅关也。须从铅中生出黄晛,是名过关。若以硃砂取神火,而为黄晛者,是不知过关也。

二十六 照过渡

水银活则为木汞,木汞乃青龙也。死则为真铅,铅乃白虎也①。青龙分野于房六度,白虎分野于昴②七度,故曰:"水铅不过渡③,神仙迷了路。"

注:渡者,度数,即周天三百六十五度有奇之数也。夫药亦有三百六十五铢有奇之数,四分二厘为一铢,一铢谓之一度。炼铅采药,分爻

---

① "木汞、真铅",明刻本作"木、铅"。

② 昴,原作"卯",据明刻本改。

③ 原本脱"渡"字,据明刻本补。"水铅",明刻本作"水银"。

定铢,按周天度数而为之,是谓过度。水银未死谓之青龙,既死谓之白虎。白虎者,白金也。水银未死属东方木汞,既死属西方白金,亦为过渡。若不分爻定铢,是迷路也。

二十七 照超脱

黄㸌未化戊土,定假坤中壬水配合;既成戊土,即当脱出黑铅,故曰:"砂死则必脱。"水银未变白金,全藉坎中戊土制伏;既成白金,即当超去天㸌,故曰:"汞死则必超。"

注:超脱者,超出汞内之灵英,脱出白金之皂衣,是谓"不超不脱,不成真汞"。二㸌初结,杳杳冥冥,混混沌沌,不分何者为铅、何者为汞,须加烈火炼之,癸水化为嚣尘,阴精变为阳精,自然朱雀成象,玉兔光辉,是名超脱。非脱凡胎,不能变化;非超出天㸌,不能阴阳分胎。

二十八 照水火

水银未干以前,本为木汞;一干之后,即为白金。木汞能生神火,所以硃砂之中有黄㸌;白金能生神水,所以《石函记》云"神水原因出白金"之句。①

注:水火者,铅汞也。水有二水,火有二火。二水者,癸水、壬水;二火者,丙火、丁火。二火出自硃砂,二水出自黑铅。丙火与癸水相交,化出壬水、丁火。丁火是黄㸌,内含庚金;壬水是真铅,内有辛金。以丁火、以壬水配炼,辛金化为庚金,庚金内含壬水,能灭丁火,所谓"神水原因出白金,须将白金为鼎器"。

---

①　明刻本作"所以硃砂之中故有黄㸌,白金能生神水,所以《石函记》内故有'神水原因出白金'之句。"

二十九　照凡圣

水有阴阳，谁不知其为壬为癸？水分清浊，孰能辨夫是经是神？经水生自黑铅之内，原头本浊；神水出自白金之中，根源本清①。是故神火与经水妙合则成凡孕，若神火与神水妙合则成圣胎。将欲超凡而入圣，定教由浊而才清。宋人曰："白虎首经至宝，华池神水真金。"观其如此深赞首经，其意亦可知矣。外丹起手，断然不离乎砂铅；内丹起手，断然不离乎乾坤。

注：凡圣清浊之说，不过是超凡成圣，炼浊得清，汞清而铅浊，精浊而神清。须从浊里求清，凡中成圣。砂铅未交之前，谓之经水；已交之后，谓之神水。才得五行俱备，四象未分，须假灰池煅炼，分去浊阴，独露清真，始明首经。内外丹道，若不得首经，更将何物而为之乎？所谓"乾坤交媾罢，一点落黄庭"，此"一点"才为首经，才为神水。神水既得，自然超凡入圣矣。□□即炼铅干汞，去癸留壬，便是先天。

三十　照枯铅

丹书云："枯铅干汞。"又云："铅枯汞自干。"只这两句双关二意之言，误尽古今多少丹客。噫，书岂误人，人自不悟。殊不知，汞中癸水即名铅也。枯去癸水，其汞②自干，此谓之"枯铅干汞"。愚夫不达此理，却把黑铅炒成嚣尘，只望要去干汞，独不闻"炼铅不是炼枯铅，铅若枯时气不全"。

注：枯铅干汞之说，其来尚矣。今之炼丹者，又将铅炒成黄丹而炼枯铅者，又将黑铅煎炼刮面之皮者，又将黑铅入罐而炼金麸者。如此之

---

①　"根源本清"，明刻本作"根上原清"。

②　"其汞"二字据明刻本补。

辈,枯铅干汞,汞岂能干?书不误人,人自不悟耳。人人只知铅中有癸水,不知汞中亦有癸水。二气交结之后,若用火枯去癸水,其汞自干,是名"枯铅干汞"。

三十一　照白金

慨世方士,都求白金于黑铅之内,或求于矿石①之中,或求于鸡子铅内,皆谬矣。独范纯仁先生序《渔庄录》一句:"其术士善炼水银为白金。"只这十个字,直打到太上老君心坎上。况晋人②亦曾点出"白金即是水银胎,返本还原水银制"。

注:炼丹之家,要知丹头。丹头者,白金也。今之学者,有单炼黑铅而取白金者,有取矿石而谓白金者,有以凡母而谓白金者,有取紫背矿石而谓白金者,有以南铅而谓白金者。如此谬猜,徒自误耳。独不闻:"水银便是白金胎,返本还原水银制。水银就是长生药,不是凡间水银作。"

三十二　照清真

砂中黄晄,不可令其存性,若有纤毫生意,终属凡质,难以通灵;汞中阴气,务要令其断绝③,若有纤毫癸水,终是含阴,难以入圣。大抵非壬不足以成晄之灵,非灵不足以致汞之圣。既圣而又复生其灵,既灵而又复生其圣,以圣育灵,以灵育圣④,愈圣愈灵,愈灵愈圣,灵圣之极,自

---

①　矿石,明刻本作"矿铅"。

②　"况晋人亦曾点出",原本作"昔人曰",所引诗句出题名晋朝许逊《石函记》,故据明刻本改,

③　绝,明刻本作"根"。

④　"既灵而又复生其圣,以圣育灵,以灵育圣",此句依明刻本,原作"以圣育圣,以灵育灵"。

然清真,故曰:"你死我死,先天在此;你灵我灵,万化祖根①。"

注:道无形象,真人难名。既知砂铅之理,须明清真之极。铅汞二物,出自砂铅,铅即白金,汞即黄晄。二物须各有灵妙,须要至清至真。铅内有壬水,汞中有丁火,非壬不能绝丁火之焰,非丁火不能除汞中之阴。大抵铅汞交炼,自然汞去晄焰,铅去癸水,铅即圣而汞即灵。铅汞即灵圣,自然八石听令,五金归真,岂有不万化归宗祖乎?

三十三 照点化

黄晄实死,才能点化得水银而成金丹;水银干彻,才能化得五金八石。凡磁、瓦砾、大地尘砂等物,尽成至宝。故曰:"硃砂②不死汞不干,水银不死茅不白。"又曰:"凡磁瓦砾尽成金,大地尘砂皆作宝。"

注:大抵点化之说,言药物之效验耳。黄晄实死之后,是名燥土,万化不镕,如粉如尘,才能干得后天砂汞。砂汞干后,接至清真,自然点五金八石,尽皆成宝。

三十四 照服食

茗叶可以清人之神,酒浆可以乱人之性,巨胜可以延人之年,巴葛可以杀人之命。世间渣质之物,尚尔如此神异,况于无中生有之灵丹妙药乎!大概三转之后,才望清真,便能点化五金八石而成宝住世;九转之后,才入清真,便能医治诸虚百症而起死回生。若能接至七百二十转之后,卦爻圆满,火候充足,清真之极而至于神化不可言地步,岂有不可服食之理?但服食之际,大要分别轻清重浊。轻清的是药,重浊的是丹。丹③仅擅其点化,药才可以服食,故曰:"轻清服食成神仙,重浊点

---

① 根,明刻本脱此字。

② 硃砂,明刻本作"硃"。

③ 丹,原作"二",据明刻本改。

金成泰山。"

注：世间草木，皆有相生相杀相畏之理。茗叶、酒浆、巨胜、巴葛，不过譬喻药物之效验耳。草木尚能如此，何况金丹大药，夺天地之造化，盗铅汞之精英，符阴阳之升降，用水火之薰蒸，炼成大药，是名黍米之珠、金液还丹。以此服食，岂不冲举？故曰："轻清服饵作神仙，重浊点金等泰山。"

三十五照药品

药品之类，不可不知。有至药、大药、圣药、神药，四品之药皆以神为种子。此种下有黑铅之内，则成至药、大药；下在白金之内，则成圣药、神药。盖谓黑铅之内，有经水之气长生；白金之内，有神水之气长生。大抵二水之气，皆能化神为药，且以至药、大药先为吾子分之。硃砂之中，有木有火。木之数三，火之数二，三二合而言之乃为五。五中却有一点至精至妙之物，谓之曰神。黑铅之中有金有水，金之数四，水之数一，四一①合而言之，亦为五。五中亦有一点至精至妙之物，谓之曰气。神气相交，灵苗乃结，即《易》之所谓"二五之精，妙合而凝"者是也。然而神气一凝，乾道化成一画乾金，《易》曰："大哉乾元，万物资始。"故以这一画乾金名之为大药。坤道造成一画坤土，《易》曰："至哉坤元，万物资生。"故以这一画坤土名为至药。此大药、至药所由名也。再以圣药、神药，细为吾子分之。水银活则为木汞，死则为白金。木汞能生神火，白金能生神水。神火入于白金之中，与神水之气妙合。乾道化而为之神药，神药者，即世所谓神也；坤道化而为之圣药，圣药者，即世所谓圣胎也。夫神药、圣药比至药、大药，更灵更妙，若能接制②七百二十转之后，其灵妙又可知也。人得服饵，小则长生久视，大则拔宅飞

---

① 一，原作"之"，据明刻本改。
② 制，明刻本作"至"。

升,虽死尸枯骨,得沾其气,未有不返魂再活者,故曰:"返魂再活生徐①甲。"

注:药虽分为四品,不过先天灵汞之一物耳。汞能飞腾变化,故为神药。交合之后,一到铅中,是名大药。知者烹而炼之,浮而上者,即为灵药;沉而下者,即为圣药。药虽分为四品,不过攒簇五行而已,故曰:"东三南二同成五,北一西方共四之。"四象之中,内含戊己二土,己即灵药,戊即圣药。戊己合而成丹,丹即至药。虽有南北东西之分,不过乾坤合而有象。天一生水,地六成之,故曰:"大哉乾元,万物资之以始;至哉坤元,万物资之以生。"是谓"产在坤,种在乾"。乾坤者,即砂铅也。若以砂铅交媾,神气氤氲,合而为一,黍米之珠,是名金液还丹。以此丹炼至七百二十转之后,名曰神符,点枯骨以成形,化凡质而成仙,瓦砾成金,何足道哉!

三十六 照合一

内丹外丹,事同一体,苟得其法,炼内丹亦可,炼外丹亦可。且夫内而以心为主,心犹汞也;外而以汞为主,汞犹心也。心死谓之内丹,汞死谓之外丹。内丹成,谓之仙人;外丹成,谓之仙银。仙人者,得道之人也;仙银者,得道之物也。以得道之人而点②物,物必化而为宝;以得道之物而点人,人必化而成仙。然非人能点化其物,亦非物能点化其人,其所以能互相点化者,乃道之功力也。执着之徒,不通其道,谓内汞以外丹之药谓之非类,彼独不见《列仙传》言神仙呵汞可以成银?然则外丹何则不同内药,谓之非类乎?

注:太上之道,至尊之贵,大慈大仁。东度孔子成圣,西度胡王成佛,点徐甲而复生,授尹喜以至道,不过内外二丹。今人言知内丹而不

---

① 徐,原作"余",据明刻本改。
② 点,原作"照",据明刻本改。

知外丹,内未必知;言知外丹而不知内丹,外未必晓。内外之道,一理贯通。内丹之道,以乾坤为鼎器,坎离为药物,以月现庚方为火候,天也否为外药法象,复为生药,姤为还丹,屯为进火,蒙则退符,卯酉临门,须当沐浴。要合周天度数,炼至十月火功,六百卦终,方为纯阳之体。抱元守一,面壁九载,形神俱妙,与道合真,虚空粉碎,方为了①当。外丹之道,以黑铅砆砂为乾坤,以铅精汞髓为药物,以水清月白为火候,以潭底日红为炁铅,顺去逆来,各有颠倒之妙。自然朱雀成象,玉兔生辉,黄芽结自铅中产,白雪却向汞中来。方为大药,非砂皮、石壳可比也。已得真精,黑铅砆砂自不用矣。伏一虎之权衡,降九龙之标杓,生熟相制,自然母圣子灵。白金铸鼎,黄金铸腹,炼成黄轝,可造神室。其中秘密,不敢细陈,水升火降,知乎进退之机,方求服食。

衲遍游天下,访求名贤,京城来往四十余年矣。与衲相识虽多,各有自拒之病。或贵尊而不能遇者,或家贫而不能为者,或求方而不能穷理者,或口是而心非者,或才高而智过者,或修有余福而不知有至道者,是谓智者过之,愚者不及也。盲修瞎炼,耗火亡财,终不悔悟,未见一人穷太上之理者也。衲之苦心不能尽吐,今将文烛李先生《黄白镜》,每章之下,略注数语,以表寸诚,伏冀高明监之。

《黄白镜》后跋②

吾闻内事作用全在心神,外事作用全在汞火。大率内事之凝神,即外事之息火;内事之死心,即外事之干汞。志于黄白者,奚必求奇立异?但去究竟,何法可令神凝,息火之法自得之矣;何法可令心死,干汞之法自得之矣。火色虽赤,见黑自黄;汞色虽青,见黄自白。白者金丹,黑者水色。水者道枢,其数名一。火者虚无,其数名二,一名万物之母,二名

---

① 了,原作"子",据义改。
② 据明刻本补。

天地之始。知其母，识其始，造化之柄由我握之。握造化柄者，证仙佛果若探囊耳，又奚事于黄白哉？

万历己亥岁正月人日梦觉道人李文烛后跋

续《黄白镜》

醒醒歌

《石函记》，《渔庄录》，两公留下金丹目。胡为今古炼丹家，个个无成空碌碌。

玄律严，天威肃，金丹原是神仙禄。肯教容易与凡夫，妄干徒受天之戮。

求此事，须积德，务要把心先放直。阴德积多天自予，天予不教人费力。

与君说，休疑惑，莫向凡银讨花色。砝砂纵死亦何用，枉把黑铅炼枯极。

休轻信，方上客，山中寻草煮八石。更将水银投黑铅，草煨砝砂真可惜。

要汞干，须火息，先要将红飞入黑。红为火神黑水气，神气相交自相得。

神居南，气居北，南北之中讨消息。结成龙虎两胞胎，借尔胞胎将永翼。

龙虎胎，真命脉，谁人认得谁会摘。有人问我胞胎形，射日红尘滚窗隙。

浣此尘，出水国，全凭烈火将他逼。逼他出水号天晼，天晼干汞神仙则。

神既凝，天晼熟，不怕水银心不伏。水银见晼登时干，从此河车任反覆。

火是神，汞是谷，汞火一家亲骨肉。火若不凝汞不干，汞干方可名基筑。

水银干，色洁白，还要将他来炼赤。汞银炼赤造黄舆，直上蓬莱无阻隔。

死硃砂，枯骨革，凡夫宝之如拱璧。大家称此作天魂，惹得神仙暗点额。

暗点额，笑人差，天魂原是砂精华。因到铅关行一转，玉阳呼此作黄芽。

砂之精，铅之华，结就天魂在坎家。不向此中求秘诀，铁鞋踏破遍天涯。

遍天涯，没处寻，坎中一点天地心。此心原是神火化，惟此能除汞里阴。

汞里阴，名为癸，癸若干时汞自死。若要癸干也无难，坎中一点潜龙髓。

潜龙髓，即天魂，不比寻常查质流。砂铅未有先有此，莫把砂皮石壳求。

死硃砂，石骷髅，骷髅里面神气休。可怜神气不留住，反把骷髅当宝收。

笑世人，忒煞痴，只在丹房弄鼎池。硃砂黑铅真鼎器，阴阳交合即成儿。

造天魂，生身同，铅受砂施片晌工。杂类一毫原不用，自然一点簌当中。

说交媾，自有期，莫教太早并太迟。若不得时空合体，一阳才起正当时。

天魂花，有两朵，一炉实无两样火。譬如怀胎有女男，莫怪吾言太琐琐。

太琐琐，忒明明，天晓不是无因生。只为有形相合体，一副黄芽两地萌。

砂中汞，最阴柔，活则沉兮死则浮。万法千方皆不死，一见天晓癸便抽。

汞见晓，阴气灭，清如霜色松如雪。不来而舍求乳母，依旧前途还未彻。

汞实死，即金丹，须知栽接有何难。起根转制清真极，久久人餐生羽翰。

水心篇

忆昔逢师在酒楼，一时鱼水便相投。他言下手无根蒂，且藉凡铅起粘头。

卷卷丹书说死砂，硃砂纵死亦还差。能将硃里砂来死，方是丹房老作家。

硃里求砂始是砂，此砂凝结即黄芽。人人都把硃砂死，谁肯回思自己差？

硃里水银名己土，砂为神火土之娘。古今多少老炉火，不识娘儿空自忙。

要死儿时先死娘，不将娘死子难亡。娘逢壬水方才死，谁解铅中是法王。

养砂之法最辛勤，鼎要温温火要文。此处莫教差错了，自然水火气氤氲。

砂到铅中造化生，丁壬相合结精英。开炉慢自分龙虎，入鼎先须定甲庚。

庚为白虎甲为龙，虎在西方龙在东。两兽捉来归己汞，一轮明月正当中。

甲龙庚虎两胞胎，借尔胞胎把汞培。但得虎龙同入汞，何愁癸水不分开。

癸水分明汞里生，一逢戊土便相迎。如今睡醒才方觉，戊土原来即甲庚。

须知干汞也无难，戊癸相逢汞自干。戊癸化成荧惑去，汞银一味即金丹。

汞若干时即白金，白金犹自怕含阴。炼成紫赤真金体，留在丹房捕赤禽。

水银干彻即枯铅，世上枯铅岂足言。汞沾半点枯铅气，便觉痴呆软似绵。

癸铅枯铅露先天，枯尽铅时汞体坚。记得癸铅初见戊，嗷嗷泣泣似鸣蝉。

庚金胎处癸长生，戊土来时癸自薨。癸尽自然金现象，何劳人去费神情。

书传乳哺在西邻，天下丹房说是银。坤母与西才肘壁，凡银却与汞何亲。

乳娘没乳且休言，枉把真铅里面煎。此处不知栽接法，依然前路又茫然。

拙拙时尝到我前，从来口吃不多言。今朝问我真铅理，汞不干时不是铅。

又问天晚事若何，人间查质总成讹。天晚不是寻常物，生长西南造化窝。

先种天晚在黑铅，从来此处不轻传。谁知先把天晚种，会种天晚便是仙。

天晚正是方生物，元始初成造化根。新月一钩相仿佛，俗人半句莫评论。

硃砂因与黑铅交，一点神光射入胞。从此天晚才有象，昔人称此作初爻。

砒砂交后体无妨，只用中间一线光。譬如男女相交后，肢体何曾略损伤。

千方万法把砂为，神气精亡剩死尸。多少道人皆着假，欲将枯骨养孩儿。

一炉火隐一炉丹，火隐何愁汞不干。成始成终惟火汞，一毫凡杂没相干。

天硫初用黑铅栽，终是人间浊胚胎。若把汞金为鼎器，自然生长是灵材。

天硫出产汞金中，力量原来自不同。八石任教随意养，也无一样不成功。

笑杀人间井底蛙，盘山度岭觅仙葩。将来捣汁同砂煮，汞走硫飞路愈赊。

总识天硫是汞铅，不知超脱也徒然。大都超脱皆凭火，只在天硫聚散边。

结得硫胎在坎中，一时辞母入东宫。神仙说道无他法，些子玄微在火功。

汞藉天硫癸气收，天硫与癸共绸缪。全凭火力攻他出，野马氤氲片片浮。

丁壬妙合胎须脱，戊癸天然火要超。火散汞干超出世，脱然无累自逍遥。

神凝点汞汞成银，汞点成银复养神。神养圣灵仍点汞，一番超过一番新。

火是神兮汞是精，精为乙木火为丁。若非己汞亲枝叶，谁敢无知汞里行。

灵台不敢说清澄，心上犹贪最上乘。铅鼎有壬今既识，砒池丁火岂难凝。

砆硫自识为神火，己汞谁知是冷砂。己汞始干称白雪，砆硫初结即黄芽。

炼丹起手要清真，根不清真枉费神。多少盲烧瞎炼士，晓晓只是讲凡银。

东海火庵藏圣汞，西山泉眼匿真铅。须向鼎中细分剖，免使炉边又祸僭。

丁宁炼士要防危，最怕人妖暗里窥。丹室四维悬宝镜，洪炉当顶覆储帷。

只恐凡夫意不识，人心一正即诚明。任教无限妖魔鬼，尽化丹房护法兵。

丹房伴侣要同心，伴侣同心可断金。若是同心人做事，阿谁魔鬼敢相亲。

坛场不可近坟茔，古庙神堂鸡犬声。龙抱虎超坐生气，之玄两字水相迎。

丹房门户莫当中，坎宅开门在巽风。离震地天山换泽，能依此法自亨通。

灶支鼎立张廉处，鬼盗神偷不可当。伴侣弗知时炒闹，火灾官事祸非常。

胡宗明是最凶徒，此处安炉祸不无。寄语丹房掌炉者，莫将微细反心粗。

王文王用两星辰，仔细评来总不仁。不若贪狼并武巨，三星之上可相亲。

又把三星校短长，雷风水火用贪狼。乾坤山泽偏宜武，便用天医也不妨。

识得临炉秘密机，不愁鸡犬不随飞。如今且到龙光寺，看过龙沙即便归。

礼罢真君就转槎，闲云留我应龙沙。不知南国烟霞士，自有龙沙种在家。

自在滕王阁下归，如今还只掩柴扉。三餐了罢无些事，镇日窗前写化机。

昔余遭刘青田累，几成孔北海祸，宾客皆散去，惟姑苏拙老独不去。已而事白，执侍如故，由是余多老，遂欲以修炼胎仙之法告之，第惮其性根欠利，卒不能悟，故续此《镜》，先以尝其聪明，俟其触类旁通，能悟本心，然后有以教之，不然徒泄天宝，何益也？六祖大师云："不识本心，学法无益。"老其勉之哉，老其勉之哉！

万历辛丑午月京口梦觉道人李文烛晦卿甫识

跋《黄白镜》后

文里李先生著《黄白镜》正续二集，与所注《阴符经》、《悟真篇》诸书，相为表里，刻而藏之，非高足弟子不以示。余幸得而卒业，仰见破除邪宗，指归正途，发明金液还丹之道，首尾俱尽。浊可以点化金石，清可以服食冲举，所谓"唯此一事实，余二即非真"，性命之极谈，修持之秘要也。世人未得旨诀，妄意卜度，若射覆然，存金存玉，惟置物者知之。

余爱玩是编无已，再为剖劂，公之同志。窃自谓能庶几发其所覆，相视而笑，莫逆于心者。观者其信以为妙道之行乎？抑以为孟浪之言也？

苦县柱下史一无道者夏之臣拜手书于涡曲之秘馆

[附录]

1.题李文里《黄白镜》序

明 福清林章

余既三脱死，乃知尘劫之数，而不怪神仙之说。何也？事有必至，理有固然，神仙之说不可怪也。夫人不怪其所可怪，而反怪其所不可怪。是故，语之神仙，不笑则詈。夫天地之上下、日月之更代、风云之变幻、山川之流峙、草木禽兽之生发、寒暑昼夜之推迁，千态万状，恍恍惚惚，穷之莫得其端，揣之莫得其倪，此非天下之至怪者耶？而人不之怪者，习于听闻之常也。然尤有甚焉，人生而聪明机巧，无所不至，此天地间之至怪者也，而人尤不之怪，独语之神仙，则群然以为异，此非人情之浅而亦理之难耶？不知至怪莫如人，至不怪莫如神仙。何也？人即仙，仙即人也。是故，仙仙非仙，亦仙生仙死，亦仙已仙，仙未仙亦仙，人仙我亦仙。

余初见文里，发斑白，颜若渥丹。心窃异之，以为此姑射山中人也。既而与之语，不数言，余心益异之，以为此广成子告轩辕意也。因读其所著《黄白镜》，仙之事也；绎其文，仙之理也。事至易而无难，理虽隐而实显，人不之知而自为怪。不知天地、日月、风云、山川、草木、禽兽、寒暑、昼夜，皆安其常，而上下代更，流峙变幻，生发推迁，亦行其妙，神仙因之，文里镜之，世人怪之，不得已而著《黄白镜》。予欲破其怪而为《黄白镜》序，序以破夫怪，怪破而文里之《镜》明，《镜》明而神仙之说平。

——见明·林章《林初文诗文全集》

2.《黄白镜》一卷、《续黄白镜》一卷

明李文烛撰。文烛，字晦卿，自号梦觉道人，丹徒人。其第一卷专言丹汞之术，谓土禀中央之气，色象故黄；铅禀西方之气，色象故白。黄者为药，白者为丹，一药一丹，是谓黄白。自取药以至成仙，按其次序分三①十六条。前后有自序、自跋。其续编一卷，则"醒醒歌"二十七则，

---

① 三，原作"二"，误，今改。

"水心篇"五十则,卷末亦有自跋,云:"昔余遭刘青田累,几成孔北海祸,姑苏拙老独不避去。由是余多老,遂欲以修炼胎仙之法告之",故续此《镜》,题万历辛丑午月。然距刘基二百余年,而称受其累,为不可解,大抵荒诞之谈也。

——见《四库全书总目》第一四七卷

3.《太极图指南》序

明 毗陵高国撰

忆童子时,习举业之暇,先大人以性理诸书课,而时学究笑以为迁,谓今举业中无所复用此。先大人诘曰:"夫举业岂非欲博功名者耶?不知有此身,安问功名?不知有性命,安问此身?则博性命与功名之其孰急耶?"时学究卒不解。而不肖亦以赋性最愚钝,未能卒业而中罢。数十年来,竟束之高阁不复问,而亦绝不闻有人问及性理者。间多从柱下漆园、竺门梵贝问渡寻津。时亦有会此,无异觅火必期圆燧,不知灯即火也。

偶于京口邂逅文里先生,鹤鬓仙姿,望见知为邃养士。甫接语,更名理霏霏珠玉,终日莫穷其蕴。因出所改正《太极图》,指示不肖曰:"立命根基,全在于此。"不肖私心惊异,谓与先大人所命若合券,而数十年来未领契之庭训,冀得于先生竟其说。先生亦不复秘,罄囊底为不肖言。先生昔曾遇一异人,得见濂溪所手授《太极》真图,与今所刻图稍异,而朱考亭看法亦似未详本末。大抵图样传授,承谬袭舛,浸失作者面目。而此图或虚或实、四正四隅,两者比勘,是非立辨,真伪分明。考亭氏注孔、曾、思、孟,亦强半为后世雌黄,何必独此一图得据专门师席,定欲局守其说而不求诸至当也?濂溪有灵,真图复见,先生既确有实据,深闵后学不明厥旨,而求诸唐肆,故直本真图,力为厘正,间出独见,期于详明而止。

其第三图,四正外加黑白小圈;第四图,坎位中间加一小圈。皆出先生特笔。盖此二图,乃修炼之门户,成功之火候。三五合而太极生,乾坤交而坎离位。三五者,北水之数一、西金之数四,为一五;东木之数三、南火之数二,为一五;中土之数为一五。真图于中间列数而不列象,以书法不可偏向故也;其于四正列象而不列数,则以象兼数矣。先生恐人不明三五合一之说,推广图意,于四正、象数并列,要使人人明白,更无所疑。至于坎位中间一点,则太极结孕,正根于此。道家谓之"玄牝",释门谓之"圣胎",儒宗谓之"一贯",而周子更名之曰"太极"。天所以清,地所以宁,万物所以贞。尧授舜,舜授禹,禹授汤,文、武、周、孔、孟,无非此物此义,而先生揭而出之,洞三教之真源,照千古之暗室。领得此解,诸经可废,岂非订讹证误,为濂溪氏功臣也哉!

先生著述甚富,皆发明奥义,即传为经。别有《阴符》等解,尚未行世,其已行者,即为海内名家所宝。而此书方成,见者皆笑为凿空杜撰,夫此道不明不行亦已久矣。性理为高阁中物,即有闻人读《太极》者,亦共掩口笑之,何怪乎先生之解《太极》,而不免孤立于今日也。且先生之说,仅不合考亭一家旨意耳。乃若孔孟的传、空元宗契,亦止说得这个。而先生绍述阐明,质之前圣,初无二义。即不令作《太极》解,观而考亭若起,定当首肯。人徒博涉经传,止于皮毛中着眼眶,就一二训诂语讨生活计,则家常珍宝宜诧为光怪而按剑矣。

不肖缅思先大人言,幸得提命,不觉踊跃过望,愿弃举子业而卒业焉。先生曰:"身命事大,若了此,则功名尘垢耳,顾如今时之笑者何?"因进谢曰:"不笑不足以为道,先生之自信与弟子之信先生独恃有笑者在。"

4.《四百字解》序

明 长洲俞彦 撰

《悟真》之与《四百字》,异乎奚异?语固多肖矣,奚而《四百字》为也？圣人传药不传火，《悟真》之于鼎器、药物备矣，兔鸡、刑德几于痴人前说梦。善哉乎！"火候不用时，冬至不在子。及其沐浴法，卯酉时虚比。"此则尽露头面。虽谓之传火，可也。

予友京口李文里先生，亲觌圣真之面，得授无上秘诀，穷深极微四十余载，豁然有悟，万卷丹经，总是一门径。《阴符》有注，《道德》有注，《参同》有注，《悟真》有注。近复作《金丹四百字解》。若曰乾坤鼎器，夫畴不闻第曰彼我而已？吾自驰骤颠蹶以来，吾之为离久矣，而曰彼坤而我乾乎！则惡者乎卯酉，又非所论也。

夫阳火，子胎、丑养、寅生、卯沐浴；阳水，午胎、未养、申生、酉沐浴。天地自然之数也。而曰木旺金旺，故彼且以沐浴何事？岂真如世人所云"洗心涤虑"而已乎？此皆凿凿有据，伯阳、平叔复生，可以印正。

又先生自序有云："事在房中得之，实非房中物。"皆秘密隐语，不得口诀，安可以寻常文义窥乎？

先生生平风浪震撼不少，或曰轻泄玄秘故，非也。吾辈多生劫来，不知积几多罪业，惟无因得谤，无故受祸，无可消折积愆，渐圆后果，兼亦灰冷厥心，使知世味无足多恋。此太上慈护我辈之极，古来学人皆然，何独先生哉？先生春秋高矣，行将收拾药物，疾速了道，上报圣真，小子敬居下风以竢。

5.《庭训语录》序

明 李一阳

世之谈学者，必曰孔孟。偶涉竺乾只语，类哆口诋之，日异日异，故昌黎、永叔，一代大儒，然亦排斥佛氏，不遗余力。呜呼，何怪乎学者之日哓哓也。

余性鄙，往亦踵学者锢见，心非佛氏。比解组归田，日无事事，间取释典，时披阅之。内微辞奥旨，多不通晓。至括其大要，类以性命为体，以本来无物、空空为宗旨。复取吾儒书旨,反覆参订,乃知佛言明心见性矣、孔子性近习远、孟子存心养性之说,夫非此耶?倘以本来无物空空为非,则《中庸》"未发之中"、《易》之"何思何虑",又何说也?即老氏《道德》一书,言虚言无,要在修性立命,以久视长生,然亦未与孔孟之言相刺谬。信乎三教理一,第学者不喻其旨,而谓有不同耳。

吾叔文里,夙秉灵慧,志超尘宇。幼而失怙,初未潜心孔孟之学。一旦冥思默契,豁然悟大道之要,而旷然有出世之思。于是首取《阴符》,手为注疏;继撰《悟真》一篇,以觉迷者。兹复撰《庭训语录》一书,大都取《中庸》、《易》语,参以性命宗旨,句疏字训,深入杳妙。始读一过,似与宋儒传注两相柄凿,会而通之,实以二氏之旨而训儒书,理则一也。

先是孝廉笪君、伍君有味乎其言,业已详序首简,无俟余言之复赘矣。第《录》云"庭训",其义何居?盖吾叔少以未读遗经为恨,而志实游于玄冥之外。兹作是书,以抒胸臆,上以绍先业,而下以诏后嗣云尔。

昔人谓三教一也,以为异耶,则宗儒不失为正也;以为同耶,则宗一而自可兼其两也。识者以为笃论。吾叔家庭唯诺。《录》之为训,意深远矣。吾弟一贞辈,朝夕展阅,口诵心维,混同三教,卒成大儒,庶可继吾叔未竟之志,而不负《庭训》之意尔。

余固不量,而序之末简。

——上三则序,出《李氏宗谱》

黄白破愚

明 雷一阳

题 解

《黄白破愚》,一卷,原不题撰人,《仙佛合宗语录》谓为雷一阳所著,其师王敬所乃明洪武时人,著有《金丹捷要》一书。明崇祯抄本《渔庄录》,题名为终南道人雷一阳著,除抄录《渔庄录》外,其中还抄录了《黄白破愚》一种。《渔庄录》世皆传为宋范仲淹所传,故知《黄白破愚》实出于雷一阳所著,明钱谦益《绛云楼书目》卷三著录此书,《金火大成》卷六也收录是篇,又题为"汤若望先生注"。

《破愚》全篇,主述其理而略于法,其下手多用于形质,以此视李文烛《黄白镜》之说,迥然有别,不可同日而语。《破愚》之要义,则是凡硫为助药之说(详"序"、"黄婆论"),而明彭太华《承志录》一书深诋之,谓"《黄白破愚》,极言不清不真,不真则不灵,而又何有黄白助药'黄婆'之论,此皆时师附会己意,改易语句,掺入以惑人者,决非仙师本义"。故彭太华虽重《破愚》,但绝不认同助药一说。惟《破愚》全篇,不惟极申助药之功,且有六神、八石之说,可证《破愚》原本在此着笔,非后人之改易。明清烧炼之道,派别甚多,各有优劣之处,也各能逞所其能,未可一概而论。昔日陈撄宁烧炼外丹,于死砂干汞之际,嫌正道手续之麻烦,尚且用旁门之法以凑速效,故而《破愚》之说,的的可究。

本篇校以明崇祯抄本,简称"明抄本"。凡意同句异者,则不作校勘,只校其要节之处。如《破愚》本在黄白之术,不信服食之法,有"'服食'之论,则无是理"一语;明抄本则为"即此是理",转而认同服食之说了。

黄白破愚

明 雷一阳

黄白破愚记

道不难知,银、铅、砂、汞四味大药而已。铅为祖炁,砂为母炁,汞为婴儿,银为庶母。庶母,五金之类,与砂汞不相入;砂汞,八石之类也。铅为五金之祖,内藏先天真一之炁,其卦为坎,坎中一画真阳本从乾卦中得来,故谓之父;砂为八石之宗,内含先天真一之精,于卦为离,离中一画真阴本从坤卦中得来,故谓之母。汞从砂中产出,故谓之子。母子甚明,故曰:"死汞先须死砂。"砂为真火,惟水可制,火中有木,水中有金,金能克木,故铅中有一种真银,用此物以制火中之木,所谓"祖炁"者此也。谓之祖炁者,天一而已。一生二,故铅可死砂;二生三,故砂可死汞;三生万物,而四不入。凡银不相入,为庶母颐养于无防。若认银为真母,于大道诬矣。关节妙处,在于死砂,用铅亦不过借气而已。砂死,去铅不用,所谓"用铅不用铅,须向铅中作,用中不用是成言"。盖砂死为真铅,而凡铅不相入也。他无玄妙,妙在无阴。炼铅要极枯,须用真火一制真水,水既清,制火易伏,须要纯阳无阴,乃为可用。戊土,铅中之精,谓之父,水生金也;己土,砂中之液,谓之母,火生木也。二土俱以清真为奇,己土之功尤大,戊土但借之以制己耳。有己土,则去戊土,若长用之反害事。己土制汞尤强,汞死成宝方是真铅。若要见宝济贫,则须乳母,故凡银亦可有用,但不可认此为真母。噫,要将来死汞,借以伏气可也。痴愚之徒,执一不通,或不用母,皆非也。不用者则不用以死汞,必用者则必用此以喂养乳哺。若不得乳,终是神气不足,欲望煎宝,万无是理。乳而复乳,才得气足。然气亦有时,胎初产也,则用之。若胎气太老,乳亦无用,但不可使之伤母、伤子。惟汞则无此病,砂必有之，养砂配母，则又有法。先去晄焰，母子不伤，去之之法，不用凡杂，亦不用同类。阴阳交感，先用制法，然后入匮。入匮养至七八呈色，乃可用庶母乳之。砂汞无优劣，配合俱成宝。大抵养砂须用死汞为妙，砂亦必须先制，然后入汞养也。死汞喂乳得宝，俱要过关，若不过关，终是含阴，难为栽接。栽接又要母子不混，勿使牵缠，节节次次，终令归祖。归祖非祖气之谓，乃母砂死也。若不过关，则不能离祖。此外更不用铅气，九一、二八、三七、四六乃接法也。更有一种助药最大，一白一黄，一名戊己，炼铅不可无此。或乃疑其凡杂，殊不知外丹俱是有形杂类，以八石制八石，不为杂也。谓此为杂，何后有"六神伏尸"之说？况先天矿石之中，亦未尝无杂物也。然借气而不借形，亦何伤哉？经云："金石非同类，草木皆是错。"以内丹言之耳。如以外丹，银铅非五金乎？硃砂非八石乎？而何有开点之功？只是要清真之法，积少接多耳。如欲要药，只是四两起手足矣。世人贪得昧此，不知几何？吾今直露真机，愚蒙有志者，细玩而深讨之，不啻对镜而辨形也，复何疑哉？故名之曰《黄白破愚记》。

玄武论

北方玄武所居，太极先天落在北方，其体本乾，陷于坤宫，被阴包蔽，故变而为坎。然而真阳在中，借凡水凡火以煎炼之，乾金自现，名水中金，乃真银也。而西方之兑金寄位于此，抽出真金，即是西方之物，又何必入一种凡银在内，然后谓之金也？铅枯金现，阴尽阳纯，用此纯阳以死砂，是谓抽坎填离，而大药在此矣。炼之继续，不离真人。有真人烧炼，铅体始枯，攒簇之妙，人莫得而知之也。

朱雀论

南方朱雀所居，太极初分而为二气者，居乎此也。其体本坤，被阳外蔽,故变而为离。

然而真阴在内,故求先天炁,以足其体,乃变为纯阳之乾,而大药在乎此矣。制之之法,不离乎铅,得铅金以为配合,养三周升出清气,反复老成,名曰天晓,乃砂中之精液,非砂皮也。此物号曰真母,除真母之外,更无死汞之药。妙哉天晓,真母之祖也!

青龙论

采得先天炁,便把青龙配;水火结成胎,送入真铅匦。汞位东方,其色青,其性好飞,其卦为震,为长男,属木,可直可屈,汞实似之,故名青龙。其体似水,惟土可以克①,故以南方之火,制戊己之土。借此气以薰蒸,三日成胎,五日养熟,七日乳哺,百日过关,体则纯阳,实能变化如龙,可以三济贫,可以二开点,可以一养砂。神哉木汞,死能生,生能清,清能圣,圣能神。

白虎论

虎向水中生,本出铅中,为白虎也。强合四象,则西方兑金谓之虎。此不能降龙,但可藉此以煎炼铅,且能夺铅中金气,以乳木汞,故名乳母,又为庶母,以其砂汞同类也。砂死则为真母,真母产下汞胎,不能自乳,故借他人之乳以为乳哺,乃得气足神全,其体坚刚,无此才是孤体,后天作骨不可无此,但借此为大药则非也。铅要枯干,砂要见宝,皆赖此白虎之功也。(先天为肉,后天作骨。经云:"铅作肉兮银作骨,庚为表,辛为里。"又曰:"银作篱围汞种瓜。")

黄婆论

砂铅二土本是黄婆,人皆知之。若凡硫以为黄婆,人不得而知之

---

① 克,原作"水",据明抄本改。

矣。盖凡硫乃太阳之真火,水无此火则不能釬,木无此火则不能焚。不焚不灵,不釬不圣。是故炼铅用此炼,制汞用此制,自有配合。若情意不密,不相入也。如夫妇之无媒,谁为通好?此为黄婆,乃戊己之助药也。

铅汤论

坎为水,故为铅汤。铅不独用,与汞相投;汞不投铅,铅为孤体;铅不投汞,母子不全。盖铅为水母,汞为木儿,铅汞相投,子母交结,乃大丹起手之妙,所谓"震兑相含,铅汞①配合"者也。以铅作汤,入汞烹煮,如烧试不跳,则汞死铅内。铅为水中金,以法制干,是谓真铅。铅中有一种真银,号曰真父,藏于杳冥,不可得见,被火煎炼,自有真形现露,可见铅中真气之妙,所谓"西四北一同宫"也。

汞火论

位居东方,产在离,故谓之火,火乃真天硫也。铅无此火煎炼,则铅不刚。取前煮汞铅汤入土池煎彻,依河图配合,入火与铅共烧,真水得火则枯,且得震木离火相投之妙②,铅气更灵。试看二气交结之时,自有金花,乃是真象露形之处,急用采取,勿令迟滞泄气。但见铅得木火之气,汞得铅汤之精,冷定敲碎,则脆为硫,乃通灵之妙也③。

金铅论

("黑铅相配白铅煎,二气抽添始采铅。黑铅结白分精体,白铅池

① 铅汞,明抄本作"铅银"。
② 妙,明抄本作"砂"。
③ "依二气"至"通灵之妙"一段,其义含混,不如明抄本显明,故依明抄本录之:"试看二炁交媾之时,自有金花发现,乃是真炁形露之处,急投砂采取,勿令泄气。但见铅得木火相投之砂,冷定敲碎,刚脆如硫,乃通灵之效验也。"

内采先天。"此过渡也。)

金乃铅中真炁,非自外至者也。盖铅枯则金现,不枯则水旺。水非火则不枯,故真火烧则水自干,水干则金现,其不枯者,在乎金水生熟之异耳。盖铅枯则自浮,浮则为金,活则自沉,沉则为水,此浮沉清浊之别,何用入水试之？若用水试,则细者轻浮,粗者重沉,可谓细为精、粗为浊乎！故此物谓之铅,更无比此矣。

银母论

银非凡银,母非凡母,本非水能生木,土能生金。山泽,银也。谓铅为银之母,若以干汞之理论之,则银乃水银,母乃砂母,须借先天之气,以死母砂。水火相生,留液去浮,银铅如法栽接,取下干汞,是谓银母。以炁能夺先天,且能产子银,母所名焉。太上所谓"母气银化银"、所谓"炼丹须用宝",皆此物也。若认凡母为真母,则是燕雀生凤,狐兔乳马矣,又何能种黍得谷耶？此理甚明,智者勿惑。若得庶母乳道[①],则凡银亦可为母,若认为真母,则非也。

精气论

"硃砂炼阳气,水银烹金精。"人能言之,未尝有能行之者。此二句一个道理。阳气,震木也;金精,离火也;传金者,汞也。用金以烹活砂,先用同类制伏,两相增益,各自通灵。今人不知此妙,养砂只用红砂,干汞只用凡汞,是以砂必盗母,汞难成真,岂知未用之先,更有此妙法也。若夫砂既死之后,则又有奇功,人莫知之也。

---

① "若得庶母乳道",明抄本作"盖凡银乃取其庶母乳哺之功,非真母也"。

魂魄论

后天为离,先天为乾,故己土谓之天魂;后天为坎,先①天为坤,故戊土谓之地魄。此等魂魄,乃为正理,人皆知之。若夫阴魂阳魄,非汞中阳魂,则不能追。故用汞一插铅内,烹之良久,其阴魄自出,则铅始灵,此所谓"隐然之魂魄"。前辈未言,吾今发其所未发也。

火候论

火无分两,亦无时候,先文后武,不易言之。干汞只要薰蒸火,三日成胎,五日养气,七日乳哺。三日明炉,五日乃灰缸耳。出缸不拘文武,在法度之功巧拙何如耳。若养砂则必用文,过关非武不能。及至砂汞既成,养药非文不可也,武则伤丹。至于炼铅之火,则以焦头烂额为主;而升药之功,则以先文后武也。

清真论

无阴之谓清,能变化之谓真。不清则不真,不真则不灵,不灵则无以变化矣。铅硫既配,砂汞尤要超脱。得清白,过关为第一策。藉先天以煎炼,能至接胎为第二策,阴渐消磨也。升药为第三策,取气已离形也。砂则必脱,脱则不止于去皮;汞则必超,超则不止于去火。阳池以插骨,阴池以追魂。汞亦是砂,砂亦是汞。汞清养则灵,砂清扞汞则圣。砂能扞汞,汞能自变。至于三胎之后,则必不然。若于三子之前,断要接得清白,子不可乱父,孙不可缠祖,而子子孙孙,慎勿牵缠,自然成圣,可以开点矣。

---

① 先,原作"故",据义改。

点化论

神仙之道,不妙不足以为之正皈,不开点不足以为之正道。取宝济贫,乃愚人之见。神仙无欲见小利之心,砂汞煎宝,特小试大道之妙耳。用此煎银,愚莫甚焉。夫丹道下手,既着许多工夫,死出砂来,就将砂煎费,犹耕者不待秋成,先食其种子,前功徒费,于我何补?砂汞见宝之际,一毫不可消费,以汞死砂,然后救贫,接至三胎,自然点化成宝,乃点化之大验也。认得一味清真,开点可立待矣。"六神"之说,请勿见疑;"服食"之论,则无①是理。充以内养,其庶几乎!

六神伏尸之法

文火为妙,火候如斯,又何拘泥?六神者,因感真气调治,不能飞走,谓之伏尸。

《破愚》之说,非敢诬人。是将此《记》玩味,无一字放过。大抵丹头,不是一家,后学不必执一,必从何条路上下手?认得铅晄,路路可通;超脱砂汞,头头可到。不可以其说为凡杂类,以八石助八石,乃正路也。不可以寡铅谓之孤阴,投之以木汞,乃真父母也。故曰:"以铅见汞,得汞中之至宝;以汞投铅,得水中之真金。"铅汞相投,而大药成矣。比诸凡银配合,相去不甚远哉!记论间虽不言做手,而做手备露;虽未言次序,而次序备陈。三复之余,其义自见,有志之士,试一手药,万无一失,方信吾言不诬,得是书者宝之。

---

① "则无是理",明抄本作"即此是理"。

【卷三】

天台咫尺

天台老人 著

题　解

　　《天台咫尺》,一卷,《金火大成》卷五收有《十段锦》,前有"天台老人自识",则为天台老人所撰。《天台咫尺》与《十段锦》为同书异名。全篇以十段论黄白外丹之理,不及服食神丹。每段首以论,后在以问答辨析丹法,所引黄白丹经极多,如慕阳子《慕阳真诀》、王敬所《金丹捷经》、《虎铃经》、《神秘经》、《真养秘诀》、《月谈记》等等,均已失传,吉光片羽,唯借此而略窥一斑。全篇力主《渔庄录》及《慕阳真诀》之说,其精旨则在庶母乳哺一节,论凡银煎于铅池,吸纳铅精,壮乳母之本,方能银砂(死砂)同炼。又银晄不能同炼,必以银汞晄三家同炼,方为至妙。

　　本篇别无校本,惟录陈撄宁摘抄《十段锦》"天台老人自识"一篇置首,以补《天台咫尺》之脱佚。

天台咫尺

天台老人 著

《十段锦》自序

　　天地之间,一理而已矣,有理然后有事。外乎理者,不为邪僻,即为怪诞。若非怪诞邪僻之事，岂得谓为非儒者之事乎？[1]

天地至理，莫大乎阴阳。金丹之为道，取阴阳相合，是以有生生化化之妙焉。远观天地，近看夫妇，其理甚明。世之从事于此者，往往皓首无成，何也？只知徒读陈书，不知要诀，故下手便差，渐流曲径，诚可叹耳。大抵世传丹经，有真有伪，而得正脉者，惟《渔庄录》、《黄白破愚》、《悟真》、《参同》等书。世人知看此书之妙，而其间问答节次，先后要旨，茫然不知也。嗟哉，或以起手之初，而作结局之事；或视成功之语，认为用功之言。故万无一就也。

予寄迹天台五十年，阅者固多刊刻之书，见者多非寻常之事。沃膏契玄，神入妙境，不忍大道之淹绝，终误后世之学也。故采群书要旨，列为十段，又继以十论。于其中有可疑者，则设为问答之辞，以辨明奥旨。虽有丹经万卷，亦不出此十论之中，可谓捐弃糟粕，独剩精华矣。书成，名曰《十段锦》，藏于天台之五老峰。后有得此书者，寻吾次第之序而从事焉，则庶乎其不差矣。

天台老人自识

（诀藏于《采花》之篇也，是两事，非一事。）

在片况之间，何必九池而气足？惟采金则用数方半斤，浊中永清，谓之住世铅金，万炼而不磨，故称祖气，即是白金。而化化生生，子孙万亿，皆本于此。若《渔庄》"用炁不用形"之句，亦为采花而发。学者误解之，坚执弃铅不用，炁则无炁，形也无形，则无轻重也，半斤之炁，何处安顿？故炼丹，炼金以立其体，采花以妙其用，本两事，而非一。或待其发现而采其花，使隐而含其髓，亦在体用而不偏废者也。世之陋者，致为枯铅之质，幼者从事用功之言，万无一成。岂知斯道，本圆融而不滞，体物而不遗者哉！噫，予亦可谓谈乎不决之凝，泄乎不传之秘也，慎之！

---

[1]　陈撄宁按语云：非"儒者"之事，有何羞辱？是"儒者"之事，有何光荣？此公隐居天台五十年，可谓超然物外矣，而其见解仍如此拘执，无怪李朝瑞君，当夫妇床帏之间，尚大讲其正心诚意之道也。

第一 炼铅论

此为出山炁铅,炼白金而言也。炼时欲真炁隐伏,使白金在铅内吞饱铅精,故用九池,而炁始足,炼铅之妙诀也,是谓"炼金以立其体"也。此时欲其隐者,何也?正以待其花发现之时,以妙其用也。此时铅精一出,发现其炁,则真炁泄漏于外,白金亦不得全其神炁矣。

第二 采花论

（炼铅花发,砂结胎含也。）

"大丹起手须炼铅,炼出金花炁自全。要识金花端的处,日红月白是先天。""铅遇癸生须急采,金逢望远不堪尝。预取白金八两,投玄武四斤,认得之时忙下手,采得真金果是玄。"此《渔庄》与《慕阳》之言,炼家第二节事也,所谓"采花以妙其用"也。

黑铅之中,盖有一点真炁,凝则含而为珠,镕则发而为花。此太极虚无之理,寓于天一之中。《神秘经》云:"精花若无浊气迫,金粟安得现其形?"正谓金花虽蕴,煎炼之际,火功迫炼,如阳春发于无象之中,叠累若金粟然耳,所谓金之花也。此花若悬砂而无薰蒸之法,则花不能升;若投砂而无媒约之通,则砂不能结。是以待癸水之去,壬水之生,若郎君扫门以待妇,而用黄衣之士引红绣之妇,则若闺女得宾以见郎。此时花发如腾,譬之男情正急,而阴收坎气;如女与欲动,而阳翕离精。又如蜂之从王、蚁之攒骨,其声喷喷,真虎笑①而龙吟,如秋蝉之初噪也。男女媾精,自然点生,砂铅炁合,宁不结胎乎? 有夫妇,然后有子孙。丹基之立,实肇于此。是故始之炼金而欲其隐者,所以养其出。今之采花而待其现者,所以用其入,正表里互相为用也。庸夫俗子安知此道之妙

---

① 笑,疑为"啸"之误。

哉!

客有辨之者曰:"前既炼有白金八两,则金花当取于白金之中,何故又用黑铅四斤? 既有黑铅四斤,何故又用白金八两? 铅精混染,是何高见?"

答曰:"白金八两,是铅之精华;黑铅四斤,是铅之朴质。然三十六斤,故得半斤之精华;而四斤之铅水,亦有半斤之精。以清炁而助精炁,合成二八之数。譬之煮肉于原汁之中,则其味愈佳,而其汁亦厚矣。若留白金而不用黑铅,则精华采花,渐渐耗折,将何炁以补而能使白金常在也耶? 此理神妙,人不易知。《虎铃经》云:'二八佳人二八郎,巫山神女会襄王。这翻云雨交欢后,桂子兰孙满玉堂。'此诗极妙,所谓'佳人'者,砂也;'郎君'者,真铅也;'二八'者,十六两也。一斤砂铅于八两白金之内,砂用一斤,故为二八也。白金止八两,又何以为二八? 正谓四斤黑铅之内,有半斤之清炁,合成二八十六两之炁也。砂比神女,铅比襄王,何等珍重? 玄妙至理,悟透此诗,则如白金黑铅之用也,秘之。"

第三 养神火论

(养炁助神也)

"阳池正在片时间,入了阴池不等闲。三十六宫寻火候,莫教火大泄机关。"此《渔庄》之言,炼家第三节事也。

铅池采花为阳,未济罐中为阴。砂既含胎,入罐养火,一鼎三方①,卯酉互进,宁可于微,莫过于大。三十六宫者,三日三夜乃是火候。天以三百六十时为一周天,丹以三十六时为一变炁。炁变之后,又要采花,复当加功。《渔庄》"十二时"之句,盖指一以见三。而人误解,不解周天之度数,其文亦叠见而莫掩也。剑池子云:"昨夜结良缘,今朝闭

---

① 方,原作"分",据《炉火心笺》改。

—

户眠。莫教风火急,惊醒洞房天。""良缘"指采花,"闭户"指封固,"风火莫惊我洞房",即所谓"莫教火大泄机关"也。仙阳道人云:"三十六宫阳炁足,偷开金锁出西厢。"正所谓三十六时足。候足,然后开罐而采炼,也二诗之妙。

《真养秘诀》:"今人之烧炼,燥心一起,则欲速之弊生,不顾初孕之微,妄加排插之火①,使其昼夜薰蒸,无由逃遁,孰之感烟而出,化作尘雾,竟废前功一场,嗟嗟良可叹哉!"独目子云:"重泉冥冥砂欲死,六丁逼我走阳关。"盖言封固之妙,加千里之灰,比此"重泉冥冥砂欲死",而丁火逼之,则脱阳关而去矣。此诗警人最切,慎之慎之。

客有辨之者曰:"打火炁炎,养火炁缓,砂既要打火,而养火反惧其逃,其故何也?"

答曰:"打火则用既济,养火则用未济。未济其气亢,既济之中其气调。调者如斗士之有解,亢则如斗士之无援,是以炼家之诀全在养火。然养火最难,人有鉴此,而或进火太少,或用灰不松,则又失之不及,以犯'孤灯寂寞'之句。经云:'一人洞房阴信隔,絮被生寒眠不得。'此诗之妙,不可言也。"

客敬服而悦。

第四 采花论
(再交汞胎实)

"夫妇恩情入洞房,温存和气不猖狂。三十六宫情复动,再寻云雨好风光。"此《慕阳》之言,炼家第四节事。

砂采铅精,入罐,如洞房之密,温存养火。三十六时已足,然后入神炉煅炼,水火既济,先文后武。《神秘经》云:"文以顺其性,武以断其命。"正此时打火之妙理也。盖不先之以文,则内不从容。适以迫其飞

---

① 火,原作"大",据义改。

扬之性,不断之以武,则外无刚烈,又何能制其难绝之命哉?过此一番,复用阳池采花药之法,所谓"一番采取一番神"也。

客有辨之者曰:"《渔庄》云:'母既受精于父,则怀胎十月,皆母之功;若胎含母腹中,再与父交合,适以损胎。'信如此说,则铅精不可复采,而《慕阳》'再寻云雨'之诗,子反是之,何也?"

答曰:"此正所谓泥其词不悟其理也。今即夫妇论之,宁有一合而遂,可以决其怀胎者乎?亦不两情常动,其间一次适逢其会,始怀胎孕。砂之投铅,倾刻之间,火迫而入,不敢妄逃。其砂性极烈,而又惧其伤,势必一投,急取则破体。试思方投急取之际,安保其必沃脂膏而遽怀灵种子乎?况砂体坚厚,尜不易入,必而染布者,以白为蓝,以蓝为青,渐入佳境,而投入砂。《渔庄》亦言:'死得硃砂不用铅,此时常用见何偏?'此所谓'不用'者,以砂死之后言耳,而岂谓于未死之前耶?世之从事于道,竟不究采花之妙而泥其词,又不明复采之机,是如求孕于乍婚之女,何得子之易骤验若是也?"

客曰:"先生之论,无出其右者。"

第五 作肉论
(看老嫩,补精尜也。)

"一味水银无别物,先作肉兮后作骨。""骨肉清为神仙机,方是纯阳非俗物。"此太上暨慕阳之言,炼家第五节事也。

采炼数次,将砂烧试,立成己土,则可以用水银作肉。盖水铅一名二姓,铅金是先天的水银,木汞是后天的水银。先作肉者,谓铅金作肉也;后作骨者,谓以木汞作骨也。作骨之诀,是汞死煎宝点化而言也,非处①事也。

炼家第五下手,全在白金作肉,正是此时。此说惊人,太上曾说,人

---

① 处,疑为"初"字误。

莫能晓。不知砂之与铅，不先之以采花，则无炁以制砂；而砂易焦，不继之以作肉，则无体以凝砂；而砂不结，所以全赖白金之功也。而砂之浊者，亦是砂铅之病，故砂当结成块时，坠底之后，又必要三番九炼，尽脱其肉。弃其体，养成仙骨，方无阴炁而为纯阳，此所谓"吞而复吐"，又云"用而不用"，非此之谓欤？

客又辨之曰："《渔庄》云：'借炁不借形。'又云：'若沾半点枯铅气，烊汞如绵反成拙。'今言采花为妙诀，用形为忌事，先生之言，何以《渔庄》相反耶？"

答曰："子诚知其一而不知其二也。经不云乎：'先取白金为鼎器，次将乌兔药来烹。'白金入鼎，昭然示人。《渔庄》云：'银铅相对砂汞停，炼成大药号真金。'谓之'相对'，比之影而附形，以虚附实也，信合是诗之旨矣。且铅相对，则分明说出'铅'字，何疑之有？可见太上、渔庄之言正相合而不相背，然后辨《渔庄》之惑。但《渔庄》①首章之文：'砂既结，将铅撤，进退阴符性猛烈。'阴符者，以用铅而有阴符也。若止采花，则花乃铅之精，亦铅之炁，精炁有何阴符而顺退尽也。又云：'采是水中金半斤，阴阳池内两翻腾。明炉煅炼牢封固，方才阴尽变纯阳。'白金若不入罐，则所谓阴池者，当指何处而言也？又复推详，白金作肉，断不可无，但要知用而不用之妙，故《渔庄》所谓'弃其形'者，指成功之时而言也。但世人信其成功之言，而忘其用功之诀，是谓未学立而先学走也，未学言而先学唱也，何明于此而昧于彼？天台玄语云：'谁知天下至清之物，是尘中走出来？'其说甚妙，故《渔庄》晦而复露。一言妙诀，全在'盗尽还不盗'之句。学者悟而善用之，则铅者，筌蹄也；砂者，鱼兔也。以筌蹄而得鱼兔，得鱼兔而竟忘筌蹄，妙哉，斯喻乎！"

客又曰："果至妙矣。然砂退铅阴，从何而验？"

---

① "《渔庄》"，原误作"《悟真》"，据《渔庄录》改。

答曰："以砂烧试之,无烟则阴气成①矣,然后纯阳可乳。"

客谢曰："先生诚高明矣。"

第六 乳母论

(柜成,吞金进火也。)

"砂死而灰又如土,体轻有窍为丹祖。凭君烧试坚且完,方借凡银为庶②母。"此石庵之言,炼家第六节事也,所谓乳哺以成其宝也。

砂死铅退绝无阴,色如青灰又如墨,体轻而又有孔窍。火中烧试不折分毫,如铁之坚,正所谓"砂若灵时刚以铁,唤名硬子真异绝"。如是之砂,为之真死,亦名真土。此时方借凡母传炁也。诀云:"今宵招鼎子,明日得真儿。"所谓鼎子者,凡银也;真儿③者,汞银也。真铅④须鼎子招出来,汞银是凡银引之。不过使炁相感,譬之螟蛉之虫,负蜾蠃之子,祝之以声,其子感之,朝夕而成也。况砾砂五百年而成水银,水银五百年而化凡银,其银本同一气,在天以太和之气养之,故五百年后成银。在丹家,以炎烈之火迫之,故百日而遂变成,以火气之和,代造化之机,易五百年而为百日也。此理正明,何疑之有?

客有辨之者曰:"《慕阳》云:'产下婴儿无乳哺,故将抱养托西邻。'《渔庄》云:'真母自生而不能自养。'由此观之,则乳者乃是乳哺汞也,乳汞即乳子也。砂配为药且为母,以乳喂子,子得成长。今砂既死,不以乳母喂养之,何用?"

答曰:"正所谓'传神'也。砂之至死,不知经过几番酷烈,病躯羸瘦,恍惚无神。譬之产儿之母,不得资养,何能补炁生肉也? 故《浪仙

---

① 成,疑为"灭"字误。
② 庶,原作"度",据《炉火心笺》改。
③ 真儿,原作"真乳",据《炉火心笺》改。
④ 真铅,《炉火心笺》作"真银"。

经》云：'母壮子肥。'《白云诗》曰：'嚼蔗喂娘，娘食蔗膏乳子，子饮肥膏。'其诀至妙。《黄白》亦言'乳而复乳'，弄玄亦云：'掌家之母精神倦，要聚偏房喂饭膳。'洞然晓人，人不自悟。"

客悦。

第七 采金论
（再补神炁）

"西邻乳母体气虚，须归铅祖炼金酥。正室嫁他吾复嫁，将乳婴儿体自肥。"此弄玄之言，炼家第七节事也。

庶母通用于世，以低成高，以高成低，不知拌了几番铜铅，过了几番煎炼，虽产于先天真气，其所存者寡矣。故必入铅池煎炼，亦如采花，浮沉于铅水之中，令其饱喂铅精，炼完凝定，金花满面，以土碗覆盖，久之乃开。金花凝结累累，如释迦头上之金珠者，所谓"得炁之庶母"也。以是扶砂，如少妾而助正室；以是乳汞，如少妇而抱养婴儿。《月谈记》云："黑面相公文满腹，妻妾相随坐金屋。"黑面者，指铅之皮也；文满腹者，指金之蕴也；妻指砂，妾指银也。砂受精于前，银受精于后，"正室嫁他吾复嫁，乳哺婴儿体自肥"。

客有辨之言曰："《渔庄》云：'死得砂汞不用铅，此时常用何见偏？'此时只宜退阴符，何故复浸铅气？"

答曰："《渔庄》所谓'不用'者，不常用白金之质也。凡母采花，正借其气，弃其形，不得以铅同例也。'西邻乳母体气虚，须归铅祖炼金酥。'《玉阙秘诀》云：'怕惹情人牵出去，又倩他人结好缘。'牵出去者，指砂与铅交，而亟退阴符者言也；好结缘者，指银与铅再交而再孕金精者言也。'结好缘'、'牵出去'，二诀极妙，人莫见之。譬之妻妾，必施云雨之泽。砂为正妻，固与铅姤，而凡银既为庶母，亦安有人家妻妾侍房而不遇好主翁者乎？能近取譬，其理微矣。"

客悦,恍然有得。

第八 干汞论

（汞死,乳哺神炁也。）

"银晼与汞共和均,三家相得结姻亲。送归乾鼎牢封固,一鼎三方火半斤。中间隔外调停暖,温温火候莫粗心。八十四时文武火,自然汞变雪花银。"此《渔庄》之言,炼家第八节事也。

砂死名晼,庶母乳晼,三日之后,取出庶母,将晼炼于既济罐中炼过,称其多寡,复候庶母之新者,亦如晼数,取碌里汞,或打灵砂,亦如银数。三家和均,养于未济之内,三方一顶①,中间母铺消息,外覆副瓶,温存莫息。七日之后,汞见晼而干,其银自凝,如捻脂如锭,可以转制而成宝矣。《虎铃经》云②:"观娘抱子身干燥,小娘乳子雪如肌。"正谓晼去死晼,汞去死汞,则子之身干燥,银去传神,使子肌如雪,此诀极妙。

客有辨之者曰:"金银异质,丹家绝不用。《渔庄》云'金花银',何谓也?"

答曰:"此金非金也,正金花,曰银之气也。《金丹捷经》论'玄银',与《渔庄》'金花银'正合。则前'白金作肉',信不可废。但用一子干汞,可见金之质,不可存耳,故云'自无至有,自有至无',老子之语至玄也。苟不知用铅,安能自无而至有? 不知去铅,安能自有而至无也哉!"

客稽首谢曰:"先生用铅之旨,可谓详且尽矣。但八十四时,汞遂成宝,恐不如是之骤也?"

答曰:"看书须通融,不可执泥。汞之变银,渔庄亦自试之,必至者言之耳。若七日杆汞谓之一子,'一子稚,二子拙,三子始光明。'果欲

---

① 顶,原作"鼎",据《炉火心笺》改。
② 云,原作"氏",据义改。

煎宝,必转制三子以后,方可验。譬之初诞之子、月内之孩,肉尚未坚,骨尚未实,倘逢烈火,决难留住。《纯玄诀》云:'可惜嫩皮肤,竟遭回禄死。'正谓此也。《月谈记》云:'自别母怀中,一路遭风火。明关过渡来,何曾畏玄武。'正谓脱胎之后也。若不如此,则犯有头无底之病。《野心诀》曰:'生子不能成,由如出花死。'此诀严谨,不可不慎。"

客正容以谢。

第九 分胎论

(母抱子,过明关也。)

"母不传神不可炼,一炼混淆难分辨。要识分胎端的处,三才上下明炉现。"此《慕阳》之诀,炼家第九节事也。

母指庶母,庶母若与晛同炼,则必盗母,正犯"以西配南"之句。混浊不分,所谓"有母不灵"也。《龙虎经传》曰:"庶母若与儿身合,渎乱彝伦家必倾。多少辛勤方到此,为山九仞功无成。"由此观之,丹家极忌,在此一节。比如庶母乳儿,但以气交,若与同炼,是以形交。犹子戏父妾,在丹家谓之盗,在人伦谓之奸。《龙虎传》之言,真天地间之正理,丹术之秘诀也,慎之、慎之。

客有辨之曰:"银既不可与晛汞同炼,则所谓三才,何物也?"

答曰:"晛、汞、银也。"

客又曰:"三才明炉可见,又云分胎则分明银以汞会合同炼。"

答曰:"此正所谓迹是而实非也。炼者若与既济罐中,混作一团打火,必然盗母。若明炉分胎之际,则先用制母于底,使其自镕,镕后渐置晛汞于上。彼晛汞始终有质,见火但能成汁,而庶母在底,已莹洁无滓矣。成汁者浮而清,莹洁者定而沉,炁实相通,形实不合。冷定取出,面如漆,晛上汞中,凡母在底,三才分别,不染不污,莹然可爱。《捷玄经》云:'要度明关难上难,两娘护子在中间。有人识得斯玄奥,转制将来作大丹。'两娘者，正指硫与母；子中间者，正谓汞在中，上下两娘护之。有人识得此过关之理，则一转制而成大丹，可能点化无穷矣。此诀正妙，不可不玩。"

客曰："先生之解正妙。倘初入丹门者，或误将银汞同炼混染，何法可救？"

答曰："《月谈记》亦有解法，诀曰：'毒在腹中须用泄，泄毒还须毒作媒。'此千古不传之秘旨，天机不敢尽泄矣，秘之，慎之。"

第十 过关论

（三才过关，明炉也。）

"汞死如铅栽接难，若能栽接定返还。除非过了明关渡，转制方堪作大丹。"此《黄白》之旨，炼家第十节事也。

所谓栽接，以神其化也。汞死，与硫判然有别。硫死如土，其色黑；汞死如铅，其色青。硫死坠底作饼，汞死凝于硫面如石糕。或抱伏于中，硫轻汞重，须看明白。汞可煎宝，硫可为药。然后以明炉分胎过关，汞方真死。《白鹤经》云："白衣小将虽降伏，不过亚关终返覆。"《野仙诀》曰："大帝亲临飞将哭，白泪干时成白骨。"此皆指汞过明关之诀也。如不过关，断难栽接。虽栽接，必有返还之弊。譬如火珠照日，磁石引针，以类相感。半死之汞，一见未死之砂，气味相同，招魂引魄，是以去而复返，死而复苏，乃一定之理也。然过关之后，自有清浊。苟不去浊留清，则如玉陷石中，安能成器？余霞子云："神炉炼出三才现，璪琳磁石谁能辨。"正言浊者当去，清者当留。留清之后，方可栽接。栽接之法，必至主十而宾五①。《落岩经》云："要得佳宾醉，客少主人多。"正是此处妙诀。汞能栽接，次次要传金炁②，节节要过明关。接至再三始通

---

① 五，原作"十"，据《炉火心笺》改。
② 炁，原作"仁"，据《炉火心笺》改。

灵,砂铅汞变如白雪。即称白金,又名黄金芽。前可煎宝,后可点铜。丹功至此,其妙尽矣。抱朴子云:"九转功夫今日了,收拾丹炉跨鹤飞。"

客有辨之曰:"煎宝点铜孰愈?"

答曰:"特小试大道之验耳。以之煎宝,如卖三月之丝、五月之谷,此时有尽,其煎宝宁可轻耶?若点铜六两,三子则用三钱,四子则用二钱,五子则用一钱,六子则用五分,七子则用三分,八子则用二分,九子则用一分,到此方是点化。《虎铃经》云:'一面红铜镜,倾刻化金盘。'《金谷歌》曰:'丹丹丹,一粒遐龄千万劫。'正此谓也。"

客辨之曰:"到此地位,果然神妙,但先生所云过关有清浊,必须去浊留清,才到圣地,祈再与愚生一泄乎?"

答曰:"先师云:'鸳鸯绣出从君看,不把金针度与人。'此处一泄,更无余蕴,恐遭上帝之嗔。"

客曰:"天不爱道,地不爱宝。先生体天地之心,丹诀已成一书,何惜此言一之教乎?必欲吾誓,即盟于天。"

客乃焚香发誓:"得先生之道,没世不忘;泄先生之道,后世不昌。"

誓毕,先生始答曰:"《慕阳》云:'转制分胎三次后,却嫌宗祖是嚣尘。'子能悟此否?"

客曰:"先生真人也。"

师正百法

明 祝云鹤

题 解

《秋日中天》,一卷,原不题撰人。傅金铨《天仙正理读法点睛》作"溧阳子《师正百法》(即《秋日中天》)",但《外金丹》中又作"漂阳子",不知孰是? 据《秋日中天》明嘉靖年间人祝云鹤的序言及跋文,《秋日》一书系祝云鹤所作,溧阳子则为祝云鹤之师。

祝云鹤,浙江龙游县人,号越松山人,明朝嘉靖间人。《龙游县志》谓"淮安检校,征倭有功"。清乾隆年间修《淮安府志》卷五有:"嘉靖三十六年,署县事府检校祝云鹤重修"盐城县城。清光绪间修《盐城县志》卷七"职官"谓:"祝云鹤,龙游人,(嘉靖)三十六年以府检校署。"另有曾任福建古田县县丞的祝云鹤,据《古田县志》,此祝云鹤是明洪武年间任职古田,《龙游县志》卷十六"选举表"云:"祝云鹤,古田县丞。按万历壬子《志》云'淮安检校',与此不同。"故青田县丞的祝云鹤,疑非作嘉靖间作《秋日中天》的祝云鹤。

祝云鹤之著《秋日中天》,曾自述其缘:"夫予自立之年,慕夫金丹之道,每为方士所惑。作之者虽说铅汞之妙,而不知铅汞交姤之玄;论之者虽说阴阳之秘,而不知阴阳返还之理。执偏见以强符奥理,虽曰欺人,实是自欺。予由是痛恨而绝之,遍访先圣之遗篇,而沉潜反复,参透奥旨,遂得驱龙就虎之秘,金木交并之玄。不敢匿而自私,乃述《金丹总旨》,以提其纲;次作《进道论》,以辨药物配合之玄机;作《进道歌》,以广其次序。犹恐辨之不详,更敷扬于各论,以足其说。复恐论之不约，则咏叹于诗歌，以阐其微。又述《大药图》于篇末，以完《秋日中天》之用。俾后之学者，得开其蒙蔽，以见中天之秋日，庶不为方士所惑，则亦少补于外功，而为济世救贫之一助云。"其"跋文"又说："人能究心于《五行生克之图》，遍历水、火、木、金之地，而进研夫进火退符之旨，则金丹之奥可坐而得矣，又焉有破家耗财之患哉？予因世之慕斯道者，没世昏惑，茫无所归，可悲也夫。予固不惜所当秘，而于药物配合火候之玄机，悉备于各诗之中，敷扬于歌论之内。凡下手次第，有不待言而显者，复著数图，以证药物火候之说，而有确然不易之理。其文益省，其义益明，使学者易于测识。"

故知《外金丹》本《秋日中天》，傅金铨因所见或系抄本，不但不知《秋日》之作者，且所抄录多有残缺，校者因未见《金火大成》所收录本，不能据之一校，可为一叹。

《秋中中天》先以问答为说，意在剖析死砂盗母之病。凡炼外丹黄白，最难者即是死砂，虽当时死之，过后复又还原，未能真死。一如人元丹法，虽似有验，过后又属影响之谈。次又坎北、离南、震木、兑西、精气、魂魄诸论，专详于黄白丹法之理。复又作真铅、真汞、真土、绝句十六首诸歌，以诀传之，待有得者自知。其后五行顺逆生丹说篇，原本有图，今本失之。

本篇校勘，略取传抄本参考。附录节取原本之"进道论"，以及祝云鹤刊《渔庄录》后所作诗文。陈撄宁摘抄《秋日中天》序跋两篇，也附录于后，用识渊源。

师正百法

（即《秋日中天》）

明 祝云鹤

序

窃惟丹灵药圣，全在阴阳得数；铅枯汞干，必须火候适中。此两者,乃大丹之枢纽,炼士之印也。推而用之,顺行逆施,生物生仙。近观独眺干汞一法,虽俱四象,实非五行之嫡种,不过借凡起圣,弄假成真,因所用皆后天故也。但其制砂之功,专资兑金培补,通灵之妙,尤赖坎水滋扶。何则?银虽至刚,内含柔质;铅虽至阴,中潆阳精。金水同宫,骨肉相亲。今则浊里求清,以有招无,共投逍遥池内,仗丁公之猛力,战退癸阴。识息火之机缄,潜盗元神。九池功毕,狮头高露①,始为刚母。炼白返赤,朱橘隐见,号曰黄酥,方堪以水潼丙火,庚金制甲木。用此同类,仗眺乳砂,如磁吸铁,免逢利鹰矣。造化之妙,无过于斯。至于黄土,虽是铅精炼就,犹为枯体,止可结胎,以消砂之燥性,难以认为嫡父。若非庶母抱养,饱吞金气,纵养成宝,终以女妻女,卒难超乎圣境。所谓"圣人无奈缺真铅,方把凡银火内煎"。倘原头不清,浊流彻底,其节节次烹炼、沐浴之功,要依缓急炎凉。如焕然太过,恐为焦头烂额之客;或炎凉不及,又作枯木寒泉之辈。须文武均调,晨昏探验,三子之后,可无虞矣。予曾经目,成败数迩,故赋微言,寄与同人。

（呜呼,三折其股,自是历炼老成;万法从心,良申匠手高强。航波彼岸,洪候叔芽。）

问答②

仆师漂阳子,秋日游天宁寺西家和尚庵中,遇数客论诸铅汞之法。

座间有客言水铅而制朱汞者,有言枯铅而制朱汞者,有言枯铅制砂而无用者,有言水铅而有阴气者,不知何者为实、何者为伪?

师曰:"水铅、枯铅各有巧妙,只用铅炁,不用铅形。问拘水铅,俱可起手,只要超脱清白。"

客曰:"有言水银栽砂于面上者,有言栽在铅汁内者,何如?"

---

① 露,原作"路",据《炉火心笺》改。
② "问答"二字系校者所加。

答曰："栽在铅面上者，止倒砂皮，真炁飞走，每斤只用三两五六钱，栽在铅腹中之做手，不论南铅、七十二石，一样行之，能发付癸水清白，亦有用也。"

客曰："铅入汞中，如油入面，安能复出？"

师曰："火功一到，造化自生，汞死铅出，全熟相制。进火吞金，九转功毕，亦可养砂扞汞。"

客曰："栽铅腹中何如？"

师曰："此与诸法之功不同，乃第一清真之物。《金火灵篇》云：'但将水铅淹离焰，自有天魂制水银。'陈自得云：'铅为池沼砂栽藕，银作篱园汞种瓜。'皆是水铅起手，易超易倒。"

客曰："栽出就养，还有制法否？"

师曰："若是栽出之砂，必用过渡之法。每汞一两，以神火一钱，同砂入鼎，烹至三日，炼去砂中之浊气，止存一味清真，冷出，其砂实有七分之死，汞焰自出，里外透明清亮，方可入金铅匦鼎，养火七日，其砂坚刚，取金母过渡之汞，仍配神火，又烹三日，以黄酥金母乳养二七，其砂实死。烧试八呈，如胎色老嫩不受煎，乳哺不足，即有侵伤之患。"

客曰："有言用生汞烹砂，又有以水银烹砂，银度汞烹砂者，不知何是何非？"

师曰："如烹灵砂，则铅以度之，汞以烹之。煮去凡汞之气，方可入金铅匦中，养出七八呈死砂，则用银以度之。汞以烹之去其阴气，方可见母。如砂实死，方可用托汞烹之，炼去砂中浊气，止存一味清真。如是辨箭头之砂，以铅过度之，汞烹之，则砂汞红焰两去，方可入罐。"

客曰："砂烹几次？"

师曰："初然之砂去红垢，以过度之汞烹之；砂养出砂，以生汞烹之。恐砂盗砂中之浊气，子方可见母养足色，仍以黄母过度之汞，如黄汞又烹三日，方得至清至真。"

客曰："砂既死，如何又烹？"

师曰："死砂烧至八呈，尚有二三呈不死，则盗母二三呈；但有一呈不死，盗母一呈。虽是渣母不折，乃一炁死于母腹。母炁育于子胎，恐浊而难以栽接，故以烹制使其清真。虽有还元复真之法，不如源本清洁不杂，而后易制易接、易超易脱也。"

客曰："又有阳烹、阴烹之法，若何？"

师曰："阴烹者，汞烹晾衣；阳烹者，铅沐砂胎。书注云：'硃砂不烹终无药，神火施为岂离铅？'"

客曰："又有将天晾化成一饼，悬于罐中，下安生砂，底火薰蒸而出，收砂空养一日夜，打火六时。此法如何？"

师曰："此是提灵，暗进玄元神火、通灵返粉之意。"

客曰："几度方可？"

师曰："三升三降一日，火功若到，汞死晾上，取下，将汞打火，照前接法。"

客曰："有用天晾养砂到底，有用子银养砂到底者，何也？"

师曰："将晾金之砂，铸成神室，伏养真砂，三七火足，其砂实死，晾复养砂，砂熟则可点铜。书注云：'晾伏晾分晾伏晾，晾抱砂死作丹头。'"

师曰："此乃铅汞相牵制之意。汞死为铅，以生汞为黄婆，传送两家消息。神火为土，生砂为汞，五行四象，方得周全，故以砂为银。书注：'神仙炉养白硃砂，天下烧丹第一家。'"

客曰："有银中用铅气一二呈者，又有朱铅之中用母炁一二呈者。何如？"

师曰："不知五行，四象不全。故铅中用银，银中用铅，所谓'攒簇之妙，养砂煎宝，毕竟要盗'。天晾乃辛金，倒铜煎销，方得成宝。"

师曰："脱出硃皮，可用子银，不用砂皮，以金母伏养，进火吞金，生熟相制接去，自有变化。"

客曰："有天晾盗凡母在内，千万百计，不能得出。欲要煎银，银有折，晾又可惜，如何为之？"

师曰："银汞原不相亲,俱属阴体,因先天之炁无所招住,故有借银为鼎,以招先天真水银之炁于凡母中,拘伏天汞,汞见凡母相吞。因汞见母弱,内无真炁,故铅相盗之患,必须将汞于银铅中,真炁薰死,重复煅炼,自然银吐出矣。书注:'果生枝上终期熟,子在胞中岂有殊?'"

客曰："又有炼出清真紫金汞为第一药,何又将黄母八两、生母半斤,二物入封磁鼎,水火升出清药,加入汞中,何也?"

师曰："铅精汞髓,实为金火二物也。不入内,终不通灵,前功尽弃。亦为黄婆,亦为补炁,亦为明进金火,亦为提粉金火是也。子当秘之。"

师曰："将坎离颠倒怀胎之母,栽烹薰蒸返粉。九九数终,清真老死,化为一块紫金汞,名曰真土。"

客曰："法不同乎?"

师曰："不同。硬池九次躯汞液,只伏汞皮母上栽。书注:'太阳移在月明中。'是其候也。将铅斫钱许大,急急点之,砂亮篯夺住,用线十字扎之,一白即投,便以土盖之。复以温火养之,冷出,以母各别,烧之不折,则再煎一次,是为造真土之法也。"

客曰："更有法乎?"

师曰："造砾砂也。将所炼九阳金丹在内,大火三香,五彩盘旋,霞光到,急将吐出未尽之真土,投入池中,以熟硼厚盖之。盖好,三香退火,照前功到圆满。此先天隐秘之玄机,余不避天谴,明言垂世,吾子珍重焉。"

客曰："造土之法,果尽于此,更无丝毫差错?"

师曰："更无隐秘,但以硫磺炒灶心土,养土七,或炒无名异,罐土匮之。其银铅之气,伏到紫阳尽矣。非清真至圣地,不能点化。"

客曰："若要砂见宝济贫,何必吐尽为奇? 黄母如何九炼九投,真养入罐,升出只到第七池后,八池依旧复入者,何也?"

师曰："升所投之外药也。"

客曰:“外药好飞走,安能得入?”

师曰:“将极好薄竹纸在下,极细枯金摊在上,三开三合之际,急急投之。先后天一时交合,阴金阳金,两相得合,老嫩宜审,风不走,鸟不飞矣。”

客曰:“何为入养?”

师曰:“炼一池养一昼夜,入罐,水火打升一次,不知多少存贮,此为九池之法,尽在是矣。”

客曰:“真土于踵息池中,止得砂皮,敬闻命矣。栽入铅中者,更用何器?”

师曰:“火倾银罐可也。可着硃六斤,次次抽添,而用布包,外用无名异、土罐泥搽上极厚,待炘投之,火冷复熔。如此三次得炁,圣胎结就,有奇功矣。”

客曰:“灵田返粉,不须超脱,复养四子,还要吞金进火否?”

师曰:“到此地位,纯是一团阳炁,何用吞金进火!欲行欲止,任意施为。”

客曰:“超脱之法,如此明矣。”叩谢而去。

坎北论

以乾交坤而有坎,故坎为乾之中男,为其阴盛,故居北而为水。水之正位,月之象也。坎纳六戊,戊者阳土也,故月以戊土为晶,是为金精。金生水也,金乃水母,水者金子,母隐子胎,故水中有金也,是为先天之乾金,化生万物,皆本于此。金藏水中,而气不能自出。取离中之木液,以克坎内之金精,金情恋木,故投之以震木。木中有火,火克水内之真精。猛烹极炼,随木气而上浮,是为真铅,又为真银。乃水中之真火,而为大丹起手之要药也。铅乎铅乎,其金丹之祖乎!

若问金丹事的端,要知水火打成团。

夫妇交姤精方出，子母烹煎汞自干。
万物化生由太极，两仪相感作灵丹。
先天炁是连城璧，莫把寻常一样看。

离南论

以坤交乾而成离，故离为坤之中女。惟其阳盛，故隐南山而为火。火之正位，日之象也。离纳六己，己者阴土也，故日以己土为光，是为木液，木生火也。木乃火母，火乃木子，子藏母腹，故火中有土，是先天之坤土也，长养万物皆本于此。木隐火内而光不能自焰，师曰：取坎中之金精，以制离中之木液。木性爱金，故施之以兑金。金中有水，水能制火内之木液。火遇金则伏，伏则为黄晲，晲化为土，乃真己土也。土能擒汞，汞感乾阳之气而立死。除此真土之外，更无死汞之药也，安得不谓之真母乎？

晲珠是火性飞扬，惟有真铅索配当。
戊土烹调金炁足，兑金炼养得成刚。
阳还阴窟名丹母，坤姤乾爻作药王。
欲识个中奇妙诀，金乌端不在扶桑。

震东论

震居东方，而为乾之长男，属木，自离中产出。其性爱金而最柔，其体似水而畏土。故以离南之真火，夺坎北之真金，制成真土，乃火化为土，则土能克水。其中有金，则金能克木。木死于离，故假太阳之液，而行薰蒸之法，以立其体；木败于子，故假先天之炁，而施乳哺之功，以足其神。木凝而神化成金液，是谓真铅。而过关之后，体变纯阳，又为养砂之圣母也。知死汞养砂之法，点化可坐而得矣。龙乎龙乎，变化其有穷乎？

震居东方是长男,送归火母自相安。

水因土燥凝成质,木赖金调结作团。

有子有孙承祖业,点铜点铁赖灵丹。

只汞一味真铅汞,叠种如山信不难。

兑西论

兑居西方,质称后天,而为坤之少女,有质无形之谓也。但可假之,以作鼎器,以夺铅中之金精也。惟其受死于子,故投之以火,而采其金花也。以四斤之数,合三十六斤之水,分池煎煅炼,气足九阳,入池不使偏枯,采取察其老嫩。银中阳满,自外赤而内黄;银内阴消,庶形刚而气壮。木赖以乳哺,火赖以炼阳,水赖以消阴,大有补于丹道,故曰:"无母不成,有母不灵。"若夫真父,取坎中之金精,外此则凡银也;真母,取离中之木液,外此则庶母耳。或谓庶母为真母,以其能死,汞则飞也。

位镇西方属后天,先师假此炼真铅。

取将北地乌龟髓,化作瑶池白虎涎。

花簇锦盘宜急采,药投神火莫迟延。

数中九九阳花足,产作金酥玄更玄。

精气论

精藏坎位,西北主之;气属离宫,东南主之。坎中有金,金情恋木,故以汞投铅,而结成真金。金因火逼,从此而上浮,是浮则为金,而沉则为水也。先师则取其金,而去其水。离中有木,木性爱金,故以铅制汞,而降伏木性。木因金克,端然而留形,是伏则为晥,飞则为汞。仙师则取其晥,而去其汞。故以坤交乾而得金,乃成戊土,是为真父;以乾交坤而得水,乃成己土,是为真母。戊己二土,实为炼丹起手之要药也。使不知精炁之妙、交姤之玄,而欲求丹砂之结者,断乎其未有也。交媾之妙,更谁知之？

> 大药无过气与精,坎离二象结婚姻。
> 铅因火逼金方出,木赖金调气始盈。
> 日月互相频煅炼,阴阳得类自和均。
> 直须黄老分胎后,化作刀圭次第行。

魂魄论

日魂月魄那个识,看者便是真仙子。盖魂属离南,乾宫之真阴,谓之天魂也,而为日之光,己土直之;魄属坎北,坤宫之真阳,谓之地魄也,而为月之精,戊土专之。以魂合魄,采天一之真精,所谓"天魂制水金"者此也;以魄合魂,结第二之真液,所谓"地魄擒朱汞"者此也。取坎中之元阳,以立丹基,而必投之以木汞,阴返坤舍,阳花自生,是成戊土;结离中之真汞,以发丹家之用,而必媾之以金精,阳还乾宫,阴精自凝,是成己土。魂魄迭交,乾坤合体,炼成大药,在此是也。

> 日魂月魄不难知,魂魄分明在坎离。
> 魄是坤宫金虎液,魂为乾舍木龙脂。
> 魂须借魄擒朱雀,魄亦资魂制黑龟。
> 魂魄包藏天地髓,个中炼出大丹基。

真铅歌

> 真铅祖,真铅祖,真铅祖兮号玄武。
> 黑中有白先天精,先天自是金丹父。
> 黑白交加何可分,朱雀归来卸羽翎。
> 衔出金精海上浮,金精作化成真土。
> 有一少妇居西邻,名曰后天真庶母。
> 配将黑虎入华池,八十一度天然数。

落霞水面映芙蓉，华池神水金波静。
炼至笼罩一团酥，莫教望远空辜负。
采得金花一味铅，送归土釜牢封固。
炼就金团无价珍，种在离宫为乳哺。
婴儿长大过西天，还要三叠阳关度。
子子孙孙尽作仙，一诀天机藏坎户。

真汞歌

借问真汞何所居，用在坎兮产在离。
木中有火性飞扬，作得金精自相依。
木性恋金金恋木，木金类感成夫妻。
成夫妻，云雨足，绯衣脱却皂帏里。
夺得先天一味精，明明化作神仙禄。
神仙禄，是丹母，要识铅花生兑虎。
牢固封锁玉池中，招先天，凝二五。
凝二五，一团灵，金刀割尽离中阴。
要得水银成至宝，全凭真火炼真金。
通灵一味紫河车，种下无根树一株。

真土歌

丹家何物是真土，真土之精凝二五。
二物分明坎与离，离取己土次取戊。
戊己土号水中金，至药长生在甲壬。
取得甲壬真一炁，点化离宫腹内阴。
腹内阴，是真火，变化莫测皆由我。
黄婆作主镇中宫，善使芙蓉结金果。

结金果,一团金,金花灿烂开南园。

二物化成乾健体,用铅不用是诚言。

是诚言,本一炁,神仙夺得天与地。

识得西南是本乡,绵绵瓜瓞玄中秘。

玄中秘诀死水银,并无外药来相亲。

盗得水银一味真,稳乘鸾鹤到蓬瀛。

五行顺逆生丹说

《契》曰:"五行顺生人物逆生丹。"用法度不可不审。故自其顺而言之,则金在兑而生子水,水在坎而生卯木,木在震而生午火,火在土而生五金。此顺生人物之说。自其逆而言之,则火逢金死,而兑金克午宫离火;木逢火死,而离火克卯宫之震木;水逢木死,而震木克子中之坎水;金逢水死,而坎中壬水克酉宫之兑金。故曰"逆则为丹之用"也。铅,戊土也。生于申,败于酉,故以银炼之而枯其体;旺于子,死于卯,故以汞制之而克其阴。金,兑金也。生于巳,败于午,故以真火而采其精华;旺于酉,死于子,故以真汞而补足阳火。砂,己土也。生于寅,败于卯,故以汞去其红衣;旺于午,死于酉,故以兑金死其晄衣。汞,震木也。生于亥,败于子,故投之以戊土而感其真炁;旺于卯,死于午,故匮之以晄而凝其质。若人能按五行生克之论,而参以顺则生人,逆则成丹之理,则丹道之伏制,昭昭然矣。此皆前圣隐而不言之衷,吾今详著之于书,惟愿修真之士,人人成道,个个飞升,故不避锋刀,发其所未发。其四生、四旺、四败、四死之诀,悉列于后。

学道先须识鼎炉,五行四象会中都。

青龙要啖庚金髓,白虎常飡甲乙酥。

朱雀咽吞壬癸水,黑龟吸尽丙丁符。

这是五行真造化,能通此理不凡夫。①

---

① 此诗原在"真土歌"下,据抄本及义改。

绝句十六首

一

试得阴阳道若何,乾坤迭运坎离窝。
坎取精兮离取炁,炁精交感类黄婆。

二

试问通灵真土诀,神仙不肯分明说。
坎离二炁结成胎,砂汞相亲立时灭。

三

试问乾坤配合机,金精木液两相宜。
火焚海底灵龟出,金入南宫结玉枝。

四

试问如何生圣子,灵龟吸尽金乌髓。
父精母血会通灵,片时结就婴儿体。

五

试问乳哺养育功,朝朝抚恤在中央。
自从三五薰蒸透,化作西方白虎雄。

六

试问如何是脱胎,死中用活火中栽。
更施既济频频炼,自有青娥出世来。

七

试问婴儿立圣基,还随亲母赴瑶池。
更须老祖关前过,始是真铅绝妙奇。

八

试问如何转制优,河车搬运作仙筹。

灵田金谷随时种,何必封官万户侯。

九

沐浴工夫理最玄,华池神水细钻研。
贮看东舍朱衣子,立变青娥出世墟。

十

铅汞相投自合亲,莫将非类泪天真。
驱龙入海浮金甲,纵虎归山作玉麟。

十一

惟有金丹理最玄,世人不识用凡铅。
投红入黑求红液,炼白为黄取白涎。

十二

煅炼工夫天地位,坚刚药就鬼神惊。
若将草木伦秋日,□□□□□□□。

十三

朱雀绝阴成至药,水龟无质采先天。
用铅只用先天炁,此是真机莫乱传。

十四

进退南离大药奇,谁知妙用在玄龟。
青龙出海呈金鼎,白虎吞精作玉池。

十五

龙甲坚金凝姹女,虎脂作骨乳婴儿。
铅中造化如能识,便是神仙第一机。

十六

坎电烹轰金水方,火发昆仑阴与阳。

二物若还和合了，自然丹熟遍①身香。

[附录]

1. 进道论

（节录）

金丹妙用，曰铅汞土也；金丹大药，曰精也、炁也、神也。故曰：精藏于坎，抽坎中之元阳，是为炼精；炁产于离，补离中之元阴，是为炼炁；神具于土，合坎离成乾，是为炼神。精不得炁则不出，炁不得精则不住，精炁不得神则不灵也。是从红入黑，故得水中金；炼黑入红，故得汞中宝。故曰："欲令铅制汞，先使汞迎铅。"欺之谓欤！曰："真汞产于离，其用却在坎；真铅生于坎，其用却在离。"正坎离交姤之玄，铅汞结丹之妙，亦紫阳谓示进道之门，为万世正宗之说也，且为今之学者金丹也。为之金者，先天真一炁；为之丹者，化生不息之机。精藏西北，炁属东南，欲而得之，必取离宫纳归坎住，坎离交姤而木载金浮，水火交而金丹自结矣。自正返本还元之说，水火配对之论也，□□真种子之谓也。

尝观《明镜匣》云："乾黄坤白体，黄白药无比。只用黄白精，不用黄白体。"盖黄金硃砂父，神存于离，是为真火；白金水银母，精藏坎，是为真汞。故曰："黄金为德。"值发育之机，万物由此而生也。炁乃水中金也，白金为形，司肃杀之权，万物由而成形也，乃水中银也。用黄以筑砂汞之阳魂，用白以固砂汞之阴魄，砂汞得白黄之真精，二五之正炁，融结形骸，汞为至宝得兆，太上所谓"金种金兮银种银"之谓欤！若凡金银为黄白，则去道远矣。太上又曰："若非真父母，所生都是假。"曰："坎北真金是为父，离南真火是为母。"

---

① 遍，原作"变"，据《悟真篇》改。

2.祝云鹤刊《渔庄录》跋文

予于公余常以是读之,深觉脍炙人口,实丹家之确论也。因续《百字吟》一篇,以序其始终之奥;继作律诗一首,以咏其配合之玄。然恐失传,复锓之于梓,以广厥秘云。

越松山人识

百字吟

主哉《渔庄录》,擒砂只用铅。凡铅种土池,火候发金花。漩兔魄,会蝉蜍,夫妇相留连,阳池片饷间,结就丹砂玄。复入阴池炼,须教神气全。火炼土刚坚,大药已成乾。养砂砂即死,干汞汞即干。亲母体羸瘦,庶母重相看。抱出麒麟子,变化非等闲。砂死须凭制,何须更用铅。

律　诗

配合砂铅法妙良,阴阳颠倒理非常。
东邻载酒西邻醉,北苑开化南苑芳。
未济炉中交玉液,混元鼎内结金霜。
只因圣母怀胎后,从与铅爷自两忘。

3.《秋日中天》自序
(《秋日中天》,乃外丹书名)

"秋"之为言金也,"日"之为言火也,"中"则取义于土,"天"则法象于乾。盖"秋日中天",乃炉火之妙用,莫非金火施为。金藏于坎,坎纳六戊;火藏于离,离含六己。戊己既得,则刀圭合而臻乾。乾道变化,宁有穷乎?故水中有金,乃先天之乾金也,金藏水中,阳微阴盛,故以真火烧之,则火灼水枯,是为戊土;火中有木,乃先天之坤土也,木藏火中,阳包阴髓,故以乾金合之,则木受金克,是为己土。戊己二物,分则为土,合则为圭,圭而成乾。如秋日至于中天,人所共仰而易见也。但人不知铅中金气,在乎真火煅炼之功;火中木液,全凭乾金克制之力,方克有成。否则造徒费赀财,虚延岁月,大可悲也。

夫予自立之年,慕夫金丹之道,每为方士所惑。作之者虽说铅汞之妙,而不知铅汞交姤之玄;论之者虽说阴阳之秘,而不知阴阳返还之理。执偏见以强符奥理,虽曰欺人,实是自欺。予由是痛恨而绝之,遍访先圣之遗篇,而沉潜反复,参透奥旨,遂得驱龙就虎之秘,金木交并之玄。

不敢匿而自私,乃述《金丹总旨》,以提其纲;次作《进道论》,以辨药物配合之玄机;作《进道歌》,以广其次序。犹恐辨之不详,更敷扬于各论,以足其说。复恐论之不约,则咏叹于诗歌,以阐其微。又述《大药图》于篇末,以完《秋日中天》之用。俾后之学者,得开其蒙蔽,以见中天之秋日,庶不为方士所惑,则亦少补于外功,而为济世救贫之一助云。

大明嘉靖癸丑季春龙游越松山人祝云鹤自叙

（——见《扬善半月刊》总第七十五期）

4.《秋日中天》跋语

明人祝云鹤

大丹之法,妙在用铅不用铅而已。夫既曰金丹,又曰金液还丹,则知丹道用金也昭然矣。盖所以作药者,金精也;所以摄铅中金精者,木液也;所以炼金木而成真土者,兑金也。人俱知用铅,而不知所以用铅之法存乎硍;徒知用硍,而不知所以坚金精之妙在乎银;徒知用银,而不知所以假之煅炼资之乳哺之功又赖乎铅。及夫养砂干汞既成,则金液已得通灵,所以变化者又在真火之功,而非银铅之所得专也。"转制分胎三次后,却嫌宗祖是嚣尘",此之谓也。人能究心于《五行生克之图》,遍历水、火、木、金之地,而进研夫进火退符之旨,则金丹之奥可坐而得矣,又焉有破家耗财之患哉?

予因世之慕斯道者,没世昏惑,茫无所归,可悲也夫。予固不惜所当秘,而于药物配合火候之玄机,悉备于各诗之中,敷扬于歌论之内。凡下手次第,有不待言而显者,复著数图,以证药物火候之说,而有确然不易之理。其文益省,其义益明,使学者易于测识。正如皦皦秋日,悬示中天,最明最正,人皆仰而见之,无秋毫或昧矣。

得是书者,当熟读详味,则理与心融,事与理合,以证吾言之不诬。而作用之妙,存乎人智慧之巧,非予之所敢私也。故云:"认得铅晛,头头是道;超得砂汞,路路可通。"信矣!

(——见《扬善半月刊》总第七十八期)

竹泉集

明 陈自得撰

题 解

　　《竹泉集》，一卷，明陈自得著。自得，又名竹泉，福建福堂人（福堂，一作"福塘"。），约生活在明景泰、成化间。清雍正年间阳春子《琴火重光》序云："陈竹泉先生，闽人也，名自得。少时性极纯，将冠始学诗。年二十四五，颇究性理天人之学。既而为文词序记以自研砺。明景秦庚午，教书薇垣方伯家，以先生执承事员而进宫，负气弗往。会太守太尹咸以明经举，亦不就，惟留心医术以活人。后游江湖，于诸子百家靡不涉猎。由是天文、地理、兵法、卜筮、释者之学，悉惟寻究，穷年终岁，手不释卷，然仅免为一庸俗人而已。每殚思竭虑，欲超乎草木同腐之外，而卒未能，至于流涕。癸酉岁，邂逅外丹之事，获睹点化黄白神效，遂趋事之，执弟子职。三载余，家赀宝物器玩琴书一为之空，终无所得，知为窃丹伪人，乃退。而日夜寻试究里，寝不安席，食不甘味。每十试一验，凡利害得失皆以为师。自是知识日长，道理日明。尝言内丹先天一炁，为擒汞之妙药，结丹之至宝，号曰真铅。然此真铅之名，正假象于炉火，为无极之根，名天地之始，本万化之源，妙阴阳之用。非至人不能得，非至圣不能行，非贤智不能知，非明睿不能察，缘浅不足以见，德薄不足以闻。故外丹之士非此，则三黄八石草木杂料而难施；识此，则如指诸掌，简而且直。但在人得之难易不同。凡有志于是者，能聚精会神，勤求窬想，自有神明默佑。一旦豁然，如剪荆棘而通大道，如披云雾而睹青天云云。自此形诸歌诗，以写其怀，积日成卷，曰《养道策》，时成化三年丁亥也。余阅之，其词中窾者，仅十之一。譬诸金之杂以泥沙，虽间有发露处，而终掩其光，心窃疑焉。后得《琴火重光》，其所论真铅真汞，抉破幽隐，诚如百炼精金，较之《养道策》不啻天渊矣。又见先生《南吕·一枝花》有'入斯道四十余春'句，深叹学道苦心。但按之《明史》，癸酉为景泰四年，至成化三年丁亥，仅十五年耳，何有'四十余春'之语？及读至'辛酉年遇至人亲传口诀'句，乃知丁亥已前之《养道策》，虽连篇累牍，先生尚无所遇。而《琴火重光》中则曰：'敢道无师自悟'，又曰：'盲师不信有真传'。其为辛酉遇师后所作无疑。可见，求道者非久历艰辛，明师指点，必不能得也。"

按：关于陈自得的著述，不仅只有《养道策》及《琴火重光》两种，其它的还有《竹泉集》、《黄白直指》、《铅汞奥旨》、《金丹秘旨》、《金丹词曲》、《祖师陈自得丹诀》、《金火歌》、《陈自得祖师黄白金丹秘诀》、《陈自得竹泉道人丹法口诀》、《金谷歌注》、《敲爻歌》、《竹泉词》、《铅汞词》等等，在有明一代炉火家中，最受尊奉，影响最大，其著作传抄不绝，盛行不衰。因此，今日所存不少黄白丹经中，往往夹杂有陈自得著述在其中，而读者不识，反以为自得著作多已失传。若假时日，校者当肆力于此，考辨自得著述真相也。

《竹泉集》一种，为《黄白直指》之节抄本，仅寥寥二、三页而已，殊不足以供研究之用。论竹泉道人丹法，能条理清晰、层次井然者，当推《金丹秘旨》一书。若再参《琴火重光》及《承志录》，则自得丹法可以节节贯通，而后恍然有所悟矣。

后附录五篇：《陈自得祖师黄白金丹秘诀》序言，可知陈自得之师传际遇；后四篇乃陈撄宁摘抄《黄白直指》、《铅汞奥旨》序跋，用见自得著作传抄大概。

竹泉集

明 陈自得 撰

序

陈自得

余自早岁,宗习儒业,粗能解识义理,及年长,惟好道学玄理。遍访师傅,奈何谓获其真,欲进无方。退而致感,复取列仙秘传、丹经子书,玩索研究,日夕参详,忽蒙皇天眷佑,精一入神,一旦顿悟,乃知是理,不假外求,实阴阳五行造化。

噫,理固妙契于心,事尚未经乎手。当此之时,运气穷乏,孤寒无助,虽千思万虑,亦无策可图也。

偶遇异人见访,话及玄学,超出世表,遂谋诸老妻变卖良田,得白金数锭,试之果验,简而尤易。

因见世之学道者,耗火费财,万无一成,余不敢自私,愿与十方共之。于是作为词歌,明彼造化;又恐未尽其详,故复将下手口诀,条陈于后。不辞轻泄之罪,愿推普济之仁。后之学者,睹是书,明斯理获之于心,应于心,即余之同得也。

序

汪好真

余姓汪,名诚,字好真。祖居扬州,兴化人也。自幼与同郡陈竹泉交好,彼陈子即吾父之甥男也。陈子因好丹道,家资荡然,贫屡益甚。余常念亲戚,馈以钱米,每相笃爱。不意彼遇异人,授以口诀,感悟真玄,始成丹道。因而念余,乃撰此书,以酬往昔之小惠也。因依方修之,若合符节,是知铅汞坎离,生出震兑,皆合坤土,遂将五卦,各赞八句,以传于后。

震之为卦，一阳二阴，阴在阳上，上仰盂曰震。震为阳木，木在离宫。凡修大丹，以此为宗。

兑之为卦，二阳一阴，阴在阳上，上缺曰兑。兑为阴金，金在坎位。凡修大道，以此为类。

坎之为卦，一阳二阴，阳居其中，中满曰坎。坎为真铅，铅生兑宫。金配汞妇，黄婆相通。

离之为卦，二阴一阳，一阴居其中，中虚曰离。离为硃砂，砂生震木。本配金夫，遇土不孤。

坤之为卦，纯阴无阳，分为六断，六断曰坤。坤居中央，和合四象，攒簇五行。

序

董仲理

仆董姓，名重理，字守上，毗陵人也。余少慕丹道，年久未成，遍历荆襄，皓首不遇。后游武陵，遇汪君好真，好直见怜，留为西宾，不吝开训。一日，好真忽出丹书数帙，取而读之，皆是道中心法。观《起贫赞》三十二句，题言陈自得撰，后有兑坎震离坤卦显言，汪君好真前赞之序。始言丹道之难，以及药物配合，次言火候之旨，以晓分胎接制。辞虽简略，情意哀切，料想为斯道之因，故以显诸声者如此。

仆三十年之幸，得遇斯道，不敢自私，既感汪君之诲，矣效汪君，将金、木、水、火、土五字，书为歌章，用传于后。得之者，真铅可知，真汞[①]可晓，真土可明。有难以言语泄漏者，学者珍诸。

时大明成化元年二月吉日董仲理序

金在西方，名曰庚辛，德号白虎，卦生于兑。兑宫属金，金生于坎，

① “汞”字据义补。

坎为玄武,玄武属水,水中有金,金为汞夫。

木在东方,名曰甲乙,德号青龙,卦生于震。震属阳木,木生于离,离为朱雀,朱雀属火,火中有木,木为金妇。

水在北方,名曰壬癸,德号玄武,卦生于坎。坎为真水,铅属白虎,白虎为金,金能克木,木金间隔,得土和睦。

火在南方,名曰丙丁,德号朱雀,卦生于离。离为砩砂,砂生青龙,龙为汞木,木盛销金,金木相并,遇土成真。

土居中央,名曰戊己,德号黄婆,卦生于坤。坤宫属土,土德极尊,旺于四季,善能合媒,和合四象,南北东西。

陈自得起贫赞

予因丹道,二十余年。奔波劳碌,亿万百千。倾家破产,子怨妻嫌。受尽凤业,顿悟真玄。汞用真汞,铅用真铅。铅与汞合,汞与铅眠。母与子恋,子与母连。三家配合,一鼎封坚。朝进暮增,子午抽添。三五数足,二八周全。胎完子产,老大承宣。代母养子,子养孙玄。再煎再封,无量无边。起贫之本,致富之源。有缘得遇,不可妄传。还丹起手,总在斯言。

百字吟

砂汞各八两,真铅用半斤。坤鼎牢封固,阴炉火薰蒸。先以文长养,后以武短升。火功半个月,砂汞总成形。四六三七数,二八一九称。都来铅匣内,匣用卷鼎盛。一顶三方火,三旬一月程。依吾法度炼,管教汞成银。贫者立将富,穷汉家便兴。谨依百个字,细说与君听。

诀曰:将前取天皖制成土,配母养砂,打九火,号曰九火。汞泉宝室,养砂砂死,养汞汞干。

真铅歌

铅要真,铅要真,真铅只在水中寻。

寻来再把丁公炼,金自浮来水自沉。

诀曰:欲养还丹,必炼真铅。铅从何来? 盖向水中取出。汞由何产,必须火里烹来。金水不分,生熟混杂。用火煨炼定浮沉,入水漂流分上下。浮上为真,沉下未妙。真铅只在此求,悟者自得清真矣。

真汞歌

汞要真,汞要真,真汞总在火中寻。

只因营固①人难识,却被癸兵活捉擒。

诀曰:既有真铅,当求真汞。汞生离位,雌雄固结难分;用在坎宫,黄白交加可取。丁公奋武,癸将绝灭,卸却朱衣于帐内,露出素体于帏中,本体②自真,勿劳再制。

真土歌

土要真,土要真,真土性烈最难擒。

实用真铅相制伏,丹成反掌不劳心。

诀曰:既有真铅,当求真土。土旺四季,以应春夏秋冬;土镇中宫,以合东西南北。性虽猖狂,铅可制伏。未济炉中养三周,水火鼎内升半日。清者为真,浊者无用。

---

① 营固,抄本作"劳固"。
② 本体,原作"木体",据别本及抄本改。

夫妇歌

铅为夫,汞为妇,夫妇相交情义久。

黄婆作主镇中宫,未日成亲别在丑。

诀曰:铅土既备,配合当行。用铅为夫,托黄婆而通意;用汞为妇,借丁公以传情。三家配合,一鼎封坚。未济炉中频频育,水火鼎内立分胎。要识盈虚,当明老嫩。

子母歌

铅为母,汞为子,子母同胞互相守。

朔日怀胎望日完,一日分胎归元祖。

诀曰:夫妇既离,子母当明。母隐子胎,毫厘①不相间隔;子藏母腹,须臾难以分胎。真土为宫,黄婆作主。未济炉中恩爱,煅炼釜内别生离。母稍羸,子身肥足矣。

[附录]

1.《陈自得祖师黄白金丹秘诀》序

余盖烧炼有年,诸说异同,灼无真见,荡产无成,心颓志朽。遂游南岱,谒武当,进终南。过虎兕岩,幸遇金山禅师,俗姓,号大瓢,讲道露机。再四恳求,盟于昊天,誓于玄帝,授诀行之,百炼百就。此非世间硃砂水银、五金八石,以及草木之所为也。所为炼银养砂、盗母干汞之说,真天渊矣。自恨孤身乏财,抱道难副,姑指其机,以示同志,是为序。

---

① 厘,原作"离",据别本改。

2.《黄白直指》序

陈自得

《直指》何为而作？惧黄白之失传而作也。盖自许、葛、钟、吕等辈纷纷迭出，仙仙相承，而黄白之传有自来矣。迄今千年，玄风寝息，丹道湮微，后学茫茫，百无一就。

今作为《直指》，以鼎器、药物、配合、火候，四者本末始终，直言直引。撰《起贫赞》，以总其纲；次步《敲爻歌》五首，以列其目。庶开黄白之迷途，谨救后学之风弊，故名《黄白直指》云。

成化丁丑①夏四月甲寅福建陈自得序

宁按：明宪宗成化年间无丁丑年，若作丁酉年，亦不合。盖丁酉乃成化十三年，而竹泉翁作此序时，当在作《铅汞奥旨》序以前。考《铅汞奥旨》一书，本是继《黄白直指》而作，以补其未尽之意。《奥旨》序既作于成化六年之庚寅，则《直指》序或是作于成化三年之丁亥，较为近似。

3.《黄白直指》跋（一）

汪好真

陈君竹泉与吾为中表亲，好神仙术，财产费尽而不悔，人皆讥笑。予独佩其诚，每资助之。彼幸而一旦顿悟真诠，得臻至道，撰此授予，盖不忘昔日之意也。顾予浅薄之夫，何足以知此？然既承君惠，稍试果验。因思铅汞二物本于坎离，生出震兑，坎离则又皆居坤土，遂不揣固陋，以此五卦画之于首，各赞八句于下，庶几于丹道少补万一云。

兴化汪诚好真氏跋

①　按：原注："丁丑一作丁酉。"

4.《黄白直指》跋(二)

董守一

余少慕丹道,迄不能成,放浪江湖,冀遇明师,引登觉路,乃得与汪君好真友善。久之,始克睹其秘藏,大率真伪混淆,瑜暇相半,深为惋惜。惟陈竹泉先生所著《黄白直指》一书,其间言丹道之难,与药物配合火候之旨,以及分胎接制,布列四象,攒簇五行,靡不毕具,诚修玄之要旨,而至道之真传也。捧读再三,不忍释手,因忘其谫劣,敢蔗芜词,用列汪君之左。虽珠玉在前,不无形秽,而高山仰止,亦聊写我心耳。

毗陵董中守一氏识

5.《铅汞奥旨》序

陈自得

予早年读书,粗知礼义。及长笃好玄门,罔知至道。遍访明师,广求高士,历经数载,未见一人,进道无方,退而有憾。于是独取诸祖丹经、列仙书传,朝夕玩味,岁月穷研,诚格皇天默佑,神明鉴衷,一旦豁然顿悟,乃知是理不假外求,实在阴阳五行之内,天地造化之中。

然而理固契之于心,事未经之于手,况夫时至穷冬,命逢拙运,乏财为助,抱道难行,千虑万思,无策可图。遂鬻田一段,得银数锭,试之有得,屡为屡验。

感造化之非常,不敢私于一己,志欲普度后世,乃作歌赋数篇,诗词百首。尚未尽详,诚恐有误将来,故复作是书。鼎中配合,火候工夫,细具条陈。不辞轻泄之罪,甘获慢露之愆。寄语同道,勿侈勿隐,于是乎书。

明成化庚寅仲春福建陈竹泉自得序

撄宁子曰:余昔日所见《黄白直指》旧抄本,其中错误脱落之字句,几占全部十分之二三，竟无法可以卒读。当时颇欲逐字逐句为校补，预算需两阅月方能蒇事，亦无此暇晷。今只将原书序跋四篇录出，以供好此道者之参考而已。另有少许感想，略表于左：

（一）此书作者陈自得先生，当日研究丹道二十余年，历尽千辛万苦，一朝豁然顿悟，不假师传，故以"自得"二字为名。其坚忍不拔之精神，真可谓驾乎欧美各国大科学发明家以上。因我国学者所处之环境，其恶劣乃百倍于欧美也。吾人今日遭际且然，况远在四百七十年前顽固而兼保守之社会乎？作者毅力诚不可及矣。至其书每喜用隐语令人难解者，亦有苦心。试观本刊上期《金丹三十论》中"言理不言诀"一篇，即知其故。

（二）神仙学术，自古以来，常招庸俗之毁谤，已为公例。陈君炼丹无成，受人讥笑，本不足怪，所可怪者，则在汪好真君之特垂青眼，不以成败论英雄，结果居然厚食其报。求之今日，非但竹泉翁已如凤毛麟角，即汪好真其人者，又安能数觏哉？

（三）董守一氏虽自言所学无成，尚赖寻师访友，然能辨真伪，识瑜瑕，其眼力毕竟不凡。余常见世人读外丹书，不终篇早已昏昏欲睡，或废书而叹，或怨詈作书者故弄狡狯，愚弄后学，或批评作书者自私自利，不肯公开，或者直斥为迷信而非科学。凡此种种态度，皆于丹道无缘，求一似董君所云"捧读再三，不忍释手"者，殆罕有其人。仙风寥落，可叹！

——（上四篇见《扬善半月刊》总第九十九期）

上阳祖师火龙诀

题　解

　　《上阳祖师火龙诀》，一卷，不题撰人。所谓"上阳祖师"者，即当为元代丹家陈致虚，号上阳子，著有《金丹大要》、《参同契分章注》、《悟真篇注》等，力主内丹，不言外丹之道。故而此篇系托名之作。全篇首五言丹诀，略述外丹全程，意在地元、天元神丹。后"传神"至"灵丹"诗诀，系抄录陈自得《金丹秘旨》一书中内容，但略去《秘旨》下手之诀，骤然读之，莫能究竟其奥。后附录《秘旨》九子之诀原文，用与《火龙诀》比勘。

上阳祖师火龙诀

迷蒙数十年，十炼九不全。遇师亲口授，却是这候铅。

不黑又不白，至脆又至坚。性似一团火，情如一溜烟。

此物难擒制，须用北方铅。一斤四两气，夫妇得团圆。

配合归一处，固济要极坚。架起神炉炼，武炼火莫寒。

炼足三昼夜，打开似银团。坚刚硬似铁，汞见立时干。

名为真水银，此物号红铅。送入阴阳池，蓬壶高挂悬。

四斤黑铅髓，八两是先天。拔取铅中汞，流珠攘上弦。

九鼎功完毕，配合汞养铅。真铅半斤足，八两汞相连。

入鼎牢封固，神炉运抽添。一月三旬足，三日火连天。

子母分胎后，池鼎要固坚。圣母紫金色，灵汞号涌泉。

砂汞立见死，汞见立时干。八石若相见，毛骨盖皆寒。

一胎至九鼎，火候都一般。再行出尘法，铸鼎炼九还。

名山泽福地，侣伴要心坚。神功在百日，吞服延寿年。

十月胎完足，举家皆为仙。三年号神丹，九年号九还。

十二为神符，飞升入广寒。世人炼至药，错认这凡铅。

砂汞不须用，银母不相干。真铅只一味，便是太素烟。

识得这些理，方可学烧丹。得之宜谨守，不谨定遭愆。

传神

初产婴儿炁未纯，仍归母鼎复元精。

仔看三日薰蒸透，送入离宫去炼形。

取炼砂换母养之，火候二七，每方三两，亦不用神炉，入灰缸①养之。依四时下火，待三五日火足，薰蒸肌体，始得炁足神全，然后炼神空养，脱胎交度过矣。②

炼神

丹砂伏火始为真，秋月光浮绝点尘。

好把鼎炉收拾起，何愁瓦砾不成真。

取砂摘去母，入前鼎，排插火养三日，取之，其砂纯黑，入火无烟，诚乃真死，竟自脱胎，然后过天地池，始见元神。

脱胎

脱去乌衣着练袍，碧天云净月轮高。

昨宵同赴瑶池会，阿母乘鸾下九霄。

将砂振下黑衣，仍入天地池煎过，方全脱胎之功，名为石骷髅，收积养粉霜，其功亦与砂同。却将煎出汞银，作母配砂，温养火候如初，转制

---

① 缸，原作"卸"，据别本改。
② "然后"至"过矣"，原本作"然后炼神脱"，明显有脱文，据别本补。

之功稍异。

次子

次子功成实可夸，珠离老蚌吐光华。

有人问我黄金种，笑指辰州是祖家。

炼出二①子，只将二子配砂，入鼎温养，亦不用神炉，只用灰缸养之。初旬火每方五钱，计四十五日，冷定取出。炼出三子不必脱胎，而自光明，用一钱开缺一两，入铅池煎成至宝。

三子

三子光明妙若神，不须脱胎自然真。

工夫到此知音少，试点红铜化白金。

炼出三子作母，配砂养之。初火每方五钱，一日加火至十五日，减火五钱，减至十八日。三十日取看，炼出四子，只用五分点铁一两。

四子

四子成能变化多，如龙初出白云窝。

任教大地山河变，万古灵明永不磨。

炼出四子，只用五分，开铁成宝。四子配砂，入鼎封固，温养三九日足，开鼎，择五子②听用。

五子

五子英华体光明，消磨虎伏一团龙。

―――――――――――

① 二，原作“三”，据《炉火心笺》及义改。
② 子，原作“日”，据义改。

谁知个里温温火，养就炉中赫赫红。

炼出五子，点化通灵无比，无虎冘而龙黑也。若配砂养之，只消三七之功，其砂即死，以灵育圣，造化莫测。

六子

六子功多冘转灵，霞光射出鬼神惊。

明珠万斛应无敌，留得些儿养性情。

六子通灵，配砂养之，只用半月之功，功尤灵妙，一分点五金成宝。

七子

朝种胡麻暮即收，功成七子复何忧？

等闲莫向时人说，独对仙朋笑不休。

炼出通灵神妙，点化无穷。配砂养之，只消三日之功，七厘点化五金，一两成宝。

八子

八子生孙孙复孙，红铅黑汞魄归魂。

好将玉钥开金锁，跳出长生不老门。

将前养出灵砂，生熟等分，朝种暮收，只用半日之功，半分点五金成宝。

九子

功完九子妙通玄，一粒能将活汞干。

始知造化命在我，任教沧海变桑田。

九子通灵，神化莫测。黍米粒，干汞一斤。有缘遇此，跳出凡笼。

九转骷髅

九转骷髅聚一年,细研如粉又加研。

粉霜一两骷髅一,同乳成霜化一丸。

放入鼎中养一七,一厘点银一两煎。

此是神仙长生禄,留与修行积善人。

将振下石骷髅,聚积一年九子数,要研极细,再入粉霜同丸,极细入鼎,三方一两,养七日,一分点铜,一两为圣金。

灵丹

取出九子熟丹砂,矸汞成银赛月华。

要铸神室鸡子样,养砂乳细作灵芽。

将九子熟砂,再去矸汞,铸造神室。又将砂装入,内外封固,再用铅釜一个,将神室转入内,将铅熔化,滴住口,不通凡水。入砂锅内,以井花水煮十五日,井浸三日,取出朝太阳,蟠桃酒服一粒,长生不老。

[附]

《金丹秘旨》

传神歌

初产婴儿气未纯,仍归母鼎复元真。

待看三五薰蒸透,送入离宫去养神。

诀曰:取硃砂换母养之,以为乳哺,又名曰传神。火候二七,每方火三两,亦不用神炉,只下灰缸养之。火候之法,只依四时下火,待三五火足,薰透肌体,始得炁足神全,然后炼神空养,脱胎交度过矣。

炼神歌

丹砂伏火始为真,秋月光浮绝点尘。

妙把鼎炉收拾起,何愁瓦砾不成银。

诀曰:取前砂摘去母,再入别鼎,以火排插,空养七七日足,取出,其砂老纯黑,入火烧试无烟,乃诚为真死,径自脱胎,然后过天池,始见元神。

初子脱胎歌

脱却乌纱着练袍,碧天云散月轮高。

昨宵因赴瑶池会,阿母乘鸾上九霄。

诀曰:将炼神过熟砂振下黑衣,仍入天池烧煎过,方可才用超脱之功。其振下黑衣,名为黑骷髅,收积,聚少成多,以养粉霜用之,其功亦与砂同。却超脱出煎得汞银,作母配砂,养之火候如初,转制之功日足,取出更不传神。烧试成珠,径自超脱以毕,作母后,生二子,比初子之功稍异,仍无点化之功。

次子歌

次子功成足可夸,珠离老蚌吐光华。

有人问我黄金种,笑指辰州是祖家。

诀曰:拣出头子不用,只将二子作母配砂,入鼎温养,亦不用神炉,只下灰缸内养之。三方一顶,初旬火每方五钱,逐后加倍之。五日为一候,加至二十五日。减火五钱,逐渐减至五钱,计积四十九日。寒定,取开拣出二子,不必超脱而自光明。每灵砂一钱点铜一两,入铅池煎成至宝。此为二子之功。

三子歌

三子光明妙若神,不须脱胎自含真。

功夫到此人知少,试点红铜立化银。

诀曰:拣出三子作母,配砂养之。初旬火每方五钱,三日一倍加之,加至十日,减火五钱,减至十八日,止火,至二十一日,取开拣出四子,只用灵砂五分点铜,一两成宝。

四子歌

四子成龙变化多,擎珠初出白云窝。

任教大地凡砂变,万古灵明永不磨。

诀曰:拣出四子,配生之养砂,火无分两,大小不妨。七日功成,拣出五子,只用灵砂三分干汞,一两成宝,点铜一两,亦成宝也。

五子歌

五子英华体正充,消磨虎气一团龙。

谁知个里温温火,养就炉中赫赫红。

诀曰:拣出五子,点化通灵无比,故无虎气而配龙精,则赫赫矣。将此五子,配其灵砂养之,只消火功三日,其砂即伏,此乃以灵育圣,其之化之测也。

六子歌

六子功成气转灵,霞光射出鬼神惊。

明珠万斛应无价,留得些儿养性情。

诀曰:六子功多,气愈灵也。配砂养之,只消二日之功,砂能伏火,绝死灵妙矣。转七子,只消半分,点化五金成宝。

七子歌

朝种胡麻暮即收,功成七子复何忧?

等闲莫与时人见,独对嫦娥笑未休。

诀曰:拣出七子,将砂配砂,不消一日之功,犹灵犹圣。若转八子,只须朝暮之功。或养砂干汞,或开茅,任意为之。

八子歌

八子生孙孙复孙,红铅黑汞魄归魂。

好将玉钥开金锁,跳出长生不死门。

诀曰:功夫到此,妙理难明,神功顷刻。将养出八子熟砂,配生砂配对,养之只消半日之功,砂熟,只用半分点化五金成宝,火候同前。

九子歌

功完九子妙通玄,一粒能教汞立干。

造命始知命在我,任教沧海变桑田。

诀曰:九子功成通灵神化,黍米刀圭立能干汞成宝,点茅五金,尽成至宝。信乎大地皆黄金矣。有缘得遇,宜谨慎秘密藏之;若泄非人,必遭天谴。

九转石骷髅歌

九转骷髅积一年,细研如粉再加研。

粉霜一两骷髅一,同乳成霜作一丸。

收入鼎中养一七,一分点铜一两煎。

诀曰:将振下黑衣共九转,聚积一年。要研令极细无声,再入粉霜同研匀,入鼎一顶三方,每方火一两,养四七日以足,取出,每药一分点铜,一两成宝。

九子养灵丹歌

取出九子熟丹砂,干汞成银赛月华。

要铸神室鸡子样,养砂擂细作灵芽。

诀曰:将前九子熟砂干汞,铸造神室,将砂装入其内,封固严密。再做铅釜一个,将前封固神室转装入鼎,将铅溶下,滴住口,不令通风。用井花水将前鼎同入锅内,水煮十五日,冷定取出,先以井花水浸过太阳,用蟠桃乳酒服一粒,长生不死。慎之秘之,不可轻泄。

彭真人观华经

题　解

《彭真人观华经》，一卷，不详撰人，"彭真人"者，亦不知何许人。全篇分四部分，第一部分为七言诗诀、第二部分白真人歌、第三部分西江月词、第四部分具述九子之法。

所言"观华"者，即"观花"之义。炼铅须见花，方可采取。七言诗歌又多以花喻九鼎功夫，其与陈自得《金火歌》、《琴火重光》合，疑即本于陈自得之说而作此七言丹诀，故附录陈自得《金火歌》一篇于后，读者自可两相比对，庶几有所悟入。第二、第三部分，系杂抄丹经。第四部分，言九鼎功夫较为详致，宜合《上阳祖师火龙诀》参看，以见异同。

彭真人观华经

大道无烦，简易施功，凡铅凡汞总成空。

要知金火生身处，只在真铅真汞中。

真铅何处觅知音，浊水中间仔细寻。

不是神仙无觅处，却缘错认水中金。

虚无一炁是先天，不识凡铅煎又煎。

总是百池生赤色，不得砆砂更无烟。

炉中三才天地人，蓬壶尺寸要均平。

观华有窍须详识，安汞无门在预明。

四斤水铅本为真，八两母兮是水银。

若以凡间水银作，徒费资财无精神。

离宫抽去半斤是，名曰玄元火是真。

直上大罗天上去，以神招炁道方灵。

水中取火号真铅，去癸留壬道自然。

以此名为黑铅水，四斤八两汞银添。

投铢定爻在临炉，此处观华眼莫糊。

铢两一同三百火，定敷满鼎产黄酥。

轻移天鼎下入水，明月中秋火满胎。

如此薰蒸一夜后，仍安原鼎上天台。

一鼎功夫九鼎同，半斤之药产其中。

分明四象堪为妙，造化都归只一功。

琅玕钟乳凤龙麟，退尽阴符道始灵。

取出逍遥炉内炼，煨成金粉耀人明。

外爻文武火筌蹄，武七文三已合期。

配合筑基功到此，如何转制莫教迟。

从此才为圣胎完，晄珠配对作姻缘。

三朝未济刀圭就，白雪黄芽渐渐鲜。

一鼎如枝初发花，抽添既济半斤加。

鼎期三五天然数，干汞点铜实可夸。

二三火候一般同，颜色如花娇且嫩。

百日火候为四鼎，黄芽功里又如何？

五九火候晄四两，胭脂颜色一般同。

定知八九除其半，金黄朵朵月映红。

九鼎初生进一爻，碎金如粟颗颗娇。

粒干一两无明暗，一两能干百两茅。

此诀若能识得尽，点化金丹不费劳。

白真人歌

其一

要死硃砂得铅炁,栽接汞苗坎配对。

砂得铅炁为真土,砂炼铅黄死作匮。

其二

炉即是鼎鼎同真,汞种华池机自灵。

初时真种别无药,足是一味水中金。

西江月

(四首)

其一

少小儒门苦学,中年喜炼丹砂。

非贪富贵好奢华,却羡如斯造化。

但用真铅真汞,分明火里生花。

要知此理看栽瓜,熟了方才摘下。

其二

矿石沂当为首,如无真矿如何?

诸家说理总模糊,穷取前铅炼母。

西蜀清溪在上,炉山一产虚无。

两家五彩亟堪图,只恐非人难做。

其三

一种凡铅固妙,不知制法如何?

古今汞死怕铅枯,即是用铅法度。

炼得如花如粉,入明炉煨分酥。

三方两日半文符,取上清浮软母。

其四

认取出山为药,癸壬两蓄烹灰。

河车慎损色如脂,造法铅家有二。

务要净倾阴土,浮沉分别于池。

剖开透体若黄梅,炼母方才得炁。

飞仙池内,太乙神炉,文武二十四时辰,灰候炼之,乃为三家相见结婴儿。铅盗汞髓,母盗铅精,相吞相盗,乃作金丹之头。火足其药如粉,如金枣相似。照前用心炼,进真铅平对八次,为九阳神丹之庶母。似太阳,如砂土,火化而不成汁。为庶母,方是真死。入火烧试,有汁者系赖也。经曰:"母若真死异名玄,那时方与砵砂死。"砂既真死,忙接丹砂,必用先天匮内伏过气,得精得法乃可。

初子

初炼凡铅作丹基,又瓜又钝又呆痴。

若要灵多变化诀,三子点铜似白雪。

将炼出的金母八两入鼎,干汞八两,借丁公之力,文武火足。冷定,汞死如金色,可作圣母丹头也。去母不用,名为一转。

二子

二子清浊未分明,好似云遮一天星。

半暗半明如分镜,再接再转见分明。

将头转汞银八两,照前取铅四斤,每一池用药八两,入于飞仙池内,炼十二时辰。冷定,轻轻取出,去药不用,将取出池内银母,与药平对,再炼九池,母似太阳真火相似,汞见立干。每两干汞二两,千烧不折,乃为红铅三子之功。

三子

三子通灵变化多，如龙初出白云窝。

能点赤铜成玉体，不受人间窘折磨。

二子死的汞银十六两，用制死仙银配对，入飞仙池内，大火炼十二时辰。冷取出，收药作匮养砂。将炼出母三钱，入鼎干汞一两，乃为三子之功。收药作匮养砂，去母不用。

四子

四子成龙号丹砂，养砂点赤似雪花。

再加神仙真口诀，山河大地变金砂。

将三子汞银与炼死的仙铅，平对入太乙神炉，炼一日，取出，照前共炼九次。取出铅药，将母收起，每母一钱，干汞一两。共若干，制成金鼎神室，高一尺二寸，围一尺六寸。又将二两粉银研成末，择好光明砂与丹砂为衣，入金鼎神室，层层间隔装尽。又用银盖定，外用磁鼎入磁内。又将头转药，不拘多少，研为末，将鼎周围筑实，封固严密，入灰缸养火，四十九日足，取出一钱，干汞一两，养出砂若干。汞若干，将银鼎神室不用，任意烹化，每两点铁成宝。

五子

五子通灵变亦玄，若人服之寿长年。

再接再转九次后，一粒吞之便作仙。

将四子硃砂干下汞银，铸成金鼎神室，尺寸如前。将汞银研碎为粉末，选好砂，将四子药干汞，陆续收下。天皖号曰灵皖，将灵皖十两为末,硃砂为衣,同粉层层间隔,装神室内,用银盖口,入磁内,将三子所炼母铅,不拘多少,为末,将银周围筑实,封口,入灰缸,养火三七足,冷定取出,每砂五分干汞一两。去鼎不用烹点,每钱开赤成宝。

六子

六子丹砂号金蚕,莫在人前口乱言。

只宜火候温温养,再养青蟾作涌泉。

将五子干下汞银,铸成神室。汞银为末,与砂穿衣,外用金箔固体,层层间隔,入神室,银盖口。又入磁鼎内,用心封固严密,养火三七日足。取出丹砂,用阳城罐,泥盐固济,用稻草灰一升,将灰一把,放入罐底按平。又将熟砂放在灰上,又放灰,层层间隔,将砂装完封固。提入地风炉上,打下火三香,冷取下,其砂中阴汞自出于盏底,号曰"退去阴符"。将砂又用得金气的己土三钱,与砂一处穿衣,放匣内温养一七,乃进阳火之功,号曰"退阴符进阳火"。烹炼如此,超脱如此,传神如此,沐浴如此。每砂三分,干汞一两,点赤成宝。

七子

七子名为小琼丹,玉笋开花朵朵鲜。

神仙叫做长生匮,朝种暮收万万年。

将六子汞银造成神室,另铸一盖。又用神砂十两,将六子砂半斤,研为细末,与生砂拌同一处,装入神室,银盖。又入磁鼎封固,养火七日足。冷取出,将砂摘出,照前制炼,传神进阳火,每砂一分,矸汞一两,汞银三分,点铁一两成宝。

八子

八子返还号至灵,枯骨服之亦成形。

若将九子吞入腹,凡流化圣作真人。

　　将七子熟砂十两,以八两为末作匮,接养丹砂。将先烧干汞一百二十四两铸盒盖,又将鲜色丹砂十两听用。匮汞银四两,砂中自有硃里汞十六两,同汞银一处,匮成二八芽子,斫作块,同母层层间隔,装鼎内封固,温养一七,名曰"补气之法"。将砂摘出,同七子熟砂半斤,和同一处,装入金鼎神室内,汞银盖口,封固严密,入于磁鼎内封固,入灰缸内,养火二七日足,冷取,将砂摘出,照前烹过。熟砂一分,干汞四两;汞银一分,点铁十两。又将熟砂末作匮,抱养砂或八石,金鼎神室,将来烹过,一分点铁,十两成宝。

九子

（九阳刚母,造天晓而死八石。）

　　　　九转光明号大丹,一粒入腹寿万年。
　　　　与道同化无阻隔,天地乾坤掌握悬。

　　将八子汞银烹过听用,将八子丹砂半斤用戊己土四钱八分,和合一处,拌熟为衣,入神室内,养火一日,将砂取出为末,又将烹过神砂一两同装。先将汞银铸成神室,尺寸照前,将熟砂末四两放罐底,再将丹砂先放在中,上用熟砂四两盖面,又用汞银盖口。入□卦炉中温养十日足,取出丹砂,每一分矸汞十两,汞银一分点铁十两。又将熟砂末作匮,成先天涌泉长生匮。匮成死砂,匮汞汞矸,抱八石真死,为丹头也。

［附录］

金火歌

陈自得

　　轩辕《龙虎经》,旌阳《石函记》。句句言金火,未衍金火义。

金是水中金，先天真一炁。生物与生人，生天与生地。
此金潜深渊，未承水火炁。外黑内含白，阳精孤一味。
人间少女阴，与之相配对。其形不可拘，圣人以法制。
防范与严密，用之为鼎器。四斤黑铅髓，八两汞银配。
四九三十六，方得半斤炁。从此圣胎完，方与流珠会。
流珠岂有珠，却是先天火。为汞又为砂，为戊又为己。
形气何可留，有金自安妥。一呼与一吸，纳入刀圭锁。
初入一鼎兮，如花方放朵。二鼎三鼎兮，如花嫩且娜。
百日四鼎兮，如花方结果。一号土黄芽，用之功立可。
五鼎六鼎兮，色似胭脂抹。七鼎八鼎兮，红光圆陀陀。
九鼎炁足兮，碎如金粟颗。一粒能干汞，明暗无不可。
汞死复开茅，变化皆由我。五金八石类，亦无盲与跛。
世人心不通，辄便轻思议。未识水中金，便将水银配。
未得水银死，便将水银累。小小痴顽童，相伴老翁睡。
自己无气力，焉得扶人醉？所以举即败，故此动即溃。
道心日以休，家资空浪费。我今奉劝人，须知金火义。
先师作此赋，以俟后人悟。如何为筑基，如何为转制？
圣胎与圣灰，鼎炉与鼎器。如何为温养，如何为寄炁？
黄酥如何炼，既未如何济？识得这些理，方可言些会。
此理若不通，乌天与黑地。我昔闻师传，金火两个字。
道理得串通，便有生身地。秘之天地嗔，泄之天地罪。
所以无奈何，百般相引譬。真言无文言，以衍金火义。
后之从事者，见此休轻易。读之千万遍，自解其中义。

无碍子金丹铅汞口诀做手

题　解

　　《无碍子金丹铅汞口诀做手》，一卷，传抄本又作"无碍子三元做手真诀"，题名"无碍子"，即当为无碍子所著，不详其人。全篇先诗后释，丹诀从下元起手，用凡黑铅入土池烧炼，制成真铅，后再用以干汞，层层转制，铸神室而后可炼天元。篇中止有"下元"、"中元"二章，"上元"一章疑已散佚。

无碍子金丹铅汞口诀做手

下元起手

其一

　　先种凡铅入土池，土池真气有谁知？

　　谁知真气宜先种，先种凡铅入土池。

　　凡铅即黑铅。土池者，以焦土为池。黑铅中有先天真一之炁，法取灶心中干土一升，捣罗为灰，净地下取一窍，入前灰在内，筑成池子。将黑铅一斤，徐熔，种于土池之中，谓之熔种之釜。热灰冷铅，文武火薰蒸而取真炁，乃生真铅。如镜中取水，石中取火。铅体既尽，化而为土，此是阴物变为阳气。虽凡铅，亦有真气也。冷定取出二物，仍捣罗为灰，乃可作池子。

其二

　　铅土池中更种铅，种铅然后始相坚。

相坚号曰真铅土,铅土池中更种铅。

铅土池者,即前黑铅熔种之焦土池也;更种铅者,再以出山铅熔种于铅土池之上也。如是,则汞无不矸矣。此谓先以凡铅一味熔种于土池之中,后入水火鼎内而化为池。再以焦土一味隔别池上,仍以出山铅种之上下两池。既种停当,铅池坚固,方可成就,一上一下,采取真炁。汞结成砂而升上,铅化为土而坠下,故曰:"频搬频覆能成就,成就铅池汞可干。"又曰:"火令铅制汞,铅使汞来迎。"

其三

孤体那堪质不刚,不刚须是借金郎。

金郎配合非孤体,孤体那堪质不刚。

孤体者,未成配合之汞也。只因未受母气,其质不刚,必须配合金郎。金郎者,即上章之母砂也。此谓以砆砂入于前铅池之中,虽获真一之炁而干死,奈何阴体尚存,阳神未现,必要于此池中,以金郎配合。金郎即先天银母,《机要》上卷所载"出覆之婴儿"是也。配合以子不见母,母不见子,故曰:"有母不灵,无母不成。"

其四

金水同宫让总兵,总兵号令赖天丁。

天丁力尽施金水,金水同宫让总兵。

金水者,号为乌鸡,乃先天添光之药也;总兵,乃除莠之药也,中闷鼎也;天丁,火候也。此谓以先天之药入于鼎中,次使鼎中光生,必让除莠之药,赖火功之力,趋散嚣尘,鼎中光生而黑气退矣。凡铅既尽,汞体光洁,可作大丹之基。

其五

干汞成砂号母砂,母砂未结鼎先搋。

先搋鼎热阆干汞,干汞成砂号母砂。

干汞者,即先分胎出来之汞,可以为母,此谓将前铅池内干死之汞,务要先天之药,并除莠之药,脱胎换骨,方成真宝,号曰母砂。

中元起手

其一

白向白中取,赤向赤中求。

纵教朱紫贵,争奈胜王侯。

白中取,即前脱嚣尘死汞是也。既得真宝,富过王侯。此谓将前已炼成宝之仙银一斤入阴池,过明炉周天火,打一大火,取出入盒,浇硃里汞四两,封固入炉,子午时换火,养七日足,干汞取出,作长生涌泉之法。

其二

丹成至宝,造化无涯。

七伏时试,毫发无差。

此谓以前养就之黄芽一斤,为末,用一两入盒内,筑实,以筋筒开数孔,浇硃里汞半斤在内,仍以黄芽末二两盖之。如法封固,入炉养火七日,故曰:"七伏时试,毫发无差。"

其三

一点明星开鼎药,半炉明月出天飞。

丹成夺尽人间物,始信神仙造化机。

（此初次养砂）

黄芽养之入明星,丹成炼之如朗月。此谓以前盒孔养就汞银半斤,为末,入盒补底,上用成块好砂半斤入盒,如栽莲子法,匀匀摆上,仍以黄芽末盖头,封固入炉,养火七伏时,开看,其砂如胡麻样。此丹一粒,可扞汞十两,养道救贫。

其四

硃砂实死作真铅,造化工夫不等闲。

七日火候功完结,老人服之变童颜。

（二次养砂）

硃砂实死，已成仙宝。此谓以前养就胡麻样真丹半斤，为末，入盒封固，养火三日，其丹结为白雪，可点五金为宝。

其五

小灵丹熟最为佳，造化无穷不用夸。

从此功成多奥妙，开炉一见更生华。

（三次养砂）

以前灵丹，铸成神室，如鸡子样。将大块神光砂半斤，逐块用金箔裹装，入前小灵丹鼎内，封固，养火九日足，其砂俱成紫磨金，号为金蚕。每一粒灴汞十两上色之金也。

其六

金丹养就色堪怜，莫把玄机漫泄传。

立使水银能换骨，变为金什始成仙。

（以金香为母，浇水成黄芽。）

以前养出金蚕八两，入浇硃里汞半斤，一粒灴汞十八两，为赤金矣。

其七

变化多端孰有加，火龙伏体号金砂。

能将凡骨换仙骨，善使贫家作富家。

黄芽欲要再养神丹，不可擅便下手，必须择三年甲子寅日，置炉围坛三层，上列九星八卦，下开八门，立剑四口，悬镜二面，诚心供奉三清上帝、启教仙师，然后方可行持。将金芽一斤，铸成神室而养大丹，能换骨成仙。

其八

仙方三养世间存，莫向愚痴取次论。

造时莫与凡夫见，养就神丹立化形。

此书总是以硃里汞配合矿中金，投入铅池，而薰蒸炼之，乃得成形。

后用金郎配之以插骨，方用除莠添光之药，以脱其嚣尘，是则丹道可成。故曰："后用母来生后嗣，先将子去夺先天。黑中取白为丹母，雄里怀雌是圣胎。只要稳骑黄牝马，莫教翻却紫河车。"

诗

氤氲祖气号黄房，达者须寻太白娘。

父在沧海为活计，母形复献短和长。

圣胎黄液还魂药，神室金酥换骨浆。

万派仙真从此摄，九阳功业紫金郎。

九转神丹

题　解

　　《九转神丹》,一卷,不题撰人。本篇先以先天之铅炼制,再投砂炼过,反复制死。然后九转神丹,皆用丹砂接制,是为丹家重汞一派之著作。《虚靖天师得丹谢天表》、《表式》、《盟誓》三篇,为第三十代天师张继先所著,出《济世全书》中,文辞优美,读之神往。傅金铨附录《九转神丹》之下,今仍从旧,附于本篇之后。

九转神丹

　　用一炁铅四斤,炼至金花现时,三种三熏蒸,三次毕,砂乃怀胎,须用脱胎。再以金铅作釜,将砂入罐内,前铅溶化,盖釜上下,养火三日夜,要温温文火,"十二时中寻真阳,莫教大火泄真机"。再将此砂每两用硫一钱贬过,入罐封固,文武三香,盖上,用热水提之。冷定,取盏上灵药听用,此谓"脱胎寻西舍,配养作亲情"也。再将此过炁灵砂精之天晄,每四两炼黄酥八两,共入罐封固,养三日火,取出为末,入罐再养三日夜。如此养火打火,三养三打毕,谓之金砂。须炼精,精炁愈坚。如此三年乳哺,取出总大火,一炼成饼,听用。须入罐封固,化饼不致泄气,再用母或一炁山铅,或金铅四两,入池用母配炼。初时如红梅绽露墙角,仍叩大扇搧之。若火小则银面结英,必须大搧大火逼之,至红光满面流射,方是火候。急退火,每两投死神火三钱,周围土覆。将此池次日开看,母成黄晄。炼九日夜,将此神火分作九次投之,仍不换铅。此母成粉,将此晄乳养一七,神晄之气愈灵,母子借炁不借形也。又用壬水一两,配神火一两同研,白芨为丸重一钱,金箔为衣,入银盒内,仍入磁盒,用壬水铺底盖头,填实封固,养火一七,取出,候炼母投之,此为"携子入母乡"。再配乳哺过之炁,每两进神火一钱,分三次进入鼎撒严,养火三日。打一火,养火每次要足三日,乃谓"炼神炼炁作丹头,九转完成大功"。诗曰:"砵砂实死号真铅,进退阴符力愈坚。再把黄炁来助炼,养砂炓汞妙进言。"

一转灵炁抱砂:将灵砂八两,抱制过好神砂四两,养火五七日,每一七翻腾一次。火用三方,每方火三两。一七四指,二七三指,三七一指,四七帮盒。取出烧试无烟,将前炼庶母,进汞传神,一七空养,二七①如此,伏母进汞传神,三七空养,三次听接。

二转死砂进汞:将前一转死砂入匦,磁盒内进生砂四两,砵汞一两,养火一七,火用三方,每方二两,离盒三寸。养毕,其汞进入砂中,取出祖匦,养火三七,三方一顶。

三转进汞点化:将前四子金砂作匦,进砵汞,照前养之,名为三胎仙子,一钱开赤一两。

四转仙胎浇接诀:仍将三子金砂,作母进汞,如前温养伏炁,听用。

五转仙胎变化诀:仍将四子金砂,进汞法一般。

六转:将前五转金砂,作母进汞,温养法度如前。内长玉笋金芽,一粒点赤半斤。

七转:将前六转金砂,作母进汞,温养如前,阳炁阴生,恐有返还之病,养毕再用庚金制伏,接制进汞。

八转:将前七转金砂,作母进汞,温养三日夜足,取出。

九转:将前八转金砂,配合神火,养成玲珑,朝种暮收,立点五金成宝。

十点化窗尘诀:将九转灵丹入水鼎,行周天火既济功六十日,开看,

---

① "二七"原作"一七",据义改。

紫粉凝霜，黄芽发耀，或化金粟，颗颗空悬，或化窗尘，飞腾满鼎，服之返老还童，为陆地之仙矣。

虚靖天师得丹谢天表

伏以天魂地魄，擒归于造化炉中；兔髓乌肝，摄藏于乾坤鼎内。砂腾清汁，汞取灵英，以一浊而涤至三清，将九还而归于七返。子进阳火，至巳为经；午退阴符，到亥为纬。降天精而合天枢，与天地同功；升地轴而合地机，与鬼神同契。与天地合其德，清者浮而浊者沉；与日月合其明，随东升而又西没；与四时合其序，春生苗而秋结实；与鬼神合其吉凶，静则宁而动则清。天应星，乃上弦八两之金；地应潮，是下弦半斤之水。金水同宫，日月合璧。恭维太乙炉前，神灵位下，运六十四卦之阴符，鼓二十四炁之阳火。三十六候之机，二八一斤之数。一年七十二候，攒归于造化之中；三百八十四铢，和合于五行之内。八卦炉中，三方鼎内，招虚无未判之英，采混沌初萌之炁。外凭符火，内合枢机，是无质生质之灵丹，乃日精月华之妙药。非炌砂汞炼成，岂是银铅煅就？说无砂汞，舍砂汞难立根基；欲弃银铅，背银铅怎求神室？但凡中取圣，浊里求清。知天地无有全功，识丹砂应生用舍。先天炁也，后天形也。先天而天弗违，后天而奉天时。天且弗违，而况于人乎？况于鬼神乎？呜呼，识丹砂之先后，辨清浊之去留，乃万劫道士之良规，是一朝人缘之善果。

臣等自得师传，岂敢怠忽？谨以结缘丹友，措备丹财。守晨昏而不避艰辛，运水火而不辞寒暑。歃血为盟，倾心立誓。择地于龙虎山前，养丹于神室盒内。上通九天，采九霄九炁之光华；下彻九泉，夺四海九州之秀气。是源头活水之方，乃聚气藏风之所。左有龙蟠，右有虎踞；前有狮眠，后有龟伏。四面有朝山叠水之奇，上下有天灵地秀之妙。凭符伏魅，仗剑除氛。随旋机而运转周天，效日月而升沉昼夜。仰观俯察，中合人心。以神炁会于丹炉，则紫粉凝霜；以铅汞收藏于神室，而黄芽耀日。有起死回生之功,有点铁化金之灵。入火不焚,入水不溺。知丹砂有功于人,信斯道不诬于世。今已得火得药,岂不至珍至重? 幸生中土,诚何幸甚!

臣等蝼蚁微躯,草茅贱质,忝入玄门,叨填道派,虽蒙药熟,未奏天庭,岂敢擅用,自取违天之罪? 倘臣过多功少,罪重德微,冒于南天门下,考较微臣功少过多,还丹入口,换骨分胎,希诏九天而受乐。臣等不胜慄惧之至。

表式

敢昭告于纯阳祖师宝座下:

窃以至人难遇,真诀难逢,神药多讳于异名,丹方每迷于隐语。瞿昙典内,空闻彩女之珠;柱史经中,不解青牛之诰。徒生半世,枉戴三光。负父母之恩,虚圣贤之训。悠悠苦海,已非绿鬓朱颜;落落名场,仅有鸡皮鹤发。是以逢欢独叹,辄破涕以沾巾;终夜自思,每被衣而起坐。

幸天怜苦志,神授斯缘,获遇西江肇开某夫子。《道德》五千言,深通玄窍;《阴符》三百字,直透神机。粉碎虚空,妙契方诸阳燧;双修性命,文同铁券铜符。发先圣之微言,释下士之大笑。婆心救苦,广栽火里金莲;道服空群,独取厕中顽石。

某丹台榜上,未列尘名;青鸟坛前,先随白露。不闻大道,向化如蟾;既遇真师,宁禁顶礼? 愿拜于某翁先生门下,讲性命之真修。传不传之火,移太阳于明月之中;返不返之魂,自西邻归东家之舍。但获留形之旨,得吞换骨之丹。万劫不负师恩,永矢凛遵法戒。一言自信,决不轻泄匪人;三性之述,是以深盟为誓。虔修短表,布告仙坛。某不胜战慄之至。

盟誓

伏以言念,叨生中土,忝列人身。荷天地覆载之恩,蒙君父生成之德。光阴瞬息，花甲将周，午夜静思，轮回易至。幸太上开修真之门，广长生之术。授道真师，屡承慈训。竭志虔诚，恭修至道。恳求明心见性之宗，金液还丹之旨。指示玄关，秘传口诀。得师传后，倘背德忘恩，不体慈训，存心诡计，轻传匪人，泄漏天机，祈王天君昭鉴，证慈盟誓，即降雷霆之诛，永堕酆都之苦。

伏望神灵洞察，感格当头，赦除已往之愆，祈赐将来之福。使魔心速退，道念永真。早赐希有，瞻光实切。无任恐惶，虔肃之至。谨誓以闻。

（右二表，出《济世全书》二十本。）

【卷四】

地元真诀

白玉蟾 著

题　解

　　《地元真诀》，一卷，题名白玉蟾著。据明万历年间彭好古《地元真诀题辞》，谓"南方掘地所得"，以献邵伯崖，伯崖"夜勒合板，鬻之通衢……不数日，而传满都市矣。"则《地元真诀》为邵伯崖流出。伯崖，浙江武林人，原名邵辅，字元文，号复元道人、三一居士。充郡学生、锦衣卫指挥佥事，昌化伯邵林之孙，邵太后之侄，系皇亲国戚。伯崖于嘉靖二十年（1541）重刻张志和《儒门事亲》，为今传各本之祖。嘉靖二十四年乙巳（1545）刻《地元真诀》，其序略云此道"非人间硃砂水银、五金八石所可为也；其于炼银养砂、盗气干汞之说，天地悬隔矣。恭闻旨诀，十载于兹，未谋同志，含情匪宁，特以岁不我延，遂修犹晚，敬校成帙，刊播遐迩。岂敢饰巧以炫奇，轻言漫泄，自速罪愆耶！将以求明达之士，征求至药之源，相期超济耳"。嘉靖三十四年（1606）撰《增注还金术》，三十五年（1607）注解许旌阳《石函记》。伯崖论丹法，尝谓："丹砂乃无质之物，少阳震木之精，何以把握而有质哉？盖得金则情性留恋，同类合体，虚无反神，渐凝渐结者也。白马牙，好丹砂，洁白见宝，可造黄舆。然则元精至宝，已为我搁于炉；太阳至灵，渐为我摄于鼎。而其郁仪之精，今则可以化黄舆而成至药矣。黄芽、黄轻，皆其名也。至此，则昔之所受之凡情，可以渐渍成真。故此丹砂硃汞，虚无感化所生，实金火相因所就。若以人间硃砂水银可以还丹，则大乱天真，远谬至宝甚矣。故再言非类之失者,所以深戒凡类之害真也。"又云:"内丹之用,本与外丹同行;外丹之效,自与内丹殊异。然未悟外丹,先宜养内;未证内丹,何冀外成?故内能全神,外能全形。全形则神气一宗,全神则形离气裂。由此观之,则出身大小,造就精微,又可明矣。今人独以己见,是内者以谓外丹假合也,是外者以为内丹为偏枯也。殊不知机分有大小之别,故其所知所闻者,各从耳目所悟、宿根所生,而以为有彼此也。"以此说读《地元真诀》,再进阅《参同契》、《石函记》、《铜符铁券》,地元、天元丹法,则思过半矣。

更有清人熊镜心者,奇博而能文,素究丹诀,极力称扬《真诀》云:"盖五百年吾紫清出而丹学一治,单提地元砂铅之术,作《地元真诀》,以显宗旨。凡六经九流、四库三藏、四辅三洞之微言妙义,无不综核,累累如贯珠,而总以地元丹鼎为宗极,盖与旌阳为千岁之符合矣。"

本篇校以彭好古《道言外》,并录好古《地元真诀题辞》于篇首。

地元真诀

紫清真人海琼白玉蟾 著

《地元真诀》题辞

《地元真诀》,嘉靖间邵君伯崖为驸马都尉,崇尚道术,人以此献之云:"为南方掘地所得。"觊邀重赏。伯崖乘醉,夜勒合板,鬻之通衢,献者快快①罢去。不数日,而传满都市矣。余集丹经数种,总之,非重言则卮言也。求其梧枙笙簧,大按条理,莫如此种与《金药秘诀》,为言言有叙之书。旧传伯崖序,亦卓卓可诵。然仙非紫阳,安序秘诀?因删去之,而为数语,以志其端。

己亥仲夏一壑居士题

---

① 快快,疑为"怏怏"之误。

虚无歌

虚无虚无何虚无,恍惚窈冥生流珠。流珠本是先天精,生我之时天地无。混混沌沌成一块,鸿鸿濛濛无内外。生我金刚体妙玄,金刚体妙初成天。初成天兮天一生,森罗万象满天明。火发烧天浮黎土,产出乾坤天地平。两仪判,日月行,万物初生人最灵。三才本我金刚体,变化万物在赤文。赤文本是葳蕤精,生天生地亦生人。天一生水成数六,成数八兮三生木。成数七兮生丙丁,丙丁火发入玄冥。玄冥之内水晶宫,内藏金木水火土。土生金,金藏火,金火同宫生玉果。此金此金非凡金,曩劫先天真水银。水银一味生天地,万物生成始转灵。此火此火非凡火,火化金镕光陀陀。炼出五色牟尼珠,价等天地无人我。这个火,这个金,升天拔宅少知音。原来隐在黑铅内,能盗先天产虎龙。白金黄金为鼎器,专炼水银这一味。七返朱砂还本源,水银一味分为二。九还金液复还乾,六阳芽老本先天。炼芽原借先天水,外可成金内可仙。吾若不言真池鼎,迷人如何能自醒。流珠鼎共流金池,内有和合成牟尼。七返有池还有鼎,九还有鼎岂无池。吾若不言真药物,铅汞如何能自结。黑铅炼出白金来,白金炼极金花开。金花朵朵是黄金,返本还元真水银。水银便是长生药,不是凡间水银作。朱雀炎空飞下来,摧折羽毛头与脚。水银从此不能飞,化作金丹成大药。吾若不言真下手,迷人如何能自剖。一池踵息炼金花,一鼎求汞生丹砂。颠倒取来逆顺炼,阳关三叠实堪夸。阳关三叠真至妙,清浊分在玄关窍。取清汞,作金丹,根浊制八石,点五金。瓦砾成金不可言,人吞一粒便成仙。吾若不言真火候,迷人下手还虚谬。文火求铅炼赤文,武火采取防休咎。一诀天机值万金,龙蟠深窟不传人。传人不传轻薄子,安能作圣与成真。吾若不言神圣药,所以学人都认错。白金本是金花根,非得黑铅花不生。黑铅内隐真汞体,非得白金神自隐。白金炼出真黄金,黄金制取金花粉。互相烹炼本黑铅，非得黑铅汞不干。黑铅内隐先天炁，炼出黄舆成翡翠。外药成金内药仙，离尘永证天仙位。吾若不言真内外，炼不成时个个怪。轻清服饵作神仙，重浊点金堆泰山。一得可隐真可隐，不隐遭愆罪在天。吾若不言真炉火，举世学人盲与跛。种得金花是药材，一配砆砂生玉果。一胎母气初传子，二胎水银混沌死。三胎原来始得灵，却嫌祖宗是嚣尘。一星药点铜色变，雪花飞处脱红云。吾若不言干汞法，飞仙池内金花撒。砆砂配取通灵药，真铅要识真庚甲。再煎再配成至宝，成得之人世上少。一得永得不传人，从此一心不弄巧。吾若不言真配合，浩劫神仙不肯说。白金八两黑铅同，三元池鼎列雌雄。颠倒取来顺逆炼，三十六时运火功。吾若不言真转制，安识屯蒙与既未。否泰复姤总不知，致使学人常似醉。屯蒙是水火，水火是铅银。未济是求汞，既济合君臣。否卦是不交，泰卦内外通。复是终而始，姤是合雌雄。原来无卦象，得理心便通。一诀通玄窍，妙在羲黄公。付与学仙人，地元丹始成。神功在百日，药就鬼神钦。

真铅歌

真铅真铅何真铅，金花发处是先天。白金为鼎黑铅配，踵息炼气采真铅。真铅本是白金体，返本还元自元始。元始气是水中金，一画乾金生自癸。日中乌，月中兔，金乌飞入嫦娥户。白金黑金一脉生，华池神水真铅路。华池神水湛澄澄，真铅产处金花生。金花便是真铅脉，癸水成器壬水真。壬水真，金花现，碧潭飞起龙泉剑。斩尽邪魔不见踪，突出神珠光似电。光似电，少人知，白虎好吃乌龟脂。金乌飞入广寒宫，朵朵金莲水面红。水面红，发神火，文武机关要细剖。三开三合产金铅，露出芙蓉华万朵。华万朵，是金花，献上西池王母家。金花布满金沙界，布就金沙散彩霞。散彩霞，是玄白，金公生在玄关穴。玄关一穴金花开，赫赫火红飞白雪。飞白雪，金花绕，今古迷人知者少。万劫一传不可言，会得诚然无价宝。无价宝，连城璧，举世学人谁得识。得来实是上天梯，拔宅飞升从此日。从此日，识真铅，种得金花天外天。真铅非得先天汞，独立孤阳体不全。体不全，不敢道，得者长歌拍手笑。得了真铅收拾来，深深藏入玄关窍。

真汞歌

真汞真汞何真汞，举世迷人个个弄。弄不成时破家园，所以学人不敢用。不敢用，难辨也，清者为真浊者假。浊者假，何从辨，下手之时总不成。转换流光忙似电，忙似电，实可怜，谁识先天与后天。真汞产在黑金内，非得白金气岂传。气岂传，谁识我，上下通红功在火。白虎唉尽乌龟精，产出黄金光陀陀。光陀陀，少人知，取得金酥世罕稀。利刀挖得青龙髓，献上东华太乙池。太乙池，真汞窟，神火炎炎烧震木。青汞养经八百岁，青埃化作神仙禄。神仙禄，不敢说，用铅不用是真诀。用铅要识用铅微，神妙仙机在玄白。在玄白，疾下手，知白守黑无中有。取得二八青龙精，降得狮王就地吼。就在吼，一团酥，神火通红太乙炉。真汞一灵生坎户，太阳耿耿化流珠。化流珠，独一味，且随兑虎为匹配。只因一见丁公面，金木调和会同类。会同类，造化功，方知白虎会青龙。昼夜风雷不暂停，招摄金酥满鼎红。满鼎红，结三华，三华聚顶散金霞。霞光辽绕青龙窟，窟中渐渐变灵芽。灵芽变，变灵芽，灵芽烹成一颗砂。一颗砂，不敢说，神仙泄自威音国。威音国，太轻泄，爱奴食尽生灵血。擒来牢关一钵中，万妖千鬼如何谒。如何谒，细详察，观见金莲水面发。坎戊真机一诀中，得来从此定庚甲。定庚甲，非凡金，不是凡砂及水银。神丹全藉金公力，庚甲原从火里生。火里生，赤丹砂，池中匹配美金花。金花便是真铅脉，真汞青龙实可夸。实可夸，细收拾，用心点检铸神室。万两黄金买不得，吞入腹中甜如蜜。甜如蜜，非凡砂，学人要识东门瓜。能盗水银一味真，不劳费力走天涯。

真土歌

真土真土何真土，乌兔轮回运今古。金花原从坎内来，真砂须向离中取。离中取，真戊己，庚甲生成无可比。得来不是黄白金，神仙暂借黄金体。黄金体，造化功，黄白分明在坎宫。震龙盗取黑龟精，白虎分明藉震龙。藉震龙，乾坤鼎，说与世人都不醒。消磨今古许多人，举世无人定纲领。定纲领，采药物，好把阴阳自调燮。采清永作金丹根，取浊能将八石克。八石克，说真机，窍妙分明在坎离。离中有火坎中水，一味黑铅世少知。世少知，硫黄质，水火潜藏谁得识。土池种出琥珀精，混元鼎内丹砂赤。丹砂赤，庚甲生，分明铅汞掌中擒。擒来方识真戊己，二土原来是水银。是水银，非凡砂，变化实在美金花。白金返本朝王母，还元金鼎谒东华。谒东华，功未毕，采清去浊在消息。学人要识一炉红，调燮三家合为一。合为一，真至妙，水火土入玄关窍。窍中一粒死水银，所以神仙拍手笑。拍手笑，莫轻谈，谁识先天与后天。互相盗窃天地机，得来秘密无多言。无多言，隔仙凡，至妙分明两个圈。圈中一窍真玄妙，内隐金丹一粒圆。一粒圆，不能取，好把天机细细指。下手机关一诀中，进退抽添天地理。天地理，铅汞精，硫黄质兮琥珀形。琥珀形，真难得，变化分明在黄白。黄白为祖得成真，分明一味水中金。水中金，只一味，自古神仙道为贵。世人不识作嚣尘，嘱咐深深藏玉匮。

炼精化气

木生在亥本乾元，混沌初分太极先。艮上萌芽初出土，寅初生火火生烟。旺在卯方青色茂，又生辰土倍如山。巽风吹动黑烟起，巳火通明火焰连。赤乌飞入北溟海，土旺中宫方产铅。寄金在兑镇西隅，西南二气产先天。炼土英灵能采得，固济严密煨作团。灰池配合炼水银，灼灼金花产后天。黄云一起枣花生，池中景象圣人传。八两癸水炼一两，二

第四编
选刊
1077

百一十六数终。此是真机不敢说，炼如明镜似秋月。菡萏花从水面开，自然真炁产出来。产出来，重八两，玲玲珑珑不敢讲，神仙呼为出世宝。一回炼了一回好，水面光生花满沼。圆陀陀，光灼灼，此是神仙第一着。一着将来去炼神，定拟飞升跨鸾鹤。

炼气化神

采得先天一味铅，水中取气炼先天。前弦八两后弦八，金水同宫炼八还。炼八还，不敢说，混元池内火光灼。八两玲珑癸丙丁，露出仙机第一着。上下釜，合乾坤，好把中宫着意寻。外边武煅六时足，一百四十四数终。水如数，火如数，真气氤氲频频住。炼就金团无价珠，迸出紫金光色曙。光色曙，初通灵，窥见金莲水面生。水面花生光满沼，威光鼎内火如云。渴龙岔水生金粟，金粟收来颗颗灵。颗颗灵，真富足，胜积金珠千万斛。从此炼神至还虚，还虚膺授天仙禄。

炼神还虚

混元池内不通风，此是神仙向上功。上下四围光闪灼，赤龙绕顶炼蟠龙。蟠龙吐出五色花，露出先天白马牙。三十六时火不停，希君同玩紫金砂。紫金砂，真至妙，所以神仙不敢道。将来铸作乾坤鼎，中心径寸虚无窍。虚无窍，不敢言，以有招无合太玄。分明一个神仙窍，直指先天与后天。水火烹煎炼作乾，乾炉能采火中莲。火中莲，合至虚，子生孙兮孙又枝。烹成一味干水银，点化分胎任意施。任意施，真汞木，能使后天砂汞伏，先天定作虚无谷。虚无谷，元一炁，一炁能生二十四。后天渣质莫施为，安得神圣先天炁。

鼎器妙用

有鼎无鼎兮，有无鼎器。世人不识兮，诚然是醉。金银为鼎兮，黄白相配。若无城廓兮，难招真炁。神鼎真正兮，玄白自契。玄黄真炁兮，先天先地。东三南二兮，北一西四。戊己数五兮，一十五数。能识十五兮，火金水戊。火二水一兮，都归戊库。其三不入兮，水火同路。水火同宫兮，造化包护。内鼎金银兮，勿谓可做。外鼎铁土兮，诚然坚固。上弦金水兮，下弦火数。炼作黄䪫兮，飞空走雾。凡砂凡汞兮，生死相顾。相顾通灵兮，八石相助。点化金银兮，济贫道路。九转丹成兮，天神企慕。始初筑基兮，铅用四九。炁得半斤兮，口吞北斗。用武七十兮，诚能下手。计金八两兮，真汞实有。红铅若识兮，西江一口。三十文爻兮，数合奇偶。二百六十兮，调匀保守。守城野战兮，毫无差谬。四九三十六兮，火候足有。初子丹成兮，永作神仙禄。转转成功兮，火火火伏。伏火制火兮，收成万斛。不依法象兮，耗财碌碌。识得黄白兮，铅汞化金粟。乘鸾跨鹤兮，身膺五福。拔宅飞升兮，安同世俗。

鼎 器 歌

有鼎有鼎何有鼎，说与世人都不醒。分明内鼎用黄金，水银一味为纲领。造池密密采真铅，造鼎采汞为金粉。土池下面布灰池，灰池上面安铅鼎。此鼎式高一尺二，周围三五君须记。四八口宽不可余，分明唇厚一寸二。一寸二，厚薄均，中心神室鸡子形。包藏两层上下釜，层层窍妙通虚灵。土六磁三缸炭一，造成内外鼎神室。极干通红煅三日，再入灰缸养一七。说有鼎，其实无，只因难得先天釜。圣人演象窥天巧，只求一味水银孤。首尾武，中间文，中间文火温温煮。学人要识火调停，三十文爻七十武。三百六十分明数，文爻文爻温土釜。首尾武爻逐旋补，首尾诚能炼汞铅。铅汞首尾求真土，求真土，造池要坚且要厚，诚然决然不虚谬。学人依法识行持，真铅真汞依法就。只因池鼎无人指，可笑迷人妄猜举。须要依法制将来，经久坚真尽始终。

元会真机

元始祖炁，先天乾金。在天为阳，在地为阴。在人为性，朗朗长存。包括万物，生天地人。内藏真火，变化水银。光辉万里，霹雳丙丁。恍恍惚惚，杳杳冥冥。朱雀炎空，飞不消停。东照生木，西照生金。南行生火，北毓生壬。壬水未判，先天至真。天得一清，地得一宁，人得一生。三元和合，万物敷荣。天发杀机，易宿移星。地发杀机，龙蛇奔腾。人发杀机，变易性情。神机泄破，惟一可珍。一生壬癸，壬阳癸阴。在地为癸，在天为壬。癸则有质，壬则虚灵。有气无质，寄于癸丁。自呼本姓，号水中金。若人识我，元始天尊。若人识我，轩辕帝君。若人识我，淮南王宁。若人识我，旌阳真君。若人识我，纯阳洞宾。若人识我，历代真人。知我者神明，得我者长生，炼我者丹成。鼎用坤母，号曰白金。配以玄水，玄白生神。先于灰池，腾倒晶英。秋月皎洁，明镜无尘。金花闪灼，内长黄云。洁白见宝，可造黄金。造混元鼎，件件分明。台起品级，滴露层层。台上有灶，排列八门。灶内有釜，廓落最深。釜内有鼎，理按君臣。鼎内神室，鸡子之形。上下二釜，合为乾坤。一吐一纳，一降一升。升为至阳，降为至阴。神室之内，径寸中心。其中窍妙，白金气腾。下有坎水，内含阳精。华池神水，神水真金。闪灼先天，发泄乾金。乾坤橐籥，故有数成。八两地魄，半斤天魂。天魂无质，地魄有形。炼无生有，配合均匀。黄白鼎器，有无主宾。主宾庆际，龙虎风云。进水有数，进火无零。水数既终，真汞乃生。二转配合，丹砂乃成。三转分胎，祖宗嚣尘。发泄天机，铜散红云。八石听令，五金归真。炼至九转，草木敷荣。凡磁瓦砾，尽皆成珍。号曰地元，变化通神。马齿琅玕，列辏龙鳞。钟乳黄舆，化明窗尘。炼神至此，听继天人。神符白雪，历历有文。如斯口诀，用意细寻。下手最易，转制详明。药物真正，火候调停。有文有武，花开果成。此机直露，付与学人。

坛台传示

炼丹诀，炼丹诀，科禁最严不敢泄。知君夙世有仙风，故把天机对君说。安炉立鼎法乾坤，坛台高筑名山泽。炼汞铅，事优劣，时当午夜中秋节。径上南楼玩月华，一轮五彩霞光彻。铅求玉兔脑中精，汞取金乌心内血。只驱二物炼成丹，至道不烦无纽捏。更无别药来相助，惟有水火相交迭。火取日，水取月，又与诸家全各别。运行符火合天机，攒簇阴阳神莫测。赤凤飞归混沌窝，白龟趱入昆仑穴。龙虎驯，婴姹悦，黄婆巧弄千般舌。一时配合入兰房，夫妇交欢情意热。日旋精，灵胎结，胎完耿耿紫金色。脱胎换骨象盈亏，转制抽添按圆缺。从此蕊苗化灵根，朝种暮收无休歇。无休歇，分黄白，巧夺造化转神丹，凝结精英聚魂魄。火符结就无价珍，钟乳玲珑吐金珀。九黄芽，九白雪，九九神符性猛烈。紫霞紫绶紫灵芝，红似日轮鲜似血。赫赫明晶能返魂，返魂再活生徐甲。一厘能点一斤金，一粒遐龄千万劫。形神俱妙号真人，圆觉声闻心胆彻。功成行满天诏宣，凤化龙飞并拨宅。臣侍虚皇御座前，九玄七祖皆超越。吾今逐一说与君，只恐言多反疑惑。宝而敬之密密行，他年同赴黄金阙。

三元大丹秘范真旨

题　解

　　《三元大丹秘范真旨》，一卷，不题撰人，傅金铨《度人梯径》、《一贯真机》谓许旌阳所撰，后人又谓旌阳"作《铜符铁券》及《石函记》，又为《神丹秘范》演其义"。《神丹秘范》者，当即指《真旨》。全篇通论神丹天元、地元、人元丹法，于鼎炉、盒子、神室之制造，颇为详尽；九池、九转、九进之法，详略不同；圣铅、红铅、矿铅之出处、炼制最为独到。要之，《真旨》全在"炼铅"一着上，为重铅派之经典。

三元大丹秘范真旨

序

　　稽古太上三元之大丹者，发源于轩辕，再造于旌阳真君，重兴于淮南、抱朴，接传于六龙三年，至今五百年，好道者如牛毛，成道者如麟角，何也？皆由丹铅不真，丹灶不明，所以千举万败，闭塞大道，人人不知也。惟有中洞好生真人，怜念愚迷，明示丹铅，详指炉灶，以开三元之正路，以救后世之陷溺，其为太上阐扬大道，慈悲可谓至矣。故序三元大丹之总名，内分金液还丹，为拔宅飞升之大道；玉液还丹，为服食飞升之道。统而言之，红铅黑汞。金液还丹有四，盖金液丹材，本有上、中、下三品。因三品难得，遂以白金代之，故有四。丹材不同，而起手各异，总归三元，做手一法相同。玉液还丹有八，起手炼白金，总同一法，而下各别。

太上红铅黑汞大丹头

若论丹元,真铅品有三乘:太极圣铅为上乘,太阳红铅为中乘,太和矿铅为下乘①。汞铅虽分三,成丹者皆一。若论炉灶法有三元:九池重楼为地元,九转混元盒为人元,九鼎神室为天元。法虽分三,炼丹皆一。有志大道者,洞察明白,依法修炼,即以九池炼精化气,九转炼气化神,九鼎炼神还虚。一年点化,三年丹成,九年飞升。此书在处,天神天将拥护,不可轻忽怠慢,妄泄传于匪人,最忌不忠不孝之子、不仁不义之人。若同此等匪人共事,不惟不能成丹,而且有天谴,并九祖亦皆坐罪,慎之慎之。

地元九池法式

造太极炉一座,高三尺六寸,以象周天;上圆六尺,以象六合;下方八尺,以象八卦。炉中有灶,以象太极;灶隅安四足,以象四维;足上安池,以象太阳;池上覆盆,以象太阴;盆顶有孔,以象天门;孔上安管,以象地户。管腰火盘,防火上炎;管上重楼,以招天魂;楼上宝塔,以摄地魄;楼顶水盆,以接甘露;悬挂水瓶,以定既济;炉外柱梁,以扶楼塔。此乃太极炉之规模也。听用。

人元九盒式

造②混元炉一座,高二尺四寸,以象二十四气;横一尺五寸,以象十五月圆;内安圣灰,以象戊己;灰为混元,以象包函太和;盆口子母如二碗,相扣相擒。听用。

---

① "乘"字原无,据义补。
② 造,原作"近",据义改。

① "乘"字原无,据义补。

天元九鼎式

造无锡铁鼎一个,上有水盆,下有火盆,鼎顶有一天心,鼎底有三足,立地①高一尺六寸,以象丈六金身,横空五寸,以象五行。内安神室一座,高八寸四分,以象天地上下八万四千里;上半节四寸二分,以象天覆;下半节四寸二分,以象地载;上、中、下平分,以象春分、秋分两停,不偏之中。听用。

九池炼精化气真诀

太极圣铅,乃天造地设,生成一斤十六两之数,内含阴阳二气,经火一煅,自分一半为太阳,一半为太阴。太阳即白金,太阴即黑铅也。惟多取之,取足三十六斤,将太阳入池,重半斤,每一池用太阴四斤,按八卦设爻。九池足则半斤太阳重至一斤,全不用凡铅,所谓最上一乘也。但千百年来,难得一遇,下此则太阳红铅为中乘。太阳红铅为波斯铅也,与白气倭铅、黄气倭铅,迥不相同,然必以见白金而绝命。况波斯铅为难得之物,形如燕子窝,声似琵琶,色如白玉,千百年中,不得一遇,下此则用太和铅矿,所谓"山泽"是也。乃先天之矿,生成二八一斤之数,非寻常后天山泽可比,亦千百年难逢之物。然修仙之士,却以何物下手?殊不知乾坤之内,有一点真水银在焉。此真水银即太极圣铅、太阳红铅、太和矿铅,即真山泽也。一名壬水、一名白金、一名坎中即②、一名真铅、一名真汞、一名水中金、一名白砆砂、一名真天晥、一名铅精、一名汞髓、一名真父、一名真母、一名真鼎器。入三元炉内,以炼金液还丹,拔宅飞升。亦可以抽铅添汞,以炼玉液还丹,服食飞升。然此白金,

---

① "立地"二字据《炉火心笺》补。

② "即"字疑误,或作"物"。

乃乾坤一点精华,本无中生有之物,神凝气而成。世人以汞成宝,谓之白金,相去不啻天壤矣。丹经云:"四斤黑铅水,八两汞银配。四九三十六,方得半斤气。"每铅一斤,内气二两先天真一之气。四斤黑铅,只有八两真气。彼此八两,故曰:"铅八两,汞半斤。"以象二八之数。每池该八两气,九池该七十二两气,以象七十二候之气。夫八两水银配者,乃是三品丹铅也。炼定八两,池池不可缺少,缺者补之。九池一法,更无增减。依法九池,即成纯阳圣母,炓汞如灭烛,点化如拾物。只是将九池取下灵英,池池另收,封记明白,以备人元九盒逆顺,上下铺盖,生熟接制。听用。

九转炼气化神真诀

丹经九转九番九阳,满紫气紫云紫光,全日精月华吞吐尽,自然成丹入九天。

诀曰:三转三七足,三日明炉炼。冷定开盒看,铺盖要番换。逆顺九转法,圣母成黄輩。灵英生熟接,上下反铺盖,九池如一转。这些玄妙机,眼见方得知。凡世后学人,莫要妄猜疑。

九转炼化丹诀

黄輩造神室,稳坐护鼎中。周围金铅拥,助药养元神。一年白雪满,三载神丹成。枯骨亦能活,瓦石尽成金。九祖升天去,拔宅到蓬瀛。见者如敬畏,天神时时巡。

九池进铅详解

每池要安圣母八两,从寅时起火,看金花出,即投铅四钱五分。只要眼明手快,见花即投,如太早则金乌未出海,如迟恐玉兔伤神,全要看的火候,一箭正中红心。也要用同心二三人:一人看火,一人运铅,一人巡炉。轮流更替,勿误勿劳。如此工夫,寅时起火[①],到戌时止火,闭炉温养一夜,明晨起炉,用鸡翎扫收塔内,凝结灵英,不拘多少,只要封记明白,以便人元备用。

九转进灵英详解

每一转用九转灵英铺盖,二转用八池,如此遂用九转。将先铺底的灵英盖面,将后掺进灵英铺底。如此上下反复,生熟相接,神全气足,大丹成矣。

九转进火详解

每日阳九阴六,朝屯暮蒙,全凭子午,进阳退阴,卯酉招风乘气。按天罡启闭八门,按日月接引光华,采天地不灵之神灵,引乾坤不动之真动。三年丹成,九年神丹,十二年而神符矣。细温薰蒸,与天地同春,日月同明。修行至此,好道之心完矣。

偈曰:"无极无言无人诀论,有极有说有人讲明。真机真窍真正口诀,前世前缘今生与说。"

太极炉细论

上乾炉圆形,下坤炉方形,各高一尺八寸,共三尺六寸。高炉中间作灶,周围只空一尺,管中腰安隔火盘[②],纵横一尺,管安盆顶,盆扣池上,池架足上听用。

楼塔九层相接,楼圆塔方,上楼横九寸,高三尺,上下有口,柄各一

---

① "寅时起火"四字据《炉火心笺》补。
② 盘,中原本作"盆"。

寸。塔高三寸,横六寸,上下有口,柄各一寸。楼母塔子,楼五塔四,上下口口,相吞相擒,各入一寸,故曰子母口也。水盘纵横五寸,水瓶贮水一斤。

诀曰:"盘架楼顶,瓶悬盘上。定滴一日,不多不少。"其妙在孔之大小,悬挂梁上。

混元炉细论

炉用干泥打造,盒用磁,下深二寸。盖深一寸,子母相扣,封固严密。用纸筋泥,粗铁丝十字勾缚牢稳,听用。

九鼎神室细论

鼎高一尺六寸,横空五寸,内安神室,高八寸四分,周围用金粟末填实。鼎上水盘,鼎下火盘,按法修炼,百发百中。若生奸邪,万无一成。好道君子,敬之畏之。密范真密范,真丹法已完。三元九转妙,不落凡世间。真人有真根,真根真人传。文章粉饰语,怎入太上玄?造经神仙多,不是等闲言。须是阴德广,方入这金丹。

灵英在塔内九窍,扫下服之,万病消除。此书天神拥护,轻泄有谴。沂嵩铅在嵩县卢氏永宁之钧云云。

太极圣铅起手

太极圣铅,乃铅中最一品之丹材也。与一切丹材迥别,俗呼"鸡子铅"是也。其铅乃天地之灵气,乾坤未辟,混沌未分,一元之始,混沌未分,一元之始,太极之初所结成也。形如鸡子,故曰"鸡子铅";内含先天太极,故曰"太极铅"。其色青黑,其质坚脆,阴阳相半,混而不分,每重一斤,然亦有大小不等。但只在一斤之外,不在一斤之内。其出处,一出于山西太行山上,有铅处,冬不落雪,夏不长草。阳气旺,所以不落雪;金气旺,所以不长草。往往掘之,深者八十一尺,浅者三十六尺,便见。一出江西鄱阳湖底,有铅出,虽狂风巨浪,此处无波,别处皆深,此处独浅。常若水泉翻出,盖金生水故也。子藏母腹,故出于水底;属先天太极,故波浪不兴。生于沙泥之下,浅而不浅,沙流则随沙而滚,沙泛则随沙而出。渔翁尝有得之者,得之则贷卖于市,有巨眼者买而收之。

制法:用熟硼砂、无名异、食盐煅过,三味均配以鸡子清调和,软硬得宜,固在铅外一指厚,晒极干,用三钉架起,入风炉煅一昼夜,住火,冷定打开,内分阴阳,上下两半,阴上阳下,各重半斤,阳白阴黑,白者白金,黑者黑铅。必多取之,取足黑铅三十六斤,方可足用。此铅本身阴阳俱备,不用别矿内黑铅也。将所分之白金化开,奇形异状,五色鲜明,忽然现出龙楼凤阁,忽然现出虎豹狮象,忽然现出天神佛祖,忽然现出日月星辰,忽然现出山川草木,忽然现出龙蛇走兽;忽然现出奇花异卉,忽然现出幢幡宝盖,忽然现出金童玉女;忽然现出鸾凤飞禽。种种变化不一,此所谓真白金也,真铅也,真汞也,真水中金。乃天地之根,乾坤之母,阴阳之本,日月之宗用也。

白金八两,入地元九池,即用,分出黑铅①三十六斤炼之。火候、炼法详见总诀内。

太阳红铅起手

太阳红铅,乃丹中第二品丹材也。太古时,有女娲氏,炼五彩石以补天,所炼之余气,结为五彩霞光,落于波斯国内,化为倭铅,一倭玉,为五金之领袖,八石之翠帏,产于波斯高山峻岭、鹅卵石中。珠珠粒粒,土人取之,连石搥碎,经火一煅,铅汁坠底,即成倭铅。此铅较中国福建所产白气铅、函谷所产青气铅、杨城所产黄气铅,大不相同。白气倭铅,其

---

① "黑铅",原作"异铅",据义改。

色比锡色白，有似乎青丝银子之色，其镪乃流汞渲，烧试则白烟缭绕，此亦中国之上上宝也。南方人多用此掺入锡中，以充广锡，道中人多用此烧茅。青者镪皆马牙镪，烧试则有青黄烟，匠人多用之，以点黄铜。盖铜本来赤红，必用倭铅点之，然后成黄铜，丹中却不用，茅方亦不用。若真正波斯铅迥异，其色洁白，如十呈银子，打开其镪，圆如珍珠，美如燕子窝，以手摸之，却平而不突，化开倾成薄片，用铁敲之，俨若琵琶，清亮出群，铿然可听，必令其绝命，方成白金。

制法：用波斯铅化开，倾成一球，重一斤，形如鸡子样。用熟硼砂、无名异、硫磺，三味平对，以鸡子和匀，固倭铅一指厚，晒极干，装入阳城罐内，用铁打扁条各二寸，二三分中，有活天心管住，可以收拢，可以开放。先收拢，入阳城罐内，在内即排匀，所以擦住倭球，上不使其浮泛也。将嵩山铅斤另罐化开倾入，务要先将此罐用火烤热，庶热铅倾入，不致击破铅罐也。用铁盏盐泥封口，固济严密，入风炉上，不用水盏，大火煅炼七七昼夜，冷定取出，化去水铅，将倭铅打开，其倭死矣。洁白如玉，光彩异常。然铅虽死，尚未绝命，必再以未清天硫复炼之，方为真死。未清天硫，即四斤金铅，配砵砂一斤，养死，尚未分胎之天硫，将前死出之倭铅，入羊角罐中化开，即住而勿扇，只将罐头火中氤氲六时，则倭得天硫之气而绝，是为实死。但天硫、水铅混而为一，必下灰池煎出。

煎倭铅法：造灰池，不紧不松，再用陀僧为末，盖一指厚，将死倭汁混入灰池内，顶火炼之。少顷，五色芙蓉满面，光明闪灼；再少顷，满面皆孔雀尾，鲜明异常；少顷，四面野鸡翎，颜色娇嫩。水铅炼尽，其白如脂，其腻如粉，定而不动，即成矣。冷定取起，用此白金八两，入地元九池，配真嵩山铅三十六斤炼之，火候炼法照总诀。

太和矿铅做手

太和矿铅，乃丹中第三品药材也，所谓"真山泽"也。《渔庄》云：

"世无真山泽,虽有而不可得。"世人见要用山泽,即以银矿中银砂煎炼成银者,欲用之作丹头,误矣。山泽银世间不少,河南嵩山五塞、九华老君洞、妙诸山、云贵四川山西各处,俱有银矿,然皆世宝耳。不过子午银笋、老君须为上品,山泽黑砂、黄砂、五色砂为中品,山泽金水停分,四六、三七、二八、一九,以致每斤为二钱、一钱者,乃下品山泽也。虽煎出是世宝,但其气不杂,较之世上凡银为有气而壮,炉火用之为乳母,皆非真山泽也。若真山泽,乃感天地之气、日月之精凝结而成。

黄白鉴形

明 张一阳

题 解

《黄白鉴形》,三卷。序谓"终南山遇予师张一阳,见予初心不昧,送以《黄白鉴形》三卷,上、中、下九帙,首尾贯串,次第不紊",其作者则为张一阳,但伍冲虚谓为作《黄白破愚》之雷一阳。其法用铅汞银砂四物炼制,以八石六神为点化,广《黄白破愚》"六神论"未尽之诀,二书表里如一,互相发挥,足资黄白术之研究。

黄白鉴形

明 张一阳

黄白鉴形序

予因烧丹一事,每读诸书,言论纷纷,鲜能得意。将此以为是,彼以为非,细看而又似乎近是,不知何是何非;将以此为正,以彼为邪,又心生疑惑,而无明文可证。是以千烧万败,志缓神疲。后于终南山遇予师张一阳,见予初心不昧,送以《黄白鉴形》三卷,上、中、下九帙,首尾贯串，次第不紊。于是歃血誓天，乃将真诀节次解行，一烧一效，如水鉴之照形也。百炼百成，以洪钟之应声也。印之丹经，字字相同，句句皆是，方知此正彼邪，方知十八仙翁作书，言之不苟也。篇篇皆是金丹诀，自是愚人识不全。不识个中涵蓄意，谤师真语作虚言。学者于真机秘诀，丹经子书，熟读细玩。勿以是为非，以邪为正，研求至理，则金丹可成，神仙可学。老子曰："人当以己心为严师。"斯言得之矣。

【首卷】

安炉

炼丹先立炉，炉有阴阳别。

阳火如春温，阴火如夏热。

此言安炉之法。一曰阳炉、一曰阴炉。阴炉之火无分两，昼夜添之，不可间断，如夏之热也；阳炉之火有分两，卯酉加之，并茂似春气之温和也。

金鼎常将阳气暖，玉炉不要火教寒。

文官布政勤无怠，武将施威愈要严。

阳炉有分两，须凭卯酉时。卯与酉同类，酉与卯不差。

阴炉火无数，只要分文武。文长在武先，武短在文后。

鼎器

鼎器有两般，有磁又有铁。

铁鼎燥而炎，磁鼎温而热。

此言立鼎之法也。一铁鼎、一磁鼎。汞未死，先用铁鼎降之，磁鼎养之在后；砂先用磁鼎养之，铁鼎伏之在后。铁鼎用火大而功速，磁鼎用火小而效迟。

赤凤无毛磁鼎伏，青龙有尾铁笼降。

铁鼎炎炎功最速，土釜温温效得迟。

磁鼎用小火，依法各四两，远离二指许，计抽添，按爻象。土釜宜火小，玉炉火温温，活荡春自遍。

明火候

火记六百篇，自古神仙秘。

丹士若能明，铅汞立时至。

此言明火候之法也。一曰文武、一曰紫红。先用文火，以交其气，故令鼎紫；后用武火，脱化其胎，渐要鼎红。能明文武之功，自得紫红之效。文不可武，武不可文。

丁公细嫩吞铅气，丙叟颠狂夺汞精。

四正之火要知时，火候六百皆相似。

先文鼎中须令缓，后武鼎中渐要红。文武不失法，金丹功自成。

紫火要先长，红火后要短。紫火不失规，铅汞自相唊。

水火颠倒

水火是既济，火水是未济。

识得颠倒颠，神仙可立至。

此言颠倒之法。一曰既济、一曰未济。水上火下既济，火上水下未济。未济在既济之先，既济在未济之后，名曰水火翻腾。火水未济，常防盗火。合阴阳最怕寒，鼎炉固密人难见。火水颠倒，既济分清浊，未济养胞胎。

又曰：

既济分阳火，清浊自分明，

人能知此理，乾坤掌内轮。

阳炉安未济，水上火下蒸。

炉中微微养，日足自生成。

封鼎

封固安土釜,须要下工夫。

封鼎二三次,罐固一指余。

此言封固之法。一曰封固、一曰封鼎。封鼎须暂三次,左撤右转,左转右撤,左右紧紧坚固,罐泥最要熟。杵旁厚半寸,底下深八分,方团团拍之,勿使涬裂也。封鼎功完更下功,下功微听响咚咚。团团拍之光如镜,勿使久后渐开缝。鼎心安得稳黎黎,左右旋上络绎撤。固密自封坚。

药物

黄白四味药,砂汞与银铅。

有人能转制,还丹不日成。

此言药物之理。一曰砂汞、一曰银铅。银乃铅之子,汞乃砂之子。母在南北,子在东西,金木水火,春夏秋冬。还丹之宗,大药之祖,别无一物,只在四者。

五金八石皆非类,万草千方总是差。

更无别药来入内,惟有水火用配对。

砂即是硃砂,辰州是祖家。内青名木汞,外赤是丹砂。汞即是水银,水银是硃砂。硃砂即是银,白银产黑铅。铅乃银之子,银乃铅之孙。

制度

砂汞共银铅,制度各有样。

银亦是铅煎,砂汞把银养。

此言制度之法。一曰制砂汞、一曰制银铅。银乃铅之孙,汞为砂之孙。砂虽生汞,汞能伏砂。铅能产银,银能制铅。相制相伏,妙合天然。相生相杀,理合倒颠。汞守灵砂,砂伏汞银。

制砂

制砂制水银，水银伏硃砂。

子母相制伏，还归戊己家。

制汞

砂汞各一两，真铅用半斤。

封入阳炉养，砂汞自成银。

制铅

金花在水中，杳冥不可见。

一霎火焰飞，真人自出现。

制银

铅煎银体润，银炼铅自坚。

相生相克制，道理合自然。

配砂配汞

配合砂与汞，分两各不同。

火有阴阳别，功归造化中。

汞银各一两，乾鼎封固坚。

先文后武火，日足起光炎。

此言配合。一曰配砂、一曰配汞。汞用凡母，合入坤鼎，封固养火三日，子母分胎，汞真死也；砂用凡母，和入坤鼎，封固养火七日，子母分胎不混，真死也。

乾是铁，坤是磁，孤体那堪质不刚，不刚却赖那金郎。指弹必定干索索，关门惟听响当当。

乳汞煎宝

汞死如铅体,须用铅火煎。

一复炎炎火,金花扫顶鲜。

玉体养得真,君王赐宴迎。

丁公相接引,宴罢锦袍新。

此言煎宝之法。一曰煎汞、一曰煎砂。汞已死未分胎,其体如铅,砂已死退,母尚未成宝。过此铅火之关,自然洁白见宝。一遍飞腾一遍清,骨肉相亲化作真。从河车任返覆,丹成火熟自能神。

起贫

无钱则难成道,然必先发慈悲之心,开济贫之路,培植福根,多行阴骘。然后以银铅为田,以砂汞为配合耕田,熟耕者有获。丹家铅要炼得真,银要煎得妙,如种要浸得透。砂要种得清,汞要煎得硬。如撒谷随生,先求砂汞制伏,然后配母即成银也。朝种暮收,何难之有?起范丹之贫,致石崇之富。故曰:"一叶六枝花,山中是我家;一苗生五叶,秋后开黄花。若人能识我,富比帝王家。"一叶者,天一生水,铅也;六枝花者,地六成之,砂也。大丹为铅汞,二事毕矣。

【二卷】

造柜

己土伏戊土,戊己功愈多。

二土相交合,各自有黄婆。

此言造匦之法。一曰戊土、一曰己土。戊土即真铅,己土即真汞。戊土出于坎宫,使火无焰;己土出于离宫,亦使火无焰。戊土能制己土,己土使于戊土。二土交匦,自然而成造化。此乃水中火发,火内金溶,金伐木荣,水火交结也。铅土池中要种铅,种铅然后始相坚。硫土池又得种有铅,方后水银干汞。无砂硫汞不死,铅无砂炼铅①不干。

攒簇

既得黄白法,起手便要银。

今将攒簇意,仔细与君陈。

此言攒簇之法也。烧炼大丹者,有财有法,方可行道;有财无法,财无可用;有法无财,法无可施。既得黄白之术,世财难求。先将黄白之术,攒簇一时,作《起贫百字吟》,言药物轻重,配合分两,火候日期,在于《吟》中。炼者须以此《吟》秘诀,逐一行之烧。烧金银为丹之本,法虽至简,而利益多矣。

百字吟

硃砂各一两,真铅用半斤。

抽添坚封固,阳炉火薰蒸。

正以文长养,何劳武短升。

火功养半月,砂汞总成银。

四六三七数,二八九一升。

都来铅盒内,柜用卷鼎盛。

一鼎三方火,三旬一月程。

依吾法度炼,管教汞成真。

贫者即成富,富者家道兴。

谨将百个字,明白②与君吟。

此言起贫之法、攒簇之功,亦无他药物也。轻重配合,八两火候日期,虽曰"备细著于《吟》中",其间转制细微制度,不可细陈。今大概言

---

① 铅,中原本作"汞"。

② 明白,原作"录白",据清抄本改。

之：炁足神完，文武红紫、抽添进退、四方三正、子午卯酉、文武长短、阴阳颠倒等法。又选"绝句"一十二首，列于此吟之左，使学者先以《吟》中之意，审而详之；以《诗》中之诀，参而行之。庶乎其不差矣。

配合

砂汞铅三昧，配合成一家。
汞干砂体圣，各自配金花。
煎汞硬又硬，养砂青又青。
砂汞坚青硬，配母便成银。

胎完

硬汞全凭火，砂青要日深。
日深兼火足，砂汞自硬青。

过热

汞银各一两，硃砂加五钱。
阳炉三日足，子母各安然。

对停

四六共一两，乾鼎结成团。
真铅匮内养，骨肉渐生坚。

三七

母子配三七，三七共一两。
结硬识得匀，硃砂匮内养。

二八

母二汞八数，晥铅匮内安。

火功三七足,汞死过铅关。

九壹

母一汞九分,交加成一团。
斫碎安铅匮,养死软如绵。
母交子之体,子不交母形。
如鸡伏其卵,日足自生成。

火功

一鼎三方四,子午卯酉门。
四时行火候,调燮武和文。
死汞炼一斤,名为真父母。
将来养足厸,点化成金银。

总断

吾此救贫术,丹砂亦易成。
若人会攒簇,不日到蓬瀛。

脱胎

汞死为黄芽,黄芽伏丹砂。
砂死将砂接,九转不离砂。

此言脱胎之法。养砂已死,脱出凡胎,再将死汞为母,复养砵砂,再接砂,一胎一脱,孙不可弃其祖,父不可混其子,务在转制明白,不可牵缠混杂。接至九转,方为灵砂,不可浇汞。殊不知砂虽死,凡胎未能脱尽,此时浇汞,则阴侵其阳而阳不能胜任,所以节节次次都要归祖。

一胎

一胎砵砂死,多蒙老母恩。

抽添凭既济,水火别寒温。

将死砂一斤为母匮,养生砂四两入坤鼎,灰缸养火^①。砂死,连接四次,二斤抽一斤,养粉霜留一斤,作二胎之母。

二胎

二胎硃砂死,成宝未为奇。

且将接制法,细说与君知。

将前死砂一斤为母,养朱砂四两,入坤鼎内封固,灰缸养火。砂死,连接四次,共二斤,养砒霜,留一斤为三胎之母。

三胎

三胎硃砂死,去去又还来。

到此光明地,金莲日月开。

将前死砂一斤为母,又养朱砂四两,坤鼎封固,灰缸养火,砂死,连接四次,共二斤,抽一斤养雄,留一斤作四胎之母。

四胎

四胎硃砂死,凡胎脱得清。

转制无差失,还丹日日灵。

同前法,抽一斤养胆凡,留一斤为五胎之母。

五胎

五胎硃砂死,真铅合圣基。

玉池神火发,青娥去了皮。

将五转死砂同前法,抽一斤养雄,留一斤作六转之母。

---

① 按:清抄本作:"先将死汞一斤为母匮,养受气砂四两,坤鼎封固,入灰缸养火。"语义殊明,录此以作参考。

六胎

六胎硃砂死，死精最可夸。

有人能知此，立地是仙家。

接法同前，抽一斤养硇，留一斤作七胎之母。

七胎

七胎硃砂死，光明又变通。

烧丹依制度，点尽世间铜。

接法同前，抽一斤养硼，留一斤作八胎之母。

八胎

八胎硃砂死，到此小还丹。

点金等山岳，专要济贫寒。

接法同前，抽一斤养硫，留一斤作九胎之母。

九胎

九胎硃砂死，火功已到乾。

其中玄妙理，非人誓莫传。

接法同前，养砂二斤，又共养四次，一共四斤，分为数鼎浇淋，汞四个[①]，火候升出灵药二斤，为大胎也。

死砂匮

死砂十六两，为之纯阳匮。

① 按清抄本云："九转接养法，将前八转死砂一斤为母匮，养气砂四两，坤鼎封固，灰缸养火，砂死，连接七次，又养八次，共足四斤。将此九转死砂肆斤，分作四鼎，每鼎干汞四两。"原本文紊语晦，录此备考。

添新换旧煎,便是长生路①。

将前抽出死硃砂一斤,不须细研,将前养已受炁砂四两,四抱一养之。入灰缸鼎火,四两以砂接砂,绵绵不绝。如要用,取熟砂煎之,添新砂补旧,乃长生之路也。不离男女生男女,长出儿孙又产孙。

分胎

砂接积成多,分开二鼎养。

一鼎化千鼎,神仙言不枉。

伏气

六神伏尸法,神仙又秘藏。

只因能点化,故不敢宣扬。

六神者,雌、雄、砒、硇、硫、硼是也。选上等光明砂,劈作豆大,磁鼎固密,用金铅母补底,盖面封固,阴干,灰缸养火。各有不同,条列于后。

八宝性烈最难擒,惟有真铅养得灵。

一黄不死众魂飞,一黄实死众黄悲。

伏雄

用上好雄一两,作豆瓣大,母砂一两五钱,磁盒养火七日,温温不可大,恐伤质。冷出,色如紫金,点宝,又能缩货。

伏雌

用上好雌、硼、硇、胆、硫分两,火候如前,又能干汞点赤成宝。

六神须伏死,调和不能飞。

灵砂再养死,方堪作圣基。

此言六神配母之法。将前伏气灵砂并六味神药,各依后配对,法度

---

① 路,原作"匦",据《炉火心笺》改。

火候养死,再配作匮。

八宝

　　　　雌雄硇共胆,硫砒与硼砂。

　　　　都来八味药,相制莫参差。

　　每味^①二两,共计一斤,斫碎作匮。光明砂四两,磁盒封固,与前养火相同。砂死,连接四次,共一斤,取出灵药点宝。四十九朝功行足,轻提一粒水银干。再把五味来点化,投降各自卸衣盔。一味粉霜药,造化合天机。灵砂二七,红铜变白银。

接胎法

　　　　粉霜真已死,脱去灵砂母。

　　　　粉霜接粉霜,点金过北斗。

　　　　砒硫各一两,细研不见星。

　　　　连升一二次,去浊用轻清。

　　　　汞砂养汞砂,一七自通灵。

　　　　升打三次后,点铜成白银。

　　　　雌雄数对停,各要研均匀。

　　　　连升三次后,降取轻清精。

　　　　砂死实堪夸,雄汞共一家。

　　　　水火升三转,铜铁自生华。

脱胎

　　　　圣胎灵砂脱,灵砂汞相配。

　　　　灵孩又脱汞,九转大丹来。

　　此言脱胎之法。将前九转脱胎灵砂,脱出灵汞二斤。再以好砂半

---

　　①　味,原作"位",据义改。

斤,灰缸养火,连接四次,共砂二斤。除一斤别用,留一斤依前砂脱,为一转之母砂,养死碌砂,砂接汞,养成白雪,以作丹头。

九转灵丹

一

灵砂死汞汞死砂,砂灵汞死最为佳。

其色犹如紫脂样,此药能养白碌砂。

此为第一转灵汞养砂法。将前九转灵砂二斤,依法接养砂四两。子母一般,抽一斤,依法养砂脱胎,为二转之机。

二

二转灵汞子,大丹实自然。

再配辰砂养,道法又通玄。

此言二转灵砂接汞。子母一般,斤两依前接养为三转。

三

三转灵汞子,又伏养碌砂。

点金如粪土,专要济贫家。

四

四转灵汞子,神仙大药基。

变化乾健体,能点赤龙儿。

五

五转灵汞子,光明色更鲜。

辰砂安入内,火候要坚心。

六

六转灵汞子,通伏养碌砂。

火候无差错,白雪长黄芽。

七

七转灵汞子，如玉美无暇。

上品辰砂养，不可向人夸。

八

八转灵汞子，辰砂立变枯。

鼎内生光彩，烧丹上品炉。

九

九转灵汞子，辰砂立见死。

光芒射斗牛，玉笋成在此。

此言九转养砂法。将八转灵汞二斤，接养生砂四两。四次，子母四斤，抽出汞母。又接四斤作一鼎，水火鼎内三炷香，冷出，其色鲜明，灵圣之妙药矣。

【三卷】

八石

八石皆非类，见之为螟蛉。

化黄又化白，誓愿传知音。

此言九转灵砂，脱出灵汞，伏养八石之法。砒、硫、硇、胆、雌、雄、硼、砂是也。八石与汞不同类，借此圣汞灵炁，亦能变化黄白，正犹螟蛉之子，原无翼足，衔桑虫于穴内，叫似我七日，其虫变化，翼足如螟蛉一般，故曰："九转丹成粉，八石皆螟蛉。"

养雄

雄死黄金色，汞见立成银。

一分干一两，济世救孤贫。

此言养雄之法。将前养汞子四两，入盒封固，火四两，七日取出，色如黄金，一分干汞半斤，为之金砂。

养雌

雌死黄金色，点铜又点铁。

五胎匮中养，便是蓬莱客。

此言伏雌一两，用五胎灵汞四两，作母入磁盒封固，养火五日，四正火五七日，取出一分，烊汞半斤，一两缩货百两。

养硫

硫死色样红，全凭六子功。

阴符若可卸，其功不让雄。

此言伏过硫一两，用六胎灵汞四两作母，间隔铺底，盖面封固，三方火二两，离罐①二指，初养一七，渐渐移近，养至六七，取出一分，烊汞一两成宝，金砂六分，点茅六百两。

养硼

硼砂大有神，七子匮内存。

其力能烊汞，开点即成银。

此言硼一两，七胎灵汞四两作母，匮养四十九日，三分烊汞，半分点五金也。

养砒

砒霜赖母砂，伏气长黄芽。

八胎灵汞子，点铁有光华。

此言伏砒一两，八两灵汞，四两养砒霜三七日。一分烊汞一两，点

---

① 罐，原作"七"，据清抄本改。

茅成宝。

养硇

硇变似金花,点金成富家

九子匮中养,一鼎烧红霞。

此言伏硇一两,九胎灵汞四两,封固入盒,鼎火半斤,八十日硇成粉,一分烊汞一两,点铁成宝。

养胆

胆矾可点铁,灵砂匮内养。

铁见立成宝,神仙言不诳。

此言伏胆一两,用二胎灵汞四两,养五七日,一分烊汞一两,点铁成宝。

养砂

炼出好丹砂,三子匮中拿。

火功三七足,烊汞见金花。

此言伏过砂一两,用三胎灵汞四两,养火四七足,一分开茅成宝。

外药

玉笋养灵砂,神通不可测,去母薰蒸过。

将子升取出鲜红色,九转脱胎,灵砂匮中,抽出玉笋,养死灵砂四斤,分作数鼎,安入明炉。初文火温养一时,后武火炼三刻。盏中水热不可冷,急切温添炉内火红,即可抽出,不可灭火,待火足取出,盏底之精莫轻视。其铅汞浊质,逐次存于净器不用,取上清药用之,其色鲜明,虚养灵气以为度养金砂之具。

金砂

若要变金砂,只在鲜红叶。

虚养金室中,有砂方为妙。

此言前鼎明润之药,不拘多少,同赤金六两,将二两打一小盒,以药装入小盒内,满满盖定,安火盒内,将药铺底,盖面,小盒头填满,大盒团转,都是封定养火,再把大金盒封固,内外盐泥封固,阴干,入灰缸,三方火,每方一两,冷出,一分钎汞十两,金砂玉笋形如金,一金颗点成宝。

长生匮

长生是幻法,点金铸神室,内养二百七。

此言逆行之法。将前灵药,再点圣金一斤,如前铸造大小神室二个,依法制度,装入神室,内用磁盒重封一鼎,养二百零七日,冷出,一分钎汞十两成金,再入神室,养神砂一斤,再升灵药,铸金鼎装盛,造养服食。

晄珠

晄珠成就好丹砂,丹砂死汞是黄芽。

黄芽铸造神室内,天下烧丹第一家。

此晄珠乃天晄也。成就者,辰砂而受母气也;好砩砂者,砩砂成圣也。能生万物,铸造神室,立钎汞,随其所用,故曰"第一家"也。

黄芽

汞银老死中堪用,不老无功枉费心。

再入炉中经火炼,任教天下遍游行。

将此薰蒸过汞芽子,每两用箔三十张,玄元火五分,合一处入鼎,严撒地炉内,先文后武,三香,用水救盏,令鼎身通红,提下,冷定,其汞实死。将金火之器,助添刚,愈炼愈妙。彼今之世,岂知汞得金之气而死,死即为真铅乎?

铅汞节要

题　解

　　《铅汞节要》，一卷，不题撰人。其要在铅中取银，以铅银相盗为下手，然后炼成圣母，再行九转丹功，属黄白点汞死砂法，不及地元服食之道。其中"圣母灵胎"五言歌诀，系抄录陈自得外丹著作"炼铅制母歌"，则为《节要》一篇之精华矣，学者当珍视之。

铅汞节要

铅汞节要序

　　凡炼铅银者，必须泥底为池，乃不泄真气。用铅煎银，全在感一元之气，而有吞盗之功。制母炼铅，皆藉纯阳之气，可以伏铅而成造化，铅中取银而为丹母，砂里求汞即为圣胎。二物交结，分毫无差，故得三姓会合结子。占应三台，此法偏能擒汞。不死飞走，以母气伏子气，如猫捕鼠，子母相吞相恋，而结成圣胎，所谓"太乙含真气"。用铅煎银之妙，不可以九九八十一度之功乃谓纯阳数，每池银铅停对，所谓"金水平分，盗尽铅气，铅沉银浮，洁白见宝"，自然金色，可造黄芽。此为纯阳之功，乃是炼铅之法。能识真铅真汞，不知火候亦属枉然。若火数欠少，水数太胜，则铅自铅，汞自汞，不结丹胎，必互相吞盗其气。铅汞自生，上水下火，此谓"铅与汞合，子与母恋"。勿令间断，不可远离，互相吞盗，内有神功。火令铅制汞，水使汞迎铅，以为既济之功，而成通灵之造化矣。此物切莫过灰池，恐泄真气而不灵。古云炼铅所以归于土池之中，并吞盗之奥，夺天地之气，里外透彻，如金之黄，内含五彩，黄芽自生矣。下手功夫、火候药物，分列于后。

圣母灵胎

圣母产灵胎，勿泄真铅气。升降是黄轻，黄轻能制汞。黄婆能养砂，真铅可作匿。火数要分明，定养一七日。硃砂作银团，直到三十配。紫粉神符匿，养炼功成满。要合真铅数，化为紫金霜，点化无穷歇。我独我得诀，莫与非人说。谨慎守定心，不敢轻漏泄。银铅为根本，砂汞是子孙。转转升降同，接接无差别。铅中有天地，铅生五彩光。池煎圣母诀，里外是黄金。皆是铅中炁，将来产子孙。结送入丙丁，煅炼分刚决。养足三七火，母子自分别。圣母金砂养，子入闷鼎烈。五日分造化，插骨真白雪。火数四大围，直到消足色。我得过关法，方可浇淋接。汞见立时犴，成宝永不灭。赤铜点成银，黑铅变白雪。仔细要推详，字字无差别。我得师传授，秘密真口诀。铅汞虽在外，全在池中月。直到九九数，此物纯阳绝。八石总不同，草木皆差别。得此真正金，切勿轻泄漏。

一

分形混然属后天，后天不用采先天。

砂汞鼎中还投汞，铅池里面更种铅。

五日周流成火候，一年夺舍见真玄。

仙师授我通玄诀，制炼铅花仔细研。

二

若用银铅事可全，相吞相盗夺先天。

池中煎炼须犴凭火，鼎内神交却赖铅。

进退火符从口诀，抽添加减要师传。

炼成九转神丹就，一粒飞升寿万年。

三

用铅不会用凡铅，会用凡铅即半仙。

无限丹翁知算用，君能得此有天缘。

四

红铅灼灼大丹头，黑汞炎炎至宝浮。

两个包藏天地髓，盒中养出水银流。

五

湿汞须凭杆汞随，干汞湿死水银亲。

若不先死铅中汞，白发终年只受贫。

六

煎宝须要凡世宝，采丹须采旧时丹。

银汞交感通灵物，倏忽阴阳片刻间。

第一转

先用二八铅母，次用对停阴炼。入阳池内加大火，若火数欠少，则金花不发现，子灰不成，功夫全在于此。煎炼既久，发尽金花，铅沉银浮。待看凝神定汁，铅生五彩，方才住火，冷定将池起出打破，将铅又对母八两，入池煎炼一次。如此九九足数，母似金色，任意养砂匮子。

第二转

将圣母斫作小块，入盒内伏气三日。三方火半斤，补全神气，会合先天，足日取出，摘去母，以药作匮，方可超凡入圣。

第三转

结圣胎产子之法：将灵母盒内取出卷鼎，进汞四两。先将水池放得平正,早晚添水。水怕干,火怕寒。此二物不均,则圣胎不结。初火半斤,周围一日。次日加火半斤,共该一斤,养六日一周。诀曰:"火令铅制汞,汞使铅来迎。"上火下水,日足取出,子母相盗,灵胎自结,号曰圣子。虽识真铅真汞,不知火候难成。二物欠火,则圣胎不结。盖火性缓,斯能融物。鼎要紫红,圣胎自结。若火数微,水数胜,则铅汞不交。凡结胎之鼎,不可太红。太红者,恐伤圣母。诀曰:"火大伤其母,火小子不成。"正是银与汞合,子与母恋,实为吞盗之妙。既结子已成,收母,入灵药盒内,补全神气听用。

第四转

将灵子配金汞四两,每两进好赤金五分,同前闷鼎内,提上明炉底。火要一候足,一大火卧倒,冷取出,入匦养之。

第五转

地天泰卦,伏气之法:颠倒薰蒸,而有神功。先将圣母剪碎入卷炉中,以铁线略交住,安灵子,如法封固,行颠倒之法。上火下水,薰蒸三日,冷定取出,乃将圣母入匦,补全神气听用。

第六转

训子炼神之法:将伏气灵子入闷鼎内,煅炼二次,打成锭子,取出,斫如三四分小块,同药拌匀,复入卷鼎内。底火一香,温养一候,冷定,取出灵子,再用母照前伏气日足,消之不折则灵矣.

第七转

行过关之法:四两入药,八两共入闷鼎,悬炉内。鼎先要微红,方将风匣慢扇三百六十之数足,冷取出,看是紫色,是目下过关之妙。

第八转

　　将过关灵子四两,接汞二两,入闷鼎,明炉养火一候。又炼一候,打一大火,取出,复入卷鼎炉,复母一候。又灵药养一候,再配成戊土过关,乃为超凡入圣也。

第九转

　　灵子六两,接生汞四两,伏母气,薰蒸过关,如前。至此汞不返还矣。

　　九转之后,升黄轻。其法以灵子一斤,加砂一两六钱,入水火鼎内。底火升三七日,上用锡壶一把,滴水,日足冷出,盏上生出,一以灵芝,名曰黄轻,又曰大丹之药。一分烊汞二两,中间水银一钱,点铜三两成宝,上以碗盛水,悬布涤滴之。

坎离秘传

题　解

《坎离秘传》,一卷,不题撰人。是篇首重水铅、火铅交炼,再取倭铅炼之,以成白金。其后种种烧炼手续,用尽草木金石药物,非单纯简易丹法。末后"更有转制之法,改邪归正,其妙无穷矣"云云,可知前诸草木金石炼制,乃是傍门之道,总要归于清真无杂地步,还得另有转制妙诀。篇中有烧炼节次一文,爰重录置前,可作读《坎离秘传》之指南:"第一炼铅、第二烹砂、第三采金、第四造晄、第五传金、第六进火、第七干汞、第八乳哺、第九分胎、第十过关、十一返粉、十二抱砂、十三脱汞、十四脱砂。"

坎离秘传

水铅与火铅交炼,炼出白金坠之,并无癸水,尽成阳土。一与己交,方成真土,交炼倭铅,立成白金矣。存火去质者,烧尽阴符之质,独存阳火之神,则真得其理矣。盖铅无质,全在夺水铅之金气以成质。二铅交炼,虽水铅先枯,然火铅最喜互盗,互相混乱。若认下如银者为火,则金是质。若再炼之,则总成枯髓,何分于火无质乎?予曾以有质者、枯髓者各自进火,烊汞皆成白金。总之,水铅砂汞,一经火炼过,便见神通也。

善炼者,以两家混伐而成造化,是为鼎器招摄乾金,所谓"攀倒玉葫芦,迸出黄金液"。火铅投入水铅,如下文四斤黑铅之做手,交相煅炼,是为混伐。伐者,水制火,金克木,火烧水,木吞金,水火交战,金木交并,全在火候功全,相乘相伏,混为一家而生造化矣。日折为言,种子药物也。以铅为药物,种子自能招出乾金,即黄金液也。铅中金砂,晄砂中神结合而成。玉葫芦者,得铅中银、砂中汞,结胎而成者也。盖以火铅、水铅之中,各具一黄一白。砂中黄者黄晄,白者水银。铅中白者铅金,火中黄者黄烟,白者白烟。黄结归黄,白结归白。所以"倒出玉葫芦,进出黄金液"也。玉葫芦即白金,黄金液即天晄也。黄金见土则疏,白金见土即亲,所以静则克其体,动则化其形。此金愈炼添,其精越烧越长。其形黄者死为黄金,白者死为白金。一家之物,所以两分开者,盖为物以类聚,各有招摄,引类相从也。

土为黄婆,黄金即黄婆,为戊己,一类相合,故能使白金不疏间以含胎。土能生金,白金与黄婆为母子,一脉以相亲,故能使金丹混化为一炁,亲疏全在黄婆牵合之妙、制法动静之神耳。静以克其体者,如匮中静养死,金、木、水、火、土,相克以结其体也。动以化其形者,如前两相混炼之法,使水火砂汞浑为一家,尚有黄白之分。如后来金火同宫之炼法,使南北黄白化为一炁,并无有形质之异,而点化之机到矣。

一砂一铅之道,天晄白金,专主乎分用为防结,汞有阴气也;碧天铅汞之法,天晄白金,专主乎浑融为炼结,汞成纯阳也。天晄与白金,两样性情。天晄不得戊土,不能结胎成丹。结丹之后,只是进火退阴符,将汞复还纯阳。即或白金不足,宁炼黄酥金母,或炼九阳金汞,以乳哺薰蒸,传神补炁,决不得再向铅金交炼。一交炼,则阳气损伤,灵气泊没,乖其性而疏其情,所谓"若沾半点枯铅气,干汞如绵反成拙"。惟有白金最喜戊土,始而不用戊土交炼,不能断魂了命;继不用戊土交炼,不能气足神全;终不用戊土久炼,不能神通变化。故曰:"此金愈炼愈添,其精越烧越长其神"。

丹家接制,全在"吞金进火"四字,要分理明白。如白金尽可吞金,尽可进火。若天晄止可进火,决无再去吞金之理。设白金与天晄浑合,必要分出①天晄;以白金去吞金,则无不可矣。前之烹炼造化,后之栽

———————

① "出"字据《炉火心笺》补。

接砂汞，凡火团炼三日三夜，大火连天，必过此关。火候始足，而生造化，自然不测矣。

外丹之道，务使金、木、水、火、土五行，攒簇一家而成丹。亦如内丹一样，黄白本相类以成事，岂容相疏而异其形哉！假如南北砂汞炼结成胎，必要分去渣秽，方好栽接。明炉一化，则银铅坠底，天晄在中，渣滓弃去，而黄白分为两家，终非神室之道。故又用凡水凡火以相激，凡水生水铅也，凡火生火铅也。将南北交炼，团成水火阳铅，所谓水铅也。池中炼火铅，火铅煅炼水铅干，不加砂，砂汞只炼二铅。将此铅与黄白二金混炼为一家，所谓"金水同宫炼八还"是也。就中产出硃砂水银者，言其能胎体，分胎结出白金，分出天晄，吐出两渣，较之原砂原汞，倍多其类，故曰"产硃砂水银"。此产出者，方为真砂真汞，而非凡砂凡汞也。盖脱胎团炼之后，接出死铅倭砂，汞结成白者如珍珠，赤者如珊瑚，此诚真铅中产出真铅真汞也，岂凡砂凡汞比哉！

癸水初奸，谓之壬水。壬得己结为之戊，戊得砂汞结为金精，金精得砂汞结成白金。总一铅也，在先后老嫩、形白炁黄之不同耳。下文南北交战，即是壬水施为；煅炼体老，即是金精为佐；投汞招摄，即是木液为媒也。

诗曰：

> 甘石炼成好插银，真精深好种黄金。
>
> 焰硝和合山桑末，樟脑盐矾要用心。
>
> 神仙妙术深机奥，全凭虎啸与龙吟。
>
> 要知富贵源头路，须向书中仔细寻。

制倭另有助药，焰硝、桑灰、樟脑、盐水、白矾，其妙处全在佐使白虎，即水铅配以青龙，即水银要与铅银烹炼，混伐如下法。

诗曰：

> 四斤黑铅一斤倭，火龙安入紫微窝。
>
> 媒娉不须寻别药，全凭一味水银多。

前药五味,每味约二三两,研和,投二铅内,砂成粉封固,打火,其砂汞与二铅交战,声如茶沸蝉鸣,即龙吟虎啸也。养火足,开见红黄之彩,明炉分出铅渣药秽,如下法。

"媒娉"二句,总言做法。所谓媒娉者,始而折叠水火成团,全赖水银招摄二铅之真炁,结合四象之精神,继而超脱南北,分胎全赖水银,接制一炁通灵。周天度数分老嫩,五次三翻一样同。招摄吞盗,炼出金公之精,制伏火铅之性,未有不灵者。火候周天,一月为足,全要看汞体老嫩。老则分胎,嫩则再养,勿拘周天而忘老嫩之候。以后接制砂汞,悉照如此,要水火同铅炼过,即接五次三翻,无二法也。

诗曰:

> 秘传异物号无名,研养真精死极灵。
>
> 再将盐水硝化汁,制倭坠底似银形。

此言超脱栽接之法也。二铅结炼之真精,已得研养之。火龙又伏,势必分去渣秽,超脱青真,方成正事。须加盐水死硝,明炉化汁分去。死倭如银形者,取以栽接砂汞。凡砂汞炁结之后,即要分去金铅。惟接砂汞,愈接愈有精神,夺尽①金精,铅渣自脱,所谓"癸尽自然金现象,何劳人去费精神"。又曰:"金汞结成真种子,何愁癸水不嚣尘。"

诗曰:

> 西方金倭是真铅,故曰凡铅采兑乾。
>
> 得金弃却凡铅体,大道离铅不是缘。

金丹大道,未有不从祖铅上成者。即或有傍门,如砒、硫、雌、雄死得砂汞者少,不得到祖铅上复制一番,禀得父母之精炁,然后做得去。非但丹头上必要用铅,即后来五次三番接制,亦必次次要铅。但用铅有制炼之法、用铅不用之妙。若离二铅,是大道无缘矣。

诗曰:

---

① 尽,原作"进",据义改。

水铅池内炼火铅，火铅煨炼水铅干。

须把白金为鼎器，金水同宫炼八还。

新脱白金，乃初加嫩体，产无骨之婴儿，未能炁足神全，必萌养成长，方能自立，所以又将南北二铅炼成金火之精。盖炼白金以足其精神，吞精补炁之法也。将水火二铅入土池中，猛火煎炼一饼，煎成铅金，名水火成团，即二炁交加，铅炼铅也。然后六一泥封固，养火三日夜，取出，再用三足马在火炉中，或自然炉内，上下通天大火，抽动风箱，煨三日夜，冷定，取白金，外黄而内酥脆，所谓"外似绛桃含鲜日，内含金菊裹金花"，功候到矣。

八还者，即上弦兑数八，下弦银亦八两，八八六十四两。用铅四九三十六斤，分池煎炼，陆续投铅。铅借母炁，母摄铅精，积成金炁，共七十二两，所谓"三十六斤铅，方得半斤炁"。每银一两，用铅九两。六十四两合六十四卦，三百八十四铢合三百八十四爻，此河图龙①合之法。曰八还者，八八也。如此吞金足，惟有进火而已。炼母用水铅煎彻，金铅罩盖。炼白金，用水火铅，金铅封池暗炼，此大法也。大抵炼铅，必预备蓬壶。凡炼铅若有黄烟飞起，结成灵英黄彩，此真铅真精之炁，务要招摄白金，天晥内必得此真晥之液。养炼一家，后来方取得出铅精汞髓。若无此先天真种子在内，欲望黄芽白雪，决无是理也。

诗曰：

识得阳铅丹不难，水中金炁结先天。

明明说破乾坤体，务采先天补后天。

金丹正法，只是砂铅两般，何等真捷！

第一炼铅、第二烹砂、第三采金、第四造晥、第五传金、第六进火、第七干汞、第八乳哺、第九分胎、第十过关、十一返粉、十二抱砂、十三脱汞、十四脱砂。

---

① 龙，疑为"配"字误。

三子后开点。结先天者,言水铅结出水铅中先天之金炁以为药物,非取水铅之形质以为作用也。乾坤理者,抽坎中之阳,以还乾而成乾黄;结离中之阴,以还坤而成坤白。《明镜匣》曰:"乾黄坤体白,黄白药无比。只用黄白精,不用黄白体。黄金硃砂父,白金水银母。"总是坎离交炁,结成真土。

诗曰:

可叹盲师不识羞,强将铅汞作丹头。

凡铅若炼成仙药,天下金银似水银。

此丹亦用凡铅砂汞起手,岂是做不出?只为时师不知炼铅、采金本是两着功夫,不知炼铅还阳之法,不知制砂伏汞之理,买得凡铅便去煎炼,便要投砂采金,不知金在何处?况此铅已经明炉冶溜过,真炁仅存无几,若非先投倭铅砂汞,久久烹炼,以招摄其虚无发露之真精,炁如何得乎?

养火口诀。丹书云:"三方一鼎,离罐四指,卯酉抽添。"但火猛则伤砂体,火微则养胎不成。古云:"火小在养,火大莫想。"药既成熟,加意接养,丹砂不熟,其形青色,烧试不折,方成银体,必烹过通灵,乃能干汞。

制砒

砒,信石也。出于衡阳,铁之髓,锡之苗也,性毒,五金之首,八石之初。助砂汞通灵,点红铜而去。白砒一斤,研碎,羊蹄毒草同煎,豆腐一碗要加添,用铲炒枯为面,装入阳城罐里,如法封固升帮,上水下火,准三香,凡母得砒制炼。

西江月

粉母

缺少真铅无奈,故将凡母来煎。

玉阳池内炼先天,只待金花发现。

忙将灵砒称足,投入铅内生烟。

即时成粉代真铅,万顷良田不换。

升砂

升出灵药要煅,须凭退出流烟。

穿衣固体妙玄□,此法人间少见。

子母层层隔间,筑基固口封坚。

安炉立鼎要心专,一日三时试验。

制硫

择嫩土硫一斤,研碎,用大麻子一斤,入锅内煎滚。先以松柏枝各一把,熬枯出火,滤去渣净,将油分作三分,仍入锅熬滚,硫半斤同熬。用松柏枝搅匀,提锅倾入水盆内,硫油浮上,拨去油煎照前,以松柏枝搅提倾水盆内,去油洗净。如此三次毕,将硫又下锅化开,上用粗草纸二张,盖于硫上面,拖去油。如此三五次,去油净,又化开,投乳香、樟脑①末各一钱,其一面另以净碗上盖竹纸,倾入碗内,冷定坚硬,形如琥珀,能吸通草,收贮听用。

制金砒

将前制过的硫,每四两研碎,入碗内盛之,少入温水拌潮,加金箔二十张拌匀,上用磁碟扣盖,坐微火热灰中,温养一日夜,养毕取出。

---

① 樟脑,原作"朝脑",据义改。

灵砒母粉

每煎过净母一两,化汁投入灵砒三钱,即成粉矣。

升打砂汞

先将汞二两入锅,随下养过熟硫一两二钱,同汞文火拌炒,良久,再下砂末四两,炒成块,取出入罐,加铅一两二钱,又火硝末一钱拌匀,入罐封口,打火三香,冷定,取出成一饼,有五两零,听用。

一转西江月

若要灵砂成就,须凭炼母根基。灵砒投在玉阳池,粉母将来作匮,灵药烹过方美。

以炼过母八两研细,将前打过灵砂四两,小块层层间隔,入罐封固,养三方一顶,三七日足,开看,砂青色,烧试不折为佳,再养一七取出。

将前养过灵砂,用乳汁拌润,每用三黄灵药,帖身穿衣,又入罐养火一昼夜,炼火三香,冷开,看分胎灵砂坠底,天晛在上,取下天晛,听用。

二转西江月

火候三七完备,丹砂既已通灵。

须将烹药助精神,烹过方将铜认。

熔化一池清水,铜硫上下平分。

开铜点宝胜凡银,受者须凭德行。

将前匮养过灵砂砒母一两,照前沐浴,入磁碗内,每两投汞三钱,金砒五分,照前超脱,功效如神。

三转西江月

敲下天硫收贮,砒硫玄妙无穷。

先天匮过又开铜,接养粉霜作用。

一味清真无比,却非无益之功。

连开三次显灵通,不比寻常胡弄。

将凡母养就熟砂,每四两装入罐内,浇硃里汞一两二钱,封固,上水下火,温养七日,其汞抱砂而死,长出灵芽,如琼林玉树。取出此芽,入砒硇匮内,再养一七,取出此灵芽一钱,开鉠成宝。

四转

将前凡母养成灵砒,点铜脱下铜硫,不拘多少,加硼入明炉搧化,用钳夹红炭条,搅清,倾成饼,冷定,用药穿衣,入先天匮内(即养过砂之匮),养火一七,取出,每一两入鼎炻汞一两。此为超神接炁,死而复生,照旧神效。

五转

用养过数次凡母,入水淘尽焙炻。每母一两入汞二钱、铅一钱,共投入白虎匮内,养火一七,仍前不折,是为灵砂补母之法也。

六转

将前点铜退下的天硫,不可弃,聚集,同胞母四两,加黄药二两,死硼、硇、砒各一两,研碎,造成八圣硬匮,入罐间隔,抱养粉霜。百日之功,每粉霜三分,点铁一两成宝。

七 转

　　将烹过粉霜,每四两加入金丝黄矾及死砒、硼各四两,研末,造四圣匮,养雌点金。

八 转

　　用烹过灵砂粉霜,每四两加入死硼砒、银脆、硝石各四钱,为末,造成五圣匮,仍用前三件,草汁悬胎煮明雄,一日夜取出,入五圣匮,养七日足,一分干汞,一两成宝。

九 转

　　粉霜四两,装入汞银所铸神室内,抱养火砂,十七日取出,每砂一分,炓汞一两成宝。功夫到此,弃却砒硫,更有转制之法,改邪归正,其妙无穷矣。

祖土传砂

题　解

《祖土传砂》，一卷，不题撰人。本篇先用一炁铅化开，再投倭砂、银矿砂合炼，炼成阳铅；继阳铅分三百八十四铢，入飞仙池化炼，观砂花投铅，以成伏气砂；复用伏气砂置罐死母，终成真土。自此以后，即用真土传砂，节节次次，最后养成金花，可上接天元，铸成神室，招摄真水、真火，而成服食神丹。

祖土传砂

制铅炼母

一炁铅十斤，罐内化开，看铅花现，下倭砂二十两、银矿砂二十两，投罐内，看有倭火起，急用盐硝末投之，用木棍搅，只看倭与矿，成汁住火。冷定，破罐取出去，上面渣不用，其银刚烈，名曰阳铅。将阳铅多造，三、五十斤，听用炼母。

阳铅投花

用造就的阳铅一百六十两，分作三百八十四铢，厂母一斤二两，入飞仙池化成汁，即投一铢，看鸿蒙初现花色，投二十铢，每铢重一两六钱；又看金花现，投七十铢，每铢重五钱；又看紫云龙花色，节节投三十铢，每铢重四钱；又看五彩红花色，节节投二百六十铢，每铢重三钱；又看万象生，节节投四铢，每铢重一两二钱五分。投完封门，养火一夜，次日取起，打去老铅，夹成七、八钱一块听用。

母气养砂

将前伏气砂一斤，与母层层间隔，入罐封固。灰缸养火，三方一顶，每方火重三两，离罐三指。三七日，冷拆罐去母，将砂入罐，上盖硼砂一斤，要飞过，方埋阴池内。打火至满罐红，须刻刻小心，谨防罐恐有损失。如此火候一日，冷定，破罐去硼，其砂化成一饼在下，似桃花色，或天青色，名曰真土。有此出世之宝，听候九转之功，又名赤土。

真土作祖夺舍

将前真土一饼，不必打破，只用夺舍之法。将倭六斤入锅化开，陈土炒成砂，用水洗去灰土，焙犴入罐，将真土一饼，安于居中，上下俱有用倭砂，封固灰缸，养糠火候五日，冷定，取出真土，又用硼炼一次，取出犴汞，其力如虎，切不可多贪，以二斤为则。

真土晥犴汞

将前夺舍真土晥研细，称足十六两，进砵里汞四两，入罐盒封固，灰缸三方一顶火，每方火重三两，离盒四指。七日开，又进汞五两，照前养火七日，取出研细，每一两进黄晥神火一钱，作一家入盒封固，灰缸养火七日，开看，俱成紫土粉土，名曰出世灵田，又名戊己合成刀圭，养初子也。又名祖土祖匦，传子之祖也。

祖土传初子

将前祖土，共有二斤，用上好不破气的天生子一斤，将砂用醋煮一日，晒犴，乳拌湿，入二土匦内，层层间隔，入神炉养，三方一顶火，三十二日足，取出看砂实死为度。若不足，再养七日，砂死外黑如①铅，内白如银，方全金丹之法。银、铅、砂、汞同一种，此之谓也，初子出世，空养一二日，再用得焐乳母，养三七日，火候同前，用硼盖过关，与前同。取出矸汞，不用夺舍之法，只研细末，照前进砵里汞，三进三养，用黄晛神火返粉，每两加黄晛一钱。

初子传次子

将前初子汞土，名曰转转生戊己、转转有夫妇。或成紫黄红粉色，为之上品仙土。汞照前抱天生子一斤，养火三十二日，其砂实死。又养一二日，又乳养三七日，同前盖硼过关，研末，进汞三钱。次养三七日，看砂汞对停，又进黄晛，每一两加黄晛一钱，照前返粉，名次子出世。

次子传三子

将次子二斤，照前抱天生子一斤，养火二十五日足，取出，不用空伏气，亦不用乳哺。诀曰："三子始光明，只用朝祖匦。"内三日，又初子匦三日，取出，硼盖过关，矸汞一斤。师诀曰："三子成人，又有夫妇。"又可生子也。功名之子，必成大器。

三子传四子

法将三子，亦不用黄晛神火返粉，只研细，抱天生子一斤，养火三七日，其砂即死，又通灵无比。又朝初子匦三日，照前盖硼过关，点化莫测，矸汞一斤。诀曰："四子成人，取妇生子。"更有名色。

---

① 如，原作"人"，据《炉火心笺》改。

四子传五子

照前抱天生子，养十八日，取出朝初子，三日又朝三子，三日过关成紫粉。诀曰："五子出世鬼神悉。"

五子传六子

将五子紫粉二斤，抱天生子一斤，养十五日，取朝祖土，三日又朝初子，三日又朝三子，三日取出，六子硼盖过关，名曰神希，又名精英子，只可炘汞一斤。

六子传七子

将六子砂汞变成火枣，抱天生子一斤，养火十二日，取出七子朝祖匮，三日初子至五日，各三日，硼又盖过关，化成紫烟。

七子传八子

照前抱天生子一斤，养七日即灵通，取出八子朝五子，三日六子，三日硼盖过关，化成赤蛇。

八子传九子

将八子赤蛇，抱天生子一斤，养七日，取出，朝七子，三日过关，取出化成金花，名舍利子。顷刻点化，济救穷苦，可铸神室，服食飞升。

【卷五】

鸿炉秘宝九转龙虎金丹

题　解

　　《鸿炉秘宝九转龙虎金丹》，一卷，不题撰人，前有许旌阳《龙虎金丹》序。旌阳即许逊，世称许真君，传世外丹著有《石函记》一种，专言天元丹法，立论甚高，为丹家之必读经典。此篇中"铅汞成真体，阴阳混太元，但知行二八，便可炼金丹"诗，系出宋石泰《还源篇》，故此旌阳序出于伪托。篇中先以铅砂银同炼，结成胞胎，后再以九转接炼，以成至宝。"九子汞银死八石作丹头法"一章，不类《龙虎金丹》中内容，专以九子汞银死八石，诀与《黄白破愚》同，疑即《黄白破愚》"六神伏尸"法之详解。

鸿炉秘宝九转龙虎金丹

许旌阳龙虎金丹序

　　真龙者，硃砂中水银，因太阳日精真炁降泄于地而生，号曰真汞；真虎者，黑铅中白金，因太阴中月华真炁降泄于地而生，号曰真铅。识此之物，则金丹可成。真汞无形，为八石之尊；真铅有气，为五金之长。夫水银者，位属东方，象乃青龙；硃砂位属南方，象乃朱雀；白金位属西方，象乃白虎；黑铅位属北方，象乃玄武。虽合四象，实则真铅、真汞二物而已。坎中有戊土而生铅，离中有己土而生汞。铅汞二气感合，化生真土。真土怀胎，戊己成黄芽，是为大药，故云："红铅黑汞大丹头，感合变化是真修。红铅取精黑取髓，识得红铅药无比。投红入黑保长生，用黑入红天仙矣。颠倒两般总成丹，火龙变化为真体。函谷关来口结传，吾今刻石留斯语。"古云："真铅不产五金内，生在杳冥天地先。"实为真阴、真阳、真水、真火，内含戊己，攒簇五行，相生相克，相炼相蒸，颠倒枢机，无中生有。世人不知一阴一阳之谓道，一金一石之谓丹。金即水中真液，石则阳气神火。金与石合，形体一也。铅中是金，金隐水中；砂中是汞，汞藏火内。阴居阳位，阳和阴匀，日盈月昃，上下区分。若安炉立鼎，制造神室，抟日月，运水火，不失火符之旨，则大药可得。由是而知日魂月魄为真铅真汞，实则先天之真父母也。"真铅不露形，真汞不露质。"又曰："真铅不见银，真砂不见汞。"二物一分九鼎，合而取之，名曰黄芽。依法炼之，变为黄矗紫粉，状若明窗尘，学者详之。

炼丹者，炼金之精、石之液、龟之血、凤之髓，皆藏气而生。龙能伏虎，虎能伏龙，互相制伏，大道方成。进阳火一时，夺千年之造化，成药石于逡巡之内，死铅汞于顷刻之间。抽添宝鼎，造化若神。龙虎交媾，日月飞腾。丹阳换骨，朝种暮收。此玄灵妙旨，可以住世，可以飞升。非仙不能遇，非德不能成。有德可授，匪人莫传。分明奥理，得遇有缘。呜呼，玄妙悟此贞元。

序①

予暇日独坐松阴之下，童子报曰："客至矣。"起而迎之，乃故人云翁也。揖而坐于鹿沼之上。翁曰："自解袂烟霞，游武夷，登南岳，观铁树，得书一册，实红炉秘宝也。其书甚古物，来授子。"予拜而受之，开阅，乃龙虎丹书直指也。其言朴素，其理简明，诚哉真直指也。请问龙虎何义？答曰："龙者，南山火龙也；虎者，北海水虎也。真阴真阳也。二物之性情，钻金透石，柔则善而刚则猛。云从者，有中之无也；风从

---

① "序"字为校者所加。

者,无中之有也。恍惚杳冥,有无相推,以明铅汞之虚无也。铅汞之道,无形合虚,虚合自然。此时无中生有,有中生无。机为变化,莫测其端。吞日月于扶桑,啖月华于桂影,饱乌肝而饮兔髓,是皆虚无先天之玄炁。志士得其理,则握斗柄而拨天关,执钳锤而幹地轴。施斲轮之匠手,操磨杵之功夫。瞬息降伏于金城铁壁之间,煅炼于丙叟丁公之舍。召阘伯为之防御,造化在手,追摄玄炁,转生杀之机,成无中之有。炼之于鼎,自然嘘嘘霏霏,红云落落。若玄霜洁,若玉葫芦明,似金蚕赤如皎日,犹凤毛之精彩,野马之轻盈。当此之际,恳求金母之液,妙解凝神。温而养之,以成至药;烹而炼之,以成大丹。服之幻身变仙体,点之赤茅化白金。实乃红炉点雪之妙,无中生有之真机关也。"

予闻之,实敲金戛玉之理,敢不秘慎?敬录于卷首,为虚无之辨。翁曰:"非此书不能遂壶翁之心,非壶翁不能明此书之窍。"话毕,清风徐来,鹤声嘹亮,一别飘然,浑如梦境。爰为握管述之,是为序。

配合起手

用真正老矿髓,即饱银砂,形如绵软,嫩白不夹石者,每两出宝八钱。用十两研细为末,内隐坎水正一真铅。此铅中戊土含月魄,先天真阳,太阴月华,下弦之气,是谓"虎向水中生"。颠倒玄机,而为黑汞。黑者玄武,银者金精。太朴未散,是恍惚中物,不可见其质者,名为抽髓。

真正硃砂,形如豆大,精神光彩。无夹石者,每两出汞八钱,用十两成其颗粒,内隐离火正一真汞。此砂中己土含日魂,先天真阴,太阳日精,上弦之气,是谓"龙从火里出"。颠倒玄机,而为红铅。红为朱雀,铅是汞精。太朴未损,是杳冥中居,不可见其形者,名曰抽精。

山泽净银十两,剉为细末,或为银粉,用盐凡梅汤煮洗令净,用白芨水调稠于磁盒神室中,贴作胎胞匮,并盖盒。将矿研为细末,先铺匮底一层,然后层层与真汞并精彩硃砂,间装真铅末,盖头以胎胞盖之。又用磁神室盖覆封固合缝,又用护火外匮磁鼎或罐,量其大小,内装底细末,将神室安放匮内,中间四围匮底用淡末装合匀满,瓦盖覆,仍封固严密,下地炉或灰缸,三方一鼎火,共一斤之数,卯酉抽添,养火七日夜,开看翻腾一次,封固复养。照前火候日夜足,开看,取砂一粒,烧试成珠,无硫焰不折可。其烧试有焰,或折多者,再照前火候养七日夜,方可就与真铅末混为一处,通研极细,故曰:"铅用髓,汞用精,精髓相合丹必成。"诗曰:"铅汞成真体,阴阳混太元。但知行二八,便可炼金丹。"此谓二八金丹铅汞是也。可为真父母,丹之祖也。又为四象五行真土,又为三家相见。到此方产婴儿,子母相生,是为第一转。

第一转 土擒砂汞混元丹

右将前银末胞胎匮不可损坏,仍将真铅、真汞末四抱一之数于胞胎匮中下炉,依前火候,三七夜足,取砂开看,青色可用。如紫红者,再养,务要养死。共凑死砂若干,不可烧汞,研为细末,修养第二转。

第二转 日精月华龙虎丹

将前银末胎胞匮不用,又将前配真铅、真汞末用白芨水调稠于磁室中,贴作丹基祖匮,令干,汞不可损坏。又用山泽真母二两,研成一、二分小块,先铺一两在匮底,又将前养死混元丹砂研为细末,于母丹基祖匮内,四抱一之数,仍用金箔与丹砂层层间隔,再将碎银块一两盖鼎,将盒如法固济,令干,仍入护火匮内,照前火候,三七夜足,开盒取砂,烧试不折,透青黑者收。再养一、二次,共得砂若干。亦不可浇汞,研为细末,修养第三转丹砂。

第三转　神汞金液返还丹

右将丹基祖匮内汞不可损坏，另收，转转用之，不离此匮。仍将混元丹砂末，白芨水调稠，贴于磁神室中作匮。又将养死日精月华丹砂研为细末，四抱一之数。又用金箔拌养，层层间装，如法固济，仍入护火匮内，照前火候，三七日夜足，取砂一钱，烧试成珠。硃里汞五分，虚养三日夜足，取出，砂汞一钱五分，点茅一两成宝。试之有验，余不浇汞，研为细末，修养第四转丹砂。

第四转　玉房金汞灵砂丹

将前日精月华丹砂末用白芨水调稠，贴于磁神室中作匮，令干。将神汞①金液返还丹砂研为细末，二抱一之数，金箔拌养，硃砂封固，令干。仍入护火匮内，照前火候养，日夜足，务令砂死。每死砂一两，浇硃里汞五钱，虚养三日夜足，取出，每砂一钱，可点铜锡一两五钱。入铅池煎成至宝，将匮出余砂，或烹炼返粉，每丹三分，可点铜锡一两。却将养死汞熔汁，铸成神鼎一只，形如鸡子样，将来干汞。余砂末研细，修养第五转丹砂。

第五转　朝种暮收玉田丹

将前金液返还丹砂末，白芨水调稠，贴入丹鼎神室内作匮，令干。将养死玉房金液灵丹砂研为细末，用金箔拌养丹砂，层层间装，照前固济令干。入护火匮内，照前火候，三七日夜足，取出，每砂一两，浇砂里汞五钱，虚养三七夜足，又用金箔拌入丹基祖匮内，养火三日夜足，每砂

---

①　汞，原作"水"，据义改。

一钱,可点铜锡干汞一两。或烹炼丹泥,亦用生熟相接之法。又将匮出砂汞为末摊平,如栽莲,养雌、雄、硫药,养火一七日夜足,摘出三黄为末,拌养灵砂粉霜,有昼夜之功同造化,余末修养第六转丹砂。

第六转 灵芽遍体纯阳丹

将玉房金汞灵砂丹末用白芨水调稠,贴入丹鼎神室内作匮,用麸金四两拌养好硃砂四两,照前火候,三七日夜足,开看,摘去麸金,将受过金气丹砂,又用五转养出朝种暮收玉田丹砂,研为细末,与砂同金箔层层间装,照前火候,养三七日夜足,取出,硃砂四两,浇金汞二两,虚养三日足,又用养死的雌、雄、硫末拌养金汞金砂之丹三分,分作三次,点成上色①黄金。又将匮出丹砂,或养砒、硇、硼、凡等药真死,转养第五转丹砂,随类点化余砂。如不点化,不用雌雄等药,只用麸金拌养气足,又将前朝种暮收砂末于鼎摊平,插数孔种入硃砂,照前火候,养三七日夜足,其汞已成灵芽玉笋,取出点化五金,俱成至宝。金砂为末,又能转制九转,可以服食,修养第七转丹砂。

第七转 黄芽气结精英丹

将灵砂遍体纯阳丹砂末二抱一之数,于鼎神室中,拌养无损坏好砂一、二两,照前火候,养三七日夜足,取出,每砂一两浇硃里汞一两。对停,虚养三日足,又用金箔拌砂汞,入鼎丹基祖匮中养火三日足,取出,每砂一钱,点铜锡二两,干汞一两至成宝。匮出余砂,与前死雌雄末一处,研为细末,入磁水火鼎内,如法固济,令干,下炉,上水下火,升一炷香,候冷取出,其天盘上着明窗金尘,另收。每汞尘一分,搽掺水银二两,成赤色黄金。水火升帮坠底者,入耳锅镕汁,铸金鼎神室一只,转养

---

① 色,原作"兔",据义改。

金砂。又将前养的玄黄气结精英丹砂配前养砒、粉、硼、硇、胆凡等药照前入水火鼎，打出天盘。轻清者名为白雪粉霜也，也有搽掺铜缺之功。白者化银。又将末打余砂为末，修养第八转丹砂。

第八转 霞绫长生丹

将前养的黄气结精英丹砂末二抱一之数，于金鼎神室中，拌养好砂三两，照前火候，养三七日夜足，将砂摘出，就打火金鼎，黄土金箔贴一层，令干。对停，浇金汞，虚养三日足，仍用前养雌雄末与砂一处研为细末，照前入水火鼎，升出为黄𤫩紫粉。每分匀汞银一两，成上色赤金，有搽掺之功。如不加雌雄等药升打，只用金鼎胎接养，三日气足，修养第九转丹砂。

第九转 脱胎神化灵宝丹

将霞绫紫府长生丹砂末，于金鼎神室中，拌养好碌砂四两，照前火候，养三七日足，取出。养丹砂一、二次，浇碌里汞，对停，虚养三日。又用珍珠、琥珀等为末拌匀，入金鼎，慢火温养，五日取出。服食，内摘丹一、二两。仍将第一转丹砂末，每一两加碌里汞五钱，入闷鼎，先文后武，打一火，卧鼎冷定，取出研碎，逐块用金箔包之，入金鼎神室中，用紫绫霞府丹砂末拌养，七日足，另收。又将第二转起至第八转丹砂，照前配汞入鼎，打出，逐块用金箔包之，用长生丹砂拌养，七日足。转转养毕，俱成通灵之药。点黄白数饼，供奉先师，用玄豹皮收贮。

九子汞银死八石作丹头法

养雌雄

雌死似金体，点铜又点铁。

五子匣中养，便是蓬莱客。

此言养雌之法：用好干叶雌一两，死成汁，矿成块，如绿豆瓣大块，用金箔灵硇穿衣，五胎汞鼎作匦，入磁鼎内养七日足，取出，每雌一分，干汞一两，每汞银三分，点铜一两成宝。

养雄之法：用光明石榴子好雄四两，入蔴布袋内，放罐中，用鸡冠金凤芽草、鸡冠血、天钟酽、烧酒四味，将雄悬胎同煮三炷香，取出，用真白胆凡、死灵硇，金箔穿衣，用四胎汞银四两，养一两入磁鼎，层层装满，入灰缸鼎，火养四十九日足，取出，每雄一两干汞一两，每汞三分，缩货一两。

养硫

养硫色更红，全凭少子功。

阴符去尽铁，其功不让雄。

此言养硫之法：用好生硫半斤，好磁红砒半斤，朝脑三钱，青蒙石四钱，共研一处，入罐封固，文武火三炷香，冷定，取盏上灵硫二两，金箔穿衣，用七胎汞银六两作母入匦，层层间隔于灰缸内，三方一鼎火，每方二两，离盒四指。初养一七，至二七，渐移近罐，养火六七日夜足，取出，每硫一分干汞二两，每汞三分点铁一两，煎成至宝。

养砒

砒霜赖丹砂，伏火入黄芽。

入胎汞银养，点铜似白沙。

此言养砒之法：用草死砒，软如绵，白如雪。死砒二两，矿豆大块，金箔穿衣，八胎汞银四两作母，层层间隔，装入磁鼎内，下灰缸养三七日火，取出，每砒一分干汞一两，死汞三分，开鋏一两成宝。

养硇

硇变如金砂，点铁成富家。

九子匦中养，砂汞变金芽。

此言养硇之法：用九打红色一分，烧炷一分的硇四两，用铅精汞髓，金箔穿衣,同九胎汞铅,二抱一之数,层层间装入磁鼎内,下灰缸鼎,火半斤,八十一日取出,其硇变成紫粉,每紫粉一分干汞一两,每死汞二分,点铁一两成宝,将紫粉转养硝、胆凡,亦点铁成宝。

养胆凡

胆体如铁样,三子灵砂养。

生铁化成银,仙人言不妄。

此言养胆凡之诀:用死胆凡一两,同灵硇硝、石硇硝、石磁石内,取灵药,金箔穿衣,用三胎汞银四两,层层间装于磁鼎内,下灰缸鼎,火五七日足,取出,每胆凡一分干汞一两,死汞二分,点生铁一两成宝。

养硝石

硝石功夫力更强,七十二石见之亡。

能消众石皆成水,点化功尊诸石王。

此言养硝石之诀:用硝石二两,将铅精汞髓金箔穿衣,用八胎汞银四两,层层间装罐内,下灰缸鼎,火三七日足,每硝石一分干汞一两,死汞三分点白缺一两成宝。

八宝匮养粉之诀

用雌黄、硼、硇、硫,更用胆凡、砒、砂诸末八味药,配合成一家。此八味药俱要真死,制度各有做手,攒匮养。

养粉霜法

一

一味粉霜奇,造化合天机。

灵砂养三日,五合化白霏。

二

粉霜真实死,脱去砂中母。

粉霜接粉霜,点金过北斗。

三

粉霜配母养,一七自通灵。

升打三次后,点铁自成银。

升打粉霜诀

用砒、汞各一斤,汞研不见星。连升八九次,去浊留其清。

死胆矾诀

好绿胆矾二两,用独脚莲、苦参、大黄、南星、金丝草各等分,阳干为细末,好烧酒一碗,盐醋亦可,放铁杓内煮,炒干,入沙锅内,文武火炼化成汁,众药在上,凡在下,取出冷定,将凡收用。

死汞妙诀

汞一两,金箔贴研,入汞内,加铅精汞髓三分,研匀,入沙锅,将死凡二钱,铺底盖头,用松精封口,文武火煅成汁,此是明干。倒出,有青黑色。再入天魂、地魄、伏龙肝,各等分,入罐封固,打一武火,取出,用银二钱、母一钱,同入沙锅,炼三炷香,顷出成宝。

养硼

凡硼色有神,七子柜中擒。

一分干八两,汞更点成金。

西江月

（二首）

其一

耕读渔樵活计,文武医卜工商。

劳心费力四时忙，惟有金丹别样。

只有铅汞二味，更将火候斟量。

一朝吐出日光芒，倾出黄金万两。

其二

敢问如何死汞？须求一个真铅。

阴阳交姤最相亲，气足分胎作圣。

状若新磨宝镜，更无半点埃尘。

点铜点铁总成银，莫管时人不信。

混元宝录

题　解

　　《混元宝录》，一卷，不题撰人。全篇先录《红铅赋》，再逐句诠释《赋》义。按:《赋》为古诀，流传颇广，版本之间，也多异同。元朝赵道一《历世真仙体道通鉴》卷八"尹喜传"，借老君之口，全录《赋》文，疑《混元宝录》即本之于《通鉴》。"笺注"止以铅汞二物为论，并附七言律诗以妙其蕴。

混元宝录

红铅赋

　　红铅黑汞大丹头，从红入黑是真修。赤中取精黑取髓，解取赤黑药无比。用红入黑保长生，用黑入红天仙矣。一者是铅铅为君，二者是汞汞为臣。若铅不亲，其汞难真;若铅是亲，不失家臣。青腰使者，赤血将军。和合两姓，异族同群。白汞作脑，黄芽作根。化铅为粉，炼汞为尘。阴居阳位，阳肃阴刑。日月盈昃，寒暑区分。开设法象，赫然有文。惟吾此道，天地长存。

笺注

红铅

乃先天真一之精，生居离宫，受丙丁之炁，炼成己土，号曰红铅。阳炁以腾，盗东方龙之弦气，号曰木汞。内阴外阳，返为硃砂，金丹之祖，破乾成离，故曰坤母。

识得红铅妙更玄，休将凡母炼红铅。

红铅本是先天火，会采先天炼凡铅。

黑汞

生于北方，乃后天之炁，号曰戊土，内藏一点壬癸水，号曰黑汞。乃阴炁胜，吞盗西方金炁，乃为白虎之弦炁，反阴而成阳，名黑汞，故曰乾父。

若将黑汞叫水银，水银黑汞体不同。

二物各有生产处，识得黑汞作真人。

大丹头，

乃砂汞炁结之药。炼山泽而成圣母，养硃砂而成丹头。炼丹之士，要识攒簇五行，会合八卦，制炼四象，采取乾南坤北，坎离相合，受丙丁之力，炼成戊己土，气结神凝以成圭，炼山泽以成药王。

红铅黑汞两般物，借得二物炼大药。

五金立时改变形，人吞一粒朝大罗。

从红入黑是真修。

从红入黑者，以铅投汞，二物混合，借丙丁制伏，神炁凝结。此是"南辰移入北辰内，金乌飞入玉蟾宫"，此乃从红入黑也。

赤为朱雀精为龙，虎髓黑龟共北辰。

五行四象会八卦，男人要嫁女人身。

赤要取精黑取髓，

无诗无注。

解取赤黑药无比。

二样颜色，将来暗合一处，借助丙丁炼成一块，并无二样。

女金即原两家人，黄婆配对得成亲。

再接三家重相见，生个乘鸾跨鹤人。

用红入黑保长生，

此乃以铅投汞，夫妻相合。红者砂也，黑者铅也。砂属南方丙丁之火，为赤蛇，能克龟之精，故云"保长生"也。二炁相凝无损，超凡入圣，长生路也。

三家相见生一男，保得长生定作仙。

一胎三子生玉笋，养砂点铜似白莲。

用黑入红天仙矣。

此是以汞投铅，乃为未济之药，天仙矣者尽矣。凡修金丹七十二家，惟此最上乘也。

龙入虎窝虎盘龙，赤凤乌龟两相冲。

水火上下往来走，炼得乾坤彻底红。

一者是铅铅为君，

铅乃先天之灵炁，至阳之物，借丙丁炼成圣母。此乃黄舉真铅，养硃砂，超凡入圣，包八石、点五金为君。

神州赤县出一人，能在海底捉蛟龙。

乾坤鼎内排军阵，只看丁公来用兵。

二者是汞汞为臣。

汞属北方壬癸水，其性最柔，任君所用，乃为臣也。

黑面将军显神通，要去南方拿火龙。

两家性命交一处，日月上下并双明。

若铅不亲，其汞难真；

难真者，内有杂气，亦不真也。不真不能成药。

铅汞二物不同群，误杀修丹多少人。

只为夫妻无配对，十炼丹砂九不成。

若铅是亲，不失家臣。

其铅并杂气也。

铅生汞兮汞生银，三家本是一家人。

只为阴阳各有别，南北水火为君臣。

青腰使者，赤血将军。

青者，东方木汞之精，乃是硃砂之灵液，是离中丙火之神，号曰朱雀，故曰将军。

东方将军爱穿红，西边天魔驾黑云。

两家战在中军帐，金浮水沉定主宾。

和合两姓，异族同群。

乃男女坎离，是砂铅气结也。

两姓三家异同群，配合三三是本亲。

红铅黑汞金丹母，二炁相合紫云生。

白汞作脑，黄芽作根。

白汞乃铅中骨髓，故曰山泽，为戊土、为命、为白虎；黄芽乃砂中灵液，为己土、为性、为青龙，此是根也。

白虎本是坎中精，离生黄芽姹女名。

黄芽白汞成夫妇，炼死金公汞为尘。

化铅为粉，炼汞为尘。

砂铅二炁相结。硃砂属离，借丁公之炁，能克壬癸成粉，炼山泽而成药王，养砂而成灵丹。

干汞为尘成大功，养死硃砂死水银。

水银真死为丹母，丹母成土大功成。

阴居阳位，阳肃阴刑。

砂铅相合，借丁公煅炼成阳。山泽有白虎之炁，属阴，入砂铅药中炼，故为阴居阳位也。

丹家制土种灵苗，黄芽白雪上下飘。

龙舞凤飞风云会，总兵力大势易骄。

日盈月昃，寒暑区分。

汞出北海离出铅，日震月兑运周天。

一时养就灵丹药，盗夺三万六千年。

开设法象，赫然有文。

赫赫金丹就里成，九九池中虎龙腾。

八十一篇真口诀，识破玄元道始真。

惟吾此道，天地长存。

天地神仙与道亲，老子曾授尹真人。

函关紫气东来见，一粒丹活徐甲真。

有符未画，炉鼎未画。

青霞子长命金丹地元大丹词

题　解

《青霞子长命金丹地元大丹词》,一卷,题名"青霞子"者,当为伪托。全篇分"黄莺儿九首"、"傍妆台三首"、"驻云飞十二首"、"绵搭絮三首"、"驻马听二首"、"大丹起手秘诀西江月三首"、"黄母形式"。按:"黄莺儿"、"傍妆台"、"驻云飞"、"绵搭絮"、"驻马听"均抄录自陈自得《金丹词曲》,因抄录关系,字句增删,未尽合曲牌格律,仅能得原曲之意而已。"大丹起手秘诀西江月三首",每首下均作注释,述下手炼法。"黄母形式"末有"我有一亩田"四句,出陈自得《灵田歌》中。

青霞子长命金丹地元大丹词

黄莺儿

（九首）

其一

大道恍惚间,论阴阳,本自然,不知至理分明辨。水北火南,龙虎分两边。把你千门万户都串遍,总虚言。先天一诀,须假明师传。

其二

不与世情同,禀阴阳,造化工。真铅真土擒真汞,同觑天机掌握中。抽铅添汞真妙用,好加工,丹成九转,须要济贫穷。

其三

文武片时功,施文武,一日同。三文三武能扞汞。要从容,武火煅红。金丹十五须禅定,甚分明,金花五彩,常见月华莹。

其四

灵胎杳冥端,法王主,在先天。出玄牝时现,魔王正南。慧剑在眼前,为生死发下冲天愿。祖师言,你肯把万缘断,才作得大罗仙。

其五

乾坤是鸿濛,禀阴阳,造化生。一生二仪相兼并,三才内供奉,祝融五行寒温。爕理八门应玩,丹局覆盆,九孔五气更通灵。

其六

久久炼凡铅,取铅一处煎。铅含五彩金花现,金液浪翻,玉髓转旋,龙蟠虎绕金花绽。此玄关急忙退火,交姤罢,产金莲。

其七

灵父九胎分,向逍遥府内温。独存圣母神室静,汞见母休心,子见母更亲。周天火候足,妙通神,汞成真。名为丹祖,就此产金银。

其八

黑白理幽玄,性通灵,坚更坚,擒砂干汞金花现。炼阳气,有铅烹,金精体全,黄芽白雪依法炼。系仙传,丹成九转,做一个大罗仙。

其九

池内采先天,药生时,仔细参,西南坤地花初现。向炉中可观,癸水尽干,抽炉退火真堪羡。产金团,池中玄妙,切勿与人传。

傍妆台

（三首）

其一

采取先天，池中造化妙玄玄。铅遇癸生须急采，采出枯铅仔细观。慢守药炉看火候，老嫩分明在此间。凝神后，五彩现，抽炉退火要师传。

其二

铅炼圣母母随铅，二物交感相留恋。圣母怀胎产金丹，母壮儿肥，依时来养子，子大成人要过关。先天药，真正铅，分胎接制又何难？

其三

筑基配合是姻缘，若知癸面留根药，师恩难报重如山。浮云退，见青天，一团造化顷刻间。顷刻间，前后接制总一般。打头母去初养子，子养孙来往下传。九转后，是大丹，点茅炉汞妙难言。妙难言，汞银休作等闲看。一年只许七斤半，少者可用多获愆。神仙禄，老子丹，助你学道去修仙。

驻云飞

（十二首）

其一

自古仙流，家住福堂山下修。想父母曾穷究，到老来甘生受。仙，决不信有斯，谋遇高流，示我金丹，九转亲授受，邪法傍门一笔勾。

其二

得诀归来，疑信相停复又猜。旋把丹房盖，炉鼎无损坏。仙，铅汞结成胎,火里安排,产下婴儿,还与他亲娘奶喂,长大教他自生孩。

其三

自古真传,九转工夫总一般。三子光明点,铜铁无拘算。仙,祖宗是真铅,妙难言,达者铅银,迷者汞难见,端的是恩重如山海样宽。

其四

普济贫穷,多感真铅真土功。火龙初熟汞,点铜皆成用。仙,九转道无穷,累相逢,金种金兮,水火如法炼,姹女熟时号大丹。

其五

母炁初传,骨肉相亲体自然。盲师无识见,任意胡猜乱。仙,不究理之原,故难全,硬子晄儿,那个推得转?地覆天翻会者难。

其六

母炁初传,遍地开花颜色鲜。二物相留恋,子母无亏欠。仙,四象任盘旋,妙难言,黑汉无才,就里功居半,识破浮沉颠倒颠。

其七

祖宗嚣尘,谁知天晄深又深。纵说无凭信,除是亲搬弄。仙,此外却非真,要汞银,总烧西东,戊己为媒聘,便是寰中第一人。

其八

不敢诳言,要遇真人亲口传。铅土重相见,汞死如桃片。仙,反本还原,作丹田,再种灵芝,长养孙枝现,转转无穷结大丹。

其九

万论千经,多讲金木真性情。间隔相兼并,赖黄婆勾引。仙,此事不能成,岂无凭,大道根源,只要人将师敬,一句真传万劫灵。

其十

学道诸君,听我从头说假真。正道理工夫近,用杂类生歪论。仙,须要审铅银,更访知音,先人积德多深,致使今朝遇上乘。

其十一

论此金丹,颠倒玄微理要研。金凤龙霄汉,水火沉炉伴。仙,止是水银干,有何难?些子玄微,如隔万重山,诀破教人一笑看。

其十二

若问玄玄,一二原来总一般。独立无拘伴,顷刻功周遍。仙,妙旨赖师传,有何难?火足通灵,满鼎金花现,做个逍遥物外仙。

绵搭絮
(三首)

其一

一团造化妙难言,汞土实亲。几个学人认得真,火里纵金莲,匹配成姻缘。周天火候,子午抽添,若到卯酉门中,除是温温养自然。

其二

还丹神变妙难言,金水相合。母产婴儿理太玄,长子夺先天,戊己功全。填离取坎,化重千,若问阳火阴符,点化成丹在半年。

其三

河车秘密难言,欲造河车是凡铅。至极奥妙,三三九九推情合,合性此是根源。河车转到,救老扶贫顷刻间。

驻马听

（二首）

其一

道在先天，一气生来汞土铅。虎藏北海，土居中央，龙隐南山，三般交媾产金丹。其间妙用人稀见，教外别传，未承玄旨，都休胡乱。

其二

丹不离铅，识得铅银有数般。凡铅烹炼，矿里银砂，汞死为先，三般儿端的是谁见？如何铅土成姻眷，怎样抽添？不明玄妙，都休胡乱。

大丹起手秘诀

（西江月三首）

其一

若得水金十六两，须将木火均匀。

同归丹鼎火温温，三十时辰为准。

不用水火升降，后有二八余零。

阴阳交泰即长生，还向丹房问鼎。①

水金十六两，即先天真一炁一斤，是戊己也；木火均匀者，即精明好硃砂。以此二物，夫妇和合，同归丹鼎室中，文火温养三十时辰，而砂熟成药也。凡生砂色红，熟砂色黑，用火烧试成珠，方为死也。

采先天真土、真铅法：用一炁铅四两，又用好文母四两，入硬池熔化，取起，炼于灰池内，将宁未宁②之际，将制的铅银投母银于内，久之，

① "阴阳交泰即长生，还向丹房问鼎"句原本无，据《张三丰太极炼丹秘诀》补。
② "将宁未宁"《炼丹秘诀》作"将凝未凝"。

生出药来，嫩黄色收下，即先天真铅发生其面。取下研细末，入光明硃砂四两封固，下灰缸三十时辰足，其砂死矣。取出硃砂，将乏药收起。如养过乏药，取来研细，复入鼎内，又养砂。每乏药二两，养砂五钱，其力弱了，要四七方得砂熟。

其二

　　既有初子四两，将来制立乾坤。

　　形如鸡子二弦分，腹内空虚经寸。

　　进退阴符阳火，擒收地魄天魂。

　　鸿濛颠倒法乾坤，便是登仙捷径。

　　神室也，如初子有一两，入沙锅中熔化，用荷叶急搅不歇，久而尽成砂粉矣。候冷吹去灰，以白芨调，用鹅卵壳新笔涂刷，干了又涂，涂完为度。又外用纸巾泥一层，待干，入火一煅，中壳以成灰子，银已铸成鼎矣，名曰神室大丹，至此点化近矣。将鼎头钻一孔指大，进光明神炁好硃砂四两，封口，入灰缸养五日。每日子时进火一两五钱，至午退去残火，又进一两五钱，此头一日行火也。次一日卯进酉退，如前抽换。第三日又从子时起火，午落。第四日卯酉抽添，第五日或卯酉兼行。何也？盖前四日子、午、卯、酉火均，而此日恐少卯酉火故也。四方火换尽，火止，砂尽灵矣。此砂一钱，可点茅一两成宝。其茅初点黑色，入金沿池煎过，即成雪花文银也。

其三

　　黑成灵砂至宝，必造金液还丹。

　　三人同志可修仙，一一须当备办。

　　做个神仙活计，莫同尘世交关。

　　知心养成大还丹，勿得轻传泄漏。

　　熟灵砂二两，研为细末。用上好光明硃砂一两，白芨水拌湿，滚煎砂未,晒干,再又滚,滚完为度。复入汞灵母匣内封固,下灰缸,养火九日,开看而砂胎色鲜,此所为还丹也。砂本太阳晛光,乃真火焘结而成,今养熟返其本色。夫丹灵而赤存,存有点赤返白之妙,故曰:"死水银能固活人,活水银能固死人。"每水银一斤,用此灵砂四两,入闷鼎封固,打火二香,其汞死矣。每死汞一钱,点茅一两。入铅池煎过,即成白银伏子的黄母形式。将黄酥母用铁丝缠住,纸巾泥涂一钱厚,焙干,入鼎,庶子母不相侵犯,但金气交而体不交也。

黄母形式

用先天矿石中炼出的仙银为真铅,砵里汞为真汞。一个养磁点银成金,一个养硇点铁成银。其神室重一斤,用死汞造神室祖匣,于后不可犯邪气。此匣乃祖祖圣圣之秘。

我有一亩田,团团似月圆。

炼出金光祖,耕牛不可牵。

长命金丹

题　解

《长命金丹》，一卷，不题撰人。前"陈祖炼神母诀"及释文，述下手法较详，但不知所谓"陈祖"者为何人？全篇专论点金九转功夫，与其它炉火言点铜成银之道不同。末后神符服食一转，语焉不详，须参考别种地元丹经，方能知之。

长命金丹

陈祖炼神母诀

银一两，铅为伴，三足炉中凭火炼。阴消阳纯火候足，铅花退尽银自干。金花浪里层层滚，五色霞光紫雾现。铅遇癸生须急采，金逢望远不堪尝。金满面，到此急急不住扇。足用大火三炷香，池中清浊方为验。急急投进砂神室，磁盒扣住准三钱。周围土固要牢坚，此时不可轻迟慢。起盏一饼黄银末，上等重有一两三。此为戊己真不错，养砂扞汞立时见。若能养砂十三两，九九功成妙无边。

用出山银一两，铅砂九两，先将银铅各一两入飞仙池，用三足炉上下覆盖，如碗大，自然火炼之。待铅花发现，鸿濛将判，方投铅一铢。凡炼铅时，将前铅九两去一两，落八两，分为十八铢，每铢四钱四分四厘，余铅一两，同前母入铅炼之。待铅尽，鸿濛持势，方投一铢。徐看徐投，池内铅多者，用棍搅出，待铅铢投尽，方加硬炭，三炷香为度。看母纯阳，如潭底之日，焦红溶溶，再投死神火三钱，复扣少时，神母成珠，此为黄酥也。二钱可养干汞一两,点赤十两。此黄酥一钱,养砂四两。入鼎养七日,即将此砂补髓添超脱,接转无穷矣。

死汞炼一斤,名曰真父母。

将来养砵砂,点金过北斗。

将前已土养死芽子一斤,斫碎小块,加金铅末拌匀,入罐封固,养火七日。打一火,抽去阴炁,取出入锅,炼大火三香,提下冷定,枯铅在上,子银在下,取出过关,入灰池煎宝,为一转之功。

一转过关死汞养砂

过了铅关转转成,神龙脱化自然灵。

汞养砵砂砂脱汞,汞灵砂死大丹成。

一转丹砂死,多蒙老母恩。

抽添凭未济,水火别寒温。

诀曰:用过关汞银一两,斫小块,配砵砂八两,入鼎封固,养火七日。取出,入罐封固。打一火,将升盏灵药一钱,干汞二两成宝,子银另收。要用,将内真土作汞泉匮,以养砵砂,故曰:"汞死号黄芽,黄芽复养砂。死砂凭浇汞,九转不离砂。"

二转丹砂变化

二转灵芽三转砂,灵芽颠倒吞汞花。

产下无数婴儿出,个个抛金会种瓜。

二转死砵砂,脱出真汞芽。

真汞养砂死,通灵妙更佳。

诀曰:将黄芽复养砂二转,灵砂芽养砂八两,即砂死。铅浇汞,每砂一两,吞汞五钱,养火七日,取出,加硼砂三钱,入鼎封固,打火三香,取出分胎,子母前后,各收听用。

三转烹白雪

三转通灵妙若神,不须超脱自然真。

工夫到此知音少,试点红铜变白银。

三转灵芽子,将来养砵砂。

点银如粪土,堪以济贫家。

诀曰:将三转死砂脱出子银,每一鼎只用二两,加川粉二钱。银作小块,粉沾身,装闷鼎内。用水盆一个,内放新砂一块,令水淹过一分,将鼎提上明炉,底红一指,三转白雪养砂开铁。将鼎提新砂上激冷,又烧又激冷。如此行七日,其汞俱成白雪,可以养砂八两。倘汞或多,行炼老阳法。用天晄一两,银硼五钱,同研为末,与银穿衣,入罐封固,养火三日。打一火,与一转、二转、三转以上烹白雪工夫一般。此诀造化,不费人力。一转汞银须过关,即此死砂脱出子银也。二、三不必过关,只用超脱之法,铸成神室。灰缸养砂,火大恐伤神室。温温之法,三七日取出,砂似碧天。五分开铁成宝。将此八两进汞四两,养二七,接养四次,与砂银一股,三分开铁一两成宝,养砂进汞四两,其砂名玉金砂。

四转造玉金砂

四转灵芽变化多,擎来①初出白云窝。

任教大地尘沙变,万劫英灵永不磨。

四转砵砂死,凡母脱青衣。

制造无差失,还丹亦易为。

①　擎来,《炉火心笺》作"如龙"。

诀曰：将前浇汞玉金砂二斤，一斤铸神室，如鸡子样。余一斤留炼白，或老阳栽接。养砂八两，若加玄霜更妙。将砂入神室封固，又入磁鼎固济如法。七日足，丹紫红，胎色不变化，作紫粉一分，开铁成宝。

五转紫粉养黄轝

五转灵芽多变通，消磨虎气一团龙。
谁知鼎内温温火，取出其中紫变红。

五转硃砂死，通玄合圣机。
关严灵父发，脱化退青皮。

诀曰：五转硃砂变紫粉，入室养黄轝金胎。如养得黄，须用麸金为母，依四转配合，用好砂八两入神室，麸金铺底盖头，如法固济。温温七七日足，取出，丹砂变成紫粉，号磨金砂，可作金母，以浇金汞。须制伏，用黄连、黄柏、黄芩，如雌黄之象，可浇金砂四两，淋汞一两。火候小心，浇一次仍归祖金内，养二七日足，淋一次。此金砂一分，点五金，皆成黄金也。六转金汞养金砂，将浇过紫金砂汞银铸神室，余银作末，入养为金砂，又将金砂浇淋，汞养金汞云。

六转金汞养金砂①

六转工夫气转灵，霞光射出鬼神惊。
明珠万斛应无价，留得些儿养性情。

六转硃砂死，精灵实可夸。
有人能到此，立地是仙家。

诀曰：将紫汞铸成神室，名曰金鼎，余金作末，二抱②一，养七日足，

① 原脱此题，据《炼丹秘诀》及义补。
② 抱，原作“包”，据义改。

皆成金砂。再将金砂淋金汞,养金蚕,变金液。依前配合封固,照前四转,火功日足,一分干汞四两,即成紫金。

七转紫金养金蚕

朝种胡麻暮即收,功成七转复何忧?
等闲莫与时人说,独对嫦娥笑未休。

七转金砂死,光明普照通。
学人能到此,点尽泰山铜。

诀曰:将前六转金汞,铸神室一个,上下二釜,照前二抱一养砂,配合封固,养七日,取出,浇汞五钱,仍养七日。进汞养毕,朝种暮收,一分干汞六两,俱成黄金。

八转金蚕养黄舆

子产孙兮孙复孙,红铅黑汞魄归魂。
好将玉钥开金锁,跳出长生不老①门。

八转砵砂死,称名号大丹。
点金等岱岳,惟许济贫寒。

诀曰:用七转金蚕一斤,浇千叶雌八两,入神室固济,养火三日,其火即伏。又进磁雌半斤,乃入神室,养火三日,此汞尽成黄舆。此药一分,点五金,皆成黄金。

九转黄舆养神符

九转工完妙更玄,一粒能教汞立干。

① 老,原作"二",据《炉火心笺》改。

造化岂知全在我,任教沧海变桑田。

九转灵砂死,火功已到乾。

其中玄妙理,莫与世人传。

　　诀曰:将八转黄舋一斤,每两加玄霜二钱,神室封固,养火三日。取出,用阳城罐一个,入药四两,如法固济,上水下火.打一火,冷开看,升盏灵药,紫气金丹,收入磁器具,楮汁为丸,如黍米大,绢袋悬井七日,以去火毒。拜祭天地神明祖师,用井花水吞一粒,永为陆地神仙。

雷震金丹

题　解

　　《雷震金丹》,一卷,不题撰人。本篇专述地元丹法,始终只以铅汞二物为用。九鼎炼阳,节节印证《金谷歌》九子歌诀,不啻为《金谷歌》之注脚。末云"将此圣胎灵母,铸成神室,中虚经寸,如鸡子大,扫日魂砂液也、月魄黄晄也,装于其中,而炼神丹,服食长生,开炉而紫粉凝霜,启鼎而黄攀辉日,胞胎五彩,聚集千神,身体自轻",最能得神丹之遗意,须合《浮黎鼻祖金药秘诀》、《地元真诀》合看,则能了悟丹法制造之神化也。

雷震金丹

一

神仙炉养白砵砂,天下烧丹第一家。
只是真铅制真汞,烧成白玉长黄芽。

二

五金八石非同类,万草千方总是差。
试问仙家用何物,无根树上产金花。

　　大丹只一铅一汞。用银笋以代山泽,次之明色矿石,以复先天之炁。内有三才造化,方可成药,三年方有至药。若要见先天铅汞刀圭、戊己真土,或三月,或半年,炼成黍米之珠,入口通神,超凡入圣。

三

丹术玄妙简而易,世人不解真难事。

不就穷源参造化,阴阳差错天地否。

四

阳砂结得母虚灵,落地而碎金刚形。

母子相侵才二七,火候连绵十四日。

五

水银得母干自干,水银得炁死真死。

水银但得真铅炁,便是先天造化工。

六

万语千言子与母,更无别药来相侵。

调和水火要均平,用心昼夜不曾停。

七

一日跳出凡笼里,纵横世上人难比。

济人利物在人行,富家润己皆由你。

八

若将此事任胡为,神灵遣责难回避。

苦口叮咛说与君,好将歌中留心记。

神丹秘典金汞刀圭口诀

池式

（有图未画）

（荞灰为上,去苦味,四圣灰,加炭灰,八石灰,周围一尺五寸。）

造灰池法

神土河沙并炭灰,无名异末四般为。

火中煅炼通红色,白水调和造作池。

诀曰：神土不拘多少，入火煅通红色；白桑灰不拘多少，淋去咸水；无名异不拘多少，极红色者佳。各另细研，重罗筛过听用。

如造池配合，用神土六两、河沙四两、桑灰四两三钱、无名异一两，以白水调稠浆，倾入灰炉内，用竹篾刮四面，刷药，以新笔涂过。下铅八两，种池炼母，万无一失，慎之秘之。刷药，用煅过无名异五钱五分、煅过食盐二钱五分、飞过明凡二钱五分，用蜜水调化，以新笔涂于池内一层，其心口不能躲池，所谓"铅不漏，气不泄，采天地，成栽接"者此也。

凡铅凡汞不可服食

凡铅凡汞与凡银，先天气质后天形。

不能服食成仙客，只堪点化济贫人。

神丹大药，非后天五金八石之所为，乃先天真铅真汞之外用，故曰金液还丹，实乃大道也。昔正阳祖师以还丹数粒示纯阳祖曰："此丹非世之五金八石，乃先天地之异宝共成。虽有质而无形，如云如影，如火如光，可见而不可执，服之与人魂合为一体，澄虚湛澈，此乃大还丹也。"学仙之士，可轻视耶？神丹下手口诀于左。

乾坤鼎内虎龙成，四象回旋二气平。

会得华池真正诀，自然丹向水中生。

（金水交关、炼铅法象，炉图未画。）

诀曰：用先天一气真铅，三十六斤足，九池匹配。每池铅四斤，分为三百六十五铢，以合周天三百六十五度之数。却将入炉池中，下铅八两，待铅化时，即将坤母投入铅汁内，加以武火煅炼，混而相合。一浮一沉，互相吞噬。直至铅华乾金初现之时，就行七十武火爻之数。每次点铅一钱六分，共点七十铢，火候要见华池之五色金花，光盈水面，圆陀陀，光灼灼。又行三十六爻之数，每次点铅八分，共点三十六铢，火候要见紫雾瑞气，五色红光，腾腾盖顶，又得二十六铢文火之数，每次点铅一钱六分，共二十六铢火。火要见五色金华，笼罩宝月，透出紫色流珠，颗颗发现，显出五色霞光、紫神瑞气于华池之内，状似明台上之八宝莲花，名曰金谷，即金沙也。即封炉灶，养一夜，次日再炼，如有池换更妙。火火相同，九池已毕，得气半斤。《鼎器歌》云："始初筑基兮，铅用四九。四九三十六兮，火候足有。"此之谓也。

临炉之人，若之用铅之法，不可动破河车。《七签》云："莫破我铅，令我命全；莫破我车，令我还家。"又曰："铅断河车空，所作必无功；铅破河车绝，所作必然掘。"此河车一窍，举世少知。逐日运火薰蒸，铅气渐少，只得一味干水银。知得此窍，火候在此，结胎在此，温养子珠在此，黄芽白雪在此，紫粉神丹在此，天地、阴阳、五行、万物俱在于此。

九鼎既明，周天数足，结成圣胎，化为金液，凝如黄酥，碎如紫粟，金色透明，从黄返赤，银星灿烂，熠熠火生，化成神丹之象，干水银而立见点化，所谓"乾坤在手，无所不至"矣。

炼气化神

学人要识水中金，煅炼薰蒸理最深。

进退抽添须九转，温养潜龙造化神。

（炉形未画）

六阳方老灌灵泉，神炁腾空合上弦。

六阴既终同一月，后天日就合先天。

诀曰：河车之内，寄藏八两，又水八两，共合一斤之数。《参同契》云："上弦兑数八，下弦艮亦八。两弦合其精，乾坤体乃成。二八应一斤，易道正不倾。"如是以前炼出圣胎灵母，悬于生炁炉中，用火直符进退，屯蒙二卦，运动法象，神物自生，故曰："水火未动，丹华隐于白金之内；水火既动，丹华吐于白金之外。"形体轻清，如华虫之蕊，名曰先天真一之水，汞见立，砂遇即死，乃虚灵之气也。铅花不折，金炁不耗，乃火之精①华是也。水无火而不旺，金无火而气绝。火候数足，金化为火，火化为土。借气化形，形化精，精化气，气化神，此乃外金丹炼气化神之妙用也。

一月火候薰蒸火候之数

用火之数，初则由少至多，至望而止。后则十六日减起，至三十日，仍复初一之数。此盈虚消息之理也。

第一候，初一一两，初二二两，初三三两，初四四两，初五五两。

第二候，初六六两，初七七两，初八八两，初九九两，初十十两。

第三候，十一十一两，十二十二两，十三十三两，十四十四两，十五十五两。

第四候，十六十四两，十七十三两，十八十二两，十九十一两，二十十两。

第五候，二十一九两，二十二八两，二十三七两，二十四七两，二十五六两。

第六候，二十六五两，二十七四两，二十八三两，二十九二两，三十一两。

第一鼎初炼阳火

一月还丹发圣基，阴阳相感达希夷。

潜龙位前应初九，阳气初生起子时。

诀曰：功行一转，将前九鼎炼成圣胎灵母，不可动破河车，如瓜之有蒂、果之有枝。炉火中须添微火薰蒸，运转河车之气，温养子珠。一月数终，过关换鼎，此乃初转之功。丹至初转，子体稍凝，全借母气。若无母气则不真死，何自而凝？但初子真体未坚，性未灵也，故《金谷歌》云

---

① 精，《炉火心笺》作"金"。

"初子性初拙①"是也。

第二鼎炼阳

二月青龙渐见形,微微攒集五行精。

勤加火候温和色,母鼎时闻虎啸声。

诀曰:功行二转,将前圣胎灵母,不可动破河车,换鼎安胎,俨封固,悬于生气炉中,照前行火薰蒸,赖河车之气,温养子珠。后之变化妙用,全在砂中精液,完固坚凝,稍破体,即是相妒真液,点化未免不灵。一月数终,过关换鼎,此乃二转之功也。丹至二转,虽形亦未坚也。若子藏母腹之中,方能胞胎,呼吸未遂,借父母之精血以足其气、全其质耳,《金谷歌》云"次子亦如然混分别②"是也。

第三鼎炼阳

三月灵丹号小还,小还凝结号真铅。

切须用意调文武,莫遣阴阳失正传。

诀曰:将前灵母,莫破河车,换鼎安胎,俨封固,悬于炉中,照前文武火薰蒸,赖河车之炁,温养子珠。一月数终,过关换鼎,再加武火十日。一百日之功,令胎气足旺,以结黄酥真土。赤白黄芽一钱,钎汞一两,转点红铁十两。到此开点功成,只可少试验道,不可浪费丹药,此乃三转之功。丹至三转,如子居母腹,母呼亦呼,母吸亦吸,自然汞伏,气候光明,大非前比。只堪点化五金而成至宝,但未灵耳,《金谷歌》云"三子光明始,点化分刚柔"是也。

第四鼎炼阳

四月功成已立魂,青龙白虎共相吞。

---

① 拙,原作"握",据《金谷歌》改。
② 《金谷歌》作"次子亦如然,混沌难分别"。原本脱"沌难"二字,文义不通。

此时玉液才凝结,阳立阴消虎渐奔。

诀曰:功行四转,将前圣胎灵母(云云)。即铅上栽砂,即九鼎黄酥,一月数终,乃四转之功也。丹至四转,而为四子。且除父母之浊血,故曰脱丹也。转转功灵皎洁。《金谷歌》云:"四子脱丹胎,精神光皎洁。"

第五鼎炼阳

五月阴阳二气交,黄芽渐渐长灵苗。

灵苗便是长生药,水火仍须应候调。

诀曰:功行五转,将前圣胎灵母(云云)。一月数终,乃五转之功也。丹至五转,性灵异,光华洁白。《金谷歌》云:"五子含精华,骊珠辉明月。"

第六鼎炼阳

六月真阳信大砂,逐途将甚作河车。

殷勤服食同仙道,莫向人前用口夸。

诀曰:功行六转,将前圣胎灵母(云云)。一月数终,乃六转之功也。丹至六转,故曰黄芽白雪,为母以烊汞也。干砂里汞,以汞为真,汞为子,此名怀真土,《金谷歌》云"六子卦象全,后土戴皇天"是也。

第七鼎炼阳

七月潜通药已成,青黄赤白状难明。

全凭水火先天德,采取阴阳二气精。

诀曰:功行七转,将前圣胎灵母(云云)。一月数终,乃七转之功也。丹至七转,自合阳精,已非阴物。乃阳气足备,以汞擒汞,生气相参,《金谷歌》曰"七子运阳精,牛女情相协"是也。

第八鼎炼阳

八月循还到兑宫,却归元鼎色溶溶。

仍前密养神丹药,炼就长生火里龙。

诀曰:功行八转,将前圣胎灵母(云云)。一月数终,乃八转之功也。丹至八转,则四象五行之气,自然足矣,《金谷歌》云"八子四象全,五行亦不缺"是也。

第九转炼阳

九月胎灵汞已烀,一壶霜雪偪人寒。

漫将点化浮生质,宜候功成作大还①。

诀曰:将九鼎前圣胎灵母,莫破河车,换鼎安胎,严密封固,悬于炉中,行火薰蒸。一月数足,不必换鼎,再行一月火候,共成十月,方可脱胎。金婴出现,紫雾腾光,其性猛烈,玄妙不可述。《金谷歌》云:"九子益神光,其性真猛烈。汞见立时烀,成宝汞不灭。"

十月脱胎

十月金丹已脱胎,此时方始结婴孩。

婴孩信是还丹宝,谁信铅中养得来。

诀曰:九转功完,十月日足,而成还丹变化之妙。化生金液,凝如黄酥,碎如金粟,金色透明,从黄返赤,熠熠火生,干汞立成至宝。再将此圣胎灵母,铸成神室,中虚经寸,如鸡子大。扫日魂砂液也、月魄黄晄也,装于其中,而炼神丹,服食长生。开炉而紫粉凝霜,启鼎而黄矍辉日。胞胎五彩,聚集千神,身体自轻,呼雷招雨万神侧,炼神化气之事毕矣。

---

① 还,原作"寒",据义改。

玄机丹髓

中和子　撰

题　解

　　《玄机丹髓》,一卷,中和子撰。中和子,不详其人。全篇先诀后释,反复演绎,述黄白点化之术。惟即诗即诀、即赋即释,词多缴绕,语亦晦涩,反不能明其作法矣。《鼎池歌》,仿《参同契》之《鼎器歌》,三字为诀,言鼎池之作法;《罐炉形式》,说炉鼎之制造,似仍未详。

玄机丹髓

中和子　撰

一

骄傲心当退,势财不可言。

道门何所事,德行立根源。

铅液分壬癸,庚辛须辨清。

欲将凡作圣,先觅水中金。

　　中和子曰:铅乃北方壬癸之水,金乃西方庚辛之金,壬乃先天之母炁,庚乃老阳之子也。先天之炁乃壬癸之真铅,老阳之子乃庚金之正气。真铅者,阳多阴少,赖真土培之。如无先天真铅,却将凡银、凡铅共炼以产金母,其凡银已泄先天之气,混浊而无阴体。出山铅体虽阴癸,其中却有壬精。丹士借此先天之壬精,炼以法度,致使壬精归银体。必要母体得壬精,此为怀胎之圣母也。将来配合硃砂,以为金木交并,使砂汞得金精而有孕,方是真一之种耳。复抱温养,渐长灵苗,水火融贯,真土栽培，丹熟气足，以成造化。

中和子曰：情能生精，精旺而掩伏情意；金能生水，水多而埋没金形。矿虽阳也，中含癸水；铅虽阴也，内隐壬精。凡铅凡银，形神混杂，已破之乾体，失却先天之金也。炼凡作圣，亦为真铅。离得铅中一点真一之气，号曰灵铅；煎去银内至阴之精，号曰铅母。母铅二物，有诀烹煎。银铅一种，未失玄规。互相吞盗，彼此和合。母得灵铅之液，乃号水中之金也。炼士将此水中之金，以为丹祖，后伏砂汞而为圣母，生育子孙。

中和子曰："北海水无情，西山虎幽深。八十余一度，潮罢自生春。"即炼银之法。水者黑铅也，虎者白金也，混入土池之中，煎至鸿濛来罩，霞光发现，潮候之期，要明分铅之诀也。

中和子曰：北海之水，乃山铅之精体；西山之虎，乃兑金之原形。白虎有和龟之志气，乌龟有润虎之余津。九九薰煎，要洗银中之阴魄；一一频添，勿泄铅内之阳魂。霞光发现而明星灿灿、满天星斗，鸿蒙判而白雪冰霜，龟明候而盈炉现彩，虎待时而遍地生春。务要首尾均停，不可银铅偏枯。大抵铅遇癸生，金逢彩变，勿令渗漏，须识老嫩。若不能辨，难产先天之药也。

中和子曰：白虎怀津，乃得液之母也；乌龟吐气，乃灵华之铅也。液母灵铅，共入黄公土池之内，互相混融，风从顶降，火自下燎，频频扇鼓，勿令间断。须至母圣铅灵，是火候之验也。噫，"不识铅华配真母，如何久炼损精神？"

中和子曰：母虽液母，岂得阴气尽绝？铅用灵铅，惟防癸水犹存。攒归土釜，黄公奋志，将两家俱抽阴魄，共会中宫。丁公奋力，追二物立变阳金。谨按天地之度数，非执卦象之屯蒙。巽风鼓动，吹散满空之浊气；离火威严，拨开天地之阴魔。风从顶降，直使壬精归母体；火候周全，务制铅母似金形。夺尽三千年之正气，盗彻黑铅内之阳魂。离火频频，莫使红寒断续；巽风摄摄，务宜金水氤氲。隄防第一池要坚硬，犹恐渗漏泄真精。火候足矣,勿令水伤。取出铅土,别有所制。要在心传口授,笔墨难尽形容。还丹起首,全赖于斯。

二

　　黄虎①离北海,赤凤隐南山。

　　炉中生圣子②,鼎内脱衣衫,青皮见素体③。

　　中和子曰:黄虎者,圣母也;赤凤者,硃砂也。二物均停,固于鼎中,通天大火,脱下衣衫。子得母液青皮,又去见银母过气。母得圣子,子盗铅气,即青龙皮,乃死砂扦汞之药。衣作涌泉,令人不知盗气之圣母、脱砂之妙。

　　中和子曰:铅之真气即一阳之真气,侵入母腹,母得铅华补体,配铅金煎炼,或将砂配铅金而结养壮健,乃为怀胎之圣母。将来与砂配合,养死砂者,即制天晥矣。而脱天晥为大药之根蒂,文火薰蒸而氤氲魂魄,武火煅炼而脱去砂衣。砂精易失,真土难离。人但知独以用母为奇妙,必先借铅金结死,而后可以见母银成真。譬如夫妇交媾,妇必借夫之精而后有孕。怀胎育子一理也。如无夫,岂能自孕乎?故《玄灵》云:"未去母腹生圣母,先采真爷一滴阳。"正此谓也。噫,必得铅中之金,即先天之阳炁。汞得金气即属水,得金克④制,汞方真死而为真铅也。

三

　　硃砂须超脱,真土实难求。

　　若要纯阳老,熟晥接生晥,晥中更伏晥。

　　中和子曰:砂成天晥,即己土易得;煅至纯阳,即真土难得。缘己土属离宫之火,内含真汞青闪色。汞为震木,有外体之火,不可无内含之

---

　　①　原注:"即酥母脱去铅衣。"

　　②　原注:"即砂汞。"

　　③　原注:"分两行。"

　　④　克,原作"刻",据义改,下同。

本。砂神一气,不失真铅,方能转制。木火二物,俱怀真土之妙。借先天一点阳魂,化死黄天硫以生黄硫魂魄。硫以伏硫,生熟转制,灵母薰蒸,有起死回生之妙用、夺舍返魄之造化。再养再炼,号为纯阳真土,方可作涌泉之宝匮也。

中和子曰:硃砂退皮,人皆易晓;煅炼纯阳,个个不知。虽砂衣号为真土,制纯阳惟赖庚辛。非庚金不能制土,非庚金难得纯阳。灵铅变化,借丁公而抽阴换体;圣母劳心,赖火力而制炼纯阳。生熟接制,分阴阳之妙用;魂魄炼养,定高下之玄机。夫土之为灵物,最难擒捉。体要纯阳,未易制炼,非得同类而伏,焉有造化生机?苟非真传,难得玄奥。

四

汞炼金精髓,砂传阳气神。

仍择朝阳地,邪鬼不能侵。

中和子曰:砂虽外阳,内含青龙之阴髓。未炼阳气,有失金液之灵魂。吞得金精而神气清爽,炼得阳气而魄应魂灵。朝阳之地,乃纯阳之真土;邪鬼无侵,凭英烈之真神。共入土池,攒归土釜,火候日足,而为初子。以成转制分胎,方有刚决之良功也。

中和子曰:铅赖投砂而生金鈇,火能克金,刑中反德;砂本得铅金而成器,金能克木,害里生恩,刑中反德。非砂必不能生金,丙辛化水而生阳气,害里生恩,砂汞铅金,乙庚旺而化金精,金居乾位,炼于坤方。嘘巽风而吹离火,煅乾金而生阳气。互相生克,彼此刑中。此乃砂炼阳气,砂得金鈇,即为金母,乃死汞所炼之金色母也。阳砂金汞,方为丹士之真种。紫金纯阳真土,即宝硫也。实乃羽客之良田,种入土中,培根固蒂,内结耀日之丹砂,自无邪魔之气也。

五

砂盗先天气,铅青又白红。

养之成至药,三度绕黄龙。

中和子曰:砂已出金,虽盗先天阳气,未有大用,不过成宝而已。转制分胎,重加药物返黑,即碧青砂而为白砗砂;再入先天返白,即白砗砂而复原形。紫赤色虽有纯阳之体,亦无点化之功。若欲点化,必须三进砂中神火,使汞入砂。若砂不吞汞,砂不灵。若砂已吞真汞,赖阳精而返阴魄。即天畹仍归原室,务要温养,体化纯阳。紫赤砂汞死,立点红铜一分,开鈌一两。如此三进,胜三转之功也。

中和子曰:砂之为物,名曰姹女,其体随物而化育,其情因时而适宜。内隐青龙,即汞也。不得水气,即铅金而难擒难捉;中含木汞,若遇火而易溃易奔。不可枯铅制养,亦不可犯杂类。当以生汞金汞烹砂,乃一气同体而烹。且先天者,天地之正宗,银、铅、砂、汞之根本。至于炼凡银者,窃山泽之阳气,其炁而金,亦号先天。仍与真土配合,即天畹投黑铅内熔,作池沼,以炼银母而伏养砂汞,亦谓三家相见。或将铅金为天畹,和养砂汞,畹中有金炁,铅土中有水炁,正金水同宫处也,即砂得金水之炁。奈何其体不白也,再养再炼,仍将砂养成紫赤色,乃是返本还原,转制分胎,而复红色,是药王也。乃进真汞,即生黄畹也。再复先天,其点茅干汞之功,良为至宝。人何执一而独先天乎?

六

真铅即死砂,制真土即是煅死砂为天畹。

天畹又去死砂,即真土制真铅。

一子诞一子,通灵入玄。

中和子曰:真土者,砂衣也,即青龙皮;真铅者,圣母也,即铅炼黄酥,即死汞。炼成金母,去养青龙皮以炼铅,作圣母之配合。砗衣制成真土,即青龙皮去穿衣,内伏砂汞,进神火,退阴符,亦号真铅。再配砗衣,乃诞子也。恐有阴气重生,而归真土,即生熟接制之法,是乃灵胎接养。如此以至九子之功,自然通灵。须分次第之刚决,自有造化之妙用。九子之外,愈圣愈灵,乃不尽之仙机,无穷之造化也。

七

庚寄壬方穴,甲藏丙地窟。

老嫩分三五,毫发莫偏枯。

中和子曰:庚金也,壬乃水也。庚即铅金,居壬水之中,含先天真一之阳炁;甲乃木也,即砂中之汞;丙乃火也,穴甲蓄丙,藏后天灵气之精,即汞髓也。庚、壬、甲、丙,丙产戊己,共合三五,以分老嫩,莫失法度,不可偏枯。若差之毫厘,失之千里。金旺而最难克制,水多而反害阳神。金水无过,水火均平,得之中正而矣。

中和子曰:金能生水而水藏金体,木能生火而火含木胎。此乃砂中汞也,即龙从火里出;白金出于黑铅之内,即虎向水中生。故攒金、木、水、火、土,三五行也。三五之内,毫发莫要偏枯。金在铅中,而不能知其老嫩;汞在砂中,而不能达其生熟。则汞走砂飞,务要谨心。苟或失之,则铅金之气易泄,而砂汞之精易失。岂能得戊己之产、三五之合哉?

八

月在南辰里,日临北海边。

黄芽生遍地,白雪自满天。

中和子曰:月在南辰,方言水火既济;日临北海,乃名坎离氤氲。水火既济,产黄芽而盈炉锦绣;坎离氤氲,长白雪而满鼎英华。黄芽实汞气,白雪乃铅精。金气兼备,自然黄芽满地,白雪滔天,阴尽阳纯,魂凝魄坚,方是长生之大药,涌泉之良方也。

中和子曰:此言硃砂出釜,已得先天之阳炁,仍吞真汞,即产黄天皖,无非补砂之坚刚。若砂不可接砂,汞不可接汞。既砂汞如是坚刚不接,又何以见其效?必须重送午方,即火而烧其砂体;频搬子位,即水而浸其砂身。月在南辰,居离位而左右两候;日临北海,处坎位而前后三分。三分既足,日之寅而黄芽遍地;两候既完,月之子而白雪满天。此皆水火既济之功也。子午二候,水火三分。三进火,月至丙丁之位;三加水,日临壬癸之乡。火中觅水,阴向阳生。

九

阳火也有彩,阴符本无踪。

符火合进退,造化赖丁公。

中和子曰:阴符者,静也;阳火者,动也。动静之机,充塞乎天地之间,凝神于杳冥之内,有质而无质,无形而有形,所谓"视之不可见"也。及其呼之而空谷传声,应之而虚堂习听。虽火有炎焰,如太阳之火,但见其影而不见其物,自然草木畅茂,万物咸亨,诸魔消散,百邪难侵。进退火符,实仗丁公之力也。

中和子曰:火如太阳之火,至阳之精也。如无阳火之功,则有阴符之害。阳火进而阴符退,两不并存,丹砂自然纯阳。虽然如是,进退之功,乃丁公之力也。

十

纯阳真戊己,鼎内产真铅。

烹炼黄金液,即此是先天。

中和子曰:既纯阳方为戊己神砂,金汞得先天而变阳丹。一文一武,烹炼于金鼎之内;三搬三弄,进退于土釜之中。火候足而成丹药,汞进毕而变金砂。点茅扦汞成宝,缩货脱皂成银。工夫至此,不可间断。假如再转,方是丹基。复化金砂为粉,仍制丹药成霜,养之炼之,其妙无穷。

中和子曰:戊己者,黄芽白雪也。如斯真土,已得纯阳,内隐先天,仍进神砂。养火功完,进退火符,而为真铅。文薰武炼,要见金形;武烹文煅,更生玉蕊。退尽阴邪,其形紫赤;点茅扦汞,无不神验。岂非先天之至药乎?

十一

姹女配金郎,相将入洞房。

华池沐浴罢,渐觉上天堂。

中和子曰:姹女者,震木也;金郎者,兑金也。砂已出釜,虽有点化,不能大用,乃号阳丹,仍配金郎于华池之上。华池者,即黑铅。投火池,以神水煮砂,时常沐浴,盗金郎之阳炁,而其体亦刚坚。神水沐浴砂身,先养后炼,故曰阳丹。阴阳之水,有先后天之造化;先养后炼,有文武火之薰蒸。神水沐浴,洗却砂身之阳;金郎配合,盗尽庚金之阳魂。渐觉阳神显象,立变阴体成丹。功夫至此,岂不神哉?

中和子曰:砂配金郎,得先天而能生圣子;金郎入赘,显阳光而产育灵儿。华池有真金之神水,洞房有锦绣之阳魂。会合于洞房而氤氲魂魄,邂逅于兰阁而花烛相迎。沐浴伏三日,灵儿立结;云雨候所得,圣子成丹。圣子有抽阴除邪之志气,灵儿有脱胎神化之襟怀。得洞房暖阁之阳炁,赖华池神水之先天。

超神脱壳逾铅冶,劈破鸿濛混沌环。

养出虚无身体外,超脱入圣譬如闲。

鼎池歌

煎白银,铸凤团。通身转,一指坚。

双子口,二分数。紧紧扣,无缝绵。

高厚纽,便提揭。盖底外,十字痕。

铸成器,备扎缠。神室内,真土沾。

银晄砂,和间填。煞顶满,银流圆。

固外口,熟凡盐。吃紧处,在弥密。

赤紫土,芨浆炼。通身护,一分绵。

干密贴,下灰垫。一顶火,漫灰遍。

温温养,神气全。莫急燥,半月仙。

开煎宝,应同羡。室被阴,须再炼。

精髓填，封虚养。汞焉奸，火七日。

仍抱煎，节次次。如法演，成宝捷。

此灵丹，甚不难。较营求，却快闲。

　或火炉，或香炉，皆可煨。

　或居家，或远游，随带显。

仙银贵，十倍凡。再铸鼎，结汞砂。

须恢扩，鹅蛋养。结砂药，铅金土。

天晚间，扳砂阴。体魄坚，火日足。

烧无烟，有七八。入小室，增银卷①。

十五圆，分煎分。自不差，银母壮。

砂子奸，结胎室。投新土，火虚养。

抽阴焉，补神全。亦七日，再结痊。

法照初，室如泉。养子母，增新银。

入铅②池，加铅煎。新熟制，母焉全。

肯如此，不彻炼。到久来，自圣贤。

　银粉匮，亦绝鲜。

罐炉形式

（未画）

　　造方厚铁梁一根、阔圃铁梁一根，鼎口缝要打得高疏坚厚，内外打磨镜光，内外底亦镜光，内可盛四十两。通身一指厚，口上内口边吐出二分。上口边放出二分，顶心铁上放开些，下收尖些，入深鼎口下去要三分。凡口边内外、深处浅处，俱要打错③得严密之极。

---

① “卷”字原脱，据《炉火心笺》补。

② “铅”，《炉火心笺》作“银”。

③ “打错”，原作“打错错”，多衍一“错”字，据《炉火心笺》改。

真诀歌

题　解

　　《真诀歌》，一卷，系汇编杂抄外丹诸诀法而成。本次整理，按照内容，划分为四节，次序略有变动。第一节七言诗，原系抄录陈自得《黄白直指》，故录《黄白直指》原诗，以作参考。第二节"直破真铅"、"直破真汞"、"直破真土"、"直破夫妇"四篇，均系注释陈自得《竹泉集》"真铅"、"真汞"、"真土"、"夫妇"四歌，尤以"直破真土"最详。后二节于采取铅汞、养砂汞、进火退符诸法，均能简明扼要，为黄白丹法之要诀。

真诀歌

第一节

　　炼丹人，炼丹人，莫把金丹容易成。

　　此丹不与凡夫用，天上资扶养道人。

　　此宝若教凡夫得，置买庄田遗子孙。

　　得者若然不知止，天雷霹雳化为尘。

　　吾今不避风刀拷，露胆披肝说与君。

　　从头至尾皆真诀，不敢虚言误后人。

　　起初须用凡铅造，安炉只求水中金。

　　水中金，清又轻，重浊徒劳功不成。

　　太上老君分明说，炼铅如粉似嚣尘。

　　采要真，炼要明，玄元玄土配池中。

　　一时夺取玄中力，方入池中炼白金。

　　白金透体黄金色，九九纯阳功最深。

　　金丹全假砵砂造，借他灵母立根因。

　　至人炼得银枯脆，更无别药化为尊。

要识真铅真汞理,全仗黄婆匹配恩。

真戊己,假戊己,真假戊己说与你。

戊己真金号月华,采之无法口休夸。

鼓动乾坤真橐籥,掀翻离坎走雷车。

水火烹煎腾紫雾,龙虎交姤产黄芽。

明窗尘舞昆仑顶,太素烟凝霜雪华。

金丹全假砵砂造,己土采之法不易。

号曰日精乃砂液,我曹曾见法多端。

神气不灵徒有质,火里飞来水里浮。

求之不见寻无迹,碧波潭里龙虎蟠。

长生壶内金琉液,取得二土合成真。

价值黄金千万亿,土釜养得要至诚。

明煅炼,坚心觅,一物称呼作两名。

虎口中涎龙骨汁,大丹之药本如斯。

大药胎胎将此配,筑基先伏龙八两。

四斤铅水要相停,圣胎从此方成就。

四九方全气半斤,始初阵阵黄云降。

俟后团团归月升,魂飞魄散君休炼。

德薄缘轻丹不成。

附:《黄白直指》下卷

炼铅歌

炼丹人,炼丹人,莫道金丹容易成。

此丹不与凡间宝,太上资扶养道人。

此宝若教凡夫得,便置庄田遗子孙。

得者倘还不知止,天雷霹雳化为尘。

我今不避酆都拷,露胆披肝说与君。
从头到尾皆真诀,并无虚语误后人。
起初先以凡铅炼,安炉炼取水中金。
水中之金要轻清,重浊空劳功不成。
太上老君分明说,炼铅如粉又如尘。
采取明,炼要明,乾铅坤土配池心。
一时煎尽凡铅力,方做阳池炼白银。

炼银歌

母丹透骨黄金色,九九纯阳功要深。
金丹须假硃砂造,也凭灵母立根基。
若人炼得银枯碎,更无别药此为尊。
欲识真铅真汞理,全仗黄婆匹配恩。

真土歌

真戊己,假戊己,说与汝。
戊土真精号月华,采之无法已休夸。
鼓动乾坤真橐籥,掀开离坎走雷车。
水火烹炼成紫雾,太素烟凝霜雪花。
己土采之法不一,号曰日精为砂液。
我曹曾见法多端,神气不灵徒为汁。
火中飞来水里浮,求之不见灭无迹,
碧波潭里龙虎蟠,长春壶内金晲觅。

炼铅制己土诀

筑基先伏龙八两,四斤铅水配须停。
圣胎从此完成就,四九方全气半斤。
始初阵阵黄云霭,坠后团团皓月深。

红飞白晃君须验,福薄缘轻丹不成。

第二节

其一

历览丹经万卷言,每于灯下细钻研。

故知用母非凡母,讵料非铅却是铅。

金虎气清神易姤,火龙性烈体难全。

丁公丙叟相逢后,炼颗明珠抵万钱。

其二

识破天机莫妄传,火龙牢系在西川。

水晶宫里施文武,偃月炉中炼汞铅。

武可加兵三略法,文堪布政四知先。

武无暴虐文无酷,将相调和共守边。

其三

将相调和共守边,军民咸享太平年。

故知瑶草生金室,会看灵芝长玉田。

产出玉田时乍到,生成金室月初圆。

初圆乍到君知否,永作人间陆地仙。

其四

永作人间陆地仙,每逢辛苦万万千。

饥来野菜朝难过,困宿荒郊夜不眠。

死汞必求先制母,擒砂须用伏硫烟。

硫伏死汞如遵法,池有金莲煎更煎。

其五

池有金莲煎更煎，烧丹玄妙不虚传。

坎离卦内五行备，戊己宫中四象全。

四象砂银铅与汞，五行金木水相连。

炼就真金辞土釜，土釜之中炼汞铅。

西江月

（十二首）

其一

爵禄谁人不爱？功名谁不谋为？

惟兹丹道少人知，不识真铅一味。

内外丹同造化，阴阳一理玄微。

无如我性不生疑，买得砂铅自试。

其二

我说金丹玄理，傍人冷笑呵呵。

神仙造化不差讹，真汞真铅炉火。

只此两般药物，丹成点化多多。

天垂此道免奔波，不许轻传这个。

其三

天地之间至道，金丹妙理幽玄。

炉中只用汞和铅，自古人多受骗。

买尽奇珍异药，烹煎迟日延年。

为因不识这先天，总是盲修瞎炼。

其四

世上诸般可做，烧丹一事难为。

坎离造化夺天机，巧作先天一炁。

此法多人不悟，徒然烧汞扞砒。

更无指教问盲师，尽是雄夸口嘴。

其五

耕牧渔樵活计，文武医卜工商。

劳心费力四时忙，惟有金丹别样。

但把砂汞两件，常于火内相将。

一朝吐出月华光，顷刻黄金万两。

其六

最好烧丹一味，人间万事无如。

时常火养水银枯，任你功名富贵。

翠柏苍松是伴，清风明月闲居。

琴棋懒罢看古书，热酒三杯去睡。

其七

少小儒门学道，中年苦炼丹砂。

非贪富贵好奢华，却羡如斯造化。

但用真铅制汞，分明火里栽花。

要知此理看栽瓜，熟了方才摘下。

其八

丹鼎神仙至宝，何堪俗士庸夫。

汞扞只要水银枯，几个聪明了悟？

买尽硼砂信胆，偏称矿石神硃。

谁知此道简如无，大抵铅真汞固。

其九

敢问如何死汞？须求一味铅真。

阴阳交媾最相亲，气足分胎作圣。

状若新磨宝镜，浑无半点埃尘。

养砂伏汞总成银，莫管时人不信。

其十

烧炼丹砂点化，谁人敢进承当？

古来只有许旌阳，点石为金不诳。

石函经中口诀，神仙法度非常。

更无别药奇妙方，积德阴功要广。

其十一

此道仙天仙地，包涵造化玄微。

水银伏火不能飞，至紧如斯一味。

若把砒霜压死，元神自己先亏。

用银作母伏雌雄，别有丹门道理。

其十二

丹法多门不一，要先烊汞为奇。

也须火候久为宗，首尾分厘俱重。

养气但令浅紫，脱胎不怕通红。

玄门只要有神通，上品真铅一种。

直破真铅

铅秉西方金气，炼之不到，不能成真，故曰"铅从何生"？盖向水中取出。真从何产？必须火里烹来。煞金水同乡，配合有数，炼则金浮水沉。浮者为铅，故名真铅。若非信士坚力制之，必难免火烁也。浮者为戊，入水漂流分上下。浮而上者号为戊，沉而下者为柜，故曰"金自浮兮水自沉"。

直破真汞

汞秉东方木气，取之无法，不可作真，故曰"汞生离位"。雌雄固结难分，用在坎宫，红白交加要妙。然木火同乡，制造有法。分则汞白火红，白者为汞，故曰"真汞只在火中寻"。若非丁公奋勇，必难得其分形也。红藏于己,留戊就己,用铅育养,升而清者为己汞,坠而浮者积为柜,故曰"化为戊己配爻铢"。此又水黑火红,自可见也。

直破真土

"土要真,土要真",重言者,合戊己并言之也。"铅要真,铅要真",同一义也。世人偏执,或用戊而不用己,是孤阴寡阳,不能成事。岂知戊己成圭,名曰真土,实为真意,故号黄婆,借为媒娉,土旺四季而分春夏秋冬,收摄四象而合东西南北。盖春木居东,为砂汞之父也;夏火居南,为砂汞之女也。同姓谓之汞,火中有晛珠,我也。惟难制伏。秋金居西,为银铅之母也;冬水居北,为银铅之子也。同姓谓之金,水中有墩煌,彼也。铅可制伏,然晛珠为己,墩煌为戊,戊己合一,收来同宫,与晛珠同一处送入金鼎中,未济炉中养三周天,举通天大火,鼎中升半日。其中水火各分胎,清者清,浊者浊,摘收戊己配青娥。清者留,浊者去。虽然铅汞可说,真土难言。其中造化秘诀,必待口授心传。银铺釜底,土隔中宫,砂安土中。未曾造土,指何为土?答曰:"先天乾坤精,便是真戊己。"大抵铅中产戊,戊中有铅,铅引汞,汞盗铅;砂中产己,己中有汞,汞引铅,铅投汞。咄,你死我死,先天在此;你灵我灵,万化祖根。

直破夫妇

铅为夫,真铅也;汞为妇,真汞也;黄婆,真土也;未丑,七日也。日满火是为盈,老谓之芽,子受气不足为虚嫩,仍加火以养之。

第三节

筑基

（三首）

其一

筑基先要明橐籥,橐籥规模在本先。

不知橐籥铅难种,种得铅来已可全。

其二

死砂全要识天硫,天硫原是砵砂液。

认得天硫去死砂,砂硫相见方无失。

其三

硫伏硫分硫伏硫,硫擒砂死去其硫。

死硫制砂砂制汞,炼成白雪作丹头。

炼己

硫砂伏气入土池,名曰炼己是丹基。

己若炼兮铅可结,砂铅匹配汞不离。

采花

铅含五彩美金花,认得花来是祖家。

但把砂砵投入内,自然结就大丹芽。

诀曰:黑铅内有真铅髓,砵砂内有真汞药。制伏黑铅死砵砂,死砂为铅不用土。

结胎

铅盗砂兮砂盗铅,砂铅吞盗结成丹。

其中因有阴邪气,必须要过癸符关。

诀曰:砂铅既相盗,恐有癸水在内,须行火符以退之。要合正经,龙吟虎啸,方得阴尽阳纯。

退阴符

金半斤兮火半斤,金火结成共一斤。

只恐水多退不尽,全凭火候灭除阴。

诀曰:离火半斤,投入金水内,火略有一斤之数,故曰:"金半斤、水半斤"。必须入坤宫内牢固,行十二候,火风不停,火符减除半斤,阴气只存半斤,纯阳为真也。

神火

脱了红袍换紫袍,红炉内火走三遭。

炼成阴尽纯阳体,似铁坚刚点化销。

诀曰:此金半斤,必须通天火煅炼三炷香,或有阴气则下沉,惟纯阳上升似铁坚刚,如黑漆样方佳。

坎离交媾

四般药物不难寻,惟有功离二物亲。

夫妇结成鸾凤友,子生孙兮孙又羽。

诀曰:砂汞既结胎,自能变化。

真土真铅

炼丹须要用真铅,假饶无土丹不全。

炼到形神俱妙处,真铅真土一般般。

诀曰:圣人不得真铅,故借有形者以炼无形,强名曰真铅。既得真土,真铅何用?故曰"一般"。

戊己土

戊土本是铅中精,己土名为砂之液。

点化全凭己土功,戊土不过权借力。

见宝济贫

养砂汴汞砂在己,生生化化妙无比。

若要见宝来济贫,必须再求西方母。

诀曰:养砂汴汞,不虽强求,若要见宝济贫,再求西方庶母养之。

接砂

死砂若要接生砂,先把生砂制倒家。

若要生砂来去焰,原从根上觅金花。

接汞

汞接汞兮世罕稀,当从母腹内求之。

九一二八真接法,三七四六是根基。

诀曰:母腹砵里汞,决不可用凡汞。

转制

汞接汞兮砂接砂,子归母鼎实堪夸。

养得婴儿稍有力,方才别母去乘槎。

诀曰:砂汞接制,俱不可见母,必须要入祖柜,温养九期,方可见母,自然成宝。

过关

砂汞成银要过关,若不过关往徒然。

中含阴气难栽接,白不白兮蓝不蓝。

过渡

过关过渡却如何? 转去归来煅炼多。

任他生砂与生汞,翻身同赴上大罗。

诀曰:过渡者,子体复归于母鼎,死汞成银,三家相见。银、汞、硫,每鼎封固要密周,一日八时文共武,游魂变作白狮头。游魂即砵里汞也。配合如法,一鼎严封,过铅关变为银也。

六神伏尸法

六神性毒可惊人,捍御烟煌难近身。

煅炼超神去点化,转佐游魂助太平。

诀曰:六神:砒、硇、硫、雄、胆、硼也,性毒能杀人,转佐汞点化也。

总诗

真铅须教震位求,也凭离卦炼丹头。

兑宫法制能擒汞,坎象真金着意求。

坤艮二汞藏戊己,三家会合巽乡修。

神仙妙理浑无诀,全赖阴池炼赤虬。

诀曰:赤虬是龙类,能飞走之物,以比砩砂性烈。神仙妙用,全要炼住,使他不飞走。用九一母,令形不枯、气不泄,匮之。

第四节

采铅歌诀

出山铅九两,铅浮上者八十一两,分为九池煎炼。气足九阳,方可成丹。每池取前九两,浮铅九两。池用盖覆,留一口,以看银中消息。待铅尽五色生光,金蟾飞上下,龙虎绕花池,住火,冷定,换池。如前再炼八次,使银中阳满,自外赤而内黄;铅中阴消,庶形刚而炁足。炼之而前,龙虎呈祥,金蟾飞耀。移池出炉口,去盖,取前汞髓,囊篅覆入其上,池口周围用灰按接实,其银中阳气上升。金情恋木慈仁,髓中金液下降;木性爱金顺义,龙吞于虎,虎吞于龙,龙虎盗尽,戊己乃成。经云:"多少炼丹客,谁会炼赤虬?金花容易得,土气最难收。要得元神住,忙将外药投。这些消息子,都在个中求。"

取汞髓法

(一)

光明砂一两,硝砂三钱,指顶中央一块,共研为细末,入固济碗内摊平,用纸封固,七层下用文火一炷香,待香尽,略加大些,要自然风吹通明，尽一日之功。至晚折下，冷定，取开刮下黄药，收之。再入新砂一两，硝石三钱，中央一块黄液，依旧五钱。新旧共研一处，仍入前碗内封固，火候同前，尽一日之功，如取同前。药有七钱之数，照此取下听用。

以上共取得汞髓一斤，每四两作罐，用水盏慢火尽一日之功，提取汞中硝石与汞一次，火冷，开罐，浮上者取，其下硝石，矸汞不用。将汞髓入罐，火法如前，再提一日，冷定，取出，阴渣极净，出却硝石，矸汞，却将汞髓入橐籥内，用纸一层封固，待留戊就己，以采先天金花之气。经云："硃砂本性好飞扬，死他不走为真土。口诀妙在阴阳池，阴尽阳纯不用母。"

（二）

汞髓即天晚也，硝石，火硝也。顶指中央一块，非黄晚，即墙土，或地下向阳黄土也。诀云：要自然风吹通红明，尽一日之功①。或将栽花小瓦盆，或用砖砌，下留风门，若窝样，宽窄方圆，只许安大铁钉作燎火盘，盘上周围砖砌，内用麦糠泥固，口向上，将封固的取汞髓晚坐口上，如常人家坐釜锅一样，内放烧红木炭火三、四层，因下有风，自然吹火盘，令火不灭通明，尽一日之功。

取神火法

炉先生半斤，细入罐底，用金水一斤在上封固，打平口火三香，冷定，取开，内有黄土，即神火也。大约一次有神火五、六钱不等。取神火后，将金收贮听用。

三炼真铅圣母

取前银母入池，再加浮铅四两，煅炼候先生五彩，笼罩宝月，将真铅戊己入前橐籥内，覆于其上，用灰周围按实。冷，取出实死，谓之金母圣

---

① 按，《炉火心笺》此句作"要自然风吹通红，明炉尽一日之功。"

铅,可以养砂研汞。经云:"三翻炼就九阳数,朱雀又与龟相争。"此之谓也。又云:"未死硃砂先死硫,死硫便是大丹头。丹头不是寻常药,晓得炼铅便罢休。"除此之外,别无死砂之药也。

养砂汞法

(一)

制过真铅圣母八两,二抱一,炼过阳炁砂四两八钱者,备折耗也。釜与真铅圣母,层层间隔,金粟火养一、二、三日,用火七合;四、五、六日,火八合;七、八、九日,火九合。俱离釜四指。卯酉抽添,日足取出,连釜称试,折八钱者为熟。不折,再养一日,取出,将砂烧试,无烟即为真死。遂配乳母,火如前法。再养九日,使婴儿炁足神全。经云:"母产婴儿炁未全,仍归母鼎付真元。仔看三五薰蒸过,送入离宫去炼神。"真铅圣母将砂既养得汞干,不有乳母以复其气,何以实死而得后天之灵乎?

又将前银,再乳四两炼过,作为五、七分小块,同真铅圣母、扦死砂共入汞,养火七日。如火至一升一合,离釜三指。日足取出火,试每两烧银八分,即为真死。经云:"要死硃砂先死铅,万般作用枉徒然。砂铅二气既相合,便是先天与后天。"又云:"银硫与汞共相均,三家相见结姻亲。送入乾鼎牢封固,一顶三方火半斤。中间隔内要调停,温温行火莫粗心。八十四时文武足,自然汞变雪花银。"此之谓也。

(二)

炼过纯阳气砂,即去红衣砂也。用白银二两、水银八两,入鼎结成芽子。再入灰罐,升成活汞,名为传金过气之金汞也。却将好砂八两八钱,按入金汞内,上用铁丝作罩,令砂不复翻上为妙。撒严鼎口,入灰缸养火三、五日。取去砂,其红衣成青白颜色,方可入土柜抱养。诀云:"神仙炉养白硃砂,天下烧丹第一家。"即此是也。

用铁鼎先文后武,三炷香,底白腰红,天盘子结成芽子。将芽子入灰缸内,木炭按实,中用筋插数孔,如法封固。坐八卦炉上,打火升出活水银,去砂红衣。诀云:入釜真铅与圣母,层层间隔。釜不是铁鼎,以磁缸细粉、甘子土①二物为之,即混元毯,形如鸡子也。金粟火,乃糠火也。

退阴符诀

砂退阴符,如蚯蚓粪,即是砂成至宝,洁白可爱。其砂退下的实死青天晚皮,不可轻去,还要为末,添收入前真圣母匣内,再养新砂,亦用烹过阳炁砂,亦如前法。养砂之器,或土釜小阳城罐,或小铁鼎,活法由人,无有定体。其砂收取,候进神火,将退了阴渣的熟砂取出取起,候进神火也。

进②阳火诀

熟砂变为赤色,收入釜,养火一昼夜。凡养成熟砂,其色黑,一经生砂在底薰蒸过,其上熟砂体变纯阳,又成赤色。但居下釜的生砂,其精已被熟砂夺去,再养无用,只可取成砆汞耳。必三进三养,将熟砂头一次进神火,是为一进。却再取砂入土釜一昼夜。此时不可用匣土,只空养,是为一养。如进神火三次,即三进三养矣。母砂阴渣已尽,九阳精气满,益灵益圣,自可扞汞。砂接砂停者,如有扞汞的灵砂半斤,捣罗为末,抱养生砂四两,待生砂熟了收起,照前退阴符、进阳火毕,再将生砂四两,复抱入后匣,待砂抱出,岂非砂接砂停乎?

盖原砂半斤,新新次养出,砂亦半斤也。乃将抱出生砂照法进神火一次毕,每两加生砂三钱,进入砂中,入匣土拌匀,入灰缸养火一七,其汞死于内,乃出三钱矣。如此三次,三三得九也。进神火以脱胎,乃砂汞相停,俱系实死之物,仍可进神火一次,入闷鼎二、三日,脱胎,出子

---

① 甘子土,《炉火心笺》作"干紫土"。
② 进,原作"退",据《炉火心笺》改。

银，耀日争辉。又以真铅圣母匮，往后作二转之功也。

如此子银作二转头，三转至四转，以至九转终。但功夫至三转，就有变化，可以试点。如有炶汞灵砂半斤，捣罗为末，抱养生砂四两，火候日子，不过三、五、七日，令汞吞于砂中，入匮土拌匀，此土匮即前真铅圣母之土也。脱胎子银，作二转之头，以后脱胎转变，子不可离其父，孙不可离其祖。

白雪诀

真死汞银十四两，只是不带一点凡母气在内，则养出之砂，炶出之汞，俱为真死汞银也。此真汞银，以凡银功效，不啻霄壤矣。

配净晥十四两，照前法取下之生汞髓，一名进火，一名黄天晥，皆此物也。五行：砂火、汞木、铅水、银金、天晥真土。功夫至此，可用八石相助，入汞银内，烹成腻粉，一名白雪，立时点化矣。

天仙直论长生度世内炼金丹诀心法

明伍冲虚 撰

题 解

　　《天仙直论长生度世内炼金丹诀心法》，一卷，简称《内金丹》，明伍冲虚撰。先"生死说"一篇，题名"壬戌仲夏冲虚子书"，实则全部抄录明彭好古《道言内外秘诀全书》开篇彭好古"集《道言内外》序"一文，不知何故窜入《内金丹》之中，改动数句，且易名为伍冲虚之作。次白玉蟾《水调歌头》一阙。然后分先后二天论、药物论、鼎器论、火候论、炼己论、筑基论、炼论药、伏气论、胎息论九章，分论内炼之道。全篇系节抄伍冲虚、伍守虚撰注之《天仙正理直论增注》一书。原书论、注泾渭分明，条列井然，而《内金丹》节抄，论、注不分，以致文义割裂支离，舛误迭见，卒不能读。校者在整理时，参考《天仙正理直论增注》，略加校正。若欲究心冲虚子丹法，自可觅冲虚子著作而研读之，并可见《内金丹》一篇之得失。

天仙直论长生度世内炼金丹诀心法

明伍冲虚 撰

生死说

夫生死大矣，故有生必有死，则亦有学。而三圣人，实与天地相终始，逐逐者无论矣。间亦有剿声袭响者，则曰生者死之常矣，死者生之常矣，奚以之容心而学焉？而未识生死之常犹之乎不生、犹之乎其不死也。何者？"气聚而生，气散而死"，吾儒之谈也。人聚之为气而生也，甫十五龄而日剥、日斲以至于死。是散气也，非气散也。故曰世之人无不死者，无一善死者，即无一善生者。

呜呼，天之生人何如哉？而人自不善其生，不善其死，不人也。不人则草木矣、禽兽矣，草木禽兽蠢于人。禽兽之死也，上者羽化，下者火化，乘乎气者也；草木之死也，枯而荣，荣而枯，递造而递化，窃乎气者也。人得其秀而最灵，而气之聚者，我自散之。且不能乘气之有以入无，亦不能窃气之无以入有，无乃禽兽草木不若乎？

三圣人者，非贪生也，非逃死也，盖生而生，死而死者也。故谓三圣人存乎，余不能也；谓三圣人亡乎，余不敢也。而三圣人所谓存存而亡亡者，胡可一日不讲哉？

孔氏倡素王之业为一世法。而言性言命，其词微；释氏出称为梵王，而言性不言命，其词密。今之五经，孔氏之大藏也；今之大藏，释氏之五经也。五经首《易》，而《易》曰："穷理尽性，以至于命。"至论大人与天地合德、日月合明、四时合序、鬼神合其吉凶，是性命之扃键也。一时弟子颜氏而下，无能窥其奥者。再传子思子，始揭天命之谓性。于《中庸》之首章而赞之曰："上律下袭，如四时之错行；日月代明，孔氏之家藏。"泄于此矣。乃及门之士，以为罕言命，以为性与天道不可得而闻也。夫当其时，且不得其微，又何惟乎万世而下者之支离于训诂也。大藏为卷五千四十有八，无非以性为宗。

夫性，孔子罕言，而释氏言之密矣。乃密之中，又有密者，惟于诸咒语中载之。说咒者佛，讽咒之义者亦佛。菩萨而下，无能得其解者。故凡诵准提咒者，惟曰："吾遵密教耳。"必不得其解也。

夫密者，咒之教也，非其所以教也。因其教，求其所以教意者，其性中之命乎？身非世尊，焉谈师谛？故释氏之徒金曰"见性成佛"，而命学为绝传。老氏之教，则异是矣。《阴符》、《道德》而下，亹亹言命，亹亹言性，而又亹亹言性必言命，言命必言性。

余常评之：孔氏之言性命，言其影，不言其形者也；释氏之言性命，以性为形，以命为影者也；老氏之言性命，言其影，并言其形者也。老氏而下，则多歧矣。余不敢索之于多歧也，而直溯其源，以自为好。暇日抱丹书读之，则见其说以得一为主。一即丹也，丹即先天乾金也。而乾金藏于后天坎水之中，取坎之一，补离之二，是谓修性，是谓修命，是调性命双修。而又惧人之不知所修也，则有筑基、炼己之法，则有抽铅、添汞之法，则有移炉、换鼎之法。总之，所谓以神驭气也，所谓炼精合气，炼气合神，炼神合虚也。而修无可修，直以还其生生死死之真，而不诡于正。

夫虚无之学，虚化神，神化气，气化精，一了万了，何事于修？而上很利器，世不易逢，惟以精留气，以气留神。神存则生，不存则死。存不存由我而不由天，生与死还乎天而不攫以人。人人皆有，人人可为，而非若孔、释之有言有不言矣。余诵旌阳《谶记》，而知八百之当期也。夫八百自有主者，而祛蒙开蔽，必自圣贤之言始。顾其言汗漫不易读，方余尽读诸家经书，无可入。又读诸家注，则见自经而外，诸家书时有出入，无所统一。又见诸家注，各执曲学，以饰其陋，而圣贤之意，反晦而不明。安知八百出不以余之苦为苦也？是知难逢之事，岂轻易成？欲为跨鹤之游，必假腰钱之助。下士闻而大笑，上圣所以不言。谬之毫厘，失之千里。若天机之轻泄，祖则罪延而至道之不传，己则遣大。将言复辍，欲罢不能。请其隐秘于玄微，孰若铺陈其梗概。既因述师指，绘作丹书，所以尽造丹之精微，所以条养丹之详细，悟无上之一提，圆真元之正觉。动为游戏，静入涅槃。造无拘碍之象，永返元来之本。通前警悟，及后还元，集为《直论》，所以贯穿首尾，分别真伪，览者详焉。非敢为达者之规模，姑留与学者之印证耳。

壬戌仲夏冲虚子书

白玉蟾《水调歌头》

未遇明师指，日夜苦忧惊。及乎遇了，得些口诀又忘情。可惜蹉跎过了，不念精衰气竭，碌碌度平生。何不回头看，下手采来烹。

天下人，知得者，不能行。可怜埋没，如何恁地不惺惺。只见口头说着，方寸都无些子，只管看丹经。地狱门开了，急急辨前程。

先后二天论第一章

夫神与精也，只用先天，忌用后天。先天是元神元精，是有神通、有变化之物也；后天者，是思虑神，交感精，无神通、无变化之物也。而气则不能无先后天之二用，以为长生超劫运之本。气曰二者，先天炁及后天气，分二体，而二其用也。先天是元炁，后天是呼吸之气，亦谓之母气与子气也。超劫运之本，乃元炁不能自超，必用呼吸以成其能，故曰："有先天不得后天，无以采取烹炼而为本；有后天不得先天，无以证实地长生、转神入定之功。"必兼用二气，方为长生超劫运之本。

修真之士,采取先天始炁,以为金丹之祖。如不采取,必至旦昼梏亡而已。息息归根,金丹之母。未漏者,采之以安神入定。未漏童真之体,即用童真修法。已漏者,采之以补足,如有生之初,完此先天者也,后天而奉天时者也。

修士须不令先天变为后天,又必令先天之精,仍返还为始炁,即是归于性根,复还于命蒂之所。始炁者,即虚极静笃也。是以后天之呼吸,得真机而至,故于先后之际,即所谓"亥之未、子之初",便是用后天之呼吸,寻真人之呼吸。先天故要逆转修,而后天之呼吸亦要逆转。不逆砖,则与凡夫浩浩者何异?

修真之士,采此日用之精,合为一炁,以补完先天者也。当吸机之阖,我则转而至乾(泥丸),以升为进也;当呼机之辟,我则转而至坤(黄房),以降为退也。升于乾,本为采取之机;降于坤,本为烹炼之机。然现在之烹炼,又为未来采取之先机。此祖祖真真口口相传之秘法也。

修炼之士,只要阖辟明得透彻,则金液可返而为丹也。若阖辟不明,而亦不能采取真炁,大药无成,枉费言修。最要得真动真静之机,不然亦不能采取。真炁未到虚极静笃、无知觉时,不为真静。从无知觉时,而恍惚中有妙觉,是为真动;未到无知觉时,而于妄想中强生妄觉,则非真动。动既不真,则无真气者。不知次第者,亦不成丹。次第者,知药生之真时,采取、烹炼、封固、进阳火、退阴符、周天毕,有分余象润等用。采取之功,由升降之机,得理则能采取真炁。不然,不得真气。纵用火符,亦是水火煮空铛而已,又何言伏气也哉?

袁天刚《胎息诀》云:"夫元炁者,大道之根,天地之母,一阴一阳,生育万物。在人为呼吸之气,在天为寒暑之气。能改移四时之气者,戊己也。春在巽,能发生万物;夏在坤,能长养万物;秋在乾,能成熟万物;冬在艮,能含育万物。故学者当取四时正气,纳入胎中,是为真种。积久自得,心定、息定、神定。龙亲虎会,结就圣胎,谓之真人胎息也。"

药物论第二章

冲虚子曰:"天仙大道喻金丹,金丹本根喻药物。"果以何物而喻药物也?炼外丹者,以黑铅中所取真铅白金炼成金丹,故内以肾水中所取真炁同于金,炼成内丹,亦名金丹。外以白金为药,以丹砂为主;内以真炁同于金者为药,以本性元神为主。太上云:"恍恍惚惚,其中有物。"恍惚者,是本性元神不着于思虑知觉,似知觉之妙处,其中必有物。物者,即吾身中一点真阳之精,号曰"先天祖炁"者是也。夫即名之曰"祖炁",则必在内,为生气之根。而又曰"外药"者,何也?盖古云:"金丹内药自外来。"以祖炁从生身时,虽隐藏于丹田,却有向外发生之时。如视听、言动、淫欲,皆从此炁化生;如思外之色、声、香、味、触、法,皆由气载思以致之。修炼者,即取此发生于外者,复返还于内。是以虽从内生,却从外来,故谓之外药。炼成还丹,斯为内药,又谓之大药,实只此一炁而已。

于此时发生大药者,真阳曰:"大药不自发生,必待采而后发生,不似微阳初动,为自发生也。"全不着于外,只动于发生之动地。因其不离内,故名内药。既有内外之分,所以采之者亦异。盖外药生而后采也,内药则采而后生也。自历代圣师,祖祖相传以来,所谓"七日口授天机,以采大药者"是也。紫阳真人曰:"不定而阳不生,阳生之后,不定而丹不结。"正谓此而言之也。

但初关变化,虽在逆转一炁,而其为逆转主宰则在神,即"神返身中气自回"之说也。若念动神驰,引此炁驰于欲界,则此元神、元气变为后天有形之精,乃无益于丹道之物也。必也以先天无念元神为主,返观内照,凝神入于气穴,则先天真药亦自虚无中而返归于鼎内之气根,为炼丹之本,古云"自外来者"如此,此外药之论也。将此药之在鼎中,以行小周天之火而烹炼之。俞琰曰:"若知有药,而不知火候之秘以炼之,唯能暖其下元,非还丹也。"谓之炼外丹。此即《心印经》云"回风混合,百日功灵"之说者是也。

外丹火足药成,方是至足阳神之真炁,炁不化阴精,便是纯阳之真炁,方可谓之坎中满者。昔还阳真人口授天机,以采大药之景及采大药之法者,正为此用也。夫采之大药生而来,斯固谓之得内药也,采得此炁以服食,而点化元神,紫阳真人谓之"取坎填离",正阳老祖谓之"抽铅添汞",皆言得此内药也。欲得此炁炼而化神,必将此炁合神为炼,古云"炼气化神"者,此也。今人不知如何言化,神气是人所自有,炁因淫姤而消耗,神因淫欲而迷乱,故皆不足,而渐趋于死。

真人修炼,先以神助气,炼得气足纯阳而可定。后以可定之炁而助神,神炁俱定,炁至无而神自纯阳。独定独觉,斯谓之炁化神也。炼作纯阳之神,则有大周天之火候在焉。仙家称为怀胎、为胎息,言如在胎时,自有息而至无息,佛门谓之四禅定。《华严经》云"初禅念住,二禅息住,三禅脉住,四禅灭尽定"是也。当是时也,火自有火而至无火,药自有药而至无药,自纯阳之炁无漏,以成纯阳之神无漏,而一神寂照,则仙道从此实得矣。此皆药之二生之真、两炼之真。以所证者辨药首,为仙家之至要秘密天机,学者可不知辨哉?但古人只言药物,而不言辨法,不言用法,不言采时、采法。一药之虚名,于耳目之外,故后人无以认真。

施肩吾老祖云:

气是添年药,

药本先天炁而无形,我则信其无形之至真。恍恍惚惚,亦以无中之妙运,杳杳冥冥而采取烹炼,便是真正虚无之道也。

心为使气神。

火本呼吸之有形。我以有形而用之,则长邪火;不以有形而用之,却似无火。妙在一阳来复之时,以神驭炁,返还归于中宫,便是无中得有之妙。所以谓之似有似无。

能知行气主,

若不知似有似无之妙,则神堕顽空,孤阴之说也。夫天地之生物,必有氤氲之气,万物化生,岂无乐育之时?至经行一度,必有一日氤氲之候。逆而取之则成丹,顺而施之则成胎。

便是得仙人。

既成自有之形,所以不附外形,而唯生于内、用于内,亦我神觉之。由尾闾过三关,上泥丸,下重楼,入黄房,亦觉之。可知可见者,此所谓号生死之果,从此便得真念矣。

鼎器论第三章

是鼎器也,古圣仙师本为炼精、炼炁、炼神所归依本根之地而言之也。故神炁有铅汞之喻,而丹田有鼎器之喻也,俱在人身之中。愚人不知身中先炼者,为外丹服食,执鼎器之说,只信烧炼铅汞金石外药为外丹服食,饵之不死,至失人身而不能救,哀哉!

吕祖云:"可笑九江张尚书,服药失明神气枯。不知还丹本无质,翻饵金石何太愚。"此鼎器之说,误人甚矣。

妖人邪说,妄指女人为鼎,淫姤为采取药物,取男姤精,女姤水,取败血为服食,诳人自诳,补身接命。故钟离祖云"若教异物堪轻用,细酒羊羔亦上升"是也。金谷野人云:"铅汞从经几百秋,几人会得几人修。若教愚钝皆知道,天下神仙似水流。"此皆由鼎器之说不悟。

且鼎有内鼎、外鼎之喻者:言外鼎者,指丹田之形言也;言内鼎者,指丹田之气言也。以形言者,言炼形为炼精化气之用,古云"前对脐轮后对肾,中间有个真金鼎"是也;以气言者,言炼气为炼炁化神之用,古云"先取白金为鼎器",此旌阳真君之说也。古以黑铅喻肾,肾中所发真气取之,而喻曰"取白金",方安得元神住,故曰:"先取白金为鼎器。"以还神也,又曰:"分明内鼎是黄金。"言白、言黄者,皆言所还之气是也。

　　兹在扩而论之，无不可喻鼎器者。当其始也，即初关炼精化气时，欲还先天真炁，唯神可得。则以元神领炁，并归向于丹田，而后天呼吸皆随神以复真气，即借元神名内鼎者也可。若无是神，则不能摄是气，而所止之下丹田为外鼎者。又炁所藏之本位，即所谓"有个真金鼎"之处，此言丹田既为外鼎，然则神亦可以为内鼎也。必凝神入此气穴，而"神返身中气自回"之说也。

　　真炁阳精发生时，必驰于外者，而欲返回。神知气之在外，则神亦驰在外，意欲返回者，必由神而驭之，从太玄关，过尾闾、夹脊，上泥丸，过重楼，送归土釜，故曰："神返身中炁自回。"炁所以归根者，由此也。

　　及其既也，欲养胎仙，而伏至灵元神，即中关炼气化神也，唯炁斯可。用炁载神，则以先天之炁相定于中田，以为关锁。而神能久伏久定于中，转神入定，即如前言炁名内鼎也可。若无是炁，即堕孤阴之说，则不能留是神。神无依着，则出入无时，而妄念动也。而所守之中、下田为外鼎者，又神所居之本位，故神即静定而寂照者如此也。

　　初炼精化炁，固以神为炁之归依；及炼炁化神，又以炁为神之归依。神气互相依，而互相守，紧紧不得相离，真可谓鼎器之严密处一般，尽颠倒立名，以阐明此道者，故吕祖云"真炉鼎、真橐籥"。知之真者，而后用之真；用之真者，而后证果得其真。岂有还丹之鼎器？所当深明者，而可不实究之耶？又岂有取诸身外，而别求为鼎器者耶？此又言泥土、金铁鼎及女人假称为鼎器者，俱不可信，信之必误丧性命者也。昔有言神"总在炁圣性灵而得"者，斯炁亦得之矣。

　　白玉蟾云："只将戊己作丹炉，炼得红丸作玉酥。"盖戊为肾中气，名曰金，曰戊己，即身中之本性。戊己原属土，故曰土釜，即鼎器之别名也，紫阳真人云"送归土釜牢封固"者是也。夫还神摄气，妙在虚无。虚无者，乃先天神气之相也。神无思虑，炁无淫妬，必先有归依。神依炁，炁依神，神炁互相依，而又依中下之外鼎，方成胜定。胜定者，最上乘至虚至无之大定也。古云:"心息相依,久成胜定。"此鼎器之说,不可忽也。

《华严经》云:"世尊坐于菩提树下,而上升须弥顶,升叨利天,升兜率天说法,而亦不离于菩提本座"。《大集经》云:"佛成正觉于欲色天,二界中间,化七宝坊,如大千界十方佛刹,为诸菩萨显说甚深佛法,令法久住。"《华严经合论》云:"知佛法即世间法,世间法即佛法,不于世情中分别世情。"又云:"一切世法,纯是佛法,何曾离世法别有佛法?"

莹蟾子《百字令》云:"金丹大药不难知,妙在阳生时下手。日用平常须谨独,莫教龙虎奔走。心要安闲,身须正定,意在常存守,始终不怠,自然通透玄牝。其间些子有讹,为君直指地下听雷吼。立鼎安炉非小可,迭运斡旋凭斗。性本圆明,命基牢固,勘破无中有。老蟾成象,直与天地齐寿。"

火候论第四章

冲虚子曰:"天仙是修命元神,仙由修命而证性。"故初关是修命,中关是修性。不得金丹,不能复至性地。而为证金丹是真阳精炁,不得火候,不能采取烹炼而为丹,故曰:"全凭火候成功。"昔虚庵真人云:"饶得真阳决志行,若无火候志难成。周天炼法须仙授,世人说者有谁真?"古云:"若教愚辈皆知道,天下神仙似水流。"及见薛道光云:"圣人传药不传火",我故曰:"火候谁云不可传?(既不可传,何故有"《火记》六百篇"之说?)随机默运入玄玄。达观往昔千千圣,呼吸分明了却仙。"岂不见陈虚白云:"要知火候口诀之妙,尤当于真息中求之。"曹仙姑《灵源大道歌》云:"我为诸君说端的,命蒂从来在真息。"此又明明指出火候只是真息。真息者,乃真人之呼吸,非口鼻之呼吸。陈致虚云:"火候口诀最秘,非可一概而论,中有逐节事条。"

自祖祖相传以来,所云采药之候、封固之候、起小周天之候、进退颠倒之候、沐裕之候、火足止火之候、采大药之候、得大药服食之候、大周天之候、神全之候、出神之候等，皆是可不明辨之乎？

紫阳真人云："始于有作人难见，乃至无为众始知。但信无为为要妙，孰知有作是根基。"有作者，小周天也；无为者，大周天也。盖火候行于真人呼吸处，此处本无呼吸，自无呼吸以交合神炁，久炼而成大药者，必用有为也。不如是，则道不真。无人见者，秘传之天机，而密行之也。古仙圣真诚人曰"知之不要向人夸"是也。所谓"传药不传火"者，不轻传此也。此以前，皆从无入有也；此以后，皆从有归无也。然火候呼吸，本一身之所有也。先自外而归于内，则内为有，故大周天之火，必欲至于无。然无者，非不用火而至于无，乃是火候行之妙于无者。此火危险甚大，因有为之火易行，无为之火难行也。不能无之，是危险；能无之，而或少有一毫杂于有，亦是危险；无之而或间断不行，亦是危险。故紫阳真人亦嘱之曰："世之愚人俗子，但闻无为，便猜为不用火，遂其所好，安心放旷者有之。或猜无为，始终只用一无为而已，不求所以当有为于始者有之。"故曰："但信无为，孰知有作？"紫阳真人直言"有无双修"之旨也。

纯阳老祖云："一阳初动，中宵漏永。"（此一段以下，皆直言活子时之火候。）魏伯阳真人云："晦至朔旦，震来受符。"此以一月为喻也。晦者，喻身中阴极之时。晦而至于次月朔旦者，故初一也。震，一阳初动于下爻，以喻身中真炁之生。盖药生，即火当生。震阳既动而来，即当受火符，以采取烹炼之也。

上节纯阳之说，以一日为喻者。中宵为夜之半，即子时之义；漏永者，火符之刻漏筹数也。古云："或以日喻，或以月喻，或以年喻，无所不喻。"借《易》见者，以发明火之不可言者。学者但不可以喻者认真，皆恍惚喻身中之理，而犹非实似也。

陈朝元曰："凡炼丹，随子时阳气生而起火，则火力全。余时起火不得，无药故也。"无药便是"水火煮空铛"是也。莹蟾子云："常将半夜子时起,天道人心周复始。炼性修真要此时,自强不息真君子。劳我生,逸我死,面壁经行为何事?"陈泥丸云:"十二时中须认子。"

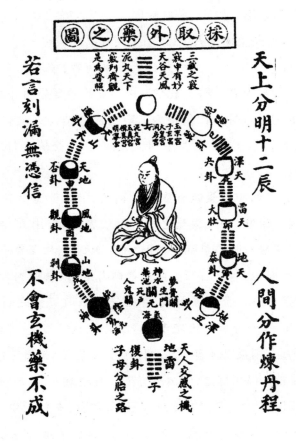

丹道一周天之用,须用真活子时而起火。天道十二时,本有半夜子时之时也。丹道虽喻子而未可执按其子者,于十二时中,皆可有阳生火发之子时,故称曰"活子时",为其不拘于半夜之死子时也。修丹者,当于天时中认取当生火之活子时也。所谓"当生当照,本命元神星君"者是也。若不知活,则谓之"当面错过"。白玉蟾云:"月圆月缺明明语,时子心传果不讹。"彭鹤林云:"火药原来一处居,看时似有觅时无。"药本先天元炁,本无形,我则信其无之至真,亦以无之妙用,而采取烹炼,便是真正虚无之仙道也。火本呼吸之有形,若即以有形用之,

第四编
选刊

1201

则长邪火，不似有形而用之似无。火药一处居，但于无中得有之妙，所以谓之"似有似无"。予老师云："一阳动处初行火，卯酉封炉一样红。"一阳动，同纯阳之说。但曰"采取封固"、曰"沐浴温养"，无有双忘，同于太虚。此皆言药生即是火生，以明采药起火之候也。

此是冲虚子总结上一大段之说者。采药者，子时火之前也（库于戌，绝于亥。）。起火者，子时火之事也。二者必要分明。所以达摩云"二候采牟尼，四候别神功"是也。正阳翁云："结丹火候有时刻。"（此下皆言起火于子也。）行十二时小周天火候，正是烹炼金丹之时，故曰："结丹有时刻。"

萧紫虚云："乾坤橐籥鼓有数。"橐籥者，鼓风吹火之具，喻呼吸往来之气，即乾呼而坤，坤吸而乾之义。有数者，即乾用九，坤用六之数也。"离坎刀圭来有时。"（离是心中之神，曰己土；坎是肾中之炁，曰戊土。）上下二土成圭者，戊己二土合一者称刀圭，以喻神炁合一者，亦称刀圭。然刀圭由得二土合炼而成，亦必先知采取二土之时，方能成二圭。如若不知，必不能成二土之圭也。无中生有一刀圭。玉鼎真人云："入鼎若无刻漏，则灵芽不生。"真阳曰："入鼎者，真阳之精炁既还气穴，必要刻漏之火以烹炼之，则黄芽方生。有刻漏者，则知一时已完，当用二时。六阳（子、丑、寅、卯、辰、巳）用升，六阴（午、未、申、酉、戌、亥）用降，方合正理。又能令神炁二者，皆半斤八两，又而用一时之刻漏，当升当降，不当升降者，方有定理。"《玄学正宗》云："刻漏者，出入息也。"（此直言刻漏是出入息之别号也。）刻漏者，是昼夜十二时各有刻数①，每有几点漏滴之声，以应一刻。再至多漏，以应一时。古云："周天息数微微数，玉露寒声滴滴符。"今言此，以喻呼吸之息也。以漏数定刻者，即于丹道中，以真息数定时数也。

---

① "刻漏者，是昼夜十二时各有刻数"，原作"刻漏是昼夜时名刻漏"，语句不通，据《天仙正理》改。

广成子曰："人之反覆，乃呼吸彻于蒂耳。一吸则天炁下降，一呼则地气上升，我之真气相接也。"反覆者，上中下三田旋转之义①。呼吸者，真人之呼吸（非口鼻之呼吸）；彻于蒂者，通于气穴之处。呼吸升降者，似于反说。（上田反中田，中田反下田，下田复反上田，上田返入气海，接着真气。三事共济，谓之周天火候。）大抵丹书反说者甚多，我以理事详究之，皆呼降吸升，合于自然，方得可有可无之妙。予师还阳真人云："子卯午酉定真机，颠倒阴阳三百息。"子、卯、午、酉者，《入药镜》所言在脱胎，大周天之火候也。《入药镜》所谓"终脱胎，看四正"，即此四时也。《入药镜》所言大周天之候，此言小周天也。大小事不同而用同，何也？《心印经》云"三品一理"是也。紫阳真人云："刻刻调和，真气凝结。"刻刻者，言三百六十息皆要调和合自然，一刻不调，则不能入定而成胎基。白玉蟾云："火本南方离卦。"离属心，心者神也，气则药也。神不乱，气归神。以火炼药而成丹者，即是以神驭炁而成道也。陈虚白云："火候口诀之要，尤当于真息中求之。"盖息从心起，心静息调，息息归根，金丹之母，《心印经》所云"回风混合，百日功灵"之语者是也。薛道光云："火候抽添思绝尘，一爻过看一爻生。"抽添即进退。绝尘者，念不着于思虑、尘幻、妄魔。爻过爻生者，即绵绵无间断也。陈泥丸云："百刻之中切忌昏迷。"或昏睡，或散乱，皆错失真候，故曰"切记"。陈希夷云："子午工是火候，两时活取无昏昼。一阳复卦子时生，午时一阴生于姤。（三十六，二十四。乾用九，四九三十六；坤用六，四六二十四。）周天度数同相似，卯时沐浴酉时同，火候足时休恣意。"崔公《入药镜》云："火候足，莫伤丹。"言不宜恣意行火而不知止也。金谷野人云："周天息数微微数，玉露寒声滴滴符。"《真诠》曰："火候本只寓一气进退之节，非有他也。火候之妙，在人若可意紧则火燥，用意缓则

---

① "反覆者，上中下三田旋转之义"，原作"上下三田旋转之义"，据《天仙正理》改。

火寒。勿忘勿助，非有定则。最怕意散，不升不降，不结大丹。"此是开明初学之说，虽未明大道之人，其言亦可示学者入德之门也。

王果斋云："口不呼，鼻不吸（口鼻不呼吸，则循真人呼吸之法而呼吸之。），橐天籥地徐停息。巽风离火鼎中烹，直使身安命乃立。"陈泥丸云："行坐寝食总如如，唯恐火冷丹力迟。"行坐者，坐而行工也，非行路。有寝有食，尚未脱凡夫，只是炼精化炁，筑基内事。若十月胎神之工，则忘寝忘食矣。如如者，入定之妙。总如如者，则火合玄妙。火不冷，丹力不迟也。纯阳老祖云："安排鼎炉炼玄根，进退须明卯酉门。"鼎炉者，气穴也；玄根者，即元阳精炁归于根而烹之。鼎炉、玄根皆言用火之处，言人不可只用进阳火、退阴符。调和进退而不沐浴，则进退成虚幻；沐浴而不进退，则沐浴不得冲和。故曰"须明"。禅家马祖云："未有常行而不住，未有常住而不行。"

正阳老祖云："旦暮寅申知火候。"（本卯酉二时以行沐浴，纯阳翁已直言之矣。其师正阳翁曰："寅申者，寅之下即卯，申之下即酉。"或修之至寅申之候，不可忘失卯酉之沐浴也。）又曰："沐浴脱胎分卯酉。"（脱胎之沐浴分者，前似有而后似无也。人人不泄炼气化神之功，惟正阳翁于此泄万古之秘。）又云："沐浴潜藏总是空。"（沐浴而真空，曰仙机；不能真空，则堕旁门外道。强制而亦成大病。《悟真篇注疏》云："子进阳火，息火谓之沐浴；午退阴符，亦谓之沐浴也。"）又云："果然百日防危险。"（小周天有进退之火，有不进不退之火。若进退不合进退之数，不合进退之机，不由进退所当行之道，不合进退之所当起止已合，已由不知火足之所当止者，皆危险之所当防者也。）萧紫虚云："防火候之差失，忌梦寐之昏迷。"（《天尊得道了身经》云："调息绵绵，似有似无。"）紫阳翁云："谩守药炉看火候，但安神息任天然。"（神息任天然，似大周天之火。其实上句守药炉，则是言小周天之火。但炼药炉中之火虽属有为，必竟要合天然自在为妙。不如是，则非真火、真候，乃外道邪说之火也。）杏林真人去："虚心行火候，定息觅真铅。"（杏林之师紫阳翁云:"惟定可以炼丹,不定而丹不结。"此真正至妙至要之语。)

紫阳翁云:"火候不用时,冬至不在子。及其沐浴时,卯酉时虚比。"("虚比"二字,总贯串四句。不用时者,不用历书十二时,是用心中默运十二时而虚比也;冬至者,是人身中阳生时候,必要起子时之火,即称阳生之时为子,不用仲冬子月之子也。凡一日十二时,阳生皆可言子。在沐浴时,虚比于卯酉。卯在六阳时之中,酉在六阴时之中,调息每至于六时之中,可以沐浴矣。)又曰:"不刻时中分子午,无爻卦内别乾坤。"一日每时有八刻,不刻之时,是心中默运之时,虚分子午,不用有刻之时也。每卦有六爻,《易》也,身中借乾坤虚比鼎器,故言无爻。

此皆言炼药行火,小周天之候也。此一句,是冲虚子总结上文众圣其所言百日所用之火也。

门人问曰:"古来众圣真言火多,何以分别此名小周天为百日炼精化炁之用?"

答曰:"小周天有进有退、有沐浴、有颠倒、有周天度数。凡言炼药炼丹、守炉看鼎、药熟丹成,皆百日小周天之事。故据此法而分别言小,后之圣真善学者,凡见《大藏经》中所未见者,一一集之,以为后人之证验者。"

《心印经》云:"回风混合,百日功灵。"回风者,回旋其呼吸,气之喻也;混合者,因元神在心,元炁在肾,本相隔远,及炁生而向外驰,神虽有知,而不能用,无混合之法也。故此经云人用呼吸之气而回旋也,方得神炁归根(上至泥丸)复命(下至命蒂),而混合之,方得神宰于气而合一。倘无回风之妙用,则神虽宰炁,亦不知炁会受宰否。此为炼金丹至秘之至要。用之至于百日工夫,则灵验已显。(童体百日,破体者十年,不足一年补之,以完此先天之炁也。)炁以足而可定,神以习久而可定,故小周天回风法之当所止也。自此而下,皆言小周天火足当止之景。

正阳翁云:"丹熟不须行火候,若行火候必伤丹。"火足而药熟不用火矣,故有止火之景。遇止火之候一到,即不须行火矣。若再行火,亦无益。伤丹者,丹熟则必可出鼎,而换入别鼎。若不取入别鼎,则出无所归,岂不伤丹乎?精化炁于炁穴,炁化神于神室,故曰"别鼎"。

崔公《入药镜》云:"受炁足,防成凶。火候足,莫伤丹。"(炼得黄芽满鼎,白雪漫天,婴儿成象,故火候足矣。火候既足,只宜沐浴温养,若不知止足,妄意行火,反伤丹矣。丹成之后,天地混合,神炁自灵,仙师所谓"虚空生白、神明自来",故曰"天地灵"也。)紫阳翁云:"未炼还丹须急炼,炼了还须知止足。若也持盈未已心,不免一朝遭殆辱。"了真子云:"切忌不须行火候,不知止足必倾危。"此处注疏,载有丘、曹功按二条。昔丘真人曰:"因长安都统设斋,未及止火,至晚走失三番,谓之走丹,前功废矣。须重新再炼,后成天仙。"曹真人初炼精时,得景而不知,猛吃一惊,而已及再静,而景再至,猛醒曰:"师言当止火也。可惜,可惜,当面错过。"及后再炼,不误景初,而止火之速,不待景至四而止火,不速不迟之中,而止火、得药、冲关,而点化阳神。凡真修圣真,千辛万苦,万般可怜,炼成金丹,岂可轻忽,令至倾危哉?况凡圣关头第一大事。此皆言丹成止火之景,天仙九还丹火宜此,宜此。炼精化炁之候备矣。冲虚子总结前采取、烹炼、止火等旨,百日关内事,至此,令学者知参究前圣之说,此已下予故曰起之舍也,句止。①

又冲虚子自言百日关内之火候等秘机,而总言之者,予故曰:"自知药生而采取、封固、运火、周天,其中进退、颠倒、沐浴、呼嘘,行住、起止,工法虽殊,真机至妙,在乎一炁贯真气而不失于二绪,一神驭二气而不少离于他见。三百周天犹有分余象闰等,一候玄妙机同于三百候,方得炁归一炁,神定一神,精住气凝,候足止火,以为入药之基址,存神之宅舍也。

此一段是冲虚子列言百日炼精,用火细微条目,而精修实悟之旨

---

① 此段言止火之景,删节不谨,致语义隔阂,须参详《天仙正理》。

也。盖小周天是炼精时火候之一总名也。其中事理固多，前圣固有各言。其采药是一候，而封固又一候。达摩亦只言二候采药者，并采封二候而混言之也。又有"四候别有妙用"者，此乃小周天三百内之候也，我今遵仙翁而二言之。及周天时言进退候者，若不似进退而亦虚拟之为进退。铅汞丹法言进退者，进则用火入炉，退则不用火而离炉，此实可据而易言。或以多为进，以减为退，亦可据而易言。炼精者则不似此说，我今亦只强勉而虚比，不似以为似。意谓六阳时，以乾用九，数之增多为进；六阴时，以坤用六，数之减少为退。既在周天之内进阳火，退阴符，非多少为言则不可。若以用为言，则甚远矣。

颠倒者，除药物配合颠倒则不必言，但言火候中之颠倒。吕仙翁云："大关键，在颠倒。"初老师言六阳时，火专主进升，而退后随之而已；六阴时，符专于退降，而进又随之而已。曰"专"者，专以进升，主于采取；专于退降，主于烹炼而已。曰"随后"者，顺带之义，以其往来之不可无，亦不可与专主并重用也。此前圣秘机之颠倒也。

沐浴者，子、丑、寅、卯……十二支次第之位。凡世法有五行，故内丹有五行之喻，各有长生之位，寅、申、巳、亥是也。火生于寅，水生于申，金生于巳，木生于亥。卯酉，子午之位，是沐浴之位。故丹道活子时之火，历丑寅至卯，借沐治之位（神水华池）而称火工曰沐浴。酉亦如之。举世愚人邪说，尚不知沐浴何以得名，何以知沐浴之义之用哉？今此只略言捷要耳。便详于《仙佛合宗语录》中，观此者，可自查《语录》中，以考其全机。

行住起止者，行则仙佛二宗之喻也，住则仙佛二宗之喻也。起则采封二候之后，小周天之所起也；止则小周天候足，而止火也。

一气者，呼吸之气贯串真炁，自采至止不相离，离则间断复贯，则二头绪矣。此由昏沉散乱之心所致，甚则二三四绪，皆无成之火矣。戒之，戒之。然以息气贯串真炁，必主宰于一神而不离，若内起一他见则离，若外着一他见则离。离则无候，无火矣，焉能气足生气？

三百六十度,故曰:"周一天。"犹曰五度四分度之一,所谓天度之分余为闰位者,非也。知有闰,则知天之实周矣。能实周,则炁易定,丹易成,而初生之药亦易生矣。

玄妙机者,不传之秘也(此处细玩)。火候——皆要如此,若不用此,则火必不能如法呼吸,则滞于真气而近凡夫之口鼻重浊而为病。不用此,则神亦不能驭二炁,而使之行住得其自然。一息如是,三百息亦皆如是。此古先圣真皆隐然微露而不敢明言者,亦不敢全言者。不如是,虽曰"已周天",近于邪说之周天矣,亦无用也。所以"玄妙机"三字,又百日炼精化气之枢纽耳。采、封、炼、止等候,俱不可少者。于一炁之外驰欲界,为淫姤之精,着视听言动,为淫姤之助者。不外驰而复归一,神能直入大定,所谓"候足火止而基成"。如此,永为入药之基址,为存神入定之宅舍,此所谓"先取白金为鼎器"者是也。

而道光薛真人乃有"定息觅真铅"之旨,既得真铅大药服食,正阳翁谓之"抽铅"。大药者,即阳精化炁之金丹也。果从何而得?亦从丹田气穴中出。当未化炁之先所生也,出丹田,但无形之气微,附外体为形。昔曹老师因后有大药之名,便称此小药之名,以其气小故也。及炼成金丹,即化炁之后所生也,所出也,亦在丹田中出,曰"大药",实有形之真炁,如火珠,亦是从无而入有也。黄帝曰"赤水玄珠",一曰"真一之水"、一曰"真一之精"、曰"真一之炁"、曰"华池"、曰"莲池"、曰"地涌金莲"、曰"天女献花"、曰"龙女献珠"、曰"地涌宝塔"、曰"刀圭"、曰"黄芽"、曰"真铅",如是等仙佛所说异名,不过只丹田所生之真炁。既成自有之形,所以不附外形,而惟生于内,用于内,亦我神觉之,可知可见者。及渡二桥,过三关,皆可知可见,此所谓脱生死之果,从此便得真验矣。

即行火候炼神,谓之添汞。此火候,是大周天也。添汞者,心中之元神曰汞。凡人之神,半动于昼而阳明,半静于夜而阴昏。阳如生,阴如死。修炼之士,必以昏昧而阴者,渐消去之。故消一分阴,添得一分阳。去二分、三分、四分、五分阴，则添足二分、三分、四分、五分阳。渐渐逐分挣到消尽十分阴，添足十分阳，谓之纯阳。纯阳到无阴睡，谓之胎全神全。所以古人云："分阴未尽则不仙。"此皆添汞之说也。然所谓添者，必由于行大周天之火，有火则能使元炁培养元神，元神便不离二炁，而皆空皆定，直至阳神果满。若不添汞行火，以神驭火，则神不阳明，如何行得火？添得三分、五分阳明，方行得三分、五分火。惟阳明则得二炁而培养元神，助成长觉。若真炁断而不生，正是不定而药不生之说，此时乃证长生不死之果也。若不炼神，则阳神不就，终于尸解而已。

炼神者，炼去神之阴而至纯阳，全无阴睡，火足炁定而神俱定，方是阳神成就。炼神之法，全由二炁静定，同之入灭。但二炁少有些儿不如法，则神不炼，阳不纯，不能出神。但于十月之内，不曾出定者，俱是尸解之果。何故？但有凡夫之呼吸习气，即有凡夫之生死。最怕水火刀兵，分解形神为二。

所谓尸解者，有生死之道也，不行大周天之过也，二炁及神皆不入定之故也。丹既成，生既长，安可不入一大定哉？后学圣真勉之。故《九转琼丹论》云："又恐歇气多时，即滞神丹变化。"

此三句是冲虚子引足上五句之意，自"而道"至"变化"十三句，又冲虚子于此承上起下分别圣凡至要天机。

歇气者，歇周天火候之气。或得坎中实来而点离中之阴，勤勤点化离阴为纯阳，既得坎实，而点离阴矣。不即行大周天之火候，则坎实亦不勤生以点离。或行大周天火候，而不合玄妙天机，犹之乎不行也，亦不能勤生坎实，以点离阴，便迟滞离阴之神，为纯阳之变化。神丹者，即坎实，曰金丹。既点离，则二炁渐化神。二炁渐无，独有神之灵觉在，故亦曰"炼炁化神"。

纯阳祖云："从今别鼓没弦琴。"别鼓者，另行大周天也（明说与小周天不同）；没弦琴者，无形声之义。然大小固不同行火者，必先晓得清白，而后可以言行火。紫阳真人云："大凡火候只此大周天一场，大有危险,切不可以平日火候例视之也。"

广成子曰:"丹灶河车休矻矻,鹤胎龟息自绵绵。"(言不用河车者,是百日小周天之事已过,故不必用。)今当十月大周天之功,只用鹤胎龟息绵绵然之火也。《上清玉真胎息诀》云:"吾以神为车,气为马,终日御之而不卷"。前百日,以阳精转河运车,此胎息则以转神入定,以神为车,以气为马,以御神车,是喻炼炁化神,后学亦须分辨着。

白玉蟾云:"心入虚无行火候。"入虚无者,是神炁入定而不着相,丘真人所说"真空"是也。虽行大周天,不见有大周天之相,便是虚无之妙。

范德昭曰:"内炁不出,外气不入,非闭气也。"世人言闭气者,强制也。仙道别有天机,不与旁门强制同。虽内不出,外不入,有真息合自然之妙运者,所以入定。

白玉蟾云:"上品丹法无卦爻。"盖小周天化炁,是有卦爻,小成之火;大周天者,是无卦爻,大成之火。以其化神,故曰"上品"。

彭鹤林曰:"若到丹成须沐浴。"丹成是前金丹之成,沐浴者是大周天之喻。(言丹成不必用小周,既入十月之首,必须用大周。)

正阳老祖云:"一年沐浴防危险。"伍真阳曰:"沐浴在小周天固为喻,今言于大周天亦为喻。在小周天,曰二时二月之喻;此言大周天,言一年之喻。在小周天,可以小喻;在大周天,可以大喻。大防危险者,防一定必有之危险也。若仙机有出入,则不定其沐浴。若佛法不久住,亦不定其沐浴。沐浴最贵有定心。防危险者,正防其心不定,防其沐浴不如法(洗心涤虑)。"又云:"不须行火候,炉里自温温。"此言十月不必用有候之火,常用温温然无候之火。不寒不燥,不有不无,方是温温的真景象。王重阳老祖云:"圣胎既凝,养以文火。安神定息,任其自然。"

道光曰:"一年沐浴防危险,十月调和须谨节。"沐浴者,无候之火,即大周天也;谨节者,谨守沐浴之理也;防危者,防其沐浴而外驰不定也。若一年而得定之后,必时时在定,年年劫劫俱在定,又非止一年十月之说而已。

陈虚白云："火须有候不须时，些子机关我自知。"有候者，大周天之火，无候之候也，乃似有似无之妙；不须时者，不用十二时为候，故可入无为；些子机关，是似沐浴而非沐浴，常定而神常觉。故曰："我自知。"若不知，则昏沉火冷而丹力迟也。

紫虚云："定意如如行火候。"如如者，是如有如无不无。定意于如有如无之候中，方得大周天之真候，方是真行。又云："看时似有觅时无。"大周天入定，本入于虚无，若徒然着无，则落空矣，故曰："似有似无"。不空而空，却是无方，是真空真定。又曰："不在呼吸并数息，天然子母自相亲。"有呼吸、数息，是言有为者之事。今既入定，不在有为，专任天然，以证无为。又云："守真一，则不往来。"真一者，在前炼精时，炼而所得真精曰"真一"。此炼炁时，乃真精之炁得真神，用真息之炁守之，三者合还神曰"真一"。俱定不动，是息已无息矣，焉有往来？

古云："《火记》六百篇，篇篇相似采真铅。"昔《参同契》亦云："《火记》六百篇，篇篇相似。"却未说出采真铅之妙旨。此言"似采真铅"，则玄中又玄者，尽于是矣。采真铅者，薛道光所谓"定息采真"者是也；篇篇相似，总归大定。

马丹阳云："工夫常不间，定息号灵胎。"定息于室，神自守息而为胎息；定无间断，神亦常觉而无间断，而胎神始灵。

杏林云："不须行火候，又恐损婴儿。"初入十月之关，必用火候。炼炁化神，而成婴儿之胎，婴儿喻神之微也。及胎成，婴儿亦成，将出现于外之时，则无用火矣。若再用火，是婴儿未完成之事，岂不有损于婴儿乎？

《中和集》云："守之即妄，纵之又非。非守非妄，不收不纵，勘这存存的谁。"大周天入定，似有似无。似有即神炁之定，似无是神炁在定，而不见在定之相。若曰守，便着于有。着有，即起有之妄念。纵之而不照,则神炁离,而非定之理。但微有似存,若二炁存,则神亦存。神存则二炁存,俱存在定,便俱虚无,无上之妙境在是矣。

鹤林子云:"及至打熬成一块,试问时人会不会?不增不减何抽添?无去无来何进退?"神炁合一,俱定入一块,则无火矣。不似小周天之有增减,不增不减,安有抽添?息无往来,有何进退?此归一而渐归于无之说也。

张静虚云:"真候全非九六爻,也非颠倒非进退。机同沐浴又还非,定空久定神通慧。"真候者,火候定而空矣,不用小周天之九六,不同其颠倒沐浴等,而惟定空。久定久空,神通慧照,朗然独耀,同于世尊之涅槃,而灭尽定矣。

丘长春云:"息有一毫之不定,命非己有。"有息则有生死,无息则生死尽矣。心定息至无,则命为我所自有,由我得无死之道也。若有一些息不尽定,则命在息,而不为我有矣,由天地阴阳阎君所主张矣。

此皆言炼炁化神,十月养胎,大周天之火候也。此又冲虚子总上文众圣真所言大周天火候一段而言之也。

予亦曰:"大周天不计爻,固非有作,温温相续,又非顽无。初似不着有无,终则全归大定。切不可为无,以为有了,则落小解之果;又不可住火,以为常行,则失大定之归。将有还无,一到真定,则超脱出神、飞升冲举之道尽之矣,此予亦曰起尽之矣止。"

又,冲虚子自言大周天之旨,又兼叮咛劝诫者,不计爻象者,乃无为之异于小周天,有温温非全无,是周天初之似有似无之实理也。大周天之初,正是一二三月之时,曰似有者,尚有有;曰似无者,未真无。所以犹有些子凡夫食性在,犹有些子息故也。乃至全归大定,息无食性无,所以《金碧龙虎上经》云:"自然之要,先存后亡。"玉吾俞琰又注之曰"先存神于气穴,而后与之相亡。神自凝,息自定"是也。然又当知火本欲归于无,若不知先似有之妙,而据执曰:"本无何必用似于有?"则必堕在全无而不能至真无,落于尸解之小解也。又当知火起于似有,而求必归于无,若不知有非了手而据住于有,当行于有而不了,则亦堕在全有,何以得大定之归,经万劫而不死? 终止于守尸鬼子,亦为尸解之类,终归生死之途。想当初,炼精补炁,受多少万苦千辛,始得证千万劫不传之秘而得传,以行小乘,于此又安可惰忽其大成而不求必成哉? 我又嘱之曰:"将有还无,一到真定,而能长定于虚无之境,则超脱出神、飞升冲举之道尽之矣。此大周天之火,所以为成仙成佛,了道之总要也。"

我又以化炁化神而总言之:前百日炼精化炁,必用有为之工,是从无而入有,即佛法中万法归一之义也。后十月炼炁化神,必从有息至无息,是从有而入无,即佛人四禅灭尽定也,是一归于无之说也。此仙佛二宗之秘法,不可少之要机也。冲虚子今为后来圣真重宣明之,以接引后圣师,印证仙传,并免后学执有为、执无为、执有候、执无候之争,立门户而妄拟之者。

若此天机(自此句至结尾句了,又皆冲虚子总结火候全经之言,再指炼神还虚向上之秘机,以为后圣证。),群仙直语(已前群仙,皆有直言在世,而人不能悟。),固非全露(从古至今,言火候者甚众,并未全言,或一句、二句而已。既不全,后人如何作用? 如何拟议? 所以世之凡夫妄猜,唯有仙分者,自有仙人来度耳。)。然散之则各言其略,集之则序言其详。完全火经,不必尽出于予之齿颊,而此书出世,则为来劫万真火经根本,从来见者,自能从斯了悟,不复疑堕旁门。

旁门者,有相之火,忍气着相称为行火,知此仙火自然之定,则不复为强制之耶,而阳神自就,劫运自超矣。

习定、入定、成定,皆为出神、超神之所必用,而必证果者,故于此历年所证。

但于出神之后,炼神还虚,九年之妙,虽非敢言,而《中和集》云:"九年三载常一定,便是神仙。"亦直言之矣。

出阳神是初成神仙时,即母腹中初生的孩子一般,虽具人形,尚未具足之人形，故喻曰"婴儿"，故古言曰："孩儿幼小未成人，须籍坤娘养育恩。"乃喻为乳哺三年，前圣所言成就一二年是也。

乳哺者，神炁已定，而又加定之意。加至于常常在定而不必于出，便是乳而又乳，至于成大人一般。神既老成，若即行炼神还虚，九年之工，则此即为九年内之炼数。若有救世之愿未完，且不必炼九年，而权住世以救世。及欲超世，而上升虚无，则必从九年而还虚矣。

实非世学所能轻悟、轻用者，必俟了道之士以虚无实相而用之。

了道之士，是出定之神仙，为得定，是得虚无之初基，而后可致虚无之极致处，方能悟此、用此。

第不可一乘既得，便称了当，不行末后还虚，则于神通境界必竟住脚不得。

神通境在化神时，神也通灵而无碍；在还虚时，神也更加通灵而无碍。此言神通，是言初得之神通，尚未大成，故曰："住脚不得。"若住脚，则止于神仙，犹有还虚而至天仙者。

后来者，共勉之。豫章三教逸民、丘长春真人第八代分符领节（遵上帝法旨，所受符节，同佛祖之衣钵、宗祖之帕。）、受道弟子伍冲虚书于许旌阳谶记千二百四十二年之明时万历乙卯春正月（集此，最初发笔作此起。）。

炼己论第五章

己者，即我静中之真性，动中之真意，为元神之别名也。以吾心之真性，本以主宰乎精炁者。宰之顺以生人，由此性；宰之逆以成圣，亦由此性。有不得其先炼者哉？

当药生之时，不辨其为时；炼药之后，不辨其为候。药将成，或以己念而复失；神将出，或以己念而复堕。欲其气之清真，己未纯，必不得其清真；欲其神之静定，己未纯，必不得其静定。安能超脱习染而复炁胎神哉？古云："未炼还丹先炼性，未修大药先修心"，盖为此而言之也。昔马自然云："炼药先须学炼心，对景无心是大还。"张虚静云："欲得身中神不出，莫向灵台留一物。"

能炼之者，因眼逐于色而用观，则炼之于不睹；耳逐于声而用听，则炼之于不闻。平常日用，必当如是先炼，则己念伏降，而性真纯静。所以《元始天尊得道了身经》云："声色不绝，精炁不全；万缘不绝，神不安宁。"必先炼之，炼炁、炼神，方不为境物颠倒矣。采药而药即得，筑基而基即成，结胎必就，方名复性之初而炼己之功得矣。

盖先圣始言炼己者，谓其有诸相对者，是性之用于世法、世念中，而逆旋言之也；终言炼己者，以其无相对者，是独还于虚而寂灭尽定而言之也。始终皆炼本性而成真。能全真性者，即仙也；非真性者，即非仙也。

世之愚人不知仙即是佛，谓仙必竟与佛不同，不信诸《法华经》云："仙人授佛妙法，如来因之成佛。"又不信诸《华严经》云："如来天仙道，微妙难思议。"既不信佛言，又何必强谈佛？不但谓不知仙、不知佛，而亦不知自己真性，徒狂言妄语以惑世，自堕于仙佛法海之中，不能见一浮沤，真可怜也。

筑基论第六章

冲虚子曰：修仙而始筑基。筑者，渐渐积累，增益之义；基者，修炼阳神之本根也，安神、定息之处所也；基必先筑者，盖谓阳神之所成就，纯全而显灵者，常依精炁而为用。

神原属阴，精炁属阳。依阳精真炁，则能成阳神；不依阳精真炁，则不能成阳神，止为阴神而已。

精炁旺则神亦旺，而法力大；精炁弱耗则神亦耗，而灵光弱。此理之所以如是也。欲得元神常住而常灵觉，亦必精炁常住而长有基也。

自基未筑之先，元神逐境外驰，则元炁散，元精败，基愈坏矣。

且精之逐于交感，年深日久，恋恋爱根，一旦欲令不漏而且还炁，得乎？气之散于呼吸，息出息入，勤勤不已，一旦欲令不息，而且化神，得乎？神之摄于思虑，时递刻迁，茫茫不已，一旦欲令长定，而且还虚，得乎？此皆无基也，是以必用精、炁、神三宝合炼。精补其精，炁补其炁，神补其神，筑而基成。唯能合一则成基，不能合一则不成基，所谓打成一片，正为此而言之也。

及基筑成，精则固矣，炁自还矣，证人仙之果矣。为出欲界、升色界之基者以此，为十月神定者之基以此。而九、十月不昏睡者，有此基也；十月神不外驰，而得入大定者，有此基也。所以炼炁而炁即定，绝无呼吸一息；炼神而神即虚，而不昏迷一睡。此所谓阳神之有基也。基成由于阳精无漏，而名漏尽通。无基者，即无漏尽通也。一阴灵之性，五通之果。

五通者，阴神之神通也。若阳神，则有六通，多漏尽通也。

六通者：天眼通、天耳通、神境通、宿命通、他心通，漏尽通。此一通，为阳神之所多。余五通，阴神同。

不免死于此，而生于彼。宅舍难固，阴神何益哉？阳神之基，可不亟筑哉？可不亟究哉？彼淫姤败精者，反诳人曰："采补筑基。"欺骗愚夫，大悖正道，可不诫之哉？世人乃不知先天为至清至静之称，所以变而为后天有形之精者，此先天也；动而为先天无形之精者，亦此先天也；判而为后天有形之呼吸者，亦此先天也。此顺行之理也。

元炁为生身之本，凡一身之所有者，皆由元炁之所化生。至于逆修，不使化为后天有形之精者，固此先天也；不使动为先天无形之精者，定此先天也；不使判为后天有形之呼吸者，伏此先天也。证到先天，始名一炁，是一而为三，三而复一。有数种之名，即有数种之用，故不知先后清浊之辨，亦不可以采取真炁。

炼药论第七章

冲虚子曰："仙道以精、炁、神三元为正药，（元精、元炁、元神曰三元，皆先天也。），以炼三合一为炼药。"鬼谷子云："道以至神为本，以至精为药，以冲和为用，以无为为治长生久视之道成矣。若不如此，即非金液大还丹之法。"

其理最精微，其法最秘密。昔钟离祖曾十试于吕祖，丘祖受百难于重阳，我伍子切问道二十载于曹还阳（逢师于万历癸巳冬三月，受全道于壬子年三月。以壬癸计之，二十年也。），方才有得。是以世之茫然学道者，及偶然漫谈者，皆不知何者为真药？何法为真炼？徒然空说，向自己身心而求，实不知有至静之真时真机也。夫至静之真时、真机者，以是此身心静极，即喻亥之末、子之初也，阴静极必有阳动，则炁固有循还，真机自然复动，此正先天无形无炁，将动而为先天无形之元精也。即此先天无形之精，便为药。既有药炁生机，必有先天得药之觉。即以觉灵为炼药之主，以冲和为炼药之用，则用起火之候以采之（利见大人）。须辨药之老嫩，采之嫩，则炁微而不灵，不结丹也；采之老，则炁散而不灵，亦不结丹也。得药之真（如九二利见是也。初九之无用，亦非上九之有悔。），既采归炉，则用行火之候以炼之，行小周天之火也。

药未归炉而先行火，纯阳吕祖曾诫之曰："无药而先行胎息，强留在腹，或积冷气而成病。"

药竟外耗而非为我有，药尚未入鼎中而妄行火，即所谓"鼎内若无真种子，犹将水火煮空铛。"

不成大药，药已归炉，而未及行火，则真炁断而不续，亦不成大药。

药在外，由火以采之而归炉，亦由火烹炼之，方在炉中成变化。已得药归炉，火断而不行，则真炁亦断而不住。及再行火，虽周一天，终与前不续,如何成大药? 所谓"外火虽动而行而内符不应,则天魂地魄不相交接"是也。

若肫肫然加意于火,则偏执着于火,而药亦消耗;(执着用心于火,则着有相而急燥,近于外道之存想,非自然之天机妙用。)若悠悠然不知有火,则昏迷散乱。(行火之时,若心不诚则不灵,或昏迷十二时之一行,或迷失刻漏之数,或忘沐浴之候,或不知以何数周于天,或已周而犹不止。)皆是失火,而药亦消。(火不能留药,焉得不消? 即神不留炁之意。)皆不成大药。

已上皆言孤阴寡阳、偏有偏无之危险也。

若火间断,而工不常,药虽将成而复坏。火所以炼药,古云:"火药一处居。"行火之法,愈久而愈密,愈密而愈精,斯则必成大药,必成服食。或有时神逐见闻,淫念驰外而着魔,则离火,火离药,工不常矣,如何成大药? 虽将成,犹有退散之危险。若久行火,而不知止足,药虽已成而复坏.

火足矣,即成大药,安得不止火? 于此而采,而药则不复为后天有形之精。若不止火不采,而不能生服食之大药,则大药必随生机,而将妄行矣,皆不成服食。

修真必使神炁相均相合,火药适宜。以呼吸之气(即火也),乘真气为动静(即药也),以真炁之动静,定真息之根基。(真炁归根,则真息亦定于根。二炁合一于根,以为胎神之基也。)则火药即不着于一偏,又无强制纵失之患。如此而采,方得小周天之妙理,方成长生之大药,始名外金丹成也。马丹阳云:"因烧丹药火炎下,故使黄河水逆流。"《玉芝书》云:"玄黄若也无交媾,争得阳从坎下飞?"此祖祖真真服食飞升之至宝,乃上上之玄机,学者参悟而精修者也。得此真药服食,自可进修行大周天之火,以炼炁化神。炼炁而息定,炼神而神圆。阳神升迁于天门而出现,神仙之事得矣,中关十月之事毕矣。其后面壁,炼神还虚,九年一定,以神仙而顿悟性于无极(形神俱妙),总炼成一个不坏清虚圣身,皆由炼药而成,合仙机而得成丹、成神之所至也。

故凡大修行,上关大成事,必如此则毕矣。于此法中,始于百日采药,而成服食者,无量寿之地仙也;中而十月胎成,脱出阳神之果者,超出阴阳之神仙也;终而九年面壁,炼出还虚之果者,超出尽劫运之天仙也。

初得神仙,乃得大定而出定。但得定由于守中,而出定则居泥丸。故世尊已入灭,而亦入于泥洹是也。至此后还虚,而又入定于泥丸。古云:"性在泥丸命在脐。"盖言了修命之事在脐,了修性之事在泥丸也①。泥丸之定,则非从前者比。九年一定者,特以始入之时而略言之,或百年、千年、万年、一劫、百劫、千劫、万劫,皆可入为一定,此正天仙佛之超劫运者。有缘得遇者,见此《天仙直论》,其亦斋心以识之。

伏气论第八章

冲虚子曰:"人之生死大关,只一炁也;圣凡之分,只一伏气也。而是伏义,乃为伏藏伏也,而亦为降伏。"(藏伏者,深藏归伏于元气之根;降伏者,受摄严密不许驰于外。此二者,亦有防危虑险之意。)唯能伏气,则精可返,而复还为先天之气;神可疑,而复为先天之神。所以炼精者,欲以调此气而伏也。

炼精小周天,调其息而伏,为其不能顿伏,故用渐法调而伏。

所以炼神者,欲以息此气而伏也。

炼神大周天,胎息其息而伏,为其不能顿息于无,故亦用渐法。胎息者,其息似有似无,乃至无有无无,而伏于寂静。

始中向上之工,只为伏此一口气耳。所以必伏而始终皆伏者,是何故?盖当未生此身之时,就二炁初结之基在丹田,隐然藏伏为气根。久

---

① 按:此段原作"盖言了修命之事在泥丸也",与《天仙正理》不合,故据《正理》改。

伏于静，则动而生呼吸，是知静伏而后生呼吸之气，以成人道，顺生也。而是逆修曰仙者，必当由呼吸之气，而返还复为静，此气伏伏气之顺逆理也。及呼吸出于口鼻，而专为口鼻之用（呼吸出于口鼻，则生死之途矣。离口鼻，则离生死。）。

真炁发散于外，遂至滞损此炁则为病，耗散此炁则为死，盖不知伏法及所以伏之故。伏者，欲将呼吸复还于炁穴，而后元炁能归，元神能凝，三者皆能伏于气穴也，而亦不知行其所以伏。行其所以伏者，言有至妙至秘之天机。呼吸合于天然者真真，元炁得合当生当采者之时为真，元神合虚极静笃者为真。三者皆真，而后得所伏之理，行之而必成。不然，则是外道也，安能保其久生，而超生死于浩浩劫之外耶？

有等妄言伏气者，而不知伏气真机，终日把息调而口鼻之呼吸尤甚，痴心执闭息而腹中闭塞难容。哀哉，此妄人之为也安能见其炁之伏而静定耶？邱真人曰："息有一毫之不定，命非己有。"（息得呼吸绝，则生死之路绝；息有呼吸不定，故不免于生死。）

古人托名调息者，世人之息一呼一吸均平，无用调矣。仙家托名调息者，非世法之用，乃调其无气而至有，为其以神取气，行之必住，住之必行，在乎停、住之间而调之也。随往来之理，而不执滞往来之形，欲合乎似无之呼吸也。（似心息相依之说。）

古人托名闭息者，而内则空空，如太虚应物，欲合乎无极中之静伏也。此伏气之要，正修工实用，所以证道之工也。但此天机妙绝，不易闻知。

无极者，无，一气之始，一判则为天地。今言无极者，乃言天地及一气俱未有之先，即如父母尚未有之先，正是言虚极静笃景象，妙悟必至，如此为真静伏。

总之，为化炁、化神之秘机。古人云："长生须伏气。"自周天而历时，日、年、劫，惟伏此气。言有一小周大之所伏，有一大周天之所伏，一日之所伏，一年、一劫之所伏。或暂、或久，而能成其一伏者，真有道之士也。

此气大定，则不见其从何而伏始，亦不见其从何而伏终。无终无始，亘万古而无一息，与神俱空俱静，斯谓之形神俱妙之境也。唯闻天仙正道者，方能识得此理；唯有三宝全得者，方能顿悟此工。

三宝者，元神、元炁、元精。若一宝非元则不为宝，属于后天者，无用亦不得为全功。此功者，即上内如太虚，证入无极静定者。言若三宝会合，炼成化炁，而后可行常定大定工夫。若未化炁，则亦无用。此为有大志之圣真，请究之而实悟之。

胎息论第九章

冲虚子曰：古《胎息经》云："胎从伏气中结，炁从有胎中息。"斯言为过去、未来诸佛、神仙、天仙之要法也。男子身中本无胎，而欲结一胎，必要有因。则因伏炁于丹田气穴中，而结胎是从伏气中而结也。元炁静而必动，欲得元炁不动，必要有伏藏。因有胎，即藏伏之所，乃息而不动，是炁从有胎中而息也。胎因愈伏气而愈长，气因愈长胎而愈伏，共修成一个圆满胎神，斯所以为神仙、天仙之要法，非此抑将何以成之？然胎息与伏气本是一事，何分两论？只因怀胎必用胎息，而后成胎，而神住胎。古人皆以胎息言之，今亦详言于炼气化神时也。伏气之说，为伏气而得精还化炁，炼药以得大药。古人只言伏气，今亦因之言伏气，虽两言之，中则互明其理，令人知两言之妙，而不妄疑妄执其为两。

予愿再详译而直论之。夫人身初时，只二气合一，为虚空中之一气也，无胎亦无息也。因母呼吸而长为胎，因胎而长为胎息。及至胎全，妙在随母呼吸而为呼吸，所以终日呼吸而不逼闷。此言不由口鼻，只脐相连，故能似无气息一般，此真正胎息景也。

古人谓"内气不出，外气不入"，非闭息之说。正言由脐相连者，离胎而息即断，无母脐与子脐相连，不得不向自身口鼻起呼吸，即与胎中呼吸同而暂异其窍。逆修返还之理，安得不以我今呼吸之息而返还为胎中之息耶？凡返还呼吸时，以口鼻呼吸之气而复归于胎息之所。抱朴子曰："得胎息者，能不以口鼻呼吸，如在胞胎之中，则道成矣（脐间元炁结成丹）。"如处胎息之时，渐渐炼息亦真无。

真无者，灭息静定之义也（谓胎中之息亦真无之，此正禅家万法归一、一归于无之说也。）。方是未生时而返还于未有息、未有胎之境界，不落生死之途者矣。所以得如此者，亦非蓦然无所凭依、配合，便以呼吸归中可为胎息者。

但呼吸之气，最难制伏，必有元炁相依，方可相定而成胎息。然胎息何以知其成也？以呼吸归于胎息，则口鼻无呼吸而成胎息，是其真成也，终不复至口鼻为呼吸。真神定者，亦似此。

若凡夫外道，不知元炁者为何，而妄曰入定心息，其息不能久住于胎所，虽忍气而气无所容。及气急杀人，而终不能强忍。口鼻之气，更呼吸浩浩，皆由悖却世尊所谓"无生法忍"之所为也。世之假道人、假禅人皆如此，亦后学圣真之所当辨而自防危险者也。

所谓"孤阴不成"者，此亦其一也（呼吸之气，乃后天有形之阴物，故亦如此言之。）。必要有先天气机发动之时，又有元灵独觉及呼吸相依，三宝会合，已先炼成大药者，即转归黄庭结胎之所。于此之时（此时者，是当此结胎之时，因上句言，皆言先时所化炁而至此始言结胎之意也。此正申明必要炼精化炁，以炁助神，以神主胎，以呼吸结胎，方成真胎息。），而后以胎息养胎神，得神炁乘胎息之炁，在中一定。

神炁与胎息相乘，方是有配合的修真胎息之功，所以能成真胎、得真定。若无是炁，便不是金刚不坏之身，坐中只有昏沉、瞌睡，如何能长觉、长明以长驭炁，入大定成胎乎（有间断即无胎息也）？炁入大定，即是结胎之始，正《入药镜》云："初结胎，看本命。"本命者，二炁也。元炁为生身之本，呼吸炁为生身之具，而结胎之初必要本命二炁，随神之号令，同凝于中而为真胎息者也。

如是久久,无一息之间断,绵绵密密,无时无刻,而不是在胎中无息之景。真正阳神大定,绝无动静生灭,即是胎圆。乃进还到如母胎初结一炁,未成我而未分精气与神之时,正《入药镜》云"终脱胎,看四正"而得者。看四正者,验四正工夫之有无也。有,则胎尚未圆,以其有,乃养胎之工也;无,则曰灭尽定,而阳神成就矣。

胎息还神,因曰毕矣。毕其十月中关之事,神仙之证也。又后工夫犹有向上田炼神还虚,而证天仙者在。所以必当知,故迁神于上田而出天门,以阳神之所显见者,倏出而倏入,何也?当前十月之内,而或有出者,是不宜出之出也,由六根之为魔而妄出。魔者,阴魔,阴气未尽也。妄出,则神走而着魔境,而息亦走于口鼻,必急入,则依于息而归胎。

此一段,再详指示人,以十月内之所当防此危险者。

此时之出,是当出而出也。(昔蓝养素胎成当出而不知出者,故刘海蟾寄书与知,指示出神之诀。)故起一念出,而出阳神于天门。天门者,即《传道集》所言"顶门"是也。(古人于此赞之曰"身外有身"者是也。)若出之久,恐神迷失而错念。(古言"十步、百步,切宜照顾"者此也。)故即入上田,而依于虚无之定所,以神既出胎。喻同人生之幼小,须三年乳哺。乳哺者,以定为乳哺也。又言九载、三年一定者,言出定之初时而入定,以完成还虚之天仙也。证到至虚至无,即证天仙矣。然是时也,入定时多,出定时少。又宜出之勤而入之速也。我故曰:出定之初,即为入定之始也。虽天仙已证,亦无不定之时也。此犹天仙佛以上,无仙无佛之妙境,而天仙佛之至者也。后来圣真,共知之,共证之。

此书稿成于天启壬戌岁,实欲藏之为门下学者,又非普度众生之心专于己,而不兼乎众,并非善与人同之意。故此集注,以传后来。使世之留心性命、专心道德者,有缘遇师,传之口诀,得此书印证,自有悟入。如云开月皎,尘静鉴明,包诸幻以归真,总万法而归一。三元循于内,神自朝元。依此而行,精思不息。乘白云而归故里,端从此始矣。

三丰丹诀

明 张三丰 著

题 解

　　《三丰丹诀》，不分卷，傅金铨辑。《丹诀》共分四部分，一传记、二诗词、三金丹节要、四采真机要。传记、诗词两部分，可与李西月辑录《张三丰先生全集》相参看。《金丹节要》一种，向来秘密传抄于丹家之手，故世多异本，即傅金铨《一贯真机》中所节录《金丹节要》，也不同于此本。《节要》前谓"撮成七篇之书"，知原本共分为七篇，今本至十六节之多，且丹法夹杂多门，非一贯之旨，非原本可知矣。《采真机要》一种，并非题名三丰著作。鲁至刚《锦身机要》叙云："《锦身机要》之书乃《采真机》之梯航也。昔汉之正阳翁传于唐之希贤邓先生，相继不遇至人，则不传也。稽之自古及今，学道之士，知《采真》而不知《锦身》有焉，知《锦身》而不知《采真》有焉，二者兼修者几何人哉？毗陵混沌子慕道精诚，存心恳切，是以希贤先生以金丹口诀作成《采真机要》以授之。犹虑乎不知《锦身机要》，则炼己之功不可得也。故又以锦身之事作成绝句三十六首，以按三十六气候。次之三卷，上之十二首以锦其龙，中之十二首以锦其虎，下之十二首以锦其龙虎交媾之要，以授之所以采真炼己之功，预集授真之道。既授，而复请予以为注。予固辞之不得，未免妄僭就罪，于每章之下，释以直指，以成其书矣。"据此，《采真机要》题名邓希贤所作，而作注者为明正德间人鲁至刚。邓希贤尚还有《修真演义》、《既济真经》两种。《采真机要》也如《金丹节要》一样，传抄本颇多，而傅金铨所辑本又与世传刻本、别抄本不同之处不少，若欲详究，可稽诸本读之。傅金铨将《采真机要》辑于张三丰著作名下，也非无因。明抄本《锦身机要》之末固已抄录《张三丰祖师度脱一枝花》丹词，与《采真机要》同一旨趣的明抄本《明真玄要》之"历代传教师派"，三丰真人列于邓希贤、鲁至刚之后，这或许是傅金铨置《采真》于《三丰丹诀》原因之一。就丹法而论，《采真》非南宗金液还丹之道，但房中固精养性之功，也不无俾益于金丹大道，金铨以牢固基址为切实初功，可与《金丹节要》相发明也。

三丰丹诀

张三丰传

　　神仙张三丰,一名君实,一名仲猷,字玄玄,道号昆阳,又称斗蓬,又呼张邋遢,辽东懿州人。甫七岁,能棋,随手应局,人莫能敌,十岁习儒业。早失怙恃,后学道,遇郑思远祖师,授以至道。生于绍兴辛卯八月十五日①,丰姿魁伟,龟形鹤骨,大耳圆眼,须如戟,顶中作一髻,身被一衲,负巨蓬,手中常持方尺。在武当山,结庵展旗峰下。先入华山洞,栖真数十年。后郑思远祖师命了俗缘,乃混俗归闽,补刑曹吏因群囚劫狱,连坐戍边夜郎之平越,遂住高贞观。今有礼斗亭、浴仙池、长生桂,皆其仙迹也。

　　丹成后,时元年丙申。太上诏曰:"王方平五十三仙,掌华林洞。"于三月十五日册封为华林洞妙应真人,赐以玄冠双缥、霓羽碧履,时年六十六岁。因仑谷万尊师,亦在受诏五十三仙之列,曾著《方壶胜会图》,然后知三丰真人之始末也。

　　大明天顺年,敕封通微显化真人。于元末居宝鸡县金堂观,至正丙午九月二十日,自言辞世,留颂而逝。土民杨轨山置棺殓讫,临窆发之复生,乃入蜀。洪武初,至太和山冷坐,结庵玉虚宫。庵前古木五株,常栖其下,猛兽不噬,鸷鸟不搏,人益异之。衲不垢弊,皆号为"邋遢张"。有问其仙术,竟不一答,问经书则涎津不绝口。登山轻捷如飞,隆冬卧

---

　　① 原顶批云:"郑思远,晋人,抱朴子葛稚以之师。昔左元放授道于老葛仙翁玄,玄授郑思远,思远授葛玄之孙葛洪。绍兴改年三十二年无辛卯,或丁卯年。"

雪中，鼾齁如雷。常语武当乡人曰："兹山异日当大显。"道士邱玄靖请为弟子，遂教以道妙。帝于乙丑遣沈万三敦请，了不可得。乃召玄靖至，与语悦之，拜监察御史，赐之室不受，超擢太常卿。

　　金陵沈万三，又名万山，秦淮大鱼户。心慈好施，其初仅饱暖。遇三丰真人，见其生有异质，龟形鹤骨，大耳圆目，身长七尺余，修髯如戟，顶作一髻。或戴偃月冠，手持方尺，一笠一衲，寒暑御之，不饰边幅，日行千里。所啖升斗辄尽，或辟谷数月自若。万三心知其异，常烹鲜鱼暖酒，邀饮于芦洲，苟有所需，即极力供奉。偶于月下对酌，三丰谓曰："子欲闻余之出处乎？"万三启请，三丰曰："予当生时，一鹤自海天飞来，咸谓令威降世，后知丁公仍在灵墟。予思舜亦人也，予岂不得似丁公？每嗟光阴倏忽，富贵如风灯草尘，是以日夕希慕大道。弃功名，薄势利，云游湖海，拜访明师。所授虽多，皆傍门小法，与真道乖违，徒劳勤苦。延祐年间，已六十七岁①，此心惶惶。幸天怜悯，初入终南即遇火龙先生，乃图南老祖高弟，物外风仪，予跪而问道。蒙师鉴我精诚，初指炼己工夫，次言得药口诀，再示火候细微、温养脱胎、了当虚空之旨，一一备悉。于是知进斯道，必须法财两用。予素游访，兼颇好善，倾囊倒箧殆尽，安能以偿夙愿？不觉忧形于色。师怪而问之，予挥泪促膝以告。重蒙授以丹砂点化之药，命出山修之。立辞恩师，和光混俗，将觅真铅八两、真汞半斤，同入造化炉中，煅炼转制分接。九还已毕，藉此赀财以了大事。由是起造丹房，端坐虚心养气，虚气养神，气慧神清，广觅药材。时饮蟠桃酒，朝餐玉池液。如醉如痴，补气养血。但得汞有半斤，可待他铅八两。月数将圆，金花自显。一手提虎擒龙，采得先天一气。徐行火候烹煎，自合周天度数。明复姤进火退符，识卯酉防危虑险。十月功完，圣胎显象，九年面壁，与道合真，所谓'跨鹤青霄如大

---

　　① 原顶批云："六十七岁，元仁宗三年为延祐，元年延祐共七年。从延祐元年逆数六十七年，值南宋度宗咸淳二年丙寅。"

路,任教沧海变桑田'也。"言讫,呵呵大笑。万三闻言,五体投地曰:
"尘愚愿以救济,非有望于富寿也。"三丰曰:"虽不敢妄泄轻传,亦不敢
缄默闭道。予已审知子之肺腑,当为作之。"于是置办药材,择日起炼,
七七启视,铅汞各遁。三丰嗟咄不已,万三自谓机缘未至,复尽所蓄,并
卖船网以补数。下功及半,忽汞走焚,茅盖皆煨。万三深叹福薄,三丰
劝其勿为。夫妇毫无怨意,苦留再炼。奈乏赀财,议鬻幼女。三丰若为
不知,窃喜志坚,一任所为。令备朱里之汞,招其夫至前,出少许药,指
甲挑微芒,乘汞热投下,立凝如土。复以死汞点铜铁,悉成黄白,相接长
生。三丰略收丹头,临行谓曰:"东南王气大盛,他日将晤子于西南
也。"遂入巴中。

万三以之起立家业,安炉大炼,不一载富甲天下。凡遇贫乏患难,
广为周急,商贾贷其资以贸易者遍海内。其丹室有一联云:"八百火牛
耕夜月,三千美女笑春风。"世谓其得聚宝盆,故财源特沛。斯时世乱
兵荒,万三惧有祸患,乃毁弃丹炉器皿,敛迹欲隐。京城自洪武门至水
西门坍坏,下有水怪潜窟,筑之复崩。帝素忌沈万三年命相同而大富,
召谓曰:"汝家有盆能聚宝,亦能聚土筑门乎?"万三不敢辨,承命,筑立
基即倾者再三。无奈,以丹金数片暗投,筑之始成,费尽巨万,因名曰
"聚宝门"。帝尝犒军,召万三贷之曰:"吾军百万,得一军一两足矣。"
万三如数输之。帝瞷其无困苦状,由是急欲除之,马后苦谏,乃议流南
岭,株连其婿余十舍亦流潮州。万三遂轻身挈妻奴而去,委其家资。未
几命再徙十舍于云南。既至滇,沐春抚慰之,欲妻余氏女。十舍允之,
及过府,沐侯见薄其嫁资,曰:"不丰不为礼。"女曰:"公所利者财耳,措
之亦易。"教备汞铅,脱耳环投之,声如蝉鸣,其汞已干,环仍如故。以
汞开铜铁,成宝无算,沐侯大喜。是秋,三丰践约来会,同万三炼人元服
食大药,明年始成。

初万三有长女三岁忽失去,迄今三十余年,一旦归家,曰:"儿少遇
祖薛真阳,即中条玄母,改名化度,呼女为玉霞,号线阳,掌玉匣诸秘法,

为师擎神剑，得授灵通大道。命回就服成药当以极济立功。"万三即出药，全家共服，皆能冲举。玉霞声洪体硕，无女子相，慨然普救生灵之志，遂与父散游于世，随时救度。

永乐时，尚书胡广言张三丰实有道法，广具神通，录其《节要篇》并《无根树》二十四首、金液还丹歌、大道歌、炼铅歌、地元真仙了道歌、题丽春院二阕、琼花诗、青羊宫留题诸作上呈。帝览之，虽不测其涯底，知其有合大道，遣使访之。有言初入成都，见蜀王椿（太祖第十一子），王不喜道，退游襄邓间，居武当二十三年，一旦拂袖游方而去。帝于壬辰春，敕正一孙碧云，于武当建宫拜候。三月初六日，帝赐手书曰："皇帝敬奉书真仙张三丰先生足下：朕久仰真仙，渴思亲承仪范。尝遣使奉香致书，遍诣名山，虔请真仙。伏惟道德崇高，超乎万有，体合自然，神妙莫测。朕才质疏庸，德行菲薄，而至诚愿见之心，夙夜不忘。敬再遣使，谨致香奉书虔请，拱候雷车凤驾，惠然而来，以副朕拳拳仰慕之怀。敬奉书。"

越三载，飘然而至。碧云呈御书，三丰览而笑，答书曰："圣师真口诀，明言万古遗。传与世间人，能有几人知？衣破用布补，树衰以土培。人损将何补？阴阳造化机。取将坎中丹，金花露一枝。庆云开天际，祥光塞死基。归已昏昏默，如醉亦如痴。大丹如黍米，脱壳真无为。优游天地廓，万象掌中珠。人能服此药，寿与天地齐。如若不延寿，吾言都是非。天机未可轻轻泄，犹恐当今欠猛烈。千磨万难费辛勤，吾今传与天地脉。皇帝寻我问金丹，祖师留下神仙诀。金丹重一斤，闭目静存神。只在家中取，何劳向外寻。炼成离女汞，吞尽坎男精。金丹并火候，口口是玄音。"

碧云劝驾不听，留居一室，出则伴游，令人驰报于帝。丙申春正，帝又命安车迎接，复又他适。帝怒谓胡广曰："斯人徒负虚名，能说不能行，故不敢来见耳。卿往招致不得，亦难见朕也。"广惧，星夜奔至武当，立宫庭哀泣。佑圣帝君尝奏三丰道行于玉帝。是夏五月，驾临南极,宣召至会所。三丰将随玄天官属同行,适见胡广情切,乃出,许其诣阙。先自飞身而去,帝正在朝。见一褴褛道士,肩披鹿裘,立于阶前稽首。帝问知是三丰,笑而命坐问道。三丰曰:"闻迁北平时,金水河冰凝龙凤之状,即此是道。"于是从容步下阶陛,一时卿云瑞彩,弥满殿庭,良久始散,三丰去矣。君臣叹异,始信真仙。及胡广还,帝赐劳之,寻拜为相。

丹诀诗词①

金液还丹歌

还丹诀,还丹诀,听我仔细与君说。

旁门小术路三千,除此金丹都是错。

万般渣质皆非类,真阴真阳真栽接。

阴阳交,铅汞接,婴儿姹女空中列。

龙虎上下升腾转,海底灵龟弄星月。

长黄芽,飞白雪,水中金露先天诀。

真黄婆,真橐籥,金丹就是延年药。

先筑基,后进药,百日功夫牢把着。

若返二物归黄道,三家相见先天结。

性要炼,命要接,休在人间虚岁月。

若将铅汞归真土,抽铅添汞永不灭。

乌八两,兔半斤,二物同入戊己村。

两头武,中间文,四象擒来一处烹。

十月功夫火候足,炼就纯阳寿无穷。

换鼎移胎三五载,九年面壁出阳神。

---

① 此题为校者所加。

玄是祖，牝是宗，先天先地万物根。

点开透底通天火，斡转天关斗逆行。

窍要开，气自通，雷转斗柄声正轰。

海底灵龟翻波浪，泥丸风生虎啸声。

若会阴阳颠倒法，乾坤造化立时成。

讲《悟真》，说《参同》，此理原来共一宗。

此药虽从房中得，金丹大道事不同。

饶服药，空炼精，龟纳鼻息自固气，鹤养胎息而炼神。

畜生到有千年寿，为人反不悟长生。

世间人，贪名利，不怕阎王鬼无情。

人有生灭鬼有死，三才气断一场空。

先天药，后天药，此是阴阳真妙诀。

先天药，能超脱，后天药，延命壳。

世人若会栽接法，长生不死还大觉。

性要炼，命要全，采得先天种泥丸。

童儿修，精气全，静里一气可升天。

岂知无为身不破，终是修真大罗仙。

岂知无为身不破，终是真修大罗仙。

幼年间，丧了阳，半路出家性颠狂。

乾爻走入坤宫里，却成离卦内虚张。

取将坎位中心实，返离还元复作阳。

真水火，配阴阳，世人莫要胡思想。

饶你无为空打坐，难免死后丧忙忙。

习静工，躯误到老一场空。

纵然明了真如性，阴魄投胎入鬼乡。

延命药，返魂浆，金丹就是药中王。

若将一粒吞入腹，返老还童寿命长。

又休妻，又绝粮，说法斋戒往西方。

任你旁门千万法，除此同类都是狂。

我把天机全泄漏，还丹却是这个方。

累代仙师从此得，脱离尘世上天堂。

我劝后人学道者，休听邪师说短长。

若得口诀金丹药，延年住世永无疆。

依此修出长生路，报答祖师谢上苍。

功行精，诏书至，大罗天上朝玉帝。

破迷金液谁人作，万载留传元代张。

大道歌

君今洗耳听吾言，妙在先天与后天。

后天浊质为无用，先天一点为真铅。

欲采先天要下功，先教九窍八门通。

九窍元在尾闾穴，先从脚底涌泉升。

涌泉升起渐至膝，膝下工夫须着力。

释氏即号穿芦芽，又如虫行又如刺。

过膝看看至尾闾，有如硬物抵方形。

最上一乘功三段，功夫到此存口畔。

从此三关一撞开，泥丸顶上转将来。

全锁开穿下重楼，十二重楼既过到。

到降宫，降下黄庭有端的。

黄庭一宝需要积，积在中间一点灵。

若还无此真玄关，真铅采得何处安？

君不见古人题："若还不识长生术，但去桑间看接梨。"

又不见紫阳书："虎跃龙腾风浪粗，中央正位产玄珠"。

从教学，谈玄理，除此为之都是虚。

关已开，功已施，铸剑要明真消息。

天为炉，地为鼎，水火相停功莫野。

子午行功若铸成，能刚能柔能取舍。

剑已全，采真铅，采取鸿濛未判先。

若还采得先天铅，须是教他寿命延。

二六时，有真机，神州赤县当求之。

法财两样若求得，就好切思细详别。

粉红云，野鸡色，唇如涂朱肤似雪。

气清神瞭步行端，方用中间延岁月。

五千四十归黄道，依时不可令过越。

此际虽从一三五，妙在西方庚辛白。

炉火候，要分别，先采后天延岁月。

一个时辰分六候，只于二候金丹就。

尚余四候有神功，妙在师传难泄漏。

天梯宜用不可无，秘密玄机那个悟？

海中巨鳌休乱钓，恐惊去了不延身。

守城垣，野战功，增得灵砂满鼎红。

如此十月功夫足，器皿丹房一彻空。

入山九载面墙壁，养得婴儿似我形。

皮囊自此深山掷，荡荡悠悠蓬莱仙。

朝在北海暮瀛洲，忽然功行齐完全。

水府三官来算寿，青鸾白鹤舞翩翩。

直至通灵诰封罢，永作长生不老仙。

炼铅歌

炼铅之法知者少，知此便为真仙了。

痛嗟老夫无觅处，遍游五岳及三岛。

六十三岁入终南，得遇真师传至道。

真铅生于天地先，何用杂类求诸草？

炼到九九功自成，杳冥之内生真金。

金桥一根动天地，二八调和生美形。

美形才生居土釜，须要念念牢封固。

一阳火起要温温，二阳火起有神功。

若到三阳逢泰卦，腾腾猛火炼虚空。

退尽阴符生美质，只待五千四十八，

方合炼丹真妙趣。寄语后代学仙者，莫将炼铅看容易。

了道歌

道情非是等闲情，既识天机不可轻。

先把世情齐放下，后将道理细研精。

未炼还丹先炼性，未修大药先修心。

修心自然丹性至，性清然后药材生。

雷声隐隐震虚空，电光灼处寻真种。

风信来时觅本宗，霞光万道笼金鼎，紫云千丈罩天门。

若还到此休惊怕，稳把元神守洞门。

如猫捕鼠兔逢鹰，急急着力紧加功。

万般景象皆非类，一个红光是至真。

此个红光生春意，其中有若明窗尘。

中悬一点先天药，远似葡萄近似金。

到此全凭要谨慎，丝毫念起丧天真。

待他一点自归伏，身中化作四时春。

一片白云香一阵，一翻雨过一翻新。

终日醺醺如醉汉,悠悠只守洞中春。

遍体阴精都剥尽,化作纯阳一块金。

此时气绝如小死,打成一片是全真。

到此功成才了当,却来尘世积功勋。

行满功成天命诏,阳神出现了真灵。

此言休向非人说,不逢达者莫轻论。

其中切切通玄理,此真之外更无真。

收拾锦囊牢封固,他日功成可印心。

五十二句君要寻,若有虚言遭天谴,误尔灵官鞭丧身。

一枝花四首

其一

行持造化功,下手调元气。自从师传后,独自守无为。金液常提,元气归真位。透三关,过尾闾,推河车运上泥丸,撞昆仑发振如雷,甘泉生香甜如蜜,入华池化作金液逍遥饮。甘露自降,下重楼十二阶梯,牢封固护守坚持,原来是精气神三般儿归根复命,原来是金木水火土五行攒簇。玄中玄,有不死还丹;妙中妙,有接命的根基。谁不行?谁不会?都只在先天窍路上迷。怎敢胡为?俺向花丛中敲竹鼓琴心似冰,从今参透真消息。忘物忘形,子前午后可分持,卯酉之中沐浴时。讲甚么生死轮回?说甚么姹女婴儿?都只在采取洪濛未判一粒黍米。

其二

心如出水莲,意似云中电。昨宵因小事,误入丽春院。时时降意马,刻刻锁心猿,昼夜不眠。炼己功,无间断。闭三宝,内守黄房;擒五贼,外观上院。令彼我如如稳稳,使阴阳倒倒颠颠。退群魔,怒提起锋芒剑,敢采他出墙花儿朵朵鲜。挂起我娘生铁面,我教他也无些儿动转。娇妖体态,十指纤纤,引不动我意马心猿。俺是个试金石儿,高低便见;俺是个铁馒头,下口难餐;俺是个清静海,一尘不染;俺是个夜明珠,空里长悬。道坚志远,幼年间拜明师,长把身心炼。绝名利,不去贪,处三尸,鼎内煎。我的心坚,我学的造化无人见。愁则愁,功不成,名不就,空把时光转。怕则怕日月如梭趱少年,有一日拨转天关腾空在半天,那时节才把冷淡家风道教阐。

其三

先明天地机,次把阴阳配。有天先有母,无母亦无天,此是道教根源。把周天从头数,将乾坤颠倒安。月之圆,存乎口诀;时之子,妙在心传。提起我身中无刃锋芒剑,怕只怕急水滩头难住船。感只感黄婆勾引,候只候少女开莲。此事难言,五千日近坚心算,三十时辰暗里盘。我将龙头直竖,他把月窟空悬。显神通向猛火里栽莲,施匠手在逆水上撑船。不羡他美丽娇花,只待他甘露生泉。攻神州,破赤县,捉住金精仔细牵,送入丹田。防危虑险除杂念,沐浴自然。面壁九年,才做个阆苑蓬莱物外仙。

其四

因求大道玄,走尽天涯遍。别父母妻儿,弃家产田园,万般辛苦,衣破鞋穿师难面。愁则愁,六七十年光阴短。入嵩南,感得火龙亲口传,命我出山觅侣求铅。访遍明贤,都是诡计设奸窃盗贪。我要个出世因缘,幸遇着仗义疏财沈万山。又奈他力薄难全,我只得把炉火烹煎。九转完,向丽春院采药行符经五载;入武当,面壁出神又九年。猛个的朝命宣,欲待要不睹君王面,又恐怕胡尚书性命难全,驾云直上朝王殿,官家见喜悦龙颜。我本要口口相传,恐违了玉皇命言,我只得驾鹤腾空上九天。

未遇外护词二首

其一

　　金花朵朵鲜,无钱难修炼。不敢对人言,各自胡盘算。访外护未遇高贤,把天机怀抱数十年。受尽了无限苦楚,熬尽了多少艰难。聊试验,颇有些玄妙,诚然见先天与后天。今日方知道在目前,才信金丹有正传。吹的是无孔之笛,用的是琴上一弦,喜的是红芽白雪,爱的是首经红铅,饮的是延命仙酒,服的是返魂灵丹,做的是壶中活计,习的是道妙玄玄。捉将日月炉中炼,夺得乾坤鼎内煎。这是我修行的真诀,出家的手段。恨只恨我无钱,昼夜告苍天,可怜助俺。有一日时来运转,功成行满,撒手逍遥物外仙。

其二

　　金花玉蕊鲜,时人难分辨。长生须服炁,栽接用真铅。筑基炼己采后天,玉液还丹,若得了住世延年,还要进金液还丹。可笑多少学仙客,一个个都是盲修瞎炼。大地的黄芽长遍,满乾坤金花开绽。待他水尽金生月正圆,我这里铺派着剑挂南山。诛尽了七情六欲,恩爱牵缠,扫尽了万里浮云,一尘不染。唬的他五鬼三尸心胆寒,我把他阴阳颠倒颠。用神机暗合周天,戒身心防危虑险。轻轻的摇动地轴,慢慢的拨转天关,霹雳一声天外天。

取先天

二七谁家女,眉端彩色光。人见贪情欲,我看似亲娘。
一点灵丹出,浑身粉汗香。霎时干我汞,换骨作纯阳。

闻道

落魄江湖数十秋,逢师咬破铁馒头。

十分佳味谁餐蜜,半夜残灯可着油。

信道形神堪入妙,方知性命要全修。

自从识破些儿后,忘却人间万户侯。

铸剑

师传铸作青龙剑,坤鼎乾炉煅炼成。

非铁非金生杀炁,无形无影自通灵。

掣开匣内三千窄,收入胸中芥子星。

万两黄金无觅处,隐然身畔斩妖精。

敌魔

气昏嗜卧害非轻,才到初更困倦生。

必有事焉常恐恐,只教心内强惺惺。

纵当意思形如醉,打起精神坐到明。

着他一鞭须猛省,做何事业不能成?

筑基

牢固阴精是筑基,真灵常与气相随。

一尘不染身偏静,万虑俱忘我独知。

邪贼无由侵内界,主公终日对严师。

渴来解饮长生酒,每日醺醺醉似泥。

炼己

炼己工夫谁得知?心头万事总忘机。

一轮明月为知己,半夜雷声我独知。

雪向静中飞白点，牙从空谷长黄枝。
夺得阳炁归来孕，产个婴儿跨鹤飞。

玄关

一孔玄关要路头，非心非肾最深忧。
膀胱谷道空劳力，脾胃泥丸实可差。
神炁归根常恍惚，虚无窟里细搜求。
原来只是灵明处，养就还丹跨鹤游。

后天培养
（栽接）

气败血衰宜补接，明师亲受口中诀。
华池玉液随时吞，桃坞琼浆随口咽。
绝虑忘思赤子心，无情少意丈夫烈。
丹田温养返童颜，笑杀顽童头似雪。

先天下手

体隔神交理最详，端然下手两相当。
安炉立鼎寻真种，对境忘情认本乡。
拨住龙头收紫雾，顿开虎尾落金光。
真铅一点吞归腹，万物增辉寿命长。

辨先天铅
（真铅）

举世多人爱入玄，入玄不识这真铅。

五千秘语明明说，二八当时陀陀圆。
不在乾坤分判后，止于父母未生前。
此般至宝家家有，自是愚人识不全。

先天鼎器

自从凿破鸿濛窍，认得乾坤造化炉。
不用神功调水火，自然灵气入肌肤。
朝朝黄鹤藏金窟，夜夜银蟾入玉壶。
要识金丹端的处，未生身处下工夫。

下手①

体隔神交理最详，端然下手要相当。
安炉立鼎寻真种，对景忘情认本乡。
拨住云头收紫雾，顿开虎尾落金光。
真铅一点吞归腹，万物增辉寿命长。

黄婆

央请黄婆善作媒，无中生有苦栽培。
故教姹女当时待，勾引郎君自外来。
两窍相通无阻滞，中门会聚不分开。
翕然吻合无春限，产个婴儿号圣胎。

潇洒

道人久已泯耳目，萧然自如脱羁束。

---

① 此诗与前"先天下手"一诗同，兹仍从旧。

朝从扶桑日头起，夜向昆仑云脚宿。
青牛人去已多年，此道分明在目前。
昨夜瑶琴三叠后，一天风冷月婵娟。

了脱胎

丹成我命不由天，陵谷从他有变迁。
荣辱无干随处乐，名利不染逐时颠。
但知壶内乾坤景，不识人间甲子年。
借问我家何处是，醒来遥指白云边。

别杭州友人

铁笛双吹破晓烟，相逢又是一年间。
会时物外无为事，付在毫端不尽言。
白发数茎君老矣，青云几度我当先。
世间究竟只如此，莫问同游归洞天。

辨真铅

（以下外金丹炉火）

真铅本是月中华，两处相生共一家。
雌里怀雄成至宝，黑中孕白长黄芽。
金多水少方为妙，阴胜阳亏未足夸。
更识其中包戊土，将来炉内配丹砂。

辨真汞

真汞原是日里精，东三南二自相生。

火中藏水非闲说，雄里怀雌实是真。
莫使一毫缠世染，须教全体耀光明。
其中己土叨铅气，炼得黄芽渐长成。

以铅养汞

真铅真汞两相投，如胶似漆意未休。
以汞投铅如种谷，将铅入汞似耕畴。
上安丙火温三两，下住壬水泉一瓯。
内外五行攒簇定，结成赤白大丹头。

分胎

丹砂汞死即真铅，抱养新砂亦似前。
须识铅中常发火，要知火里好栽莲。
从今夺舍当成质，自然投胎又入玄。
儿生孙兮孙生子，老翁老母一齐捐。

转制通灵

养得玄孙渐长成，强宗胜祖喜经营。
昨宵灯下逢佳偶，今日堂前产俊英。
漫羡幼儿多玉树，遂夸宗子总成茎。
些儿不换连城璧，无税庄田只自耕。

地元功满

九转丹砂岁月深，子灵惟与我相亲。
一炉白雪浑如玉，满鼎黄芽胜似金。

曾见鸳飞和凤舞，时闻虎啸与龙吟。
五金八石皆成宝，再炼天元拔宅升。

天元神丹

天元丹品是何知？有自无生世所稀。
天地为炉真造化，阴阳非药最玄微。
鸡餐变凤青云去，犬食成龙白昼飞。
漫羡天元当日好，后来许汝一同归。

至药

与君说破我家风，太阳移在月明中。
明月太阳天上药，人服之时跨鸾鹤。
万户千门总是错，学取吾家那一着。
急急下手莫延迟，跳出五行真快乐。

总咏

清静身心筑了基，栽培元气养颜姿。
借他铅鼎先天药，点我残躯入胜基。
十月怀胎加慢火，九年面壁养婴儿。
嫦娥喜爱儿年少，夜夜笙歌宴玉池。

总咏外事

真铅真汞结夫妻，两意交欢产个儿。
儿又成人离祖业，孙儿主事建新基。
新基家产成三业，大展门庭第九枝。

满室堆金何足羡,但看拔宅住瑶池。

无根树二十四首

鹧鸪天

道法留传有正邪,入邪背正遍天涯。
飞腾罕见穿云风,陷溺多成落井蛙。
难与辨,乱吩哗,都将赤土作丹砂。
要知微妙通玄理,细玩无根树下花。

一封书二十四首

其一

无根树,花正幽,贪恋荣华谁肯休?
浮生事,苦海舟,荡去飘来不自由。
无岸无边难系泊,常在鱼龙险处游。
肯回首,是岸头,莫待风波坏了舟。

其二

无根树,花正危,树老将新接嫩枝。
梅寄柳,桑接梨,传与修真作样儿。
自古神仙栽接法,人老原来有药医。
访明师,问方儿,下手速修犹太迟。

其三

无根树,花正孤,借问阴阳得类无?
雌鸡卵,怎抱雏?背了阴阳造化炉。
女子无夫为怨女,男子无妻是旷夫。
叹迷徒,太模糊,静坐孤修气转枯。

其四

无根树，花正偏，离了阴阳道不全。

金隔木，汞间铅，阴寡阳孤各一边。

世上阴阳男女配，生子生孙代代传。

顺为凡，逆为仙，只在其中颠倒颠。

其五

无根树，花正双，龙虎登坛战一场。

铅投汞，阴配阳，结颗明珠无价偿。

此是家园真种子，返老还童寿命长。

上天堂，极乐方，免得轮回见阎王。

其六

无根树，花正多，遍地开时隔爱河。

难攀折，怎奈何？步步行从龙虎窝。

采得黄花归洞去，紫府题名永不磨。

笑呵呵，白云窝，准备天梯上大罗。

其七

无根树，花正繁，美貌娇容赛粉团。

防猿马，劣更顽，挂起娘生铁面颜。

提着青龙真宝剑，摘尽墙花朵朵鲜。

趁风帆，满载还，怎肯空行到宝山。

其八

无根树，花正奇，月里栽培片晌时。

拿云手，步月梯，采得先天第一枝。

饮酒戴花神思爽，笑杀仙翁醉如泥。

托心知，谨护持，时恐炉中火候飞。

其九

无根树，花正黄，色占中央戊己乡。

东家女，西舍郎，配作夫妻入洞房。

黄婆劝饮醍醐酒，一日掀开醉一场。

这仙方，返魂浆，起死回生是药王。

其十

无根树，花正飞，卸了重开有定期。

铅花现，癸尽时，依旧西园花满枝。

对月残经收拾了，施逐朝阳补纳衣。

这玄机，世罕知，须共神仙仔细推。

其十一

无根树，花正清，花酒神仙古到今。

烟花地，酒肉林，不断荤腥不犯淫。

犯淫丧失长生宝，酒肉穿肠道在心。

打开门，说与君，无酒无花道不成。

其十二

无根树，花正新，产在坤方坤是人。

摘花蒂，采花心，花蕊层层艳丽春。

时人不达花中理，一诀天机直万金。

借花名，比花身，句句《敲爻》说得真。

其十三

无根树，花正亨，说起无根却有根。

三才窍，二五精，天地交时万物生。

日月交时寒暑顺，男女交时孕字成。

甚分明，泄于人，犹恐相逢认不真。

其十四

无根树,花正红,摘尽红花一树空。

空即色,色即空,识破真空在色中。

了了真空色相法,相法长存不落空。

号圆通,镇大雄,九祖超升上九重。

其十五

无根树,花正开,偃月炉中摘下来。

添年寿,减病灾,好结良朋备法财。

从此可求天上宝,一任群迷笑我呆。

劝贤才,莫卖乖,不遇明师莫强猜。

其十六

无根树,花正香,铅鼎温温宝现光。

金桥上,望曲江,月里分明见太阳。

吞服乌肝并兔髓,换尽尘埃旧肚肠。

利名场,恩爱乡,再不回头为汝忙。

其十七

无根树,花正明,月白天心逼日魂。

金乌髓,玉兔精,二物抟来一处烹。

阳火阴符分子午,沐浴加临卯酉门。

守黄庭,养谷神,男子怀胎笑杀人。

其十八

无根树,花正圆,结果收成滋味全。

如朱橘,似弹丸,守护提防莫教闲。

学些草木收头法,复命归根返本源。

选灵地,结道庵,会合先天了大还。

其十九

无根树，花正鲜，符火相煎汞与铅。

临炉际，景现前，采取须凭渡法船。

匠手高强牢把舵，一任红波海底翻。

过三关，透泥丸，早把通身九窍穿。

其二十

无根树，花正浓，认取真铅正祖宗。

精气神，一鼎烹，女转成男老变童。

欲向西园牵白虎，先去东家伏青龙。

类相同，好用功，内药通时外药通。

其二十一

无根树，花正娇，天应星兮地应潮。

屠龙剑，缚虎绦，运转魁罡斡斗杓。

煅炼一炉真日月，扫尽三千六百条。

步云霄，任逍遥，罪垢凡尘一笔勾。

其二十二

无根树，花正佳，日月开时玩月华。

金精旺，耀眼花，莫要篱中错摘瓜。

八石五金皆是假，万草千方总是差。

金虾蟆，玉老鸦，采得真的是作家。

其二十三

无根树，花正高，海浪滔天月弄潮。

银河路，透九霄，槎影横空泊斗梢。

摹着织女支机石，踏遍牛郎架鹊桥。

入仙曹，胆气豪，偷得瑶池王母桃。

其二十四

无根树,花正无,无相无形难画图。

无名姓,却听呼,擒入三田造化炉。

运起周天三昧火,煅炼真形返太虚。

谒仙都,受符篆,才是男儿大丈夫。

青羊宫留题四首①

其一

觅故人天涯不见,叹迷徒要学神仙。有一等守顽空的在蒲团上孤坐,有一等用鼎器的在房中采战。各执着一端,玄关不知在那边,尽把无为来装相,都是虚门面。怎得云朋霞友,也混俗和光度几年。先天是神仙亲口传,神仙神仙,只在花里眠。

其二

炼黍珠须要法财两件,心腹友二三为侣伴。怎得个韩陈为友,马林卢同修炼?王真人幸遇有缘,薛道光又要还俗,达摩祖了道在丽春院。必定是花街柳巷也,要休夸清净无为枯坐间,先天是神仙亲口传。神仙神仙,只在花里眠。

其三

访明师殷勤了无限,人人都说是真传,实授某神仙,同法眷。一个说是补上田,一个说是益下元,一个说守中黄是正理,更羡他两肾中间眉目前。似这等千门万户也,百尺竿头闪了英贤。先天是神仙亲口传。神仙神仙,只在花里眠。

其四

学神仙的听吾劝,切莫要盲修瞎炼。须晓得内外阴阳,同类的是何

① 按:此四首《藏外道书》无,清善成堂本、《道藏精华》本此四首原置于《三丰丹诀》之末,民国中原本、江左书林本置于《无根树》之后,今亦补录于《无根树》后。

物件？必须要依世法修出世间。顺生人，逆生丹，一句儿超脱了千千万。再休提清净无为，孤修独坐，何处觅玄关？先天是神仙亲口传。神仙神仙，只在花里眠。

金丹节要

序

夫道演三乘，由一乘而渐入；仙分五等，离万物而乃成。始筑基而炼己，终得药以抽添。虽未得结乎仙胎，亦可延年而住世。是道也，其来久矣。必假修为两端，庶几或有得焉。其如坐脱立亡，投胎夺舍，欲跻是道之妙，犹霄壤之悬隔，诚不可同言而语矣。况兹玄天大道，实出万象之先，经天纬地，肇启一元之后。故人能宝此道者，以诚而入，以默而守，以柔而用，以勤而行，可以回生起死，复鸿濛未判之先，入圣超凡，夺日月重光之秀。吁，耀古腾今，隐顾莫测，无物不有，无时不然。夫道也者，不可须臾离也，可离非道也。

昔我轩辕圣祖，铸九鼎而升天；东华帝君，炼三华而成道。虽然派分南北，教阐东西，飞升数过万人，拔宅者八百余家，异形换躯者莫记其名，脱胎尸解者难尽数，此皆正法而了脱，非由邪径以登真。若无师匠之传，曷致形神之妙？予考诸丹经，惟兹金丹之道，天仙之术，天上人间为最，后世罕闻。学者果能心会于玄微，是宿有灵根道骨，其来有自矣。但有得同类而易成者，又有乏丹财而不成者，修丹之士，可不愤乎？今幸而得明师指传，速当下手。须假精诚以力进，宜积德行以双修。自卑至高，由显至著，渐加勇益，指日成功。遂坚有限之色身，固无穷之法体，猗欤美哉！

是道也，人人本有，个个圆成。若今时捉住阴阳，则他日易寿天地。兹因道契礼交，而来学既竭恳心，不为枉教，故陈俚语以示同门。及述正道玄机，撮成七篇之书，名曰《金丹节要》，次第分题，悉悉备于后。学者熟读玩味，究索玄理，一旦豁然，自有觉耳。于是理明心化，情肖神融，一得永得，仙道成矣。倘或一息不谨，则万境俱差，强欲证道成仙，难矣。必谨始慎终，方能必得。

踵息炼气篇

大哉先天一炁兮，中立玄牝，是谓囊籥，终于无极；至哉后天两仪兮，七八生门，加倍无路，终于有情。天人一致，人仙两途，岁月如流，光阴若霎，冥阳永隔。呜呼，旁蹊易入，正道难臻，人道不修，仙道远矣。真常有得，要自功夫，其为妙用，行乎昼夜之间。

少食宽衣，坐于静室之内。手握心印，足踵地户，舌柱上腭，唇齿相关。调踵息而绵绵，合入合出；定身心而默默，内静外澄。一念规中，万缘放下。四门外闭，两目内睹。想见黍美之珠，权作黄庭之主。方存性日在泥丸，仍安命月于丹府。似有如无，神凝气结。如是良久，憩息天然，徐徐咽下真气，缓缓纳入丹田。冲起命元，领督脉，过尾闾，而上升泥丸；追动性元，引任脉，注明堂，而降下丹府。三元上下，旋转如轮；后升前降，络绎不绝。心如澄水，身似冰壶，谷道轻提，踵息缓运。倘或气急，徐徐咽之。若乃神昏，勤加注想。又以一念所息，从一增至百千，以符合周天，方为妙用。修真之士，先习斯功。若不能踵息亡机，皆是妄作。此为修行第一件之难事也。

积气开关第二

其端作用，亦如前功。以两手插金锹，用一念归玉府。全神凝气，动俾静忘，先存其气，自左涌泉穴起，于膝胫徐徐上升三关，约至泥丸，轻轻降下元海。次从右涌泉穴，俾从右升降，作用与左皆同。左右各运四回，两穴双升一次，共成九转，方为一功。但运谷道轻提，踵息缓运，每次须加九次,九九八十一次为终,其气自然周流,其关自然通彻。

倘若未通,后加武诀,逐次搬行。先行狮子倒坐之功,于中睁眼三吸,始过下关。后乃飞金精于肘后,掇肩连耸,自升泥丸,大河车转。次撼昆仑,擦腹搓腰八十一,研手磨面二十四,拍顶转睛三八止,集神叩齿四六通。凡行此功,皆缩谷闭息。每行功讫,俱要嗽咽三分,方起摇身,左右各行九组。此为动法,可配静功,互为运行,周如复始,如此无间,由是成功。

上士三昼夜而关通,中士二七以透彻,下士月余关亦通。功夫怠惰,百日方开。若骨痛,少缓其功;倘睛热,多加呵转。一心不惰,诸疾无侵。其时泥丸风生,而肾气上升。少刻鹊桥瑞香,而甘露下降。修丹之士,外此即诬。若非这样开道,岂能那般升降,而炼己配合也哉!

玉液炼己篇第三

玉液还丹更妙玄,全凭金液炼丹铅。

又回铸剑成栽接,赢得长春寿万年。

其法先择宝鼎三、五座,各重十六七两者,二七两者尤佳。须令质光莹,有花堪用,无种不宜。同居静室帏中,不拘昼夜时候,两体对座,二景现形。先敲竹而提龟,次鼓琴以和音。各演三次,方合一情,就起杀机,勿容纵意。款款驱龙入洞,轻轻掣龙归中。额进一寸,息存三五,即时提谷协腰,耸肩缩项,默默存想两肾中间有赤白二气,徐徐上升太虚空中,化作乌轮一团,光灿玄牝,闭兑内守,夫中黄朗照天门,努目上视乎玄谷,人我两忘,情景俱灭。逡巡甘露乃送丹田,是则寂然不动,感而遂通,此则体交而神不交也。

龙虎交加,即安炉立鼎;调和鼎𬹼,亦为燮理阴阳。如此两弦交并,动静四功,共为一周天火候。次第勤行,周如复始,善使三关纯熟,二气和合,此则神交而体不交也。

举动橐籥,往来意内,频扇慢鼓,巽风上下,随意升降。进而徐呼,退而猛吸。先扇四九,且止就定。仍行四六,内胁轻提,就可咽气一泓,仍要括腹二八。如此共行三度,各用六次为周,或乃顺而行之,或乃颠倒之妙。每次炼毕,仍行静功,或后三元,上下九转。恐气未得上升,加以武机三诀。临炉交炼,昼夜四功。静运动机,常行尤妙。临期潮候,月出庚方,可以扇动。凡铅成就,不终一刻,但得三五度凡铅,可延寿二三百岁。

行功之际,别有妙用。常饮仙家酒,休折临落花。闲抚没弦琴,慢吹无孔笛。如是功夫,至玄至妙。但行紧急,有损无益。

金丹大道,全在形交;玉液玄机,别无妙术。故曰:"采药容易,炼己最难。"务令性灵神融,心灰意定。功成百日,妙夺周天。还丹之道,无出于兹;栽接之功,不过如是。但勇猛易就,怠惰难成。诚为玉液炼己之枢,真乃金水铸剑之要。

择财助道

必须善财,预储完足,不令缺乏。若系孽财,必代受孽报,审慎择之。

择地立基

必居市壥,依有势有力之家。有势无力,则浩大之费无从取给;有力无势,则外患多端,无由弹压。或就乡居,土宜红黄,上无古墓,中有甘泉,傍有善邻,不近牛池粪窖,山川清淑,斯为福地。否则,恐不克谐于事。此地之所以必择也。

择侣同修

必择同心之侣,为生死之交。秉性纯和,忠孝友悌。扶持丹室,勤劳不倦。朝夕防危,恐临炉有失。一得丹时,如醉如痴,全在侣伴黄婆,小心调护,否则生杀之机顷刻矣。

筑立丹台

所谓入室,室者,修真之丹房也。室共三层,前一大厅,厅前敞地,左右门房。

第二层中堂正室,左右厢各三间,左厨右库,正中积财以备用。厨中供监斋天将牌位。正中三间,供祖师、五祖、七真、十六天将神位,供桌上净水、香烛、花瓶。排列古器,自鸣钟将时对准,并经书全集,早晚参拜。正中左右为行法护卫之居,中间隔断,只留一孔,方尺许,以进饮食。

后堂三间,左右厢各三间,正中三间,东青龙房,西白虎房。正中供上帝祖师牌位,子午正向,左丹室,右神室。窗明几净,四周高墙,勿令人窥探。栏杆清幽,栽花卉,养鹤鹿,为静女散心之地。

选择鼎器

鼎者,真龙真虎也。先择眉清目秀俊虎,必得唇红齿白。鼎有三等:下等者,五五、三八、三七之数,虽属后天,可以习炼火工,滋培弱龙,添油拨灯,富国安民之用;中等者,五四、二九、二八也,阴阳未合,首经已过,未经产育,河车未破,可用为接命留形,长生住世,以成人仙;上等者,七七药材,鸿濛未判,合天上庚月而开七日,谓之真白虎。若有二八乾龙,真精未漏,此真青龙。

鼎虽三等,选用则一。须要四体无亏,五官周正,素性温和,敬礼天地神祇,不嫉不妒为上。犯五病、十忌者,俱不可用。

试鼎真否

鼎有三等：一金鼎，二火鼎，三水鼎也。

何谓金鼎？七七之兑金也。至五千四十八日，合十四岁，释氏呼为"一藏"。此时天癸将降，黄道时开，首经即真金，乃无价之宝。《真经歌》曰："真经原来无一字，能度众生上大罗。"《敲爻歌》曰"七七白虎"、"八八青龙"者，此之谓也。乾鼎托有德道侣，朝夕训孝，全其正道，而无邪念；坤鼎付信道黄婆掌之。此内外两弦大药，非同小可，采之炼之，不半个时辰，立证天仙。

何以谓之火鼎？二九、二八俊虎也。择三五合志之侣，时时作用。倘得药三两次，延寿数百岁。接至九鼎，长生住世，为人中仙。

又何以谓之水鼎？三七、四六、五五、三九上下，曾经青龙戏水，尚未产育、河车已破之少阴也。为补炁筑基、金水铸剑之用。切不可五病、十忌，用之反伤。

五病者，罗、纹、鼓、交、脉。罗者，阴有横骨，不便采药；纹者，体气、癸水腥膻；鼓者，室女无阴，经自不来；交者，声雄皮粗，面黑发黄，性燥心毒，气血不清；脉者，多疟，月信不对。

乾鼎亦有五病，生、逮、互、半、渍。生者，元身细小，外肾不举；逮者，性急心粗，暴恶骄狂；互者，知识太早，真精已漏；半者，非男非女，俗名阳人；渍者，发黄睛露，体气多疮，时有疾病，行多诈伪。

择鼎须眉清目秀，秉性纯和，又要与本命年月日时相合，不相刑冲穿破者。书曰："申上逮年，元当用巳，亥交处必寻寅。"又坤鼎外象美恶，人皆可见。至于内药好歹，何以知之？法用赤金一钱，打成金钱一个，又以纹银打成钱一个，二钱共合一处，以丝线穿之，放鼎口内，与之同宿一宵。次早取看，金钱赤、银钱红者为上上；如金钱红，银钱赤亮者次之，亦可用。有花有种，有药有火，上鼎也。若金钱淡红，银钱黑色者为下下。无花无种,采药无火,下鼎也,不可以。至于火鼎比金鼎,大法不同。将白矾水浸白绵纸,浸而晒干,用钱大一放我脐上,以舌探舌,动其情兴。令鼎坐我脐上,如骑马相似,少刻去鼎看纸,或纸潮湿有水者,乃破鼎也。又一法,以水桶盛净灰满,令彼坐于桶上一时,去鼎,看灰面有窝,亦破鼎也,不必用。水鼎景象更又不同,问彼前月何日何时,铅行日月时可相合否。令黄婆取看,其色或紫或黑,或先期,或后期不等,皆有病不可用。日、月、时对,鲜红者佳。

炼己筑基

"仙人道士非有神,积精累气以成真"。积精,积自己之精;累气,累彼家之气。道为体,术为用,兼而修之。人能效天地之升降,化心化物,虚虚空空,自然情来归性,所谓"身中自有真阴阳、真夫妇",即"造端乎夫妇"也。若不先筑基炼己,岂可入室收得药之效哉?要从性宗参入,始得真如,采药如反掌耳。

积气开关

人身有三关九窍。三关者,尾闾、夹脊、玉枕也。真气积久,关窍自开。然亦平日习炼功多,河车运转,后升前降,收尽一身阴浊,所谓"三关九窍一齐开"者,此也。

玉液接命

先天为丹飞升药,后天为药接命丹。

月旺过兮临月晦,上下两弦君须记。

十五之后还十五,五十八兮六十二。

屈指数合一百二,刚二十二零半日。

此是火候真消息，全托黄婆仔细推。

一十五时金气旺，水源生到二分余。

白绢探其色与气，色同清水是其时。

月抱肩兮日抱背，彼呼我吸守真如。

对境忘情铅炼汞，鹊桥添封会佳期。

此际有事若无事，一寸三分莫多为。

令彼微动三五次，非色非空常静矣。

虎眼圆睁喷玉蕊，龙头直竖饮刀圭。

初用四寸香为记，二次香添一寸许。

三次四次又添寸，金花卸尽请开伊。

剑锋如火药过我，运上黄庭宫里居。

若要金回配气血，登天九九不须迟。

火盛再记一百五，如法行之火即驰。

到此名为进水法，水火即济立丹基。

三百时共二十五，此是神仙接命术。

字字句句皆心法，千金岂可泄天机。

金水铸剑

彼以金水同宫，我以木火为侣。虎向水生，龙从火出。有无形之剑，隐然身伴斩妖精；有有形之剑，献出青龙惹妙铅。习炼精勤，不动不荡，始可临炉对境。盖煨炉铸剑，乃采取大作用。凛之，慎之！

金液大还丹

丹室既完，鼎器金备，中堂供奉上帝、诸真、雷神、官将。于经罢符至，三日庚方，乾坤二鼎，两手勾肩，乾上坤下，男不宽衣，女不解带，黄婆调合，鼓琴敲竹，唤凤招龟，天地否卦。坤鼎以火枣常探乾金火候。

舌如水,药将至;枣如火,药将通。即行采法。细看眉中太白经天,此时白虎必压下些癸水。癸尽壬真,观其珠结,光透帘帷,壬水鱼鳞,祯祥片片。去虎下衣,修真主人亦去下衣,彼坐三足月牙椅上,地天泰卦,用橐籥。谨闭三宝,内观其心,心无其心;外观其形,形无其形,惟见于空。若不空,又恐着象,防危虑险,不可毫发放纵。待其真水已到二分,我即以内肾近便处运一点真汞迎铅,采于不动之中也。却分使一意神,从太玄关,发起火符,从尾闾上泥丸,度过金桥,入黄庭,一心内照,如鸡抱卵,如龙养珠,不可须臾离也。一得药后,修真主人拜谢师真,重酬圣母。饮蟠桃酒数口,火即清矣。如醉如痴,七日混沌,全赖黄婆侣伴,合力扶持。做到此处,便是清仙仙客。但一炁初回,圣胎始结,惊之易散,触之易断,更加小心,珍之慎之!

周天定时

时者,非年月日中之时,乃先天活子时也。修真之士,若求还丹,必定其时。须择鼎器,或三、五、六、七者,自他所生之时算起,每一日十二时,每一月要三十日,每一年要十二月。又将闰月之数作算不除。以十二岁初年属子,二年丑,三年寅,四年卯,五年辰,六年巳,七年午,八年未,九年申,十年酉,十一年戌,十二年亥,此为年中周天也。调月周天,将十三岁第一个月为子,至十二个月为亥,此月中周天也。又言日中周天,却将十四岁初一起,每两日半三十时,当一月记三十日,总共三百六十时,为十二月,此日中周天也。再说时中周天,就丑年丑月初一日子时起,初三日巳时止,共三十时,此为时中周天也。所云"三日月出庚"者,此之谓也。虽然是三日月出庚,又未得其真传,以初三日为采药之时,不知真龙配合也。若至初三日,药过时而生质矣。譬如三十日为晦,初一日为朔,天上日月二精,每于晦朔两气相射,则太阴感阳光而有孕。如初二日,月与日同出同没。至初三日日落,月现一痕蛾眉于庚方,庚乃兑金,即乾金也。巳归西南坤兑,少阴之家矣。要求大药,必于活三十日夜,活亥时后二候,活得一日活子时前四候,共六候之内,得药得丹也。前四候之初,验鼎:唇紫面赤,眉间光润,癸尽壬真,乃药生之时。经曰:"细审五分刚到二,鱼鳞片片起祯祥。"

采真机要

筑基

牢固阴精是筑基,筑基惟在守其雌。

守雌不动牢坚固,牢固阴精是筑基。

注曰:筑基者,贵乎守雌而不雄。苟能守雌,谓之"牢固阴精",则基指日而筑成矣。咦,知道么?风生帆碧落,瓶正水还盈。

采药

基址坚牢可学仙,学仙须是觅真铅。

真铅采得牢基址,基址坚牢可学仙。

注曰:基址者,丹田也。真汞不耗,可求真铅,采得真铅,方可希仙。先须筑基,而后采药,药不自来,专藉有力。咄,莫空说,有酒堪邀客,无钱怎作商?

知时

生药时辰要得知,得知方可配东西。

东西未配难生药,生药时辰要得知。

注曰:生药者,生铅也。药生有时,能知真时,方有真药。抽彼之铅,添我之汞,东西配合,自然成丹。不尔,则有偏阴偏阳之患。咄,俟候着,月出金花现,潮来水势漫。

鼓琴

敲竹相连始鼓琴,鼓琴敲竹惹清音。

清音未至当敲竹,敲竹相通始鼓琴。

注曰:敲竹者,虚我之心;鼓琴者,惹彼之物。以我惹彼,彼物之来,清音自亮。咄,晓得么? 弦宽休发矢,风动可行舟。

临敌

战争须要让他凶,他凶我自莫英雄。

英雄不戒争相战,战争须要让他凶。

注曰:争战者,临阵也。"劝君临阵休轻敌",此言交媾之时,由他自动,我却不动。我若一动,丧却无价之珍矣。咄,休放肆,欺人是欺己,输己是输人。

颠倒

颠倒行持得倒颠,倒颠两物始完全。

完全还藉行颠倒,颠倒行持得倒颠。

注曰:颠倒者,地天也;颠倒者,逆行也。常道者,顺行也;仙道,逆行。顺行火坑,逆行金仙。倒倒颠颠,始得完全。咦,要识此,由他居我上,西才到东来。

至诚

希圣真铅要至诚,至诚须用汞相迎。

相迎不辇徒希圣,希圣真铅要至诚。

注曰:希圣者,心所望也;真铅者,先天真一之炁。欲此先天真一之炁,过我身来,须将一心纯笃,谨密至诚,尤必于自己近便处,运一点真汞以迎之,又要个恰好。咦,小心些,龙休寻白虎,虎自觅青龙。

河车

擒住阳精号得铅,得铅之后即登天。

登天九九能擒住,擒住阳精号得铅。

注曰:擒住者,不再走失也;阳精,先天真一之炁,水中金也。得此便是得铅,行后上前下之功,升于泥丸,谓之登天。九九运转,金丹自成。咦,须秘诀,登天必起车,夫水方升。

信门

头上明明有信门,囟门信至好从心。

从心水火龙头上,头上明明有信门。

注曰:顶上信门,即信门也。龙者,我也;信者,候也。潮最有信,赤水之珠,必运此门而降。咦,到这里,鼻中流玉柱,头上顶金珠。

顺逆

天地将来作地天,地天方始得神仙。

神仙寿永齐天地,天地将来作地天。

注曰:天地曰否,地天曰泰,否顺而泰逆也。顺生凡,逆成圣,若不地天,怎得成仙?既得神仙,与天齐年。咄,当面见,此理昭天壤,古今少人讲。

采真机要

其一

牢固阴精莫外游,巍然静坐十旬休。

幽明不睡常存守,心肾相交得自由。

气血周流方是美,形神俱妙始为优。

玉枕泥丸空寄信,夹脊双关泉早流。

切须要学停其息,正要先将忍便求。

若此把基来筑起,待其时至配雌雄。

注曰:此言筑基待时。知道么?风生帆必落,瓶正水还盈。我能牢固阴精,乃是一身之宝。隐居静室,当为百日之功。但令莫睡于幽明不自知,交于心肾,水升火降,先须提拔。空寄信,预先扳,早吸泉。闭息在先,忍便在后。会出神犹未为妙,能脱体也不为奇。了得诗中事业,而不失真汞八两之妙,方宜下手采铅而得药物,共足一斤之数。清酒既留于我舍,白醇独注于西池。正是"有酒堪邀客,无钱怎作商"?既知斤两足,当候时至来。我能谨守真汞而不失,为之筑基,贵乎守雌而不雄也。希仙者,不独留真汞,尤必觅真铅,未能采真铅,先须筑基成,而后采铅。而得铅,学仙之事只此而已。

其二

笛无孔窍不须横,就便吹得气自通。

直使个中一二物,泥丸顶上自生风。

注曰:虎吹笛用女,好好对坐。以下俱用好女。笛不吹,气不入;气不入,路不通;路不通,丹不行。自家吹不得,故令彼吹,使气路通,而丹行矣,方可炼之。觉囟门风生,泥丸气透,此吹笛之验。

附吹笛歌:

一三二五与三七,四九行来五十一。

六十三兮七十五,八十一兮九九七,第十又反至七。

真机诗

(共十七首)

其一

贴胸交股动渠心，辅翼勾肩真趣临。

此是鼓琴真妙诀，不须徽指发清音。

注曰：龙鼓虎琴。贴胸交股，惹他心情；辅翼勾肩，乐他真趣。心情发则清音至，兴趣乐则妙理来，所谓"无弦琴到底，清音来自中，但得琴中趣，何劳弦上音"。敲竹以舞我之物，鼓琴以惹彼之物。既舞我物，又惹彼物，清音自然发动，故曰："清音未至当敲竹，敲竹相通好鼓琴"。此不是要，弦宽休放箭，风动可行舟。

其二

龙先擒虎虎擒龙，龙虎交加真趣浓。

却用口传心授法，口传心授要勤功。

注曰：龙虎交加。龙上虎下，乃安炉立鼎法象。他以两翼而擒我，我以两翼以擒他，正"两七聚，辅翼人"也。这又非上章可比，口诀还在下章。

其三

口诀还须口口传，又因口诀路通玄。

能知火发灵光透，献出青龙惹妙铅。

注曰：龙虎传授。人之一身，以心为主，小肠与舌专主心。故以舌舐舌，则心火盛；心火盛，则小肠盛；小肠盛，则知先天真铅将至。真铅一至，则口传心授之妙诀验矣。

其四

献出青龙惹黑龟，光华闪烁透帘帏。

若非献出青龙首，怎得天门发地雷。

注曰：火龙擒虎。天门，西北也；地雷，复卦也。一阳生于西北，便宜献出青龙引惹黑龟，所谓"一阳初动，中宵漏永，温温铅鼎，光透帘帏"也。

其五

献龙擒虎总相连，此际须当地作天。

欲得玄中颠倒妙，真机乃向舌头边。

注曰：地虎天龙。颠倒起来，献龙擒虎，皆牵惹之方。颠倒倒颠，乃希求之意。欲希真火龙头上，仍觅真机虎舌边。还从口诀讨清音，地上于天试舌心。变火作水宜下手，龙居虎穴虎寻龙。虎动龙迎，舌如火则潮动，如冰则阳生。此虎穴之功，其重如此。

其六

龙居虎穴性情同，此际须当下死工。

颠倒作为令彼动，须臾一滴到吾东。

注曰：龙居虎穴。是上龙下虎，龙入虎门。虎为龙宾，世之所同；龙为虎宾，道之所向。但得死心塌地，由他活子周天。若非这样工夫，怎得那般造化？

其七

彼既情浓我不知，空空透露候其时。

低头闭目真铅至，倏①地飞来似火驰。

注曰：龙问虎信。他快乐，我不知；我问他，他方说。若低头闭目，我直吸鼻通玄。这样工夫，谁知谁识？此种效验，如火如珠。

其八

西方白虎接青龙，孰料东方路已通。

一吸无令归白虎，看来只此是奇功。

注曰：虎跃龙潭又倒颠。虎接青龙，龙反接虎。先将脊后通其路，更经鼻中吸取，那铅有如火珠而来，便用登天之筏。未蒙师指，安敢胡为？既得真传，无不效验。

———————————

① 倏，原作"修"，据《锦身机要》改。

其九

东方既到即登扳，若不登扳便出关。

果使一时功足备，自然转过尾闾关。

注曰：虎至，龙即以两足朝天，用两手又抱双膝湾，用力登扳。这段详于《龙锦》，至此而又有发明者，可见前言，皆炼己事，其实却在此。何得一身周转，而至吞服之妙也。

其十

实实认为男女是，真真唤作坎离非。

虽阴女体男儿体，男本阳身女子身。

莫怪客人乾作主，须教自己暂为宾。

天虽在上翻为地，坤本居卑反作乾。

彼此两般宜乐慕，阴阳二物莫留情。

逍遥静处当勤励，雅洁室中要至诚。

入户也知宜款曲，进门须是宜流连。

此时此际无危险，好得阴阳二物全。

注曰：此正下手工夫。成事必在男女，设言故为坎离。我本为阳，内本至阴之地；他本阴物，中藏至妙之真。把我身为女身，假女体为男体，工夫只在颠倒。自在守精休息惰，优游入穴要虔诚。出去且容缓缓入，回来千万莫迟延。

其十一

详问安排也不难，工夫只在片时间。

一身卧地一心想，两膝齐胸两手扳。

丹路行通休使塞，河车运转莫令闲。

登天九九而无怠，这件东西转过关。

转过湾来路更长，疾忙端坐要身强。

臀如忍便方才好，手又叉腰法最良。

鼻吸气为通夹脊，唇包齿乃拔阴阳。

若非遍体咸施力，怎得珍馐入口尝。

注曰：此言下手时，安排得铅施为必须心想。一身卧地，手扳两膝好捶胸，登天九九能擒住，擒住阳精号得铅。我先笑他，他后笑我。路通丹药，休杂他念。车运河泉势挺然，挺然提拔要连连。咦，登天天必起，车水水方圆。已知东西转了湾，疾忙端坐，更要威仪认其便。又其腰，莫容往下，欲通夹脊鼻中通，要拔阴阳唇上拔。药斯到口，挺然款款轻提，得临此候，拍掌呵呵大笑。

其十二

铅到东来起不知，知铅入似火珠驰。

驰归我体他先去，去了他身我疾施。

施设有丹真做作，作为无物假扳提。

提扳先要知西到，到此东来忙扳膝。

轻轻九五三三拔，重重九九三三提。

先透尾闾经夹脊，次临玉枕至泥丸。

果然运上泥丸顶，怎得重楼降下来。

喉边吸涕频催坠，鼻内栽葱暂引开。

顷刻无为方到口，须臾不动自临腮。

滴溜咽下丹田里，十月栽培结圣胎。

注曰：邂逅之时，便行捶胸之法；登天之后，疾为蟠膝之功。轻轻九九拔于前，重重三三提向后。噫，升腾谁得见，冷暖自家知。易行水面，难过山头。头上有囟门，采得彼之信，必运到此门，而后降于重楼。故曰：泥丸既到，未为神舍之欢；重楼既住，方是仙家之喜。欲下丹田，必自泥丸降下；若行丹府，自然孔窍中行。那时鼻中流玉柱，头上顶金珠。催来吸涕于喉间，引坠栽葱于鼻内。看看脑角渐渐生欢，临期到口切体为，将次近腮身莫动。前头采取工夫，只用一时；后面进退火符，却加十月。

其十三

三虎朝龙浇灌功,常将二虎作屯蒙。

屯蒙二卦行朝暮,一虎须防月月红。

注曰:三虎朝龙。一虎有月信者,二是虎屯蒙,未来天癸元阳者。此即鼎分三足,朝用这个,暮用那个,月癸花开又用那个也。始于屯蒙,终于既未,十月火足,六百卦终。

其十四

月月红开月月金,今当昨日预擒金。

金花已谢何如玉,玉蕊初生是真经。

注曰:时至采取是浇培,生药时辰要得知,得知方可配东西。或者不知,则有癸生之患。伺候潮动金花现,潮来水势漫。莫扳已谢之金花,须采初生之玉蕊,甘如泉,凝如膏,看经至,恍如明月光圆。见月圆,俨似人经将至。此须无影无形,却又有知有觉。

其十五

始知我命我能擒,乃有浇培更觅寻。

日后仍吹无孔笛,从今别鼓没弦琴。

琴弦急急藏于腹,战战兢兢守其心。

世上万般都不要,思量只此是黄金。

注曰:非谓一得便如此而已。得一之后,再以汞种于铅池之中,上以再漏再滴而覆之,下以再文再武而搬之。每月如此,故曰洗培。十月休离鼎,可见养丹之法须用此等机谋。就吹无孔笛非差,就鼓没弦琴不谬。因风吹火,顺水推船。必须藏在腹里日孜孜,守在心中时战战。

其十六

浇灌从来六百篇,篇篇相似采真铅。

子进阳火行颠倒,午退阴符亦倒颠。

才着地,便风生,似腾吾后降吾前。

如斯十月工夫足,面壁巍巍坐九年。

注曰:浇灌者,温养十月,浇灌婴儿之谓;六百篇者,一日所用屯蒙二卦作用,十月有三百日,故终六百卦之数。须子进午退,然火生在寅库在戌,岂独按子午二时?朝暮之间,俱用阴阳,不离颠倒。惟活子午、卯酉、文火武火,温温细微,不敢妄注,必候师传。咦,世人多谤我,我笑世人痴。

此十二龙虎交媾之法也。先令好女吹笛入气,玄路通,方贴胸交股,辅翼勾肩,惹他情急兴浓。彼此顺擒,用舌舐舌,搅动他心火欲炽,小肠趣生,满面红光才献珠。惹之又惹,果一阳发动,真铅将至,翻下为上,用舌舐舌心,以龙探虎穴。果虎舌如冰,龙头似火,即令彼动,我却莫动,我动便战他不胜。故先师曰:"争战须知让彼凶,彼凶我自莫英雄。"故先师曰:"休放肆,欺人是欺己,输己是输人。"果彼兴不能忍,动至极处,活子时一至,低头闭目,甘露满口,以舌接入我口,我以鼻吸,使脊后路通。又鼻在吸,铅如火珠驰来。炉内物暖,龙头火炽,即以双足朝天,用两手叉抱两膝湾,用力登上,又用力扳下,齐于胸,先轻些,后重些,令他离身,擒住真铅飞过尾闾,疾忙端坐,忍着便,又着腰,吸着鼻,包着唇,轻提八十一,重搬八十一,双关玉枕皆过,泥丸已到,忙用鼻中栽葱,喉边吸涕,看脑觉生津,到口用意吞下,二物相投齐至中极,则静坐升降,纳精咽气,庶神气混合矣!

其十七

（此希望即希圣）

希圣真铅要至诚,至诚犹自汞相迎。

相迎不凑徒希圣,希圣真铅要至诚。

注曰:先天真铅过我身来,实由至诚所得。既以至诚,犹必于自己近便处,运一点真汞以迎之。迎时却又要恰好,若不恰好,枉已希圣。咄,小心些,龙休求白虎,虎自觅青龙。

修真之士,行当静坐调息、运气固精,使气血周流,身心宁静。故百日在静室中，将停息、忍便、登、扳、升、降等项，演试纯熟，使关窍开通，临时方不手忙脚乱。未采五千四八，先采三十时辰，借以炼心、炼性、炼精气、炼神剑，补水、补火、补津液、补气血，学升、学降、学搬提、学吞送，俱无不可。按期对景，敲竹鼓琴，彼此和合，地天交泰。白虎尾一动一闪，青龙头连竖直竖；月窟一阖一阖，天根必一挑一挑。至根因月窟而连阖而连挑，连挑则尾亦将因一挑一挑而一夹一夹矣。尾闾一夹一夹，精海未有不动，阴汞未有不流，几乎蘸着些儿麻上来也。似此急水滩头，切要咬牙切齿，掩耳闭目，阖口吸鼻，忍便停息，上下门户紧闭。摩虎股，抱虎乳，吹虎舌，抱虎腰，竖虎膝，夹龙闾，进龙火，用龙意，专龙心，催虎铅，让虎动，任虎闪，令虎泄。虎牝而性浓情极，金自上浮。见虎紧抱龙腰，而头低目闭，水已下降。虎舌冷如冰，甘露涌如泉，令忽咽下，连以口接。虎舌热如火，炉内沸水汤，使离龙体，急退剑回，竖脚，抱膝湾，登天九九，鼻吸舌舐，肩耸气回。运意注于玄关，心存于药物，头直竖，背直撑，登过尾闾，端坐叉腰。吸鼻一下，药上一层，要似缩鼻打孔，又兼背作陀形，自必透过三关，方用头一捣，唇一拔，而过玉枕。头低唇还拔，鼻内又栽葱，自到泥丸顶。一缩鼻，着力往下一吼，又如喉中吸涕，使自上腭而临腮边。运得此一点真汞，诚心静意无为，送下重楼，与先吞之金液会合。当至中极，仍静坐升降，纳气咽津，使神气混合。自炼己以至浇培，皆不外此法。惟沐浴退符火暂停，行温养神功，又加细微。有缘得遇此书，广修阴德，至道不难矣。

《采真机要》诗以跋之

其一

十二金钗善品箫，无钱难买此娇娆。
堪怜学道修真侣，空向深山坐寂寥。

其二

不道三峰采战乖，真真假假费疑猜。
谁知假内藏真穴，大似行龙卸脉来。

其三

风火真人妙诀深，梅稍新月照弹琴。
忽然一阵清风至，龙跃深潭虎笑林。

其四

采得归来花正新，迷徒何处觅清真。
莫言彭祖房中术，误杀阎浮多少人。

济一子珊城傅金铨鼎云题后

玄微心印

赵 两 弼 等 传

题　解

　　《玄微心印》，两卷，篇题"传授心法"有四人，即"天都紫阳道人赵两弼、豫章两顾道人胡憼、蜀东青峰子丁守明、南昌四一学人喻太真"。篇首喻太真、赵两弼两序，也莫能断定孰为《玄微心印》实际作者。《玄微心印》中多处引及张三丰丹词，所以《心印》当为清代作品。傅金铨在道光七年（1827）尝校订此书并为之序，今本无傅序，且篇目内容多处重复，疑非金铨校订之本。清末著名外交官郭嵩焘曾抄录金铨校订本，似校本《玄微心印》并未广传，惟只传抄而已。

　　《玄微心印》与《采真机要》皆重下手之功，玉液、金液之先，则胎息周天，虽不无有为有作，但可作开关之用。其模拟河车运转，也与《金丹节要》同旨。序文称绍陈上阳之嫡传，但述定时测候之法，不无机械呆板之感，真传之诀，当不如是矣。近人道一子印权著《修真不死方》一书，多取《心印》作诠释，取而读之可也。

玄微心印

传授心法

天都紫阳道人 赵两弼

豫章两顾道人 胡　愦

蜀东青峰子 丁守明

南昌四一学人 喻太真

《玄微心印》原序

　　道者,盗也。得人则传,不得则秘。自古仙圣大贤,孰不慎哉? 道者,天地之道也,所谓"不可须臾离也,可离非道也"。是以上圣大贤慎于秘,不著于象;行于密,不显于机。咦,混沌未分,乾坤何由而设位? 圣人何由而得其妙乎? 然天地未判,更有何物? 嗟乎,说到这里,毕竟是无人承当。有丈夫曰:"愿领其旨"。余曰:"难矣哉! 微乎,微乎! 微也者,天地之骨髓,阴阳之命脉,万物之祖宗。予欲知之,即一也。一者,道也。道何载? 载于二。二者,一阴一阳之谓也。天无地非天,地无天非地。圣人何由而得其理? 日无月不明,月无日不显,万物何由而得其润? 由此观之,天地圣人,一而二,二而一者也。天地之象,日月之形,男女之身。夫男女何谓哉? 天动地静,男动女静,是以否生焉;天清地宁,男清女浊,是以泰生焉。"或曰:"敢问否泰之由?"余曰:"此不敢擅言也。有《天心赋》曰:'杳乎天地之未判兮,理著于何处? 妙矣氤氲之盘媾兮,乾坤乃始奠;浩乎阴阳之祖兮,生人物不已;微矣罔象之得兮,玄风始所灿。'玄风即道妙之无穷。既云无穷,须得其要。其要有九,在于人行耳。行之要不在于天,即执天之行;不在于地,即握地之要;不在于日月,即察日月之道。天地者,行道之具也;日月者,行道之道也。《阴符》云:'观天之道,执天之行,尽矣。'然尽之之道,在于知时。时者,天地之纲领,日月之窍妙,四时之出入,万物之发脉,圣人之仁义。故孟子曰:'孔子,圣之时者也,孰能及之?'千古以下,孔子一人。圣贤虽多,所处之时不同,是以孔子独尊耳。大道非孔子不明,是非非孔子不著。余何然之?《中庸》曰'君子之道在于慎独,故能致中和,天地位,万物育',人胡不谛思之?必得智、仁、勇三者俱备,方可入室对妻子无惭,见青天不怍,斯为尽性,乃可至命。命从何处下手?《仙源篇》曰:'明性积德,道之首也;铸剑筑基,道之行也;炼己持心,道之定也。'玉液与金液不同,阳火与阴符有异。玉液则血化白膏,飞升轻体;金液则形神俱妙,证道成真。温养之功无他,只在揭地掀天。面壁之事何难?惟有抱元守一。"

赞曰:"道成天地,德契人身。卷之退密,放之弥纶。天合光大,地约坤灵。天地合一,日月同明。术以延命,道以全形。物滋化育,人禀性情。草木有类,龙蛇有群。龙与虎配,虎啸龙吟。龙虎相斗,必有一奔。龙若降头,虎必来侵。虎若伏爪,龙又前升。龙虎合德,方得其真。既得其真,二物相亲。二物相亲,天下太平,始得其尊。六合内外,任自陶熔。升清虚境,不惹凡尘。沧海桑田,一换一新。出日入月,一升一沉。复还太虚,又立天根。虚化无为,无为化空。空空世界,荡荡乾坤。千劫万劫,长居玉清。大丈夫事,至此乃宏。圣贤妙法,若斯之灵。如兹如是,名曰天心。孔孟之精,瞿昙之真,仙家之妙,尽于斯论。秘密之谛,阴阳之门。悲悯后学,用启迷津。四知勿慢,六耳勿闻。戒之慎之,灵官随身。更无别言,叮嘱尔人。"

南昌喻太真撰

玄微心印论

太极中只阴阳二物,虚空内日月双丸。一奇一偶,庖羲自夫妇得来;一阖一辟,孔子向乾坤拈出。打不破,把极乐国翻成剑树刀山;悟过来,将烈火坑变作瑶池阆苑。既知真炉鼎、真橐籥,性归情而顺以生人;即以真炉鼎、真橐籥,情归性而逆以成仙。

要识玄微妙用,须明药火真机。十二巫山,眼面前放着上天梯子;三千弱水,身底下即有渡海船儿。道不远人,人自违道。乃有按摩、搬运、吐纳、嘘呵。或守性于印堂,或藏心于艮背,或从肝肺为龙虎,或以心肾为水火。有六字诀,有四果徒,点汞烧茅,或专谈性理,或别指阴阳。更有剑法五事、橐籥三进,饵红铅,炼秋石,梅子石榴,童男童女,吸精填脑,采阴补阳,种种傍蹊曲径,纷纷别户分门。

余感太上宏慈,续正阳嫡派,为上阳之嗣孙,受斗南之提命,直指单传,亲承教旨,故不敢自私天宝,亦未敢滥授于人,鉴汝谆诚,传兹命脉。

童体与破体不同,金液与玉液各异;清静为首尾之功,服食乃点化之药。弦前弦后,印平叔之真诠;先天后天,剖伯阳之秘诀。二十四气,七十二候,加彼五千四十八,簇将三万六千年。石火电光,识盈虚于刹那之顷,非慧心匠手,安能巧夺天工?风花雪月,用璇玑于数载之间,非铁胆铜肝,孰敢身探虎穴?惟忠惟孝,行著诸天为护法;无功无德,惹那群魔作障缘。当持柔而守默,宜内方而外圆。好生体天地之心,普渡报祖师之德。爰授七章,更成三律:

一

当知红日隐深潭,乾破为离补不难。

金水水方分地轴,弦前弦后握天关。

铢爻有定依符火,刻漏无差煨汞铅。

铸剑筑基能炼己,逍遥尘世几千年。

二

第一枝花不易寻,五千四十八为真。

半轮月赤金初旺,两点潮黄水正清。

老嫩浅深凭匠手，屯蒙温养结胎婴。

卦终六百如株橘，紫府瑶池注姓名。

三

一味清虚为面壁，抱元守一工夫寂。

九年一旦破天门，渐从太极还无极。

立功立德度群迷，混俗和光人不识。

凌霄有日众仙迎，跨凤乘鸾膺帝勑。

紫阳赵两弼谨识

【卷一】

阴阳门户

《易》曰："乾坤者，易之门户"。乾，阳物也，其数奇，其静也专，其动也直，是以大生焉；坤，阴物也，其数偶，其静也翕，其动也辟，是以广生焉。紫阳真人云："玄牝之门世罕知。"道光注云："玄牝乃二物，岂可通作一穴？若无此二物，何以造化万物？"子野注云："乃出入往来之所，阴阳交会之地。"盖即玄门牝户也。曰昆仑、曰天根，皆指玄门；曰华池、曰曲江、曰偃月炉，皆指牝户。世人以口鼻为玄牝，又以两肾中间一穴为玄牝者，皆非也。

黄庭土釜

肾前脐后三寸许，名太中极，又名金胎神室。关元、气海、会阴、长强，任督归根之处。左属肝，青色；右属肺，白色；上属心，红色；下属肾，黑色。中宫黄色，乃黄金鼎。龙虎交媾之后，结丹之所，最为紧要。

奇经八脉

阳维在顶门前一寸三分,阴维在顶后一寸三分,冲脉在风虎穴入发一寸二分,带脉在脐两旁如带系腰际云。故任脉起于人中,降至会阴窝中止;督脉起于尾闾,逆上泥丸,至齿交龈处止。阳蹻在尾闾骨后第二节窝中,阴蹻在谷道前一寸二分阳窝中。八脉唯阴蹻一动,周身俱动,然非先天大药,八脉闭而不开。

任督二脉

任督为阴阳之总司。任者,总阴脉之所也。起于会阴、曲骨、中极、关元、石门、气海、阴交、神阙、水分、下脘、建里、中脘、上脘、巨阙、鸠尾、中庭、膻中、玉堂、紫宫、华盖、璇玑、天突、廉泉、承浆,入人中而止,上发际,历二十四穴。任者,妊也,行腹部中。故龟纳鼻息,鹤养胎息,而能有寿,通此脉也。

督者,乃为阳脉,督领阳脉之海也。起于下极,升于夹脊,由长强、腰腧、命门、阳关、玄柱、脊中、中枢、至阳、筋束、灵台、神道、身柱、陶道、大椎、哑门、风府、脑户、强间、后顶、百会、前顶、总会、上星、神庭、下于素胶、水沟,而至于兑端、龈交,历二十八穴。督者,督也,行背部中。故鹿运尾闾,还精补脑,而至上上之寿,通此脉也。

脏腑详观

心者,君主之官,神明出焉。为阳中之太阳,通于夏气,多血少气。午时血气注此。丙丁。

肺者,相传之官,治节出焉。为阳中之太阴,通于秋气,多气少血。寅时血气注此。庚辛。

肝者,将军之官,谋虑出焉。为阳中之少阳,通于春气,多血少气。丑时血气注此。甲乙。

脾胃者,仓廪之官,五味出焉。为至阴之类,通于土气,少血多气。巳时血气注脾,辰时血气注胃。戊己。

胆者,中正之官,决断出焉。为少肾之脉,附入肝经,多气少血。子时血气注此。

膻中者,使臣之官,喜乐出焉。为手厥阴心胞络之脉,多血少气。戌时血气注此。

大肠者,传导之官,变化出焉。为手阳明之脉,血气俱多。卯时血气注此。

小肠者,受盛之官,化物出焉。为手太阳之脉,多血少气。未时血气注此。

肾者,作强之官,巧伎出焉。为阴中之少阴,通于冬气,多血少气。酉时血气注此。壬癸。

三焦者,决渎之官,水道出焉。为少阴之脉,多血少气。亥时血气注此。

膀胱者,州都之官,津液藏焉。气化则能出矣,为足太闾一穴,儒曰"九曲明珠",释曰"九重铁鼓",道曰"九曲黄河",此乃化气上顶之正路。学道仙子,先须开尾闾关。此关若开不通,阴阳无由而升降,神气无由而周流,去道远矣。

三花聚顶

下乘炼精化气,中乘炼气化神,上乘炼神还虚。精生气,气生神,神合道,返本还源,入于太虚,是谓"三花聚顶"。

五气朝元

身不动则精固而水朝元,心不动则气固而火朝元,心性寂则魂藏而木朝元,妄情忘则魄伏而金朝元,四大安和则意定而土朝元。此之谓"五气朝元",皆聚于顶也。

月出庚方

五千四十八日满时,其太平钱定现于眉间,光一线现,渐渐满至半轮,此为上弦,即速下手用功。若眉光圆,则真铅之气散矣。此时上则"天应星",其下自然"地应潮"。然癸水初起,即速下手,当此时也,鼎内温热,夜则两目如电,神光射人,此乃紧要之真火候也。

两弦秘诀

天上太阴以三日而月出于庚方。先庚三日,丁也;后庚三日,癸也。先甲三日,辛生癸也;后甲三日,丁也。信至为庚,潮尽为甲。

脑为髓海

诸髓皆属于脑,故上至泥丸,下至尾闾,俱肾主之。膻中在两乳之中,为气之海,能分布阴阳,为生化之源,故亦名之曰"气海"。隔膜在肺下,与胁腹周围相着,如幙以遮浊气,使不薰蒸上焦。幽门者,大肠之间,津液渗入膀胱,滓秽入大肠而变化出矣。

八卦五行

人之元气,逐日发生。子时生复,气在尾闾;丑时临,气在肾堂;寅时泰,气到玄枢;卯时大壮,气到夹脊;辰时夬,气到陶道;巳时乾,气到玉枕;午时姤,气到泥丸;未时遁,气到明堂;申时否,气到膻中;酉时观,气到中腕;戌时剥,气到神阙;亥时坤,气到气海。

前三关

上关泥丸,心源性海之窍;中关黄庭,黄中正位之窍;下关水晶宫,丹田气海之窍。其丹一穴,儒曰"道义之门",释曰"不二法门",道曰"玄牝之门",此乃河车搬运之捷径。学道仙子,先须固守丹田。若不谨守,呼吸何由而得灵?坎离何由而交姤?去道远矣。

后三关

下关尾闾、太玄,督脉之窍,中关夹脊、命门,双关之窍,上关玉枕、天谷,泥丸之窍。但尾闾气至为丁,质生为癸。仙家作药,用气不用质。而月出、月圆,实为庚甲一定之准。弦前属阳,弦后属阴。阴中阳半,得水中之金八两。于二十八日午时看经,三十日亥末,"今年初尽处,子初明日未来时"也,采其先天大药。癸尽阳生,巳午未初,弦前属阴,弦后属阳,阳中阴半,得金水八两,采其金气。此诀在癸尽阳生,系两弦真炁,无失其时。

恰恰相当妙更奇,中秋天上月圆时。

阳生急采无令缓,进火工夫要防危。

调息炼气

（行持百日方可开关）

此是还丹之首功,神室之秘诀。其息要调得极匀,无出入。经云:"调息要调真息息,炼神须炼不神神。"如此朝夕调炼,心死神活,刻漏无差,临炉方可采药。

炼神法则

（采药须一符之顷）

每一昼夜一万三千五百息，分于十二时，每一时一千一百二十五息。一时分六候，每候一百八十七息零一吸。在采药至紧至要，只用一吸之功。二候为一符，每一符三百七十五息，夺一周天之数。一年只有三百六十日，外多十五息者，乃补月大、月小及闰月之理。周天三百八十四爻，合一斤之数。

聚气开关

凡要开关，先将神守黄庭土釜，即金胎神室也。于此踵十二息，降下尾闾，又十二息，过谷道，长抽一吸，紧摄谷道，运动下关，接肾关至夹脊，又十二息，上玉枕，此为乾之策三十有六。又从泥丸宫踵二十四息，下明堂，逼动承浆，运动太阳，方降下金桥，过银河华池，降重楼，下绛宫神室，为一转。如此运行六次，乃是阳升二百一十有六；行坤之策二十四，乃阴降一百四十有四，合周天三百六十五度。久久行之，其关自开。

诸窍异名

人生自团地一声，名曰后天。剪断脐蒂，天命真性着于祖窍。昼居二目，藏于泥丸；夜潜两肾，蓄于丹鼎。故脐轮谓之生门，两肾中间谓之命门，脐下一寸二分谓之下丹田，一寸五分曰关元、气海。顶为须弥，上有九宫，中曰泥丸，为青女。口为丹池。咽喉二管，左为食管，右为气管，有十二节，名为十二重楼。心窍为绛宫。腰眼为密户，又曰内肾。粪门为谷道，前有玉炉穴，阳为天根，阴为月窟，中有二窍，上为水窍，下为精血往来之路。一支机石在西江内两短叶处，乃对剑之窍也，又为生门，深入则人门、死户矣。上鹊桥是彼舌，下鹊桥是玉茎。脊骨二十四节为银河，足心为涌泉穴。

归根工夫

心下一管正对脊，心中生意皆从此出。或有妄念动处，即静坐守此穴。一丝不挂，万虑皆忘，补元气、降真龙，皆在此处。工夫不断，亦可延年。后天守任督诸工，皆属下乘守法。盖气动而离本位，下降变质矣。不能守心而守气，不能守气而守质，此其所以下乘也。然不泄又强于泄，故留示下学，以备不虞耳。但守督者不若守气机，守气机不若守泥丸，守泥丸不若守心，守心不若死心之为妙也。欲其死心，必须炼性工夫。

守任督脉

凡静坐行工，或覆仰交合，遇阳旺欲泄，惟于督脉起处，清心固守，其精自回。然守任督后，仍要守龟半时，方得不泄。

守气机门

夜坐专心气机门，以阳动为始，良久便收。其穴前近精窍，后近尾间，一名戊己门。从中守之，不可游思，恐气贯尾间出窍。其气从此窍生生不已，如珠露滚滚之状，直冲顶门，守一二周天，愈多愈好，亦生精法也。经云："守督一日，不如守气机一时。"

守泥丸宫

凡遇阳动、阳旺欲泄，闭目上视泥丸，良久则气机自回，阳亦不泄，较之守督者尤佳。盖神到泥丸，则精气亦随之而上赴泥丸矣。

封精回精炼精

封精者,谨闭耳、目、口三宝,勿使精随气散也;回精者,凡精动已行,紧摄谷道,并拽起小腹,目视泥丸,与双目怒视守泥丸宫同;炼精者,将大小便紧摄,并拽起小腹不放,一周方歇,名为釜底增薪,其精化而为气矣。

凡遇心火烦燥,是夜紧防阳旺而梦遗,临卧时即预行守心工夫。或旺或动,即行回精、炼精工夫,行毕,再用守心工夫,如此防虑,庶无泄漏。盖牢固吾身阴精,是第一紧要事,即求铅无非为干汞也。若翻炉倒鼎,丧却吾家珍宝,大命随之,得铅亦何益哉?故为同志者告诫之。凡铸剑筑基,俱当兼用此功诀。

炼神摄阳

人身只此元神、元阳二点,神归元才为了性,阳归元才为了命。所谓元者,生天地之本,混沌未分者也。神为精迁,阳为色丧。丧却元阳,则性命随阳尽而尽矣。故今之学者,须知炼元阳元神,毋令外驰。元神以摄元阳,元阳以养元神,自无外泄之患。久久龙降虎伏,金丹可图矣。

青龙剑

青龙剑乃雄剑,必炼至头直竖眼圆,如青蛇之口,动而欲咽,方可得药,故又名曰"青蛇剑"。鹤凡独立时,以头啄入翎中伏气。龙入虎穴,恰如其状,故又名曰"鹤翎剑",本一物也。

择鼎

鼎之器有偏正浅深之不齐,禀受有厚薄清浊之各异,须用神州赤县美鼎。先天者,必按藏经之数。后天如铸剑、筑基、炼己,或二七、二八、二九皆可用。过此以往,药味淡薄,不堪取用。要察颜色红白,骨肉均停,肤嫩发黑。言乃金声,神全气足,则咽喉爽而言语响亮;脐为命蒂,元炁深则脐腹深厚。神之光射于目,必目睛黑白分明;肾之精聚于齿,必齿牙莹洁。谓之四美。又要不犯五病:一曰螺,为阴旋;二为石,为炉道坚;三曰角,为花头尖;四曰腋,谓腋有狐气;五曰脉,谓经期先后。有此五者,不可用也。

调鼎

要仁慈恩爱,伏其性情,悦其心意。饮食服用,俱要精美。凡腥膻之物,及无鳞自死诸物,并生葱、生韭、薤、蒜勿令食。令黄婆不时导引,舞龟敲竹,务要闲时调熟,庶临时彼无惧心,亦不违拗,以至误事,故曰:"黄婆说合同相守,凤不和鸣不兴龟。"泥丸祖云:"言语不通非眷属,工夫不到不方圆。"

铅遇癸生

癸者,阴中质也。铅者,任水清气也。丹家用气不用质,故去癸而留壬。盖鼎未生以前,父母交媾,父精先至,母血后来,血裹精而成兑。其受气之时,先得母之铅气一两,即生右肾。牵一条丝于正而生双睛,牵一条丝于下而生金丹。自此以往,十二日生癸水一铢,二百八十日生癸水一两。禀此二两而后降生,十五日生癸水一铢,一年生癸水一两,十四岁生癸水十四两,连胎元带下之二两,共成一斤之数,系三百八十四铢,合周天三百八十四度,易卦三百八十四爻,得天地之数足。阴极阳生,癸尽阳现,故二七十四而天癸降矣。十四年癸降后,至二十六个月零七日半,耗癸水一两,至四十九耗癸已尽。铢两盈虚之理也。

攒庚定甲

先问老阴年甲,算该几数;次算少阴年甲,又该几数。如鼎多七日,则知药在五千四十八日零七日;如少几数,则知药在五千四十八日之前几日也。只以十数为主,多少只在十日之内。如太过、不及,即非正气,乃贫贱夭折之鼎,不可取用也。其算法照河洛图"水一、火二、木三、金四、土五"之生数算,至天干地支,俱依此算。

假如鼎是癸巳、甲寅、乙丑、戊寅,共二十五数,系正月二十二日生。而母命十八数,今鼎比母多七数,乃知药在丁未年正月二十九日申时生药。此定年、月、日之定诀也。

木生人在亥时生药,水、土生人在申时生药,火生人在寅时生药,金生人在巳时生药,此定时之定诀也。凡多三数在末二候,多七数在中二候,多十数在前二候。此定候之定诀也。如诀例推,至秘至秘。

应星应潮

五千四十八日满时,其太平钱定于眉间上三分,光现一线,渐渐满至半轮,即速下手用工。两眉光圆后,则真铅散矣,所谓"天应星"也。其下潮水将生,则两目如电,神光射人,昼则遍身如火,鼎中温热,内有浮阳之气,蒸为微液,浮气一开,真阳即降,所谓"地应潮"也。

五千四八归黄道,天应星兮地应潮。
潮星八两水初生,眉心独现金光照。
地应潮兮是下弦,金逢望远仙翁笑。
癸尽阳生后天浆,采之半向真玄妙。

观炉口诀

（有图未画）

娇娥月窟窍原微,未到开时莫乱为。

眉月半轮炉半辟,坤门初展药初垂。

谆嘱黄婆勤探信,休教玉蕊霎时亏。

若待双扉全辟处,空劳伏剑觅刀圭。

降龙伏虎

降龙莫先于降心,阳刚之极,头可降,须降腰尾,故曰"见龙无首"。然必心不动而体坚刚,方敢入虎穴取虎子。龙不可战,《易》曰:"龙战于野,其血玄黄。"阴阳皆伤也。虎秉金气,最善伤以,以物诱之,悦豫其情。《易》曰:"履虎尾,不咥人,亨。""悦而应乎乾"也。伏虎不可斗,入穴不宜深,不动不劳,中节而止,虎啸风生,情来归性。故降龙伏虎之法,惟静惟寂,乃感乃通。

圜室论略

构室二层,高一丈二尺,深阔亦如之。用柏木,务要精微。

前一层奉祀上帝、列代仙师(五祖七真)、雷神及传度师,择黄道吉日拜表奏闻。

然后入后一层行工,择慎密同志伴侣。《易》曰:"二人同心,其利断金。"倘非其友,变生肘腋。性宜和蔼,事忌招摇。《易》曰:"机事不密则害成。"慎之!慎之!

琴床式

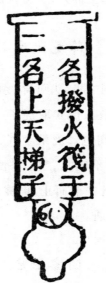

（用柏木为之，依法作玄武，尺量二九一尺八寸，首广尾狭，高四寸，宽窄量人身大小。）

蟠桃酒

蟠桃酒，两个葫芦盛一斗。五行造出真醍醐，逆烹一醉医枯朽。

若能九鼎入胸中，返老还童天地久。蟠桃酒，本是无中生出有。

嫦娥专卖返魂浆，藏颗灵丹上下走。仙翁醉倒百花丛，一杯灌醒贪花叟。

选二七美鼎，体格肥润，安置精舍，询确年月，算至五千四十八日之前，真铅未降，先用美食调养一月，勿令游走奔驰，不得劳心神昏。算至将降之先，预服药：

大栗子 广木香 鹿角霜 王不留行 山甲（土炒） 升麻 沉香 没药 柴胡

以上各一斤,射香少许。前药各等分,每用猪蹄同煮熟。先吃汤调酒服,忌生冷。服至药力到时,其乳渐大,令黄婆同眠,以手揉其乳,口咽一七,其经自返。

　　　　先天妙药实堪夸,更有三和散内加。

　　　　没药茯苓破故纸,补得丹田似月华。

没药 茯苓 故纸(各一两)

为极细末,每服三钱,用先天乳一杯,调匀蒸熟如豆腐,加葱白调和,空心服。服后仍用乳一杯,静守黄庭。

返经作乳

熟地 山甲(土炒) 王不留行 川芎 白茯苓(去皮,以上各一钱。)归身(一钱二分) 花粉(八分) 漏芦(二钱) 通草(四钱)

用猪蹄四个煎汤,待澄清,取汤同酒各半,煎前药。服三次,以梳灸热,熨两乳,令口咽之,其乳泉涌。

又方

归身 川芎 香附(各一两)升麻 王不留行(各三两)山甲(七片)

猪蹄四个,煎汤,澄清煎药,服其猪蹄,任意食之。酒下。恐乳未来,再服催药。

又方

太岁卵(隔纸焙干)漏芦 磁石(火煅酒淬七次)来服子(各一钱)

共为细末,算白虎经行前三日,用好酒调服一钱。

王母九琼丹法

太岁卵(惊蛰前穴中取)兔粪(腊月取)川正甲(酥炙)王不留

行 窝苣子 牛旁子 铁扫帚子

以上麦麸炒黄色,各等分,入射香少许,共为末。选十四两上鼎九具,看金花初现之时,以芭蕉汁调服二钱,日进三次。命黄婆与鼎同卧,拨动琴弦,拂其两乳,使金气飞入乳房,两乳俱大,状如橘子,结硬不散,用手揉软。将三月婴儿口,咂开乳口,以阴阳壶取之,味如饴糖,号曰灵丹。老人服之,内行胎息之功,服至九鼎,已汞自干,阴血变为纯阳,面如童颜,发白转黑,齿落更生,永作人间陆地仙矣。其鼎仍用前猪蹄四个,煮熟去骨,于乳行之后,同好酒服之。三日后再服后药,用大猪前膀蹄四个煮极烂,滤去骨,入板栗肉一斤,鲜虾二斤,再煮烂,将绢绞出汁,加王不留行、川山甲各末二钱,调汁服之。当用好酒、美味甘果与之食,以助气血,随取随服。再用磁石,火煅、酒淬九次,研为细末。

川山甲(火焙)苏木 归身 漏芦 甘草(各等分)射香少许

共为细末,每服二钱,好酒调下,日服三次,其乳涌泉而至。珍之,秘之!

返经方

闺秀回经作乳娘,升麻通草天仙郎。
兔丝生虾川山甲,冬葵归粉麻蓉阳。
一日三服生酒用,乳养胎仙朝上苍。
助鼎先用乳香酒,拔出真阳满体香。

右等分,共为细末,每服二钱,用好生头酒一碗,取生虾汁半碗,用药调服,日服三次。取乳之法同前,其乳即通,神效无比。

玉匣蟠桃酒方

升麻 通草 天仙子 龟甲 秦归(各等分)山甲 射香(各少许)
以上酒浸,鼎服之。一云:七月十七日,天癸即升于乳房矣。

推时现光

十二时生人观光色,光现处即药至时。

横推直看图

申 正 红黄 辰戌
酉 正 白紫 丑未 申酉 亥子 巳午 寅卯
子 左 红黄紫黄
卯 右 正
亥 正
辰 正

【卷二】

玄微心印七章

胎息第一

此一节,修丹入门之首务也。

夫天地一岁一呼吸,人身之气,一出一入为呼吸。而一呼一吸,谓之一息。天地悠久无疆,赖兹一息;而丹道会阴阳,权造化,改天命,夺神功,亦赖兹一息。故入门以胎息为首。

择吉入室,斯时不宜饮酒,饮则气粗;勿食葱蒜,食则神昏。喜怒勿干,使心不乱;杂虑勿留,使志不分;面东端坐,厚铺毡褥,使体不倦;解带宽衣,使气不促;谨闭六门,使气不散。端坐良久,神清气定,一念规中,万缘顿息。移神于气穴之内,不一念别移。不必用意注想,只要神息相依,勿令一息外驰。而气吸时,心即随之而到气穴、气海,呼时心即随之而至灵台。绵绵不动,若忘若存。目不离观,观无所观;神不离照,照无所照。坐到澄澄湛湛,物我两忘,元神真气凝入黄庭,内不出,外不入,如在胎中,神息相抱,则息不待调而自匀矣。不可顷刻间断,如此二炷香久,黄庭热气自然涌沸,于此缩头耸肩,蹲身如猴,踵十二息,微肋小腹,紧闭谷道,以意引此热气至尾闾。又踵十二息,至夹脊双关。又踵十二息,觉夹脊中微痒、微热,直上玉枕,其关最实,其窍最小。用目上视泥丸,仰头昂鼻,将目九开九闭,存气注满泥丸,此逆上后三关,为乾之策三十有六也。既通泥丸,低头踵二十四息,应坤之策。闭目下视,使泥丸之气过明堂,下山根,逼动承浆,舌抵上腭,将气过鹊桥,紧闭鼻息,虚咽气,下重楼,过绛宫,以意引下,其气归于黄庭,此顺下前三关也。后上前下,始为一转,谓之小周天。如此运行六次,行乾之策二百一十有六,乃升阳也;行坤之策一百四十有四,乃阴降也。阳升阴降,共合一周天三百六十五度之数。

每日子后午前,按时行功。遇身中一阳发动,即吾身活子时也。不拘正时子午,即于阳动之际,踵息引气过尾闾,照前升降功夫,行一周天,每日如此。身中一阳动,渐渐时时发生,即行一小周天,不拘子午,不拘次数。有自从左足底涌泉穴运上尾闾,行一周天。又从右足底涌泉穴行一周天,两足双行一次毕,仍静守黄庭,谓之大周天,一日行一次可也。总之,阳动则运转辘轳,勿迟勿疾;不动则伏气胎息,勿助勿忘。此又口诀之口诀也。

然阴阳未入红炉煅炼,未得铅气镇之,未免易于飞走,必须谨防梦泄。惟精满始可铸剑,剑灵始可筑基。故此功多行数月更妙,然行及百日或两月,而炉鼎备就,亦可进铸剑之功矣。但踵息不宜吸冷气入腹。若云抑息,息闭则气壅而血必滞,反生疾病矣,乌可乎?即曰调息,亦摄心之法,炼气使纯,必以神息相依为准耳。至若闭关,则先贤云:"人身血气本通流,营卫循环百刻周。若是闭门学行气,正如头上又安头。"况顺而成人,亦未闻彼家闭关始孕者也。若曰:"使路径行熟,待大药来时,易于升降",斯言庶或近之。须知伏气黄庭,即胎息之法;运转一阳,即任督之功。二者即童体清静之诀也。

一气循环宇宙中,以神驭气补天功。

黄河逆转流天上,待看灵龟吸巽风。

铸剑第二

此一节,乃善事利器之功也。

欲炼金丹,非药不可。剑不通灵,安能得药?故以天地为炉冶,阴阳为水火,配以五行,制以神气,炼成宝剑,能曲能直,能刚能柔,随心适意而走圣飞灵。

丹士须择无破无损美鼎三具,或重二七、二八、二九者,安于静室,调养数月，待其前弦之候，月柱将开之际，即行地天泰卦。用体隔神交之法，以剑穿过琴床眼内，入太阴炉，不拘炉之浅深，但圆睁龟眼，含住支机石为度。上以口对口，架彼鹊桥，以迎甘露；下以窍对窍，架我鹊桥，以度真铅，即握天关在手。

于子时进阳火，始于复卦，掐子爻三十六息，丑爻三十六息。火生于木，祸发必克；精生于身，情动必溃。故寅爻内十八息，撤剑出炉，外十八息。木生在亥，旺于卯，乃二月春分后木旺之时，卦属大壮。木主德，故于卯爻空数三十六息，所谓"沐浴加临卯酉门"也。若水冷火炎，竹不应物，诀曰："卯酉门中作用时，玉龙常醮玉清池。云薄薄，雨微微，看取娇容嫩色姿。"剑既刚矣，忙入炉中，又掐辰爻三十六息，巳爻三十六息。自子至巳共二百一十六息，即十一月起至四月止，六个月工夫。复、临、泰、大壮、夬、乾，正阳极阴生之候，进阳火之功也。

午时退阴符，始于姤卦，掐午爻二十四息，未爻二十四息。寅爻丁火生旺，故申爻内十二息，撤剑出炉，外十二息。金生在巳，旺于酉，乃八月秋分后金旺之时，属观卦，金主刑，不宜添火，防危虑险，故于酉爻空数二十四息，所谓"沐浴加临卯酉门"也。仍照前诀入炉，又掐戌爻二十四息，亥爻二十四息，坤策二十有四，自午至亥，共一百四十有四，即五月至十月，正六个月工夫。姤①、遯、否、观、剥、坤，正阴极阳生之际，退阴符之候也。

自子至亥，所谓"周天息数微微数"者，此也。我则寂然不动，是以感而遂通。往舌中，津冷如冰，所谓"玉漏寒声滴滴符"者，此也。上桥既冷，药已下降，炉中火发，热如滚汤，铅鼎温温，即外火候也。于是忙抽鼻息过关，诀曰："垂帘闭兑目观顶，鼻引清风入金井。拳手缩脚似猿猴，明珠自上泥丸顶。"药过鹊桥，怒目上视，然后降下土釜，此二候得药，前行短也；此时离鼎去床，静守黄庭七百二十息，铅汞相投，此四

---

① 姤，原作"如"，据义改。

候合丹，后行须长也。但安神息绵绵，即内火候至。至后弦之前，癸尽阳生之时，仍照前功，如此煅炼百日，剑得金水之气，变化通灵，龙口无涎，始称堪用，乃可筑基。故曰："圣人以此剑飞其身，愚人以此剑丧其形。"妙在戒慎、恐惧而已。然《入药镜》云："一日内，十二时，意所到，皆可为。"若专等火候，未免耽延，宜于筑基内五日之候，每日候而行之。谚云："淡酒多杯也醉人"。总贵其时耳。如或温养，藉气薰蒸。倘不便用琴床，不行泰卦，只要鼎佳，即依世法，亦可延年。《易》曰："上下交而志同也。"若上下不交，其志不同；阴阳非类，药苗不生。况木性爱金顺义，金情恋木慈仁。金木交合，始得情归性。若用剑法五事，对景接风，浊乱元胞，是隔靴搔痒，弄巧成拙，终无效验，乃旁门之最下者也。揆之以理，仙师岂欺我哉！

  铸剑神方实可夸，蟾光原出自金蟆。

  坚刚既已通灵圣，好泛仙槎玩月华。

筑基第三

  此一节，牢固阴精之功也。

  凡人到十六岁，纯阳未破，阴精未产，欲结圣胎，基何用筑？自此以后，阴气渐长，阳气渐消，不论走失与不走失，但卦象一翻，乾体即破。若不筑基，则汞走而形愈败。故三丰祖云："再休提清静无为也，百尺竿头，闪了多少英雄。"然不求后天之铅，无以制汞而固形。若遽求后天之铅，又难当真火之焚炽，是以铸剑功灵以筑基，行五子归根之法。

  用美鼎三副，重十四、十五、十六者。每副从前月后弦癸尽阳生之时算起，五日一候，算至前月二十八日午时看经，俟三十日亥末子初，正当三十时辰之际，即彼家前弦生药之药子时，斯时癸质未来，正太上所谓"迎之不见其首"也。每天上十二正时，假如此际生药直巳，即以巳时为天地活子时，入炉掐左手子爻数周天起，即天关活子时也。其下手之坎上离下，体隔神交，进火退符，寅申内外，卯酉沐浴，俱与铸剑同法。

至"玉漏寒声、铅鼎温温",此降药活子时也。于内肾就近处,运一点真汞,迎药过桥,此吾身活子时也。总以彼家活子时为体,以正及天关为用,其四候归釜合丹,亦同铸剑。

正本月后弦活子时,正三丰真人所谓"铅花现,癸尽时,依旧西园花满枝"。此时仍照前行功毕。又以后弦癸尽阳生活子时,算至明日何时为彼家之活子时,至期行功。又算至后日何时为活子时,至期行功。从本月后弦如此逐日算去,日日有活子时,俱照前行功。上阳真人云:"月月有阳生之日,刻刻寻癸生之时。"又曰:"一日仅有一时。"《悟真》云:"时之子妙在心传。"又云:"炼药要知昏晓。"上阳注云:"这里又须师传口授。"然而究未明言。

仆愿人人成道,故敢泄尽天机。盖筑基百日之功,每鼎一月只两弦,三鼎百日只得十八度,若不日日积攒,基何能固?倘疑不遇两弦,必无真气,是今日有昏晓,明日当不应有昏晓。天地真阳,一日不生,则天地几乎息矣。人身一小天地也,夫复何疑?只是每日寻常之气略薄耳。但遇晦明阴雨,天地正时难定,既无铜壶滴漏,必须志道友,将后之刻漏较定合一,然后书贴香上,燃香定刻,庶不差殊。如此百日,阳铅制伏阴汞,汞虽未即死,而得沉重之铅金制伏,始不飞走,乃进炼己后功。

凡采药之时,即有灵官执鞭监察护持。如一心行道,便能得药成仙;若淫念一起,便为地狱种子,立堕三途恶趣,灭迹分形,可不慎欤?要知金丹阴阳,不过任其自然呼吸,并无半点造作。所谓"静则金丹,动则霹雳"。三丰祖云:"丝毫念起丧天真。"是内外俱静之功。又曰:"煅炼一炉真日月,扫尽三千六百门。"世人误猜为御女采战之术,若动而战,则彼之气变成质矣;战而采,吸此渣滓之物,岂能与我先天虚无之神气配合而成丹哉?不惟无益,且不知断送了多少英雄。故《无根树》云:"步步行从龙虎窝。"又曰:"防猿马,劣更顽,挂起娘生铁面颜。"紫阳云:"命宝不宜轻弄。"噫,生人门,死人户,慎之哉,慎之哉!

桃源洞目碧桃开,朵朵花皆妙药材。

每日西川光照耀，主人静里醉归来。

玉液第四

此一节，乃补还乾体之功也。

夫乾道阳里藏阴，坤道阴内含阳。欲补乾元，非坤不可。《易》曰："西南得朋，乃以类行。"张真人云："人老原来有药医，梅寄柳，桑接梨，传与修真作样儿。"皆此之谓也。然坤道与太阴同体。天上太阴，三日而月出庚方。先庚三日丁也，后庚三日癸也。信至为庚，潮尽为甲；气至为丁，质生为癸。大药用气不用质。而月出月圆，实为庚甲一定为准。弦前属阳，弦后属阴。阴中阳半，得水中之金八两。二十八看经，三十日亥未，是今年初尽处，子初是明日未来时也。于此时当采其后天之先，所谓前弦也。癸尽阳生，是初三日巳末午初。弦前属阴，弦后属阳，阳中阴半，得金中之水八两，于此时采其后天之后，所谓后弦。

每年有二十四气，七十二候，坤道亦如之。自初三日午时，算至初八日为一候，鼎内阳气发泄在巳末午初，宜急采之。初八日午时，算至十三日戌时，火库归戌。三十日亥末，正太阴太阳合璧，将复生魂之时。先庚三日丁也，于初一日子初，感阳光而有孕，鼎中此时正合前弦，急宜采之。至初三日巳末午初，乃后庚三日癸也，鼎中此时正合后弦，宜急采之，不拘泥天边之庚甲，丹经"休向天边寻子午，好从身上数坤申"。

如此每月月桂花开，两弦得金气一铢，十二月得十二铢。好鼎十副，一年得一百二十铢。二十四铢为一两，三年共得三百六十铢，连所禀父母二十四铢之祖炁，共得三百八十四铢，合卦三百八十四爻。如法财多，广制鼎器，则三年之功，一年可毕。然不可一概论也。自十六岁以后，每年耗元气八铢，视所耗之多寡，则所补之多寡亦如之。不拘五十、六十，皆可入道。即七十、八十，以至百十二，皆可还丹，但要鼎中节候为主，不可毫发差殊。鼎用二七、二八，或二九亦可。其下手之功，体隔神交，子午进退，寅申内外，卯酉沐浴，二候四候，俱与铸剑同功。尤要时时虑险,刻刻防危。三年填补既足,脂髓皆汞,血化白膏,津唾汗泪,七般阴物一点俱无,乃为效验,方采先天而炼大还。

玉液还丹不等闲,攒将节候霎时间。

三年兑药铢铢铺,早已人间陆地仙。

金液第五

此一节,乃先天还丹之功也。

玉液与金液不同,先天与后天各异。后天延年益寿,先天作圣成仙。欲识先天,须问老阴年甲,次算少阴生庚,攒庚甲支干,簇年、月、日、时。必须先天第一枝花,花开白虎首经,家园预已养就。当五千四十八卷藏经行流之时,药分老嫩,水辨清浊,金十五两,所生五分之水,二分为真,至三分则神水带癸,不堪用矣。

采至一分之初,即请圣母登坛,具衣冠拜过,命黄婆引入圜室,用精细侣伴,分子午,定刻漏。预早令以一鼎,制取蟠桃酒,银壶盛着听用。于二分神水将至之时,遂架天梯,行地天泰法,定匀彼我呼吸,似月窟中炉鞴之呼吸。鼓动天根,于子进阳火,至巳为经;午退阴符,到亥为纬。寅申内外,卯酉沐浴,行天关之功,鼻息气微,舌冷如水,铅鼎干热,则不知周天数到何处,却将天关抛却,惟以运火为主。遇此火候,却于内肾下运汞迎铅,度鹊桥,汞铅混合,闭塞三宝,鼻引清风,拳手缩脚,人身如猴,却以意引真铅由尾闾升辘轳二车,上双关夹脊,入泥丸,遍九宫,注双目,降金桥,下重楼,到绛宫,去梯去鼎,命伴侣扶起,行绛宫冶炼工夫。于绛宫内调九九八十一息,使铅气薰蒸,心神灵彻,将火降归黄庭,此之谓"乾坤交媾罢,一点落黄庭"。于黄道行四候合丹功夫,得此一两真金,则阴汞闻气而死,号曰丹母。其时人我两忘,如醉如痴。伴侣以蟠桃酒缓缓灌下,解其真火之炽。昏昏七日,俱用绵绵饮之,候其来复醒时,即为人赤子,始得进温养后功。所谓"夺太极未分之造化,攒归鼎内;三千六百之正气,辐辏胎中"。天地合德,日月合明。工夫至此,我命在我而不在天矣。

　　　　一点金精生月窟,留在尘寰点凡骨。

　　　　轻轻默默运归来,天仙只候金丹熟。

温养第六

　　此一节,乃浇培温养之功也。

　　温养者,丹已凝结,只用真气浇培,火符温养,由微至著,自小而大。每日如鸡抱卵,似龙养珠,以神驭气,四大皆忘。惟凝我之元神,与先天真炁同入黄庭之中,凝然不动,寂然无思。

　　虽已结成黍米之珠,尚未坚实,全仗火候进火退符之功。温养浇培,但以铸剑、筑基、采药不同。用鼎三具,朝一暮一,余一鼎以防月桂花开,开则不可用。自醉醒一阳来复之时,则是吾家活子时。假如初一得药,初七寅时醉醒,即以寅时作复阳子时。自子至巳进阳火,共二百十六息,以巳时作活卯时沐浴,至未时系活巳时,是应坎上震下朝屯也。申时是活午时,以亥时作酉时沐浴,丑时是活亥时,自午至亥退阴符,共一百四十四息,艮上坎下之暮蒙也。每月每日,诸卦皆然。但一日两卦,一月计六十卦,十个月无异,六百卦终,方进面壁之功。

　　凡属卦象,皆系譬喻,要得象忘言。紫阳曰:"后世迷徒皆泥象,却行卦象望飞升。"斯言尽矣。自此丹房器皿,委弃不用。凡得药之鼎,善为抚之,俟另炼服食点化,以酬伊功。

　　　　醺醺醉醒莫贪眠,温养浇培十月间。

　　　　六百卦爻符火足,刚刚三万六千年。

面壁第七

　　此一节,乃抱元守一之功也。

　　温养事毕,选胜水名山,四面有朝拱护送之龙脉大地,筑园构一室。初三年,在黄庭炼精化气,六年到绛宫炼气化神,九年上泥丸炼神还虚。

忽天门迸裂,霹雳一声,阳神出现,号曰真人。五阴六贼,化为护法;三部八景,悉为神灵。吾身三万六千毫毛孔窍,化为三万六千精光,神兵护持。

但阳神出壳,必须调驯,三五步即须收回,照顾躯壳,恐迷失归路,不返舍知。由一步至十步、百步,由一里、二里至千百里,随收随放,渐老渐熟。再入朱陵火符,煅炼形神。蓬莱炼光,瑶池沐浴,入金石无碍,步日月无影,由出神超无神,由无神化千万神,聚则成形,散则成风,超出阴阳之外,周流六虚。再炼服食神丹,九玄七祖,俱获飞升。更于人间积功累行,患难者扶之,冤屈者救之,贫困者济之,饥寒者衣之、食之,疾病者医之,时时方便,事事仁慈。如是功满三千,德周八百,无量度人,内外丹成,道高德重,伫听天诏,拔宅冲举。到此才是英雄豪杰,才是圣贤。噫,不十数年工夫,遂使身超三界,寿历尘沙,祖宗升而群生度,人亦何惮而不学仙乎?

抱元守一是功夫,寂静清虚一物无。

九载功成天诏至,任君跨鹤遍蓬壶。

附 录

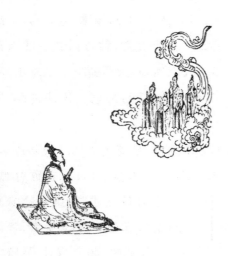

附录一

傅金铨

　　傅金铨,字鼎云,别号济一子,又称醉花道人,江西金溪县人也。能诗文,工书画,潜心学道,得鼎炉符火不传之秘,尝以乩笔为人指迷决疑。嘉庆二十二年入川,寄居巴县,大开坛坫,从游者众。州人吴宗泰及子洪熹皆师事之。二十五年,飘然来合,侨寓城西月照巷,与筠阳公所近,故江西人岁时集会地也。以同乡之谊,恒过从焉。公所有木龟,树根所成,传相宝贵,至是请为之记,金铨因序而铭之曰:"涪江某氏珍此木龟,历有年所。州人张楚珍客其家,丐而归,前明故物也。明季兵燹,独留不化,可谓大浸稽天而不溺者矣。神物呵护,信哉! 程子云:鹤号古士也。购而措于筠阳公所,今而后,无人祸,亦无天灾,龟诚得其所矣。深山大泽,实产龙蛇,草木呈灵,幻形惟肖,不假雕琢,真大有尤也。因为序而铭之:'苍苍山木,郁郁玄灵。泽容万类,特肖斯形。邱山盘错,列宿储精。象天法地,方圆以成。人工既施,天巧斯呈。五总示异,十朋为名。清江侍者,元绪先生。昔游洛水,今驻庙庭。比诸钟鼎,用勒斯铭。'"

　　金铨性喜游,在合将三十年,凡名山胜境,足迹无不到。观其诗草,题王寅娘墓、古篆、石佛龛、飞仙石、登华莹山绝顶诸作,其意致可想。尝自编为《游仙小草》,以启徵人联吟曰:"金铨性拙才庸,虽耽吟咏而苦不能工,藉得识当世之贤豪荐绅先生、布素缁流羽士,不余弃者,皆得函寄而联咏之,镌之简牍,以为他年韵事。风雨鸡鸣,如亲晤对,琴樽之外,莫逾此矣。只今雁羽传来,所赍瑶章,百有余首,青天翡翠,碧海珊瑚,尚有待于乡先生及后起诸贤,抽梦花之管,发掞天之才,不吝挥毫,属和一二,精金粹玉,敢较寡多,俾下界秋蛩,得闻九霄竽籁,一醒五十余年之清梦,可乎?云锦下颁,焚香以俟。"既刻成,又自为《引》曰:"举瓢酌天浆,探奇凌海岳。固欲栖心静域,托志云霄,岂曰毫翰风云,织辞鱼网,镂心鸟迹之文而已乎?惟叹暖不逢花,寒偏犯雪,苦倒古今许多志士才人、英雄红粉,吾生匏系,苦海茫茫,出门即是天涯,回首犹如隔世,良可慨矣。安得御风之客,一醒前因?用是寻遍名山,登九野之峰,历蚕虫之境,岂无出世之高贤?就访餐霞逸侣,炼金仙之术,不愁契阔艰难;遇辽海之神,能慰羁孤症结。鸟在蓬蒿,颐士非驾风鞭霆之伦哉!"又尝撰《自题所画》诗为一集,其《石册·小引》曰:"昔者仙人赠我以玲珑之苍玉,唻我以琼琚之石髓,于是听江声而画迹沙,染霜毫而黑云起。胸吞云梦,力持虎兕,渺焉若绛虬之升清霄,汛兮若苍龟之游沼沚。彩翰黏空,飞鸾遝举,图成九首之鸧,似点头而欲语。其光陆离,其文成理,时有烟云,飒然风雨,浴天葩而洗芙蓉,行当会川岳之灵而辟奇诡。"

《竹册·小引》曰:"蓬山有浮筠之幹,巇谷发吟凤之枝。君子秉心,从观正直。主人新到,解报平安。笋称稚子,籜抱龙孙。淇园万竿,笼烟有态。渭川千亩,滴翠无尘。吹来仙籁悠悠,十里好风清戛玉,听去商飚习习,一庭明月冷筛金。昔人因窗绘影,对月呈能,爰有墨竹,运腕写生。本书法之精妍,作修篁之洒落。名媛寄意,若马湘兰、管仲姬擅绝一时;墨客挥犀,若郑所南、文与可久称独步。骋笔若雨骤风惊,图成乃离尘绝俗。一枝一叶,洒洒神清,伴雨伴风,娟娟骨秀。江阁闲吟,探烟梢于暮雨朝晴;清风入座,谱团圞于茶消酒醒。"

《兰册·小引》曰:"如挽劲弓,如本渴骥,文人豪放之笔,雄健多姿;如临幽谷,如睹靓妆,闺阁淡雅之标,袅娜多致。一剑横空,矫若凤翥鸾翔;数蕾插阵,翩如蜂飞蝶舞。在昔名贤,无不留心;矧夫贞淑,恒多寄意。墨池滋九畹之香，管城植清芬之气。时一拈毫，寄情于潇湘云梦之间；偶然罢绣，赏心于画阁朱栏之外。静扫尘氛，顿开生面，谁云医俗无方？请饮墨汁三斗。"

又总跋三册后曰："道人学古，以喜气写兰，怒气写竹，灭裂之气写石。云卷风飞，墨无停滞，要皆出于颠狂。狂于手不觉，并狂于舌，可哂也。宵夙有怀，嘤嘤欲响，倘索我于清泉白石之间乎？"

别有《为王绮台写石、竹、兰三册，而戏书其卷首》曰："文章变成画笔，一阨也；画笔而复无灵，阨而又阨也。因自号曰'屈阨生'。屈阨生昔尝泛洞庭。历三湘，望九嶷，览峨嵋巫峡之奇观，骋匡庐武彝之逸足。桂海所稽，虞衡所志，泉石如南岳之清幽，岩壑如高高之秀逸。太华削立，万朵芙蓉，冲霄逼汉，流观方册，所尽知也。若夫太湖之石，岹岈于水；粤西之石，玲珑于山。其精神命脉，每于川炼山回呈其明媚，或如高士美人，或如猛兽奇鬼，烟云变幻，吐水吞风，固足荡心胸、洗顽魄。发而为诗有奇气，发而为画有奇情。蕴籍凭于载籍，游泳适乎性灵。石之贞、竹之清、兰之馨，翥凤翔鸾，都来笔底，敢曰'天姿不后于人'？或者芸窗多历年岁，昔人谓挠不到极痒处，谓之疲顽不灵。会须早断此臂，屈阨生可以免乎？一笑。"

盖生平所自鸣者在此，余山水人物诸杂花卉，亦无所不精，亦无不自题咏，而未尝为之引，则余事视之矣。唯《潇湘八景图》是其得意之作，因序而赋之曰："老子曰：'知我者希，则我贵矣。'此非相知之知，知己之云也。冰壶妙理，别具会心，自非枯木寒泉之士，何足解此。余闲居无事，辄有驾鹤骖鸾之思。目下东归之念正深，偶来岳邑，暂息征车，声气之交，有如海阳金子者，古之人也。一见如生平欢，自是风雨过从，无间晨夕，宴坐剧谈，羁怀乍触，风餐水宿，故景依然。历湘川，望九嶷，巨岳巉岏，水天空阔，胜迹奇踪，莫可名状。金子曰：'盍为图之？'余乃捋吟髭，挥湘管，洒雾飞烟，凡五日而成册。金子悦之，即以相赠。呜呼，往事兴怀，风云异态，不能临川祝蓬蓬，便当入山呼飞飞。彼画船萧鼓,意气凌云,勒我桃花马,驾彼鹦鹉车。醉挥金椀,卧倩名姝,豪矣。不转盼而灰飞云散矣。逝者如斯,古人安在?知我者,其亦托遥情于山高水长之间乎?渺余情兮湘滨,旷余心兮洞庭。骋柔毫兮素绢,走渴骥兮丹青。写迷离兮泽国,撼银浪兮波臣。雨漫烟兮古塔,雉鼟月兮方城。望林峦兮积雪,睇烟祀兮江神。溶溶兮湾渚,渺渺兮湘君。帆飞兮极浦,雁叫兮沙汀。羌胡为兮避世,渔何事兮武陵。雹霭兮山市,寂历兮钟声。搴芳洲杜若,杂萧艾兮荃衡。纫秋兰兮为佩,制九畹兮长龄。余将跨洪崖而寻赤松兮,踏沧溟之玄津。理瑶瑟兮吹凤笙,驾苍虬兮载霓旌。小渤海兮超南溟,握灵枢兮运化,振雄风兮太清。"盖中间一还江西,道出岳阳时之所为也。

后复来合,益纵情花酒,尝为《醉花道人传》,曰:"道人逸其姓名,亦不记所里居,或曰吴会间人也。性躭幽寂,而颇喜花酒,遇花辄饮,每饮必醉。或缓呼,或猛吸,又能为鼻饮,作河水逆流、小往大来之戏,酩酊乃已,皆呼之曰'醉花道人'。殆借花酒以全其真者耶!囊琴之外无长物。喜文章诗画,间亦操瓠。往来沅湘江汉,无不知有道人者。晚得容成秘旨,结茅妙高峰下,环庐种竹,门对清溪,植桃数十株,初春明媚,笑颊迎人,入其境,恍如天台刘阮。岩下泉声淅沥若龙吟,前山虎啸枫林。月落时听山鸟鞠鞠,韵殊清绝。起坐爇伽南香,诵《黄庭》卷,与流泉声、虎啸声、山鸟声相间。清空寂历,淡漠凝神,几忘身在人世间矣。万山深处,绕砌流云。最赏月季数丛,谓此花月一含葩,取意殊远。有谓之曰:'雪梅霜菊,宜于隐居,艳冶妖姿,或者非道人所宜乎?'道人笑而不答。道人工琴善画,自言余花犹人耳,而醉不可得也。"

其门人刘经书其后曰:"人耳人耳,微乎微乎。邵子曰:'酒涵花影红光溜,怎忍花前不醉归。'吕祖曰:'花花结就长生药,花酒神仙古到今。'张三丰曰'打开门,说与君,无酒无花道不成'者。花是九天司命者,酒是甘露醍醐。茫茫欲界,扰扰群生,更亿万年不闻斯语,庸得而醉耶?青天霹雳,群聋狂骇,吾师乎,成连海上之音,未易闻之耳食之伦,请息无响。"语涉机锋,意尤惝恍,岂班氏所谓"房中者,性情之极,至道之际,乐而有节,则和平寿考"。金铨固深于其术者与!

然金铨天君湛然,物过不留,啸咏之余,复精研道妙,前后著有《试金石》、《邵子诗注》、《吕祖沁园春注》、《崔希范入药镜注》,点批《三注悟真》、《参同契》等书,刻之都凡三十三部一百四十卷,二十余万言,皆神仙家言也,今犹有行世者。

道光二十五年,威宁土司安于杰为造丹室于所属之罗布甲,派丁来迎,入闱了道。金铨临去,特作《丹台起步》,记言之甚详,后不知所终。州人朱虎臣《题词》则有"庞眉大眼人中仙,面目离奇精神王,道骨风情兼有之,知希我贵无得丧,八十读书有神解,万里游历弥心壮,天机所到托毫素,空诸所有绝依傍"云云,则未去合时,固已八十外矣。世传其丹成仙去,理或然也。

（出郑贤书、张森楷民国十年（1921）纂修《民国新修合川县志》卷五十八）

附录二

傅金铨著作目录

一、道书十七种（丛书类）

子目：1.一贯真机易简录

2.樵阳经

3.丹经示读

4.度人梯径

5.《天仙正理》读法点精

6.道书五篇注

7.自题所画

8.玄微心印

9.三丰丹诀

10.内金丹

11.外金丹

12.道书杯溪录

13.赤水吟

14.邱祖全书

15.心学

16.道海津梁

17.性天正鹄

二、批点道书类

1.批点《参同契分章注》

2.批点《悟真篇三注》

3.批点《金丹真传》

4.批点《九皇新经注解》

5.批点《抱朴子》

6.批点《此事难知集》

7.批点《指玄篇》

8.批点《上天梯》

三、校正道书类

1.校正《玄微心印》

2.校正《易筋洗髓经》

3.校正《樵阳经》

四、撰注辑录类

1.《一贯真机易简录》

2.《涅槃妙心录》

3.《西来和尚心灯录》

4.《女金丹》

5.《丹经示读》

6.《试金石》

7.《天仙正理读法点睛》

8.《阴真君诗注解》

9.《吕祖五篇注》

10.《六注阴符经》

11.《金锁钥注》

12.《感应篇独解》

13.《修道法程备览》

14.《赤水吟》

15.《炉火心笺》

16.《心印经注》

17.《胎息经注》

18.《游仙小草》

19.《韵府典对》

20.抄本炼丹书四种

    ①《炉火心笺》

    ②《丹房捷法》

    ③《梦觉法黄白破愚九转金丹诀新书》

    ④《我度法藏问答二十三章》

附录三

傅金铨著作丛刊、选刊版本目录

《济一子道书十七种》（清刊本）

《道书杯溪录》

《赤水吟》

《外金丹》

《内金丹》

《邱祖全书》

《玄微心印》

《三丰丹诀》

《天仙正理读法点睛》

《道海津梁》

《道书一贯真机易简录》

《度人梯径》

《自题所画》

《性天正鹄》

《樵阳经》

《许旌阳真君龙沙谶记》

《瀛州仙籍》

《八百洞天真师记》

《樵阳子语录》

《心学》

《吕祖五篇注》

《济一子顶批道书四种》(清刊本)

《顶批上阳子原注参同契》

《顶批三注悟真篇》

《顶批金丹真传》

《顶批试金石》

《崔公入药镜注》

《吕祖沁园春注》

《邵子诗注》

《道书十七种》[民国十年(1921)中原书局石印本,民国十二年
(1923)江左书林印行本全同中原本,惟篇序不同,故不再罗列。]

《一贯真机易简录》

《樵阳经》

《丹经示读》

《度人梯径》

《天仙正理读法点睛》

《五篇注》

《自题所画》

《玄微心印》

《三丰丹诀》

《内金丹》

《外金丹》

《杯溪录》

《赤水吟》

《邱祖全书》

《心学》

《道海津梁》

《性天正鹄》

《证道秘书》（清·善成堂刊）

《道书杯溪录》三卷 清·傅金铨撰

《赤水吟》一卷 清·傅金铨撰

《外金丹》五卷

《内金丹》一卷

《邱祖全书》一卷 金·邱处机撰

《玄微心印》二卷 喻太真等撰

《丹经示读》一卷 清·傅金铨撰

《三丰丹诀》一卷 明·张三丰撰

《天仙正理读法点睛》一卷 清·傅金铨撰

《道海津梁》一卷 清·傅金铨撰

《济一子道书》（清·善成堂刊）

《道书一贯真机易简录》十二卷 清·傅金铨汇辑

《新镌道书度人梯径》八卷 清·傅金铨敬释

《自题所画》一卷 清·傅金铨撰

《性天正鹄》一卷 清·傅金铨

《新镌道书樵阳经》一卷《附集》一卷 清·傅金铨汇辑

《心学》三卷 清·傅金铨汇辑

《新镌道书五篇注》五卷 唐·吕洞宾撰 清·傅金铨注

《黄鹤赋》一卷

《百句章》一卷

《真经歌》一卷

《鼎器歌》一卷

《采金歌》一卷

《道书七种》

《一贯真机易简录》十二卷 清·傅金铨汇辑

《吕祖五篇注》

《黄鹤赋》

《百句章》

《真经歌》

《鼎器歌》

《采金歌》

《吕祖度人梯径》

《吕祖樵阳经》

《性天正鹄》傅金铨著

《题画》傅金铨著

《修真辨难》刘悟元著

《济一子道书》(清·青空洞天刻本)

《度人梯径》八卷

《一贯真机易简录》十二卷

《性天正鹄》二卷

《樵阳经》三卷

《心学》三卷

《吕祖五篇注》五卷

《自题所画》一卷

《道书四种》(清刊本)

《性天正鹄》

《道海津梁》

《三丰丹诀》

《心学》

《悟真四注篇》(民国石印本)

《顶批金丹真传》一卷 明·孙汝忠撰

《道书试金石》一卷 清·傅金铨撰

《邵子诗注》一卷 清·傅金铨撰

《入药镜注》一卷 清·傅金铨撰

《三注悟真篇》[清·傅金铨批点 清·光绪二年(1876)紫英山房重刻本]

《悟真篇》三卷 宋·张伯端撰 宋·薛道光、元·陆墅、陈致虚注

《周易参同契》三卷 题汉·魏伯阳撰 元·陈致虚注

《金丹真传》六卷 明·孙汝忠撰 明·张崇烈注 明·李堪疏

附录四

论济一先生所著诸书

清 方内散人

济一先生，博学也，非绝学也；奇才也，非通才也。其议论雄卓，学问渊深，参求至道，靡术不通（天文、地理、书画、律吕均通，故云。），历述三教，无书不读。余阅其《九皇经注》、《一贯真机》、《上天梯》、《天仙正理点睛》、《顶批参同契》、《三注悟真》等书，宏深博大，夫何间然。所可惜者，仅晓南宗，未明北派，凡遇清净，悉指为顽空。不知清静门中，有顽空，有正法，有景象次第，有火候细微。作用不同，而成功则一。北七祖除马丹阳外，俱从清静成就，历历可考，非余一人之私言也。

如《点睛》一书，强将伍祖扯入栽接中去，直是点金成铁，岂不冤哉？又以孔子、释迦，亦须栽接。恶，是何言欤？虽佛门广大，无法不备，容或有此门径；而孔子则天纵之圣，一生东西南北，何曾有此大丹财，作如是举动？况三教圣人，聪明天亶，岳降崧生，莫非现身说法，应运救世耳，又何须如此举动耶？老子曰："兵者不祥之器，圣人不得已而用之。"孔子虽知此理，亦必不行是事。此种言语，诬渎圣人，可恶孰甚！

紫阳《外集》专言最上一乘，为真人晚著之书，无及命理处，盖尽人而知之矣。其"采珠歌"起首四句"贫子衣中珠，本自圆明好，不会自寻求，去数他人宝"，乃引用《楞严》"譬如有人于自衣中系如意珠，不自觉知，穷露他方，乞食驰走，忽有智者指示其珠，所愿从心，致大饶富，方悟神珠非从外得"。阳明示学者诗，有"抛却自家无尽藏，沿门持钵效贫儿",意亦本此。见自身有珠,不必外求也。而济一先生顶批,则因一"衣"字搭上,竟误会曰:"妻子,衣服也。"

又紫阳《读祖英集》,有"昨宵被我唤将来,把鼻孔穿挂杖上"之句,而先生则又误会曰:"二句,命理神工。"噫,我知之矣,先生特指橐籥鼓琴、天门进气。不知此是禅理,于此绝无干涉。

至批《三注悟真》,注中有引吕祖度珍奴二词,末云:"有人问汝甚人传,但说道先生姓吕。"祖师当日,不过要珍奴记得授受渊源,别无所指。而先生顶批,则从一"吕"字,又误会曰:"口对口,窍对窍也。"

《金丹真传·修真入门》:"理出两端,有清净而补者,有阴阳而补者。"语本明白,而先生则又强下断语曰:"信乎,是否赖有此既漏之身一转也。"

如此等类,难以枚举,穿凿附会,贻笑方家。闻先生得诀归来,高谈雄辩,旁若无人,为族人所不容,乃弃家远遁。厥后待缘川上,垂四十年。求护法之心太切,了生死之念太殷,著书各种,悉归一辙,要人深信不疑,从之学道。其心固良苦,而其量殊不宏矣。《悟真篇》云:"大药修之有易难,也知由我亦由天。"吾惟修德炼性以待天缘已耳,至得护与不得护、能了与不能了,皆有天焉,何事栖皇躁急,如韩文公之三上宰相书,急于自售也哉?何况了生死之法,非止一端,奚必专靠栽接?而先生不知也。其能运广长舌,不避毁谤,层层印证,使后世知有南宗正脉,则先生之功也;其力辟清净为顽空,印定后人眼目,使不知有北派真传,则先生不为无过焉。

先生之书,瑕瑜互见,功过相参,而引用宏富,如数家珍,则非浅学之所能及,吾故曰"博学而非绝学,奇才而非通才"也。余学问浅陋,望尘不及,何敢妄论前贤。但恐其误后世,不敢不辩。孟子曰:"予岂好辩哉?予不得已也。"亦若是焉耳。知我罪我,固所不辞,明眼人自有会心,愿以质诸来者。

——出清·方内散人《通一斋四种·三教宗旨》

攖宁附注：作者方内散人，原籍江西南昌，与黄邃之君谊属同乡，而又同道。清朝光绪时代，广东香山郑陶斋君，曾授业于方内散人之门。方内全家，皆笃信儒释两教，而于仙道无缘。故其自己著作，亦止署别号，不用真姓名，盖免为反对者所诟病也。郑君当年作彼护法，助以财力，裨克入室下功，已大见效验。但因发生意外之障碍，竟不能终局。黄邃之君曾为余言之，并深致感慨，惜余未追询此公后来结果究竟如何。本篇所论傅金铨先生谬误之处，颇有益于学人，今特抄登报端，以饷读者。①

---

① 按："附注"为陈攖宁曾摘抄方内此文时所作，摘抄题名为"论济一子傅金铨先生批注各书"，刊于《仙道月报》第十三期（1930 年 1 月）。

后　记

　　济一子傅金铨是清代著名道士和内丹修炼家,字鼎云,号醉花道人、复初子、濟岭居士、釜岭居士、朝阳山人、屈陌生,江西金溪县人,其著述有时又署名"珊城傅金铨",珊城即金溪的别称,生活于清乾、道年间。傅金铨虽出生于金溪,但是后来又迁居于江西赣县南田村,之后又从南田分迁于赣县沙石镇漆山背。嘉庆末入蜀,寄居川渝垂数十年,力弘丹道,从游者甚众,合川知州纪大奎曾执礼问学。其著述甚多,有《道书杯溪录》、《赤水吟》、《天仙正理读法点睛》、《丹经示读》、《道海津梁》、《自题所画》、《性天正鹄》、《吕祖五篇注》、《入药镜注》、《试金石》、《道书一贯真机易简录》、《度人梯径》、《心学》、《樵阳经》、《炉火心笺》等,大多收录在清善成堂刻印的《济一子证道秘书十七种》和《济一子顶批道书四种》之中。惜近六十年来傅金铨著述缺失全面整理,甚为遗憾。我等以巴蜀书社《藏外道书》第 11 册影印《济一子道书》为工作底本,校以清善成堂本《证道秘书十七种》、1921 年中原书局本《证道秘书》和 1923 年上海江左书林本《证道秘书十七种》,以及台湾自由出版社《道藏精华》中所收录的济一子道书,汇编为傅金铨集《证道秘书》献诸学界、教界和广大丹道爱好者。

　　要说明一点的是,在整理点校本书的过程中,周全彬兄查阅到傅金铨所辑外丹书《炉火心笺》的线索,收录在清咸丰年间蜀东萧智灵《天仙大全》第九集之中,堪称珍本,告知希望能寻觅到该书编入《傅金铨集》中。幸因缘遭际,得到高友鼎力襄助,不辞艰难接洽,未久即将《炉火心笺》复本慨然相赠,其费用亦自承担。《炉火心笺》能故物重光,奉献给读者，实高友无私襄助之功德也，在此致以崇高的感谢！

在本书稿告竣之际，也非常有幸得到四川大学谢正强博士不辞拨冗给予赐序《傅金铨的仙道世界》一文。我等与谢正强博士相知十余载，他对《唐山玉清观道学文化丛书》的编纂出版一直非常关注，常给予非常有价值的建言和帮助。谢兄在川大读研时的博士论文就是以傅金铨为个案进行研究的，"第一次较为全面地对傅金铨的生平、师承和著作进行了专题研究，对宋明以来内丹双修派的基本理论予以了梳理。文章从性命与阴阳、下手工夫、筑基铸剑、活子时、采药与混沌、还丹温养、心性论等多个方面对傅金铨的阴阳双修内丹思想作出了详细剖析"（李刚教授语）。该论文《傅金铨内丹思想研究》收入《儒释道博士论文丛书》，由四川巴蜀书社 2005 年 12 月出版。读者在阅读《证道秘书》时，可以与《傅金铨内丹思想研究》一书相参阅，则傅金铨的丹道思想深得肯綮矣！所以邀请谢兄赐序是最恰当不过了。有谢兄所著《傅金铨内丹思想研究》在，我等何须再赘言？因此将谢兄所赐序言《傅金铨的仙道世界》移作前言可谓得宜也。

本书稿的点校历经年余，周全彬兄在资料的搜集和文字的录入、点校过程中付出了巨大的心血和精力。俗眼观之古籍整理不过机械的文字录入，其实古籍整理前期的版本搜集和筛选，以及文字的辨认、打字录入、吟诵断句、爬梳圈点、符号标注、精校讹误，其工程颇为繁琐艰难、劳顿困苦，非久坐冷板凳、坚贞忍耐者能其胜任也。正是周全彬兄的坚忍不懈，自甘清苦，才有今日百余万言的《证道秘书》献给读者。若读者诸君能因阅读《证道秘书》而获裨益，则我等整理之功就算是有所得矣。

最后感谢帮助过我们和关注此书出版的所有朋友们！

盛克琦

2014 年 4 月 12 日